新しい薬学事典

笠原　忠・木津 純子・諏訪 俊男　編

朝倉書店

序

　6年制薬学教育制度が平成18年度にスタートして6年が経ち，今春には病院・薬局での長期実務実習を受け，新たな薬剤師国家試験をパスした第一期生が社会に出ることになった．130年を越える薬学教育は今歴史的転換期を迎えているともいえる．6年制薬学教育では，従来型の薬学専門教育はもちろん，ヒューマニズムやコミュニケーション教育，医療倫理教育，病態生理学や薬物治療学などの医療薬学関連の教育，実務実習事前学習ののち，薬学共用試験をクリアして，病院・薬局実務実習を行い，高度な医学，医療の知識，態度，技能を身につけられるようになった．また，チーム医療の一員として活動し，患者の立場をよく理解し，高度な医療を実践できる医療人としての教育を充実させてきた．多くの薬学部・薬科大学では，日本薬学会が設定した薬学教育モデル・コアカリキュラムに即した教育が行われている．

　このような薬学教育での新たな挑戦の一方，今日の医学・医療分野では，ヒトゲノムの解明からオミックス解析の進展とともに，医療の高度化，情報化といった著しい環境の変化があり，分子標的治療薬，生物学的製剤，移植医療，再生医療，テーラーメイド医療などの分野での進展は目を見張るものがある．また，がん，関節リウマチ，糖尿病，気管支喘息，ウイルス感染症などの領域にも新薬がつぎつぎに上市されてきている．さらに，医薬品の副作用や薬害問題から，医療におけるリスクマネージメント，医療制度の改革，レギュラトリーサイエンス，治験環境の変化など，新たな対応，対策も生まれており，薬学関係者にとっても薬学だけでなく日々進化する医学，医療のトレンドを正確に把握し，理解することが困難な状況になりつつある．

　薬学の教育・研究はすべて，医薬品を知ること，創ること，あるいは使うことに関わる学問で，基礎科学から応用科学をカバーする．薬学関係者は，まさに，from bench to bedside に関わり，これは医学だけでなく，薬学でも同じである．薬学関係者としては基礎薬学から医療薬学，薬事法・医療法，医薬品開発の手法，レギュラトリーサイエンスなどへの深い素養と理解が求められており，世界的な動向にも目を向ける必要がある．

　未知の領域や新たなキーワードを調べたい時に，かつてはまず教科書や専門書，あるいは辞典類にあたるのが普通であったが，今日では，webで検索する方が簡便で，多くの情報が得られることから，辞典類の利用頻度，利用価値は急速に低下している．しかしながら，ある領域の背景を含めて系統的，かつ論理的に理解

するには，専門家によるその背景から現状までの系統だった解説や読み物は信頼がおけるし，価値がある．とくに，薬学をめざすものに対し，系統だった解説と，将来への指針となることが必要である．さらに，広く創薬，医療に関心をもつものに対しても，常に手元において便利で，わかりやすい解説書が求められている．

　『新しい薬学事典』は，このような理念に基づき，基礎薬学，医療薬学，薬学教育から，医療現場，あるいは医薬品開発などに至るまでの重要な事柄122項目を設定して選び，その解説を行ったものである．本事典は，各項目に関わりのある専門家に最新の情報を集めて解説をお願いした．本書を企画してから発刊までに3年近くの日時がかかったが，できる限り最新の情報を掲載した．

　本事典の発刊に際し，日常業務の多忙のなか，ご執筆いただいた執筆者の方々に感謝したい．本事典が，薬学生，薬学教育者，薬学研究者，製薬企業で創薬に携わる人，病院，薬局，登録販売者，健康産業など，広く薬の業務に携わるすべての関係者にとって役立つものと期待している．

　2012年5月

編集者を代表して　笠原　忠

執筆者

須貝　威	慶應義塾大学		楠原洋之	東京大学
影近弘之	東京医科歯科大学		漆谷徹郎	同志社女子大学
小島宏建	東京大学		角田　茂	信州大学
増野匡彦	慶應義塾大学		岩倉洋一郎	東京理科大学
木内文之	慶應義塾大学		金子悦士	協和発酵キリン株式会社
加藤敬行	東京大学		佐藤光男	協和発酵キリン株式会社
菅　裕明	東京大学		杉本芳一	慶應義塾大学
金澤秀子	慶應義塾大学		八代嘉美	東京女子医科大学
竹田-志鷹真由子	北里大学		岡野栄之	慶應義塾大学
下山紘充	北里大学		高倉喜信	京都大学
諏訪牧子	産業技術総合研究所		山本信夫	日本薬剤師会
安井正人	慶應義塾大学		赤瀬朋秀	日本経済大学
金井昭夫	慶應義塾大学		飛野幸子	前・済生会熊本病院
杉本直己	甲南大学		門田佳子	慶應義塾大学
長門石曉	東京大学		木津純子	慶應義塾大学
堤　康央	医薬基盤研究所		阿南節子	同志社女子大学
角田慎一	医薬基盤研究所		並木徳之	静岡県立大学
高橋将文	自治医科大学		永田泰造	日本薬剤師会
杉浦隆之	帝京大学		徳山尚吾	神戸学院大学
山本一夫	東京大学		富永敦子	宮城県薬剤師会
笠原　忠	慶應義塾大学		橋口正行	慶應義塾大学
田中　博	東京医科歯科大学		望月眞弓	慶應義塾大学
山下　亮	慶應義塾大学		加賀谷肇	済生会横浜市南部病院
曽我朋義	慶應義塾大学		塩川　満	聖隷浜松病院
太田成男	日本医科大学		林　昌洋	虎の門病院
安達玲子	国立医薬品食品衛生研究所		大谷壽一	慶應義塾大学
今川正良	名古屋市立大学		倉田なおみ	昭和大学
水島　徹	慶應義塾大学		平田純生	熊本大学
奥田隆志	慶應義塾大学		大戸茂弘	九州大学
瀬谷　司	北海道大学		大村健二	山中温泉医療センター
門脇　真	富山大学		厚田幸一郎	北里研究所病院
向田直史	金沢大学		椎名一紀	東京医科大学
梅澤一夫	慶應義塾大学		山科　章	東京医科大学

鈴木 直仁	帝京平成大学	朝野 芳郎	ファイザー株式会社
大田 健	国立病院機構東京病院	栗原 千絵子	放射線医学総合研究所
大島 一太	東京医科大学	諏訪 俊男	慶應義塾大学
河合 隆	東京医科大学	白神 誠	日本大学
濱 敏弘	癌研究会有明病院	亀井 美和子	日本大学
堀 誠治	東京慈恵会医科大学	秋本 義雄	東邦大学
渡辺 賢治	慶應義塾大学	福島 紀子	慶應義塾大学
佐藤 裕史	慶應義塾大学	早瀬 幸俊	北海道薬科大学
阿部 貴行	慶應義塾大学	宮本 法子	東京薬科大学
高橋 希人	グラクソ・スミスクライン株式会社	千葉 康司	慶應義塾大学
大野 泰雄	国立医薬品食品衛生研究所	奈良 雅俊	慶應義塾大学
辻 香織	慶應義塾大学	平井 みどり	神戸大学病院
津谷 喜一郎	東京大学	望月 正隆	東京理科大学
五十嵐 中	東京大学	市川 厚	武庫川女子大学
白岩 健	帝京大学	小林 静子	薬学教育評価機構
寺岡 章雄	東京大学	中村 明弘	昭和大学
成川 衛	北里大学	木内 祐二	昭和大学
小宮山 靖	ファイザー株式会社	菅家 甫子	慶應義塾大学

(執筆順)

目　　次

A　基礎薬学　　【編集：笠原　忠】

[有機化学・天然物化学・医薬品化学]
- A1　メディシナルケミストリー ………………………… 須貝　威 ……… 2
- A2　ケミカルバイオロジーと創薬 ………………………… 影近弘之 ……… 6
- A3　化合物ライブラリーと大量化合物のスクリーニング …… 小島宏建 ……… 10
- A4　活性酸素の化学と創薬 ………………………… 増野匡彦 ……… 13
- A5　天然物からの創薬 ………………………… 木内文之 ……… 17
- A6　ペプチド創薬 ………………………… 加藤敬行・菅　裕明 ……… 21

[物理系薬学]
- A7　分析化学，医薬品分析法の進歩 ………………………… 金澤秀子 ……… 25
- A8　タンパク質の立体構造と創薬 ………………………… 竹田-志鷹真由子・下山紘充 ……… 31
- A9　生体膜と創薬 ………………………… 諏訪牧子 ……… 34
- A10　膜受容体の薬理 ………………………… 安井正人 ……… 38
- A11　機能性 RNA と創薬 ………………………… 金井昭夫 ……… 41
- A12　核酸医薬 ………………………… 杉本直己・長門石　曉 ……… 46
- A13　ドラッグデリバリーシステム（DDS）の開発 ……… 堤　康央・角田慎一 ……… 51
- A14　分子イメージング ………………………… 高橋将文 ……… 55

[生物系薬学・分子生物学]
- A15　脂質メディエーターと創薬 ………………………… 杉浦隆之 ……… 59
- A16　糖鎖機能，疾患と創薬 ………………………… 山本一夫 ……… 64
- A17　ゲノムとゲノム創薬 ………………………… 笠原　忠 ……… 68
- A18　オミックスと創薬 ………………………… 田中　博 ……… 72
- A19　メタボローム解析と創薬 ………………………… 山下　亮・曽我朋義 ……… 77
- A20　ミトコンドリアとその異常 ………………………… 太田成男 ……… 81
- A21　骨の破壊と再生 ………………………… 安達玲子 ……… 85
- A22　脂肪細胞と肥満 ………………………… 今川正良 ……… 88
- A23　消化性潰瘍と創薬 ………………………… 水島　徹 ……… 92
- A24　神経変性疾患と創薬 ………………………… 奥田隆志 ……… 95
- A25　自然免疫と病原体認識 ………………………… 瀬谷　司 ……… 98
- A26　粘膜免疫 ………………………… 門脇　真 ……… 103
- A27　がんと生体応答 ………………………… 向田直史 ……… 107
- A28　細胞内シグナル伝達分子と創薬 ………………………… 梅澤一夫 ……… 110

[薬剤学・薬物動態・トキシコゲノミクス]

A29	トランスポーター	楠原洋之	114
A30	トキシコゲノミクス	漆谷徹郎	118
A31	遺伝子改変動物	角田　茂・岩倉洋一郎	121
A32	抗体医薬	金子悦士・佐藤光男	126
A33	分子標的治療薬	杉本芳一	131
A34	再生医療	八代嘉美・岡野栄之	138
A35	遺伝子治療	高倉喜信	143

B　医療薬学　　【編集：木津純子】

B1	診療報酬	山本信夫	148
B2	医療経済	赤瀬朋秀	151
B3	クリニカルパス	飛野幸子	154
B4	医療安全管理体制	門田佳子・木津純子	159
B5	医薬品医療安全管理	門田佳子・木津純子	163
B6	ハイリスク薬	阿南節子	170
B7	ジェネリック医薬品	並木徳之	174
B8	一般用医薬品	永田泰造	178
B9	健康食品	徳山尚吾	182
B10	セルフメディケーション	山本信夫	187
B11	禁煙活動	富永敦子	190
B12	医薬品情報	橋口正行・望月眞弓	194
B13	EBM	橋口正行・望月眞弓	198
B14	チーム医療	加賀谷　肇	202
B15	専門薬剤師	塩川　満	207
B16	服薬指導	門田佳子・木津純子	212
B17	患者情報	塩川　満	217
B18	副作用・薬害	林　昌洋	220
B19	薬物血中濃度測定	大谷壽一	223
B20	妊婦・授乳婦の薬物治療	林　昌洋	226
B21	小児の薬物療法	木津純子	229
B22	高齢者の薬物治療	倉田なおみ	232
B23	腎機能障害者の薬物療法	平田純生	236
B24	テーラーメイド医療	大谷壽一	241
B25	時間薬理学	大戸茂弘	244
B26	栄養療法	大村健二	249
B27	糖尿病の治療	厚田幸一郎	253
B28	脂質異常症の治療	厚田幸一郎	258

B29	高血圧の治療	椎名一紀・山科　章	263
B30	気管支喘息の治療	鈴木直仁・大田　健	267
B31	抗凝固療法（ワルファリン）	大島一太・山科　章	269
B32	消化器疾患の治療	河合　隆	272
B33	がん治療	濱　敏弘	276
B34	緩和医療	加賀谷　肇	280
B35	感染症	堀　誠治	284
B36	抗菌薬	堀　誠治	286
B37	感染制御	木津純子	289
B38	漢方治療	渡辺賢治	293

C　医薬品開発　【編集：諏訪俊男】

C1	ドラッグラグ	佐藤裕史	298
C2	医師主導型治験	佐藤裕史	303
C3	トランスレーショナルリサーチ	佐藤裕史	307
C4	国際共同治験	佐藤裕史・阿部貴行	311
C5	メガトライアル	高橋希人	315
C6	ライフサイクルマネージメント	高橋希人	320
C7	ブリッジング試験	佐藤裕史	324
C8	バイオシミラー	高橋希人	328
C9	マイクロドーズ臨床試験	大野泰雄	331
C10	安全性薬理試験	大野泰雄	334
C11	トキシコキネティクス	大野泰雄	336
C12	ICH	大野泰雄	338
C13	アンメット・メディカルニーズ	辻　香織・津谷喜一郎	340
C14	薬剤経済学	五十嵐　中・津谷喜一郎	344
C15	エンドポイント	白岩　健・津谷喜一郎	348
C16	コンパッショネート使用	寺岡章雄・津谷喜一郎	352
C17	PMS	成川　衛	357
C18	規制当局	成川　衛	359
C19	GXPs	成川　衛	362
C20	コモン・テクニカル・ドキュメント	成川　衛	364
C21	バイオスタティスティクス	小宮山　靖	366
C22	PK-PD	朝野芳郎	369
C23	臨床試験デザイン	小宮山　靖	372
C24	データマネージメント	小宮山　靖	376
C25	ヘルシンキ宣言	栗原千絵子	379
C26	CIOMS	栗原千絵子	383

C27	レギュトリーサイエンス	栗原千絵子	386
C28	オーファンドラッグ	諏訪俊男	389
C29	治験実施体制	諏訪俊男	391

D 薬事法規等　【編集：笠原　忠】

D1	法・倫理・責任	白神　誠	396
D2	医療制度	亀井美和子	399
D3	医療と経済	亀井美和子	402
D4	薬事法	秋本義雄	406
D5	薬事関係法規・薬剤師法	福島紀子	410
D6	医事関係法規	早瀬幸俊	413
D7	医療保険関係法規	福島紀子	417
D8	麻薬及び向精神薬取締法	宮本法子	421
D9	（独）医薬品医療機器総合機構法	千葉康司	425

E 薬学教育と倫理　【編集：木津純子】

E1	生と死	奈良雅俊	430
E2	医療倫理	奈良雅俊	433
E3	コミュニケーション	平井みどり	436
E4	6年制薬学教育	望月正隆	440
E5	薬学教育モデル・コアカリキュラム	市川　厚	445
E6	参加型学習	小林静子	449
E7	薬学共用試験	中村明弘	452
E8	実務実習	中村明弘	454
E9	ワークショップ	木内祐二	456
E10	教育評価	木内祐二	460
E11	アジアと米国の薬学教育	菅家甫子	463

索　　引　……… 467

A
基礎薬学

[編集：笠原　忠]

A1 メディシナルケミストリー

有機化学・天然物化学・医薬品化学

メディシナルケミストリーは医薬(品)化学と訳され,新しい医薬品の創製にむけた,① 探索・創薬化学または ② 最適化研究を指し,広義には臨床試験・製造への ③ プロセス化学研究も含む.① のリード化合物の探索については他項に譲り,本項では割愛する.

1. 構造の最適化

a. 強い活性と副作用抑制に向けて

強い活性と副作用抑制に向けて分子構造を最適化するにあたっては,化学・生物両方の視点から強力な研究推進が必要である.日本薬学会の医薬化学部会は毎年,メディシナルケミストリーシンポジウムを開催[1],この分野における先進的な創薬事例紹介,情報交換の場を提供している.本節では,κ受容体作動薬,ナルフラフィンの創製を例として紹介する.

モルヒネはすぐれた鎮痛作用を示し,がん患者の激しい痛みなどの改善になくてはならない薬である.ところが薬への「依存性」が非常に大きな問題である.依存性と切り離した「夢の鎮痛剤」の開発が長年精力的に取り組まれてきた.

東レ(現・北里大学)の長瀬らは,脳内のオピオイドレセプターのなかで鎮痛作用を担っているκ受容体にのみ作用し,依存性に関係するμ受容体に作用しない作動薬・阻害剤の構造を徹底的に考察した.エンケファリンのなかでチロシン・グリシン残基を活性発現に最も重要なメッセージ部分(モルヒネの骨格はここに相当している)に加え,分子の残りはアドレス部分として,そこが長いとκ受容体,短いとμ,δ受容体に作用するの概念に基づき,モルヒネを母核に長いアドレス部分を導入,まず拮抗薬としてnor-BNIという分子を見出した(図1)[2].さらに,作動薬は拮抗薬と比較して,活性本体に付属するアクセサリー部

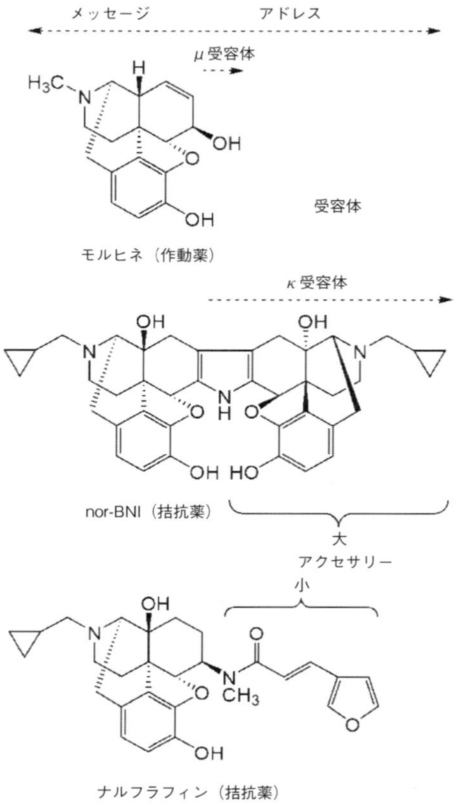

図1 κオピオイド受容体作動薬の設計

分がスリムであるという観点から構造の最適化を重ね,ナルフラフィンに到達した.本剤は依存性をもたない,κ受容体作動薬として世界で初めて上市(2009年3月)されたものであり,腎透析患者の重篤なかゆみを抑制する経口剤としてきわめて有効である.

b. 吸収性・持続性を改善するプロドラッグ化

インフルエンザの症状・感染拡大防止にむけ,インフルエンザウイルスが細胞から離脱する際に不可欠なノイラミニダーゼ(シアリダーゼ)の反応機構が古くから着目され,グリコシド結合を加水分解する際に経由する遷移状態(オキソニウムイオン)を模した(mimic)物質として,安定

な炭素-炭素二重結合でおきかえた化合物（グリカール）の阻害活性が評価された．

このグリカールをモチーフとし，酵素の活性中心の構造検討に基づき，酵素に対し，より強い親和性で結合するよう，分子内にグアニジノ基を導入したザナミビルが吸入剤として 1990 年代後半には実用化，さらに骨格すべてを炭素原子とし側鎖も改変した活性化合物が見出された．後者はカルボキシル基をエチルエステルにかえることによって，経口で腸から吸収され，体内で酵素の作用で加水分解され活性体になる，いわゆるプロドラッグ化に成功し，オセルタミビルリン酸塩として広汎に使用されるに至っている（図 2）．

近年，強毒性の鳥インフルエンザウイルス（H1N1 型）がヒトへ感染し重篤かつ急激な症状悪化の例が報告され，ヒトからヒトへの感染拡大が起こるような変異が懸念されている．このような，爆発的流行をもたらす「パンデミック」に対抗するには，投与回数が少なく，持続性の高い，予防効果も期待できるような薬剤が好ましく，三共（現・第一三共）の本田らは，ザナミビルの分子構造に着目，さらに最適化を試み，7-位の水酸基をメチル基で保護した化合物（ラニナミビル）に高い活性があることを見出した[3]．さらに，9-位の第一級水酸基を炭素数 8 個の直鎖脂肪酸エステルとしてプロドラッグ化した化合物（CS-8958, 図 2）は，粘膜上皮細胞における滞留期間が長く，「週 1 回，スプレーで吸入」という少ない投与回数でも優れた効果を示し，積極的な臨床開発にも支えられ 2010 年に上市された．

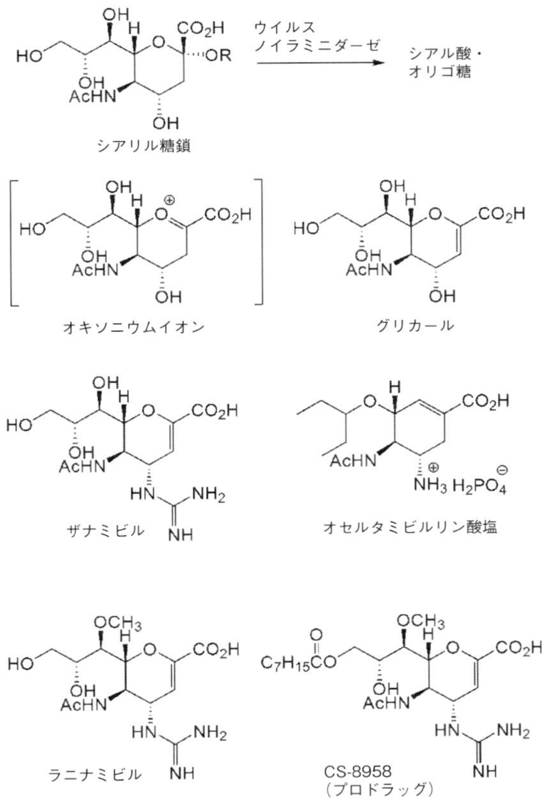

2. プロセス化学：大量調製可能なルート確立をめざして

Candida 属（カビ，酵母）および *Aspergillus* 属（カビ）を二大起因菌とする病原性真菌に対し，臨床的有用性の高い抗真菌薬の開発が求められている．1989 年藤沢薬品工業（現・アステラス）のグループは微生物代謝産物より，リポペプチド系抗真菌物質 FR901379 を発見した．この化合物の毒性・薬効や安定性を改善すべく側鎖を長鎖脂肪酸から合成化合物 FR195752 へと変換する最適化研究が精力的に行われ，図に示す芳香環-イソキサゾール環-芳香環が連結した誘導体（ミカファンギンナトリウム）が有効であることが判明した．この化合物を特徴づけるイソキサゾール環の構築は，初期の最適化研究（探索ルート）の段階では，ニトリルオキシド A と末端アルキン B との間の [2+3] 付加環化により合成されていた．A の原料であるテレフタル酸誘導体が高価であること，さらには B がアレルギー性が懸念されるアセチレン系中間体を経るという理由からよりよいルート開発が検討され，同社の大東らは安価なテレフタル酸ジエチルと *p*-アルコキシアセトフェノンの縮合から生じる 1,3-ジケトンからケトエナミン経由でケトオキシムまたはエノールの環化による合成を試みた（図 3）．

図 2 ノイラミニダーゼ阻害剤のデザイン

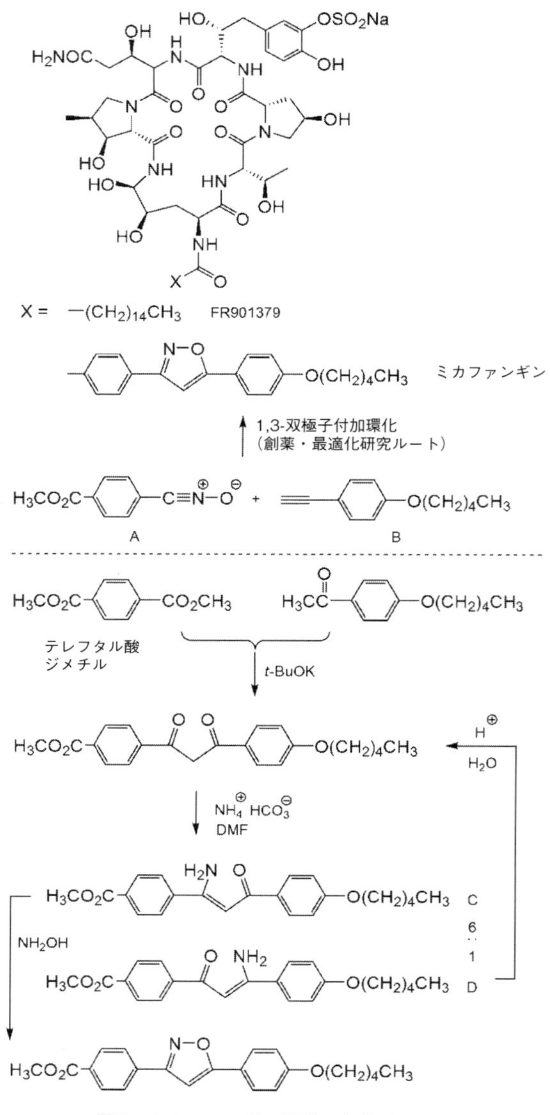

図3 ミカファンギン側鎖の合成プロセス

この際ケトエナミン以降はヒドロキシルアミンが1,4-付加，引き続きアンモニアの脱離を経て目的物が生成する位置特異的反応で進むので，本ルート成功の鍵は，1,3-ジケトンから目的とするエナミンCを可能なかぎり優先的に生じさせ，位置異性体Dを抑制，しかも純粋な形でCを取り出せるかにかかっている．二つのカルボニル基のうち，エステルの p-位（左はアルコキシ基の p-位（右）と比較し電子密度が低く求核攻撃が優先するとは予想されるが，Cを実用的収率で調製するには徹底的な条件検討が必要であった．求核攻撃するアミンとしては最も安価な炭酸水素アンモニウムを，DMFを溶媒として働かせる方法を見出した．C：Dの生成比は約6：1で，Cは結晶性がよく反応混合物から析出する．精製後母液に残るBは酸処理・加水分解によりジケトンにリサイクルする方法も確立した[4]．

このルートの成功により，前臨床から臨床試験も突破し上市にこぎつけ，承認時には画期的加算も得ている．なお，原料となる物質の発酵法改良，そして，通常の酸・アルカリ加水分解では困難であったFR901379に含まれる長鎖脂肪酸の脱アシル化についても，放線菌の一種，*Streptomyces* sp. のアシラーゼを用いた酵素的加水分解の発見（2004年度日本農芸化学会技術賞）が，プロセス化学的側面からもう一つの大きな飛躍であった．

3. グリーンケミストリー

a. 環境と資源に優しい化学で物つくり

医薬品をきれいに，安く，大量につくるプロセス研究では，環境への負荷を考慮（グリーンケミストリー），化石・希少資源枯渇に配慮する（サステイナブルケミストリー）製造が求められるようになってきている．アメリカ合衆国は，政府主導で早くからこの問題に関して様々な提起をし，アナスタスらを中心としたグループで「グリーンケミストリー12条」を策定した[5]．1990年代から環境保護局（EPA）が表彰制度を設け，Presidential Green Chemistry Challenge Award という賞を企業・大学・公的研究所やグループに毎年授与している[6]．一方，日本でも各種学協会が合同し，グリーン・サステイナブル・ケミストリーネットワーク（GSCN）を形成[7]，毎年シンポジウムを開催し表彰制度を実施している．

b. 医薬生産への応用：酵素触媒による合成

医薬生産の分野でも，グリーンケミストリーがすでに大きな力を発揮している．先に述べた抗インフルエンザ薬のうち，シアル酸を出発原料とする化合物は，いずれも天然に希少な糖質の誘導体

であり，プロセス研究以降は原料供給自体が，医薬としての成功に対し大きな可否を握っている．

マルキン醤油（現・サンヨーファイン）の丸らは，エビ・カニ等のキチンから安定的に供給可能な N-アセチルグルコサミンから 2 段階で酵素合成する方法を確立した．N-アセチルグルコサミンの C-2 位の異性体，N-アセチルマンノサミンとピルビン酸にシアル酸アルドラーゼを作用させると生成する．C-2 位の異性化はアルカリ性条件で進行するが，平衡に達すると熱力学的に安定なグルコ型が約 80％を占めるので，効率よくアルドール反応を進行させるには，アルドール反応と異性化を同一の反応容器かつ同じ中性付近で効率よく進行させることが望ましい．

彼らは豚腎臓由来の 2-エピメラーゼを大腸菌で大量発現し，この問題を大きく前進させた．ところが，シアル酸アルドラーゼはマンノ型のシアル酸への変換を触媒する際，立体異性体であるグルコ型の競争阻害を受け，基質の K_m と異性体の K_i が同オーダーのため，かりにエピメラーゼで異性化しても，全体の 20％程度しか基質が存在しないので，そのままでは効率が非常に低い．シアル酸アルドラーゼは，元来シアル酸をマンノサミンとピルビン酸へと分解する代謝酵素である．産業上も，シアル酸含有オリゴ糖を加水分解する酵素や，NADH 依存型でピルビン酸を乳酸に還元する酵素と組み合わせ，シアリルオリゴ糖を測定する

「診断用酵素」として開発されてきた．マルキン醤油のグループはシアル酸製造という観点から酵素の大量生産を検討し大腸菌を用いた大量発現に成功，これを異性化酵素とともに反応系内に大量に添加することで大幅に効率をあげた[8]．天然に豊富な原料，水を溶媒とし高濃度・室温で反応が可能，さらに中間化合物の単離が不要というグリーンケミストリーの特性が発揮されている（図4）．

おわりに

現在，2 万種類以上の候補化合物から，本当の薬として上市されるものは 2 種類を超えない．最適化・プロセス研究を経ても臨床開発に進んだ段階で，思わぬ副作用や薬物動態の問題，さらにはバイオアベイラビリティ（利用率）の低さから開発中止に至った（ドロップ）化合物も多い．しかし，探索や最適化研究で得られた化合物ライブラリーは，新しいアッセイ系で脚光を浴び，新しいシーズになる可能性をもち，いわば宝庫といえよう．またプロセス研究で生まれた知恵と技の多くはいまや死蔵されず，日本プロセス化学会[9]の研究報告事例で公開され，多くの新しい知恵と技の源泉になっている．「メディシナルケミストリー」とは，まさに人と人との知恵の交流と，日夜をわかたぬ不屈の努力の結集である．　　［須貝　威］

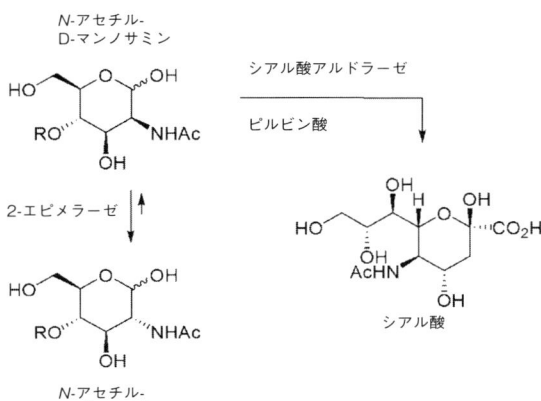

図 4　アルドラーゼ：水中で炭素-炭素結合形成

文　献

1) http://medchem.pod.ne.jp/
2) 長瀬　博，藤井秀明：有機合成化学協会誌，**64**: 371, 2006.
3) Honda, T., Masuda, T., Yoshida, S., Arai, M., Kaneko, S., Yamashita, M.: *Bioorg. Med. Chem. Lett.*, **12**: 1925, 2002.
4) Ohigashi, A., Kanda, A., Tsuboi, H., Hashimoto, N.: *Org. Proc. Res. Devel.*, **9**: 179, 2005.
5) Anastas, P. T., Warner, J. C., Green Chemistry: Theory and Practice, Oxford University Press, New York, 1998; http://www.epa.gov/greenchemistry/pubs/principles.html
6) http://www.epa.gov/greenchemistry/pubs/pgcc/presgcc.html
7) http://www.gscn.net/
8) 丸　勇史，大西　淳，太田泰弘：第 9 章水中での C-C 結合の形成，2 酵素タンデム反応による N-アセチルノイラミン酸の合成．日本プロセス化学会編：プロセス化学の現場，事例に学ぶ製法開発のヒント，化学同人，2009, pp 117-129.
9) http://www.jspc-home.com/

| A2 | ケミカルバイオロジーと創薬 | 有機化学・天然物化学・医薬品化学 |

1. ケミカルバイオロジー

　ケミカルバイオロジー（chemical biology）とは，米国の化学者 Stuart L. Schreiber によって提唱された比較的新しい言葉であり，化学と生命科学の融合した学問領域をいう．類似の言葉として，生化学（biochemistry）や生命有機化学（bioorganic chemistry）といった分野が知られている．生化学が「生命現象を化学構造式や化学反応といった化学の言葉で理解しよう」という学問であるのに対して，ケミカルバイオロジーは「化学物質や化学の知識，技術，手法を用いることにより生命現象を解明しよう」という学問である．このような研究手法は必ずしも目新しいわけでなく，日本においても天然物化学，医薬化学，薬理学などの分野ですぐれた研究成果をあげてきた．一方で，ヒトゲノムプロジェクトをはじめとするゲノム，タンパク質研究の進展により，研究者が得ることができる情報が爆発的に増大した．その網羅的解析や情報科学化に基づいた次世代の生命科学研究としてケミカルバイオロジーが注目され，欧米で始まり，日本をはじめとしたアジアにも広がって，大規模な化合物ライブラリー，生物活性評価システムの構築などが国家レベルで推進されている．たとえば，米国では，2003 年から 2004 年にかけて，化合物ライブラリー構築のための研究センターの設立，全米各地における大規模スクリーニングセンターの設置ならびにその成果のデータベース化「PubChem」が整備されてきた．

　ケミカルバイオロジー研究は，おもにバイオイメージング bioimaging 研究とケミカルゲノミクス chemical genomics 研究に大別できる．バイオイメージング研究では，ある生体内の化学種（金属イオン，活性酸素や一酸化窒素等の分子種，受容体など）との結合や酵素反応を受けることによって分光特性が変化する分子を開発する．そのような分子を生きた細胞や個体に添加し，分光特性の変化を観察することによって，標的とした生体内分子の濃度や活性の時空間的変化を知ることができる．とくに蛍光は，感度が高く簡便な操作で検出できること，検出手段等の技術が著しく進歩したことから，最も用いられる分光手段であり，様々な蛍光ラベル化剤や蛍光センサーが開発されている（A14 参照）．

　一方，ケミカルゲノミクスは，化合物を用いて生命現象の制御を行うケミカルジェネティクス（chemical genetics）研究で得られる個々のデータを網羅的に解析することで，化合物と生物との関係を系統的に理解し，生命現象の解明や制御を目指す分野である．

2. ケミカルジェネティクス

　ケミカルジェネティクスは遺伝学（genetics）における研究手法に化学の技術や手法を導入した学問である（図1）．遺伝学では，遺伝子操作を鍵となる技術として用いるが，ケミカルジェネティクスでは，それを化合物もしくは化合物ライブラリーにより行う．遺伝学は，その研究方法によってフォワードジェネティクス，リバースジェネティクスに分類され，前者は，ゲノムにランダムな変異を導入することにより引き起こされる生物表現型の解析から対象となる機能を担う遺伝子を特定し，その機能を探索する手法であり，後者は，機能不明の遺伝子を遺伝子操作により過剰発現もしくはノックアウトすることによって引き起こされる生物表現型の解析から，標的遺伝子の機能を解明する手法である．

　ケミカルジェネティクスにおいても，これに対応した名前がつけられている．フォワードケミカルジェネティクスでは，注目している生物表現型に対して変化を引き起こすことが知られている化

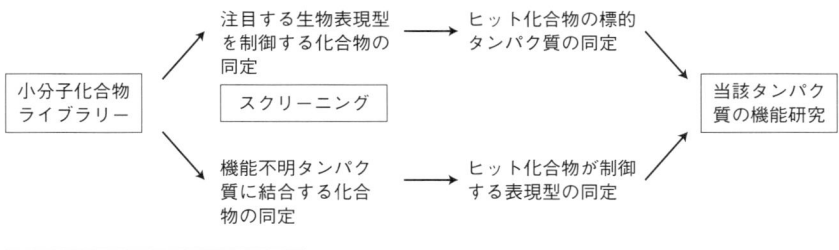

図1 ケミカルジェネティクスの研究手法

合物，もしくは，そのような化合物を化合物ライブラリーのスクリーニングから探索し，その化合物（ヒット化合物）が標的とする生体内分子（おもにタンパク質）を同定することによって生命現象を解明する．一方，リバースケミカルジェネティクスでは，機能不明なタンパク質と相互作用してその機能を制御する化合物を探索し，それを細胞や個体に用いることによってどのような生物表現型を制御しているかを調べ，標的タンパク質の機能を解明する．

ケミカルジェネティクスでは，生物表現型の制御能もしくは標的タンパク質結合能をもつ化合物が起点となるが，どのような化合物ライブラリーとスクリーニング系を構築するかが研究の決め手となる．化合物ライブラリーは，天然由来化合物，合成化合物もしくはコンビナトリアル合成品，市販品からなるが，質量ともにすぐれた化合物ライブラリーが必要である（A3参照）．

ジェネティクスもケミカルジェネティクスも，いずれも遺伝子やタンパク質の機能を解析する基礎研究として非常に有力な方法で，現在の生命化学研究には欠かすことができない．化合物を添加する手法は，遺伝子操作と比べると生体内の機能に影響が現れるまでの時間が短いという点や，分光学的手段を用いることによって生体機能の制御を任意の時間および任意の空間で引き起こすことができる点で，従来の遺伝学的手法では困難であった生体機能解析に威力を発揮しうる．たとえば，ケージド（caged）化合物と呼ばれる化合物は光照射によって初めて機能を発現する化合物に変換されることから，時空間解析を行う有効な手段である（図2）．

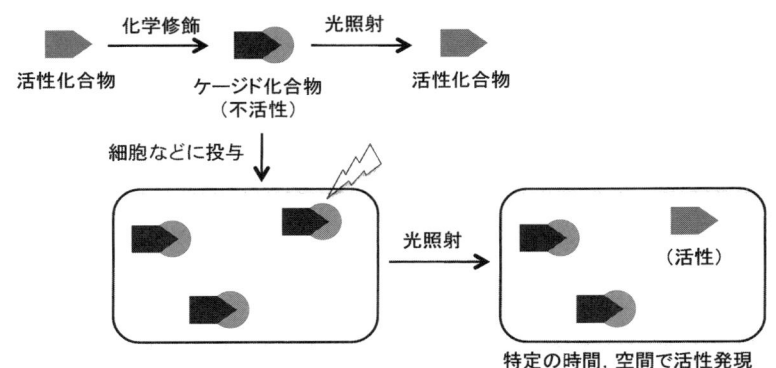

図2 ケージド化合物を用いた生体機能解析の原理

さらに，ケミカルジェネティクスでは，その研究対象が，遺伝子ではなく，実際に細胞や個体の機能を担っているタンパク質であること，そして，その機能を制御する化合物を同定していることから，もし，当該タンパク質が疾患と関連している場合には，その化合物が医薬開発のシーズとなり，創薬研究へ発展する可能性があるために，応用研究としても重要な方法論である．

3. 生理活性物質の分子設計

生命科学の基礎研究もしくは創薬を志向した医薬化学研究においては，標的タンパク質と特異的に結合してその機能を制御する分子の創製が必要である．そのためには，図1で示したヒット化合物をもとに，より高活性で特異性の高い化合物への構造展開を行う．これまでは，リードとなる化合物の構造を一部変換した化合物群を合成し，その構造活性相関を分子設計にフィードバックすることにより，構造最適化する手法がとられてきた．近年，構造生物学や計算化学の進歩により，タンパク質などの生体分子とそれに結合する化合物の相互作用を分子，原子レベルで詳細に解析することが可能となり，それをもとにした分子設計法，すなわちコンピュータ支援薬物設計（computer-assisted drug design：CADD）が利用されている．

たとえば，受容体タンパク質とそれに結合する小分子（リガンド）との複合体の結晶構造が既知の場合，リガンドと受容体タンパク質のアミノ酸残基との相互作用を解析し，どのような化学修飾，骨格変換がより高親和性の化合物となるかを予測することができる．また，既知のリガンド情報がない場合でも，受容体の立体構造情報だけに基づいてリガンド候補化合物を設計する de Novo リガンド設計法と呼ばれる手法もある．一方，このような論理的な分子設計に加えて，*in silico* スクリーニングまたはバーチャルスクリーニングと呼ばれる新規構造の探索方法が用いられている．たとえば，化合物データベースとして，市販品化合物カタログや，ある特定の骨格に置換基の種類，数，置換位置を変えた化合物群（focused virtual

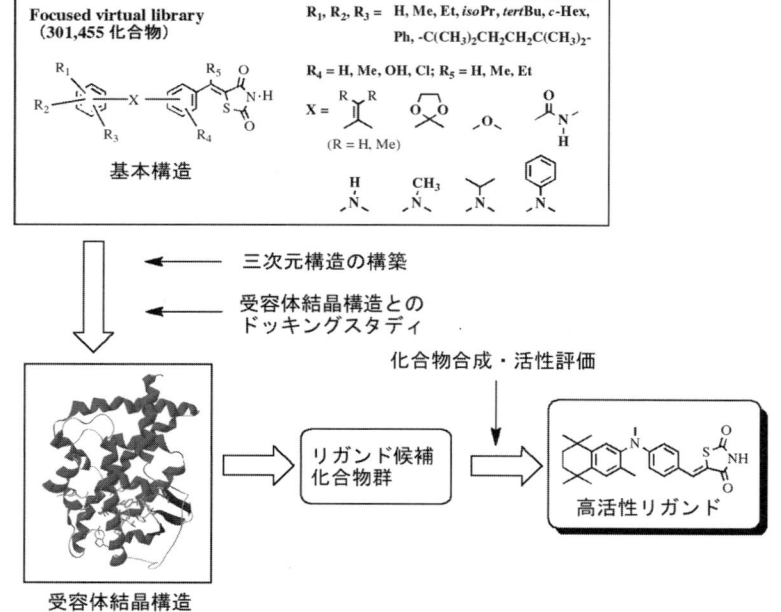

図3 *in silico* スクリーニングの研究例
チアゾリジンジオン環をもつ focused virtual library を用いたレチノイド核内受容体リガンドの探索．

library，図3）などを用いて，その化合物群のなかの化合物一つ一つの立体構造を構築し，受容体結合親和性を計算化学的に見積もることにより，リガンド候補化合物を探索する．コンピュータが提示した候補化合物群を購入もしくは合成して，活性評価を行うため，実際の化合物ライブラリーのスクリーニングと比べると効率的な方法である．現状では，必ずしも活性物質をヒットする確率は高いわけではないが，化学者の経験や発想を組み込むことで，ユニークな構造をもったリガンドの創製も可能となっている．

創薬研究では，単に標的タンパク質に対する特異性や結合親和性が高いだけではなく，体内動態，代謝，毒性などの評価が必要である．そのため，分子設計の段階から，これらの活性を予測するような方法も開発されている．

活性化合物の探索から医薬品までの道のりは長く，創薬研究は時間や経費のかかるプロジェクトである．計算化学を用いたケモインフォマティク chemoinformatics は効率的な活性物質の創製に有効である．ケミカルバイオロジーは，医学，薬学，理学，情報科学など様々な分野が融合した学際領域であり，基礎研究としても応用研究としても21世紀の生命科学，医学，薬学を担う学問分野である．

用語解説

■ **コンビナトリアルケミストリー**（combinatorial chemistry） 種々の構造単位を組み合わせることにより，多種多様な化合物を系統的な方法で同時に合成することをコンビナトリアル合成（combinatorial synthesis）といい，それによって得られた化合物ライブラリー（コンビナトリアルライブラリー）を用いて目的とする活性化合物を効率よく探索する手法をいう．構造の多様性をもたせた多様性志向型ライブラリーと，分子標的をあらかじめ想定し，特定の化学構造単位にねらいをつけて集中的に周辺化合物を合成する標的志向型ライブラリーとがある．多種多様な化合物を同時に合成するための合成法（固相合成法や固相試薬など）や反応，自動有機合成装置の開発研究が行われている．

■ **ケージド化合物**（caged compound） 有機合成化学における保護基の手法を応用したもので，ある活性物質の機能に関わる構造部位（官能基）に，光によって分解するような化学修飾を施すことによって，不活性な化合物へと変換した化合物をいう．ケージド化合物自身は作用をもたないため，細胞等に投与しても機能を発揮しないが，光を照射することにより，もともとの活性化合物へと変換され，機能を発現する．そのため，光照射の方法やタイミングによって，望みの時間もしくは空間における生物応答をみることができる．

■ **ケモインフォマティク**（chemoinformatics） 情報科学を用いて化合物の性質や反応性を解析する手法をいう．ケモインフォマティクという言葉もケミカルバイオロジー同様新しい言葉ではあるが，古くから化学構造のデータベース化やそれをもとにした化学的性質の予測はなされていた．化学反応における置換基効果を示した Hammett 則や，化学構造と生物活性との間の定量的構造活性相関（quantitative structure-activity relationships：QSAR）などが先駆的な研究である．化合物の構造や物性，活性情報が膨大な量を扱う必要があるため，ケミカルバイオロジーや創薬研究において必須の手法である．

[影近弘之]

文 献

1) 長野哲雄，長田裕之，菊池和也，上杉志成編：ケミカルバイオロジー．蛋白質核酸酵素，2007年10月号増刊，2006．
2) Schreiber, S. L., Kapoor, T., Wess, G.（eds）: Chemical Biology, vol. 1-3. Wiley-VCH, Weinheim, 2007.
3) Wermuth, C. G. 著，長瀬 博訳：最新創薬化学，上・下．テクノミック，東京，2006．
4) Gasteiger, J., Engel, T. 著，船津公人，佐藤寛子，増井秀行訳：ケモインフォマティックス．丸善，2005．

A3 化合物ライブラリーと大量化合物のスクリーニング

有機化学・天然物化学・医薬品化学

1. 化合物ライブラリー

薬として用いられる機能性低分子化合物の創製のためには，偶然の発見の場合などを除いて，多種の候補化合物のなかから探索（スクリーニング）を行う必要がある．

必要とされるスクリーニング検体は化合物ライブラリー設備が整えられていれば，そのライブラリー化合物が用いられる．しかし，その設置や維持管理には多額の費用が必要であり，ある程度の規模以上の製薬企業でなければ数十万種類以上のサンプルの利用はできず，最重要な企業秘密の一つであるため，当然ながら外部へのサンプル提供は原則的に行われない．最近，約20万サンプルを収蔵した公的化合物ライブラリーの整備が行われたため，これまで利用できなかった研究者のアクセスも可能となった．

化合物は天文学的な種類が計算上は存在するものの，地上に実在し，一般に購入可能な化合物サンプルはデータベース的には数千万種，比較的簡単に入手可能なものが数百万種存在している．また，ヴァーチャルライブラリーと呼ばれる，常時在庫はしないが，データベースに合成可能と見込まれる化合物を収載しておき，注文されてから合成を始め，販売されるシステムからも入手可能である．化合物ライブラリーはこれらの市販品のほか，独自の合成品や入手した非売品で構成されるが，すべての化合物を揃えておくことは事実上不可能であることから，収蔵する化合物を厳選する必要がある．ところが，よい化合物ライブラリーの指標や定義は現時点では定まっておらず，医薬品，農薬等それぞれの開発目的に応じたファクターを考慮して，スクリーニングでのヒット率（目的の作用を有する化合物を見出す確率）が高くなるようにそれぞれで工夫されている．一般的に考慮されるファクターや化合物の種類をいくつか列挙する．

Lipinski's Rule of 5： これまでに見出された医薬品の多くに共通する性質として提唱された経口薬創製において望ましいとされるファクターである．物性の分子量500以下，脂溶性を示すLogP値が5以下，水素結合受容原子が10以下，水素結合供与原子が5以下がよいとされる．

忌避構造： 化合物の保管時やスクリーニング時における安定性，医薬を対象とする場合には吸収，分布，代謝，排泄，毒性などの問題を回避するために除くべき部分構造のこと．

多様性： 今後の未定標的に備える必要があることから，なるべく構造的特徴が異なる化合物を取り揃えるべきとするファクターである．各種物性フィルターをクリアする化合物空間（ケミカルスペース）を考え，それらの化合物を類似度によって分類（クラスタリング）し，それぞれのクラスターの代表化合物を揃える方法が多様性確保の方法の一例である．

fragment化合物： おおむね分子量100〜300くらいの小さな化合物で，いわゆるRule of 3（分子量300未満，LogP値が3以下，水素結合受容および供与原子がともに3以下，回転可能な結合が3本以下，極性表面積が60Å^{2}以下）を満たす化合物を指すことが一般的である．化合物が小さく，標的タンパク質との結合定数が弱いため，比較的高濃度での物理化学的なアッセイ法が求められる．このスクリーニングでのヒット化合物とタンパク質との共結晶解析を行い，それらヒット化合物をつなぎ合わせたり，修飾を加え，分子量を増やして，より活性の高い化合物を見出そうとするfragment based drug design（フラグメント分子を利用したドラッグデザイン，FBDD）という手法が話題となっている．分子量が小さければ，それ

だけ組み合わせが減り，存在しうる化合物の種類が少なくなる（化合物空間が小さくなる）ため，より少ない収集化合物で化合物空間を網羅されると考えることもできる．

scaffold 化合物： 上記 fragment 化合物と同様の考え方で，分子量が 250〜350 のタンパク質との結合のとっかかりとなるもう少し大きい化合物で，fragment 化合物よりも低濃度での生化学的なアッセイ法を適用できる（図1）．

既知活性化合物： これまでに活性が明らかにされている化合物である．このような化合物は別の標的でヒットする場合があり，ヒットした場合，すでに医薬品となっている化合物は安全性が確かめられているため，そのまま別の用途として活用されることになる（リプロファイリング：re-profiling と呼ばれる）．医薬品にはいわゆる副作用があり，未知の活性がその副作用の原因となっている場合もあるとして，既知活性化合物をスクリーニングすることも通常に行われる．

天然化合物： 動植物由来，菌代謝物由来の化合物が用いられる．これまでに見出された医薬品は，少なからず天然に存在する化合物由来である．進化の過程でなんらかの分子を標的とする化合物が生産されているという考え方もあり，ユニークな化学構造を有するものも多いため，常に医薬資源として注目されてきた．しかし，収集や供給量の問題，化学合成の可能性など，商業的に考えた場合に様々な問題があり，あまり効率的ではないとする世界的な風潮があることは否めない．

それぞれの考え方により収集された化合物ライブラリーからまずスクリーニングされる化合物が選択されるが，通常は利用できるなるべく多くの化合物について，時間とコストの抑制を勘案しつつ，ランダムスクリーニングを行うことが計画される．しかしながら，最近は in silico スクリーニングと呼ばれる，計算機により既知のリガンドやタンパク質の立体構造を利用して，ヒットの予測確率が高い化合物を選択して行うことも計算能力・精度の向上により増えてきている．既知リガンドから類似構造検索により活性化合物予測を行う方法を ligand based drug design（リガンド情報に基づくドラッグデザイン，LBDD）と呼ぶのに対し，標的タンパク質の立体構造または類縁タンパク質の立体構造からホモロジーモデリングと呼ばれる手法により構築した標的タンパク質の予測構造と低分子化合物の3次元構造とをコンピュータシミュレーションにより結合予測を行う方法を structure based drug design（標的タンパク質の立体構造に基づくドラッグデザイン，SBDD）と呼ぶ．このようにして選ばれた化合物の集合をフォーカストライブラリーとも呼ぶ．

化合物サンプルの質はアッセイ結果に直結するため，その管理はきわめて重要である．化合物の原末は物質固有の融点により粉末あるいは液状であり，アッセイは通常溶液中で行われるため，すみやかに供することができるよう，それぞれのサンプルをジメチルスルホキシド（DMSO）に溶か

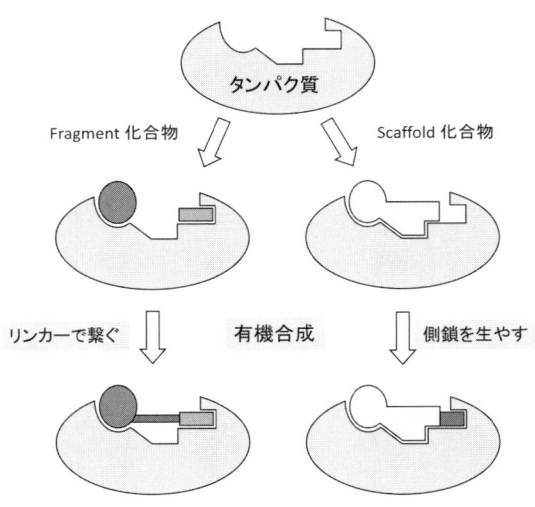

	fragment 化合物	scaffold 化合物
分子量	100〜300	250〜350
結合検出方法	物理化学的測定（X線，NMR，SPR，ITC）	生化学的測定も可能
評価濃度	100〜1000 μM	数十〜200 μM

図1　fragment 化合物と scaffold 化合物
分子量が小さく，タンパク質への結合が弱い化合物でスクリーニングし，そのヒット化合物から合成展開する手法が試みられている．

した規定濃度（1〜10 mM）に調製されたサンプルもストックされる．DMSO は幅広く化合物を溶解し，生物に対する毒性が他に比して小さな有機溶媒であることから汎用されている．ただし，アッセイ時には少なからず影響するため，終濃度には気を配らなければならない．化合物サンプルは通常は DMSO 溶液よりも原末の状態で安定であるため，原末の状態で低湿度環境下，冷暗所保管する．化合物サンプルの DMSO 溶液は粉末状態のサンプルよりも安定性の点で劣るので冷凍保管される．また，DMSO 溶液の品質を劣化させる原因の多くは吸湿による水分の混入である．DMSO は吸湿性が強く，化合物の析出や分解が起こりやすいため，湿度コントロールされた環境下での取扱いが望ましい．さらに，購入化合物サンプルには誤った化学構造の化合物や低純度であることが時に見られるため，あらかじめ高速液体クロマトグラフ質量分析計などを用いて検定しておくか，ヒット後に確認することが必要である．

2. スクリーニング

活性化合物スクリーニングは前述の計算機を用いる *in silico* スクリーニングと実際の化合物サンプルを用いる wet スクリーニングに大別できるが，一般には後者のことを指す．大手の製薬企業においては通常数万から数十万のサンプルを一気にスクリーニングするハイスループットスクリーニング（high-throughput screening：HTS）やロボットを用いるようなウルトラ HTS（uHTS）が行われる．その際に用いるサンプルプレートは 96〜1536 穴のマイクロプレート（図2）が用いられるため，分注装置など専用装置が必要となる．予期しないような構造の化合物がスクリーニングヒットすることもあり，ヒット化合物からリード化合物を創製する化合物最適化合成担当者の立場からは，最も将来性ある化合物から合成展開したいため，利用できる限りの化合物サンプルを用いたフルスクリーニングが求められ，*in silico* スクリーニングを併用する場合でも HTS のためのアッセ

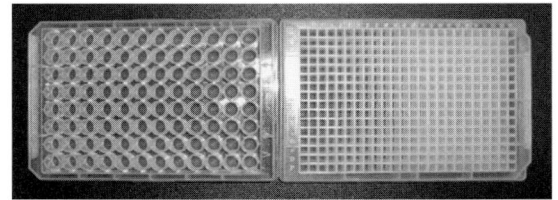

図2　マイクロプレート
左が 96 穴マイクロプレート，右が 384 穴マイクロプレートで，材質はポリスチレンやポリプロピレンなどが用いられ，用途に応じ様々な種類のものが市販されている．HTS では大量に用いられるため，製品に一定の品質が求められる．

イ系構築技術は重要となっている．

スクリーニングに用いられるアッセイ系の種類としては吸光法，蛍光法，発光法がコストや作業効率性の観点から好まれ，同位体による放射活性測定法や表面プラズモン共鳴法，質量分析法や核磁気共鳴法も必要に応じて選択される．しかしスループットが高くない方法は確認試験等の高次スクリーニングで用いられることが通常である．

感度と特異性（信頼性），スループット，コストのバランスにおいて蛍光法は中でも好んで用いられ，蛍光強度を測定する方法，蛍光偏光を測定する方法が用いられる．蛍光法を利用するには蛍光指示薬や GFP など蛍光タンパク質ラベルが必要になるため，新規蛍光プローブ開発や汎用的なアッセイ系開発が活発に行われ，有用なものはキット化されるなどして市販されている．

スクリーニングにおいてデータの信頼性は要であり，アッセイ系開発を怠るとヒット化合物が得られてから偽陽性化合物を除くことに苦労し，本来のヒット化合物である偽陰性化合物を逃すリスクが多くなる．したがって，ヒット化合物の分離を明確に行える系が不可欠であるため，アッセイ系の信頼度を Z' 値[1]を求めるなどして評価し，十分な検討を行うことが求められる．　　［小島宏建］

文　献

1) Zhang, J.-H., et al.: A simple statistical parameter for use in evaluation and validation of high throughput screening assays. *J. Biomol. Screen*, 4: 67-73, 1999. あるいは，日本薬学会：薬学用語解説 http://www.pharm.or.jp/dictionary/wiki.cgi

A4 活性酸素の化学と創薬

有機化学・天然物化学・医薬品化学

好気性生物は大気中の酸素（三重項酸素）を最終電子受容体として利用し，効率よくエネルギーを産生できる生物である．今日では地表に棲息する生物のほとんどは酸素なしでは生存できない．このように酸素は多くの生物に必須である反面，酸素より不可避的に生成する活性酸素は生体にとっては有害に働く物質であり，がんを初めとする種々の疾病や老化に関連していることが明らかにされてきている．ただし，活性酸素は生体にとって有害であるだけではなく，生体防御機構などにおいては，たとえば白血球が殺菌する際に重要な役割を果たし，また，情報伝達物質として機能するなどの二面性をもっている．さらに活性酸素を生成することによりがんなどを治療する医薬品も存在する．

1. 活性酸素・フリーラジカルの化学

狭義の意味での活性酸素にはスーパーオキシド（O_2^-），過酸化水素（H_2O_2），ヒドロキシルラジカル（・OH），一重項酸素（$^1O_2$）がある．広義には次亜塩素酸（HOCl），アルキル（脂質）ヒドロペルオキシド（ROOH），アルコキシラジカル（RO・），さらに一酸化窒素（・NO）などの窒素酸化物（活性窒素ともいう）も含まれる．

好気性生物が必要とする三重項酸素は，反結合性の二つのπ*軌道に一つずつ電子が入っている．この三重項酸素が還元されスーパーオキシド，過酸化水素が生成するが，この過程でπ*軌道に順次電子が一つずつ導入される．さらに還元が進むとσ*軌道に電子が入ることになるが，σ*軌道は非常に不安定なため酸素-酸素結合は開裂してヒドロキシルラジカルが生成する（図1）．なお，三重項酸素はラジカルを二つもつビラジカルであるが，スピン禁制則により一重項状態の化合物とは反応しない．

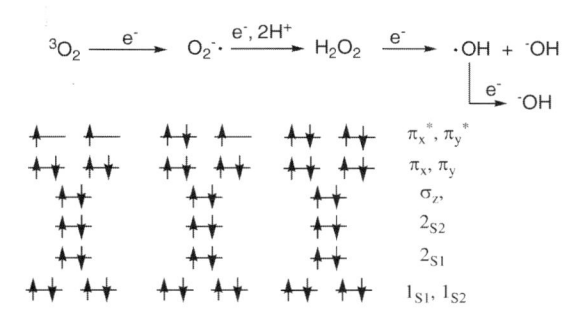

$$^3O_2 \xrightarrow{e^-} O_2^{-\cdot} \xrightarrow{e^-, 2H^+} H_2O_2 \xrightarrow{e^-} \cdot OH + {}^-OH$$
$$\downarrow e^-$$
$$\cdot OH$$

図1 酸素分子の還元的活性化

スーパーオキシド，過酸化水素，ヒドロキシルラジカルに脂質等のアルキル基が結合したのが，それぞれ脂質ペルオキシラジカル（ROO・），脂質ヒドロペルオキシド，脂質アルコキシラジカルであり，反応性などが類似している．また，三重項酸素のスピン状態が変化し，フント則に反して二つのうちの一つのπ*軌道に二つの電子が入ったのが一重項酸素である．

スーパーオキシド，過酸化水素はヒドロキシルラジカルや一重項酸素に比べると反応性が低い．ヒドロキシルラジカルはとくに反応性が高く，ほとんどすべての生体成分と拡散律速で反応する．

一方，フリーラジカル（ラジカル）は不対電子をもつ化合物を指す．よって，活性酸素の中でスーパーオキシド，ヒドロキシルラジカルなどはラジカルであるが，過酸化水素と一重項酸素は不対電子を持たずフリーラジカルではない．有機化合物では電子がペアになって安定化しているが，ペアでない不対電子があると反応性が高い．ラジカルでは，他の化合物から一電子をうばう（一電子酸化），あるいはラジカルどうしのカップリング反応で不対電子がペアーの電子対になる反応が進行する．

2. 生体内活性酸素生成系

生体内で酸素を利用している部位では，本来の

機能では活性酸素が生成しないにもかかわらず不可避的に生成してしまう．その反面，積極的に活性酸素を生成して利用している場合もある．

酸素はエネルギー獲得系と酸化酵素類によって利用されている．エネルギー獲得系では呼吸鎖により酸素は4電子還元され無害な H_2O に変換される．しかし一部（1～2%程度）の酸素は活性酸素に変換される．また，シトクロム P450 等の酸素添加酵素は一般に酸素を還元的に活性化して基質の酸素化を行うが，この反応サイクル中でも活性酸素が生成してしまう．これらは，本来の機能では活性酸素は生成しない部位である．

他に疾患と関連して重要な生成系にキサンチンオキシダーゼ（XO）がある．通常時 XO はキサンチンデヒドロゲナーゼ（XDH）として機能し，プリン代謝の最終段階でヒポキサンチンから尿酸への酸化に伴い $NADP^+$ を還元し，活性酸素の生成は伴わない．しかし，疾患時などに XDH から XO への機能変換が起き，$NADP^+$ ではなく酸素を還元して活性酸素を生成する．

これらに対し，機能として活性酸素を生成する系もある．モノアミン酸化酵素などは酸素を電子受容体（酸化剤）とするが，これらは過酸化水素を基質の酸化に伴って生成する．さらに，活性酸素を利用している系としては免疫系があり，体内に侵入した菌などを殺菌する目的で表1に示すように様々な活性酸素種が生成する．

3. 活性酸素・フリーラジカル消去系

活性酸素・フリーラジカルに対する生体防御系はそれらの消去系と，それらによる傷害の修復系に分けられるが，ここでは消去系について記す．消去系はさらに，抗酸化酵素系と低分子抗酸化物質に分類できる．

重要な抗酸化酵素としてはスーパーオキシド不均化酵素（SOD），カタラーゼ，グルタチオンペルオキシダーゼ（GPx）がある．SOD はスーパーオキシドを，カタラーゼは過酸化水素を特異的に不均化する酵素である．GPx は過酸化水素，ある

表1 免疫系で生成する活性酸素種

$NADPH + 2O_2 \rightarrow NADP^+ + 2O_2^-$	NADPH 酸化酵素
$2O_2^- + 2H^+ \rightarrow H_2O_2 + O_2$	
$H_2O_2 + Cl^- \rightarrow H_2O + ClO^-$	ミエロペルオキシダーゼ
$H_2O_2 + ClO^- \rightarrow H_2O + Cl^- + {}^1O_2$	
$H_2O_2 + Fe^{2+} \rightarrow \cdot OH + {}^-OH + Fe^{3+}$	Fenton 反応
$(Fe^{3+} + O_2^- \rightarrow Fe^{2+} + O_2)$	

表2 活性酸素消去酵素

SOD（スーパーオキシド不均化酵素）
$2O_2^- \rightarrow H_2O_2 + O_2$
カタラーゼ
$2H_2O_2 \rightarrow 2H_2O + O_2$
グルタチオンペルオキシダーゼ
$2GSH + H_2O_2(ROOH) \rightarrow GSSG + 2H_2O(ROH)$

いは脂肪酸ペルオキシドの GSH（グルタチオン）による還元を触媒する（表2）．これら以外にも生物は様々な抗酸化酵素をもつが，ヒドロキシラジカル，一重項酸素に特異的な抗酸化酵素は見つかっていない．

一般に抗酸化酵素は活性酸素が生成する部位に局在している．たとえば，モノアミン酸化酵素が局在するペルオキシソームにはカタラーゼが高濃度で存在し，過酸化水素の不均化を行い，呼吸鎖が存在するミトコンドリアには Mn-SOD がある．さらに，対応する活性酵素種が発生すると，それに対応してその酵素の生合成などが上昇することで活性が上がり（適応応答），生体は自身を防御している．これら酵素の欠損や，変異と疾病の関連が見いだされている．

人間は常に多くの抗酸化物質を食物から摂取し，抗酸化酵素とともに体の恒常性維持に重要である．代表的な抗酸化剤にアスコルビン酸（ビタミン C），トコフェロール（ビタミン E），緑茶などに含有されるカテキン類，ごま油中のセサモール，赤ワインに含まれるレスベラトロールなどがある（図2）．これら抗酸化剤は一般的にフリーラジカルを一電子還元して不対電子をペアーの電子対にする．生体内物質である尿酸やグルタチオンにも抗酸化活性がある．

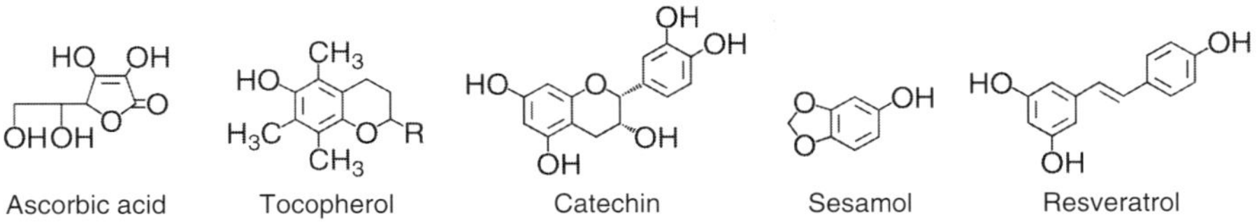

図2 抗酸化物質

4. 活性酸素・フリーラジカルと疾患：酸化ストレスと生体レドックス

生体内では常に活性酸素・フリーラジカルが生成しているが，正常時には抗酸化酵素と低分子抗酸化剤により消去され恒常性が保たれている．さらに活性酸素生成が体内で上昇すると抗酸化酵素の誘導が起きバランスが保たれる．しかし，これらのバランスが崩れると酸化ストレスが誘発される．酸化ストレスは炎症，がん，アルツハイマー病，パーキンソン病，虚血再灌流傷害，ぜんそく，リウマチ，動脈硬化，光過敏症，未熟児網膜症，色素性乾皮症，急性腎不全，老化など様々な疾病の発症との関連が報告された．これらすべてで活性酸素が直接の原因となっていることは疑わしいが，原因の一部とは考えられる．これらとは対照的に活性酸素が生体内で生成しないことが原因となっている疾病に慢性肉芽腫病がある．

この酸化ストレスには二つの考え方がある．ひとつは，「活性酸素・フリーラジカルによる生体成分の直接的な酸化による機能傷害」である．脂質過酸化による生体膜へのダメージ，それによる細胞機能の傷害，タンパク質の酸化（アミノ酸側鎖の酸化，補欠分子族の酸化など）による機能傷害，遺伝子への直接的な傷害（核酸塩基の酸化的修飾，DNA鎖切断）などがある．

この直接的な酸化障害に対し，酸化ストレスを「細胞内の redox state，すなわち酸化還元状態の変化，酸化側へのシフト」と捉えることもできる．生体は常に高還元状態（エネルギーレベルの高い）の化合物の酸化（低エネルギー状態への変化）によってエネルギーを獲得している．たとえば，糖をピルビン酸に酸化する過程で NADH や ATP を合成している．よって，酸化還元状態の平衡が崩れ酸化側（低エネルギー側）に傾くとエネルギー代謝が異常をきたすが，これを酸化ストレスと捉えることができる．具体的に生体が酸化側に傾くとは生体内で酸化還元に関与しているもの（NADH/NAD$^+$，GSH/GSSG 等）の酸化型が増え還元型が減ることを意味している．

生体レドックスが酸化側に傾くことによって細胞内で様々な変化が起こり，それが様々な疾病の原因となる．酸化側への変化に対応して，分子レベルでは特定の酵素のチオール基などが酸化され，酵素機能のオン-オフが起こる．生体レドックスが酸化側に傾くとアポトーシスへと進み，細胞が増殖している際には生体レドックスは還元側に傾いている．生体内の様々な重要な機能は生体レドックスと連携して変化するため，酸化ストレスは生体レドックスを酸化側にシフトさせることが疾病の原因ととらえることができる．

5. 活性酸素と医薬品

低分子抗酸化物質であるビタミン E の体内動態で重要な役割を果たすビタミン E 輸送タンパクの変異は神経障害と関連していること，抗酸化酵素 GPx の活性部位であるセレンが不足すると心筋変成が起こることなどから，抗酸化物質や抗酸化酵素の異常が疾病と結びつくことは疑いがない．

しかし，抗酸化活性を有する医薬品は多く存在するが，抗酸化活性そのものが主作用と認められている医薬品は少ない．唯一，抗酸化活性が主作用とされている医薬品はエダラボン（ラジカット®）である．エダラボンは虚血再灌流時に生成するフリーラジカルを消去することにより脳梗塞急性期に伴う神経症候，日常生活動作障害，機能障

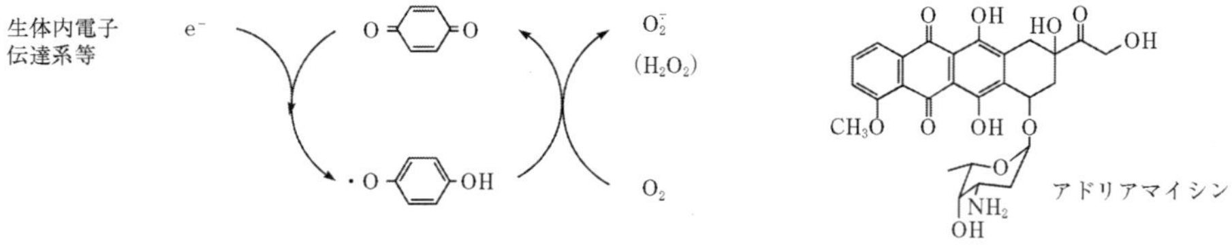

図3　レドックスサイクリング

害を改善する．

　一方，活性酸素・フリーラジカルは生体に傷害を与えるが，これらを病組織（がん等）や外敵に対して作用させれば医薬品となる．生体内電子伝達系より電子を受け取れる（還元されやすい）化合物はレドックスサイクリングにより活性酸素を生体内で生成する．例としてはアドリアマイシンなどがあるが，キノン構造が還元されやすい部位である．還元されたセミキノンラジカルが酸素を還元し，活性酸素を生成する（図3）．

　ブレオマイシンは梅沢らによって発見された制がん抗生物質であり，皮膚がん，子宮頸部がん，肺がん，悪性リンパ腫などに用いられている．ブレオマイシンは配位させた鉄上で酸素分子を還元的に活性化して，その活性酸素でDNA鎖を切断する．

　フォトフリンは光照射により一重項酸素を生成する抗がん剤で，がん光化学療法に用いられている．

　活性酸素・フリーラジカルは生体傷害を引き起こす負の面をもっている．その反面，生体防御や情報伝達機能も有し，適切に用いれば医薬品にも応用できる正の面も有している．

　活性酸素の一種ともいわれている一酸化窒素は血管内皮系，神経系，免疫系で重要な役割を果たしている．血管内皮系や神経系での作用では受容体も明らかにされており，情報伝達を担っている．現在，他の活性酸素も情報伝達物質として機能しているか，精力的に研究されている．　［増野匡彦］

文　献

1) Schafer, F. Q., Buettner, G. R.: Redox environment of the cell as viewed through the redox state of the glutathione disulfide/glutathione couple. *Free Radic. Biol. Med.*, **30**: 1191-1212 (2001)

2) 赤池孝章, 鈴木敬一郎, 内田浩二編：活性酸素シグナルと酸化ストレス：病態解明に迫る. 癌, 神経変性疾患, 循環・代謝異常にかかわるレドックス制御機構と最新の技術開発. 実験医学増刊, **27**(15), 2009.

3) 中野　稔, 大柳善彦, 浅田浩二編：活性酵素：生物での生成・消去・作用の分子機構. 共立出版, 1989.

A5 天然物からの創薬

有機化学・天然物化学・医薬品化学

1. 創薬シードとしての天然物

　有機化学が発達する以前，約200年前までは，薬はすべて自然界から得られるものであった．人々は長い間の経験や試行錯誤のなかから，薬になる植物，動物，鉱物等を自然界から選び出し，これらを生薬として利用するとともに，生薬ならびにその使用法に関する知識を伝えてきた．これらの知識が，現在代替医療等として再び注目を集めている漢方，インド医学（アーユルベーダ，Ayurveda），アラビア医学（ユナニ，Unani medicine）等の伝統医学として現代まで継承されている．

　一方，19世紀初頭のヨーロッパで始まった「生薬の精」を取り出す試みは，現在鎮痛薬として用いられているモルヒネ（morphine）のアヘンからの単離（1806年）や，抗マラリア薬キニーネ（quinine）のキナ皮からの単離（1820年）といった有効成分の単離に繋がり，生薬ではなく有効成分のみを単一な化合物として薬にする方向づけがなされた．19世紀に天然から単離され，現在でも薬として用いられている化合物には，エメチン（emetine，トコンから），カフェイン（caffeine，コーヒー豆から），コデイン（codeine，アヘンから），アトロピン（atropine，ベラドンナ根から），コカイン（cocaine，コカから），エフェドリン（ephedrine，マオウから）等もある．

　このように生薬の有効成分が単離され，その構造研究とともに有機化学（天然物化学）が発達してきたが，さらにこの有機化学を駆使し，天然物の構造を修飾した化合物あるいは天然物をもとにして合成した化合物が医薬品として利用されるようになった．現在でも解熱鎮痛薬として用いられているアスピリン（aspirin）は，19世紀末に開発された医薬品であるが，そのもとになったのは解熱作用を有することが知られていたヤナギの一種（*Salix alba*）に含まれるフェノール配糖体のサリシン（salicin）である[1]．サリシンの熱分解によって得られるサリチル酸（salicylic acid）は，コールタールから得られるフェノールのナトリウム塩に加圧・加熱下で二酸化炭素を反応させるKolbeの方法によって化学的な大量合成が可能となり，その臨床応用としてリュウマチ熱に対する有効性が明らかとされた．しかし，サリチル酸は胃の痛みや吐気などの副作用を伴っていたことから，その副作用を軽減するために開発されたのが，サリチル酸のアセチル化体であるアセチルサリチル酸，すなわちアスピリンである．

　有機化学が発達しスルファニルアミドのような化学合成で得られる化合物が化学療法剤などとして利用されるようになる一方で，新たな薬を求めて生理活性天然物の探索も広く行われてきた．Flemingによって偶然発見されたペニシリン（penicillin）は，感染症の治療薬として多くの命を救ったが，これをきっかけに新しい抗生物質を求めて放線菌を中心とする微生物代謝産物の広範なスクリーニングが行われ，ペニシリンとは異なる骨格を有する抗生物質であるセファロスポリン（cephalosporin）や抗がん抗生物質の発見へと繋がった．また，酵素阻害物質のスクリーニングなど，新しいアッセイ系を用いた微生物代謝産物中の生理活性物質のスクリーニングから，高脂血症の薬として使われているスタチン類や，免疫抑制剤として用いられているタクロリムス（tacrolimus）が開発された[2]．

　これらの医薬品は，開発のもととなった天然物（シード化合物：seed compound）の構造を修飾することにより，薬効，毒性，吸収ならびに代謝などの性質を薬として最適化した結果得られたものであるが，この過程においては，構造の修飾による性質の変化を定量的に解析し，これを指標とし

て望む性質を得るための構造修飾を行う構造活性相関の手法が用いられてきた．また，薬物受容体の構造をもとに，コンピュータ上でのシュミレーションによってその受容体に結合する分子を設計する手法も開発されてきた．このような計算化学の発達や，多様な化合物ライブラリーを有機化学的に合成するコンビナトリアルケミストリー（combinatorial chemistry）の手法の発達により，一時は製薬企業が天然物からの医薬品の開発に興味を示さなくなったが，化学合成で得られる化合物ライブラリーの多様性は，とくに革新的な医薬品に繋がる新規骨格を見出す可能性の点で天然物の多様性を凌駕できないことから，天然物の創薬シードとしての重要性が再認識されてきている．

2. 天然物の構造決定

　天然物から新たな薬を創るには，まずその構造を正しく知ることが重要である．機器分析が発達する以前の化合物の構造決定は，対象とする化合物を化学反応によって既知の化合物に変換することによってその構造を推定し，化学合成によってこれを確かめる有機化学的手法がとられていた．そして，このような天然物の構造研究が有機化学の発展に非常に大きな役割を果たしてきた．有機化学的手法による複雑な天然物の構造決定では，化合物を酸化等の分解反応によってより簡単な化合物に導く必要があるため，構造決定までにはグラム単位の試料が必要であった．また，分解して得られた化合物の構造をもとに，様々な構造の可能性を検証するため，構造決定には非常に長期間を要する場合もあった（1860年に単離されたコカインの構造が決定されたのは1885年であり，有機化学が発達する以前の1806年に単離されたモルヒネの構造が決まったのは1925年である）．

　その後，紫外線（UV）吸収スペクトル，赤外線（IR）吸収スペクトル，^1H ならびに ^{13}C 核磁気共鳴（NMR）スペクトルのような分光分析や質量分析（MS）等の分析機器ならびに測定法の進歩に伴い，天然物の構造決定はおもに機器分析によって行われるようになり，構造決定に必要なサンプル量ならびに時間は大幅に低減されている．現在一般的に構造決定に使われているNMR装置（^1H の共鳴周波数 400〜600 MHz）では，数 mg〜十数 mg の試料があれば，^1H と ^{13}C の1次元測定，^1H–^1H 間ならびに ^1H–^{13}C 間の相関を観測する各種2次元測定を行って，これを解析することにより，早ければ数日で正しい構造を導きだせる．しかし，機器分析のみでの構造決定には限界があるのも事実であり，化学合成によって構造が訂正されることもめずらしくない[3]．

　薬の多くは，標的となる受容体に結合することにより作用を発現することから，その立体構造が重要であり，天然物の立体構造を正しく知ることは，創薬の観点から非常に重要である．2次元NMRの発達で，天然物の平面構造の決定はかなり容易になったが，立体構造の決定にはさらに多くのデータが必要である．化合物の立体構造を明らかにできる代表的な方法の一つはX線結晶構造解析であり，フグ毒テトロドトキシン（tetrodotoxin）のような複雑な構造を有する天然物の構造解析に威力を発揮してきた．しかし，この手法を用いるためには，ある程度の大きさの単結晶を得る必要があり，すべての化合物に適用できるとは限らない．溶液中での立体構造を知るためには，おもにNMRが用いられており，結合定数（化学結合を通した核間の相互作用に起因）を用いたコンフォメーション解析や，核オーバーハウザー効果（nuclear Overhauser effect：NOE，空間的に近い位置にある核間の化学結合を介しない相互作用に起因）の測定により，化合物の立体構造を決定している．

　このようにして導きだした立体構造は，相対配置を示しているにすぎない場合が多く，絶対配置（対掌体のどちらのエナンチオマーであるか）を決定する必要がある．X線結晶構造解析の場合，臭素のような重原子を含む誘導体に導き，重原子の異常散乱を利用したり，酸素原子を多く含む化合物では酸素原子による異常散乱を利用することに

より，対掌体を区別することが可能である．一方，NMRを用いる絶対配置の決定法としては，目的とする化合物に一対の対掌体を結合させ，得られたジアステレオマー間でのスペクトルの差から絶対構造を決定する新モッシャー（Mosher）法のような方法が用いられている．また，円二色性（CD）スペクトルを利用し，化合物内で二つの発色団が不斉の位置で励起子相互作用するときに見られる二つのコットン効果の符号に基づいて絶対構造を決定する方法（CD励起子キラリティ法）も用いられている[4]．

3. 天然物の生合成

天然物は，解糖系などの生命活動の基本となる物質代謝（一次代謝）に関与する一次代謝産物と，一次代謝産物を材料にさらに高次の機能を有する化合物を生み出す二次代謝系に属する二次代謝産物とに便宜的に分類されている．様々な天然物が単離・構造決定されると，それらの構造に規則性があることが注目され，この規則性を説明するために天然物の生合成に関する様々な仮説が提出された．

これらの仮説は，前駆物質を同位体（放射性同位体や安定同位体）で標識し，その標識が最終産物にどのように取り込まれるかを観察するトレーサー実験，生合成酵素の精製による生合成反応の証明，生合成酵素遺伝子のクローニングとその大量発現による酵素の機能解明などにより検証され，二次代謝産物の生合成経路が明らかにされてきた．二次代謝産物の基本的な生合成経路には，酢酸—マロン酸経路（acetate-malonate pathway），イソプレノイド経路（isoprenoid pathway），シキミ酸経路（shikimic acid pathway），アミノ酸経路（amino acid pathway）などがある[5]．

酢酸—マロン酸経路は，酢酸（実際にはアセチルCoA）を出発単位とし，これにマロニルCoAが脱炭酸を伴って縮合して炭素鎖が2個ずつ伸張する反応を基本とする経路であり，この経路で生合成される化合物はポリケチド（polyketide）と呼ばれる．この経路には，各縮合反応ごとに還元反応が伴う場合と，まずポリケトメチレン中間体が生成する場合とがあり，前者では様々な脂肪酸類が生合成される．一方，後者では，ポリケトメチレン中間体の活性メチレンとカルボニルとの分子内反応による環化や部分的な酸化・還元などによって，さらに複雑な化合物が生合成される．この経路によって，6-methyl salicylic acidのような簡単な化合物からアントラキノンであるemodin等の多様な芳香属化合物が生合成される．

また，出発単位と伸長単位にはアセチルCoAとマロニルCoA以外の化合物が使われる場合もあり，後述のシキミ酸経路で生合成されるp-hydroxycinnamoyl CoAを出発単位としてマロニルCoA 3分子が縮合することにより，植物界に広く見られるフラボノイドが生合成される．また，propionyl CoAを出発単位とし，6分子のmethylmalonyl CoAが縮合することにより，ポリケチド抗生物質であるerythromycinが生合成される．

天然にはイソプレン（C5）単位が複数結合したと考えると，その生合成が合理的に説明できる（イソプレノイド則）化合物（テルペノイドと呼ばれる）が多数存在するが，これらの化合物の生合成経路をイソプレノイド経路と呼び，C5単位がいくつ結合しているかで，モノテルペン（C5×2），セスキテルペン（C5×3），ジテルペン（C5×4），トリテルペン（C5×6）などに分類されている．この経路で実際にC5単位として働くのは，dimethylallyl diophosphate（DMP）とisopentenyl diphosphate（IPP）である．これらの化合物はいずれもメバロン酸（mevalonic acid）を経由して生合成される（メバロン酸経路）と考えられていたが，藍藻や植物のプラスチドなどではメバロン酸を経由せず，1-deoxy-D-xylulose 5-phosphate（DXP）ならびに2-C-methyl-D-erythritol 4-phosphate（MEP）を経由して生合成されることが明らかとなっている（非メバロン酸経路，DXP経路またはMEP経路とも呼ばれている）．非メバ

ロン酸経路は，上述の他緑藻や一部のバクテリアにも存在することがわかっているが，動物や植物の細胞質にはメバロン酸経路のみが存在すると考えられている．コレステロール等のステロイドもメバロン酸経路によって生合成されるが，高脂血症薬として用いられるスタチン類の一つであるプラバスタチン（pravastatin）は，この経路の律速酵素である 3-hydroxy-3-methylglutaryl CoA（HMG-CoA）還元酵素を阻害することにより，コレステロールの生合成を抑えることが知られている．

シキミ酸は，芳香族アミノ酸の生合成中間体であるが，シキミ酸から生合成されるフェニルアラニンやチロシンの脱アンモニア反応によって生成するケイヒ酸（cinnamic acid）や p-クマル酸（p-coumaric acid）に由来する C6-C3 ユニットをもつ化合物（フェニルプロパノイドと呼ばれる）の生合成経路をシキミ酸経路と呼ぶ．精油の成分として知られる anethole, eugenol, cinnamaldehyde やクマリン類は，この経路によって生合成される．また，植物の細胞壁の重要な成分であるリグニン（lignin）は，この経路から得られる conifelyl alcohol などの酸化的な重合によって生合成される．

アミノ酸経路からは，多くのアルカロイドが生合成される．papaverine（ベンジルイソキノリン型），berberine（プロトベルベリン型），magnoflorine（アポルフィン型），morphine（モルヒナン型）等のアルカロイドは，いずれも 2 分子のチロシンに由来する．一方，分子内にインドール骨格を有する reserpine, strychinine, vinblastine 等は，トリプトファンとモノテルペン配糖体である secologanin から生合成される．また，オルニチンからは，cocaine や hyoscyamine, nicotine といったアルカロイドが生合成される．

4. 生薬・和漢薬

「生薬」は，自然界から得られる薬物を指す言葉として一般的に使われているが，日本薬局方では，各条に収載される生薬は，「動植物の薬用とする部分，細胞内容物，分泌物，抽出物又は鉱物など」であると規定しており，薬用植物の薬用とする部位に，洗浄，乾燥，異物の除去など，薬として用いるための簡単な加工を加えたものを指す．生薬には，ゲンノショウコやドクダミのように，伝承に基づいた民間薬として単独で用いられる場合と，漢方医学の理論に基づいた生薬の組み合わせである漢方処方（一般には漢方薬と呼ばれることが多い）として用いられる場合がある．

一方，「和漢薬」は，生薬の由来あるいは産地に着目した名称であり，日本で伝統的に使用されている生薬ならびにそれらを組み合わせた処方を指す「和薬」と，中国から渡来し，主として漢方で用いられる生薬を指す「漢薬」を合わせた言葉であり，「生薬」と同じ意味に用いられることも多い．なお，現在の日本の漢方，中国の中医学，韓国の韓方のルーツは，いずれも古代中国の医学であるが，日本の漢方は，日本において独自の発展を遂げてきたものであり，中医学等とは異なる医学体系として明確に区別されるべきものである．

［木内文之］

文　献

1) 山崎幹夫：歴史の中の化合物．東京化学同人，1996.
2) 日本農芸化学会編：今話題のくすり．学会出版センター，1994.
3) Maier, M. E.: *Natural Product Reports*, **26**: 1105-1124, 2009.
4) 後藤俊夫，芝　哲夫，松浦輝夫監修：有機化学実験のてびき 2 —構造解析—．化学同人，1989.
5) P. M. Dewick 著，海老塚　豊監訳：医薬品天然物化学，原書第 2 版．南江堂，2002.

A6 ペプチド創薬

有機化学・天然物化学・医薬品化学

1. ペプチドとは

　ペプチドとは，さまざまなアミノ酸がアミド結合（ペプチド結合）によって連結してできた生体高分子化合物の総称である．一般に，鎖長が 50 アミノ酸残基以下の比較的短いものをペプチドと呼び，それ以上の長さをもつものはタンパク質と呼ばれることが多い．生体内では，mRNA を鋳型としてリボソームによる翻訳反応によって合成される場合と，非リボソームペプチド合成酵素によってつくられる場合とがある．前者には，より大きなタンパク質の限定加水分解によって生じる消化ペプチドも含まれる．通常，前者によって合成されるペプチドはタンパク質性の 20 種類の L-α-アミノ酸のみによって構成されているが，後者によって合成されるペプチドには N-メチルアミノ酸に代表される非タンパク質性アミノ酸が含まれる．また，前者のペプチドはジスルフィド結合で架橋されるが，後者のペプチドでは非還元的結合で架橋されていることが多い．他方，短鎖ペプチドであれば，工業的には有機合成化学的な手法を用いてつくることもできる．その合成法は，固相合成や液相あるいは半液相合成といった様々な化学合成法が確立されている．

2. ペプチド医薬品

　従来，医薬品開発のリード化合物としては有機低分子が用いられることが一般的であったが，近年では抗体をはじめとするタンパク質製剤や核酸医薬などのバイオロジック（biologics）医薬品が登場してきており，実際に製品化に至っている．そのなかで，ペプチド医薬品は，次世代医薬品として近年注目を集めている．従来の低分子医薬品は生産コストが低いことや経口投与が可能であること，さらに免疫毒性がないことなどのメリットがある．しかし，低分子医薬品は，薬剤標的への特異性が低いため，しばしば副作用の問題を抱えることも多い．また，標的との結合面積が小さいため，タンパク質—タンパク質相互作用を阻害する低分子化合物の発見は容易でない．一方，抗体などのタンパク質医薬は，薬剤標的への特異性が非常に高く，血中での安定性も近年の研究開発で格段に向上した．しかし，抗体は細胞膜を透過できないため標的が細胞表面分子や分泌分子に限られること，さらに生産コストがきわめて高いなどのデメリットを抱える．

　これに対して，ペプチドは両者の中間的性質を有し，両者の特徴を併せもちうる．すなわち，ペプチドは，結合相互作用面の大きさから抗体に匹敵する特異性を有し，低分子では困難なタンパク質間相互作用の阻害も可能である．また，その構造によっては細胞膜透過性を有する可能性もあり，細胞内タンパク質も標的にすることができる．また，30 残基以下の短鎖ペプチドであれば有機合成も可能で生産コストを抑制することもできる．これらの理由から，ペプチドはポスト抗体医薬として，その開発に注目が集まっている．

3. 生体ホルモンあるいは天然物としてのペプチド医薬品

　天然に存在するペプチドには様々な薬理活性を示すものが多く，動物由来のペプチドにはホルモンやシグナル分子として機能するものが多数知られている．糖尿病の治療に用いられるインスリンもペプチドホルモンの一種である．また近年，微量分子の単離・同定技術の革新により，様々なペプチドホルモンが同定され，それらをもとに医薬品開発が盛んに試みられている．

　一方，微生物由来のペプチドにおいては，抗生物質や酵素活性阻害剤などとして機能するものがあり，非タンパク質性アミノ酸や環状構造といっ

た特殊構造を含むものがしばしば見られるのも特徴である．実際に天然から単離され医薬品として用いられているペプチドの例としては，抗生物質であるバンコマイシンや免疫抑制剤として用いられるサイクロスポリンAなどが知られている．このように，薬理活性をもつ天然ペプチドを探索して医薬品として用いることは比較的古くから行われているが，開発歴の長い低分子医薬品に比べると医薬品として開発された数はきわめて少ない．

開発が遅れている最も大きな理由に，ペプチドの血中での不安定性があげられる．とくに上述のペプチドホルモン系薬剤では，血中の安定性獲得のためには非天然型アミノ酸あるいは修飾アミノ酸の導入が不可欠で，その合成・評価を繰り返すプロセスには多くの時間と労力が必要になる．後者の天然物ペプチドについては，いまだ天然物のマススクリーニングに依存せざるをえず，その発見・開発も同様の問題を抱えている．

4. 創薬に向けたペプチドコンビナトリアルライブラリー

ペプチド創薬においては，あらかじめ多様な配列をもつペプチドのコンビナトリアルライブラリーを用意し，そのなかから疾患の原因となる標的分子に特異的に作用するペプチドを探索する手法が広く用いられている．ペプチドコンビナトリアルライブラリーの合成法としては，化学合成法と生化学合成法に分かれる．

前者の化学で一般的に用いられる合成法は，スプリット・プール合成法である[1]．これは，ペプチド鎖を固定化した担体を複数の画分に分割し，それぞれに異なるアミノ酸を連結させ，それらをいったん混合した後，再び分割して次のアミノ酸の結合をする．これを繰り返すことによってランダムな配列をもつペプチドのライブラリーを得ることができる．化学合成による最大のメリットは，使用可能なアミノ酸モノマーが，タンパク質性アミノ酸（天然アミノ酸）に限定されない点にある．しかし，理論的には10の10乗に及ぶ多様性ライブラリーの合成は可能であるが，実際の探索ではその活性種の解析感度の問題から10の5乗程度が現実的な取り扱い可能なライブラリーサイズといわれる．

後者の古典的な例としては，ファージディスプレイを用いたペプチドのセレクションがあげられる[2]．ファージとは大腸菌などの細菌に感染するウイルスであり，ファージディスプレイ法は目的のペプチドをファージのコートタンパク質と融合させることによってファージの表面に発現・提示させる手法である．様々なペプチドを提示するファージの集合体をライブラリーとして用いることができ，標的分子に結合するペプチドを提示するファージを選択的に回収してファージDNAのシークエンス解析を行うことでペプチドの配列情報を容易に解読できる．この方法によって構築できるライブラリーのサイズは10^9程度であり，化学合成により構築可能なライブラリーサイズを大きく上回るものである．しかしながら，この手法では宿主細胞に対して毒性をもつペプチドはライブラリーに組み込めないというデメリットもある．また，リボソームによる翻訳反応を用いてペプチドをつくらせるため非タンパク質性アミノ酸は導入できないなど，生体反応を用いるがゆえの制限もある．ただし，最近ではファージディスプレイにおいても非タンパク質性アミノ酸を導入可能な手法が開発されており，より多様な配列をもつペプチドのセレクションが可能になってきている．

5. ペプチド創薬の次世代技術

従来の化学合成法やファージディスプレイ法とは一線を画す新しいライブラリー構築法として，遺伝暗号のリプログラミングによる特殊ペプチド（非タンパク質性アミノ酸を含むペプチド）の翻訳合成法がある[3]．遺伝暗号とは，翻訳の際にmRNAの3塩基の配列（コドン）が一つのアミノ酸を指定する対応関係のことである．遺伝暗号リプログラミング法は，このコドンとアミノ酸の対応関係を改変し，それぞれのコドンにまったく別のアミ

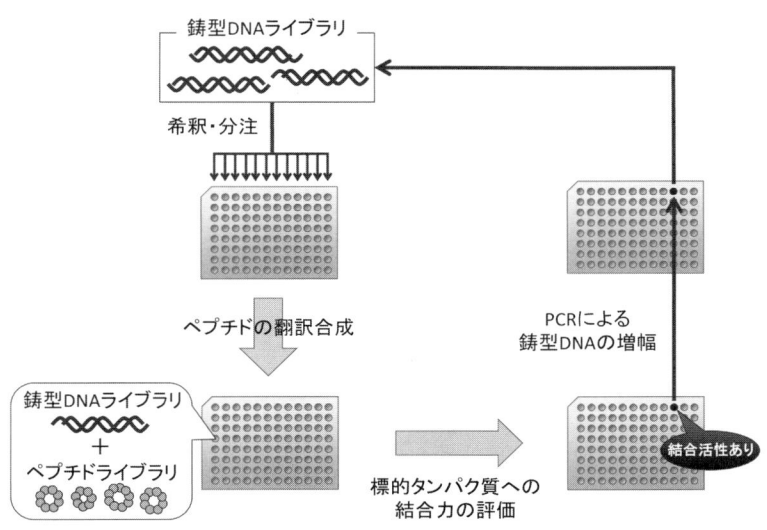

図1 マルチウェルプレートを用いた薬剤活性ペプチドのスクリーニング法

ノ酸を割り当てることを可能にする技術である．実際にコドンとアミノ酸とを対応づける機能はtRNAが担っており，分子内にコドンを認識する部位（アンチコドン）とアミノ酸を結合する部位をもっていて，特定のコドンに対して決められたアミノ酸のみを対応づけている．生体内ではアミノアシルtRNA合成酵素（ARS）がtRNAにアミノ酸を連結する反応を触媒しているが，このARSのかわりにフレキシザイムと呼ばれるアミノアシル化リボザイムを用いることによって，あらゆるtRNAに本来の対応関係とは異なるアミノ酸を自由に連結することが可能である．そこで，フレキシザイムによって非タンパク質性アミノ酸を連結したtRNAを合成し翻訳系に加えることで，遺伝暗号リプログラミングによる特殊ペプチドの合成が可能となる．ただし，細胞内の翻訳反応系には本来のARSが含まれているため，遺伝暗号のリプログラミングを行うためにはARSを取り除いた再構成無細胞翻訳系[4]を用いる必要がある．フレキシザイムと再構成無細胞翻訳系を組み合わせて遺伝暗号のリプログラミングを可能にした反応系をフレキシブル無細胞翻訳系（flexible in vitro translation system：FITシステム）と呼ぶ．

遺伝暗号リプログラミング法は，さらにmRNAディスプレイ法[5,6]やリボソームディスプレイ法[7]，In vitro compartmentalization（IVC）法[8]，マルチウェルプレートを用いたセレクション法（図1）などに代表される無細胞ディスプレイ技術と組み合わせることにより，ペプチド配列と鋳型DNA配列を関連づけることが可能となり，標的に特異的に結合する特殊ペプチドを効率的にセレクションできる．上記の無細胞ディスプレイ法によれば，従来の方法によるライブラリー規模を上回る10^{14}もの多様性をもったライブラリーを構築できる．また，生細胞系を用いないため毒性のあるペプチドもライブラリーに組み込めるというメリットもある．実際に，現在までに大環状構造やD-アミノ酸，N-メチルアミノ酸などの様々な特殊骨格をもつペプチドのライブラリーを用いたセレクションが可能となっており，新たな特殊ペプチド医薬の創出が期待されている．

用語解説

■ **標的タンパク質**　薬剤が標的とするタンパク質のこと．創薬においては，まず疾患の発生プロセスを明らかにし，当該プロセスに関与する因子を特定する必要がある．これはターゲットバリデーションと呼ばれ，その因子は生体内において特定の機能をもつ分子

である．この分子を標的タンパク質と呼び，薬剤はその分子の機能を阻害または拮抗することで，その効果を発揮する．たとえば，アルツハイマー病は神経伝達物質であるアセチルコリンの不足や，アミロイドβ（Aβ）の生成・凝集が病気の原因であると考えられている．そのためアセチルコリン分解酵素や，Aβの生成に必要なβセクレターゼ，γセクレターゼが標的タンパク質として特定され，その機能を阻害し病気の進行を妨げる医薬品の開発が行われている．

■ **特殊ペプチド医薬・薬剤探索** 20種類のタンパク質性アミノ酸以外のアミノ酸を含むペプチドのことを「特殊ペプチド」と呼ぶ．特殊ペプチド医薬は，有機小分子薬剤並みの低い分子量をもち，タンパク製剤にかわる次世代薬剤として近年期待が高まっている．その例として，サイクロスポリンA（免疫抑制剤）やディフェンシン（抗菌剤）は，天然から単離され製剤化された特殊ペプチド医薬として知られている．これらのペプチドに代表されるように，特殊ペプチドの骨格には，大環状構造・D-アミノ酸・N-メチル化アミノ酸・N-アシル化アミノ酸などの独特な構造が見いだされる．このような特殊構造は，ペプチドの安定性や膜透過性を向上させ，生理活性に大きく寄与しており，医薬品開発に向けての応用が期待される．

このような薬剤候補としての特殊ペプチド探索法として，特殊ペプチドをライブラリー化し，様々な疾患原因の標的タンパク質に対してスクリーニングを行うことで，効率的に薬剤候補を探索しようという試みがなされている．その例として，スプリット・プール合成法を代表とするコンビナトリアル化学的技術から，リボソームディスプレイ，mRNAディスプレイ法等の進化分子工学を用いた方法が実用化されてきている．

■ **ペプチドライブラリー** 多様なアミノ酸配列をもつペプチドの集合体であり，創薬研究やタンパク質研究において幅広く用いられている．ペプチドライブラリーの構築により，膨大なペプチドのなかから生体機能活性を有するペプチドを迅速かつ簡便に見出すことが可能となった．とくに製薬企業において，酵素や受容体を標的とし，ペプチドライブラリーを用いた大規模なスクリーニングが行われ，リード化合物の深索が行われている．またタンパク質の活性部位の同定，リガンド結合活性の確認などにも用いられている．ペプチドライブラリーの構築には，一般的にコンビナトリアル合成法が用いられ，数百から数百万種の化合物が効率的かつ迅速に合成されている．また無細胞翻訳系による構築方法も知られている．鋳型となるDNAライブラリーを用意し，無細胞翻訳系を用いて翻訳合成する方法である．この手法は，mRNAディスプレイなどの *in vitro* ディスプレイ法と組み合わせることで，迅速，簡便なスクリーニングが可能となる．

■ **RaPIDシステム** random peptide integrated discovery. 遺伝暗号を改変した翻訳ペプチドライブラリー構築システム．このシステムは，東京大学の菅裕明らが独自に開発したtRNAアミノアシル化人工リボザイム「フレキシザイム」と，内在のアミノ酸や因子を除去した改変大腸菌再構築無細胞リボソーム翻訳系「FITシステム」を組み合わせることで，遺伝暗号をリプログラミングするものである．それにより，mRNA（もしくはその鋳型となるDNA）を鋳型とし，非タンパク性アミノ酸を取り込んだ特殊ペプチドを自在かつ簡便に翻訳合成することができる．このシステムにより構築されるペプチドライブラリーの多様性はDNAライブラリーの多様性に依存し，$5\mu l$という小さな反応スケール中でも10^{14}という非常に多様な特殊ペプチドライブラリーを容易に構築でき，標的タンパク質に対して高い結合能を有する特殊ペプチドを探索することができる． ［加藤敬行・菅　裕明］

謝 辞

用語解説については，東京大学・菅研究室卒業生の渡辺達哉君・人見梓さん・青木由一郎君にご協力いただきました．この場をお借りして御礼申し上げます．

文 献

1) Lam, K. S., et al.: *Nature*, **354**: 82–84, 1991.
2) Smith, G. P.: *Science*, **228**: 1315–1317, 1991.
3) Murakami, H., et al.: *Nat. Methods*, **3**: 357–359, 2006.
4) Shimizu, Y., et al.: *Nat. Biotechnol.*, **19**: 751–755, 2001.
5) Nemoto, N., et al.: *FEBS letters*, **414**: 405–408, 1997.
6) Roberts, R. W., et al.: *Proc. Natl. Acad. Sci. USA*, **94**: 12297–12302, 1997.
7) Hanes, J., et al.: *Proc. Natl. Acad. Sci. USA*, **94**: 4937–4942, 1997.
8) Tawfik, D. S., et al.: *Nat. Biotechnol.*, **16**: 652–656, 1998.

A7 分析化学，医薬品分析法の進歩

物理系薬学

近年，ライフサイエンスの分野における分析技術は，めざましい進歩をとげている．分析科学は，もはや新しいテクノロジーの開発にとどまらず，メタボローム，プロテオーム，トランスクリプトームなど，分析技術を使って生命現象の解明を行う最先端の科学として新たな位置づけが生まれてきている．新しい分析技術の開発が，ライフサイエンスにおいて新しい発見につながるといっても過言ではない．生命現象あるいは生体分子を解析するための新しい分析技術，さらに環境，バイオ，医療などへの様々な応用展開が行われている．

1. 分離・分析

生命科学の分野では，2006年にヒトゲノムの解析が終了し，それに続くプロテオーム，メタボローム解析などの研究が盛んであるが，分離・分析技術の進歩がこれらの研究を支えている．

a. 質量分析とクロマトグラフィー

近年，医薬品開発，環境，臨床医療，食品など様々な分野における分析には，クロマトグラフィーなどの分離分析装置に質量分析計（mass spectrometer：MS）を組み合わせるハイフネーテッドシステム（hyphenated system）による分析法が汎用されている．ガスクロマトグラフィー（GC）とMSを組み合わせたGC-MSがその先駆けであったが，現在では高速液体クロマトグラフィー（high performance liquid chromatography：HPLC）とMSを組み合わせた液体クロマトグラフィー質量分析計（LC-MS）が様々な分野における分離分析技術の中心となっている．さらに生体試料など複雑なマトリックス中の微量物質の検出同定には検出器として複数のMSを組み合わせたLC-MS/MSが高感度で高選択性の装置として用いられている．とくに製薬企業などにおいては，代謝物も含めた医薬品の分析同定の手段としてLC-MS/MSは主流な分析装置となっている[1]．

LC-MS装置は，試料を分離するHPLC部分と分離された成分を定量・定性分析する質量分析計からなっている．質量分析計は，試料分子を脱溶媒しイオンにするインターフェース／イオン化部，イオンを質量電荷比（m/z）に応じて分離する質量分離部，イオンを検出する検出部から構成されている．

LC-MS装置で採用されているイオン化法は，大気圧でイオンを生成する大気圧イオン化（atmospheric pressure ionization：API）法が主流である．APIの中でもとくにエレクトロスプレーイオン化（electrospray ionization：ESI）と大気圧化学イオン化（atmospheric pressure chemical ionization：APCI）が汎用されている．APIはソフトなイオン化であり，通常の条件ではフラグメントイオンはほとんど観測されないため，GC-MSのようなライブラリーサーチによる試料成分の同定や構造確認はあまり一般的でない．

LC-MSを構造解析に用いるためには，ソフトイオン化によって生成した安定なイオンを積極的に開裂させ，その開裂パターンをスペクトルとして記録するMS/MS法が用いられる．LC-MSに用いられている質量分析計の多くは，タンデム質量分析計（MS/MS装置）が多い．質量分離部は原理により，四重極形（Q），三次元四重極形（イオントラップ形，IT），飛行時間形（TOF）などに分類される．また，四重極形（Q）を直列につなげたタンデム四重極形や異なる質量分析部を結合した四重極－飛行時間形（Q-TOF）なども利用される．それぞれ長所と短所があり，目的に応じて選択する必要がある．四重極形やタンデム四重極形は主として定量分析に適しており，タンデム四重極形では，MS/MS機能により，高感度な定量分析が可能である．イオントラップ形や飛行時間

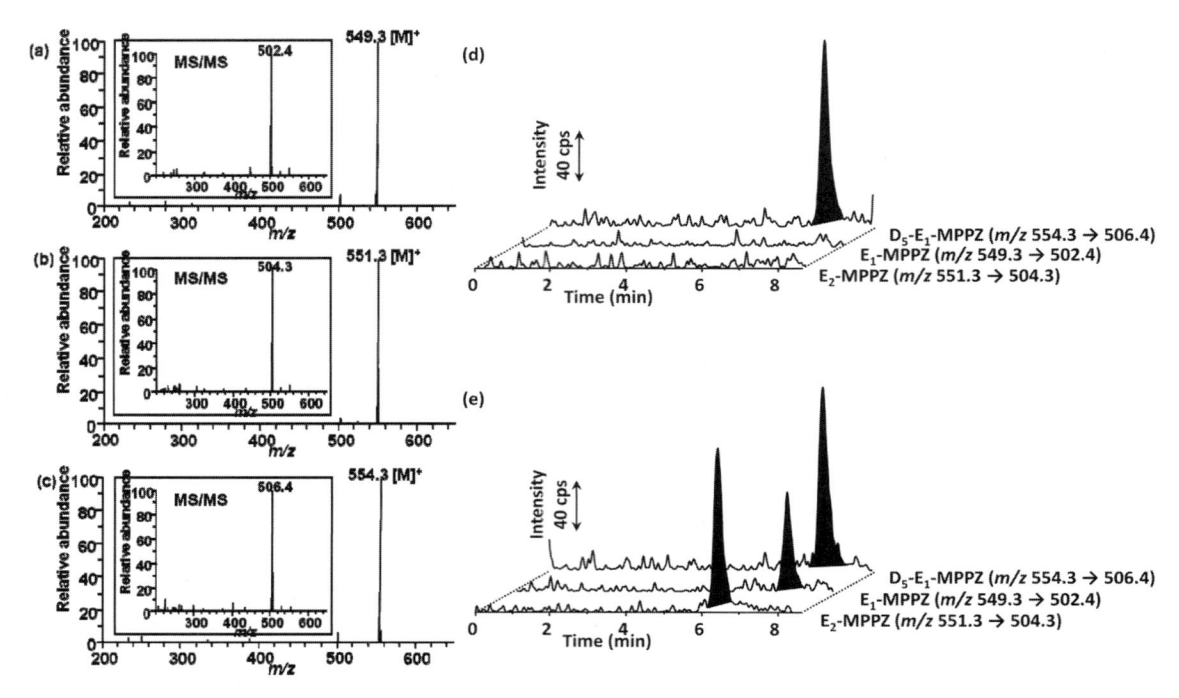

図1 非妊娠時（d）と妊娠時（e）の血清中エストロゲンのLC-MS/MSによる分析例

エストロン（E₁），エストラジオール（E₂）の誘導体のクロマトグラムとマススペクトル．内部標準物質としてE₁の同位体を用いている．誘導体化により高感度に分析できる．エストロゲン測定は胎児胎盤機能診断の一つとして行われている．

形は主として定性分析に適し，イオントラップ形はMSⁿ機能を用いたフラグメントイオンの解析による構造解析に，また飛行時間形は精密質量の測定による化合物同定などに用いられている．図1に血清中のエストロゲンの測定を示す．

b. 医薬品の高性能分離分析法

近年，分子標的薬など切れ味がよい反面，副作用の強い新薬が上市され，患者1人ひとりの体質や症状に合わせた個別化医療（personalized medicine）の実現や適正使用のためには，遺伝子多型などのゲノム情報を含め個人の代謝能を評価する薬物モニタリング（TDM）が重要な鍵となる．薬物投与量の個別化には，個々の薬物の体内動態の評価が必要である．現在，臨床で行われている薬物測定法は，簡便性からイムノアッセイが主流であるが，交差反応性，多数の薬物の相互作用や抗体のない薬物の測定には使用できないこと，活性代謝物の解析も行えないなどの問題もある．複数成分の分析には，HPLCが適しているが，血液など生体試料の複雑なマトリックスからの目的成分の分離の際に分離条件の設定などの知識が必要であり，また分析時間もかかるため，日常的な薬物モニタリングにはあまり用いられていなかった．

最近，微粒子充填剤，カラムのダウンサイジング，モノリス型カラムの使用などによりHPLCの高速化が図られている．従来のHPLCに比べて画期的な高速化が可能であり，医薬品をはじめ食品，環境分野で広く用いられるようになってきた．この超高速HPLCシステムにより，複数成分を従来の1/10〜1/20のスピードで迅速・簡便にモニタリングすることが可能である．図2にテオフィリンとその代謝物の分析例を示す．分析時間の短縮により，検体の処理能力が大幅に向上し，臨床でTDMが必要とされる薬物の代謝物を含めた多成分の動態解析への応用も可能である．このように薬物動態測定などにおいて検体からの微量の化合物の測定にHPLCは欠かすことのできない分析技

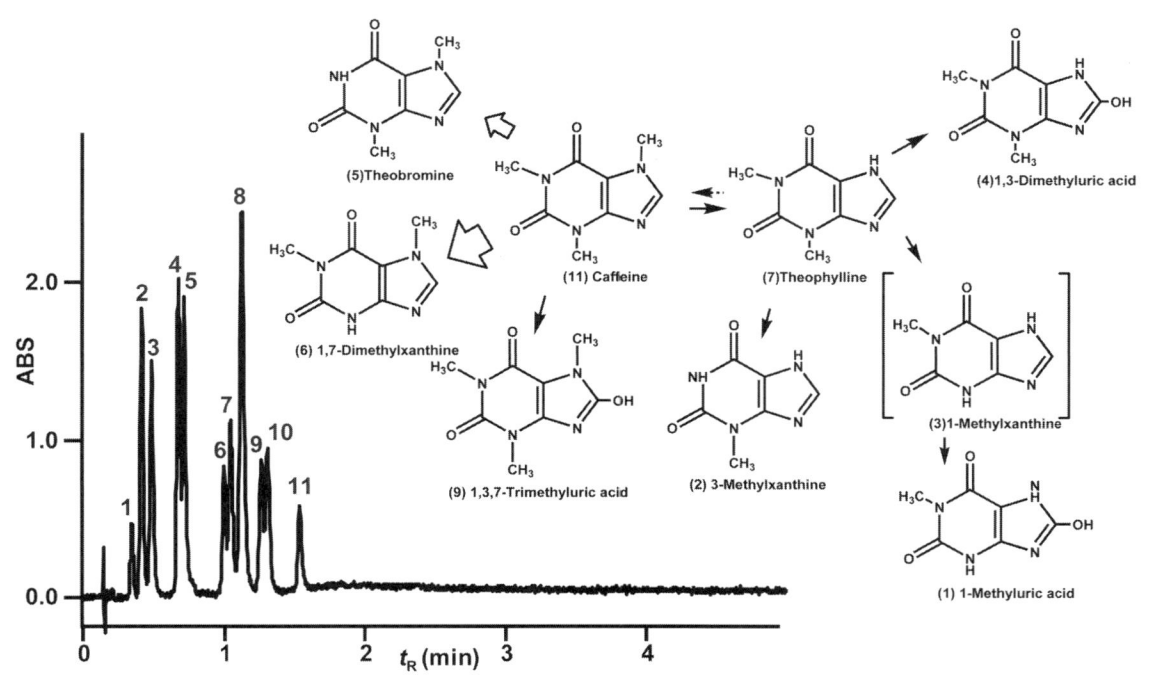

図2 テオフィリンとその代謝物の超高速 HPLC による分析例

通常の HPLC では約 60 分の分析時間が 2 分に短縮される．テオフィリンは，気道閉塞障害に対する治療薬として汎用されているが，有効血中濃度が狭く，個体間変動が大きいため，臨床では患者個々の血中濃度を指標とし投与する必要がある．代謝物により深刻な副作用が発現することがある．

術であり，とくに標識していない化合物，代謝物を測定できる LC-MS/MS は医薬品の分離分析において重要な役割を占めている．

2. 分子イメージング

近年，とくに分子生物学研究の新しい知見と生体画像工学技術を融合させた分子イメージングと呼ばれる生物学的プロセスの空間的・時間的な分布を細胞/分子レベルで画像化する分野の進歩が著しい．基礎生物学から臨床診断・治療までライフサイエンスの広い分野においての応用が検討されており，とくに生体機能や病態の解明，遺伝子や再生医療，テーラーメイド医療など，医学，創薬，臨床診断などへの貢献が期待されている．対象は，細胞・組織・臓器そして動物やヒトにおける画像診断まで幅広く，方法としては，PET（陽電子放射断層撮影, positron emission tomography）や SPECT（単光子放射線コンピュータ断層撮影, single photon emission computed tomography）などの放射線を利用する方法，核磁気共鳴現象を利用する MRI（核磁気共鳴映像法, magnetic resonance imaging），X 線を利用する方法，可視光・蛍光・近赤外などの光を利用する方法，超音波を利用する方法などがある[2,3]．

a. 蛍光プローブ

細胞は，様々な生理活性物質や情報伝達物質の生成・移動・消去などを通じて，多様な細胞機能を発揮している．生命現象の解析や病態要因の解明などにおいて種々の生理活性物質の動態を，リアルタイムに観測することが重要な課題となっている．このような観測を実現する技法として，観測対象分子を高感度に可視化する蛍光プローブを用いて，蛍光顕微鏡下で生細胞応答を観測する技法が広く用いられている．近年，細胞生物学におけるバイオイメージングの重要性が高まり，下村脩の 2008 年ノーベル化学賞受賞の対象となった

オワンクラゲの緑色蛍光タンパク質 GFP（green fluorescent protein）に代表される細胞内でのタンパク質の蛍光イメージング技術が広く活用されている．すなわち観察対象のタンパク質に遺伝子レベルで GFP などの蛍光タンパク質を融合し，トランスフェクション後，その細胞内での局在や動態をリアルタイムに観察する方法などが行われている．また細胞内での特定の酵素の活性やセカンドメッセンジャーの濃度を測ることができる蛍光タンパクセンサーも開発されており，それらは細胞の中での分子プロセスを目で見て解析するための重要なツールとして期待されている．タンパク質や酵素の機能解明は，生命現象をとらえるライフサイエンス分野の重要な課題であり，それらの異常は直接病気につながることも多いため，状態変化や異常を正確に検出・分析する技術の開発は，病気の診断や予防にもつながっている．現在，内視鏡検査・手術や外科手術時にがん細胞だけを選択的に光らせ，併せて治療効果もリアルタイムでモニターすることが可能なプローブの開発も行われている[4]．

b. 分子プローブ

分子レベルでの物質の動きを可視化する分子イメージングには，分子プローブと呼ばれる見たい物質を標識する試薬とその標識試薬を検出する技術が必要となる．放射線，磁気，光，励起エネルギー，超音波などの物理量の検出が対象となる．これらの検出効率を高めるために，PET，SPECT，MRI，発光試薬などが研究開発されている．検出効率はプローブ自身の性質に依存するが，可視化効率にはプローブの時間的・量的・空間的な制御と検出器の感度が大きく関係する．

イメージングに必要な要素として，① イメージングの標的となるバイオマーカー，すなわち生理作用および病態にかかわる生命現象のプロセス（事象）に重要な役割をもつ遺伝子あるいはタンパク質の探索，② 標的に特異的に相互作用して，標的分子の分布や変化を体外からイメージングできる分子プローブの創製，③ 生体内での分子プローブの分布や変化を高感度・高解像力でイメージングできるイメージング装置が基本となる．

細胞・組織を対象としたイメージングには，タンパク質の動態や機能，カルシウムなどの細胞内イオンの挙動を顕微鏡下で観察するために，標的分子に蛍光分子やタンパクを結合し，FRET（fluorescence resonance energy transfer）理論により特定条件下で蛍光シグナルがオン・オフする工夫をするなどして行う細胞内イメージングや 1 分子イメージングといったミクロ領域の *ex vivo* のイメージングが含まれる．たとえば，GFP の黄色変異体である YFP とシアン色変異体である CFP をごく近傍に置き，CFP を励起すると，そのエネルギーが YFP へ遷移され YFP の蛍光が観察できるという FRET 現象などが利用されている．

動物もしくはヒトを対象に生体内で起こっている様々な事象を画像化する目的では，おもに PET，SPECT，MRI，蛍光発光などのイメージング装置を用いて行う *in vivo* イメージングが主流である．

c. PET/SPECT

放射性同位元素（RI，ラジオアイソトープ）を含む放射性医薬品を体内に投与し，臓器や病巣に分布した薬剤から放出される放射能を体外から測定し，コンピュータで処理し断層像を作成する装置を RI コンピュータ断層装置（emission computed tomography：ECT）という．この ECT は，用いる放射性医薬品の種類と機器の原理の違いによって SPECT と PET に大別される．

SPECT は，体内に投与されたテクネチウム（^{99m}Tc）に代表される単光子γ線放出核種から放出されるγ線をガンマカメラ（シンチレーションカメラ）で検出し，分布状況を断層画面で見る技術である．ガンマカメラを回転させ，多方向からの情報をコンピュータで再構築し断層画像化する．頭部や胸部の撮影で多用され，形態的な情報を得る CT と組み合わせることで診断精度を高めた SPECT-CT 装置も普及している．血流量や代謝機能の情報が得られるため，とくに脳血管障害

や心疾患の診断で威力を発揮している．SPECTには，^{99m}Tc やガリウム（^{67}Ga），タリウム（^{201}Tl），ヨウ素（^{123}I），インジウム（^{111}In）など，α粒子やβ粒子を放出しない核種が利用される．ガンマカメラに用いる NaI（Tl）シンチレーターや半導体は，これらの核種がもつエネルギー範囲（0.1～0.25 MeV）のγ線を高効率で検出するため，解像度の高い画像が得られる．

SPECT で使用される代表的な医薬品としては，脳血流 SPECT に用いられる ^{99m}Tc-ECD（〔N,N'-エチレンジ-L-システイネート（3−）〕オキソテクネチウム，ジエチルエステル）や ^{123}I-IMP（塩酸 N-イソプロピル-4-ヨードアンフェタミン）等があり，心筋血流 SPECT には，^{99m}Tc-テトロホスミンや ^{201}Tl-塩化タリウム等が用いられている．^{99m}Tc で標識された放射性医薬品は全使用量の約 8 割を占めている．

PET は，ポジトロン CT ともいわれる核医学診断装置で，陽電子（ポジトロン）放出核種から放出されたポジトロンが体内の陰電子と結合して発生する消滅放射線（γ線）を検出器で測定し，コンピュータで処理して断層画像化する．図 3 に PET-CT による画像の例を示す．PET で使用される核種は，^{11}C のほかに ^{13}N，^{15}O，^{18}F などがあり，とくに炭素，窒素，酸素は生体を構成する基本的な元素で ^{11}C や ^{13}N，^{15}O を使ってアミノ酸やぶどう糖，水，酸素などの生体に重要な物質を作り放射性医薬品として利用することにより生化学的な代謝情報を PET で調べることができる．半減期が短い（^{11}C=20 分，^{13}N=10 分，^{15}O=2 分，^{18}F=110 分）ため，多くは診療施設内のサイクロトロンで製造され，ただちに薬剤に合成される．たとえば，がん細胞では，糖（グルコース）の取り込みが亢進していることを利用した ^{18}F-FDG（fluoro deoxy glucose）を用いた PET イメージング法が，がんなどの進行度の診断などに用いられるほか，脳内のブドウ糖やアミノ酸の代謝，酸素の消費量の変化を測定することにより，脳機能の障害部位を診断するなど，脳疾患の病態解明や微

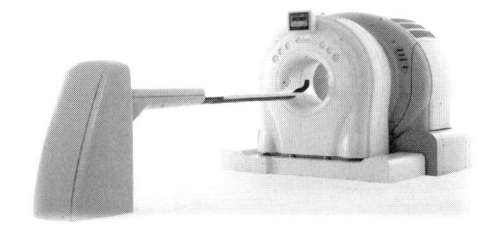

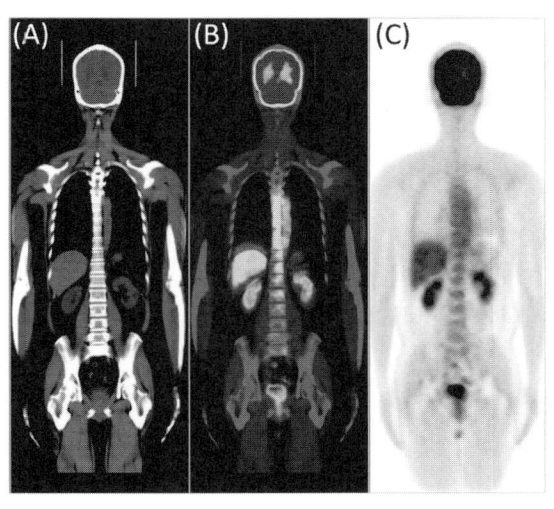

図 3 PET-CT の装置とその画像（写真提供：株式会社島津製作所）(A) CT による画像，(B) PET/CT による画像，(C) PET による画像．

小な腫瘍の発見にも有効である．さらに，神経伝達物質とその受容体（レセプター）を測定することで，精神病の病態の解明にも役立つなどの利用が期待されている．

PET で使用される薬剤には，^{18}FDG のほか，$^{15}O_2$，$C^{15}O$，$C^{15}O_2$，^{11}CO，$^{13}N_2$，$^{13}NH_3$，$H_2^{15}O$，^{11}C-メチオニン，^{11}C-酢酸，^{11}C-N-メチルスピペロン，^{11}C-コリン，$Na^{18}F$，^{11}C-ラクロプライド，^{11}C-フルマゼニル等がある．これらの薬剤は，診療施設で核種から合成され，検定（多くは薬剤師が行う）した後に生体に投与される．^{18}FDG のみ，短時間で配達可能な地域であれば，医薬品として購入できる．

3. バイオセンサー

バイオセンサーとは，生体分子がもつ分子認識機能を利用し，測定分子を認識したことを質量変

化や屈折率変化などの物理量に変換し，電気信号として取り出すことにより，DNA やタンパク質，抗原抗体反応などを検出する技術である．生物がもともともっている情報認識，伝達にかかわる現象に基づいて構築されており，認識部位には，自然界に存在する酵素や微生物のほか，遺伝子組み換え技術などにより人為的に作成されたものも使われる．

バイオセンサーには，酵素センサー，免疫センサー，微生物センサーなどの種類があり，たとえば糖尿病患者の血糖値をその場で迅速に診断し，適切な治療を行うための血糖値センサーは，グルコース酸化還元酵素などが固定された小型電極と電気化学測定器が用いられている．血糖値だけでなく，がん，生活習慣病，感染症など様々な診断マーカーを対象としたバイオセンサーの開発も進行しており，医療分野に限らず，食品中の有害物質を測定する食品分析，河川に含まれる環境ホルモンの測定など，食の安全や環境分野でもバイオセンサーの応用が広がっている．

とくに蛍光分子や酵素などの標識剤を必要としないラベルフリーな測定法として表面プラズモン共鳴（SPR）を利用するバイオセンサーは，特定の化学物質を認識する分子（リガンド分子）を表面に付着させた金の薄膜に，レーザー光を照射して反射率の変化を測定することにより，高感度に化学分子の結合反応をリアルタイムで検出できる．

用語解説
■ MS/MS 法　　イオン源で生成した様々なイオン種に対して，衝突誘起解離（collision induced dissociation：CID）を利用して，特定イオンの分解によって生成するイオン種（プロダクトイオン）および分解によって特定イオン種や特定中性種を生成するもとのイオン種（プリカーサーイオン）を検出する測定法．

■ FRET（fluorescence resonance energy transfer）
蛍光共鳴エネルギー移動．ドナーとなる分子の蛍光スペクトルとアクセプターとなる分子の励起スペクトルに重なりがあり，それらの二つの分子が 10 nm 以内に近づいた場合，ドナーを励起するとエネルギーがアクセプターに移動してアクセプターとなる分子が励起される現象．FRET の検出は通常ドナーの励起波長を照射し，ドナーあるいはアクセプターの蛍光強度を検出することで行う．ドナーの蛍光強度を測定する場合，2 分子間の距離が近いとアクセプターに光が吸収されるため，ドナーの蛍光強度は低くなり，距離が離れると蛍光強度は高くなる．アクセプターの蛍光強度を測定する場合はその逆になる[5]．ドナーからアクセプターへのエネルギー移動の速度定数は 2 分子間の距離の 6 乗に反比例するため，FRET が観測されるのは 10 nm 程度の距離に近づいたときである．よって，FRET を利用すれば，いつどこで反応したかをとらえることが可能になる．

[金澤秀子]

文　献

1）教育用 DVD シリーズ，高速液体クロマトグラフィー質量分析（LC-MS・LC-MS/MS）装置，日本分析化学会．
2）詳細は，佐治英郎・田畑泰彦編：ますます広がる分子イメージング技術，遺伝子医学 MOOK 9 などを参照されたい．
3）ケミカルバイオロジー．蛋白質核酸酵素，**52**（13），2007．
4）科学技術振興機構ホームページより http://www.jst.go.jp/pr/info/info592/．
5）Pistona, D. W., Kremersa, G.-J.: *Trends in Biochemical Sciences*, **32**(9), 407-414, 2007.

A8 タンパク質の立体構造と創薬   物理系薬学

1. タンパク質の立体構造

タンパク質はアミノ酸がペプチド結合でつながったポリペプチド鎖であり，その構造は1〜4次の階層に分けて理解されている．1次構造はアミノ酸配列のことであり，タンパク質が高次構造へとどのように折りたたまれていくかを規定している．2次構造は主鎖の規則的な水素結合に基づく局所的な構造であり，α-ヘリックスやβ-シートなどがある．3次構造は2次構造やループなどが折りたたまれた立体構造であり，主鎖のみならず側鎖を含めたタンパク質全体の立体構造を指している．4次構造は複数のポリペプチド鎖が会合した構造である．

タンパク質の機能は多様であり，代謝・免疫・運動・情報の伝達などの様々な生命現象を担っている．タンパク質はそれぞれ固有の立体構造をとることにより機能を発現しているため，創薬をはじめとした様々な研究分野において，標的タンパク質の立体構造情報は欠かすことのできない重要な情報となっている．タンパク質の立体構造は，X線結晶構造解析や核磁気共鳴（NMR）などの実験的手法により決定される．国際組織であるWorldwide Protein Data Bank[1]（wwPDB；http://www.wwpdb.org/）にはタンパク質の立体構造情報が登録されており，世界中のだれでも無料で利用することができる．wwPDBのメンバーである日本蛋白質構造データバンク（PDBj；http://www.pdbj.org/）は，立体構造情報の公開に加えて，独自のサービス（立体構造の類似性検索，リガンド結合部位予測など）も数多く提供している．

2. structure based drug design（SBDD）

タンパク質の多くは，リガンドなどの他分子と相互作用することにより機能を発現している．タンパク質とリガンドの相互作用は，古典的には「鍵と鍵穴（lock and key）」のモデルでたとえられ，タンパク質（鍵穴）に対して，立体的形状や水素結合・静電相互作用・疎水性相互作用などの相補性のよい分子（鍵）がはまり込んで複合体を形成する．このモデルではタンパク質は硬い物質として表現されているが，実際にはタンパク質は柔軟であり，リガンド結合前（アポ状態）と結合後（ホロ状態）では構造変化を起こすことがわかっている．このような構造変化を起こす相互作用のモデルは「誘導適合（induced fit）」と呼ばれ，現在では広く受け入れられている．いずれのモデルにしても，相互作用を考える上でタンパク質の立体構造情報は重要である．

標的タンパク質の立体構造情報に基づく創薬はstructure based drug design（SBDD）と呼ばれている．立体構造を用いてリガンドとの相互作用を原子レベルで解析することにより，創薬研究を論理的に進めることができる．創薬アプローチの効率化・迅速化を可能にするものとして期待されている．SBDDにおいては，コンピュータを用いたさまざまな計算科学的手法が開発されている．たとえば，タンパク質の立体構造が未知な場合の立体構造予測，タンパク質と分子（低分子，高分子）の複合体構造を予測する分子ドッキング，タンパク質の動的な現象を取り扱う分子シミュレーション，大規模な化合物データベースから候補化合物を絞り込むバーチャルスクリーニングなどがあげられる．

3. タンパク質立体構造予測

近年，X線結晶構造解析やNMRなどの技術の進歩に伴い，タンパク質の立体構造情報が増加してきている．しかしながら，実験構造が決定されていないタンパク質がいまだに数多く存在するのが現状である．標的タンパク質の実験構造が得ら

れない場合は，コンピュータを用いたタンパク質立体構造予測法が有用である．タンパク質立体構造予測法は大きく二つに分類される．template based modeling（TBM）と free modeling（FM）である．

a. template based modeling（TBM）

立体構造未知のタンパク質（ターゲット）の立体構造を，立体構造既知のタンパク質（テンプレート）の立体構造情報をもとに予測する手法であり，ホモロジーモデリングとフォールド認識（fold recognition）がある．ホモロジーモデリングは，進化的類縁関係にあるタンパク質どうし（ファミリー）ではアミノ酸配列に変化があってもそれらの立体構造は保存されるという経験則に基づいた手法であり，ターゲット配列と配列類似性の高い構造既知タンパク質をテンプレートとして立体構造予測を行う．現在最も予測精度の高い手法であり，創薬研究においても実用レベルにある．一方，フォールド認識は，配列類似性がないタンパク質どうしでも類似した立体構造をもつものが多数存在することが明らかになってきたことを受け，配列類似性の有無にかかわらずターゲット配列がどの既知フォールドに最も近い構造をとるのかを予測する手法である．フォールド認識が開発されたことにより，ターゲットと配列類似性の低いテンプレートを検出することが可能となり，TBM で立体構造予測が可能なタンパク質の数が増大した．

b. free modeling（FM）

テンプレートの立体構造情報を用いずにアミノ酸配列情報のみからターゲットの立体構造を予測する手法であり，*de novo* モデリングあるいは *ab initio* モデリングと呼ばれている．構造データベース中にテンプレートを検出できない場合，つまり新規フォールドの立体構造を予測する際に用いられる手法である．FM の手法の開発は，タンパク質のとりうる膨大な立体構造空間を探索しなくてはならないこと，また系に存在する様々な相互作用のエネルギー関数を精度よく記述しなくてはならないことなどの理由から大変難しい課題とされていた．近年，フラグメントアセンブリ法と呼ばれる手法が開発され，FM の予測精度の向上がもたらされた．フラグメントアセンブリ法とは，既知構造データベース由来の局所立体構造（フラグメント）をつなぎ合わせることにより，ターゲットの全体構造を構築する手法である．

4. タンパク質-タンパク質ドッキング

生命現象は多種多様なタンパク質の複雑なネットワークから成っており，それらのタンパク質間相互作用情報は標的タンパク質の機能解析や疾患の発症メカニズムの解明など創薬研究において大変重要である．近年，酵母ツーハイブリッド法や質量分析を応用した方法などの実験的技術により，どのタンパク質とどのタンパク質が相互作用するのかといったタンパク質間相互作用（protein-protein interaction：PPI）情報が大量に蓄積してきている．一方で，タンパク質とタンパク質がどのように相互作用するのかといったタンパク質複合体の立体構造情報は，実験そのものの困難さや相互作用の組合せが膨大であることなどから，網羅的に実験構造を得ることは困難であるのが現状である．そのため，計算科学的手法によるタンパク質複合体の立体構造予測法（タンパク質-タンパク質ドッキング法）の開発が注目を集めている．前述したとおり，タンパク質の立体構造は，単体で存在するときと，複合体として他のタンパク質と相互作用しているときでは構造が異なっている．構造変化の度合は様々であり，構造変化の少ないものであれば高い精度での予測が可能になってきている．今後，大きな構造変化が相互作用部位で起こる場合においても対応できるようにドッキング手法の改良が進むことが期待されている．

5. 分子シミュレーション

タンパク質は柔軟であり，動的構造変化を起こす．たとえば筋肉を構成するタンパク質アクチン・ミオシンは，ATP を加水分解して力学的な運動を実現する．このような動的な現象を物理法則

に基づいて取り扱う方法が分子シミュレーションである．代表的な例は，原子を質点として扱い，ニュートンの運動方程式を解く古典力学的手法である．分子動力学または molecular dynamics（MD）とも呼ばれる．

「induced fit」のような概念で説明されるタンパク質と他の分子との相互作用は，タンパク質の立体構造変化をともなっている．したがって，結合過程で形成される相互作用や活性への寄与を知るためには動的な取扱いが必要である．また，あるドメインでの反応が離れたドメインに影響を与えるような現象において，その途中過程は一般に自明ではない．MDはこのような過程を追う場合にも有用な道具である．

MDにおいて原子間の相互作用（共有結合性相互作用，静電相互作用，van der Waals 相互作用）を決める関数形とパラメータを分子力場と呼ぶ．分子力場は，実験結果や量子化学に基づいた計算結果と整合性が取れるように決められている．MDにおいてすべての原子を質点でおきかえるモデルを「全原子モデル」と呼ぶ．全原子モデルの代表的分子力場には AMBER[2] や CHARM[3] などがある．全原子モデルのMDで実現した原子構造は実験結果と比較しうるレベルに達しており，分子力場が創薬などの応用に耐えるレベルまで洗練されてきていることを意味している．実際，創薬研究においてMDは有効な道具として活用されている．

一方でMDは計算時間がかかるという欠点もある．たとえば自由エネルギー等の熱力学量を計算する場合，熱平衡状態を実現するまで長時間のMDを行う必要がある．端的にいえばエネルギー等が上限と下限の間を何度も往復するまでMDを実行する必要がある．このように巨視的変数が上下するための時間を再帰時間と呼ぶ．再帰時間はタンパク質や水の総原子数に対し，指数関数的に発散する．

計算時間の問題は，すべての原子を質点として扱うために生じる．そこで，原子よりも大きな単位，たとえば側鎖や残基などを質点とする「粗視化モデル」が，解決策として有効である．粗視化モデルは全原子モデルに対して精度においては劣るものの，実行可能な計算時間・タンパク質の大きさにおいて圧倒的に応用範囲が広い点がすぐれている．粗視化モデルの分子力場はまだ開発の途上にある．たとえば，天然構造で観測される相互作用を抽出する，熱力学的寄与を考慮する，等の方法で分子力場の作成が試みられている．

計算時間の問題を解決する他の方法としては，スーパーコンピュータ（スパコン）などハードウェアの開発があげられる．最近ではビデオカードの演算能力を利用する方法も開発されている．また，計算の手続き（アルゴリズム）を工夫することで高速化を図ることもできる．代表的な例をあげると，Particle-Mesh Ewald 法，ベルレの帳簿法，セルインデックス法などがある．また自由エネルギーを計算するなら，統計力学を応用した拡張アンサンブル法も有力な方法である．複数の温度でMDを行い，構造探索を効率化する温度交換法は拡張アンサンブル法の一種である．

［竹田-志鷹真由子・下山紘充］

文　献

1) Berman, H., Henrick, K., Nakamura, H.: Announcing the worldwide Protein Data Bank. *Nat. Struct. Biol.*, **10**, 980, 2003.

2) Ponder, J.W. and Case D.A.: Force fields for protein simulations. *Adv. Prot. Chem.* **66**, 27-85, 2003.

3) Mackerell Jr., A. D., Feig, M., Brooks III, C. L.: Extending the treatment of backbone energetics in protein force fields: Limitations of gas-phase quantum mechanics in reproducing protein conformational distributions in molecular dynamics simulations. *J. Comput. Chem.*, **25**, 1400-1415, 2004.

A9 生体膜と創薬

物理系薬学

1. 生体膜と膜タンパク質

生体膜とは，細胞やその小器官において内外を隔てる脂質二層膜のことで，真正細菌，古細菌，真核生物の細胞膜，小胞体膜，ゴルジ体膜，核膜，小胞膜，リソソーム膜，ミトコンドリアの内膜，外膜などがある．これらは単に静的な構造体ではなく，生命活動に重要な機能を担っている．たとえば，膜中の局所的なマイクロドメイン（ラフトなど）等の多様な環境のもと，多数の膜タンパク質が埋め込まれ，ダイナミックに活動している．

膜タンパク質は，複数の膜貫通αヘリックスによる束状の構造やβシートによるバレル型構造（ミトコンドリア外膜に存在）を形成するものに大別され，また膜表面に結合するものもある．これらの構造に外界から，物理的な刺激，生理活性分子などの多様なシグナル分子（リガンド）が結合し，その情報が細胞内に伝達されることによって細胞は細胞増殖，分化，細胞骨格制御，細胞死など，生命活動に重要な応答を引き起こす．それらの反応を制御するインターフェースという意味で，膜タンパク質は創薬の標的としてきわめて重要であり，生化学実験による機能解析や，構造決定が強く望まれている．

しかしながら，実験による解析は容易ではない．脂質二層膜環境にあるためX線結晶解析やNMR等実験手法で立体構造を決めるのは困難で，2011年現在の立体構造データベース（PDB）の約5万のエントリーのなかで1～2%にすぎない．これに対して，ゲノムのなかでの配列情報は豊富で，全タンパク質配列の20～30%を占める．このことから，膜タンパク質はとくに，バイオインフォマティクス技術を用いた配列解析から実験支援をすることが望まれる対象である．以下の節では，創薬の標的となる膜タンパク質と，バイオインフォマティクスの応用を示す．

2. 膜受容体と創薬

多様な膜タンパク質のうち，とくに細胞の一番外側の膜に存在して，外界の刺激を伝達するインターフェースとして働くのが膜受容体である．膜受容体が起点となる細胞内シグナル情報伝達経路は多様であるうえ，それらが互いに相互作用（クロストーク）しているため，シグナル情報伝達のどこかに異常が発生すれば重篤な疾患に直結する可能性が高い．そのため，膜受容体は創薬の重要な標的とされるのである．

異常な働きをする膜受容体に結合して，本来のシグナル情報伝達系を正しく作動させるために，生体由来のリガンドを模して薬物分子は設計される．膜受容体に結合した際，本来のシグナル情報を細胞内に送り込める分子をアゴニスト，送り込めない分子をアンタゴニストと呼ぶ．アンタゴニストはアゴニストと拮抗して結合部位に入るので，拮抗薬（ブロッカー）とも呼ばれる．

膜受容体は，構造と細胞内への情報伝達機構の違いから，キナーゼ型受容体，輸送タンパク質・イオンチャネル型受容体，Gタンパク質共役型受容体（以下GPCR）に大別される（図1）．

キナーゼ型受容体 1本の膜貫通αヘリックスにより膜に結合しており，自身の細胞質側領域，あるいは会合する別分子内にセリン，スレオニン，チロシンにリン酸基を付加（リン酸化）する酵素（プロテインキナーゼ）のドメインをもっている．リガンドが受容体に結合すると，受容体どうしが会合して，このドメインの活性化により，互いをリン酸化してその情報を細胞内に伝達する．標的タンパク質のチロシンをリン酸化するチロシンキナーゼ型には，インシュリン受容体，成長因子受容体，サイトカイン受容体などがある．一方，セリン・スレオニンキナーゼ型には，TGF-β受容体ファミリーがある．

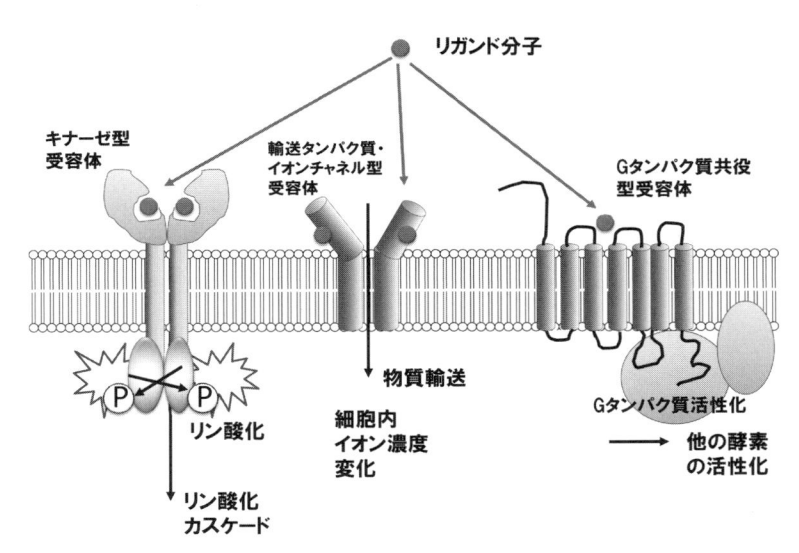

図1 細胞膜の代表的な受容体の模式図
左から、キナーゼ型受容体、輸送タンパク質・イオンチャネル型受容体、Gタンパク質共役型受容体.

輸送タンパク質・イオンチャネル型受容体
膜を通して物質の輸送をする一群であり、10本前後の膜貫通αヘリックスが筒状の構造をつくり、糖、アミノ酸、水分子などの物質を運搬する。輸送タンパク質は、イオン輸送性ATPアーゼやABCトランスポーターなどがある。イオンチャネルは、リガンドの結合によってその開口が制御されるタイプ（グアニル酸シクラーゼ受容体、ニコチン性アセチルコリン受容体、水チャネルなど）と、リガンドが結合せずに細胞の膜電位変化に反応して作動するタイプがある。

Gタンパク質共役型受容体（GPCR） 7本の膜貫通αヘリックスが管状構造をつくり、ここに神経伝達物質、ホルモン、ペプチド等、多様なリガンドが結合することで、細胞質側から共役した三量体Gタンパク質が活性化され、その種類によって細胞内への情報伝達経路が決まる。ヒトではアドレナリンやヒスタミンの受容体などをはじめ、結合リガンド種で分類される多くのサブファミリーを有している。

現在、ヒトのタンパク質中で、創薬の標的になりうるタンパク質は7000近く存在すると考えられている。そのなかで、キナーゼ型受容体を含む酵素が50％程度、GPCRが30％程度、輸送体タンパク質・イオンチャンネルが15％程度を占めている[1]。また世界で出荷されている薬のなかでGPCRが占める割合は30％、酵素が50％である[2]。このように、キナーゼ型受容体とGPCRに創薬研究が集中しており、この傾向は、ごく最近になってもあまり変わっていない。これに対して輸送体タンパク質の割合は少ないが、作用が強力で切れ味がよい薬をつくれる可能性をもつため、新しい開拓領域として期待されている。

3. GPCR関連創薬

GPCRは身体のあらゆる細胞に存在し、アレルギー、心臓病、癌、高血圧、炎症、脳の活動、感情、痛み、呼吸器疾患などと、ほとんどの重篤な疾病の一因になっているため、新規薬物の開発を行う上で最重要な研究対象である。

ヒトでは、900遺伝子程度あることがわかってきた。そのほとんどが嗅覚受容体であり、それ以外の創薬標的という意味では300～400遺伝子である。そのうち100～150ほどは、いまだ内因性のアゴニストが不明なため、オーファン（孤児）受容体と名づけられている。オーファンGPCRの

アゴニストを探し出すことは新薬開発に直接つながる可能性をもつため，多くの製薬企業の間で激しい探索競争が繰り広げられている．これまでにオーファンGPCRだったものでリガンドが新たに解明された受容体は，たとえばオレキシン受容体，アペリン受容体，メラニン凝集ホルモン受容体，グレリン受容体などであるが，いずれも学術的にも，産業的にも大きなインパクトがあった．

従来はGPCR単体にリガンドが結合して作用する場合が研究されてきたが，近年これとは異なる作用が報告されている．たとえばGPCRのリガンドの結合部位とは別の場所に結合して構造を変化させることで，GPCRの活性を調節し，本来のリガンドの結合を妨げることがある．また，GPCRどうしがオリゴマーを形成し，このなかで単独，あるいは複数のGPCRにリガンドが結合して別のGPCRを活性化する場合や，結合Gタンパク質の種類が変わる場合などがある[3]．このような例は次世代の新しい創薬ターゲットとして注目を集めている．

GPCRで従来，立体構造が解かれたのは，唯一視覚のロドプシンのみで，これを鋳型にした構造を解析することが当然視されていた．しかし，2007～2010年に，新たな受容体構造（β_1，β_2アドレナリン受容体，A_{2A}アデノシン受容体，D_3ドーパミン受容体，ヒスタミン受容体，ケモカイン受容体，イカロドプシン，ロドプシンやアドレナリン受容体とGタンパク質との結合状態の構造など）が立て続けに決定されたため，従来の研究法を急速に，大きく変えることになった[4]．

すなわち，ロドプシン以外の新しい構造を鋳型にした研究が急増している．理想的には各ファミリーの代表配列について立体構造を決めることが望まれるが，発現と結晶化がボトルネックになるため，きわめて困難であり，立体構造解析とは別の切り口の情報を得ることが望まれている．

4. ゲノム時代の創薬とバイオインフォマティクス

近年，実験解析技術の急進展とも相まってゲノム配列，cDNAライブラリー，次世代シークエンサーデータ，DNAマイクロアレイデータなど，生物情報が急増している．このような状況で，創薬研究の方向性が変わってきた．従来は，研究者が特定の薬剤に対する細胞や組織の反応などを見ながら，標的遺伝子を探索してくるという方向だった．これに対して近年では，先に遺伝子が注目され，それに結合する薬剤分子をスクリーニングする．この方向性は，従来とまったく逆になるため，リバースケミカルジェネティクスと呼ばれている．これをさらに網羅的な遺伝子，薬剤分子にスケールアップしたものがリバースケミカルゲノミクスである．

生物学的情報の洪水ともいえる大量の情報を処理し，リバースケミカルゲノミクスを進めるため，バイオインフォマティクスの手法を駆使する必要がある．とくに膜タンパク質の場合，前述したように，立体構造の稀少さを配列情報の豊富さでカバーすることが望まれ，バイオインフォマティクス手法が不可欠である．

まずゲノム配列から遺伝子発見プログラム（GENSCAN：http://genes.mit.edu/GENSCAN.htmlなど）を利用して遺伝子候補のアミノ酸配列を同定する．次に，網羅的なアミノ酸配列から，膜受容体配列を判別し機能を予測することが重要である．これには機能既知の膜タンパク質配列との類似性検索を行う，特定の機能に特有な断片配列（モチーフ）検索を行うなどが一般的である．また，アミノ酸配列から膜貫通αヘリックス領域を予測して膜受容体を判別する．これには，SOSUI（http://bp.nuap.nagoya-u.ac.jp/sosui），TMHMM（http://www.cbs.dtu.dk/services/TMHMM/）などのプログラムがよく使われている．また，膜受容体が細胞内で局在する小器官を予測し，その場所特有の機能を推定する．基本的にはタンパク質を目的地に届ける荷札の働きをする配列（シグナルペプチド）に注目し他の解析結果とも総合して予測する（PSORT：http://psort.ims.u-tokyo.ac.jp/など）．

このようにして，機能予測した結果を総合的な知識データベースとしておくことも重要である．現在たとえば，GPCRの遺伝子がすでに網羅的にデータベース化され（GPCRDB：http://www.gpcr.org/7tm/，SEVENS：http://sevens.cbrc.jpなど），利用可能になっている．

さらに，配列情報から，効率的に薬剤分子候補を探索することが必要とされる．これには配列情報から立体構造を予測し，リガンド分子とのドッキングシミュレーションを行う方法がある．膜タンパク質の立体構造はきわめて少ないが，もしも注目する配列に対応する構造が解かれていれば，その立体構造の上に，配列をアラインメントしてモデリングする（比較モデリング）．GPCRの場合は，近年同定された新しい構造（アドレナリン受容体，アデノシン受容体，ケモカイン受容体など）を鋳型にモデリングすることが可能である．また，数理モデルによる機械学習手法を使い，受容体の配列と，リガンドの分子構造の特徴を数値列化したベクトルで表現し，受容体とリガンドの結合選択性を予測しようとする試みもある．

このほか，DNAマイクロアレイからは，細胞に薬剤を添加したときに観測される遺伝子の発現プロファイルを得ることができる．プロファイルを解析することにより，タンパク質間の相互作用ネットワークを網羅し，特定の薬剤添加時に特異的に変化する遺伝子どうしの関係性を追うことで薬剤の薬効や，副作用などを予測することが可能である．また，タンパク質どうしでの複合体形成を阻害することで作用する薬剤探索にも利用されている．

おわりに

ゲノム情解読を発端として，大量の生物学的情報が集積されてきたなか，GPCRをはじめとする膜受容体関連の創薬は従来からの流れを超え，次世代創薬を見据えるようになり，創薬標的の拡大や，解析技術の急速な進展が展開されている．しかしながら，膜タンパク質の発現，可溶化，結晶化，立体構造決定は，いまだに多大な困難を伴う．このボトルネックを克服するべく，膜受容体関連の創薬研究は今後ますます巨大プロジェクトになっていくものと考えられる．その際，医薬，生化学実験，構造生物，バイオインフォマティクス分野の密な連携が益々不可欠になっていくことだろう．

［諏訪牧子］

文 献

1) *Trends in Pharmacological Science*, **22**, Issue 1: 23-26, 1 January 2001.
2) Jürgen Drews, et al.: Drug discovery: A historical perspective. *Science*, **287**: 1960-, 2000.
3) Lucy Skrabanek, et al.: m *BMC Bioinformatics*, **8**: 177-, 2007.
4) Kobilka, B., Schertler, F. X.: *Trends in Pharmacological Science*, **29**: 79-83, 2008.

A10　膜受容体の薬理　　　　物理系薬学

　細胞膜受容体は内在性リガンドのみならず，多くの薬物の標的ともなっている．最近のX線や電子線そしてNMRによる構造解析の著しい進歩のおかげで，これまで困難とされていたいくつかの膜タンパク質受容体，チャネル，トランスポーターの構造も解き明かされつつある．なかでも注目すべきは，GPCR（Gタンパク質共役型受容体）の一つであるヒトβ_2アドレナリン受容体の結晶構造が高分解能で解かれたことであろう．その汎用性から考えてもGPCRに対する構造解析基礎研究から新薬開発への応用が加速度的に進むことが期待されている．

1. ヒトアドレナリン受容体の構造解析

　最近，ヒトβ_2アドレナリン受容体の構造が解明された[1]．アドレナリン受容体に代表されるGPCRは，その汎用性や臨床上での重要性から考えてもその構造解析が切望されていた．多くの研究者がGPCRの構造解析にチャレンジしてきたにもかかわらず，なかなかその解明には至らなかった．GPCR独特の不安定性と柔軟性が，結晶化を大変困難なものにしていた．それだけに，Kobilkaらによるヒトβ_2アドレナリン受容体の構造解析の成功は，大きなインパクトを与えることになった．Kobilkaらは，アドレナリン受容体の構造を安定化させるためにいくつかの工夫をしている．その一つは，逆アゴニストを用いることで受容体の構造を不活性型に安定化させたことにある．さらに，可動部位を他のタンパク質でおきかえたキメラ分子の作成や，モノクローナル抗体を用いて構造を安定化するなどの試みも行っている．これらの異なった方法を用いて解かれた構造は驚くほど一致しているのみならず，機能には影響を与えないことも確認済みなので，ほぼ正常に近い状態の構造と考えてもおおむね間違いはないと思われる．

　GPCRの構造モデルとしては，これまで唯一，光感受性受容体のロドプシンの構造が用いられていた．しかしながら，神経伝達物質や薬物の受容体としてのGPCRのモデルとしては限界があった．実際，今回明らかにされたヒトβ_2アドレナリン受容体とは，いくつかの点で相違点がある．たとえば，膜貫通領域3番目と6番目の細胞質側の末端構造が異なり，このあたりがGPCR特有の構造不安定性やリガンドがない状態での基礎活性に関与していると予測される．また，細胞外ドメインやリガンド結合部位の周辺も異なっており，ロドプシンがGPCRの創薬モデルとしては難しいことがあらためて明らかとなった．

　一方，今回のヒトβ_2アドレナリン受容体の構造モデルも完璧ではない．たとえば，リガンド結合後のダイナミックな構造変化，すなわちアゴニスト，アンタゴニスト，逆アゴニストのそれぞれの結合によってどのような構造変化がもたらされ，どのように受容体の活性化や不活性化につながるかといった解析は今後の課題である．また，キメラ分子を用いたり，抗体を用いたりしているので，受容体の構造変化とGタンパク質の活性との関係を追究するためには，他のモデルが必要と思われる．しかしながら，GPCRのおおむねの構造が解かれ，リガンド結合部位周辺の構造が明らかにされたことは非常に大きな貢献であることに違いなく，今後のGPCRを標的とした創薬を促進するであろう．

2. 水分調節とアクアポリン

　ヒト膜タンパク質のなかでその構造が比較的よく理解されているものの一つとして，アクアポリン（AQP）があげられる．アクアポリンは水分子を選択的に透過させるポアをもつ膜タンパク質チャネルで，最初は赤血球膜から単離された．アク

アポリンはほぼ全身にわたって分布しており，それぞれに特有の生理的意義が示唆されている[2]．たとえば，AQP0とレンズ透過性，AQP2と尿の濃縮，AQP5と唾液の分泌などである．

最近では，白内障，尿崩症，口腔内乾燥症，乾燥肌など，アクアポリンと疾患との関連も徐々に明らかになりつつある．アクアポリンの調節機構に関してかなり詳細に解明されつつあるのは，抗利尿ホルモンによるAQP2の調節である[3]．AQP2は，腎臓の集合管の主細胞の細胞内小胞に存在しているが，抗利尿ホルモンの刺激で細胞膜へと移動していく．抗利尿ホルモン，バソプレッシンが集合管主細胞に存在するV2受容体に結合すると，セカンドメッセンジャーとしてcAMPを介して，AQP2そのものがリン酸化されることが確認されている．AQP2の膜への移動にこのリン酸化が関与していることは疑いないが，その詳細な分子メカニズムの全貌はまだ明らかではない．このAQP2の膜への移動に関しては，これまで10以上の調節タンパクの関与が示唆されてきている．当初考えられていたよりかなり複雑な機構が働いているものと思われる．

AQP2の遺伝子に異常があると，先天性の尿崩症になる．また，躁うつ病の治療でリチウムが長期にわたって投与されるとAQP2が減少し，二次性の尿崩症になる．逆に妊娠に伴う浮腫や高血圧，うっ血性心不全などでは，AQP2が増えすぎることで体内に余分な水分が貯留してしまう．このような場合，AQP2に対する拮抗薬が開発されれば，大きな治療効果をもたらすことが期待されている．この場合，AQP2のみならず，関連調節因子も含めて考えていく必要があると思われる．

3. ヒトアクアポリン1（AQP1）の構造解析

アクアポリンは，基本的に四量体を形成するが，カリウムチャネルとは違ってそれぞれの単量体に水分子選択ポアが存在する．ポアの最も狭い部位は，水分子一つがぎりぎり通過できる程度の広さしかなく，これが一つの選択的フィルターとして

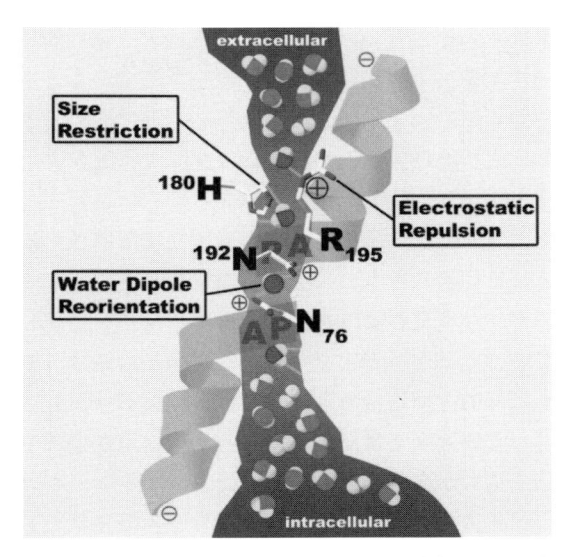

図1 AQP1のポアの模式図．最も狭い部位に存在するArg残基，His残基とポア中央部の二つのAsn残基が示されている（Kozono et al., 2002）[3]

機能している．AQP0やAQP2では，遺伝子の変異による先天性の白内障や尿崩症などの疾患が確認されているが，実際これらの変異部位はポアの最も狭い部位に存在する．さらに水銀による抑制部位もこの部位に存在することが明らかにされている．

また，水分子の膜透過に関する最大の謎は，なぜヒドロニウム（H_3O^+）の通過は阻止するのに，水分子（H_2O）のみは通過させるのかという点にあった（H_3O^+とH_2Oは平衡状態で存在している）．前述したポアの最も直径の狭い部位には，ほぼ例外なくアルギニン残基が存在しているが，その側鎖のプラスの電荷が，プロトン（H^+）を排除する重要な役割を果たしていると考えられている[3]．また，ポアの中央部位にもプラスの電荷が存在しており，プロトンの排除を補完していることがわかってきた．これは，この中央部位から上下に向かって二つのαヘリックスが伸びているという構造による（図1）．水分子の特徴として，双極子（電気的にプラスに偏っている部位とマイナスに偏っている部位の両方を兼ね備えている）であること，お互い水素結合でつながっていることがあげられる．アクアポリンは，あたかもこうした

水分子の性質を巧みに利用して水分子を選択的に通す穴をつくりあげたような構造をしている．

4. 分子動力学シミュレーションによるアクアポリンの構造機能解析

タンパク質の結晶構造が高分解能で解明されると，その情報をもとに分子動力学計算を用いてそのタンパク質のよりダイナミックな構造を予想していくことが可能になってきた．結晶構造は，いわば静的な構造であるので，ドッキング検討等を行っていく上では，よりやわらかい構造が要求される場合がある．分子動力学計算は，ニュートン方程式に基づいて原子レベルで分子の振る舞いを予測していく．

われわれは，最近ヒトAQP1の結晶構造をもとに分子動力学シミュレーションを行い，水銀がアクアポリンを抑制する機序を検討した[4]．従来，水銀がポア近傍のシステイン残基に結合し，水銀分子がポアを塞ぐと考えられていたが，われわれのシミュレーションでは，水銀の結合がポアの構造変化を誘導し，その結果として水透過性が低下するという機序を示唆する結果となった．今後も分子動力学シミュレーションを用いることで，実験のみでは明らかにできない分子機序の詳細な理解が深まることが期待される． ［安井正人］

文 献

1) Cherezov, V., et al.: High-resolution crystal structure of an engineered human beta2-adrenergic G protein-coupled receptor. *Science*, **318**: 1258-1265, 2007.
2) Agre, P., et al.: Aquaporin water channels—From atomic structure to clinical medicine (review). *J. Physiol*,. **542**: 3-16, 2002.
3) Kozono, D., et al.: Aquaporin water channels: Atomic structure and molecular dynamics meet clinical medicine (review). *J. Clin. Invest.*, **109**: 1395-1399, 2002.
4) Hirano, Y., et al.: Molecular mechanisms how mercury inhibits water permeation of aquaporin-1: Understanding by molecular dynamics simulation. *Biophys. J.*, **98**: 1512-1519, 2010.

A11 機能性RNAと創薬

物理系薬学

1. 機能性 non-coding RNA（機能性 ncRNA）

伝令 RNA（messenger RNA：mRNA）がタンパク質に翻訳されることで，その機能を遂行するのに対して，タンパク質に翻訳されることなく RNA のままで働く RNA 分子を機能性 non-coding RNA（機能性 ncRNA）という．古典的には転移 RNA（transfer RNA：tRNA）やリボソーム RNA（ribosomal RNA：rRNA）がこれにあたるが，21 世紀になってから，より様々なタイプの機能性 ncRNA が報告されている（表 1）．とくにゲノムプロジェクトや cDNA プロジェクトの結果として膨大な数の ncRNA が発見，または予測されているが，一方で，その「機能」を特定できないものが大多数である．

機能性 ncRNA は生物界の三つのドメインである，バクテリア，アーキア（古細菌），真核生物のいずれにおいても見いだされる．バクテリアやアーキアでは 20〜500 base（塩基長）の低分子 RNA（small RNA）が，これまでは RNA が転写されることはないと考えられていた遺伝子と遺伝子の間

表1 機能性 non-coding RNA の実例（mRNA 上の機能性 RNA ドメインを含む）

一般名称	具体例，ゲノムや RNA 上の位置	（予想される）機能	おもな生物種（生物ドメイン）
tRNA	tRNA^{Gly}，tRNA^{Ala}	リボソームにアミノ酸を運ぶ．翻訳に関与．	すべて
rRNA	23S rRNA，16S rRNA	リボソームの構成成分．翻訳に関与．	すべて
small RNA（注）	DsrA（大腸菌），CsrB（大腸菌）など	タンパク質をコードする mRNA に対してアンチセンス RNA として働く．あるいは，タンパク質と結合して，その機能を阻害する．機能が不明なものが数多い．	バクテリア アーキア
CRISPR RNA	ゲノム上の CRISPR locus	原核生物の生体防御に関与（原核生物の RNA 干渉とよばれる）．	バクテリア アーキア
miRNA	let-7, miR-1, miR-34 など	標的 mRNA と結合し，その mRNA の翻訳抑制，分解に関与．その結果として細胞分化，発生などを制御する．	真核生物
snRNA	U1，U2，U4，U6 など	RNA スプライシング	真核生物
snoRNA	boxC/D タイプと boxH/ACA タイプがある	おもに rRNA における部位特異的な修飾を行う．真核生物では核小体に存在する．	真核生物 アーキア
長鎖 non-coding RNA	H19, Xist, Tsix など	ゲノムインプリンティング，クロマチンの制御に関与．マウスやヒトのトランスクリプトームにはこの種の non-coding RNA が多く存在するが，ほとんどの機能は不明である．	真核生物
リボザイム	リボヌクレアーゼ P，rRNA など	酵素活性を有した RNA．RNA の分解，ペプチドの連結など．	すべて
IRES	主としてウイルスの 5′ 上流非翻訳領域に存在	RNA の内部からのリボソームの結合（侵入）領域．	おもにウイルス，真核生物の mRNA にも存在するものがある．
SECIS	mRNA の 3′ 非翻訳領域に存在	セレノシステインの導入，翻訳終止コドンの読み飛ばしに関与．	すべて
リボスイッチ	mRNA の 5′ 非翻訳領域に存在 TTP リボスイッチ，SAM リボスイッチ，グリシンリボスイッチなど	様々な代謝物質と結合することで，該当する mRNA の翻訳等を制御する．	おもにバクテリア

（注）論文によれば，miRNA を small RNA と呼ぶことがある．

の領域やタンパク質をコードする遺伝子のアンチセンス側から発現する場合があることがわかってきた．また，CRISPR（clustered regularly interspaced short palindromic repeat）と呼ばれる領域からは20〜40baseのncRNAが発現し，このncRNAが外来のファージやウイルス等に対する防御機構を担っていることから，原核生物のRNA干渉として注目されている．一方，真核生物では約20〜30塩基長のマイクロRNA（microRNA, miRNA）が，標的となるmRNAの主として3′非翻訳領域（用語解説参照）に結合し，特異的なタンパク質とともにRISCと呼ばれる複合体を形成することで，標的mRNAの翻訳抑制や分解を通して，様々な生理機能を発することが知られている．さらに，通常のmRNAのようにキャップ構造やPoly（A）鎖のテイルをもちながらも明確な翻訳の「読み枠」をもたない長鎖non-coding RNA（long ncRNA）が存在する．その大きさは500〜数千baseにも及び，通常のmRNAのようにイントロンをもちスプライシングを受けるものもある．また広義には，mRNA上に存在するRNAの機能ドメイン，たとえば，mRNA内部におけるリボソームの結合領域であるIRES（internal ribosomal entry site，アイリス）や代謝物質と結合することで，そのRNA二次構造を変え制御を行う各種のリボスイッチ（用語解説参照）なども機能性RNAの一種と考えられる．

2. RNAスプライシング

真核生物の遺伝子ではmRNAになる領域であるエクソンがイントロンと呼ばれる介在配列によって分断されていることが多い（図1A）．ここで，

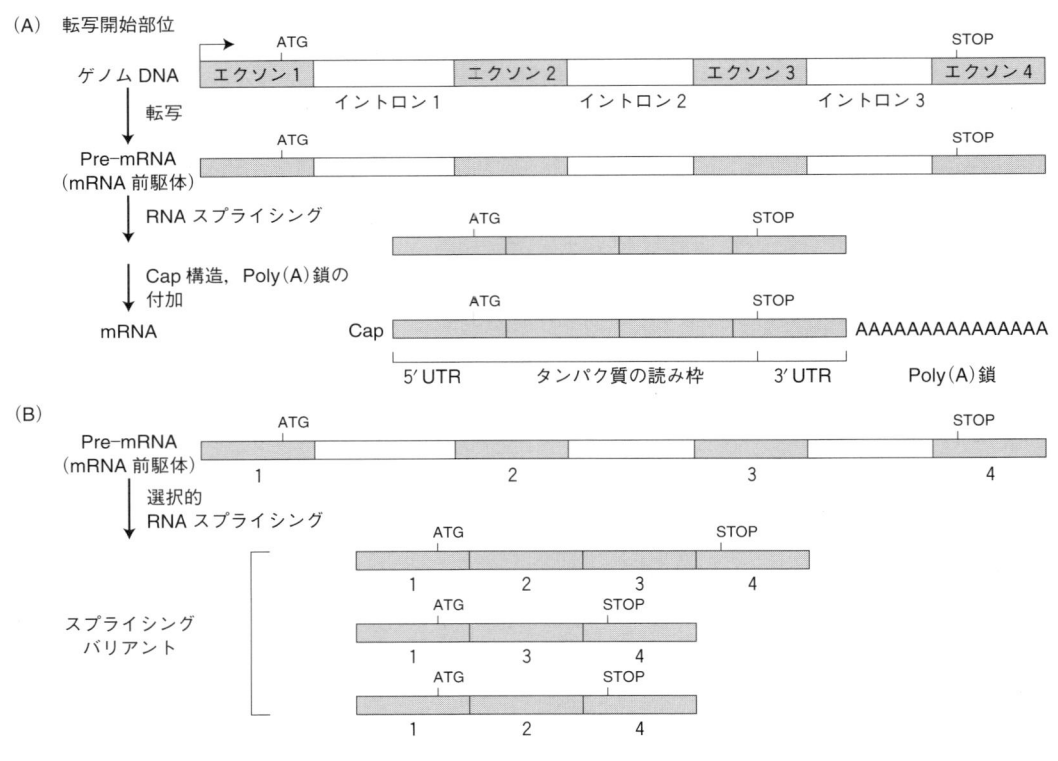

図1 RNAスプライシング
A：RNAスプライシングの模式図．転写開始部位からエクソンとイントロンを連結したPre-mRNA（mRNA前駆体）がまず転写される．その後にイントロンが切り取られ，エクソンの連結が起こる（RNAスプライシング）．Cap構造とPoly（A）鎖の付加を受けmRNAとなる．ATG，翻訳開始コドン；STOP，翻訳終止コドン；UTR，非翻訳領域．B：選択的スプライシングの模式図．Pre-mRNAのエクソンをいくつかのパターンで選ぶことがある．

エクソンもイントロンも RNA に転写され mRNA 前駆体（Pre-mRNA）になるが，RNA スプライシングという過程を経てイントロンは切り取られ，エクソンとエクソンが連結する．その後，キャップ構造の形成と Poly（A）鎖の付加を経て mRNA となる．RNA スプライシングは Pre-mRNA 上の特異的な配列ならびにそこに相互作用する低分子 RNA や RNA 結合タンパク質との複合体（スプライソームと呼ばれる）によって遂行される．すなわち，多くの場合イントロンの両末端部分に GT-AG の共通配列がみられる．ここに ncRNA の一種である U1, U2, U4 および U6 などの核内低分子 RNA（small nuclear RNA：snRNA）や数々の RNA 結合タンパク質が複合体であるスプライソームを形成し，イントロンの切断と，エクソンの連結を行う．

Pre-RNA の種類によってはエクソンの選び方を変えて異なる種類の mRNA をつくり出している．この機構を選択的スプライシング（alternative splicing）と呼ぶ．このようにしてできた mRNA ではタンパク質に翻訳されたときに特定のドメインが加わったり，抜けたりする（図1B）．cDNA プロジェクトの結果，ヒトの mRNA のほとんどには選択的スプライシングを受けた2種以上の転写物が存在していることが明らかになってきた．

3. RNA ワールド（仮説）

生命の起源に近い生物種では遺伝情報は DNA ではなく RNA による自己複製系により担われており（後に DNA に取ってかわられた）とする仮説．この仮説の主たる根拠は，①ある種の RNA は酵素活性を持つことが示されたこと（そのような酵素をリボザイムと呼ぶ），②RNA が遺伝情報を担えること，さらに，③レトロウイルスの逆転写酵素の発見によって，RNA 分子から DNA 分子への転換が示されたことなどがあげられる．とくにリボザイムの発見は，それまで酵素活性を担うものはタンパク質のみであり，遺伝情報を担う核酸の複製にもタンパク質が必須であろうと考えられていたことの基盤を揺らがせることになった．すなわち RNA 分子は遺伝情報の保持が可能で，複製に必要な酵素活性も併せ持てる可能性がある．もっとも，現在まで，RNA 分子だけの完全な複製系は報告されていない．また，RNA は DNA に比べて安定性が悪いことやそもそも RNA 分子の構成単位であるヌクレオチドを自然界で合成するのは困難なこともあり，生命の起源そのものと RNA ワールドを結びつける議論には，まだまだ反論も多い．

4. RNA と疾病

RNA は遺伝子発現制御において基軸ともいえる分子であるので，制御的な RNA に変異が起これば，時には死に至るほどのダメージがある．当然のように RNA 分子と特定の疾病と深く関連することになる．反対に考えると任意の疾病に対する創薬も特異的な RNA をうまく利用することで可能になると考えられる．RNA と関連する疾病のうち代表的なものを以下にあげる．

a. 病原性細菌の病原性を担う ncRNA

病原性細菌の病原性や毒素に関連する遺伝子の発現をコントロールするような ncRNA がある．たとえば，ヒトで食中毒，ガス壊疽，出血性腸炎の原因となるウェルシュ菌では，VR-RNA という ncRNA が特定の毒素遺伝子の発現調節に関与している．このような ncRNA は食中毒，肺炎等の原因となる黄色ブドウ球菌，さらには，免疫力の低下したヒトに感染症を引き起こす緑膿菌などでも報告されている．

b. RNA スプライシングと疾病

RNA スプライシングを間違えるということは，その結果として産生されるタンパク質の構造的な変化をもたらすことになる．したがって，RNA スプライシングの不具合による疾病も数多く報告されている．たとえば，ヒト *BRCA1* 遺伝子の変異は特定のエクソンを飛ばしてしまうような RNA スプライシング異常を引き起こすことで，乳がんや卵巣がんの原因になっている．また，ヒト *SMN* （survival motor neurons）遺伝子も同様な RNA スプライシングの不具合が原因で脊髄性筋萎縮症を引き起こす．

c. がんと miRNA

miRNA が細胞の分化や発生に深く関係していることからもわかるように，特定の miRNA が各種のがんや白血病と関連しているという報告が相ついでいる．たとえば，乳がんと miR-10b が，肺がんと miR-29 が関連している．

d. ウイルスと miRNA

miRNA はいくつかのウイルスゲノムを標的にして，生体防御としての役割を担う（抗ウイルス作用をもつ）．また，ウイルスの方も，細胞性 mRNA を標的とした miRNA をもち，これにより，細胞内の代謝を変えてしまうような例が存在する．たとえば，miR-32 はレトロウイルスである PFV-1（primate foamy virus type-1）を標的にしている．また，カポジ肉腫関連ヘルペスウイルス（KSHV）がコードする miR-K12-11 は，細胞の miR-155 と相同性をもつことで，感染者での KSHV 陽性 B 細胞腫瘍の発生に寄与する可能性がある．さらに，miR-122 は C 型肝炎ウイルス（HCV）の複製促進に必要であることが報告されており，ウイルスと宿主細胞は，各々の miRNA を介して様々なレベルで駆け引きを行っている．

5. RNA 工学と創薬

RNA 分子は遺伝子発現にかかわる制御系の様々なステップで働いている．これは，ncRNA が DNA（クロマチン）レベル，転写レベル，翻訳レベル，さらには代謝物質と結合し，制御を行うようなリボスイッチのレベルにまでその制御系を広げているのと呼応している．これらのステップに関わる RNA をうまく使えば人工的に遺伝子の発現に影響を及ぼすことが可能になる．ここで，アンチセンス RNA, siRNA, リボザイム, RNA アプタマーなどが今日の主たる技術である（アンチセンス RNA, siRNA, リボザイムの詳細は「核酸医薬」の項を参照）．ここでは，RNA アプタマーについて述べる．

RNA アプタマーとは，標的となるタンパク質や低分子の化合物と高親和性で結合する RNA 分子のことである．通常は SELEX 法（用語解説参照）を介しランダムな RNA 配列のなかから，標的となるタンパク質や化合物との結合能や，標的となるタンパク質の活性に対する阻害能を指標としてクローニングされる．アプタマーが認識する領域が標的分子のみに存在するような領域であれば，それだけ特異性の高いものになり，この点では抗体とよく似ている．また親和性はその結合定数にして，数十 pM（ピコモル）〜nM（ナノモル）のオーダーになるので，きわめて優れたものといえる．このようにしてとられた RNA アプタマーのなかには，たとえば，ATP や特定の色素などに結合するもの，ウイルスの増殖に必要な，ウイルス由来のタンパク質に結合するもの（RNA アプタマーの投入でウイルスの増殖阻害が期待できる）．さらには，生理活性をもったタンパク質に結合し，その活性を抑制したり，活性化したりするものが存在する．すなわち，標的分子が特定の疾病と関連が深ければ深いほど，それに対する RNA アプタマーをつくることで，創薬への道が拓かれることになる．

さて，このような核酸医薬は非常に効果的な側面が強調されるが，以下に述べるように，解決しなければならない問題点もある．たとえばアンチセンス RNA を用いて，クリアな阻害結果が出るのは，ほとんどが培養細胞を用いた場合や，まだ分化の進んでいない初期胚のうちにアンチセンス RNA を導入するなどの系においてである．また，成人したヒトで，特定の組織（がんができたところとか）にアンチセンス RNA を発現させるのには，まだ困難さを伴っている．いいかえると，遺伝子治療に関するベクターの開発やそれを患部のみに送り込むような術（ドラッグデリバリーシステム（DDS）の項を参照）の著しい発展が要求されるという状況にある．もっともこれは，遺伝子治療すべてにおいて切実な問題でもある．

用語解説

■ **非翻訳領域** mRNA において最初の塩基（転写開始点に相当）から翻訳開始コドンである ATG までの約数十～数百ベースはタンパク質に翻訳されないので，非翻訳領域（untranslated region：UTR）とよぶ．また，終止コドン以降の領域も非翻訳領域である．位置的な関係から前者を 5′UTR と後者を 3′UTR とよぶことがある（図 1A を参照）．

■ **リボスイッチ**（riboswitch） 主としてバクテリアの mRNA 上で見いだされる機能性 RNA ドメイン．すなわち，リボスイッチは mRNA の一部であり，特定の RNA 高次構造を有し，低分子代謝物と直接に結合する．この結合により RNA の高次構造の変化が誘起され，その結果，リボスイッチが存在する mRNA の制御（たとえば，翻訳の抑制）を行う．多くの場合，結合する代謝物質の生合成や輸送にかかわる mRNA の上流に存在し，フィードバック制御にかかわると考えられる．リボスイッチに結合する低分子代謝物質には以下のような具体例がある．① フラビンモノヌクレオチド（FMN），② S-アデノシルメチオニン（SAM），③ チアミンピロリン酸（TPP，ビタミン B_1 の活性型），④ リジン，⑤ グリシンなど．

■ **SELEX 法** SELEX（Systematic Evolution of Ligands by Exponential Enrichment）法は試験管内人工進化法と訳されるが，*in vitro* selection 法と呼ばれることもある．これは，ランダムな核酸配列のなかから，タンパク質や低分子化合物との結合，またはタンパク質のもつ酵素活性の阻害などを指標として，親和性（あるいは阻害活性）のある核酸を単離する手法である．通常は，目的のタンパク質と親和性のある核酸を分画したあとで，PCR（ポリメラーゼ連鎖反応）法によって，その核酸を増幅し，再度，親和性による分画を行う．このサイクルを 5 回くらい繰り返すことで，目的としたタンパク質にきわめて親和性のある核酸配列を得ることができる．アプタマー分子の単離のほか，DNA，RNA 結合タンパク質の標的となる配列の同定などに利用できる．

［金井昭夫］

文 献

1) 河合剛太，金井昭夫編：機能性 Non-coding RNA．クバプロ，2006.
2) Gesteland, R. F., Cech, T. R., Atkins, J. F., ed.: The RNA World, Third edition. Cold Spring Harbor Laboratory Press, 2006.
3) 菊池 洋編：RNA が拓く新世界．講談社，2009.
4) 中村義一編：RNA と創薬．メディカルドゥ，2006.

A12 核酸医薬

物理系薬学

1. 核酸医薬の概要

核酸医薬は，抗体医薬に継ぐ次世代の有用なバイオ医薬品として注目されている[1]．核酸医薬とは，核酸（DNA や RNA）とそのアナログ分子から構成された分子量が数千以上の高分子で，その標的分子はおもにメッセンジャー RNA（mRNA）もしくはタンパク質である（図1）．mRNA を標的とする核酸医薬には，「アンチセンス医薬」，「RNAi（RNA interference）医薬」，「miRNA（micro RNA）医薬」，「リボザイム医薬」などがあり，タンパク質を標的としたものには，「アプタマー医薬」や「デコイ医薬」がある[1]．このうち医薬品として認証を受けているものは，2012 年 4 月の時点では，サイトメガロウイルス性網膜炎に対するアンチセンス医薬「ホミビルセン（fomvirsen, Vitravene®）」と，加齢性黄班変性症に対するアプタマー医薬「ペガプタニブ（pegaptanib, マクジェン® Macugen®）」である．その他にも，いくつもの核酸医薬について臨床試験が実施されている[1,2]．核酸医薬はすでに合成方法（一般的には固相合成法が用いられる）とスクリーニング方法（一般的には試験管内人工進化法（systematic evolution of ligands by exponential enrichment：SELEX）が用いられる，p.45 参照）がほぼ確立されていることから，抗体医薬よりも安価にかつ大量に製造を行うことができる．したがって，今後多様な核酸医薬品の開発が期待されている．

2. 分子設計と核酸アナログ

核酸は塩基・リン酸・糖から構成されたヌクレオチドが直鎖状に連結した高分子である（図2(a)）．塩基にはアデニン，グアニン，チミン（RNA ではウラシル），シトシンの4種類が存在する．それぞれの塩基はアデニン-チミン（またはウラシル）とグアニン-シトシンという組み合わせで，ワトソン-クリック塩基対を形成する（図2(b)）．

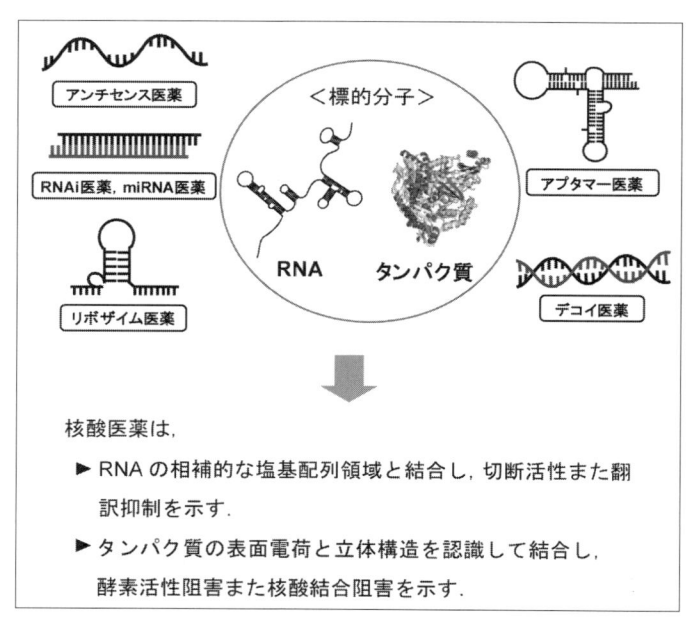

図1 核酸医薬の種類

この塩基対形成によって，核酸は二重らせん構造を形成する（図2（c））．

mRNAを標的とした核酸医薬の分子設計においては，塩基対形成をもとに塩基配列が設計される．標的RNAに対するアンチセンス医薬の塩基配列は，20塩基程度の比較的短い鎖長で設計するため，類似した塩基配列をもつRNAへの非特異的な結合（オフターゲット効果）に注意しなければならない．また標的RNAは，自身の塩基対形成により高次構造を形成していることもある．し

たがって，起こりうる塩基対形成を予測し，効果的な標的部位を選定することが重要となる．さらに標的RNAとの二重らせん形成において，構造安定性も設計のための重要な因子となる．二重らせん構造の安定性は，隣接する塩基対形成によって得られる安定化エネルギーを足し合わせて求める，最近接塩基対モデル（nearest-neighbor model）で見積もることができる[3]．また核酸の熱力学的安定性は，塩濃度や水分子の活量といった分子環境の変化に大きく依存することも近年明ら

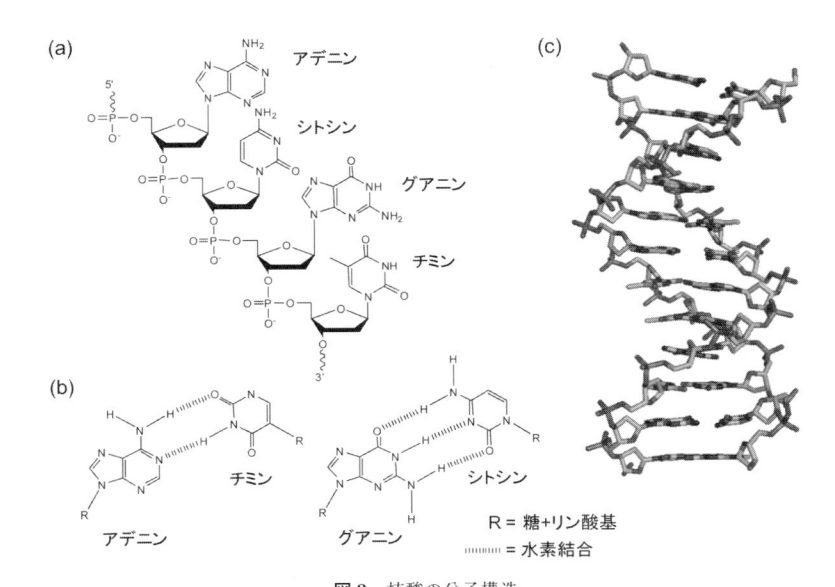

図2 核酸の分子構造
(a) DNAの分子構造，(b) ワトソン-クリック塩基対，(c) 二重らせん構造．

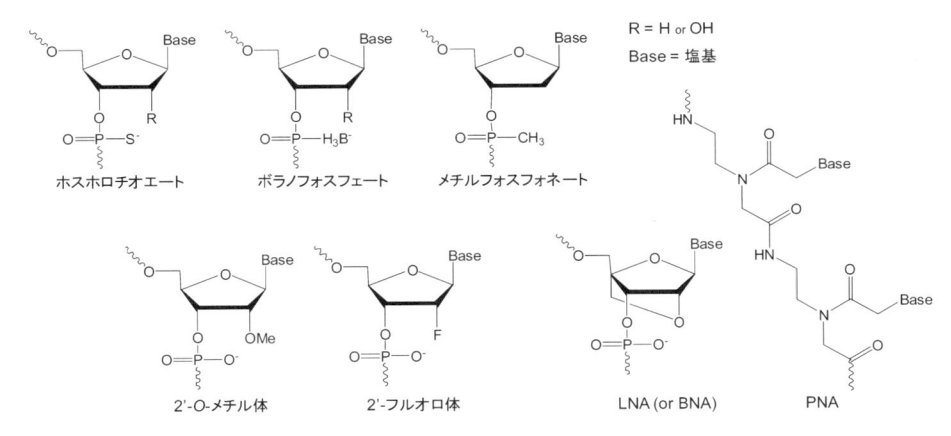

図3 核酸アナログの分子構造の例

かになってきている．細胞内環境は，生体分子が非常に込み合った分子クラウディング環境下にあると考えられており，核酸の構造や熱力学的安定性も大きな影響を受ける[1,4]．したがって，核酸医薬の開発において，分子環境を考慮した分子設計も重要である．

核酸医薬の開発においてとくに考慮しなければならない点が，① 分解耐性と，② 結合親和性の向上である．これらの課題に対しては，核酸に対して様々な化学的加工が試みられており，より機能性を高めた様々な核酸アナログが作製されている（図3）．また，これら核酸アナログの構造・機能は分子レベルでの解析がなされている[1]．

a. 分解耐性

核酸は生体内ではヌクレアーゼと呼ばれる核酸分解酵素によって容易に分解される．これはリン酸ジエステル結合の加水分解によって起こる．とくに RNA は糖の 2′-OH 基の存在により DNA よりも加水分解を受けやすい構造である．したがって，分解耐性をもたせるためにリン酸部位や糖部位に化学修飾を施したアナログ分子がいくつも設計されている．リン酸部位への修飾としては，ホスホロチオエート，ボラノフォスフェート，メチルフォスフォネートなどが知られている．また糖部位においては，2′-O-メチル体，2′-フルオロ体などがある（図3）．

b. 結合親和性の向上

アンチセンス医薬などの mRNA を標的とした核酸医薬の場合，塩基対の形成が mRNA との結合親和性に重要である．そこで，二重らせん構造の熱力学的安定性が天然型よりも高くなるような人工核酸が開発されている．糖部位のコンホメーションを固定した locked nucleic acid（LNA）（または bridged nucleic acid（BNA）と呼ばれることもある）や，核酸骨格をペプチドに変換させた peptide nucleic acid（PNA）などである（図3）．

3. RNAサイレンシング

次世代の核酸医薬品として，小さな二本鎖RNA（small RNA）によって引き起こされる，RNAサイレンシングが注目されている[1,5]．small RNA は配列相補性の高い mRNA に結合し，その遺伝子発現を抑制する．その代表的例として，mRNA を切断・分解する small interfering RNA（siRNA）と mRNA の翻訳を抑制する microRNA（miRNA）がある（図4）．これら small RNA は，リボザイムやアプタマーのように，それ自体が触媒作用や阻害作用をもっているわけではなく，タンパク質の触媒作用において特異性を出すための役割を果たしている．

siRNA は，ウイルス感染や人為的な細胞内導入によって細胞内に侵入した外因性の長い二本鎖RNA が，Dicer と呼ばれる核酸分解酵素によって，約21塩基ずつの短い二重鎖 RNA に切断されたものである（図4）．その構造的特徴として，5′側にリン酸基，3′側に水酸基，そして二本鎖の両末端の 3′側は二塩基の突出部位（オーバーハング）をもっている．

一方，miRNA はゲノム上にコードされた内在性の small RNA である．miRNA は発生，分化，アポトーシス，がん化といった重要な細胞システムの制御に関与しているため，核酸医薬の利用におい

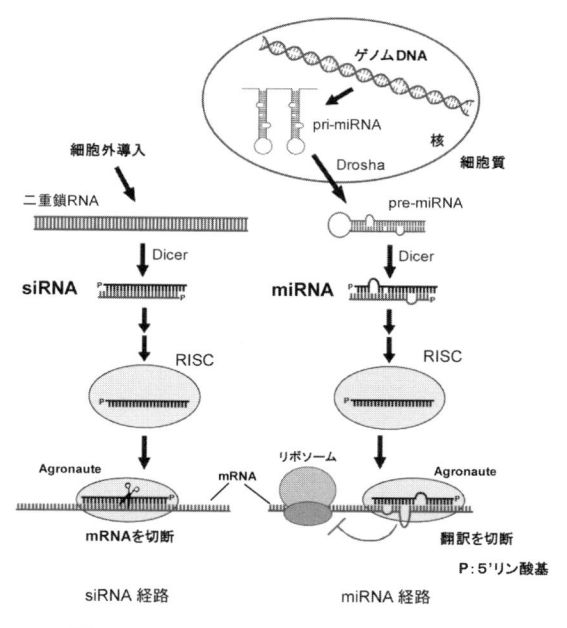

図4 RNAサイレンシング経路と作用メカニズム

て高い注目を集めている．miRNA は，数百から数千塩基の primary miRNA（pri-miRNA）として転写された後，Drosha と呼ばれる核酸分解酵素を含むタンパク質複合体によって，60〜70 塩基ほどの precusor miRNA（pre-miRNA）に切断され，Dicer によって成熟体 miRNA が生成される（図 4）．これら siRNA と miRNA は，最終的に RNA-induced silencing complex（RISC）と呼ばれるタンパク質複合体に取り込まれて，標的 mRNA に作用する[1,5]．

4. siRNA の配列・構造設計

siRNA の配列設計には，ターゲット mRNA に対する高い RNAi 効率を達成するために，その高活性と高特異性について考慮しなければならない．配列設計においては，世界中で様々なアルゴリズムが公開されている[1,5]．注意すべき点として，①標的 mRNA のターゲットとする塩基配列領域，②塩基の配置，③ siRNA 末端部位の熱力学的安定性などがあげられる．標的 mRNA に対する siRNA の認識部位はわずか 7〜8 塩基の領域にあるため，オフターゲット効果が起こりやすい．したがって標的とする塩基配列の選定は重要である．また siRNA は二本鎖が解離して，一方の RNA 鎖が RISC 内に取り込まれるので，siRNA の塩基配列に依存した熱力学的安定性も，RNAi 効率を上げるために重要である．

配列設計において近年注目されているのが，二本鎖 RNA 内の塩基対を形成していないミスマッチ部位である．このミスマッチ部位は，RISC との結合親和性，取り込まれる RNA 鎖の選択性に影響を与えると考えられている．また図 3 に示す核酸アナログを用いて，RISC との結合や二本鎖 RNA の安定性を制御した siRNA の分子設計も盛んに行われている．

5. アプタマー医薬

アプタマー医薬は，前述のようにタンパク質を標的分子としている．抗体のように特異性をもってタンパク質と結合し，その機能を調節する．核酸アプタマーは 30 塩基以下の一本鎖 RNA もしくは DNA で設計されており，その塩基配列に依存して二重らせんとは異なる固有の立体構造を形成する．1990 年に SELEX 法によって初めて取得された．とくに RNA アプタマーは，抗体よりも標的タンパク質に対する特異性と親和性が高いとされている．医薬品として認証されているアプタマー医薬「Macugen」は RNA アプタマーである．

核酸アプタマーは抗体と比較していくつかの利点がある．

- 抗体で見られる細胞傷害性が比較的低い．
- 試験管内で取得できるため，抗体のように動物や培養細胞の生体内条件下に拘束されない．したがって，非生理学的条件下や，免疫反応を誘導しない分子，細胞毒性をもった分子に対しても取得が可能である．
- 標識化や修飾化が比較的容易にできる．
- 熱変性に対して可逆性があり，活性化および不活性化が容易に制御でき，長期保存も可能である．

RNA アプタマー「Macugen」は，新生血管の異常増殖を引き起こすタンパク質 VEGF を標的分子としている．薬剤効果を向上させるために，Macugen にはいくつもの化学修飾が施されている．核酸分解酵素に対する分解耐性をもたせるために，糖部位に 2′-O-メチル体や 2′-フルオロ体を付加している．さらに，2′-O-メチル体の導入は VEGF に対する親和性を向上させ，解離定数は約 50 pM に達する．そのほかにも，水溶性高分子ポリエチレングリコールを修飾して体内での安定性向上と免疫原性の低下を達成している．

6. 核酸医薬の DDS

核酸医薬品は一般的な低分子の薬と比較して，血中において酵素による分解を受けやすく，また分子サイズも数 nm と小さいことから，腎臓に取り込まれ尿中排泄を受けやすい．さらに水溶性の高いアニオン性分子のため，細胞膜の透過性も

低い．したがって，核酸医薬を体内で効果的に機能させるためのドラッグデリバリーシステム（DDS）の設計が盛んに行われている[1,5]．DDSの設計における留意点として，① 薬剤が血中で滞留性をもって安定に存在すること，② 標的とする腫瘍細胞へ効率よく到達すること，そして，③ 生体膜への透過性を改善し細胞内へ効率よく移行することがあげられる．

核酸を体内で安定な状態として保つために，カチオン性の脂質やポリマーによって構成された，リポソームやミセルなどのナノサイズのキャリア分子が用いられる．カチオン性のキャリア分子は，アニオン性の核酸と強く会合するので，酵素による核酸の分解をブロックできる．また電荷が中和されることで，細胞への吸着が促進され，細胞質への移行が可能となる．標的とする腫瘍細胞への輸送には，その腫瘍細胞の表面に特異的に発現しているタンパク質と結合する抗体を作製し，キャリア分子に融合させて効率的に核酸を輸送する戦略が用いられている．

用語解説

■ **アンチセンス核酸**　標的とするmRNAやRNA前駆体に相補的な配列をもった20塩基程度の核酸．その相補的な配列をもつmRNAと結合し，核酸分解酵素RNaseHによってmRNAが切断される．アンチセンス医薬の開発は1980年代から進んでおり，現在認可されている核酸医薬のうちの一つがアンチセンス医薬品である．

■ **アプタマー**（aptamer）　標的分子（タンパク質，ペプチド，代謝産物など）と高い特異性をもって結合する核酸分子（従来はRNAを意味したが，DNAもアプタマーに加える場合が多い）．ランダムな塩基配列を含むライブラリーから，選別して得られる場合が通例である．その解離定数はnMからpMと高い結合能をもつ．現在認可されている2種類の核酸医薬のうち，一つがアプタマー医薬品である．

■ **RNAi**　20〜30塩基対ほどの短い二本鎖RNAによって，その相補的な配列をもつmRNAを切断し遺伝子発現を制御する細胞内システム（RNA干渉：RNA interference）．がん治療薬，ヒト免疫不全ウイルスなどへの抗ウイルス薬といった医薬品への応用研究が盛んに行われている．RNAi医薬の開発はベンチャー企業が先行しているが，世界の製薬企業による提携や買収などによって大きなビジネスが動いている．

■ **リボザイム**（ribozyme）　タンパク質酵素の助けなしに，RNAを分子内または分子間で切断・連結することができる触媒機能をもったRNA．医薬品開発のために様々なmRNAを標的としたリボザイムが設計されているが，生体内では期待していた酵素活性が得られないことが多く，医薬品としての課題が残っている．

［杉本直己・長門石　曉］

文　献

1) 和田　猛監修：核酸医薬の最前線．シーエムシー出版，2009.
2) http://www.clinicaltrials.gov/（アメリカ国立衛生研究所（NIH））
3) 杉本直己：遺伝子とバイオテクノロジー．丸善，1999.
4) Miyoshi, D., Sugimoto, N.: Molecular crowding effects on structure and stability of DNA. *Biochimie*, **90**: 1040-1051, 2008.
5) 中村義一編：遺伝子医学MOOK 4，RNAと創薬．メディカルドゥ，2006.

A13 ドラッグデリバリーシステム（DDS）の開発　　物理系薬学

1. ドラッグデリバリーシステム（DDS）

近年の創薬研究の進展にともない，遺伝子やタンパク質，さらに細胞をもバイオ医薬として適用するなど，従来に比べてより微量で強い薬効を発揮する医薬品が台頭してきている．しかし，切れ味鋭い医薬品は，往々にして強い副作用も生じることから，それら医薬品の有効性・安全性を確保するためには，最適化された投与法・投与剤形などの確立が必要である．このような薬物治療の最適化を達成することを目的に考えられた新しい投与形態やデバイスがドラッグデリバリーシステム（drug delivery system：DDS）と呼ばれている．すなわち DDS とは，投与の方法や剤形を工夫することにより，体内動態，さらには細胞内動態までをも精密に制御し，薬物を目的とする作用部位に，必要な量を，必要なときに送達し，結果として最適な治療効果を発揮させようとする創薬技術である．

2. DDS のアプローチ

DDS はおもに，① 生体バリアの透過性・吸収性促進，② 血中濃度の制御・持続化（コントロールドリリース），③ 標的部位への選択的送達（ターゲティング）に着目して研究開発が行われている．

① は，薬物の消化管からの吸収性を高め，十分な血中濃度を得ること，あるいは，より有効で安全な経路からの薬物投与することを目指すものである．たとえば，腸管粘膜からの吸収性が乏しい薬物を経口投与剤にしたい場合に，薬物の脂溶性

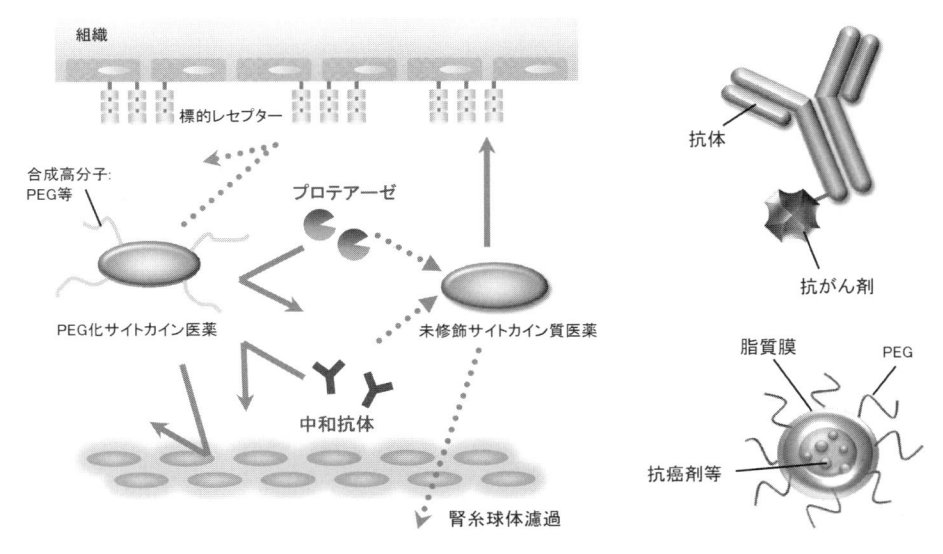

図1　ドラッグデリバリーシステム（DDS）の例

高分子修飾バイオ医薬（左）：　高分子修飾されたタンパク質医薬は，分子サイズの増大により体内安定性・血中滞留性が向上することで，作用増強と副作用減弱が期待できる．

抗体—抗がん剤コンジュゲート（右上）：　抗がん剤をモノクローナル抗に結合させることで，標的組織に抗がん剤を積極的に送達する（アクティブターゲティング）．

ステルスリポソーム（右下）：　PEG により表面修飾されたリポソームに薬物を封入することで，薬物の徐放化，異物回収系による取り込み回避，がん組織等へのパッシブターゲティング等による効果増強と副作用減弱が達成できる．

を高める化学修飾を施し，吸収された後に生体内の酵素などの働きで修飾基が解離して，もとの薬物に戻るように工夫したDDSをプロドラッグという．生体の最も強固なバリアである皮膚から薬物を吸収させる経皮薬物送達システム（transdermal therapeutic system：TTS）も様々なタイプの薬物に適用が試みられ，実用化されている．また，鼻腔や肺の粘膜から効率よく吸収させるための噴霧・吸入型のDDSも考案され，抗アレルギー薬，インスリンのようなペプチド医薬などの経粘膜DDSとして応用されている．

②は，頻回投与が必要な薬物を徐放化することで投与回数を減らし，患者の負担を軽減しようとするものである．たとえば，生分解性のマイクロカプセルに薬物を封入することで，長時間にわたって薬物を徐放させるDDSなどが臨床応用されている．また，上述の皮膚に貼り付けるパッチタイプのTTSも，皮膚から持続的に薬物を吸収させることでコントロールドリリースを実現したDDSの一つである．最近では，貼るワクチンなども開発段階にあり，今後の進展が期待されている．

③は，薬物を物理化学的・生物学的方法により，標的部位に選択的に集積させることで，薬効の増強と副作用の減弱を達成しようとするものである．たとえば，脂質小胞（リポソーム）に薬物を封入する，あるいは合成高分子による化学修飾を施して高分子量化（バイオコンジュゲート）することにより，副作用発現組織への移行性を抑制し，疾患組織などへの移行性を相対的に増加させるDDSはパッシブターゲッティングと呼ばれる．がん組織は正常組織に比べて血管透過性が亢進しているため，高分子物質が移行しやすい一方，リンパ系が未発達であるため高分子物質は蓄積する．このようながん組織の特性はenhanced permeation and retention effect（EPR効果）と呼ばれており，抗がん剤を高分子化すると，EPR効果により，がん組織に集積させることができる．この典型例は，日本発のSMANCS（stylene-maleic acid neocartinostatin）であろう．また一方で，疾患組織に発現する分子に特異的に結合するモノクローナル抗体などを用いることによって，標的部位により積極的に集積させるDDSはアクティブターゲティング，あるいはミサイル療法と呼ばれており，抗体医薬の台頭とともに，再注目されている．また，薬物自体にレセプター選択性や特定分子に対する選択性を付与した，いわゆる分子標的薬と呼ばれる医薬品の一部も，広義のDDSということができる．トランスポーターなどを利用した脳への薬物デリバリーなどは，日本が先端を走っている．

3. 新規素材を利用したDDS

生体物質や生分解性物質で作製されたマイクロメートルサイズの微粒子や，ナノテクノロジーを駆使して製造される，より微小な物質であるナノマテリアルは，液体に懸濁させることで注射剤と同様な取り扱いが可能であるうえ，薬物を包含させることで，体内動態を制御したり，徐放性を付与できることから，コントロールドリリース，あるいはターゲティング型DDSの素材として期待されている．生体成分である脂質で作製したリポソームやミセルを担体としたプロスタグランジン製剤，アルブミンを担体とした抗がん剤パクリタキセルなどのDDS製剤が実用化されている．また日本発のレチノイン酸ナノ粒子（ナノエッグ）への期待も高い．

微粒子DDSには，マテリアルサイエンスの知見や技術が多く活用されている．生体適合性，生分解性，pH応答性などの様々な機能性合成高分子が開発され，それら新規素材をDDSの担体として用いる試みがなされている．上述のリポソーム表面に合成高分子ポリエチレングリコール（PEG）を付加したものは，肝臓や脾臓，貪食細胞などの異物取り込み系への移行を低減しうることから，ステルスリポソームと呼ばれ，抗がん剤ドキソルビシンを含有したステルスリポソーム製剤が臨床応用されている．最近では，日本発のバブルリポソームへの注目と期待が高まっている．また，ポ

リ乳酸グリコール酸共重合ポリマーからなるマイクロカプセルに抗がんホルモンであるリュープロレリンを封入したDDSは，生分解性であるマイクロカプセルが徐々に分解されながら薬物を徐放し，3カ月にわずか1回の皮下投与で効果を発揮するDDS製剤である．また，抗炎症薬メサラジンを，pH依存的に可溶化するメタクリル酸共重合体でコーティングした錠剤型DDS製剤は，大腸選択的に薬剤を放出可能であり，潰瘍性大腸炎治療薬として臨床応用されている．今後も多様な機能性高分子素材を用いた画期的DDSが考案されるものと考えられる．

4. バイオ医薬のためのDDS

最近では，サイトカインをはじめとするタンパク質や生理活性ペプチド，あるいは核酸といった生体高分子を医薬品として利用する，バイオ医薬の開発と臨床応用が急増している．バイオ医薬は低分子化合物では実現困難な薬効を発揮しうることから，難治性疾患などの治療薬として応用が進んでおり，また新規治療薬としての開発も大きく期待されている．しかし，バイオ医薬，とりわけサイトカイン医薬は，生体内安定性にきわめて乏しく，また，多様な生理作用を有することから，有効性と安全性を確保するためのDDSが適用されている．タンパク質医薬のDDSとして最も開発が進んでいるのが，合成高分子による化学修飾（バイオコンジュゲート）である．合成高分子とサイトカインなどのバイオコンジュゲートすることにより，見かけの分子サイズの増大による腎排泄抑制やプロテアーゼによる分解からの防御，肝臓などの異物回収系による取り込み回避により，血中滞留性が向上し，薬効の増強・持続化が達成できる．また同時に，望ましくない組織への分布抑制により，副作用の減弱も可能となる．最も汎用されている修飾高分子の一つとして先述したPEGがあり，これによる修飾はPEG化，あるいはPEGylationと呼ばれている．PEGは，水溶性や生体適合性にすぐれ，安全性も十分検証されていることから，様々なバイオ医薬にPEG化が適用されており，抗ウイルス性サイトカインであるIFN-α，好中球減少症治療薬G-CSF，炎症性腸疾患などの治療薬である抗TNF-α抗体Fab'フラグメントなどのPEG化DDS製剤などが臨床応用されている．

モノクローナル抗体を医薬品化した抗体医薬も，その作用選択性とヒト化抗体作製技術が進歩したことにより，近年，開発が急速に拡大している．自己免疫疾患治療薬としての抗TNF-α抗体や抗IL-6抗体，抗腫瘍薬としての抗CD20抗体や抗Her2抗体などが臨床応用されており，優れた治療効果を発揮している．モノクローナル抗体は，それ単体で治療用薬として使用する場合が多いが，抗がん剤などを送達するためのアクティブターゲティングデバイスとしての応用も進められている．たとえば，急性骨髄性白血病で高発現しているCD33に対するモノクローナル抗体に抗がん剤を結合させたゲムツズマブオゾガマイシン，非ホジキンリンパ腫で高発現しているCD20に対するモノクローナル抗体に放射性核種を結合させたイブリツモマブチウキセタンなどが実用化されている．

今後，バイオ医薬開発がますます加速化すると予想されており，バイオ医薬による治療の最適化に向けて，DDSの必要性はいっそう高まるものと考えられる．

5. DDSの将来展望

現在DDSは，副作用の強い抗がん剤や，持続的な作用を必要とする気管支拡張薬や鎮痛薬，生体内安定性に乏しいサイトカイン医薬への適用が進んでいる．今後は，ますます開発が進むと予想されるタンパク質医薬や核酸医薬などのバイオ医薬，さらにはワクチン，遺伝子治療用ベクター，あるいは細胞を薬物と捉えた細胞医薬など，次世代医薬の開発・実用化にとっても，DDSは不可欠な技術になると考えられる．また，現在のDDSでは個体レベル，組織レベルでの動態制御を達成し

ているものの，作用点が細胞内である薬物の最適化を達成するためには，細胞膜を透過した後に，細胞内の標的オルガネラにまでターゲティングさせなければならない．このような細胞レベルでの動態制御を目指した細胞内ターゲティング技術の開発も試みられている．DDSには，従来の薬剤学・製剤学の技術に加え，バイオテクノロジー，ナノテクノロジー，マテリアルサイエンス，フォトケミストリーなど，多彩な分野の技術応用することが可能であり，これら技術の融合によって，将来さらにインテリジェントな機能を有したDDSの開発が期待される．

用語解説

■ **経皮薬物送達システム（TTS）** 近年，局所作用薬だけでなく，全身的な作用を期待する薬物を経皮的に投与可能とする経皮薬物送達システム（transdermal therapeutic system：TTS）の開発が進んでいる．TTSは，患者への負担が少なく確実に投与できること，長時間に渡って一定量の薬物を持続投与可能であること，経口投与の場合に問題となる肝初回通過効果（腸管から吸収された薬物が，全身循環に回る前に肝臓で回収・代謝されてしまうこと）を回避できる，すみやかに投与を中断できる，などの利点を有している．皮膚は本来，生体を外界から守るバリアとして機能するが，脂溶性の薬物は比較的容易に透過できる．また，必要に応じて，エタノールなどを加えることで吸収を促進させることも可能である．薬物のリザーバーとして働くパッチを工夫することにより，薬物の放出量や速度をコントロールすることが可能であり，1日1回貼るだけで薬効を発揮できるTTS医薬品が臨床応用されている．狭心症治療薬のニトログリセリン，気管支喘息の治療薬であるツロブテロール，麻薬性鎮痛薬であるフェンタニル，更年期障害治療薬のエストラジオール，禁煙補助薬であるニコチン，アルツハイマー型認知症治療薬であるリバスチグミンなどのTTS製剤が国内あるいは海外で承認され，臨床で使用されている．またTTSは近年，ワクチンの非侵襲的投与法としての応用も期待されている．

■ **ナノマテリアル** ナノテクノロジーを駆使して製造される微小な物質であり，一般に100 nm以下のサイズの物質のことをナノマテリアルという．炭素の新しい分子形状であるフラーレンやカーボンナノチューブ，シリカナノ粒子などが幅広い産業分野で応用されつつある．ナノマテリアルは，微小化により生じる量子効果などによって，それ自身がラジカル消去活性や抗菌効果などを発揮すること，また生体に投与した場合には，マイクロサイズ，バルクサイズのマテリアルとは大きく異なる体内動態，たとえば，皮膚透過性や細胞内への移行性，血液能関門，血液胎盤関門の透過性を示すことが報告されている．ナノマテリアルについては，安全性の観点からの評価も急がれているが，薬物キャリアとしてDDSに応用することで，画期的な治療薬の開発につながるものと期待される．

■ **細胞内ターゲティング** 次世代のバイオ医薬として，細胞内で機能するタンパク質や生理活性ペプチドなどを医薬品として応用することが期待されている．このような場合，細胞膜が高分子物質のバリアとなるため，細胞外から細胞内へ効率よく移行させる工夫，さらには，細胞内に移行した後に，標的となる細胞内オルガネラ（核，ミトコンドリア，細胞質など）にまで送達させる工夫が必要となる．近年，細胞外から細胞内へ高分子物質を透過させることが可能な薬物キャリアとして，protein transduction domain（PTD），あるいはcell penetrating peptide（CPP）と呼ばれるペプチドが見出された．また，細胞内では，nuclear localization signal（NLS）やmitochondrial targeting sequence（MTS）と呼ばれるオルガネラ局在化ペプチドが知られている．これらペプチドを薬物キャリアとして利用し，細胞レベルでの薬物動態制御，細胞内ターゲティングが可能なDDSの研究が進められている．

[堤 康央・角田慎一]

文献

1) 橋田 充：ドラッグデリバリーシステム．化学同人，1995.
2) 永井恒司監修：ドラッグデリバリーシステムの新展開．シーエムシー出版，2004.
3) Morishita, M., Park, K., eds.: Biodrug Delivery Systems. Informa Healthcare, New York, 2010.

A14 分子イメージング

物理系薬学

1. 分子イメージングと分子プローブ

近年,生体画像工学と分子生物学の進歩により,これらを融合させて生体分子の挙動を画像化する分子イメージング(molecular imaging)という新たな概念が創られてきており,この技術は生体機能や病態の解明,再生医療,創薬研究,臨床診断など幅広い分野での貢献が期待されている.分子イメージングは,「正常あるいは疾患状態において生体内での分子および細胞レベルで生じた事象の非侵襲的画像化」と定義される[1].これまで臨床現場で汎用されてきたX線やCT(computed tomography),磁器共鳴イメージング(MRI)などはおもに形態を観察する技術であり,これに加えて機能を観察するためのPET(positron emission tomography:ポジトロン断層法)やSPECT(single photon emission computed tomography:単一光子放射断層撮影)もすでに一般化してきている.

分子イメージングは,細胞や組織を対象とした *ex vivo* イメージングと動物やヒトを対象とした *in vivo* イメージングに大別される.*ex vivo* イメージングは,カルシウムなどの細胞内イオンの挙動の解析や標的分子に蛍光タンパクを結合してその挙動を解析するなど,おもに基礎研究で利用されている.一方,*in vivo* イメージングでは,臨床応用も含めた生体内事象の画像化が試みられている.この *in vivo* イメージングを行うために必要な要件としては,イメージングの標的となるべき生体内事象で重要な働きをする遺伝子や分子(バイオマーカー)の同定,この標的分子と特異的に相互作用して体外から検出できる信号を発生させる分子プローブ(molecular probe)の開発,さらに,この分子プローブからの信号を高感度・高解像度で検出可能とする機器装置の開発であり,これら3要素が分子イメージングのための基本構成要素となる(図1)[2].

分子プローブが生体内事象に反応して発する信号としては,主としてγ線や蛍光・発光などの電磁波(photon)が使用されている.このうち,赤外線や可視光,紫外線などは生体透過性が非常に低く,一方,γ線やX線,電波などは生体透過性がすぐれていることから,分子イメージングの目的に応じて使い分けられる.現在,PET/SPECTやMRIがおもに臨床診断の分野で,蛍光/発光イメージングが動物を用いた基礎研究分野で,広く使用されて医学研究や医療に貢献している.

2. PET/SPECT

PET/SPECTとも放射性核種(radioisotope:RI)でラベルした放射性化合物を生体内に投与し,標的部位に分布あるいは標的分子に結合した放射性化合物から放出されるγ線を体外から検出器によって画像化する技術であり,現在の臨床におけ

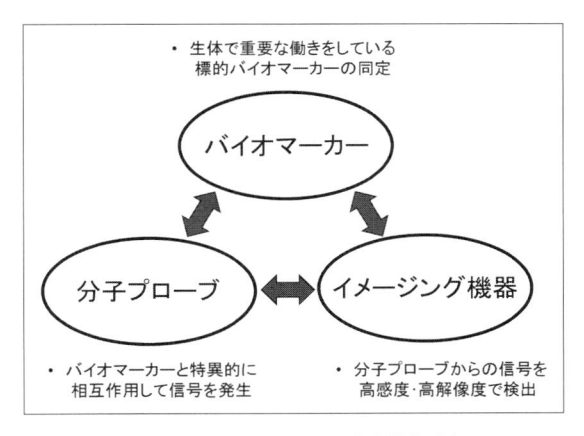

図1 分子イメージングの基本構成要素
分子イメージングのための基本構成要素としては,イメージングの標的となるべき生体内事象で重要な働きをする遺伝子や分子(バイオマーカー)の同定,この標的分子と特異的に相互作用して体外から検出できる信号を発生させる分子プローブ(molecular probe)の開発,さらに,この分子プローブからの信号を高感度・高解像度で検出可能とする機器装置の開発が必要である.

る疾患診断には欠かせないものとなっている．

PETで使用される核種は，β^+崩壊により生成される陽電子（ポジトロン）が陰電子と結合して一対のγ線を放出する核種（ポジトロン放出核種）であり，^{11}C（半減期20.4分），^{15}O（2.04分），^{18}F（109分）などである．一方，SPECTで使用される核種は，電子捕獲や核異性体転移により単一のγ線を放出する核種（シングルフォトン放出核種）であり，^{99m}Tc（6.01時間），^{111}In（67.9時間），^{123}I（13.3時間）などである．一般的に，ポジトロン放出核種は高いエネルギーを放出するためPETの感度は良好で，定量性にもすぐれているが，半減期が非常に短く，核種作成のためのサイクロトロン装置が必要であった．しかし近年では，^{18}F-FDG（^{18}F-フルオロデオキシグルコース）の販売によってPET検出器だけでも検査が可能となったため広く普及してきている．SPECTはPETより感度や定量性が劣るものの，核種半減期が長く，商業ベースでの標識薬剤も多く，サイクロトロン等も必要としないため，より汎用性が高い．

PET/SPECTはおもに機能的を観察するものであり，形態検出には適していない．そこで，解剖学的情報を付加する目的で，CTと一体化したPET/CTやSPECT/CTといったハイブリッド装置もすでに開発，臨床応用されている．現在，PETはがんの早期診断（FDG）や脳血流・酸素代謝（^{15}Oガス）の評価に，SPECTは脳血流（^{113}I-IMP，^{99m}Tc-HMPAO，^{99m}Tc-ECD）や心筋血流（^{201}Tc），交感神経（^{123}I-MIBG），脂肪酸代謝（^{123}I-BMIPP），腫瘍・炎症（^{67}Ga）などの評価に用いられている．

3. 蛍光/発光を利用した分子イメージング

2008年に下村脩博士がオワンクラゲ由来緑色蛍光タンパク質（green fluorescent protein：GFP）の発見によりノーベル化学賞を受賞したことは記憶に新しい．GFPを代表とする蛍光タンパクやホタル発光タンパクであるルシフェラーゼをプローブとした分子イメージングも盛んに行われている．一般的な利用法としては，GFPあるいはルシフェラーゼ遺伝子を標的とする分子に遺伝子工学的に組み込んだプローブを作成し，細胞や動物へと導入することで，標的分子の発現強度や局在を検出するが，遺伝子導入の必要性などからこの技術の利用はおもに動物実験（とくに小動物）に限られている．

蛍光/発光タンパクの大きな利点は，生細胞あるいは生動物のままで時間的・空間的な観察ができることである．蛍光タンパクは，発光タンパクであるルシフェラーゼと異なり基質を必要とせず，空間分解能もすぐれることから細胞内での分子局在も観察可能である．しかし，組織透過性が低いため体外からの検出感度が悪いことや死細胞でも非特異的な蛍光が認められるという欠点もある．一方，ルシフェラーゼは，基質となるルシフェリンとATPおよびMg^+存在下で酵素反応を起こすことで，高感度で組織透過性と定量性に優れる光（ルミネッセンス）を発生し，体外からの検出にもすぐれている．欠点としては，基質が必要であることや空間分解能が悪く細胞レベルでの検出には問題がある．最近では，これら蛍光/発光プローブにしかけをして，酸化ストレスやアポトーシス，細胞内分子間相互作用などといった様々な生体内事象をとらえることのできる新たな蛍光/発光プローブも開発されている．

4. がんと分子イメージング

PETを用いたがんの分子イメージング診断が世界で行われている．日本では，2002年にPETを用いた糖代謝画像によるがん診断が保険承認され，2005年には^{18}F-FDGの販売承認によりサイクロトロンなしでも検査ができるようになったことから急速に普及し，現在では，がん検診としても広く行われている．^{18}F-FDGは，化学構造上C-2の位置の-OH基が^{18}Fにおきかえられており，グルコースと類似の構造をしている．このため，グルコーストランスポーター（GLUT）により細胞内に取り込まれ，ヘキソキナーゼによってリン酸化されて^{18}F-FDG-6Pとなる．グルコースの場

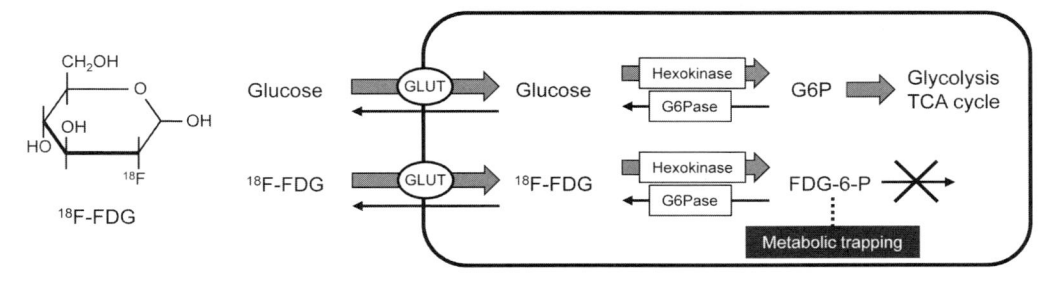

図2 ¹⁸F-FDGの構造とその代謝
¹⁸F-FDGは，グルコースと類似の化学構造をしており，グルコースと同様にGLUTにより細胞内に取り込まれ，ヘキソキナーゼによりリン酸化されて¹⁸F-FDG-6Pとなる．グルコースの場合は解糖系からTCA回路へと進むが，¹⁸F-FDG-6Pは解糖系の基質とはならず，細胞膜も透過できないため細胞内に蓄積される（metabolic trapping）．

合は解糖系からTCA回路へと進むが，¹⁸F-FDG-6Pは解糖系の基質とはならず，細胞膜も透過できないため細胞内に蓄積される（metabolic trapping）（図2）．この蓄積は，ヘキソキナーゼの逆の反応を行う脱リン酸化酵素（G6Pase）の働きが弱い脳や心臓，がん組織などで認められ，一方，G6Paseが豊富な肝細胞や小腸，腎臓などでは脱リン酸化によりFDGが排泄されるため，その濃度差が画像化される．

がん組織では増殖に伴って糖代謝の亢進が認められ，がん細胞膜のGLUTも過剰発現していることが多い．このことからFDGの集積は増殖の速い腫瘍ほど多く，一方で，腫瘍の分化度とは逆相関することも示されている．FDG-PETは糖代謝という非特異的な生体内事象に基づいているため，欠点として正常組織（胃・消化管・骨格筋など）への生理的集積や炎症や良性腫瘍への集積が指摘されている．また，悪性であっても糖代謝の低い腫瘍（肝細胞がん・前立腺がん・胃がん・腎がんなど）があるため，これら腫瘍での診断能は低くなる．さらに，PETは空間分解能が低く，形態情報を得ることができないことから，解剖学的情報を補うためにハイブリットのPET/CT装置も利用されている．一方，より特異的ながんの分子イメージングに向けて，アミノ酸・核酸代謝や低酸素，アポトーシスなどを検出するPETプローブの開発も行われている．

5. 血管病と分子イメージング

血管病分野では動脈硬化に対する分子イメージングが研究されている[3]．動脈硬化病変そのものは血管造影やCTといった形態検査により情報を得ることができるが，その性状（機能）情報を得ることはできない．そこで，分子イメージングを利用して，病変の性状，とくに破綻して血栓を形成しやすい不安定プラークを検出する試みがなされている．不安定プラークにはマクロファージの集簇が多く，炎症反応が生じている．一方，¹⁸F-FDGは炎症部位に集積することから，¹⁸F-FDGを用いて不安定プラークを検出しようというものである．実際，いくつかの臨床研究では，¹⁸F-FDGによる頸動脈への集積が認められ，それがマクロファージの浸潤と相関することも示されており，PET/CTによる形態と機能を合わせたイメージングも期待されている．

6. 創薬と分子イメージング

分子イメージング技術が創薬における大きな推進力となる．なかでもヒトに対する新規薬剤スクリーニングとして非侵襲で定量性のあるPETが有用である．具体的には，薬剤・製剤を標識して投与し，投与薬剤の生体内での分布や挙動を解析したり，薬剤の作用を検出するプローブを投与して，投与薬剤の受容体占有率や酵素活性などを解析する薬物動態（pharmacokinetics：PK）および薬力学（pharmacodynamics：PD）試験が可能で

ある．とくに最近，薬剤開発のより早期にヒトにおける薬物動態情報を得て薬効や安全性を確認して医薬品開発における時間と費用を効率化させようという観点から，マイクロドーズ臨床試験（microdosing study：MD 試験）が注目されている．MD 試験は，探索段階において候補薬剤を ^{14}C や ^{18}F 等で標識して，ごく微量（予想薬効用量の 1/100 以下または 100 μg 以下）を単回投与し，PET で体内動態情報を得て最適候補薬剤をスクリーニングする手法である．日本でも，平成 20 年 6 月に厚労省から MD 試験の実施に関するガイダンスが出されており，今後 MD 試験が実施されれば，新規薬剤の開発リスク・費用の減少や開発スピード・効率の向上などの効果が期待されている．

[高橋将文]

文　献

1) 藤林泰久：分子イメージングの概念．日本臨床, **65**: 199-203, 2007.
2) 佐治英郎：分子イメージング概念と国内外における研究体制．遺伝子医学 MOOK 9, 37-40, 2008.
3) Jaffer, A., Libby, P., Weissleder, R.: Molecular imaging of cardiovascular disease. *Circulation*, **116**: 1052-1061, 2009.

A15 脂質メディエーターと創薬

生物系薬学・分子生物学

1. エイコサノイド
a. プロスタグランジン

　プロスタグランジン（PG）は，アラキドン酸をはじめとする炭素数 20 の高度不飽和脂肪酸からつくられる生理活性脂質である（図1）．アラキドン酸は type 2 の，ジホモ-γ-リノレン酸は type 1 の，エイコサペンタエン酸は type 3 のプロスタグランジンの原料となる．これらの炭素数 20 の高度不飽和脂肪酸は膜リン脂質のなかに蓄えられており，ホスホリパーゼ A_2 や，ホスホリパーゼ C とジアシルグリセロールリパーゼ等によって切り出される．遊離した炭素数 20 の高度不飽和脂肪酸に，シクロオキシゲナーゼが作用して2分子の酸素が添加されると PGG が生成する．PGG はさらにプロスタグランジンヒドロペルオキシダーゼによって PGH に変換される．シクロオキシゲナーゼの反応とプロスタグランジンヒドロペルオキシダーゼの反応は，同じ酵素タンパク（プロスタグランジンエンドペルオキシドシンターゼ）によって触媒されると考えられている．この酵素には，構成型酵素（COX-1）と，炎症起因性の物質で誘導される誘導型酵素（COX-2）の 2 種類がある．非ステロイド系抗炎症薬の多くは COX-1 と COX-2 の両方を阻害する．PGG と PGH はともに化学的に不安定で，37℃，中性水溶液中における半減期は5分である．PGH は，臓器や組織に特異的な異性化酵素（PGD シンターゼ，PGE シンターゼ，PGI シンターゼ）や還元酵素（PGF シンターゼ）の働きにより，PGD，PGE，PGI，PGF に変換される．

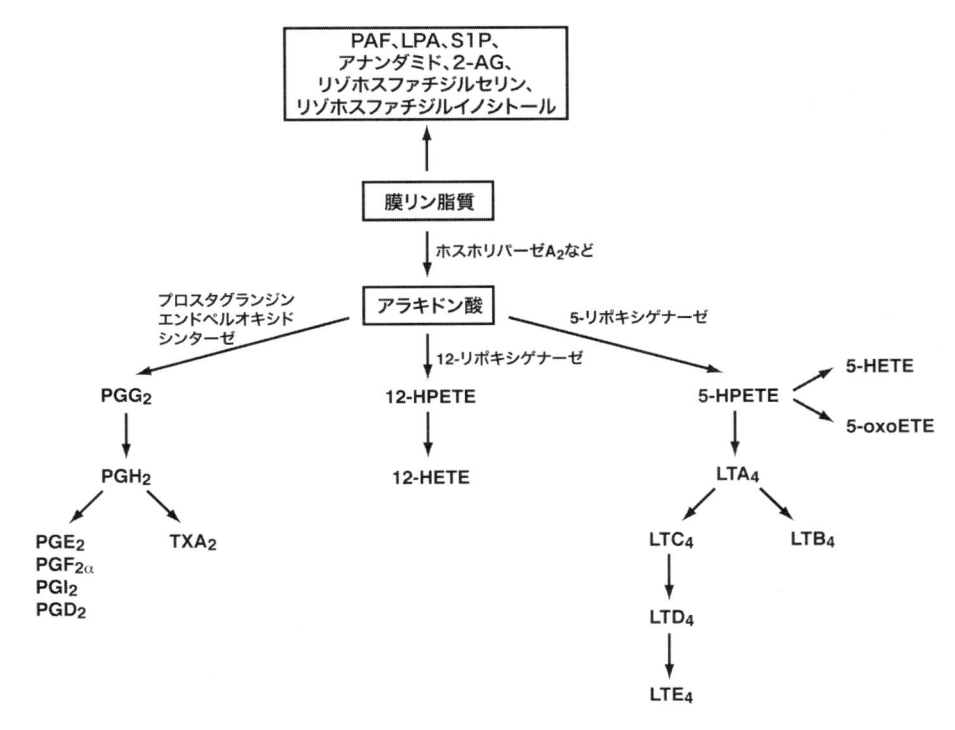

図1　膜リン脂質からの脂質メディエーターの生成

プロスタグランジンのなかで最も代表的なものはPGEで，そのなかでも最も普遍的に存在するのはアラキドン酸からつくられるPGE$_2$（図2）である．PGE$_2$は，全身の臓器で生理的刺激により産生され，血管拡張，血圧降下，胃液分泌抑制，腸管運動亢進，子宮収縮，利尿，気管支拡張，骨吸収，免疫抑制など多彩な生理活性・薬理活性を示す．PGE受容体には4種類のサブタイプ（EP$_1$，EP$_2$，EP$_3$，EP$_4$）があり，いずれも，Gタンパク質共役型の受容体である．PGE$_2$が時として示す相反する活性・作用は，このサブタイプに起因するものと考えられている．

　PGEとともに広く存在しているのがPGFである．アラキドン酸からつくられるtype2のプロスタグランジンであるPGF$_{2α}$（図2）は，血圧上昇，子宮収縮，黄体退縮，腸管運動亢進，気管支収縮などを引き起こす．PGFの受容体はGタンパク質共役型の受容体FPである．FPをノックアウトした雌マウスは妊娠しても分娩せず，胎仔は子宮内で死亡する．PGF$_{2α}$は分娩促進剤として実用化されている．

　PGI$_2$（図2）は，プロスタサイクリンとも呼ばれる不安定な物質である．37℃，中性水溶液中における半減期は5分で，安定な物質6-ケト-

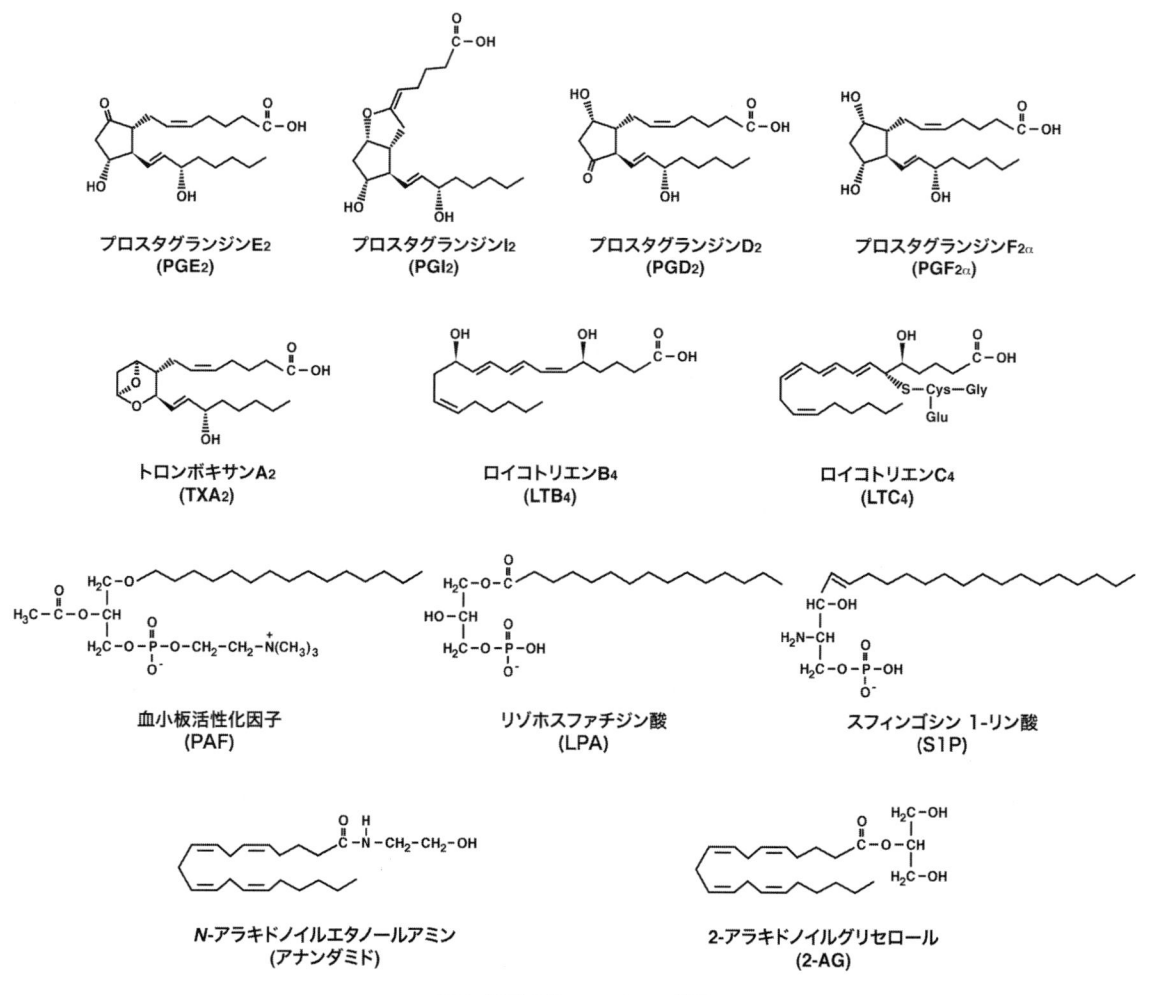

図2　脂質メディエーターの構造

PGF$_{1\alpha}$に変化する．PGI$_2$は血管内皮細胞などで産生され，強力な血小板凝集抑制作用，血管拡張作用を有する．PGI$_2$の受容体はGタンパク質共役型の受容体IPである．胸腺，脾臓，心臓，動脈平滑筋細胞等に発現している．IPのノックアウトマウスでは，炎症反応が減弱しており，痛覚も低下していることから，PGI$_2$は循環器系の恒常性維持だけでなく，炎症や痛覚にも関与していると考えられている．

PGD$_2$（図2）は睡眠，痛覚過敏，血小板凝集抑制，気管支攣縮などを引き起こすことが知られている．PGD$_2$の受容体としては，Gタンパク質共役型の受容体であるDPとCRTH2の二つが知られている．DPは回腸，肺，胃などに，CRTH2はTh2細胞や好塩基球などに多く発現している．

b． トロンボキサン

トロンボキサン（TX）は，プロスタグランジン同様，炭素数20の高度不飽和脂肪酸からつくられる生理活性脂質である（図1）．直接の前駆体はPGH で，トロンボキサンシンターゼの作用によりトロンボキサンとなる．アラキドン酸から生成するトロンボキサンA$_2$（TXA$_2$）（図2）は，動脈収縮，気管支収縮などの生物活性を有しており，血栓症や狭心症，気管支喘息などの病因の一つと考えられている．TXA$_2$は，水溶液中における半減期約30秒の非常に不安定な物質で，すみやかに，強い生物活性をもたない物質TXB$_2$に変化する．TXA$_2$の受容体はTPで，胸腺，脾臓，肺，腎臓，心臓，子宮等に発現している．塩酸オザグレルなどのトロンボキサン合成酵素阻害剤や，セラトロダストなどのTXA$_2$受容体拮抗薬は，気管支喘息の治療薬として臨床で広く使用されている．

c． ロイコトリエン

ロイコトリエン（LT）は，5-リポキシゲナーゼおよびLTA合成酵素によって合成が開始される共役トリエンをもつオキシエイコサノイドとそのペプチド付加物の総称で，LTA，LTB，LTC，LTD，LTEなどが知られている（図1）．アラキドン酸は，まず，5-リポキシゲナーゼによって5-ヒドロペルオキシエイコサテトラエン酸（5-HPETE）へと変換される．5-HPETEにLTA合成酵素が作用すると，脱水反応が起こり，LTA$_4$が生成する．LTA$_4$のC-6位に，LTC合成酵素によってグルタチオンがチオエーテル結合で導入されると，LTC$_4$（図2）が生成する．LTC$_4$からグルタミン酸がはずれるとLTD$_4$になり，さらにグリシンがはずれるとLTE$_4$になる．一方，LTA$_4$がLTA$_4$水解酵素よって加水分解されると，LTB$_4$（図2）が生成する．

LTC$_4$，LTD$_4$，LTE$_4$には強い回腸収縮作用や気管支平滑筋収縮作用，血管透過性亢進作用がある．一方，LTB$_4$は，好中球に対して顕著な作用（遊走，脱顆粒，活性酸素産生等）を示す．

細胞膜に存在するLTB$_4$の受容体として，これまでに二つのGタンパク質共役型受容体（BLT1およびBLT2）の遺伝子がクローニングされている．BLT1は好中球やマクロファージなどに多く発現している．一方，BLT2は各臓器に広く分布している．LTC$_4$やLTD$_4$などのペプチドロイコトリエンに対する受容体としては，CysLT1とCysLT2の二つが遺伝子クローニングされている．CysLT1は脾臓や末梢血白血球などのほか，肺ではマクロファージや平滑筋細胞などに，CysLT2は肺マクロファージや気道平滑筋などのほか，腎髄質や脳などにも発現している．プランルカストなどのCysLT1拮抗薬は，気管支喘息の治療薬として臨床で使用されている．

d． その他のエイコサノイド

生理活性を有するエイコサノイドとしては，このほか，白血球に作用して，活性酸素の産生や脱顆粒反応，遊走などを引き起こすリポキシンや，白血球遊走作用を有するヒドロキシエイコサテトラエン酸（5-HETEや12-HETEなど），好酸球遊走作用を有する5-オキソエイコサテトラエン酸（5-oxoETE）などがある．

2． 血小板活性化因子

血小板活性化因子（PAF）は，強力な血小板活

性化作用や血圧低下作用等を有する一種のエーテル型リン脂質である．グリセロール骨格の1位には長鎖脂肪鎖がアルキルエーテル結合し，2位にはアセチル基，3位にはホスホリルコリンが結合している（図2）．PAFは好中球，好酸球，マクロファージなどの白血球系の細胞をはじめ，腎臓，肺，脳など様々な臓器でつくられる．PAFの代表的な生合成ルートは，細胞膜に存在するアルキル型のコリングリセロリン脂質がホスホリパーゼA_2によって分解されてリゾPAFとなり，これにアセチルトランスフェラーゼが作用してPAFが生成するというものである．このルートは，刺激を受けた白血球系の細胞等で機能していることが明らかになっている．PAFは，血漿中などではPAFアセチルヒドロラーゼによってすみやかに代謝され，生理活性のないリゾPAFと酢酸になる．

PAFは$10^{-11} \sim 10^{-10}$ Mという低濃度でウサギ血小板を凝集させるほか，$10^{-9} \sim 10^{-7}$ M程度の濃度で各種動物の白血球を活性化する．また，動物に投与すると，血圧低下，血管透過性亢進など多彩な反応が起きる．

PAF受容体は，342個のアミノ酸からなるGタンパク質共役型の受容体である．共役しているGタンパク質はGqとGi/oで，これらのGタンパク質を介してMAPキナーゼや各種ホスホリパーゼの活性化，アデニル酸シクラーゼの活性抑制などを引き起こす．

PAFは，様々な炎症反応や，エンドトキシンショック，アナフィラキシーショックなどのメディエーターとして働いていると考えられている．

3. リゾホスファチジン酸

リゾホスファチジン酸（LPA）は，グリセロール骨格に脂肪酸が一つ，リン酸基が一つ結合した分子である（図2）．LPAはリン脂質 *de novo* 合成の中間体で，グリセロ-3-リン酸がアシル化されることにより，あるいはアシルジヒドロキシアセトンリン酸が還元されることにより生成する．このほか，LPAはホスファチジン酸（PA）がホスホリパーゼA_2あるいはホスホリパーゼA_1によって分解を受けたときや，リゾホスファチジルコリンなどのリゾリン脂質がリゾホスホリパーゼD（オートタキシン）により分解を受けたときなどにも生成する．脂質メディエーターとして機能するのは，主としてホスファチジン酸やリゾホスファチジルコリンが分解されることにより生成するLPAである．一方，LPAは，ホスファターゼにより分解されてモノアシルグリセロールとリン酸になる．

LPAは，平滑筋収縮，血小板活性化，血圧上昇，細胞増殖促進，神経突起退縮など多彩な生物活性を示す．現在までに，六つのLPA受容体の遺伝子がクローニングされている．これらは，いずれもGタンパク質共役型の受容体で，Gタンパク質を介して細胞内カルシウムイオン濃度の上昇や，MAPキナーゼの活性化，Rhoの活性化，ストレスファイバー形成，細胞の形態変化，神経突起の短縮，細胞の増殖などを引き起こすことが明らかとなっている．LPAは，細胞の分化や形態形成，ある種のがんの増殖・浸潤等に深く関与していると考えられている．

4. スフィンゴシン 1-リン酸

スフィンゴシン 1-リン酸（S1P）は，スフィンゴシンがリン酸化されて生成する物質で，スフィンゴシン代謝における中間代謝産物の一つである（図2）．S1P受容体としては，これまでに，五つのGタンパク質共役型の受容体が遺伝子クローニングされている．S1Pは，血小板凝集，内皮細胞の遊走・増殖，血管新生，血圧変化などの多彩な作用を示す．最近，S1Pがリンパ節から血中へのリンパ球の遊出において重要な役割を演じていることが明らかにされ，大きな注目を集めている．冬虫夏草菌の成分の一つをリード化合物として合成されたFTY720は，生体内でリン酸化されると，アゴニストとしてS1P受容体に作用し，受容体のダウンレギュレーションを引き起こす．その結果，

末梢血中のリンパ球が減少し,免疫能が低下する.FTY720は,フィンゴリモド(イムセラ®「田辺三菱製薬」,ジレニア®「ノバルティスファーマ」)という免疫抑制薬として,日本では2011年から多発性硬化症治療薬として承認,発売されている.

5. アナンダミドと2-アラキドノイルグリセロール

カンナビノイド受容体は,マリファナの活性成分であるΔ^9-テトラヒドロカンナビノール(Δ^9-THC)が結合することで知られている受容体である.内在性リガンドとしては,アラキドン酸とエタノールアミンが酸アミド結合した物質,アナンダミド(図2)と,モノアシルグリセロールの一種,2-アラキドノイルグリセロール(2-AG)(図2)が報告されている.アナンダミドはN-アラキドノイルホスファチジルエタノールアミンがホスホリパーゼDで分解されることにより,2-AGはアラキドン酸含有ジアシルグリセロールがジアシルグリセロールリパーゼによって分解されることにより生成する.

アナンダミドと2-AGは,いずれもカンナビノイド受容体に対する強い結合活性を有している.しかし,アゴニストとしての活性には差があり,2-AGがカンナビノイド受容体の完全作動薬として作用するのに対し,アナンダミドは部分作動薬として作用する.アナンダミドを動物に投与すると,Δ^9-テトラヒドロカンナビノールと同様に,自発運動量の低下,体温低下,痛覚の低下などを引き起こす.細胞レベルでは,アデニル酸シクラーゼの阻害,MAPキナーゼの活性化,電位依存性カルシウムチャネルの阻害などを引き起こす.2-AGもアナンダミドと同様の作用を示すが,アナンダミドよりはるかに強い活性を示すことから,2-AGの方が真の内在性リガンドであると考えられている.

カンナビノイド受容体としては,これまでに二つのGタンパク質共役型受容体(CB1およびCB2)が遺伝子クローニングされている.CB1は脳(黒質,小脳,海馬等)に多量に発現しており,前シナプスからの神経伝達物質の放出制御を行っているほか,食欲やエネルギー代謝の調節にも関与していると考えられている.CB1拮抗薬であるリモナバンは,食欲の低下や体重減少,インスリン抵抗性の改善などの作用を有していることから,新しいタイプのメタボリックシンドローム治療薬としてヨーロッパなどで認可され販売された.しかし,重篤なうつ症状を引き起こすなどの副作用が認められたことから,その使用は,現在,中止されている.一方,CB2は炎症・免疫系の細胞に発現しており,炎症・免疫反応の調節に関与していると考えられている.

6. グリセロール骨格を有するその他の脂質メディエーター

グリセロール骨格を有する脂質メディエーターとしては,このほか,リゾホスファチジルセリンやリゾホスファチジルイノシトールなどがある.どちらも特異的なGタンパク質共役型受容体に作用して生理活性を発揮する.リゾホスファチジルセリンは,肥満細胞を活性化することから,アレルギー反応において重要な役割を演じていると考えられている.一方,リゾホスファチジルイノシトールの生理的役割はまだよくわかっていない.リゾホスファチジルセリンに対する受容体としてはGPR34が,リゾホスファチジルイノシトールに対する受容体としてはGPR55が報告されている.

[杉浦隆之]

文献

1) 横溝岳彦, 村上 誠:概論—脂質メディエーターの機能. 実験医学, **27**(13):2040-2046, 2009.

A16 糖鎖機能，疾患と創薬

生物系薬学・分子生物学

1. 糖鎖とは

　糖鎖とは，糖が繋がって構成される多糖，オリゴ糖，少糖を意味するが，一般にタンパク質や脂質に修飾された糖（単糖を含む）を指し，単独に存在する多糖などとは区別している．ヌクレオチドやアミノ酸の一列の文字列で標記できるDNA/RNAやタンパク質と異なり，糖鎖は少ない種類の糖を用いて多様な構造をつくり出すのに特化した分子である．数多くの酵素を触媒として合成がなされ，生物学的に意味のある構造が合目的的につくられ機能している．

　細菌では細胞の外側をおおう骨格として糖が利用されており，堅牢な細胞壁を構成している．植物のもつセルロースと同じように，これらの多糖は，あくまで構造物として機能している．一方，単細胞生物から多細胞生物への進化に伴って，糖鎖は細胞外へさまざまな情報を伝える役割を担うようになった．糖鎖単独ではなく，タンパク質や脂質などに結合した形（複合糖質と総称）で機能しており，糖タンパク質では本来のタンパク質の機能を制御する副次的な役割を糖鎖が担っている．

2. タンパク質の糖鎖修飾

　タンパク質の翻訳後修飾の最も高度なものの一つに，糖鎖修飾（glycosylation）がある．糖鎖には，Asn残基に修飾されるN型糖鎖と，Ser, Thr残基に結合したO型糖鎖がある．これら2種類の糖鎖は単に構造的な違いだけでなく，生合成や機能，さらには進化的にも大きく異なっている（図

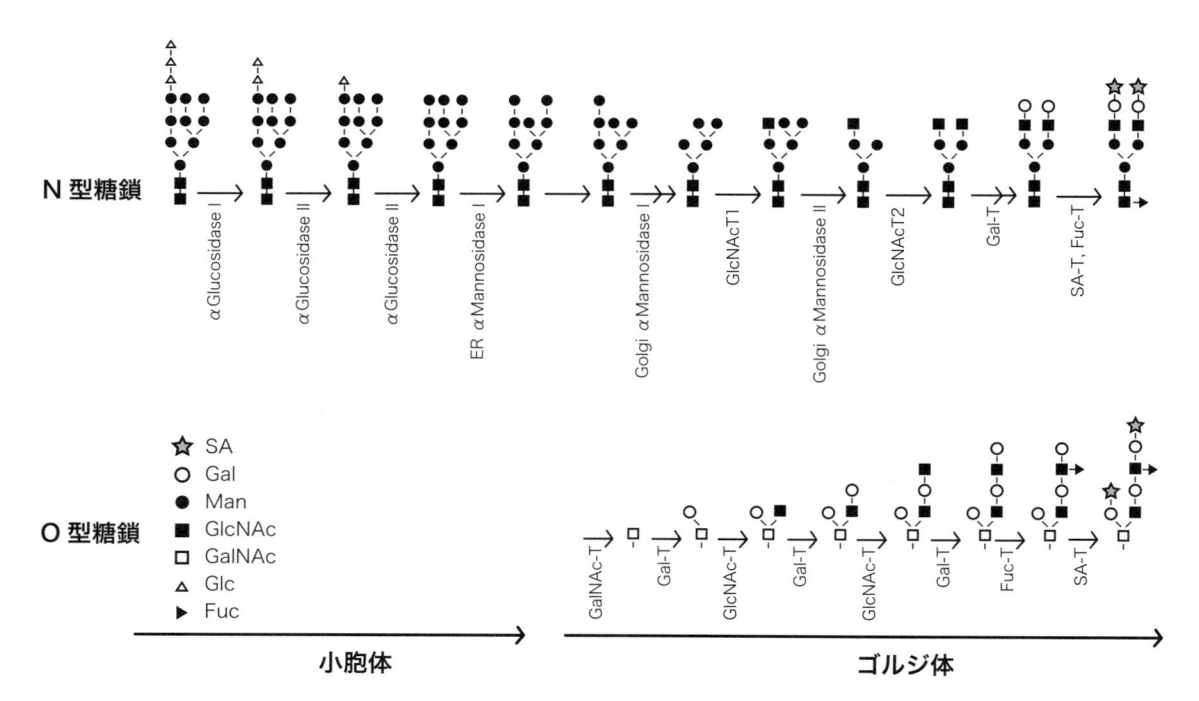

図1　糖タンパク質糖鎖の生合成（山本原図）
タンパク質の糖鎖には，N型糖鎖とO型糖鎖があるが，その生合成には大きな相違がある．小胞体では普遍的なN型糖鎖修飾のみが起こるのに対し，ゴルジ体では多様な糖鎖構造がつくられ，N型糖鎖も多様な形に再構築される．

1). N型糖鎖修飾は，14糖からなる前駆体が脂質中間体の上で合成され，これがそのままペプチド鎖へ転移される反応であり，細胞の小胞体内で起こる．一方，O型糖鎖修飾は糖が1残基ずつ付加する逐次反応であり，ゴルジ体で反応が起こる．この生合成の違いは，N型糖鎖が小胞体内で糖タンパク質の品質管理のタグとして機能するのに必須であり，14糖の非還元末端側に存在する三つの側鎖に，それぞれ，フォールディング，輸送・選別，分解のシグナルがそれぞれ割り振られている．このタンパク質の品質管理は生物にとって必須の反応であるため，N型糖鎖修飾は酵母などからヒトに至るまで保存された機構である．一方，ゴルジ体で行われるO型糖鎖修飾，ならびにN型糖鎖の再構築は，種により多様な糖鎖構造を作りだす．この多様な糖鎖は，タンパク質や細胞の体内動態や輸送・クリアランス，発生・分化，免疫調節など，細胞外でさまざまな機能を発揮している．これらの機能は，特定の糖鎖構造を認識する分子（レクチンと総称）との相互作用によって制御がなされている．

上述のN型ならびにO型糖鎖は多種類の単糖で構成され，分岐をもつ複雑な構造をしているのに対し，単純な構造をもつ糖鎖修飾も存在する．細胞質内で唯一起こる糖鎖修飾として，Ser, Thr残基に N-アセチルグルコサミンが付加する O-GlcNAc修飾が知られている．転写因子やクロマチンを構成するタンパク質などのリン酸化修飾を受ける Ser, Thr残基に O-GlcNAc糖鎖が修飾され，これらのリン酸化を阻害することにより，発生や分化，形態形成におけるエピジェネティックな制御をしている例が知られている．また，N-アセチルグルコサミンまたは N-アセチルガラクトサミンを含む2糖の繰り返し構造からなるグリコサミノグリカン（GAG）鎖は，コアタンパク質上に提示された，分岐をもたない長鎖の糖鎖である．

上記はすべて酵素を介した反応によってつくられる糖鎖であるが，酵素を介さない糖鎖修飾の例として，ヘモグロビンA1cが知られている．このヘモグロビンの糖化反応（glycation）は，N末端のアミノ基に血中のグルコースがシッフ塩基を形成した修飾であり，糖尿病のマーカーになっている．

3. 糖鎖機能

糖タンパク質の糖鎖の機能は，二つに大別できる．一つは，微細な糖鎖構造に依存せず，物理的にタンパク質の構造の維持，安定性，プロテアーゼなどに対する感受性などを規定するものである．もう一つの役割は糖鎖構造に依存し，レクチン分子に認識されて初めて機能する糖鎖である．後者はレクチンを介するため，一つの糖鎖上の別々の部位が複数のレクチンに認識されることにより，異なる複数の機能を発揮することもある．これらのレクチンを介した機能は，細胞内と細胞外で区別できる．細胞内での糖鎖機能は，前述の小胞体内におけるタンパク質の品質管理であり，普遍的なメカニズムである．

一方，細胞外での糖鎖の機能は様々存在し，同じ機能でも種によって認識にかかわる構造が異なっている例も多い．そのため，動物実験による結果がヒトに当てはまらない例もしばしば存在する．本来，生体内に存在するレクチンによって認識され機能している糖鎖もあれば，外来の細菌やウイルスの受容体として利用されているものもある．

O-GlcNAc糖鎖は，リン酸化修飾を受けるアミノ酸と同じ残基に付加しリン酸化と競合することによって，転写因子などの活性化を阻害する働きをもつ．GAG鎖は，エピマー化と硫酸化を受けたヘテロな高分子量の糖鎖であり，細胞外マトリクスの主要な構成成分である．さまざまな成長因子やサイトカインなどと結合する性質があり，これらを局所に留める場を提供している．

4. 糖鎖構造解析

糖鎖は，多くの構造異性体をもつ単糖から構成されていること，構造が類似し物理化学的性質も

似ていること，またミクロヘテロジェナイティがあることから，均一なものとして精製することが難しい．また，複雑な分岐構造を作るため，構造解析を困難にしている．また紫外吸収がないものが多く，一般に蛍光標識等を行って解析がなされている．

構造解析の基本は，単離・精製である．糖タンパク質からの糖鎖遊離法には，ヒドラジン分解，アルカリ還元などの化学的手法と，エンドグリコシダーゼ，グリコアミダーゼ等による酵素的手法がある．一方，糖鎖の精製には，さまざまな物理化学的性質の違い，すなわち分子量の違いに基づくゲルろ過，電荷に基づくイオン交換クロマトグラフィーが用いられる．また，より詳細な構造の違いで分離をするために，レクチンの糖結合特異性を利用したアフィニティクロマトグラフィーが用いられる．また水酸基の立体配座による環の疎水性を利用した逆相HPLCやキャピラリー電気泳動などもある．

糖鎖構造を明らかにするには，分子量，糖組成，糖配列，グリコシド結合の様式を特定する必要がある．分子量は質量分析やゲルろ過クロマトグラフィーなどから推定する．糖組成とは，糖鎖を構成する単糖としてどのような糖が何モル含まれているかであり，糖鎖を酸で加水分解し得られた単糖を，液体あるいはガスクロマトグラフィーで定量し求める．糖配列とは，どのような糖が，何モルずつどのような順番に並んでいるかに関する情報であり，これを明らかにする手法としてエキソグリコシダーゼを用いた逐次分解が用いられていた．この手法は，糖配列だけでなく，グリコシド結合のα，βのアノメリック配座の両方を知ることができる．結合にかかわる水酸基の同定は，メチル化分析という化学的な手法で行うのが一般的である．以上のさまざまな解析から得られた情報に基づき，多くの糖鎖構造が一義的に決定できる．

現在では，糖鎖構造の網羅的解析も行われるようになった．この解析は，どのような構造の糖鎖がどのような割合で含まれているかというプロファイリングを目的としており，比較解析にしばしば用いられる．逆相と順相HPLCを組み合わせた二次元マッピング，キャピラリー電気泳動，マトリックス支援レーザー脱離イオン化飛行時間型質量分析計（MALDI-TOF）やエレクトロスプレーイオン化質量分析計（ESI）による質量分析などの高速かつ高感度な手法が次々と開発されている．数多くの既知の糖鎖が，これらの分析手法によってデータベース化されており，これらと照合することにより糖鎖の特定が可能である．問題点は，網羅的かつ定量的に糖鎖を回収できるかという点と，同定は既知の標準品と同一であることを根拠にしていることから，新規の糖鎖の発見には繋がらないことである．

5. 糖鎖合成関連遺伝子ライブラリー

単糖どうしを繋ぐグリコシド結合は，一つの糖転移酵素によって触媒される反応である．一般に，一つの糖転移酵素は1種類のグリコシド結合のみを触媒し，他の構造はつくらない．基質（アグリコン）の特異性も厳格に規定されていて，供与体もUDP-ガラクトース，GDP-フコース，CMP-シアル酸，ドリコールマンノースなど，さまざまである．

糖転移酵素と比較してグリコシダーゼは特異性は広いが，リソソームに存在するグリコシダーゼに比べて，生合成に関与するグリコシダーゼは厳格な特異性をもっている．他に，糖供与体を細胞質からゴルジ体へ輸送する糖供与体トランスポーターや糖を硫酸化する硫酸基転移酵素も糖鎖合成に関連するタンパク質であり，糖転移酵素や生合成にかかわるグリコシダーゼを含め，これらをコードする遺伝子を糖鎖合成関連遺伝子という．

ヒトではこれらの遺伝子が約300種類存在し，その60%が国内で解析され特定されている．また，これらの遺伝子をそれぞれ発現ベクターに組み込んだ糖鎖遺伝子ライブラリーも構築されている．これらの糖転移酵素を発現させ，さまざまな糖鎖を *in vitro* で合成する技術も確立されており，

化学合成のきわめて難しい糖鎖の新たな合成系として有望である．

6. 疾患と創薬

糖鎖遺伝子の欠失により起こる糖鎖合成障害を総称して，糖タンパク質糖鎖合成障害疾患（congenital disorders of glycosylation）という．欠失の報告されている糖鎖遺伝子だけでも約100種類あり，多様な症状が報告されている．糖鎖修飾を受けるタンパク質は数多くあるので，臨床症状に基づく診断は難しい．

筋繊維の変性・壊死を主病変とする筋ジストロフィーは，αジストログリカンに付加される糖鎖の合成にかかわるさまざまな糖転移酵素遺伝子がそれぞれ原因遺伝子になっており，この変異により起こる糖鎖異常によって引き起こされる．細胞外マトリックスに存在するラミニンからの刺激をαジストログリカンの糖鎖を介して筋細胞に伝えることが，その生存に必須なためである．

細胞内では，リソソーム酵素上のマンノース6リン酸（M6P）を含む糖鎖をレセプターが認識し，これら一連の酵素をリソソームへ選別・輸送している．このM6Pを付加するGlcNAc 1リン酸転移酵素の欠損によりリソソーム酵素が正しく輸送されず，骨の変形や神経症状，運動・知能障害を伴うI-cell病を発症する．

細菌やウイルスの感染に，しばしば糖鎖を介した接着が引き金になっていることから，これらを標的とした創薬がある．インフルエンザウイルスは，細胞表面に存在するシアル酸を含む糖鎖に結合した後，細胞内へ感染する．細胞内で増殖したウイルスは，シアル酸残基を加水分解するノイラミニダーゼを使って細胞外へ遊離するが，この酵素を阻害し感染の拡大を阻止する薬剤が治療に有効である．

抗体医薬において，コアのフコース残基が存在しないN型糖鎖をヒンジ領域にもつものは，フコースをもつものに比べて，細胞傷害活性が約50倍強いことが知られている（p.129参照）．この活性の相違は，Fc受容体への親和性の違いに起因すると考えられており，この強い活性をもつ特定の糖鎖修飾を受けた抗体が，臨床に応用されている．貧血の治療に用いられるエリスロポエチン製剤では，N型糖鎖修飾部位を付加して分子表面のシアル酸を増やし，血中の半減期を延長させた組換え体が使われている．また，上記のI-cell病を含むリソソーム病の治療には，M6Pを含む糖鎖を付加した組換え体リソソーム酵素を用いた酵素補充療法が有効である．一方，臨床に使われている腫瘍マーカーの多くは糖鎖抗原であり，病態を鋭敏に反映するよいマーカーとなっている．一つの糖鎖構造を構築するのに数多くの糖転移酵素が関与し，かつ一つの基質に複数の酵素が競合的に作用しうることから，これら糖鎖関連遺伝子のわずかな発現の相違が，顕著な糖鎖構造の違いとなって現れるためである．

［山本一夫］

A17　ゲノムとゲノム創薬

生物系薬学・分子生物学

1. ゲノムとヒトゲノム解析

　ゲノム genome とは，遺伝子 gene と ome（ラテン語で「全体」の意）を合成してつくられた言葉で，ある生物がもつ遺伝情報の全体として定義される．具体的には，全染色体に含まれる遺伝情報全体を指す．生物はそれぞれ固有のゲノムから成り立っている．ヒトのゲノム DNA は約 30 億の塩基対からなっており，DNA の塩基配列には，タンパク質のアミノ酸配列をコードするコーディング領域と，それ以外のノンコーディング領域に大別される．ゲノム配列解読当初，ノンコーディング領域については，大部分は意味をもたないジャンク DNA とも呼ばれていたが，現在では，遺伝子発現調節のほか，RNA などの生体機能に必須の情報がこの領域に多く含まれることが明らかとなっている．

　ヒト DNA の全塩基配列を解読するヒトゲノム計画により，2000 年にはゲノムドラフト（下書き版）が完成した．2003 年 4 月には日米欧などの国際共同チームにより，完全・高品質なゲノムの完成版として，30 億個の塩基配列のうち 99.99% の精度で解読したと発表された．ヒトの遺伝子数は約 32000 個であるとされたが，その後，より正確な構造と遺伝子組成などのヒトゲノムの特徴解明の結果，遺伝子数は約 22000 個であり，そのなかにはマウスやラットにはない遺伝子（免疫，臭覚，生殖関連）が含まれることやヒトにおいて機能を失った遺伝子も発見された．また，コンセンサス配列と国際ゲノムプロジェクトによるゲノムデータを比較したところ，多数の一塩基多型（SNPs）が存在する[1]．

2. ポストゲノムとオミックス研究

　2003 年にヒトの全遺伝子の塩基配列を解読されたが，他の生物の全ゲノム情報も次々と解明されてきた．ただし，塩基配列の解読は重要な情報であるが，それだけでは生物を理解するには不十分であり，個々の塩基配列の機能や役割，遺伝子領域や制御領域の認識，発現した RNA やタンパク質の挙動とそれらの役割の解明などが幅広く検討されている．

　現在ではゲノムを研究するゲノミクスを初めとして，オミックス（-omics ＝ -ome ＋ -ics）と呼ばれる，網羅的解析を特徴とする研究が盛んになってきている．すなわち，トランスクリプトーム，プロテオーム，メタボローム解析である．とくにプロテオームを扱う分野をプロテオミクスという．これらのゲノム解読以降の研究を総称してポストゲノムと呼ばれており，さらに，ゲノム情報を活用した応用研究，バイオインフォマティクス，プロテオーム解析などを活用したゲノム創薬の取り組みも含めて，一連の研究をポストゲノムと総称する．

3. 一塩基多型 SNP と SNP データベース

　ヒトの遺伝子の塩基配列は，個人間で比較すると，平均 200〜300 塩基対に 1 カ所異なるところがある．この塩基置換は一塩基多型（SNP）と呼ばれる．ヒトゲノムの約 30 億塩基対のうち，SNP は約 1000 万カ所存在する．SNP は，アミノ酸置換を引き起こす場合もあり，これによりタンパク質の構造や機能の変化，最終的には各個人における表現型の差を引き起こしている．具体的には，身長や目の色などの身体表現型の差，疾病に対する感受性の差，薬剤に対する反応性や副作用の出現率の差などと関連する．したがって，SNPs などの遺伝子多型を利用することによって疾患遺伝子の同定が可能となる場合がある．

　さまざまな疾患は遺伝学的見地から「遺伝病」と「多因子病（複合疾患）」に大別される．フェニ

ルケトン尿症などの先天性代謝異常は，単一遺伝子の欠損で説明できるが，その疾患数は多くはない．一方，高血圧症，糖尿病のような生活習慣病やがんなど，ポピュラーな病気のほとんどは多因子病であり，複数の遺伝要因と環境要因の相互作用によって発症する病気である．近年のゲノム全域にわたる変異の解析技術や統計遺伝学手法の進歩により，従来は困難であった多因子病の発症や重症化にかかわる遺伝子の解明が加速されている．

このような生活習慣病の原因の特定には，SNPを網羅的に調べることが大変強力な方法となる．このため，日本などで精度の高いSNPデータベースが構築されつつある．SNPは，人種により異なることが知られており，ヒトにおける遺伝的多型パターンを明らかにするために多国間の国際協力が計画された[2]．2002年に日本・英国・カナダ・中国・ナイジェリア・米国の6カ国の研究者や国家機関・財団などの共同作業によって，国際HapMap（ハップマップ；ハプロタイプマッピング）計画が進められた[3]．

4. ゲノム創薬

ゲノム創薬という言葉は現在幅広く用いられているが，大別すると，1）遺伝子配列そのものを治療に用いる場合，2）DNAやRNAを標的とした薬物の開発（核酸医薬品）をめざす場合，3）ゲノム情報を利用した創薬標的の探索，のレベルがあると考えられる（図1）．

1）DNAワクチン製剤，あるいは遺伝子治療の例があげられる．遺伝子治療は，遺伝子の欠損や変異により，その機能に欠陥がある場合が治療対象となる．目的の遺伝子をレトロウイルスやリポソームやウイルスベクターなどにより細胞に導入する治療法である．実際に，遺伝子治療が行われている例として，アデノシンデアミナーゼ（ADA）

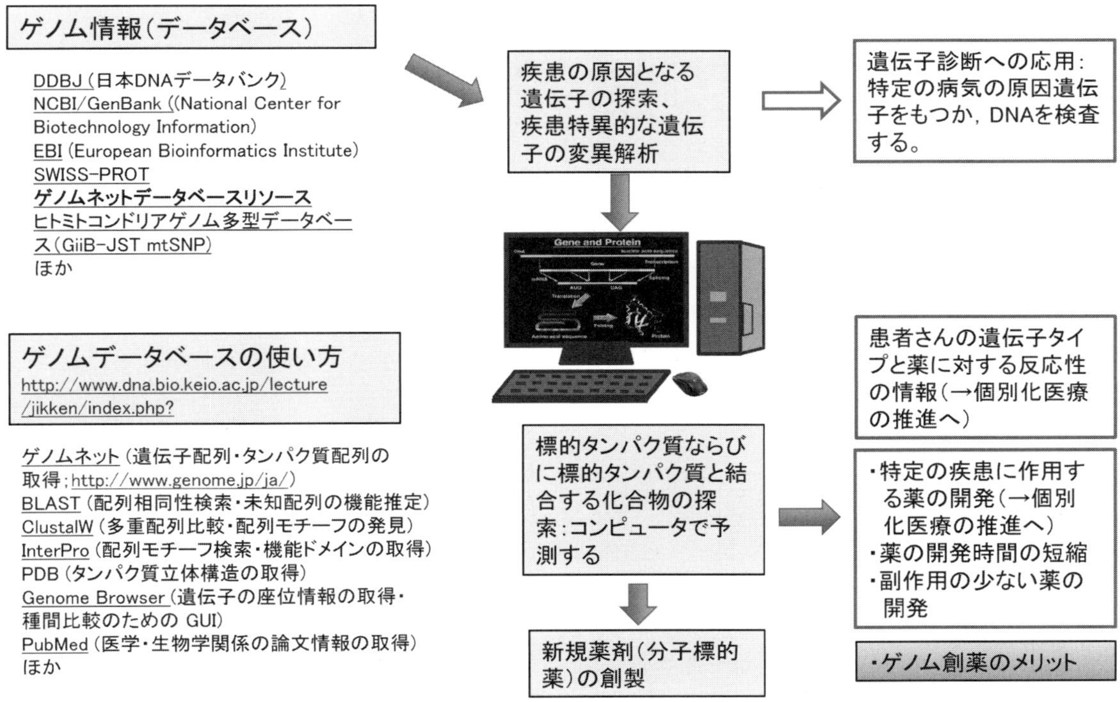

図1　ゲノム創薬のイメージ
広くゲノム情報を利用して核酸医薬品を開発したり，ゲノム情報から標的タンパク質を絞り込み，新規薬剤の創製をめざす．

欠損症，家族性高コレステロール血症，のう胞性線維症，ゴーシェ病，血友病Bなどがある．

2）核酸医薬品としての利用である．たとえば，疾患関連遺伝子の発現や機能の抑制をめざして，アンチセンス，siRNA，アプタマーを医薬品として開発するものである．アンチセンス医薬品としては，すでに抗ウイルス剤であるformivirsen（Vitravene®）として承認されているもののほか，がんやⅡ型糖尿病，多発性硬化症などの疾患に対する医薬品として開発中のものが多数ある[4]．siRNAの標的細胞への導入によるRNA干渉法は，がん関連遺伝子などの発現抑制によるがん治療への応用が期待される．また，アプタマー医薬品として，ペガプタニブ（pegaptanib，商品名マクジェン®Macugen®）がすでに米国で承認されている[5]．

3）いわゆるゲノム創薬で，ゲノム情報やオミックスのデータ利用による創薬である．これにより，従来の薬物探索がランダムなスクリーニングであったものから，網羅的で，効率的なスクリーニング（ハイスループットスクリーニング）を可能とするものである．ゲノム情報からタンパク質の構造解析が進み，創薬ターゲットとして有効と思われる標的分子（おもに，タンパク質）の構造の特徴に基づくドラッグデザインが行われている．すなわち，より特異性の高い化合物のスクリーニングや改変が可能となる．また，薬物応答の多様性をゲノム情報，とくに薬物代謝の多様性SNPsと関連づけられるものもあり，いわゆるテーラーメード医療の実現に必須となっている．

用語解説

■ **ヒトゲノム計画**（Human Genome Project）　ヒトのゲノムの全塩基配列を解析するプロジェクト．1990年に米国で発足し，15年間での完了が計画された．2000年にはゲノムドラフトが完成し，2001年2月のScience誌にはセレラジェノミクス社からヒトゲノム配列に関する論文が発表された．これは，全ゲノム・ショットガン塩基配列決定法を用いて，ヒトゲノムの真正染色質領域の29.1億塩基対の配列を決定しコンセンサス配列を作成したものである．完全・高品質なゲノムの完成版は2003年4月に日米欧ほか6カ国による国際ヒトゲノム配列コンソーシアムにより，30億個の塩基配列のうち解読不能の1％を除き，99.99％の精度で解読したと発表された（このときの日本の貢献度は，米国59％，英国31％についで，6％であった）．この計画は2003年に完了したが，現在もその改良版の発表が継続して行われている．

■ **一塩基多型**（single nucleotide polymorphism：SNP）　ヒトゲノム30億塩基対のうち，99.9％は人類共通で，残り0.1％程度が個人個人で塩基配列が異なる箇所がある．とくに，1塩基だけ異なっている箇所は約300万〜1000万カ所にあるとされる．人口の1％以上で異なっている場合，SNP（スニップあるいはSNPsスニップス）という．SNPは疾患感受性と関係している可能性がある．SNPには，rSNP（発現遺伝子のプロモーター領域にある），cSNP（翻訳領域にある），iSNP（イントロン領域にある），gSNP（発現遺伝子の領域にない）に分けられる．このなかで，疾病の感受性遺伝子の病因となる可能性のあるのは，rSNP，cSNPとiSNPであり，gSNPは機能に関与しないと考えられる．

■ **国際HapMap**（ハップマップ；ハプロタイプマッピング）**計画**　ヒトにおける遺伝的多型パターンを明らかにするために多国間の国際協力が計画された．血液試料として以下の四つの集団，ナイジェリアのイバダン在住のヨルバ集団，東京地域在住の日本人，北京在住の漢中国人，ならびにCEPH（米国ユタ州在住の北ヨーロッパ，西ヨーロッパ系の住民）である（http://www.hapmap.org/groups/html）．プロジェクトは2002年10月に開始し，2005年の9月に終了する予定であったが，その後も継続し，従来想定していたものより高密度に地図を作成されている．このマップによって，喘息，がん，糖尿病や心臓病といった疾患に関連する遺伝子をより迅速に同定したり，薬に対する反応性にかかわる遺伝子を発見することができると期待されている（http://hapmap.jst.go.jp/index.html.ja）．

なお，2008年1月には，英米中国を中心に，大規模なヒトのゲノム解析を行い多様性をマッピングするという，国際研究コンソーシアムが開始している（http://www.nih.gov/news/health/jan2008/nhgri-

22.htm).

■ **アプタマー**(aptamer)　抗体のように標的タンパク質に特異的に結合するオリゴヌクレオチドのこと.ペガプタニブ(マクジェン®)は,VEGF(血管内皮増殖因子)に対するアプタマーで,血管新生型(滲出型)の加齢黄斑変性の治療に対して適応があるとして,2004年に米国FDAで認可された. ［笠原　忠］

文　献

1) Haga, H., et al.: Gene-based SNP discovery as part of the Japanese Millennium Genome Project: identification of 190562 genetic variations in the human genome. *J. human Genetics*, **47**: 605-610, 2002.

2) International HapMap Consortium: The International HapMap Project. *Nature*, **426**: 789-796, 2003.

3) Cheung, G., et al.: Mapping determinants of human gene expression by regional and genome-wide association. *Nature*, **437**: 1365-1369, 2005.

4) 西川元也,高橋有己,高倉喜信：がん細胞へのsiRNAデリバリーとがん遺伝子治療への適用. *Yakugaku Zasshi*, **127**: 1525-1531, 2007.

5) 藤原将寿,宮川　伸,中村義一：核酸創薬の開発状況. 実験医学, **27**(5): 179-185, 2009.

A18 オミックスと創薬

生物系薬学・分子生物学

1. オミックスとは[1]
a. オミックス情報という概念

近年，遺伝情報の総体を意味するゲノム（genome）の概念にならって，個々の分子単位ではなく，それらが「総体としてつくる網羅的全体」あるいは「この全体が示す生命機能情報」を，対象となる分子名称にギリシャ語の総体を表す語尾 -ome を付けて表すようになった．たとえば，遺伝子の発現の全体，すなわち遺伝情報の転写物 mRNA の細胞における総体を表す網羅的分子情報はトランスクリプトーム（transcriptome）と呼ばれ，タンパク質の細胞内に発現している網羅的全体はプロテオーム（proteome），また代謝分子の細胞内の総体はメタボローム（metabolome）と呼ばれている．また，これら網羅的生命分子に対する学問分野を，接尾語 -ics をつけて，プロテオミックス（proteomics），メタボロミックス（metabolomics）などと呼ぶ．

オミックス（omics）とは，このような様々な種類の網羅的生命分子がもつ機能や情報，およびそれについての研究を総称する概念で，共通する語尾（-omics）からつくられた名称である．さらに，少し概念を拡張してしばしば使用されるものに，タンパク質間相互作用の全体としてのネットワークをインタアクトーム（interactome），また，細胞レベル以上の網羅的情報であるが，生理的機能情報の全体をフィジオーム（physiome），さらに表現型の総体をフェノーム（phenome）と呼ぶことも多い．

オミックス情報は，単に構成分子の情報の総和というより，これらを集合的な総体として見たときに初めて表れる法則性，あるいは集合としての特徴（パターン）を指す．オミックス医学/医療あるいはそのための「疾患オミックス情報学」と

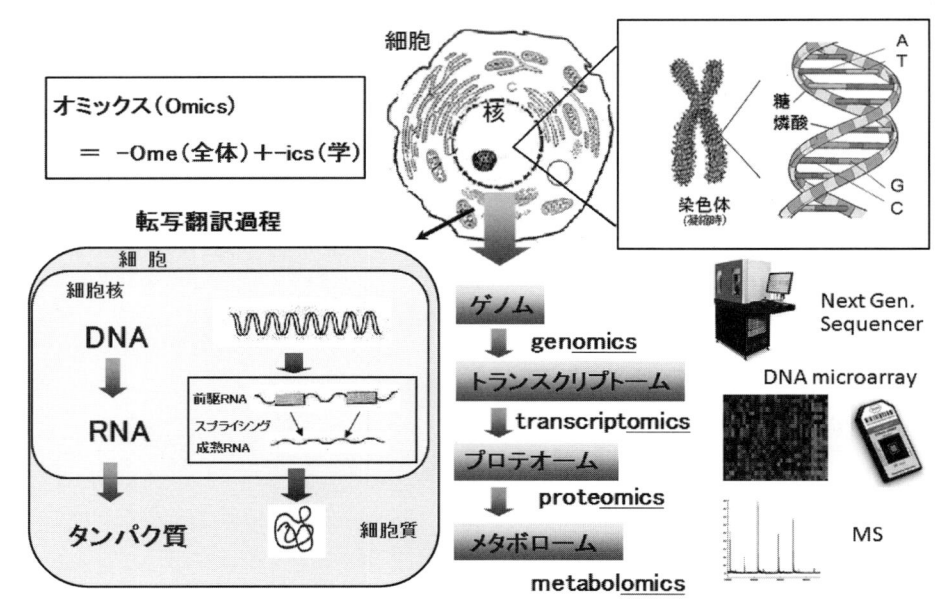

図1 オミックスの概念
セントラルドグマに対応させて代表的オミックス，すなわちゲノム，トランスクリプトーム，プロテオーム，メタボロームを示した．オミックスはハイスループット測定とともに発展した．

は，疾患オミックス情報を解析して疾病の原因，診断，治療，予後を支援する知識や情報を得ることを目的としている．

b. オミックス情報の発展とハイスループット測定方法

オミックス情報はそれをハイスループットに計測する手段の発展とともに発展した．とくに大きなインパクトをもたらしたのは，遺伝子発現プロファイルを測定するDNAマイクロアレイの出現である．DNAマイクロアレイは，一度にゲノム規模で遺伝子の発現量を解析できる測定法で，数万の遺伝子配列に対応する相補的なオリゴマー，あるいはcDNAをシリコン基板やスライドガラス等の基板（通常数cm^2）上に高密度に配置したチップである．細胞から抽出したmRNAをcDNA化し，チップ上の相補的なDNA配列と結合させる．結合した基板上の位置を蛍光などで検出し，この蛍光をレーザースキャナーで読み取ることによって細胞で発現しているmRNAを知ることができる．DNAマイクロアレイには様々な種類があり，遺伝子の発現量を観測する通常の発現アレイだけでなく，ゲノム全体に均等におおって発現を見るタイリングアレイ，エクソンの発現を対象にしたエクソンアレイ，ゲノム全体のSNPを調べゲノム規模関連分析（GWAS）などにも使用されているSNPアレイなど多くの種類がある．

またプロテオームも，MALDI（マトリックス支援レーザー脱離イオン化）型やESI（エレクトロンスプレイイオン化）型の質量分析装置（MS）などの発明があり，かなり大きいタンパク質まで質量分析を行えるようになった．両者とも検出部分に飛行時間（time of flight：TOF）型の装置を使う．質量分析器はそのほかにも様々な種類があるが，試料分離に段階に液体クロマトグラフィーを使うLC/MSが多く使われる．MALDI TOF MSの変形として，血清などに含まれる目的物質が捕捉するために化学修飾されたアフィニティチップを用いるSELDI（表面エンハンス型レーザー脱離イオン化法）型の質量分析器がある．

また最近，第2のゲノム革命といわれているのが次世代高速シーケンサーの出現である．次世代シーケンサーは，数時間から数日のうちに全ゲノムの配列を決定することが可能な技術である．次世代シーケンサーは，ゲノムのDNA配列決定だけでなく，mRNAのシーケンシング（mRNA-seq）など，オミックス情報収集に対しても有効である．mRNA-seqは，従来のDNAマイクロアレイのようなDNAハイブリダイゼーションによる定量ではなく，mRNAの直接デジタル定量を可能とする．実験誤差などが除去でき微量な発現まで測定可能である．また，クロマチン免疫沈降シーケンシング（ChIP-seq）では転写因子と結合するDNA結合サイトの配列を得ることができ，転写制御ネットワークの解明に利用できる．最近では，メチル化されていないシトシンをウラシルに変換するbisulfite処理と併用すると，一塩基レベルでのゲノム規模にメチル化サイトがシーケンシングでき（メチローム），がんなどの早期診断などの利用が期待されている．以上のように次世代シーケンサーは，様々なオミックス計測に利用でき「デジタルオミックス」ともいわれている．将来的には10万円程度でヒトゲノムの解読が可能になり，パーソナルゲノムの時代が到来するといわれている．

2. オミックス医学の世代的発展と対応するバイオインフォマティクス

オミックス医学/医療もゲノム医学に付け加える形で3世代にわたって進展した．

a. 第1世代：（先天的）ゲノム医学

この世代は，生涯変わらないゲノム情報，すなわち生殖系列細胞のゲノム（先天的ゲノム）に関する患者個人の変異や多型性の情報に基づいて，その個人に適合した個別化医療（personalized medicine）の実現を目指すものである．疾患原因遺伝子や，疾患の易罹患性を示す疾患感受性遺伝子のSNP（一塩基多型）情報などを利用して疾患発症の遺伝子型相対リスク（genotype relative risk）を評価する．また，薬剤の受容体などの薬

剤力学的な変異や多型性，あるいはP450などの代謝酵素やトランスポーターなどの薬剤動態学的な変異や多型性に基づいて，患者個人の特定の薬剤に対する応答を事前診断する「テイラーメイド投薬」は，いくつかの抗がん剤をはじめとしてすでに臨床応用が始まっている．これについてはゲノムの該当項目に詳しいので，詳細はB24項「テーラーメイド医療」を参照されたい．

b．第2世代：（ポストゲノム）オミックス医療

オミックス医学/医療というとき，本来のこの世代以降を指すときが多い．第1世代のゲノムは，先天的な遺伝情報が対象であったが，この世代は，「疾患に罹患した体細胞（diseased somatic cell）の網羅的分子情報」が対象で，疾患の進行とともに変化し，また部位によっても異なる．オミックス情報は，分子情報ではあるが表現型と考えられるので，網羅的分子表現型（molecular phenome）といわれている．

オミックス情報は，臨床症状や病理変化よりも，疾患状態を高感度に反映して変動する．その変動を利用して，がんを中心に，① 疾患の亜型解析，② 臨床転帰予測，および，③ 薬剤感受性診断への応用が進んだ．その意味では第2世代オミックス医療は，予測・予防医療（predictive and preventive medicine）の実現を目指すものである．メタボロームについては，A19項「メタボローム解析と創薬」を参照していただき，ここでは疾患トランスクリプトームと疾患プロテオームについて述べる．

疾患トランスクリプトーム（遺伝子発現プロファイル）　DNAマイクロアレイの技術は1990年代の中ごろに登場したが，2000年前後に疾患の亜型解析や手術後の予後予測に応用する研究が相ついだ．臨床的・病理的な徴候は同一でも，手術時に切除したがん組織の遺伝子発現プロファイルは，いくつかのパターンに分かれ，そのそれぞれが，がん手術後の再発・無再発など予後と関連が強い．とくに予測性が高い遺伝子のセットを集めたものを，疾患予後の「シグネチュア（singnature）」と呼ぶ．

疾患トランスクリプトームの応用は，初期には急性白血病や悪性リンパ腫などの液性がんへの応用が多かったが，固形がんにも応用が広がり，とくに乳がんは亜型分析，予後予測，薬剤感受性すべてにわたって遺伝子発現解析の有効性は高い．たとえばvan't Veerらは70の遺伝子を選び，乳がんの手術後5年以内における再発予測を行った．最近では遺伝子発現に基づいた二つの予後検査（"MammaPrint"と"OncotypeDX"）が，実際に欧米では臨床に使用されている．また，がんの遺伝子発現パターンに基づいて抗がん剤の感受性を予測する研究も多い．遺伝子発現プロファイルは患者の「疾患の個性」を表し，先の第1世代での患者「個体の個性」と相補って薬剤の応答を診断できる．

疾患プロテオーム　疾患プロテオーム解析も，がんの早期発見などに適応されている．2002年に，血清のSELDI TOF MSの質量スペクトルの違いに基づいて，機械学習法により，99%卵巣がんを識別できると報告された．残念なことに初期の研究は再現性などに問題があったが，その後，検証法や再現性を精査して大腸がんやヒトT細胞白血病など，がんのプロテオームによる早期診断がなされている．血液だけでなく，尿路上皮がんなど尿なども利用されている．

この世代に使われたバイオインフォマティクスは，大量のオミックス情報からのデータマイニング（data-mining）や探索的統計学を使って，臨床的な転帰などと関係の深い遺伝子やタンパク質を発見するデータ駆動型の手法である．

c．オミックス情報に基づいたシステム分子医学

第2世代のように，オミックス情報と臨床的な転帰などを，その背後にある疾患メカニズムを考慮せずに関係づけることには限界がある．近年は，信号伝達や遺伝子発現調節ネットワークなど分子パスウェイに関する知識も飛躍的に増大した．オミックス情報を生命パスウェイの知識に基づいて解析し，どのパスウェイが歪んでいるか，システム的に理解するアプローチすなわちシステムパソ

ロジー（systems pathology）がシステム生物学（systems biology）の概念の疾患への応用として発展してきている．

システムパソロジーでは，遺伝病を除き，大半の疾患，とくに「ありふれた病気（common disease）」は一つや二つの遺伝子の変異によって起こされるのではなく，分子パスウェイの歪んだ構造とそれを維持する機構によって起こると考える．具体的には，オミックス情報を分子パスウェイに関連づける方法が多数提案されている．

遺伝子発現情報のみに基づくネットワーク同定法 遺伝子発現情報だけから，活動している分子ネットワークを経験的に推定するもので，微分方程式を基礎とするNIR（network identification by multivariate regression）法は重回帰法を用いてネットワークを同定する．また遺伝子発現間の相関（相互情報量）に基づいて，活動しているネットワークを推定するものに，ARACNe（Algorithm for the Reconstruction of Accurate Cellular Networks）と呼ばれる手法がある．

既存のパスウェイ知識を利用する分子ネットワーク同定法 遺伝子発現プロファイルを既知の分子パスウェイに関係づける方法としては，大きく二つ存在し，一つは，タンパク質相互作用ネットワーク上に差異的発現遺伝子をマップするCGI（combining the gene expression and protein interaction data）法がある．他は既知のシグナル伝達系や遺伝子発現調節ネットワークに関係づける方法で，ORA（over-representation analysis）法は差異的発現遺伝子を有意に多く含むパスウェイを抽出する．GSEA（gene set enrichment analysis）法は，健常と疾患など2群に分ける基準と遺伝子との相関からリストをつくり，パスウェイに含まれる各遺伝子が高い方に偏っているかどうかを検定して関連性の高いパスウェイを見出す．

さらに大局的な観点から期待されている分野として，がんの浸潤転移のメカニズム解明がある．これに関して近年はEMT（上皮間葉転換）が注目されているが，これを分子ネットワークの「上皮細胞系」から「間葉細胞系」への遺伝子発現ネットワークの構造的変換であると考えられる．iPS細胞の形成過程と共通な細胞ネットワークの幹細胞解への再プログラミングと共通した部分が多く，今後の発展が期待される．

3. オミックス創薬とシステム創薬
a. オミックス創薬

オミックス創薬においては，まず候補となる分子は網羅的に漏らさず集めて候補集合をつくり，そこから絞っていくという外延的な方法論を取る．すなわち，これは，① 疾患特異的に発現変動する「疾患特異的発現遺伝子」群と，② 新規薬剤候補の投与によって変動する「薬剤投与発現変動遺伝子」群の共通集合から薬剤標的を探す．さらに，③ 副作用の観点から可能な限り罹患組織を含む数少ない組織でのみ発現する，④ 前臨床試験を考慮してマウスでも発現する，などの条件も含めることができる．ここで，①のかわりにその反対作用すなわち，その遺伝子を抑制すると病態が悪化する遺伝子（治療遺伝子，therapeutic gene）を使うこともある．

b. システム創薬

発現の共変動は必ずしも直接の因果的関係の存在を意味せず，変異やリン酸化など，遺伝子発現だけでは捉えきれない変化も多い．そのため，発現のレベルだけで探索するのではなくて，分子ネットワークレベルで考えて新規薬剤候補を探索するのがシステム創薬である．

疾患分子ネットワークと薬剤変動分子ネットワークの接続パスウェイの探索 薬剤候補分子の薬効知識や薬剤投与時の遺伝子変動から推定した「薬剤投与発現変動ネットワーク」が，発現変動から推定したり文献的知識から構築した「疾患分子ネットワーク」と，どの経路でつながるか，その接続パスウェイを求め創薬の可能性を検討する．先に述べた分子ネットワーク推定法であるNIR法を適用して接続パスウェイを探索した例などがある．

ディジソームからの創薬戦略　これまでは疾患は臓器別や病理変化を基礎に分類されてきたが，最近，疾患を原因機構から分類する体系がいくつか提案されている．一つはディジソーム（diseasome）という概念で，原因遺伝子を共有する比率で二つの疾患の間の親近性を決めて，疾患間のネットワークを構築する．もう一つは，疾患ごとに代表的な遺伝子発現プロファイルを求め，疾患間のプロファイルの類似性に基づいて疾患を分類する（GENOMED と呼ばれている）．これらの原因機構に準拠した疾患分類は，従来の臓器別の分類とは違った疾患間の近さを提示する．それゆえ，医薬品適応のリプロファイリングなどのための基盤情報を提供する．

生命分子ネットワークからの薬剤標的の適切性の評価[2]　タンパク質相互作用ネットワークは，相互作用が集中する Hub タンパク質を中心とした Hub-Branch 型ネットワークであるが，詳細に検討すると，相互作用数が少ない低次層，中間層，高次（Hub）層の3層に分かれる．そして中間層は互いに密に相互作用して生命ネットワークのバックボーンを構成している．これまでの薬剤の標的分子をこれにマップすると，薬剤標的分子は中間層に集中している．

これは進化の過程において致死的遺伝子を病因とする疾患は淘汰されたことを意味する．ただ抗がん剤だけは致死的 Hub タンパク質を標的する傾向がある．これは通常のがんは生殖年齢以降に発症し進化の淘汰にかからないために残存したと考えられる．このように適切な薬剤標的分子が満たすネットワーク的性質があり，それらから薬剤標的分子としての良否を評価できる．

患者特異的パスウェイの認識に基づく治療戦略

これまでの分子標的治療では，標的分子を決めてその機能を抑えた．しかしこの方法では，抑えた遺伝子を伝播する経路とは別に並行にシグナルを伝播する副側路があると十分な薬効が得られない．たとえば，がんの増殖を担うシグナル伝達系である MAPK 経路を抑制する MEK 活性阻害の抗がん剤は，もう一つの増殖経路である AKT-mTOR 系が並行に活性化している場合が多く，期待した腫瘍抑制効果を発揮しない場合が多い．

がんのパスウェイ準拠薬剤治療では，がんを患っている患者に特異的な分子ネットワーク活性の認識に基づいて，複数の薬剤による至適な抗がん剤治療の戦略を決定する．このためには，その患者においてどのパスウェイ分枝が過剰に使われ，どのパスウェイが不全に陥っているか，パスウェイ分枝の活性化状態がわかるパスウェイ・バイオマーカーなどを駆使して認識し，その上流と下流を抑制する阻害剤を使う．たとえば AKT-mTOR 経路がその患者で活性しているかどうかはその下流の S6 キナーゼの活性状態を調べるリン酸化タンパク質抗体を使えばわかる．このような患者特異的細胞分子ネットワーク活性の事前診断ができれば，第一世代の個別化薬剤投与（first generation personalized medication）とは異なる．パスウェイ特異的個別化投薬（pathway-specific personalized medication）と呼ぶべき薬剤治療が可能となる．

［田中　博］

文献

1) Tanaka, H.: Omics-based medicine and systems pathology. *Methods Inf. Med.*, **49**: 173-185, 2010.（本項の記載にほぼ一致した内容で詳しい文献リストがある）

2) Hase, T., Tanaka, H., et al.: Structures of protein interaction network and their implications on drug design. *PLoS Compt. Biol.*, **5**(10): e1000550, 2009.

A19 メタボローム解析と創薬

生物系薬学・分子生物学

生体内には多種多様の代謝経路が存在し，代謝反応の結果として生じる代謝産物量も，環境や疾患をはじめとする様々な要因により変化する．これらの代謝産物の総体をメタボロームと呼び，メタボロミクスとは細胞内において刻々と変化するこれらの代謝物を網羅的に測定・解析しようとするものである．メタボローム解析はバイアスをかけない手法により代謝産物を測定し，既存の代謝経路の変動やこれまで解明されなかった代謝調節機構，あるいは遺伝子やタンパク質の機能やこれらの生体分子との相互作用を解き明かすことが可能である．また既存の代謝物や代謝酵素はKEGGなどのデータベースとして公開されており(http://kegg.jp/)，実験的に得られた代謝物情報を代謝マップにのせることでネットワークを視覚的に理解することもできる．従来から古典的な分析方法により生体内代謝物の解析は行われていたが，1990年代にメタボローム，メタボロミクス（あるいはメタボノミクスとも呼ばれる）の概念が提唱され始め，2000年代に入ると機器分析の発達とともに本格的に網羅的な代謝解析研究が普及し，国内外におけるメタボロミクスに関連する論文数や特許数は飛躍的に伸び続けている（表1）．メタボロミクスが盛んな領域としては植物や微生物，食品などが代表的にあげられるが，なかでも医療・医薬におけるメタボロミクス研究は際立って論文数や特許数が多く，医薬産業界での将来性が見てとれる（表2）．

1. メタボローム解析技術

近年，メタボロミクス研究が盛んになるにともない，ガスクロマトグラフィー−質量分析計（GC/MS），高速液体クロマトグラフィー−質量分析計（LC-MS），キャピラリー電気泳動−質量分析計（CE-MS），フーリエ変換イオンサイクロトロン共鳴質量分析（FT-ICR/MS），核磁気共鳴装置（NMR）など様々な分析技術が開発されている．各手法にはそれぞれに特徴がある．たとえばGC/

表1 メタボローム関連論文数と特許数の推移（1993～2007年）

	1993	1994	1995	1996	1997	1998	1999	2000	2001	2002	2003	2004	2005	2006	2007
海外論文	609	674	688	716	766	870	815	943	1071	1136	1302	1557	1822	1976	2264
海外特許	26	31	42	43	37	34	68	70	212	226	282	250	235	212	182
日本論文	6	18	18	20	24	42	40	53	63	65	104	137	175	240	315
日本特許	19	17	34	23	30	33	28	44	72	55	77	69	114	74	34

特許・論文のデータベースから検索・抽出した母集団を，テキストマイニングソフト「TRUE TELLER パテントポートフォリオ（日本語版・英語版）」(http://www.trueteller.net/textmining/patent/) にて分類・集計した．

表2 メタボローム関連論文数と特許の目的別件数（1993～2007年）

		海外論文	海外特許	日本論文	日本特許	計
1.	医薬・医療	16374	518	900	230	18022
2.	植 物	3374	86	356	23	3839
3.	微生物	2762	68	217	21	3068
4.	食 品	1715	39	107	11	1872
5.	農 業	654	7	48	4	713
6.	家 畜	1558	20	72	3	1653

MSは高分解能であり，中性物質から極性の高い代謝物まで幅広く測定が可能である．しかしながら揮発性にするための誘導体化が必要であり，この過程で定量性が低下するなどの問題がある．またGC/MSはリン脂質など不揮発性の測定にも適していない．一方でLC-MSやCE-MSは誘導体化の必要がない半面，それぞれが得意とする代謝物の物性に偏りがある．現段階ではすべての代謝物に適応できる単一の手法はなく，目的代謝物質の性質によりこれらの測定法を使い分ける必要がある．

2. CE-MSの創薬への応用

a. CE-MS法を用いたメタボローム解析

ヒトにおけるあらゆる疾患や病態のメカニズムを解明するためには対象の細胞や組織における代謝物を網羅的に解析し，特有の代謝変化を観察することが重要である．ほとんどの生物が有する解糖系，クエン酸回路，ペントースリン酸回路に代表されるエネルギー代謝やアミノ酸，核酸生合成経路の代謝物の多くは，リン酸基，カルボキシル基，アミノ基等をもつイオン性物質であり，UV吸収がない，不揮発性などの物理化学的特徴を有している．CE-MSは，現在一般的に使われているNMRやLC-MSなどでは一斉分析が難しいこのようなイオン性化合物に対して高分離能を示すキャピラリー電気泳動装置（CE）と高い選択性と感度を有する質量分析装置（MS）を組み合わせた手法である．この手法の利点としてはイオンサプレッションの影響を受けず定量性がきわめて高いことである．また近年，飛行時間型質量分析計（TOFMS）をCEに接続させたCE-TOFMS法が開発された．これにより従来の手法に比べ，スループットが高く，高分解能，高感度化が実現され，精密質量（ミリ原子質量単位）での代謝物の一斉分析が可能になった．

b. 試料の前処理と測定

サンプルに含まれる夾雑物や高塩濃度は電気泳動やデータの再現性に影響してしまうため，その前処理は非常に重要なステップである．創薬を目的としたメタボローム測定の場合，血液や尿などの体液，さらには実験動物の臓器，培養細胞などが試料としてあげられる．CE-MS解析用の試料は，メタノールを用いた代謝物抽出方法が一般的に用いられている．メタノールはイオン性代謝物質を溶解するだけでなく，酵素タンパク質を変性させ，代謝反応を瞬時に遮断することができる．具体的には，ホモジナイズなどによる試料の破砕後，クロロホルム/メタノール/水で二相液液分配し，このなかのメタノール/水層を減圧乾固したものを水にて溶解し，アプライする手法が用いられている．上述の方法によりリン脂質や生体高分子が取り除かれた代謝物質は，インジェクション後，泳動液で満たされた溶融キャピラリー内において，その両端に数十kVの高電圧を印加することで，物質の電荷/水和イオン半径の比に基づき分離される．分離された代謝物質はキャピラリーの出口に接続されたMSで選択的に検出される．陽イオン性代謝物質は陰極方向に，また陰イオンは陽極方向に移動することから，ほぼすべてのイオン性代謝物質を陽イオンモードと陰イオンモードの二つの測定法で測定できる．

c. メタボミクスの創薬標的探索への応用

メタボローム解析はこれまで明らかにされていない疾病メカニズムの解明や，疾病の予測あるいは診断を目的としたバイオマーカーの探索などに利用され，様々な病気に関しての報告がなされている．最近発表されたCE-TOFMSを用いたがんメタボロミクスの研究内容を紹介する．

大腸と胃がん患者の腫瘍部位と非腫瘍部位での比較メタボローム解析を行い，解糖系やTCA回路，ペントースリン酸経路といった，まさにCE-MSの強みを活かしたエネルギー代謝に関連する代謝物に着目した解析が行われた．このなかで，腫瘍組織中のグルコース量は，正常組織中に比べて約1/10程度であった．一方，解糖系中間体量は非腫瘍組織と比べて同等かそれ以上であり，さらに解糖系の最終産物である乳酸量も腫瘍組織中

において増加していることが実験的に見出され，解糖系が亢進していることが確認された．このことはがん細胞が好気的環境下においても酸化的リン酸化よりむしろ解糖系に依存したエネルギー代謝を行うワーバーグ効果と呼ばれる現象にそったがん細胞特異的な代謝プロファイルを示すことを実証している．加えて腫瘍組織では，クエン酸回路の後半部分の代謝物（コハク酸，フマル酸，リンゴ酸）が増加していた．この現象は回虫にあるようなフマル酸呼吸を示唆する代謝物変動である．またアミノ酸の蓄積がみられることからエネルギーをつくるためにタンパク質の分解が起きていることが推測された．このようにがん細胞に特異的な代謝メカニズムを明らかにすることは，創薬ターゲット分子の発見につながることが期待され，メタボローム解析が創薬開発において強力なツールになると考えられる．

d. 創薬開発過程における毒性評価へのメタボロミクスの応用

薬物は生体内において代謝反応を受け，水溶性の代謝物として体外へ排出される．しかし一部の薬物は代謝過程で化学的に反応性の高い求電子性の代謝物（反応性代謝物）が生成され，DNAやタンパク質に共有結合することで毒性の原因になると考えられている．製薬企業では共有結合性試験やトラッピング試験と呼ばれる評価法を用いて反応性代謝物の検出を行うが，完全に毒性を予測するのは難しく，新たな試験法の確立が望まれている．メタボローム解析を用いて毒性評価に利用可能なバイオマーカーの探索を行った研究報告について概説する．

解熱鎮痛剤であるアセトアミノフェン（APAP）は過剰摂取により急性肝炎を引き起こすことが知られている．APAPは生体内において99%は肝臓でグルクロン酸か硫酸に抱合され，尿中に排泄される．しかし1%はチトクロムP450により代謝され，毒性の高い親電子物質NAPQI（N-acetyl-p-benzoquinone imine）が生合成される．通常NAPQIは肝細胞内に大量に存在する還元型グルタチオン（GSH）に抱合され，尿中に排泄される．しかし，APAPが過剰に存在するとGSHが枯渇し，NAPQIが蓄積して様々な生体高分子と結合するため，肝細胞の壊死を引き起こすとされる．APAPをマウスに投与し，急性肝炎を誘発したマウスの肝臓および血液中の代謝物質をCE-TOFMSで網羅的に測定し，ディファレンシャル解析が行われた．この結果，APAP投与マウスではグルタチオン合成経路の代謝物が軒並み減少すると同時に，有意に増加する未知物質の存在が確認された．未知物質の移動時間がGSHと一致したため，さらにCE-Q-TOFMSによる構造情報解析と標品による添加試験を行ったところ，未知

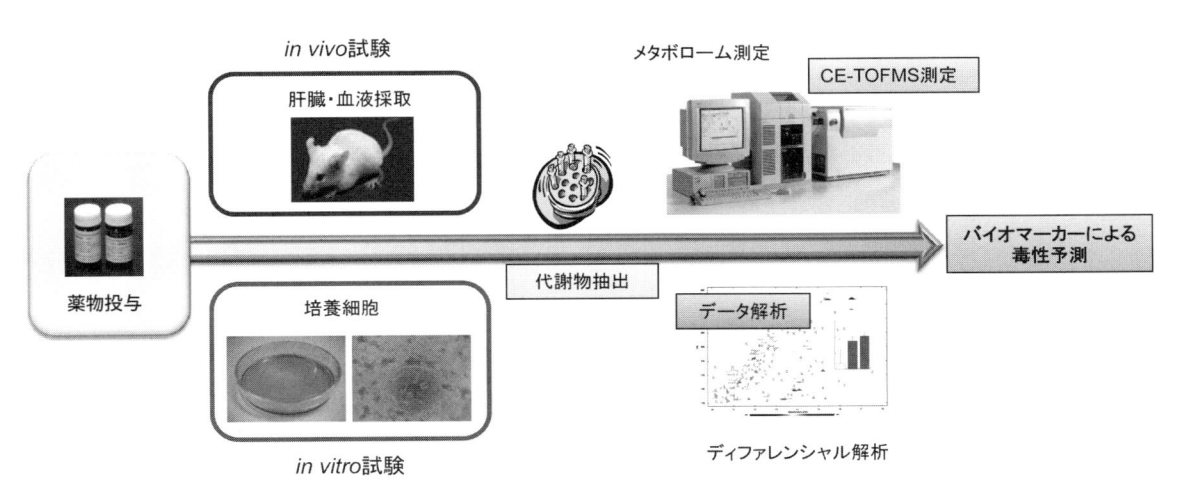

図1 医薬品毒性評価を目的としたCE-MSを用いたメタボローム解析の流れ

物質は GSH の SH 基が CH$_3$ 基に置換されたオフタルミン酸であることが確認された．オフタルミン酸が血中において増加するメカニズムとして，APAP の代謝で生じた親電子物質（NAPQI）の解毒のために GSH が消費され，オフタルミン酸が生合成されるが，分子内に SH 基を有していないため，親電子物質とは反応せず肝細胞内に蓄積し，ABC トランスポーター等で最終的に血液中に排泄されると考えられる．

メタボローム解析はオフタルミン酸のように反応性代謝物による毒性を予測するバイオマーカーの探索に有効な手法である（図1）．現在，製薬企業や食品会社において安全性評価や薬効予測などを目的とし，CE-MS が導入され始めている．

3. これからのメタボロミクスの課題と発展

新たなオミクス研究としてメタボロミクスが注目を浴び始め，今後も幅広い分野への貢献が期待されるが，まだまだ発展途上の段階にあり，課題もある．たとえば，前述のように現状では代謝物の物性により測定法を選択しなければならない．しかしながら質量分析装置は高価であり，また複数の測定法を用いて解析する手間やそれに付随して生じるデータ解析の煩雑さは現実的ではない．今後はマルチな測定法の開発が期待される．また現在のメタボローム解析における物質の同定は標準品を用いることが一般的であるが，入手できる標準品が限られていることから同定できない未知物質が数多くある．より多くの代謝経路に属する化合物の合成や，質量分析装置の機種に依存しない共通して利用可能なデータベースの確立などが解決策として待たれる．

細胞や組織におけるすべてのメッセンジャー RNA を網羅的に解析するトランスクリプトミクス，すべてのタンパク質を解析するプロテオミクス，さらにメタボロミクス．これらの研究が進むにつれ生物学的ネットワーク情報が蓄積され，生命現象をシステムとして理解するシステムバイオロジーの進歩に結びつく．将来的にコンピューターモデルによる創薬ターゲット探索から薬効予測，安全性評価など新たな創薬開発の手法に期待が寄せられる．

［山下　亮・曽我朋義］

文　献

1) Soga, T., et al.: Quantitative metabolome analysis using capillary electrophoresis mass spectrometry. *J. Proteome Res.*, **2**: 488-494, 2003.
2) Soga, T., et al.: Differential metabolomics reveals ophthalmic acid as an oxidative stress biomarker indicating hepatic glutathione consumption. *J. Biol. Chem.*, **281**: 16768-16776, 2006.
3) 曽我朋義：メタボロームが解き明かす生命のシステム．実験医学, **26**: 2-6, 2008.
4) Hirayama, A.: Quantitative metabolome profiling of colon and stomach cancer microenvironment by capillary electrophoresis time-of-flight mass spectrometry. *Cancer Res.*, **69**: 4918-4925, 2009.
5) 山下　亮：メタボロームと糖尿病．最新医学, **67**: 39-43, 2012.

A20 ミトコンドリアとその異常

生物系薬学・分子生物学

1. ミトコンドリアの概略

ミトコンドリアは，内膜と外膜の二重膜に囲まれた細胞小器官で，エネルギー産生のほかに多彩な機能を有している．ミトコンドリア固有の環状DNA（図1）があり，ミトコンドリア内でDNAの複製，転写，翻訳が行われる．ヒトミトコンドリアDNA（mtDNA）の長さは16568塩基対程度であり，11種類の電子伝達系酵素サブユニット遺伝子，2種類のATP合成酵素サブユニット遺伝子，22種類のtRNA遺伝子と2種類のリボソームRNA遺伝子がコードされているだけである．その他の1000種類に及ぶミトコンドリアタンパク質の遺伝子は，核遺伝子にコードされ，ミトコンドリアの外で前駆体として翻訳され，後にミトコンドリアへ移行する．

ミトコンドリアは，融合と分裂を頻繁にくりかえし，ダイナミックに細胞内を動いている．また，機能が低下したミトコンドリアは，マイトファジー（mitophagy）によって選択的に除去される．

ミトコンドリアは，エネルギーの枯渇状態に対応して増加する．すなわちATPが減少したときには，相対的にAMPが増加し，AMPが増加するとAMP依存性タンパク質キナーゼ（AMP-dependent protein kinase）が活性化し，ミトコンドリアを増加させるスイッチがオンになる．

2. ミトコンドリアによるエネルギー産生

ミトコンドリアの主要な機能はATPを合成することである．ミトコンドリアの外側（サイトゾール）では，グルコースあるいはグリコーゲンから解糖系によってピルビン酸が生成され，そのピルビン酸はミトコンドリア内へ入り，クエン酸回路で酸化される．また，多くのアミノ酸は，脱アミノ基後にクエン酸回路へ入り酸化される．同時に，ピルビン酸の酸化とクエン酸回路では，NAD^+とFADがそれぞれNADHと$FADH_2$へと還元される．

その他，エネルギー源となる脂肪酸は，アシル化されてミトコンドリアに入り，β-酸化によって酸化され，同時にNAD^+がNADHへと還元される．

電子伝達系によって，NADHと$FADH_2$の還元電位は，内膜間に生じる膜電位へと変換される．そこでは，膜電位の電気化学的エネルギーがATP合成のエネルギー源となり，ATP合成酵素がADPとリン酸からATPを合成する．

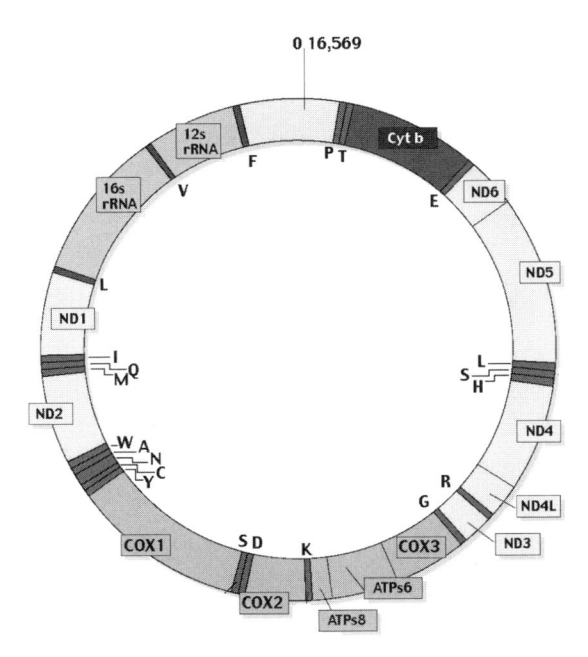

図1 ミトコンドリアDNAの模式図
12SrRNA, 16SrRNAはリボソームRNA遺伝子，ND1, ND2, ND3, ND4, ND4L, ND5, ND6は呼吸鎖複合体Iのサブユニット遺伝子，Cytは複合体IIIのサブユニット遺伝子，COXI, COXII, COXIIIは複合体IVのサブユニット遺伝子，ATPs6, ATPs8はATP合成酵素のサブユニット遺伝子，FVLIQMWANCYSDKGRHSLETPは各々のアミノ酸（1文字表記）に対応するtRNA遺伝子を示す．

3. 活性酸素の放出源としてのミトコンドリア

ミトコンドリアは最大の活性酸素源である（図

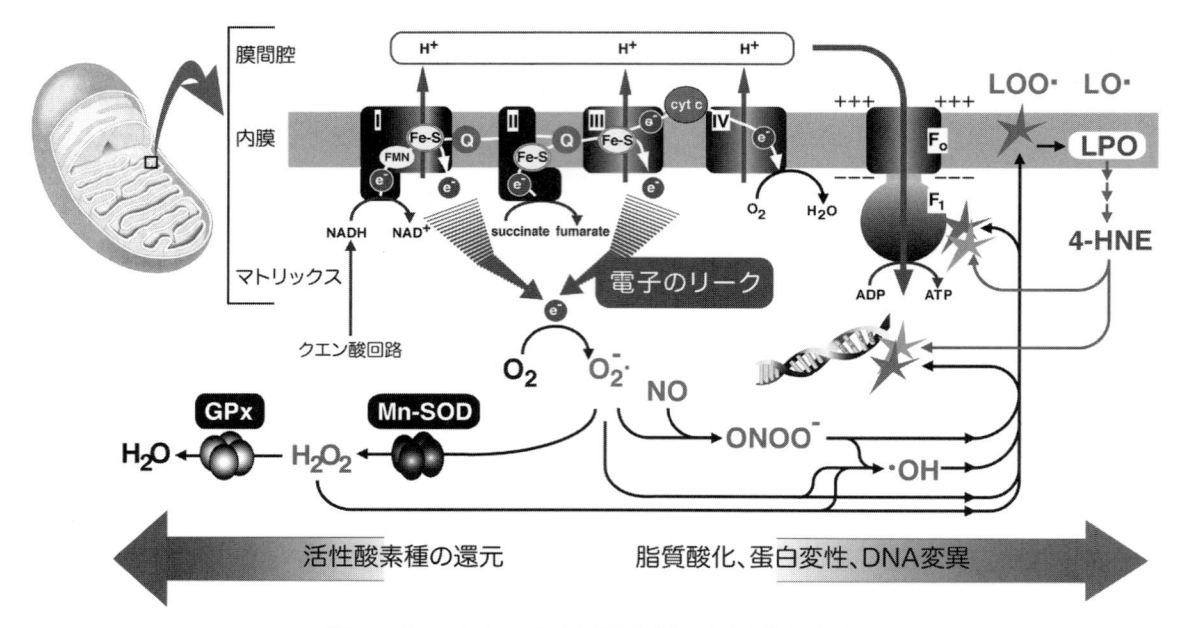

図2 ミトコンドリアにおける活性酸素種の生成と消去の概略

ミトコンドリアの内膜の電子伝達系から遊離した電子（e⁻）は O_2 に吸収され，O_2^- が生じる．O_2^- は，Mn-SOD によって H_2O_2 に変換され，GPx（グルタチオンペルオキシダーゼ）などによって水になり解毒される．NO と O_2^- が反応すると $ONOO^-$ となる．$\dot{O}H$ は，$ONOO^-$ の分解や，H_2O_2 から Fenton 反応によって，あるいは，H_2O_2 と O_2^- から Haber-Weis 反応によって生じる．

2）．エネルギー代謝時に電子伝達系から漏れでた電子が酸素に吸収されるとスーパーオキシドアニオンラジカル（O_2^-）となる．O_2^- は，非酵素的あるいは Mn-SOD（スーパーオキシドディスムターゼ）により酵素的に過酸化水素（H_2O_2）へ変換する．過酸化水素はミトコンドリア膜を通過できるので，ミトコンドリア外へも放出される．ミトコンドリア内外で H_2O_2 はカタラーゼやグルタチオンペルオキシターゼなどの酵素によって水へと還元され解毒される．しかし，Fe^{2+} あるいは Cu^+ があるときは，これらの触媒によって，酸化力が強いヒドロキシルラジカル（・OH）へ変化する．・OH を還元する酵素は存在せず，酸化力が強いので，核酸，タンパク質，脂質を酸化し破壊する．

ミトコンドリアから活性酸素が発生するのは，内膜の過剰な電位がかかったときである．実際，膜電位を適度に低下させると活性酸素の発生は低下する．ミトコンドリア内膜には脱共役タンパク（uncoupling protein）があって，膜電位を調節している．

活性酸素のなかでも，O_2^- や H_2O_2 は，細胞内シグナルとして機能するので，抗酸化物質を過剰に摂取するとむしろ死亡率を高めることが，大規模疫学調査から明らかになっている．

4. ミトコンドリアの多彩な機能

ミトコンドリアにはエネルギー産生以外にも多くの機能がある．アポトーシス開始のシグナル，アポトーシスの調節因子と実行因子がミトコンドリア内に蓄えられており，アポトーシスが誘導されるときは，これらの因子がミトコンドリア外へ放出される．

Ca^{2+} イオンは細胞内情報伝達シグナルとして機能するが，Ca^{2+} の蓄積と放出による Ca^{2+} の濃度調節もミトコンドリアの重要な機能である．

その他，ミトコンドリアとサイトゾルにまたがる反応系としては，尿素回路，ヘム合成系，ウリジン合成系とステロイドホルモン合成系がある．

5. ミトコンドリア遺伝子とその特徴

mtDNAは母系遺伝（あるいは母性遺伝）で母親から子に伝わる．精子のmtDNAは受精後にすみやかに分解され，子へは伝えられない．

mtDNAは活性酸素が発生する環境下に存在するために，変異速度は核DNAに比較して10～20倍速い．

mtDNAは細胞の中で多数存在するので，mtDNAに変異があった場合には，変異mtDNAと正常mtDNAの比率によって多彩な表現型が出現することになる．また，その比率は体内で一定ではなく，臓器によっても異なる．したがって，変異が蓄積する臓器は個々人によって異なり，さらに同じ臓器であっても変異mtDNAが多い細胞と変異が少ない細胞がモザイク状に混在する．

通常ほ乳類mtDNAはきわめて均一であり，1種類のmtDNAしか存在しない場合，ホモプラズミー状態であるという．変異mtDNAが混在しているとき，ヘテロプラズミー状態という．ミトコンドリア病において，ヘテロプラズミーが頻繁に見いだされている．MtDNA変異の病原性が強い場合には変異mtDNAのみでは細胞が生存されず，正常mtDNAと混在することによってのみ生存しうる．一方，病原性が弱く変異mtDNAだけでも細胞が存在しうるときには，ホモプラズミー状態がありうる．がん細胞においてはほとんどのmtDNAに体細胞変異が生じており，ほぼホモプラズミー状態である．

6. ミトコンドリアの異常と疾患

mtDNAの特定の場所に変異があるとミトコンドリア異常症となる．ミトコンドリア病の3大サブグループは，その病状の特徴によって名づけられている．MELAS（mitochondrial myopathy, encephalopathy, lactic acidosis, and stroke-like episodes），MERRF（myoclonic epilepsy associated with ragged-red fibers），CPEO（chronic progressive external ophthalmoplegia）．これらの原因はtRNA$^{Leu(UUR)}$，tRNA^{Lys}の点変異，いずれかのtRNA遺伝子領域の大欠失である．ミトコンドリア病として患者の多いリー脳症の大部分は，ミトコンドリアタンパク質の各遺伝子の変異によって発症する．ミトコンドリア病は，平成21年に特定疾患に指定された．

5種類のミトコンドリアtRNAのアンチコドンにはタウリンが結合して翻訳に必須な役割を果たしている．tRNA$^{Leu(UUR)}$遺伝子とtRNA^{Lys}の病原性点変異によって，タウリン修飾が欠損し，そのコドンで翻訳が停止する（図3）．

さらに，リボソームRNA遺伝子の点変異によって，アミノグリコシド感受性の難聴が起きる．

全体の70％にあたるがん細胞にはmtDNAの体

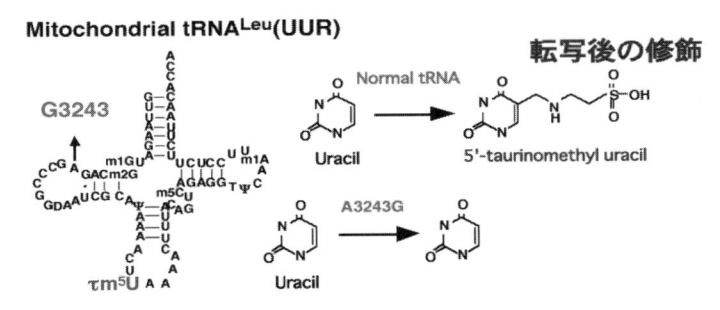

図3 ミトコンドリア病MELASにおけるtRNA遺伝子変異によるタウリン修飾欠損

ミトコンドリア病MELASの原因点変異によって，アンチコドンの第3文字のウリジンにタウリンが結合できなくなる．タウリン修飾が欠損したtRNAは翻訳を行うことができず，タンパク合成は停止する．

細胞変異が蓄積している．mtDNAに変異があると抗がん剤耐性となり，抗がん剤治療に影響する．ミトコンドリア変異の場所によっては，活性酸素を発生させ，がんの転移を促す．実際，ミトコンドリアDNAの欠失変異をもつがんでは，予後が悪く死亡率が数倍高い．

7. ミトコンドリア異常と生活習慣病

　過剰な活性酸素の放出による酸化ストレスが，老年病や生活習慣病の原因のひとつと考えられている．アルツハイマー病はアミロイドβペプチド（Aβ）の蓄積がおもな原因であるとされているが，Aβはミトコンドリア内に入り込み，ATP合成を低下させたり，酸化ストレスを亢進する．前述のように，酸化ストレスによって機能低下したミトコンドリアを排除する機構があり，その機構の欠損がパーキンソン病の少なくともひとつの原因とされる．

　mtDNAの多型は，わずかなミトコンドリア機能の変化に影響し，糖尿病，肥満症，動脈硬化などの様々な生活習慣病の危険因子となる．たとえば，特定のmtDNAの塩基と糖尿病のかかりにくさは相関関連がある．また，持久力のある人に特異的なmtDNA配列も同定されている．

　インスリン分泌細胞では，血液のグルコースを取り込み，解糖系とミトコンドリアの酸化的リン酸化によってATPを合成する．血液中のグルコース濃度に依存してATPが合成されるので，ATP量が血糖値を反映することになる．ATPはK^+-チャネルを閉鎖し，Ca^{2+}-チャネルを開き，Ca^{2+}のシグナルによってインスリンが分泌される．ミトコンドリア機能低下によってATPが合成されないと，インスリンが正常に分泌されなくなり，糖尿病の原因となる．筋肉におけるミトコンドリア機能低下は糖の消費を低下させ，高血糖値の原因である．

8. ミトコンドリアと老化

　ミトコンドリアは，最大の活性酸素種発生源であることから，老化の原因であるというミトコンドリア老化説が提出されてきた．少なくとも，老化に伴い，ミトコンドリア機能は低下し，酸化ストレスが亢進し，mtDNAの変異が蓄積する．

　ミトコンドリアDNAポリメラーゼの校正機構（proofreading）を欠損させたDNAポリメラーゼを導入されたマウスでは，ミトコンドリアDNAの変異が早く蓄積し，それに相関し，老化現象が早められる．

　また，過酸化酸素を還元するカタラーゼをミトコンドリア内で発現させたマウスの寿命は長くなる．これらの結果から，ミトコンドリアは少なくとも老化を進める原因のひとつである．

　さらに，カロリー制限によって多くの生物では寿命が長くなることが知られている．カロリー制限によって発現が亢進される長寿遺伝子産物は，ミトコンドリアを増加させ，脂質代謝を活性化する．同時にMn-SODを活性化させることによって，酸化ストレスを軽減し，老化を抑制する．また，老化に伴いテロメアが短くなるとミトコンドリアの機能が低下し，活性酸素が発生しやすくなる．

　このように，老化の原因とされる要因の多くが，ミトコンドリアと関係することが明らかとなりつつある．

［太田成男］

文　献

1) 瀬名秀明，太田成男：ミトコンドリアのちから．新潮文庫，2007．
2) 太田成男：体が若くなる技術．サンマーク出版，2010．
3) サイエンスZERO取材班，太田成男：ミトコンドリアの新常識．NHK出版，2011．

A21 骨の破壊と再生

生物系薬学・分子生物学

1. 骨芽細胞と破骨細胞

a. 骨代謝系における役割

骨では，身体の成長が止まった後も，つねに古い組織が分解され新しい組織が形成されている．このような骨組織の代謝を骨リモデリングという．骨組織の分解（骨吸収）を担っているのが破骨細胞であり，骨組織の形成（骨形成）を担っているのが骨芽細胞である[1]．骨リモデリングの過程は，破骨細胞が骨表面に接着する活性化期，骨吸収が活発に行われる吸収期，骨吸収から骨形成への逆転期，骨芽細胞が盛んに骨形成を行う形成期，および休止期に分類される．正常な状態では，骨吸収と骨形成の均衡が保たれ，骨の再構築を繰り返すことにより一定の骨量が維持されている．

骨芽細胞は，間葉系幹細胞から分化する細胞である．骨基質表面に並んで存在し，骨基質タンパク質であるI型コラーゲンおよび非コラーゲン性タンパク質（オステオカルシン，オステオポンチン，骨シアロタンパク質等）を合成・分泌する．骨形成終了後は，自ら形成した骨基質に埋め込まれた骨細胞，あるいは骨表面を覆う bone lining cell となる．

破骨細胞は，造血幹細胞から分化する細胞であり，前駆細胞の細胞融合により生じる直径数十～数百 μm 程度の多核巨細胞である（図1）．骨吸収は，細胞辺縁部が骨基質に接着して生じる内側の空間で起きる．そのため破骨細胞は明帯や波状縁等の特徴的な構造を有する．明帯は骨基質との接着に関与する部分であり，細胞辺縁部にそってリング状に存在している．接着分子であるインテグリンや細胞骨格であるアクチン線維等が集積している．波状縁は，骨吸収が行われる部位に存在する細胞膜のひだ状構造であり，液胞型プロトンATPase やプロテアーゼ類等，破骨細胞の骨吸収活性を担うタンパク質が集積している．

b. 分化とその制御因子

骨芽細胞の分化過程においては，bone morphogenetic protein（BMP）と呼ばれるタンパク質，および runt-related transcription factor 2（Runx2），osterix（Osx）という2種類の転写因子が重要な役割を果たすことが知られている．BMP はこれまでに20種類以上が報告されており，BMP-1を除くすべての BMP が transforming growth factor-β（TGF-β）スーパーファミリーに属する．Runx2は，骨基質タンパク質等，骨芽細胞特異的な遺伝子の発現を制御している．また，Osx は Runx2 の下流に位置する転写因子である．

破骨細胞の分化においては骨芽細胞との細胞間相互作用が必要である．骨芽細胞が分泌する macrophage-colony stimulating factor（M-CSF）や，骨芽細胞表面に発現している receptor

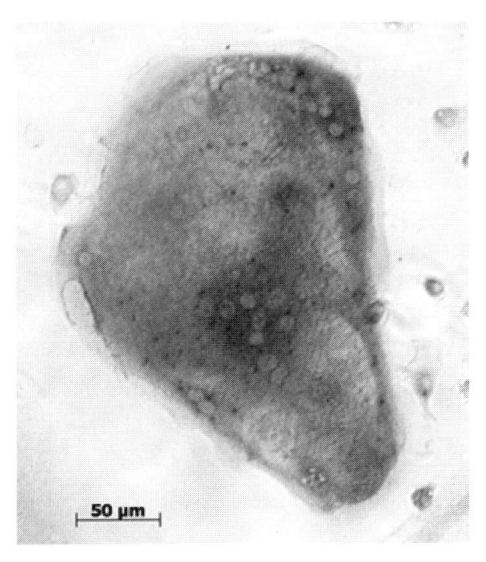

図1 破骨細胞の TRAP 活性染色像
ラット骨髄由来破骨細胞前駆細胞を RANKL および M-CSF 存在下破骨細胞へと分化誘導し，分化マーカーである酒石酸抵抗性酸性ホスファターゼ（TRAP）の活性染色を行った．右上部あるいは中央部の円状のものが核である．

activator of NF-κB ligand（RANKL）が重要な役割を果たす．骨芽細胞における RANKL 遺伝子の発現は転写因子 Runx2 により制御されている．破骨細胞表面には RANKL の受容体である RANK が発現しており，骨芽細胞上の RANKL との相互作用により破骨細胞の分化が進行する．また，同じく骨芽細胞によって産生され分泌されるオステオプロテゲリン（OPG）は，RANKL に対する結合能を有するデコイ受容体であり，RANKL と RANK の結合を競合的に阻害することにより破骨細胞の分化を調節していると考えられている．RANKL 結合により細胞内では転写因子である c-Fos, NF-κB，NFATc1 等の活性化が引き起こされる．NFATc1 は破骨細胞分化において重要な転写因子であり，破骨細胞の分化マーカーである酒石酸抵抗性酸性ホスファターゼ（TRAP）や，骨基質分解を担うカテプシン K 等のプロテアーゼの発現を制御している．

2. 骨・軟骨疾患とその治療薬
a. 骨粗鬆症

骨粗鬆症は「骨強度の低下を特徴とし，骨折のリスクが増大しやすくなる疾患」と定義されている．また，「骨強度は骨密度と骨質の二つの要因からなり，骨強度の約 70％は骨密度により決まり，残りの約 30％は骨質（構造，骨代謝回転，微細損傷の集積，骨組織のミネラル化等）により決まる」とされている．日本での骨粗鬆症患者数は約 780 万人から 1100 万人と推定されている．

骨粗鬆症は，原発性骨粗鬆症（女性の閉経後骨粗鬆症や男性高齢者における骨粗鬆症）と，別の原疾患に基づいて発症する続発性骨粗鬆症（内分泌性，栄養性・代謝性，炎症性，薬物性等）に分類される．閉経後骨粗鬆症は，骨リモデリングの頻度増加（高代謝回転）および骨吸収と骨形成のアンバランスによって起こる．最大の原因は閉経に伴うエストロゲンの急激な減少である．エストロゲン欠乏により異常に高まった骨吸収に骨形成が追いつかず，急速な骨密度の低下を招くとともに骨の力学的強度が弱まる．

骨粗鬆症治療の目的は骨折危険性を抑制し，quality of life（QOL）の維持と改善をはかることである．以下，原発性骨粗鬆症治療薬について概説する[2]．

ビスホスホネート製剤：1個の炭素原子に2個のリン酸基が結合した基本構造を有する化合物群である．使用開始から 10 年以上が経過し，現在では骨粗鬆症の第一選択薬となっている．骨吸収を強力に抑制することにより骨代謝回転を抑制し，骨密度の増加および骨折の予防効果を有する．第 1 世代であるエチドロネートは 1996 年に骨粗鬆症に対して認可された初めてのビスホスホネート製剤である．第 2 世代のアレンドロネートは 2001 年に，第 3 世代であるリセドロネートは 2002 年に認可された．側鎖の構造がそれぞれ異なっており，リセドロネートの骨吸収抑制効果はエチドロネートの約 1 万倍といわれている．

エストロゲン製剤：エストロゲン補充療法は，理論上は閉経後骨粗鬆症に対する最も合理的な手段と考えられるが，骨代謝系以外にも多種の作用を示すのでリスクとベネフィットを十分に考慮する必要がある．結合型エストロゲンは国際的に認知されている骨粗鬆症治療薬であり，強力な骨密度増加効果および骨折予防効果を示すが，日本では骨粗鬆症への適応はなく，更年期障害等に使用されているのみである．日本で保険適用になっているエストロゲン製剤はエストリオールおよび 17β エストラジオールの 2 種である．

選択的エストロゲン受容体作動薬（selective estrogen receptor modulator：SERM）：ラロキシフェンは骨粗鬆症治療薬としては唯一の SERM である．エストロゲンとほぼ同等の親和性でエストロゲン受容体に結合し，骨に対して組織選択的な薬理作用を発現する．骨密度増加および骨折防止効果を示す．現在ではビスホスホネート製剤とともに世界的に骨粗鬆症薬物治療の代表的な薬剤となっている．

その他：骨代謝調整剤（ビタミン D およびカ

ルシウム），カルシトニン製剤，ビタミンK製剤等も使用されている．また現在，抗RANKL抗体製剤が閉経後骨粗鬆症や関節リウマチに対する治療薬として開発中である．

b．関節リウマチ

関節リウマチは，関節滑膜の慢性炎症性疾患である．滑膜炎の進行とともに軟骨・骨組織の破壊が進み，関節の変形に至る．人口の0.4〜0.5％，30歳以上の人口の1％が罹患するといわれている．根治療法はなく，患者のQOLを維持し寛解を導くことが治療の目標である[3]．

疾患修飾性抗リウマチ薬（disease modifying anti-rheumatic drugs：DMARDs）：DMARDsは，炎症自体を抑える作用はないが，リウマチの免疫異常を修飾することによって疾患をコントロールする薬剤である．免疫抑制薬と免疫調節薬に分類される．免疫抑制薬としてはメトトレキサート，タクロリムス，レフルノミド等，免疫調節薬としては金製剤，D-ペニシラミン，サラゾスルファピリジン等が使用されている．メトトレキサートは効果が発現するまでの期間が比較的短く，長期間服用を続ける患者の割合も50％以上と高い．現在米国では関節リウマチに対する標準治療薬となっている．

非ステロイド系消炎鎮痛薬（non-steroidal anti-inflammatory drugs：NSAIDs）：NSAIDsは非特異的に炎症反応を抑制する薬剤であり，関節リウマチに対して広く使用されている．しかし抗炎症作用の発現には1〜2週間を要し，炎症の程度を軽減はさせうるが進行の阻止や関節破壊防止の作用はない．シクロオキシゲナーゼ（COX）の2種のアイソザイム（COX-1，COX-2）のうちCOX-2選択的阻害薬では副作用である胃腸障害が起きにくいとされている．

ステロイド薬：ステロイド薬は関節リウマチの炎症を迅速かつ効果的に抑制し，患者のQOLを改善する．しかしその著明な効果のため使用を中止しにくくなり，長期投与による副作用や合併症を引き起こす場合がある．現在では活動性の高い関節リウマチの抑制のためにメトトレキサートと併用されたり，疼痛軽減や日常生活動作（activities of daily living：ADL）改善のため少量が投与される場合が多い．

生物学的製剤：関節リウマチの病態に深く関与するサイトカインを選択的に抑制することを目的として開発された抗体あるいは融合タンパク質である．関節炎および骨破壊の進行を抑制するが，疾患を完治させる薬剤ではない．インフリキシマブはマウス・ヒトキメラ型抗TNF-α抗体であり，日本で初めて関節リウマチに適応が認められた生物学的製剤である．エタネルセプトはヒト型の可溶性TNF受容体と抗体のFcフラグメントの融合タンパク質である．アダリムマブは完全ヒト化抗TNF-α抗体，またトシリズマブは抗インターロイキン6受容体抗体である．これらの生物学的製剤にはいくつかの副作用があり，とくに重要なものは感染症とアレルギーである．

c．変形性関節症

変形性関節症は，関節軟骨の変性・摩耗とその後の軟骨・骨の増殖性変化，および二次的に生じる滑膜炎による進行性の関節疾患である．膝に生じる変形性膝関節症については，日本の患者数は2500万人以上と推定されている．薬物治療法としては，NSAIDsの内服あるいは外用薬，また軟骨成分であるヒアルロン酸の関節内注射等がある．ステロイド剤の関節内注射も即効性のある治療法であるが，副作用に対する注意が必要である．

［安達玲子］

文献

1）須田立雄，小澤英浩，高橋榮明，田中 栄，中村浩彰，森 諭史：新骨の科学．医歯薬出版，2007．
2）骨粗鬆症の予防と治療ガイドライン作成委員会編：骨粗鬆症の予防と治療ガイドライン．ライフサイエンス出版，2006．
3）越智隆弘，山本一彦，龍 順之助：関節リウマチの診療マニュアル（改訂版），診断のマニュアルとEBMに基づく治療ガイドライン．日本リウマチ財団，2004．

A22　脂肪細胞と肥満

生物系薬学・分子生物学

1. 肥満が原因となる疾病

　肥満は，糖尿病，脂質代謝異常症，高血圧症などの主要なリスクファクターであり，いわゆるメタボリックシンドロームの元凶である（表1）．厚生労働省が平成22年3月に発表した国民健康・栄養調査によると，40〜74歳人口約5800万人中，メタボリックシンドローム（内臓脂肪症候群）の該当者は約1070万人であり，予備軍を合わせるとその数は約2010万人に達する．糖尿病については，20歳以上人口約1億400万人中，糖尿病が強く疑われる人は約890万人であり，予備軍を含めると2200万人を超える．

　糖尿病，脂質代謝異常症，高血圧症は動脈硬化そして心疾患や脳血管疾患につながる．心疾患と脳血管疾患は，それぞれ日本人死因の第2位と第3位であるが，合わせると約27％となり，第1位のがんに匹敵する数字である．

表1　メタボリックシンドローム（内臓脂肪症候群）の診断基準

1）ウエスト周囲径 　　男性85cm，女性90cm以上（男女とも内臓脂肪面積が 　　100cm^{2}に相当すると考えられている）
2）血中脂質 　　中性脂肪値　150mg/dL以上　または 　　HDLコレステロール値　40mg/dL未満
3）血圧 　　収縮期血圧　130mmHg以上 　　拡張期血圧　85mmHg以上
4）血糖 　　空腹時血糖値　110mg/dL以上

判定
・強く疑われるもの：上記1）に該当し，かつ2）〜4）のうち二つ以上の項目に該当する場合
・予備軍と考えられるもの：上記1）に該当し，かつ2）〜4）のうち一つの項目に該当する場合
特定健診・特定保健指導：40〜74歳を対象に上記の項目の健診が平成20年4月より始まった．「強く疑われるもの」については，専門職が3カ月以上指導するなどの積極的支援，「予備軍」については，動機づけ支援などの保健指導が行われている．
注：診断基準については，現在検証中であり，今後変更される可能性もある．

2. 肥満と脂肪・脂肪組織

　肥満とは，脂肪細胞がエネルギーを過剰に蓄積した状態を指し，中性脂肪である脂肪滴を過剰に蓄積することにより肥大化する．食事中の脂質の大部分を占めるトリグリセリドを摂取すると，消化，吸収，再構成を経て脂肪組織に貯えられる．エネルギーの過剰摂取や運動不足，また年齢とともに基礎代謝量が落ちることにより肥大化の方向へ進む．

　脂肪組織として皮下脂肪と内臓脂肪の2種類が知られる．皮下脂肪は，エネルギーの長期貯蔵が主な役割であるのに対して，内臓脂肪はエネルギーの摂取に敏感に対応し，貯蔵および分解に迅速に働く．後述するアディポネクチンなどの生理活性物質の分泌量にも違いがみられ，メタボリックシンドロームには内臓脂肪が大きくかかわっていると考えられている．内臓脂肪は，腸間膜に多く存在するが，肝臓や骨格筋に脂肪が蓄積されることも知られている．これらは異所性脂肪（第3の脂肪）と呼ばれ，インスリン抵抗性などに深くかかわっていることが近年明らかにされつつある．

　内臓脂肪や皮下脂肪は，白色脂肪と呼ばれ，ヒト体内の脂肪のほとんどを占めている．一般に脂肪細胞といえば白色脂肪細胞を指すが，げっ歯類では褐色脂肪細胞の存在が知られている．ミトコンドリアを多数もち，余剰エネルギーを消費する熱産生組織である．このように白色脂肪細胞とは反対の機能をもつ．ヒトではあまり注目されてこなかったが，ヒト成人においても存在することが最近明らかになり，今後の機能解明が待たれる．

3. 脂肪細胞の機能とその制御

　脂肪細胞の機能は，エネルギーの蓄積・保存が主であり，単なる貯蔵庫のように思われがちであるが，外界からの刺激に応じて生理活性物質を積

極的に分泌し，エネルギー代謝に重要な役割を果たしている．ヒトの細胞総数約60兆個のうち，脂肪細胞の数は約300億個といわれている．この数は幼少期に決定すると考えられており，幼少期に過剰のエネルギーを摂取すると，前駆脂肪細胞から成熟脂肪細胞への分化が進み，その数は600億個に達するといわれる．しかし，最近の研究により，成人でも新たな脂肪細胞分化が起こることが報告された．したがって，脂肪細胞の肥大化（hypertrophy）と脂肪細胞の数の増加（hyperplasia）の双方を解析することが重要である．

4. 脂肪細胞の分化

脂肪細胞は中胚葉間葉系の幹細胞から分化する．骨細胞や筋細胞と近い関係にあり，幹細胞から脂肪芽細胞，前駆脂肪細胞を経て脂肪細胞に分化する．幹細胞から前駆脂肪細胞までに至る分化機構については不明な点が多いが，前駆脂肪細胞から成熟脂肪細胞へ分化する機構は明らかにされつつある（図1）．脂肪細胞の分化には，PPARγ（peroxisome proliferator-activated receptor γ），C/EBP（CCAAT/enhancer binding protein）ファミリーおよびSRE-BP1（sterol regulatory element-binding protein-1）の転写因子群が重要な役割を果たしている．とくにPPARγは重要で，脂肪細胞分化の経路は，PPARγを介する経路が唯一であることが明らかとなっている．一方C/EBPαは，インスリン感受性に重要な役割を果たしている．C/EBPβやC/EBPδは，PPARγ，C/EBPαに先だって発現し，これら二つの転写因子の発現を制御している．コレステロール代謝や脂肪酸合成を調節する転写因子であるSREBP-1は，PPARγの発現に重要な役割を果たしている．

5. 脂肪細胞より分泌されるアディポサイトカイン

最近の研究により，脂肪組織は単なる貯蔵組織ではなく，外界からの刺激に応じてホルモンやサイトカインを分泌し，活発に全身の諸臓器に信号を送る最大の内分泌臓器であることがわかってきた．このような脂肪組織由来の生理活性物質を，「アディポサイトカイン」または「アディポカイン」という．

a. アディポネクチン

アディポネクチンは，244アミノ酸からなり脂肪細胞のみから特異的に分泌される．コラーゲン様線維状ドメインを中心にして三量体を形成し，さらにそれらが多量体を形成して血中に存在する．アディポネクチンは，肥満や2型糖尿病において発現が顕著に減少することから，当初から糖尿病改善に有力なアディポサイトカインとして注目されていた．実際，高脂肪食負荷によりインスリン抵抗性を惹起し，アディポネクチンが低下した動物にアディポネクチンを投与すると，抵抗性の改善が観察され，高中性脂肪血症も緩和された．このように，抗糖尿病薬として現在最も期待されているアディポサイトカインである．

アディポネクチンがアディポネクチン受容体に結合すると，AMPK（AMP activated protein kinase）およびPPARαなどを介してシグナルを伝

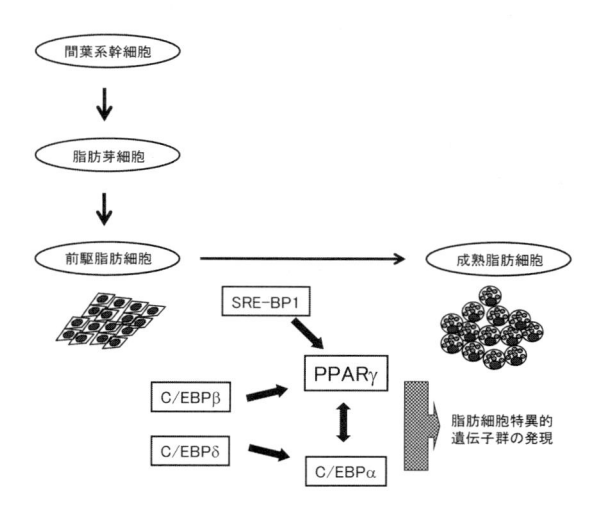

図1 脂肪細胞分化に関与する転写因子群およびそれらのシグナル伝達ネットワーク

PPARγとC/EBPαは，脂肪細胞に特異的な遺伝子群の発現を制御するとともにお互いの発現も制御している．SREBP-1はPPARγの発現に関与し，これらより早く発現するC/EBPβとC/EBPδは，PPARγとC/EBPαの発現を制御する．間葉系幹細胞から脂肪芽細胞，前駆脂肪細胞への過程については不明な点が多い．

達し，糖の取込みや脂肪酸燃焼を促進するとともに糖新生を抑制している．肥満状態では，アディポネクチンの低下に加え，アディポネクチン受容体の発現量の低下も観察される．アディポネクチンシグナルはPPARαを活性化するが，PPARαのアゴニストはアディポネクチン受容体の発現を増加させる．また，PPARγはアディポネクチンの血中濃度を上昇させる．このように，アディポネクチンとアディポネクチン受容体を介したシグナル伝達経路に，PPARαおよびPPARγの2種類のPPARファミリーが重要な役割を果たしている．

b. レプチン

レプチンは，脂肪細胞から分泌された後，おもに視床下部で発現するレプチン受容体を介して摂食抑制作用を発揮し，さらにエネルギー消費も促進する．レプチンは167アミノ酸より成り，N末端部の21アミノ酸のシグナルペプチドが除去された146アミノ酸のペプチドとして存在する．レプチンは，脂肪組織，とくに脂肪滴を有する成熟脂肪細胞においてのみ検出され，その遺伝子発現は，C/EBPαによって制御されている．レプチンの血中濃度は肥満者において著しく上昇しており，肥満の程度や体脂肪率とよく相関している．一方，絶食や食欲不振症などでは血中レプチン濃度は著しく減少しており，体脂肪量の有力な化学的指標になると考えられている．レプチン投与によりインスリン抵抗性の改善が報告され，糖尿病治療薬としての期待が大きい．

脂肪組織より分泌されたレプチンは，視床下部に存在するレプチン受容体（Ob-R）を介してシグナルを伝達する．Ob-Rbの細胞内ドメインには，JAK（janus kinase）の結合部位があり，活性化されたJAKは，STAT（signal tranduction and transcription）ファミリーのチロシン残基をリン酸化する．これらは核内に移行し，レプチンの標的遺伝子の転写活性を制御する．この経路は，全身のエネルギー代謝状態のセンサーとして脂肪細胞から分泌されるレプチンが，直接中枢に作用し，末梢にフィードバックする点できわめて興味深い

調節機構である．

c. TNF-α

TNF-α（tumor necrosis factor-α）は，単球マクロファージより分泌される腫瘍壊死惹起物質であり，通常は病原体や腫瘍に対する宿主の防御機構として働いている炎症性サイトカインである．脂肪組織にもTNF-αが産生しており，その発現量は血中のインスリン値と正相関している．しかし，肥満により極端にTNF-α発現量が上昇する．TNF-αは，その受容体を介してインスリンシグナルやGLUT4（glucose transporter 4）のシグナルを阻害することによりインスリン抵抗性の原因となる．また，肥満により産生が亢進したTNF-αは，アディポネクチンの発現を転写レベルで抑制することが報告されている．肥大化した脂肪組織においてTNF-αの発現が上昇するが，その産生細胞は脂肪細胞ではなく，マクロファージと考えられている．肥大化した脂肪組織にはマクロファージが浸潤する．これらの細胞がパラクライン作用（ある細胞で分泌された成分が近傍の細胞に影響を及ぼすこと）によりTNF-αを産生する．すなわち，肥大化した脂肪細胞から遊離脂肪酸が放出され，マクロファージに働きTLR4（toll-like receptor 4）を介してNFκBを活性化し，その結果，TNF-αの産生が上昇すると考えられている．

d. PAI-1

PAI-1（plasminogen activator inhibitor type 1）は，生体内において凝固と線溶に働く重要な物質である．凝固系と線溶系は複数の因子の相互作用によりバランスが保たれている．PAI-1は，プラスミノゲンアクチベーターの活性を抑えることによりプラスミンの生成を妨げる．したがって，PAI-1が増加すると，プラスミンを介したフィブリンの分解が妨げられることにより線溶活性を低下させ，結果として血栓形成方向に傾く．肥満時には内臓脂肪においてPAI-1が多く発現し，内蔵脂肪蓄積時に観察される心筋梗塞，静脈血栓症などの血管合併症の発症に関与しているおり，肥満時における最も重要な危険因子の一つである．

用語解説

■ **肥満マウス・肥満ラット** 肥満に起因する疾患解明に必要な肥満マウスや肥満ラットは数多く知られている．その代表例として，ob/ob マウスと db/db マウスがある．ob/ob マウスの名は，過度の肥満（obese）を呈することに由来するが，その原因がレプチン遺伝子の変異によることが後になって明らかにされた．また，db/db マウスの名は，糖尿病（diabetes）に由来するが，その原因遺伝子はレプチン受容体であり，その変異によりレプチンに応答できないため肥満を呈することも明らかになった．他にも，KK-A^y マウス，Koletsky ラット，OLETF ラット，Wistar fatty ラットなども肥満を呈し，各種代謝実験や薬剤開発に貢献した．一方，痩せマウスも存在する．A-ZIP/F-1 マウスは，白色脂肪細胞が消失し脂肪委縮症糖尿病を呈する．A-ZIP は，脂肪細胞分化に重要な転写因子 C/EBP ファミリーの働きを抑えるドミナントネガティブ体を発現するトランスジェニックマウスである．SREBP-1c 強制発現トランスジェニックマウスも同様に痩せの全身性脂肪委縮症を呈する．

■ **核内受容体** 核内で受容体として働く転写因子群を指す．ホルモン受容体が多数知られていたため核内ホルモン受容体と呼ばれていたが，ホルモン作用をもたないものもあるため，現在では核内受容体（nuclear receptors）と呼ばれている．性ホルモンのエストロゲンやアンドロゲン，またビタミン D ホルモンや甲状腺ホルモンなどの受容体が含まれる．PPARγ，PPARα，FXR（farnesoid X receptor）など脂肪細胞分化，脂質代謝に関与する受容体もその一員である．ゲノム解析の結果，ヒトでは 48 種類の核内受容体が同定され，その構造的特徴により四つのファミリーに分類される．リガンドが同定されていないオーファン受容体も多く，核内受容体のスーパーファミリーを形成している．

［今川正良］

文 献

1) Spigelman, B. M., Flier, J. S.: Adipogenesis and obesity: Rounding out the big picture. *Cell*, **87**: 377, 1996.
2) Lazor, M. A.: Becoming fat. *Genes Dev.*, **16**: 1, 2002.
3) Anghel, S. I., Wahli, W.: Fat poetry: a kingdom for PPARγ. *Cell Res.*, **17**: 486, 2007.
4) Friedman, J. M.: Causes and control of excess body fat. *Nature*, **459**: 340, 2009.
5) Bailey, C. J.: Treating insulin resistance: future prospects. *Diab. Vasc. Dis. Res.*, **4**: 20, 2007.

A23 消化性潰瘍と創薬

生物系薬学・分子生物学

1. 消化性潰瘍の発症機序

　消化性潰瘍とは胃・十二指腸潰瘍の別名であり，通常は胃内で食物を消化している胃酸やペプシンなどが胃・十二指腸の自己消化を起こすことにより発症することからこのように呼ばれている．胃酸やペプシン以外にも胃粘膜は，アルコール，ヘリコバクター・ピロリ菌（ピロリ菌），薬物（とくに，非ステロイド系抗炎症薬，NSAIDs）など様々なストレス（攻撃因子）に常に曝されており，これらのストレスが胃（十二指腸）内面を保護している粘膜細胞を死滅させ，それをきっかけに胃酸などによる自己消化が起こることが消化性潰瘍の原因である（図1）．一方生体は様々な防御因子を有しており，これら防御因子は直接・間接的に攻撃因子による粘膜細胞死を抑制することにより消化性潰瘍の発症を抑えている（図1）．たとえば代表的な防御因子であるプロスタグランジン（PG）は，アポトーシス（細胞死）の抑制，胃酸分泌抑制，他の防御因子の産生促進を介して，攻撃因子による細胞死を抑制することにより消化性潰瘍の発症を抑えている．このように生体内の器官で最も多くの攻撃因子に常に曝されている胃・十二指腸の疾患を考える際，攻撃因子と防御因子のバランスに注目すべきである．すなわち，攻撃因子と防御因子のバランスが保たれているときは，健常な胃・十二指腸粘膜が保たれており，これが攻撃因子側へ傾くと胃・十二指腸潰瘍が発症すると考えられている．たとえば，胃潰瘍のおもな原因として注目されているNSAIDsは，PG合成酵素であるシクロオキシゲナーゼを阻害しPGを減少させる（防御因子の減少）とともに，それ自体が直接胃粘膜を傷害する（攻撃因子の増加）ことにより消化性潰瘍を導くと考えられている．またストレス潰瘍という言葉が一般的に使われているが，これは精神的なストレスにより酸分泌が促進される（攻撃因子の増加）とともに，PGや粘液の産生が抑制される（防御因子の減少）ために起こる．そこで抗潰瘍薬のターゲットとしては，攻撃因子を減らす（たとえば胃酸の分泌を抑える），あるいは防御因子を増やす（たとえばPGを増やす）などが考えられる．実際，このような薬が数多く開発され，それらにより消化性潰瘍の治療は劇的に変化した．すなわち，胃潰瘍治療といえば以前は手術による切除が主であったが，最近では薬物治療によりほとんど手術を行う必要がなくなったのである．このように手術などの治療法に比べQOL（生活の質）の高い治療法である薬物治療は究極の治療法と考えられており，創薬研究者の果たすべき役割は大きい．

2. 攻撃因子とそれらをターゲットとする医薬品

　"No acid no ulcer"（酸のないところに潰瘍は起こらない）といわれるように，胃酸は消化性潰瘍の最大の原因である．そこで胃酸分泌を制御する各ステップに対して，それを阻害する医薬品（酸分泌抑制薬）が開発されている．胃酸分泌を促進する伝達物質の代表がヒスタミン，ガストリン，アセチルコリンであり，それらの受容体であるヒスタミン2（H_2）受容体の拮抗薬（シメチジンやファモチジンなど），ガストリン受容体の拮抗薬

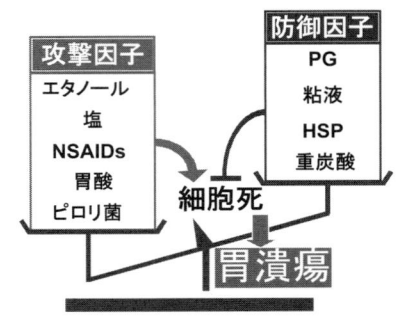

図1　胃潰瘍発症機構

(プログルミドなど)，ムスカリン3（M_3）受容体の拮抗薬（ピレンゼピンなど）が抗潰瘍薬として広く用いられている．近年新たに登場した酸分泌抑制薬が，酸分泌を担うポンプ，プロトンポンプの阻害薬（プロトンポンプ阻害薬（PPI），オメプラゾール，ラベプラゾールなど）である．強力に酸分泌を抑制するPPIは，消化性潰瘍に対する第一次選択薬として用いられている．また酸を中和する制酸剤も簡易な抗潰瘍薬として現在でも広く用いられている．

強力な酸分泌抑制薬の登場により，胃潰瘍の治療は大きく進歩した．しかし，再発という問題が残されていた．すなわち，胃潰瘍は再発率の高い疾患（60〜100％）の代表例であり，胃潰瘍の根本原因を明らかにする研究が精力的に行われた．その結果発見されたのが，胃内に生息するピロリ菌である．1983年，これまでその強い酸性環境のため細菌は存在しないと考えられていた胃内にピロリ菌が生息することがわかり，これが胃潰瘍や胃がんの発症に重要な役割を果たしていることがわかってきた（この業績に対して，2005年ノーベル賞が授与された）．実際，ピロリ菌の除菌療法（抗菌薬であるアモキシシリンとクラリスロマイシン，及びPPIの三剤併用）により，胃潰瘍の再発率が15％以下に低下するという臨床データが報告されている．欧米に比べ水道の普及が遅れた日本のピロリ菌の感染率は50％以上といまだ高い．ピロリ菌の除菌により胃潰瘍や胃がんの発症率が大きく低下することがわかっているが，医療費の問題からピロリ菌の除菌療法に保険が適用されるのは，なんらかの症状（胃炎など）を示す患者のみである．

3. 防御因子とそれらをターゲットとする医薬品

上述のようにPGは代表的な防御因子であり，粘液や重炭酸など他の防御因子を増やしたり，粘膜血流（粘膜防御を促進する）をあげたり，酸分泌を抑制したりして胃粘膜を総合的に防御している．そこでPG製剤（ミソプロストールなど）は消化性潰瘍に対して効果を示す．しかし下痢などの副作用と，妊婦に禁忌であることが問題である．

一方，PG製剤以外の防御因子を増やす薬剤を，防御因子増強薬と呼んでいる．PGを増やす薬剤（レバミピド，エカベトナトリウムなど），粘液産生を増やす薬剤（テプレノンなど），直接胃粘膜を保護する薬剤（スクラルファートなど）が存在する．防御因子増強薬は日本ではよく使われているが，欧米ではあまり使用されていない．この一つの理由として，欧米人に比べ日本人は胃酸の産生量が少なく，酸分泌抑制薬がそれほど顕著な効果を示さないことが考えられている．

最近新たな防御因子として注目されているのが，熱ショックタンパク質（HSP）などのストレスタンパク質である．ストレスタンパク質は細胞がストレスに曝されたときに誘導され，細胞をストレスに耐性化する一群のタンパク質である．最近，防御因子増強薬であるテプレノンがHSPを誘導すること発見された[1]．またHSPを誘導できないノックアウトマウスでの解析から，HSPが胃潰瘍形成を抑制していること，およびテプレノンがHSP誘導を介して抗潰瘍作用を発揮していることが証明された[2]．防御因子増強薬には古い薬剤が多く，その作用分子機構がよくわかっていないものが多い．今後，他の防御因子増強薬の新たな作用分子機構が発見されることが期待される．

4. 今後の展望

ピロリ菌の除菌療法が確立し，また強力な酸分泌抑制薬が登場し，胃潰瘍の薬物治療は大きく進歩した．しかしいまだに胃潰瘍で亡くなる患者は多く，新たな治療薬（より強力なHSP誘導薬など）の開発は必要である．一方，最近大きな関心を集めているのが小腸潰瘍である．これまで診断技術がなかったために，小腸でどの程度潰瘍が起きているかはわかっていなかった．最近，カプセル内視鏡（カプセル剤程度の大きさの内視鏡を飲むことにより，口から肛門までの連続した内視鏡像が得られる）やダブルバルーン内視鏡（二つの

バルーンを膨らませながら内視鏡を挿入するため，小腸までの挿入が可能）の開発により，小腸を調べることができるようになり，小腸でも頻繁に潰瘍が発症していることがわかってきた．とくに NSAIDs は胃よりも小腸で潰瘍を起こしやすく，NSAIDs 服用者の 70％で小腸潰瘍が起きているという臨床結果も報告されている[3,4]．しかしながら現在，小腸潰瘍に有効な治療薬はない．酸分泌がない小腸では酸分泌抑制薬は有効ではないと考えられている．そこで注目されているのが防御因子増強薬である．実際，防御因子増強薬が小腸潰瘍に有効であるという報告が相ついでいる[5]．今後，小腸潰瘍だけでなく，難治性の消化管疾患である，炎症性腸疾患や過敏性腸疾患などへの防御因子増強薬の適用拡大が期待されている．

［水島　徹］

文　献

1) Hirakawa, T., Rokutan, K., Nikawa, T., Kishi, K.: *Gastroenterology*, **111**: 345–357, 1996.

2) Suemasu, S., Tanaka, K., Namba, T., Ishihara, T., Katsu, T., Fujimoto, M., Adachi, H., Sobue, G., Takeuchi, K., Nakai, A., Mizushima, T.: *J. Biol. Chem.*, **284**: 19705–19715, 2009.

3) Graham, D. Y., Opekun, A. R., Willingham, F. F., Qureshi, W. A.: *Clin. Gastroenterol Hepatol*, **3**: 55–59, 2005.

4) Morris, A. J., Madhok, R., Sturrock, R. D., Capell, H. A., MacKenzie, J. F.: *Lancet*, **337**: 520, 1991.

5) Asano, T., Tanaka, K., Yamakawa, N., Adachi, H., Sobue, G., Goto, H., Takeuchi, K., Mizushima, T.: *J. Pharmacol Exp. Ther.*, **330**: 458–467, 2009.

A24 神経変性疾患と創薬

生物系薬学・分子生物学

　神経変性疾患とは，ある特定の神経細胞群が進行性の変性・脱落を生じる結果，様々な神経・精神症状を呈する疾患の総称である．高齢化社会の到来に伴い，罹患者数は増加の一途をたどっている．疾患には，アルツハイマー病，パーキンソン病，ハンチントン病，筋萎縮性側索硬化症（ALS），プリオン病などが含まれ，いずれも中枢神経系の難病である．一部の疾患は遺伝性のみであるが，発症頻度の高いアルツハイマー病やパーキンソン病など多くの疾患では遺伝性よりも弧発性の占める割合が多く，発症には遺伝・環境因子の双方が関与すると考えられる．発症原因は不明で根本治療は困難であり，対症療法も確立していない疾患が多い．近年の分子遺伝学的研究により明らかになってきた疾患に共通する病態の一つとして，表1に示すように各疾患に特有な異常タンパク質の凝集体が特定の神経細胞内あるいは細胞外に蓄積することにより神経細胞死を引き起こすことがあげられる．しかし，タンパク凝集の原因や神経細胞死との関係などは依然として不明である．

1. アルツハイマー病

　初老期に発症し，慢性進行性の認知症を呈する．認知症の原因のなかで半分以上を占めるといわれ，神経変性疾患のなかでは最も発症頻度が高い．一部は遺伝性による発症であるが，大多数は弧発性である．大脳皮質の神経細胞外にアミロイドを主成分とする老人斑が増加し，細胞内では神経原繊維変化が起こる．末期には神経細胞が広範囲に変性・脱落して脳萎縮をきたし，とくに頭頂葉・側頭葉の萎縮が顕著である．

　中核症状である認知機能障害に対してアセチルコリンエステラーゼ（AChE）阻害薬が主に使用される．1970年代後半から神経化学的研究などにより中枢コリン作動性神経の変性・脱落がアルツハイマー病のおもな病態の一つであるとするコリン仮説が提唱され，それをもとにAChE阻害薬の開発が進展した．AChE阻害薬は，AChの分解を抑制してシナプス間隙のACh実効濃度を上昇させコリン作動性シナプス伝達を促進することにより，認知障害などの症状を改善すると考えられる．ドネペジル，リバスチグミン，ガランタミンが認可されている．ドネペジルはAChEを特異的に阻害し，リバスチグミンはAChEとブチルコリンエステラーゼの両方を阻害する．ガランタミンはAChE阻害だけでなくニコチン性アセチルコリン

表1　おもな神経変性疾患の病理

疾患	病因	病変部位	病理学的所見	蓄積タンパク
アルツハイマー病	孤発性 遺伝性 （APP, presenilin 1, 2）	大脳皮質 海馬 前脳基底部など	老人斑 神経原繊維変化	$A\beta$ リン酸化タウ
パーキンソン病	孤発性 遺伝性 （α-synuclein, parkinなど）	黒質 青斑核など	レビー小体 レビー神経突起	α-synuclein
ハンチントン病	遺伝性（huntingtin）	線条体 大脳皮質など	核内封入体 細胞質凝集体	huntingtin
筋萎縮性側索硬化症	孤発性 遺伝性（SOD-1など）	脊髄運動神経 皮質運動野	軸索腫大 Bonina小体	不明（神経細繊維）

APP：amyloid precursor protein，SOD：superoxide dismutase.

受容体の作用を増強する．最近ではニコチン受容体やムスカリン受容体の作動薬も臨床開発が進んでいる．しかしながら，これらは認知機能改善を目的とする対症療法薬であり，病態の進行自体を抑制するわけではない．

別の作用機序をもつ治療薬には，セロトニン受容体・ヒスタミン受容体の拮抗薬などがある．また，神経保護作用薬であるメマンチンは，NMDA型グルタミン酸受容体を阻害して興奮毒性による神経細胞傷害に対して保護作用を示すと考えられ，すでに認可されている．

一方，近年では根治療法を目指した創薬の試みも活発化している．老人斑の主要構成成分はアミロイドβタンパク（Aβ）であるが，Aβの前駆体タンパクであるAPP（amyloid precursor protein）の遺伝子変異が家族性疾患の一部に見出されたことなどから，疾患の原因および発症にAβが関与すると考えるアミロイド仮説が現在有力である．この仮説に基づいて，Aβの産生・代謝を担う二つのプロテアーゼ（βセクレターゼおよびγセクレターゼ）の阻害薬や，Aβ重合の阻害薬，Aβの分解・除去を誘導する免疫療法などが開発されてきている．Aβ42ペプチドを用いたワクチン療法に関しては，米国での臨床試験において一部の患者に髄膜脳炎の副作用が報告されたため中止となった．

2. パーキンソン病

慢性進行性の神経変性疾患で，静止時振戦，筋固縮，動作緩慢，さらには姿勢調節障害など運動機能異常を主症状とし，主に初老期以降に発症する．一部は遺伝性による発症であるが，大多数は孤発性である．神経変性疾患のなかではアルツハイマー病についで高頻度である．中脳黒質から線条体に投射するドパミン作動性神経細胞の変性・脱落に伴って線条体のドパミン含量が減少することにより主症状が発現すると考えられる．発症原因は不明であるが，家族性疾患の原因遺伝子が近年相ついで同定されている．

減少したドパミンを補充する目的で1960年代に導入されたドパミン補充療法が，主症状を改善する上で最も有効である．ドパミンの前駆物質であるレボドパ（L-DOPA）が投与される．レボドパやドパミンの分解酵素の阻害薬，ドパミン受容体作動薬なども開発されている．一方，レボドパによるドパミン補充療法では，末梢のドパミン受容体を刺激することにより循環器系・消化器系などの副作用を引き起こす．また，長期治療に伴って薬効の減弱や日内変動（wearing-off現象），不随意運動（ジスキネジア）などの合併症を引き起こし，進行期治療の問題点となる．ドパミン受容体作動薬やレボドパによるドパミン補充療法を補完するcatechol-O-methyl transferase（COMT）阻害薬やmonoamine oxidase B（MAO$_B$）阻害薬の投与においても，副作用や合併症などは問題となる．

3. その他の疾患

ハンチントン病，脊髄小脳変性症などの疾患はポリグルタミン病と呼ばれ，ポリグルタミン鎖の伸長した異常タンパクが検出される．これまでに少なくとも9種類の疾患が同定されている．ハンチントン病は，常染色体優性遺伝型式を示す遺伝性疾患で慢性進行性の不随意運動（舞踏運動）や精神症状を呈する．線条体の神経細胞の約9割を占める小型細胞が変性・脱落しており，淡蒼球・黒質へのGABA作動性神経の抑制入力が消失することにより運動症状が発現すると考えられる．疾患の原因は第4染色体短腕のhuntingtinと呼ばれる遺伝子内にあるCAGの3塩基リピートの異常伸長である．結果的に，遺伝子産物であるhuntingtinのN末端においてCAGリピートに由来するポリグルタミン鎖の異常伸長が起こって凝集しやすくなり，神経変性を引き起こす．CAGリピート数が36以上に伸長すると発症し，リピート数がより多いほど発症年齢が若年化して重症化する．有効な治療法は確立していない．

筋萎縮性側索硬化症（amyotrophic lateral sclerosis：ALS）は，運動系が選択的かつ進行性に変性して筋萎縮と筋力低下をきたす疾患である．おもに中年以降に発症し，一部は遺伝性による発症であるが大多数は孤発性である．脊髄運動神経と皮質脊髄路が変性・脱落することにより筋萎縮が生じると考えられる．一方，感覚系などの障害は通常見出されない．病状の進行はきわめて速く，数年で呼吸不全により死亡する例が多い．有効な治療法は確立していないが，グルタミン酸拮抗剤のリルゾールは病状進行をわずかに遅らせることが確認され，日本で唯一のALS治療薬として認可されている．

用語解説

■ **アミロイド仮説** アミロイドβタンパク（Aβ）の重合・凝集による神経細胞障害がアルツハイマー病発症・進行に深く関与すると考えられている．アルツハイマー病でのおもな病理学的変化である老人斑の主成分を占めるAβが早期に脳内で沈着することや，Aβの前駆体タンパクであるAPPの遺伝子上に変異をもつ家族性疾患が存在すること，APPの変異や他の家族性疾患の原因遺伝子presenilinの変異がAβの産生異常を示すこと，孤発性の患者脳においてもAβが蓄積していることなどを根拠に広く支持されている．

■ **レボドパ** ドパミンの前駆物質であるL-DOPA（L-3, 4-dihydroxyphenylalanine）．黒質—線条体系のドパミン減少に起因するパーキンソン病症状の改善に使用される．ドパミンは血液脳関門を通過できず脳内移行性が低いため，移行性の高いレボドパが投与される．しかし，脳内に移行するレボドパは体内に吸収されるうちのごく一部である．末梢でのドパミン変換を抑制するため，現在ではカルビドパやベンセラジドなどの末梢ドーパ脱炭酸酵素阻害薬（DCI）を配合した製剤の併用が主流である．

■ **ポリグルタミン病** ポリグルタミン鎖が伸長した異常タンパクが神経細胞の障害を引き起こす神経変性疾患である．原因遺伝子の翻訳領域内において，ポリグルタミンをコードする塩基配列CAGのリピートが異常に伸長している．CAGリピート病とも呼ばれ，遺伝子内にある3塩基リピートの異常伸長により発症するトリプレットリピート病の一つである．現在までにハンチントン病など，少なくとも9種類の遺伝性疾患が知られている．これらの原因遺伝子は異なるが，すべての遺伝子に共通してCAGリピートの異常伸長が見出される．発症の閾値はCAGリピート数が35〜40であることが多い．

［奥田隆志］

文 献

1) Ross, C. A., Poirier, M. A.: Protein aggregation and neurodegenerative disease. *Nat. Med.*, **10** suppl: S10–17, 2004.
2) 山西嘉晴, 上野正孝, 小倉博雄：アルツハイマー病治療薬の基礎. 日本薬理学雑誌, **130**: 489–493, 2007.
3) 高橋良輔編：神経変性疾患のサイエンス. 南山堂, 2007.

A25 自然免疫と病原体認識

生物系薬学・分子生物学

　生物は基本的に多様性を指向する．それは遺伝子の非恒常性を意味するが，多くの遺伝形質は環境要因の選択を受けて固定する．異なった環境には異なった仕様の生物が育まれることになる．異なった生物とは端的には一次構造の異なるタンパク（あるいは糖鎖，脂質）の集合体を意味する．同一でない細胞は個体レベルで排除される．そこには同一性を規定し，同一性を保持する機構のもとに種の発展があった，といえる．

　多細胞生物における同一性の確認は一般に細胞マーカーの接着性によって規定される．分子間の接合性が「合え」ば同一起源といえる．これは異種細胞間のキメラ化が滅多に起きないという事実に裏打ちされる．しかし，多くの微生物（すなわち非自己細胞）は対象細胞に急性感染，持続感染，寄生感染などを引き起こす．感染とは異種の微生物や細胞に宿主細胞がなんらかの応答を惹起することでもある．換言すると，宿主が「同一でない」アラームを発することといえる．この場合，宿主細胞は微生物の認識受容体をもち，微生物が宿主細胞に非自己認識を惹起して抗争する，というシナリオが描ける．このシナリオを自然免疫という．現在すべての多細胞生物は動物，植物を含めて自然免疫と定義しうるしくみを保有する．脊椎動物は自然免疫に高次個体識別機構を発展させて免疫系を完成させた．

　自然免疫が微生物の排除に重要な機構であることは現生種の感染防御機構の研究から明らかになっている．しかし，ミトコンドリアや葉緑体がかつては独立した原核細胞であったこと，ヒトゲノムの40％が微生物由来の遺伝子とその残骸で占められることはこの機構が柔軟で可塑性に富むことを示唆する．その可塑性こそが種の分化の原動力であったとする仮説もある．

　もう一つは，脊椎動物で特異な点は自然免疫が獲得免疫の引き金になることである．この機構は

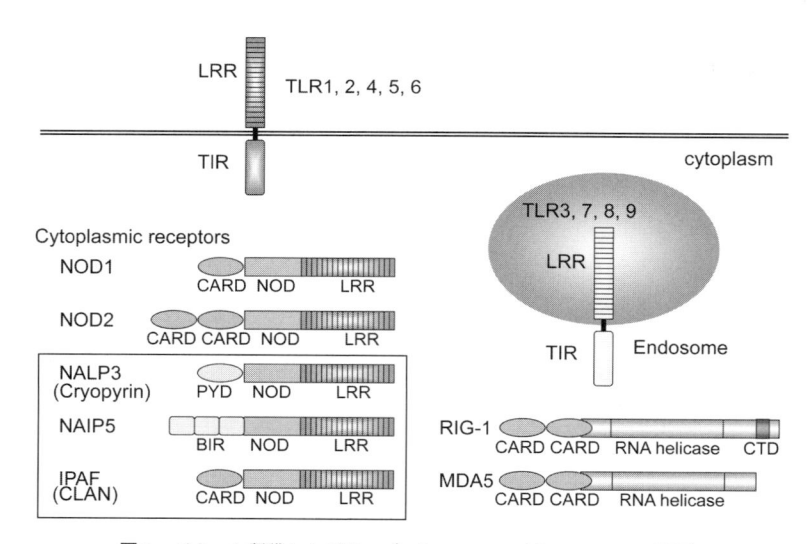

図1　パターン認識レセプター（pattern-recognition receptor：PRR）
微生物のパターン認識分子には細胞質内の核酸認識を分担するRLR（RIG-I，MDA5），細胞質内で種々の細菌成分，鉱質を認識するNLR（左記の5種），細胞膜のTLR，エンドソームに局在するTLRがある．後者のTLRは核酸認識レセプターである．

toll-like receptor（TLR）など自然免疫の微生物成分（pathogen-associated molecular pattern：PAMP）レセプターの発見とその解析から判明してきている．PAMPのレセプターはTLR，RLR，NLRなどがあり（図1），細胞膜，細胞質で種々のパターン分子の認識網を発達させた．次項でこれらを概論する．

1. TLRとその微生物認識機構

微生物が宿主免疫を活性化するのはその成分が特有のレセプターによって認識され，活性化シグナルを伝えるからである，という仮説の証明は1997年ヒトTLRの発見を端緒とする[1]．Tollはハエの生体防御因子としてカビなどに応答し，抗菌ペプチドを発現誘導する分子である．ハエからヒトまで共通の生体防御機構が証明されたことになる．ヒトでは10種類のTLRが同定され，マウス，サカナにほぼそれらの構造的オルソログ（ortholog）が存在することが明らかにされた（表1）．一方，KOマウスを用いたリガンド探索からマウスTLRが固有の微生物成分を分別認識することが判明した．ヒトのTLRにおいてもおおむねマウスTLRと同様のリガンド識別が行われることがレポーターアッセイや抗体阻害実験などから示された．すなわち多くの脊椎動物はヒトに至るまで共通の微生物認識系があり，その例がTLRであるという概念が確立した[2]．

表1　TLRの認識リガンド

Human	Ligands
TLR1	Pam3
TLR2	Pam2, Pam3, PGN
TLR3	dsRNA
TLR4	LPS, F protein
TLR5	Flagellin
TLR6	Pam2
TLR7	ssRNA
TLR8	ssRNA
TLR9	CpG DNA
TLR10	?

TLRは細胞外ドメイン（leucine-rich repeats：LRR）で微生物成分（パターン）を認識し，細胞内ドメイン（toll-IL-1 homology domain：TIR）でシグナルを伝える[2]．パターン認識レセプター（pattern-recognition receptor：PRR）と呼ばれるゆえんである．一般に原核生物（バクテリアなど）の成分認識性TLRは樹状細胞表面に発現し，ウイルス成分認識性のTLRは細胞内の小器官（エンドソームなど）に局在する．前者はTLR1，2，4，5，6，後者はTLR3，7，8，9である（表1）．TLR1，6はTLR2と共同でバクテリアリポタンパクの認識を行う．TLR10はTLR2サブファミリーに属すが，リガンド不明である．TLR2，TLR4は共同で抗酸菌由来のペプチドグリカン（PGN）（とくにムラミルジペプチド，MDP誘導体）の認識を行う．グラム陽性菌のPGNはTLR2のダイマーが，グラム陰性菌のLPSはTLR4のダイマーが認識する．バクテリアの鞭毛タンパクであるフラジェリンは，TLR5ダイマーまたはTLR5，TLR4複合体が認識する．ヒトになくてバクテリアに特有の成分は異なったTLRまたはその組み合わせで認識される．細胞内小器官に発現するTLRは核酸誘導体を認識する．すなわちTLR3はヘテロダイマーでdsRNAを認識し，TLR7，TLR8はssRNAを認識する．TLR9は非メチル化CpGDNAを認識する．このほか，マウスではTLR11が存在し，尿路の病原性大腸菌やトキソプラズマ原虫のプロフィリン（profilin）を認識する．サカナにはTLR22が存在し，dsRNAを認識する．これらに1. 結合/取り込みレセプター（CD36，インテグリンファミリーなど），2. CD14，RP105（以上LRRタンパク），MD-1，MD-2（MDファミリー），LBP，BPI（LPS結合因子）などの修飾因子，3. 細胞内の微生物断片認識レセプター（RLR，NLRファミリーなど，後述）の組み合わせで，認識と応答が選択される．

2. TLR以外のパターン認識レセプター

TLRが細胞質外の微生物認識に携わるのに対し，細胞質内に侵入した微生物の特有成分は

NOD-like レセプター（NLR），RIG-I-like レセプター（retinoic acid inducible gene-I-like receptor：RLR）によって認識される．NLR，RLR の構造は図 1 に記載する．これらは CARD ドメインなどをもち，アダプターを介してシグナルを伝える．RLR は RIG-I，MDA5 を含み，RIG-I は 5′-三リン酸，MDA5 は dsRNA を認識する．ともにウイルス複製の特異産物であり，MAVS（IPS-1）をアダプターとする．NLR は NOD1，NOD2 があり，それぞれ D-イソグルタミン酸，ジアミノピメリン酸（細菌のペプチドグリカン成分）を認識する．ほかに NALP3 などが NLR に属し，ASC をアダプターとする．これらは TLR と同様に NF-κB，IRF-3 の転写因子を活性化する．TLR シグナルと細胞質内レセプターのシグナル経路は重複が見られる．

3. アダプター分子と PRR シグナリング

TLR はアダプター分子をリクルートする（図 2）．樹状細胞が多様性をもって TLR ごとに異なった細胞応答に帰結するのはアダプター分子の機能的相違によるところが大きい．アダプターは TLR の細胞内ドメイン（TIR）に直接結合する 4 種の TIR 含有タンパク質の総称で，これらは MyD88，TIRAP（Mal），TRIF（TICAM-1），TRAM（TICAM-

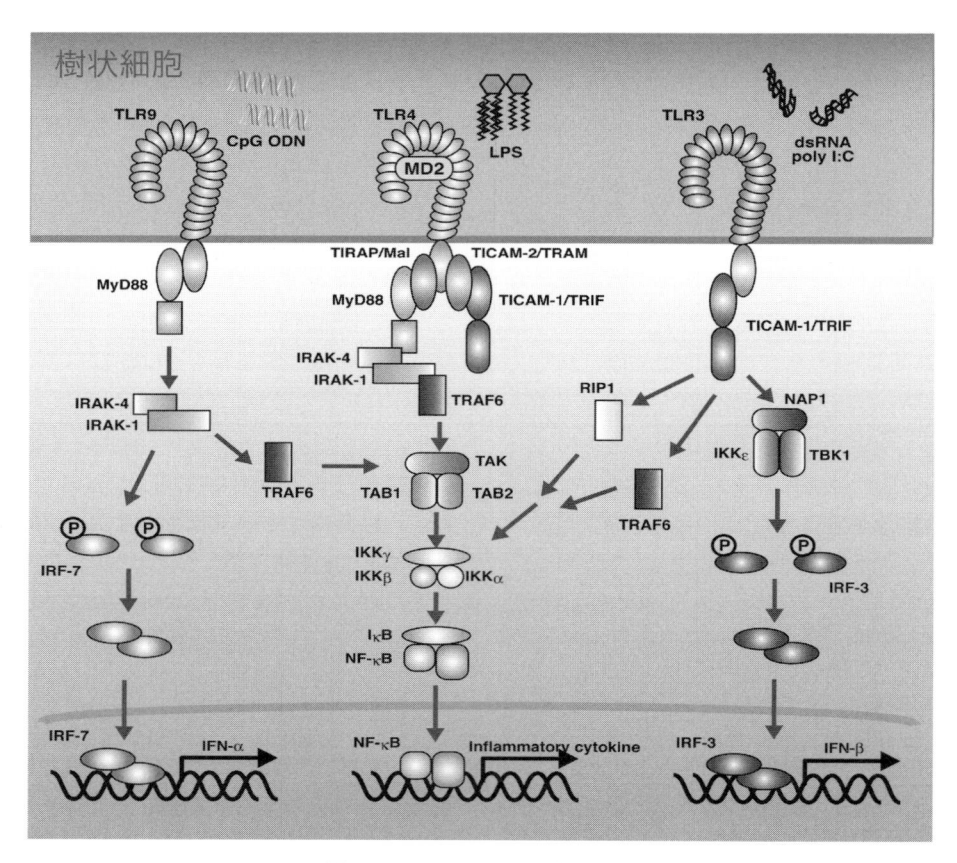

図 2 ヒト TLR のシグナル伝達機構

ヒト TLR7，TLR9 は KyD88 をアダプターにとり，NF-κB を活性化する．一方，pDC では MyD88 依存性に IRF-7 を活性化する．TLR2 ファミリー（1，6，10）は TLR2 とヘテロダイマーを形成し，TIRAP を介して MyD88 を活性化する（中図，左側 MyD88 経路）．TLR4 はさらに TICAM-2/TRAM．TICAM-1/TRIF を集合し，MyD88 経路，TICAM-1 経路両方を活性化する．TLR3 は TICAM-1 経路で IRF-3 を活性化する．TLR8 のシグナル経路はわかっていない．

2)と呼ばれる[2,3]．抗原提示樹状細胞（ミエロイドDC, mDC）においてMyD88はNF-κB依存性に炎症性サイトカイン，ケモカインの誘導を媒介する．TICAM-1はIRF-3依存性にtype IインターフェロンIFN）を優位に発現する（図3）．

MyD88依存性のNF-κB活性化シグナル経路はTLR3を除くすべてのTLRに付与する．MAPK経路もMyD88を起点に活性化する．また，形質細胞様樹状細胞（plasmacytoid DC：pDC）にはMyD88がIRF-7を活性化する経路が存在し，大量のIFN-α産生に寄与する（図2）．一方，TRIF（TICAM-1）依存性経路はmDCでNF-κB, IRF-3の2種の転写因子を活性化する（図2）．したがって，IFN誘導遺伝子を含めた多様な細胞応答をmDCに付与する．

RLRのアダプター分子IPS-1（別名MAVS, Cardif VISA）は転写因子IRF-3/7を活性化するIPS-1経路を構成する[4]．この経路は先に同定されたTLR3/TICAM-1経路とIRF-3の上流で収束する．また，ASCはカスパーゼ-1を活性化し，引き続きIL-1β，IL-18を活性型にする．これらはそのレセプターを通してMyD88を活性化する[5]．

4. 自然免疫から特異免疫へ

PAMP認識の第一線は抗原提示細胞であり，樹状細胞の成熟化が抗原提示に必須の過程である．現在の認識ではTLRの生理機能の一つは樹状細胞の成熟を促進することである[3,6]．これによって樹状細胞はサイトカイン産生，抗原提示の増強，エフェクター誘導などを惹起する．内因性の樹状細胞活性化因子に対して，TLRは外因性の刺激因子のレセプターであるといえる．この大要に加えて最近判明したことは，①種々のTLRは異なった樹状細胞応答を惹起する（図3）．②細胞応答の相違にはTLRアダプター分子が深く関与する．③結果としてNK, CTL, 抗体など異なった免疫エフェクターがドライブされる．アジュバント効果はこれらのシグナルの総和である[6]．TLRは樹状細胞を含むミエロイド系細胞以外にも分布するが，その機能はまだ一般則にまで至っていない．

PAMPの代表的な樹状細胞応答は，①炎症性サイトカインの誘導，②ケモカインの誘導，③CD80/CD86など副刺激分子の発現増加，④type I IFNの誘導，⑤Th1/Th2, Treg, CTLなどの制御と活性化，⑥NKの活性化，⑦アポトーシス誘導，などである．微生物成分はその組成，組み合

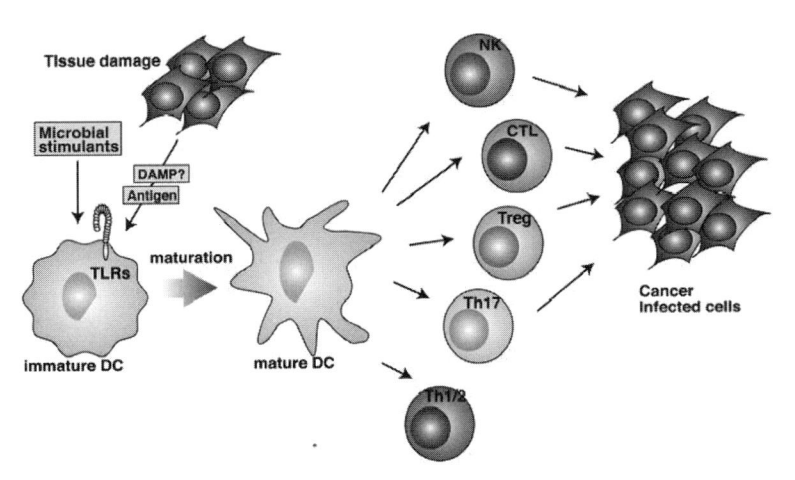

図3 パターン認識応答とエフェクターの誘導
微生物パターン分子は未成熟樹状細胞（immature DC）を活性化してプロフェッショナル抗原提示細胞（mature DC）を誘導する．この過程で種々のエフェクター細胞を誘導する．エフェクターの選別機構は分子機構を含めて不明だが，微生物成分—パターン認識レセプターの組み合わせで規定される．DAMP：damage-associated molecular pattern.

わせによってこれらの細胞応答のいくつかをほぼ再現する．抗ウイルスの局所応答は IPS-1 による IFN 誘導で説明される．PAMP 刺激は mDC が強い抗原提示能を獲得する（成熟化という）のに必須であり，樹状細胞成熟化の多様性を規定する因子であるともいえる．

一方，pDC は TLR7, TLR9 認識の核酸刺激により MyD88-IRF-7 依存性に大量の IFN-α を産生する．これらの TLR リガンドもウイルスによってもたらされるので，pDC の主要応答は抗ウイルス応答といえる．これらはシグナル系として理解されるに至ったが，ウイルス産物がどのように TLR に接近して認識されるかは不明である．

細胞内でウイルスが複製する場合，ウイルス成分（dsRNA）認識には RLR の MDA5, RIG-I がおもに関与し，細胞内での細菌成分（D-イソグルタミン酸，ジアミノピメリン酸など）の認識には NLR の NOD1, NOD2 が関与する．これらは外因性認識の TLR とともに，微生物パターン分子の複合応答系を構成する．しかし，樹状細胞による NK, NKT, CTL, Th1/Th2, Treg などの多様なエフェクターの誘導機構は，まだ分子レベルで解明されるに至っていない．パターン認識分子のエフェクター誘導性の相違は，ワクチンアジュバントの開発に必須の研究になるだろう． ［瀬谷　司］

文　献

1) Medzhitov, R., Janeway, C. A., Jr.: Innate immunity: the virtues of a nonclonal system of recognition. *Cell*, **91**: 295-298, Review, 1997.
2) Takeda, K., Kaisho, T., Akira, S.: Toll-like receptors. *Annu. Rev. Immunol.*, **21**: 335-376, Review, 2003.
3) Iwasaki, A., Medzhitov, R.: Toll-like receptor control of the adaptive immune responses. *Nat. Immunol.*, **5**(10): 987-995, Review, 2004.
4) Yoneyama, M., Fujita, T.: Recognition of viral nucleic acids in innate immunity. *Rev. Med. Virol.*, **20**(1): 4-22, Review, 2010.
5) Geddes, K., Magalhães, J. G., Girardin, S. E.: Unleashing the therapeutic potential of NOD-like receptors. *Nat. Rev. Drug Discov.*, **8**(6): 465-479, Review, 2009.
6) Matsumoto, M., Seya, T.: TLR3: interferon induction by double-stranded RNA including poly (I:C). *Adv. Drug Deliv. Rev.*, **60**(7): 805-812, Review, 2008.

A26 粘膜免疫

生物系薬学・分子生物学

消化吸収や呼吸，生殖を通して，生命維持と種の存続のために必要なものを生体外部環境から取り入れるインターフェイスにある粘膜組織は，同時に多くの病原体の初期侵入経路ともなっている．そのため，粘膜組織にある免疫系（粘膜免疫系）は，病原体を非自己である異種抗原として選択的に排除し，食物の成分や共生関係を構築すべき常在細菌叢を異種抗原ではあるが自己として寛容するように精妙に調節している．

近年，この粘膜免疫系が免疫学の新潮流として注目され，粘膜免疫系が関与する疾病の病因・病態形成や薬物の免疫修飾作用に対して，新たな理解と解明が進んでいる．このような研究の進展により，粘膜免疫系を介した粘膜ワクチンや免疫療法の開発など，感染症や免疫疾患，アレルギー疾患に対して，これまでとはまったく異なる予防・治療戦略の構築が可能となってきている．

1. 全身免疫系と粘膜免疫系

生体防御機構を司る免疫系は，脾臓や末梢リンパ節を中心とする全身免疫系と粘膜組織にある粘膜免疫系に分類される．免疫グロブリンG（IgG）などの循環血中抗体を中心とした全身免疫系については，近年，急速に進んだ分子生物学的手法を応用した研究の成果として，多くの現象を分子レベルで説明できるまでに達している．これに対し，体の内腔表面を形成する口腔，鼻腔，上気管支，消化管および泌尿生殖器の粘膜組織にある粘膜免疫系は，全身免疫系とは大きく異なった機能と誘導・制御機構を有することがわかってきた．

2. 粘膜免疫系での免疫応答
a. 粘膜組織

体表面をおおう表皮と違い粘膜面は，単層の粘膜上皮細胞でおおわれているだけの脆弱な構造である．さらに，粘膜組織のなかでもとくに腸管粘膜は，その主たる機能である栄養や水分の吸収の効率を高めるために，総表面積が皮膚面の約200倍の約400 m^2 にも及ぶ広い表面積をもち，食物抗原や外来病原性微生物，約100兆個にも及ぶ腸内常在細菌などの異物につねに曝されている．このため，腸管には生体全体の末梢リンパ球の約60～70％が分布し，生体防御の最前線として重要な働きをしている．

b. 粘膜免疫系での免疫応答誘導組織

腸管粘膜免疫系で，侵入してきた抗原に対する免疫応答の誘導組織は，パイエル板や孤立リンパ小節，虫垂，腸間膜リンパ節などの腸管関連リンパ組織（gut-associated lymphoid tissue：GALT）である．GALTは，呼吸器系における鼻咽頭関連リンパ組織などと合わせて，粘膜関連リンパ組織と呼ばれている．

パイエル板は，管腔側が特殊に分化した1層の円柱上皮細胞層で被覆されたドーム状の構造を有し，IgA抗体産生細胞になるIgA陽性前駆B細胞，抗原感作によりヘルパーT細胞（Th細胞）になるナイーブCD4陽性T細胞や細胞傷害性T細胞になるナイーブCD8陽性T細胞が高頻度で存在している．パイエル板のドーム状の上皮細胞層には，M細胞と呼ばれる抗原の取り込みに特化した細胞があり，食物抗原や細菌・ウイルスなどの微生物をそのまま取り込み，基底膜側直下の抗原提示細胞である樹状細胞に抗原を受け渡し，免疫応答を誘導する．最近，M細胞がパイエル板のみならず絨毛上にも散在していることが明らかとなり，腸管の広い範囲で抗原の取り込みが行われ，腸管自体が免疫応答組織として機能していることが示唆されている．

c. 粘膜免疫系での生体防御機構

粘膜組織で，病原体をはじめとする抗原物質の

体内への侵入を防ぐために最も重要な役割を果たしているのが分泌型IgAであり，体内に入ってしまった抗原物質に対する全身免疫系での免疫応答の主役をなすIgGと並ぶ，液性免疫の2本の柱である．

分泌型IgAは粘膜上皮細胞への病原体の付着や定着を阻止するとともに，病原体の毒素を中和している．分泌型IgAは生理的な状態でも粘膜組織で恒常的に生産され，その量は免疫グロブリンのなかでも最も多い（約40～60 mg/kg/day）．生体内の全抗体産生細胞の約80％が粘膜組織にあり，粘膜組織や腺組織では抗体産生細胞の約80～90％がIgA産生細胞である．このように粘膜組織は，生体内で最も盛んに免疫応答が行われている場所でもある．

腸管粘膜免疫系のGALTでは，B細胞による抗原認識とIgAへのクラススイッチが誘導される．この際，樹状細胞がビタミンAの代謝産物であるレチノイン酸を産生することで，感作されたB細胞およびT細胞に腸管粘膜特異的遊走指向性分子であるケモカイン受容体CCR9の発現を誘導する．そのため，IgA陽性B細胞はリンパ管，胸管，血液循環を経由して高率に腸管粘膜組織にホーミングする．腸管粘膜固有層に到達したB細胞は，そこで初めて抗原特異的IgA抗体産生細胞に最終分化する．産生された二量体IgAは，粘膜上皮細胞の基底膜に発現する分泌成分と結合して分泌型IgAとなり，トランスサイトーシスにより基底膜側から腸管腔側に運ばれて腸管腔内に中和抗体として分泌される．さらに，IgA陽性B細胞の一部は遠隔の粘膜免疫実効組織（消化管，呼吸器，生殖器など）や腺組織（涙腺，唾液腺，乳腺など）へも遊走する．この共通粘膜免疫機構により，誘導組織から遠隔部にある実効組織への抗原特異的なB細胞の供給を可能とし，非常に広範囲な粘膜組織で病原体の侵入を防いでいる．

3. 腸管粘膜免疫系
a. 構造と免疫担当細胞

腸管粘膜は，管腔側から粘液層，粘膜上皮細胞層，粘膜固有層という3層からなる．

粘液層では，粘液の主成分である糖タンパク質ムチンが化学的・構造的特徴により，病原性微生物の接着・侵入や食物中の未消化の抗原性物質の通過を抗原非特異的に阻止する分子篩的な役割を果たしている．また粘液層中には，リゾチームやラクトフェリンなどの非特異的な抗病原性微生物活性を有する物質や抗原特異的なIgAが含まれており，重要な防御バリアーを形成している．

粘膜上皮細胞層には，生理的状態でも粘膜上皮細胞（intraepithelial cells：IEC）の約10～30％に及ぶ多数の上皮細胞間リンパ球（intraepithelial lymphocytes：IEL）が散在し，そのほとんどがCD8陽性T細胞である．また，全身免疫系ではT細胞表面のT細胞受容体はほとんどが$\alpha\beta$型であるのに対し，IELでは$\gamma\delta$型を有するT細胞が約15～50％の高頻度で存在している．$\gamma\delta$型T細胞は自然免疫系の感染防御機能をもつと考えられているが，その詳細は十分に解明されていない．IECは，恒常的にMHCクラスIおよびII分子を発現し，抗原提示細胞としての機能を有しているが，炎症性病変部位ではその機能はさらに亢進していると考えられている．また，IECはTNF-α，IL-6，IL-7や各種ケモカインなどを産生することにより，IELや粘膜固有層の免疫担当細胞を活性化してIgA抗体産生などの生体防御反応の誘導と維持を行っている．さらに，経口免疫寛容を含む免疫応答の制御にも関与していると理解されている．すなわちIECは，IELや粘膜固有層の免疫担当細胞とともにきわめてユニークな免疫応答システムを構成し，密接な連携のもとで粘膜免疫系の最前線を形成している．

粘膜固有層には，粘膜固有層内リンパ球（lamina propria lymphocytes：LPL）と呼ばれるリンパ球が多数存在する．LPLの大多数は，GALTなどの誘導組織で感作を受けた後にホーミングしてきた

リンパ球である．抗体産生細胞とほぼ同数存在するT細胞の約60～70%はCD4陽性T細胞であり，高いサイトカイン産生能を有するなど，生理的状態でも活性化された状態にある．さらに，こうしたT細胞は活性化されたメモリーT細胞タイプが多く，GALTなどで受けた感作抗原による刺激を再び受けると，ただちにサイトカインを産生し様々なエフェクターT細胞機能を発揮する．CD8陽性T細胞も約30～40%存在し，生理的状態でも細胞障害性機能を有している．マクロファージは粘膜固有層の免疫担当細胞の約10%を占め，多くはIEC下に存在し，抗原提示能よりも貪食能にすぐれ，粘液層や粘膜上皮細胞層によるバリアーを突破してきた抗原を処理している．数%分布している樹状細胞は，高度に分化し活性化された状態にあり強い抗原提示能を有している．マスト細胞や顆粒球は生理的状態では数%しか存在していないが，腸管の抗原環境によりサイトカインやケモカイン，タンパク質分解酵素などの生理活性物質を産生し，アレルギーや炎症などの発症や症状の進展に大きな病態生理学的役割を果たしている．

b. 経口免疫寛容

腸管粘膜で免疫寛容機構が破綻すると，本来反応しないはずの卵の成分や牛乳の成分などに対する免疫応答や共生関係にある常在細菌叢に対する免疫応答が，過敏かつ過剰に惹起され，食物アレルギーや炎症性腸疾患などの炎症性疾患が発症すると考えられている．

経口摂取された抗原に対しては免疫寛容が誘導されやすく，通常の全身免疫系の応答は抑制され免疫不応答が成立する．この経口免疫寛容の誘導機序としては，腸管粘膜免疫系では，IL-10，TGF-βなどの免疫応答を抑制するサイトカインを産生する制御性のT細胞や樹状細胞，マクロファージなどが誘導されやすいこと，樹状細胞から分泌されるレチノイン酸とTGF-βが制御性T細胞への分化誘導を促進すること，レチノイン酸が制御性T細胞に腸管粘膜へホーミングする性質を賦与することなどが，これまで明らかにされてきた．しかし，同時にTGF-βやレチノイン酸はIgAへのクラススイッチを誘導するため，抗原特異的IgA抗体産生は維持されている．

このような経口免疫寛容に関しては，いまだ未解明な点が多い．しかし，動物実験レベル，さらにパイロット臨床研究レベルで，経口免疫寛容を利用した多発性硬化症や慢性関節リウマチなどの自己免疫性疾患の症状の改善，スギ花粉症などのアレルギー疾患の症状の改善が報告されるなど，精力的な研究が行われている．まだ確立された治療法ではないが，近い将来，アレルギー疾患や自己免疫性疾患に対して，経口・経鼻脱感作療法が確立されることが期待されている．

c. 食物アレルギー

食物アレルギーは，原因食物を摂取した後に免疫学的機序を介して生体にとって不利益な症状が惹起される現象であり，蕁麻疹などの皮膚症状，下痢や嘔吐などの消化器症状といった局所における症状のほか，アナフィラキシーショックといった激しい全身症状では死に至る場合もあり，深刻なアレルギー疾患である．食物アレルギーは大都市圏を中心に年々増加傾向にあり，有病率調査では乳児が約10%，3歳児で約5%，学童以降が約1.3～2.6%と小児に多くみられる疾患である．この理由として，乳幼児期は，抗原性を有する食物抗原の通過を防ぐ非特異的バリアー機構や免疫学的バリアー機構（分泌型IgA抗体の産生など），経口免疫寛容の誘導機構などが未成熟であることがあげられる．さらに，新生児期ではT細胞免疫応答がTh2型に偏っていることもその原因として理解されている．

現在，有効な薬物治療方法は確立しておらず，おもに原因食物の除去という消極的な予防方法が取られている．しかし，代表的な食物アレルゲンである卵や牛乳，小麦などは，多くの食品に含まれていることから完全な排除は困難であり，また高栄養の食品が多いため，これらのアレルゲンを含む食材を制限することが小児の身体的発育の妨

げや心理的負担となる場合もある．したがって，粘膜免疫系の解明と理解を通じて，食物アレルギーの発症機序に基づく積極的な治療薬の開発が強く求められているが，いまだ詳細な発症機序は明らかではない．

d. 食物アレルギーモデル

食物アレルギーモデルの作製の歴史は意外に浅く，アトピー性皮膚炎や喘息などに比べてその発症機序を明らかにするための病態モデルが少なかったこと，実際にアレルギー症状を発症するヒトの病態に近い有用な病態モデルが確立していなかったことが，食物アレルギーの基礎研究の進展を妨げていた．

2000～2001年に日米の二つの研究グループから，食物のみの経口投与によってアレルギー症状が誘起されたマウス病態モデルの開発が報告された．米国マウント・サイナイ医科大学のLiらは，Th2型免疫応答を局所的に誘導するアジュバントであるコレラ毒素とピーナッツの混合物の経口投与による初期感作後，ピーナッツのみを反復経口投与することにより，米国でとくに問題となっているピーナッツアレルギーモデルを作製した．このモデルは，ほとんどの食物アレルギー患者に認められる皮膚症状を呈する有用な病態モデルである．東京大学医科学研究所のKiyonoらは，フロイント完全アジュバントとともに卵白アルブミンをTh2型免疫応答が優位であるBALB/cマウスに全身感作した後，卵白アルブミンを反復経口投与することにより，食物アレルギー患者に認められるアレルギー性消化器症状が誘発される有用な病態モデルを作製した．

これらの病態モデルの病態解析により，食物アレルギーの発症や病態形成にはTh2細胞が重要な役割をはたしていることが明らかにされている．

e. 粘膜ワクチン

治療標的としての大きな可能性を秘めている粘膜免疫を応用した治療法には，感染症に対する粘膜ワクチンがある．現在の注射によるワクチンは，全身免疫系を介して抗原特異的免疫応答を誘導するため，生体内に侵入してきた病原体に対して効果的に排除することができる．しかし，インフルエンザウイルス，エイズウイルス，コレラ菌，ノロウイルスなど多くの病原体の初期侵入経路である粘膜組織（呼吸器，消化器，生殖器など）に免疫応答を誘導することはできない．これに対し，経口や経鼻のような粘膜を介した抗原投与では，投与部位の粘膜組織のみならず共通粘膜免疫機構を介して遠隔の粘膜組織にも，さらには全身免疫系にも抗原特異的免疫応答を誘導することができる．このように，粘膜免疫系を介した抗原特異的免疫応答を誘導する粘膜ワクチンは，粘膜組織での効率的な初期感染防御のみならず生体内に病原体が侵入した場合でもこれに効果的に対応することができる．したがって，粘膜ワクチンは二段構えの広範かつ効果的な防御機構を誘導することができる．

しかし，本来は非有益異物を排除する能力の高い消化管への抗原の投与方法，抗原取り込み細胞であるM細胞への選択的効率的抗原送達方法，免疫応答を増強する粘膜アジュバントなど，経口ワクチンの開発にとって多くの重要な問題点が未解決のままである．しかし，M細胞特異抗体の樹立とその応用，新たな粘膜ワクチン・キャリアーの開発，「食べるワクチン」の開発などの先駆的な研究が急速に進展していて，新しい粘膜ワクチンがこれからの感染症に対する効果的効率的予防法として期待されている．

［門脇　真］

文献

1) *Nature Review Immunology*, **2**: 409-466, 2008.
2) 清野　宏, 石川博通, 名倉　宏編: 粘膜免疫―腸は免疫の司令塔. 中山書店, 2001.
3) 吉開泰信編: 粘膜免疫学の最前線. 医薬ジャーナル社, 2002.

A27 がんと生体応答

生物系薬学・分子生物学

1. がんに対する免疫監視

　体細胞の染色体遺伝子に変異が起きることによって，がん細胞が生じる．染色体遺伝子の変異は，発がん物質・放射線・紫外線などによって，日常的に起きているため，がん細胞は日常的に生じていると考えられる．しかし，がん細胞は，正常細胞では発現していない抗原や，正常細胞が発現している量に比較して大量に抗原を発現することがある．このような抗原は腫瘍関連抗原と呼ばれていて，担がん宿主の免疫システムによって認識され，抗体や抗原特異的T細胞が生成される．抗原特異的T細胞は，抗原非特異的に働くナチュラルキラー（NK）細胞などと協調的に働くことによって，日常的に体内で生じたがん細胞を除去していると考えられていて，この機構を「免疫監視」機構と呼んでいる．

　体内の免疫系は，「免疫監視」機構を介してがん細胞の除去に働くが，がん細胞の完全な根絶にまでは至らないことがある．免疫系の細胞と長期に渡って接触することによって，残存したがん細胞から，抗原特異的T細胞などの免疫系の細胞が認識しにくい，「免疫原性」の低いがん細胞クローンが生じてくる．このような細胞クローンが優位になることによって，がん細胞は「免疫監視」機構から逃れ，がん細胞は増殖していき，臨床的にも検出される大きさの「がん組織」となる．このような免疫系とがん細胞との相互作用は，"immune editing"と呼ばれていて，がんの発生に重要な役割を果たしていると考えられている．

2. がんと炎症反応

　種々の原因によって組織障害が生じると，血小板の活性化・血漿成分の血管外への漏出・白血球浸潤が起きる．これに続いて，傷害された組織を修復するために，血管内皮細胞の集積による新生血管の形成や集積した線維芽細胞によってコラーゲンやラミニンをはじめとする組織外マトリックスタンパクが産生され，これが肉芽組織となる．このような過程を炎症反応と呼ぶ．炎症反応が終息し，組織傷害が小さい場合には生じた肉芽組織は正常組織へとおきかわるが，組織傷害が大きい場合や，心臓や脳のように障害を受けた組織の再生能が低い場合には，組織障害部位は結合組織が主体の瘢痕組織におきかわる．さらに，炎症反応が終息せずに慢性化すると，白血球・線維芽細胞・血管内皮細胞の集積が持続するとともに，障害部位での組織外マトリックスタンパクの過剰産生による線維化が生じる．

　炎症反応とがんとの密接な関連は，疫学的調査から明らかとなっていて，すべてのがんの15～20％前後が慢性炎症を基盤として発症すると現在では考えられている．たとえば，炎症性腸疾患や珪肺・石綿肺などによる慢性炎症がそれぞれ大腸がんや肺がんの発生頻度を著明に増加させる．また，明らかながん遺伝子を含まない *Helicobacter pylorii* や *Schistosoma mansonii* の慢性感染は，そ

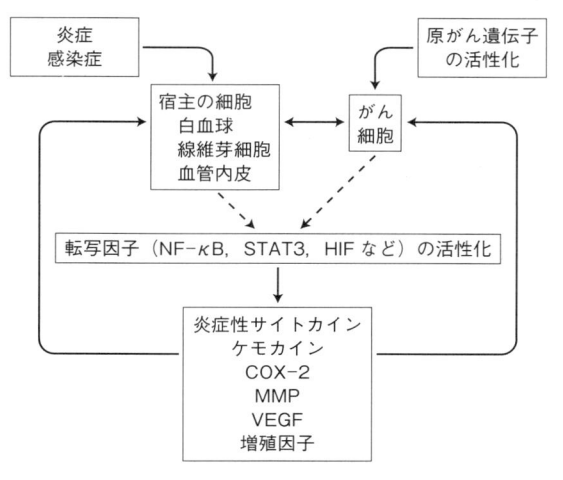

図1 がん化と炎症反応の相互関係

れぞれ胃がん・肝臓がんの危険因子である．

慢性炎症を基盤とするがん化の発症機序としては，以下の機構が考えられる（図1）．すなわち，

① 組織傷害が持続しているときには，組織修復を行うために，細胞分裂の頻度が上昇している結果，複製のエラーによる染色体遺伝子の変異が起きやすい．

② 炎症時に浸潤してくる顆粒球・マクロファージが産生する活性酸素種・活性窒素種は，染色体DNAの損傷を引き起こすとともに，テロメラーゼの活性化，ひいては細胞の不死化を誘導する．

これらの分子機構が，遷延化する炎症反応からの発がん過程に関与していると考えられている．

肺がん・胃がん・大腸がん・肝臓がん・膵臓がん・乳がんなどの，各種の臓器において発生するいわゆる「固形がん」の組織は，がん細胞のみによって構成されていない．がん細胞以外の正常細胞である顆粒球・単球・マクロファージ・リンパ球などの白血球，血管内皮細胞，線維芽細胞などを多く含むとともに，新生血管の形成や細胞外マトリックスタンパクの蓄積が認められる．すなわち，がん組織と炎症反応部位においては，共通な病理像が認められる．腫瘍部位に集積している白血球，なかでもマクロファージは種々のサイトカイン・増殖因子・血管新生因子を産生することによって，腫瘍の増殖を促進することが多いと考えられている．さらには，腫瘍部位の線維芽細胞・血管内皮細胞が，正常組織内の線維芽細胞・血管内皮細胞に比べて，増殖因子・サイトカインなどの産生能が高く，腫瘍の増殖を促進する作用があることも報告されている．したがって，炎症反応はがんの成因として働いているのみならず，がんの病態も修飾している．

3. がん化とがん遺伝子・がん抑制遺伝子

がん遺伝子の活性化やがん抑制遺伝子の不活化は，がん化過程に必須である．一方で，これらの遺伝子の異常は，炎症反応においても認められ，種々の遺伝子の発現亢進を引き起こす．

甲状腺の乳頭がんでは，チロシンキナーゼ活性を示す，がん遺伝子RET遺伝子が転座して，恒常的に活性化することが，がん化の引き金になる．RETの恒常的な活性化によって，炎症反応で発現亢進が認められる，インターロイキン（IL）-1をはじめとする炎症性サイトカインやケモカイン，シクロオキゲナーゼ（COX）-2，マトリックスメタロプロテナーゼ（MMP）の発現が転写レベルで誘導される．

Ras-Raf系やMycは，ヒトがんにおいて頻繁に活性化変異が起きるがん遺伝子であり，がん化に重要な役割を果たしている．これらのがん遺伝子の活性化によっても，RET遺伝子の恒常的な活性化のさいに認められるように，炎症性サイトカイン・ケモカインなどの発現の亢進が認められる．さらに，がん化に密接に関係する活性化Ras遺伝子変異によって，ケモカインの一つであり，血管新生誘導作用を保有するインターロイキン8（IL-8）の産生が誘導され，これが腫瘍部位での新生血管形成，ひいては腫瘍増殖の促進に働く．

フォン・ヒッペル・リンダウ（VHL）遺伝子はがん抑制遺伝子の一つであり，毛細血管性血管腫の原因遺伝子として知られている．VHLタンパクは，ユビキチン化酵素の構成成分であり，種々のタンパクの分解に関与している．酸素飽和度の低下に伴い発現が誘導されるhypoxia-inducible factor（HIF）-1αは，恒常的に発現しているHIF-βとヘテロ二量体を形成し，エリスロポイエチン・血管内皮増殖因子（vascular endothelial cell factor：VEGF）などの標的遺伝子の転写を誘導する．VHLタンパクはHIF-1αタンパクを分解することで，HIF-1αタンパクのレベルを一定に保っている．がん化過程においてしばしば認められるVHL遺伝子変異によって，VHLタンパクによるHIF-1αタンパクの分解が起きないために，HIF-1αタンパクが蓄積する結果，標的遺伝子であるVEGF，MMPなどの遺伝子の発現，ひいてはタンパク発現が増強する．これらのタンパクは新生血管形成や腫瘍の転移を誘導することによって，が

ん化を促進する．

4. がん化のシグナル伝達とがんの進展・転移

種々の増殖因子レセプターの下流に存在する phosphatidyl inositol 3-kinase（PI3K）→ Akt → mTOR というシグナル伝達経路が，増殖因子の刺激下による増殖過程に重要である．さらに，mTOR は，HIF-1αを誘導する．がん抑制遺伝子である phosphatase and tensin homologue（PTEN）遺伝子は，PI3K → Akt の段階で作用して，Akt の活性化を抑制することで，増殖反応を抑制することが知られている．PTEN 遺伝子の欠損は種々の固形がんにおいて認められる．PTEN 遺伝子欠損の結果，Akt が恒常的に活性化し，細胞増殖の亢進のみならず，HIF-1αの発現亢進を通して，VEGF，MMP などの遺伝子の発現を誘導することで，血管新生・浸潤能の亢進など，がんの進展過程を促進する．

炎症反応においても，組織損傷部位では低酸素状態に陥るために，HIF-1αの発現が誘導され，腫瘍組織と同様に HIF-1αの標的遺伝子の発現が誘導される．炎症反応部位では，HIF-1α以外に，nuclear factor（NF）-κB, signal transducer and activator of transcription（STAT）3 などの転写因子も活性化されるが，これらの転写因子はがん組織においても活性化している．

NF-κB は，家禽での致死的な白血病の原因ウイルスである reticuloendotheliosis virus（REV）のがん遺伝子である v-rel と相同性を示す．NF-κB タンパクとして，RelA（p65 とも呼ばれている），c-rel，RelB，p50，p52 の5種類のタンパクが知られている．多くの細胞では，未刺激の状態では，RelA と p50 との複合体は阻害因子である IκB が結合した状態で細胞質内に存在している．炎症性サイトカインレセプターやトル（Toll）様レセプターなどを介する刺激によって，これらのレセプターの下流に存在する IκB キナーゼ複合体が活性化され，IκB のセリン残基がリン酸化される．ユビキチン化を経て，IκB が分解される結果，RelA・p50 複合体が核内に移行し，炎症性サイトカイン，ケモカインや MMP，COX-2，接着分子，VEGF などの種々の遺伝子の転写を亢進させ，腫瘍の増殖・浸潤や血管新生を促進する．さらに，NF-κB の活性化は，抗アポトーシス分子である Bcl-XL，cFLIP や活性酸素種の除去酵素の発現を誘導し，アポトーシスを抑制し，がん化を促進する．

STAT3 を活性化するリガンドとしては，IL-6，IL-10，IL-11，IL-21，IL-23，leukemia inhibitory factor（LIF），オンコスタチン M が知られている．STAT3 は，他の STAT ファミリータンパクと同様に，これらのレセプターの直下に存在する JAK キナーゼによってリン酸化され，二量体となり，核内に移行して標的遺伝子の転写を誘導する．JAK キナーゼ以外にも，src，トル様受容体，アドレナリン受容体などを介するシグナルが STAT3 を活性化することが報告されている．

がん化過程においても，STAT3 は活性化していて，活性化 STAT3 は NF-κB とも協調的に働き，炎症性サイトカイン，ケモカインや MMP，COX-2，接着分子，VEGF，Bcl-XL などの種々の遺伝子の転写を誘導することで，がんの進展・転移を誘導する．一方で，STAT3 は抑制性 T 細胞を誘導するとともに，抗がん作用を示す IL-12 やインターフェロン（IFN）-γ，IFN-β の産生を抑制することによって，腫瘍に対する免疫反応を抑制することで，腫瘍の進展に寄与している．

以上の結果は，炎症反応とがん化過程とが，形態学的に類似しているのみならず，分子レベルでも共通の機構が働いていることを示唆している．

［向田直史］

文　献

1) Teng, M. W. L., et al.: Immune-mediated dormancy: an equilibrium with cancer. *J. Leukocyte Biol.*, **84**: 988-993, 2008.
2) Mantovani, A., et al.: Cancer-related inflammation. *Nature*, **454**: 436-444, 2008.
3) Hold, G. L., El-Omar, E. M.: Genetic aspects of inflammation and cancer. *Biochem. J.*, **410**: 225-235, 2008.

A28 細胞内シグナル伝達分子と創薬

生物系薬学・分子生物学

がんや糖尿病などの多くの疾患は，特定の細胞群の細胞内シグナル伝達の異常が原因となっていることがわかってきた．そこで異常になったシグナル伝達を薬剤で調節できれば，これらの疾患を新しいコンセプトで治療することができる．シグナル伝達を調節する方法は，遺伝子の導入，抗体や増殖因子などのタンパク質の使用，低分子シグナル伝達阻害剤の使用などが考えられる．なかでも低分子薬剤は倫理的問題の少ないこと，タンパク質に比べて抗原性のないこと，安定性，標的組織への到達の容易さなどですぐれている．低分子のシグナル伝達阻害剤は現在使われている抗生物質，抗がん物質と同じ方法で見つけることができる．

本項では細胞内シグナル伝達の概念，シグナル伝達阻害剤はどのようにみつけられるか，およびシグナル伝達阻害剤の例と応用をとりあげる．

1. 疾患とシグナル伝達の異常

図1に細胞質シグナル因子から転写因子への情報伝達，図2におもなホルモンや増殖因子のシグナル伝達の経路を示した．興味深いことに，ヒトや動物の多くの異なる細胞が，それぞれ多様な機能をもっているのに，使われているシグナル伝達の種類は数種類しかなく，決して多くない．PDGF, EGF, VEGF, HGF など多くの増殖因子はチロシンキナーゼ活性を有するレセプターを刺激し，Ras−ERK 経路, PI3K−Akt 経路などを活性化する．増殖を活性化する Ras−ERK 経路やアポ

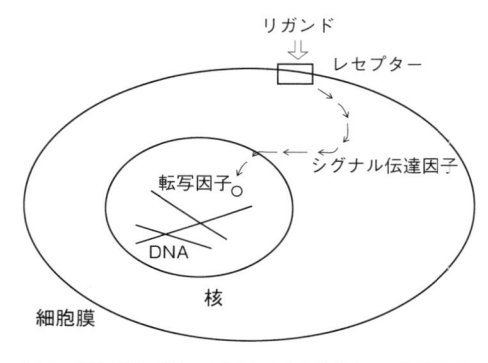

図1 細胞質シグナル因子から転写因子への情報伝達

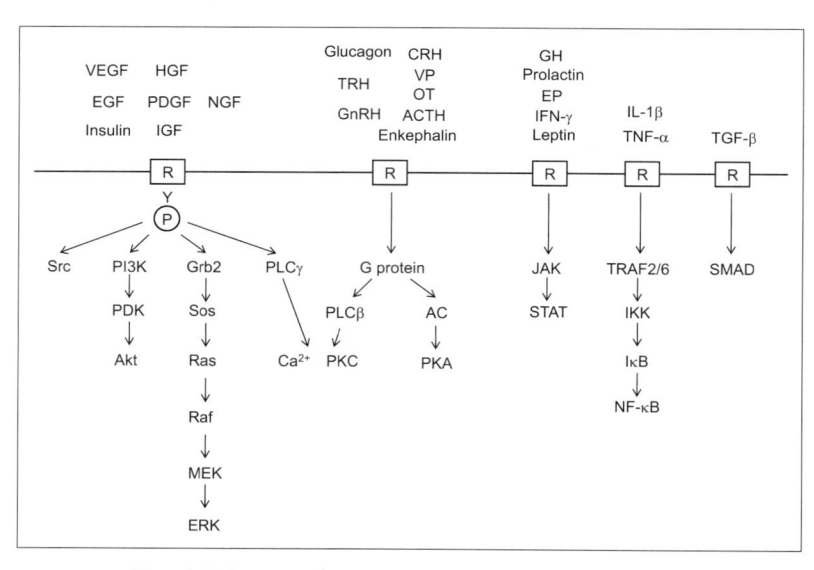

図2 細胞内シグナル伝達のおもな種類（種類は決して多くない）

トーシスを抑制する PL3K-Akt 経路は，とくに抗がん剤の標的として期待されている．Bcr-Abl チロシンキナーゼ阻害剤は慢性骨髄性白血病の経口薬として用いられている．反対にがん抑制遺伝子 PTEN はリン酸化された Pi3K を脱リン酸化する酵素であり Ras-ERK 経路やインスリンのシグナル伝達を不活化させる．そこで PTEN の阻害剤はチロシンホスファターゼ阻害剤とともに糖尿病薬としての活性が期待される．生長ホルモン，エリスロポエチンや肥満防止ホルモンであるレプチンのレセプターはチロシンキナーゼをもっていないが，細胞内で JAK のチロシンキナーゼを活性化する．インターフェロン1βや TNF-α は NF-κB の活性化を誘導して炎症性サイトカインの生成を促進する．TNF-α 抗体は新しい抗炎症薬として期待されている．TGF-β は転写因子 SMAD タンパク質群を活性化して働き，線維化を誘導する作用や，がん細胞の上皮―間葉変換（EMT）を促進し，がん細胞の転移能を向上させる．

一方，多くの細胞内シグナル伝達は最終的に転写因子の活性に到達する．そこで転写因子活性も疾患治療の因子として大変重要である．本項で述べるように，NF-κB の異常な活性化は多くの疾患に関与している．

2. 生理活性物質の探索

シグナル伝達阻害剤の探索と開発の過程を図3に示す．まず対象とする生物活性を選定する．これはもっとも重要な過程であり，医学的，生物学的に阻害剤が必要とされること，再現性のある活性の測定ができること，数十回/週以上の測定が時間的，経済的に可能であることなどが選定の条件となる．次にその測定系で微生物培養液や植物抽出液から阻害活性のあるサンプルのスクリーニングを行う．ヒットしたら各種の方法で精製し，構造を決定する．次に，可能なら全合成を試みる．合成できるとサンプルの供給，誘導体の分子デザイン・合成に大変有利となる．誘導体の合成に際して，最近は目的に合わせて化合物のデザインを

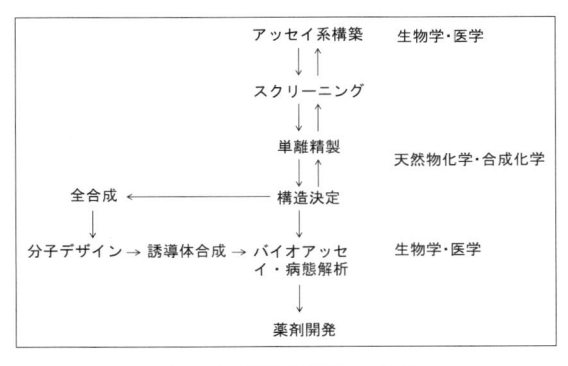

図3 生理活性物質探索の過程

することが流行している．標的の酵素が結晶化されて活性部位の立体構造がわかっているときは分子設計が容易になる．もとの化合物と誘導体は開発のためにさらに広く生物活性を調べ，有効なものがあれば薬剤としての開発を試みる．

以上のように生理活性物質の探索研究は，いまや単純な宝探しではなく，分子生物学，天然物化学，有機合成化学および医学の知識が必要とされる挑戦的な研究といえる．次に生理活性物質の探索の例として NF-κB 阻害剤をあげる．

3. 転写因子 NF-κB の作用と阻害物質の探索

NF-κB は転写因子として多くの炎症性サイトカイン，アポトーシスを阻害する一群のタンパク質，接着因子を発現させる．NF-κB は炎症や免疫，がんの進展に関与している．

NF-κB を構成する因子は，p65, p50, RelB, p52, c-Rel の五つが報告されており，これらはホモあるいはヘテロダイマーを形成することで転写因子としての機能を発揮する．NF-κB 活性化経路にはおもに p65, p50 を介した canonical（classical）NF-κB 経路と，おもに RelB, p52 を介した noncanonical（alternative）NF-κB 経路とが存在する．

Canonical NF-κB 経路においては IL-1, IL-2, IL-4, IL-6, IL-8, IL-12, TNF-α, GM-CSF などのサイトカイン，E-cadherin, ICAM-1, VCAM-1 などの接着分子などのほか，iNOS, COX-2 といった炎症を促進する酵素，Bcl-2, Bcl-xL, XIAP,

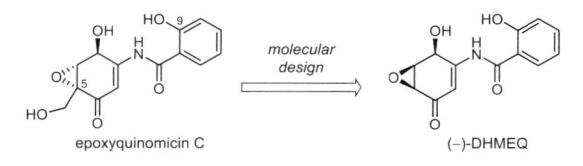

図4 epoxyquinomicin から NF-κB 阻害剤 DHMEQ への分子デザイン

cIAPs, c-FLIP, survivin などの抗アポトーシスタンパク質など広範な遺伝子発現を活性化し，炎症，がんの悪性化，免疫やアポトーシス抑制などに関与する．一方で，noncanonical NF-κB 経路は B 細胞や樹状細胞，単球において活性化が見られ，とくに自己免疫疾患への関与が多く報告されている．

2000年頃に筆者らは，低毒性の NF-κB 阻害物質 DHMEQ を発見した．DHMEQ は，弱い抗菌物質 epoxyquinomicin の骨格をもとに分子デザインし，合成された新規 epoxydone 化合物である（図4）[1]．1996年に epoxydone 骨格のある panepoxydone に NF-κB 阻害活性が報告され，epoxyquinomicin にも epoxydone 骨格があるので NF-κB 阻害活性を調べたが，まったく阻害しなかった．そこで panepoxydone の構造に，より近づけるために epoxyquinomicin の hydroxymethyl 基を取り去った構造を合成してみた．その化合物 dehydroxymethylepoxyquinomicin（DHMEQ）は NF-κB の活性化を阻害し，のちに阻害の機構は分子デザインの参考にした panepoxydone 等と異なるユニークなものであることがわかった．

4. DHMEQ の分子標的

DHMEQ は 2,5-dimethoxyaniline から 5 ステップでラセミ体として合成される．光学分割して（+）体，（−）体に分けると，（−）体に 10 倍ほど，より強い活性がみられる．医薬開発には（−）体が用いられ，chemical ligand としては（−）体またはラセミ体が用いられている．近年，リパーゼを用いて（−）体を大量に合成することが可能になった．

最近，（−）-DHMEQ の標的分子が NF-κB そのものであることがわかった．MALDI-TOF-MS を用いた解析により，（−）-DHMEQ が NF-κB 構成因子である p65 の DNA 結合ドメインに近接したアミノ酸 Cys38 に直接，共有結合し，その DNA 結合活性を阻害する[2]．さらに，p65 だけでなく，（−）-DHMEQ は p50, cRel および RelB の p65 の，Cys38 に相当する，システインにも共有結合することが示され，（−）-DHMEQ の NF-κB 阻害機構が明らかになった．RelB にも結合して活性を阻害するので，canonical だけでなく，noncanonical 経路も阻害する．

5. DHMEQ の抗炎症活性と抗がん活性

（−）-DHMEQ は培養細胞において，活性化マクロファージやがん細胞からの炎症性サイトカイン産生を抑制した．最近，私たちは，マウスマクロファージ様株細胞において，炎症誘起物質ヒスタミンを合成する酵素であるヒスチジン脱炭酸酵素（HDC）の発現を（−）-DHMEQ が抑制することを見出した[3]．興味深いことに，その抑制の機序は従来の NF-κB のターゲット遺伝子のものとは異なり，（−）-DHMEQ を処理することにより p65 の核局在が低下することによって，HDC の重要な転写因子である C/EBPβ の機能が阻害されるというものであった．したがって，（−）-DHMEQ は転写因子 NF-κB の構成因子への直接的な結合によりその DNA 結合能を直接阻害するだけでなく，間接的に，対応する転写因子の働きを阻害する新しい機序によっても炎症反応や過剰

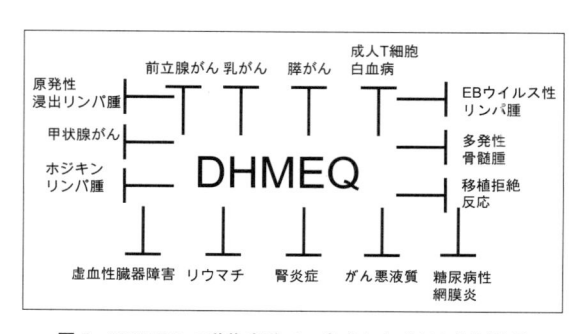

図5 DHMEQ の動物実験での炎症およびがん抑制効果

な免疫応答を抑制することが示された．

　図5に示すようにDHMEQは多くの疾患の動物モデルで強力な抗炎症活性，抗がん活性を示した[4]．DHMEQはマウスのコラーゲン誘発リウマチモデルにおける低用量での抗炎症効果や，ラットの腎炎症モデル，糖尿病性網膜炎モデル，虚血による臓器障害において抗炎症効果が見出されている．とくに，最近，DHMEQは塗布により，マウスの激しい皮膚アレルギーモデルが抑制されることも見いだされている[5]．また，動物モデルでDHMEQの心移植そのほかの移植医療への応用など移植関連プロジェクトが進んでいる[6]．

　腫瘍モデルでは，NF-κBが恒常的に活性化しているホルモン非感受性前立腺がんに抗がん活性が見いだされた．DHMEQはがん細胞殺細胞は弱いので，当初は意外な結果であった．多発性骨髄腫，乳がん，膵がん，甲状腺がん，成人T細胞白血病（ATL），エイズ関連のEpstein-Barrウイルス性リンパ腫および原発性浸出リンパ腫，ホジキンリンパ腫モデルにおいても，顕著な抗腫瘍効果がみられ，報告されている．最近，がんの増殖はがん幹細胞と増殖がん細胞の両方によって起こり，抗がん剤治療で多くのがん細胞を除去しても，がん幹細胞が残っているとまた同じような腫瘍ができるとされている．がん幹細胞は一般的に抗がん剤耐性で増殖は遅く，造腫瘍活性は高い場合が多い．最近，DHMEQはがん幹細胞による腫瘍形成も阻害することが報告された[7]．

　DHMEQの投与法は，おもに腹腔内投与または皮下投与が用いられる．いずれの動物実験においても毒性はまったく現れていない．

おわりに

　疾患における特定の細胞のシグナル伝達を阻害して治療に役立てようとする場合，抗体などのタンパク質を用いることやデコイ核酸などの方法があるが，それらに比べて特異性のある低分子化合物の利用は経口投与できる可能性もあり利点が多い．シグナル伝達を利用して医薬開発を目指す場合，最も重要なのは注目する細胞とシグナルの選択である．そのシグナルは単に疾患のプロセスに一部に含まれているだけでなく，疾患の原因として本質的に関与していることが重要である．

［梅澤一夫］

文　献

1) Ariga, A., et al.: *J. Biol. Chem.*, **277**: 27625-27630, 2002.
2) Yamamoto, M., et al.: *J. Med. Chem.*, **51**: 5780-5788, 2008.
3) Suzuki, et al.: *Biochem. Biophys. Res. Commun.*, **379**: 379-383, 2009.
4) Umezawa, K.: *Cancer Science*, **97**: 990-995, 2006 に一部掲載.
5) Hamasaka, A., et al.: *J. Allergy Clin. Immun.*, **126**: 400-403, 2010.
6) Ueki, S., et al.: *Transplantation*, **82**: 1720-1727, 2006.
7) Murohashi, M., et al.: *Brit. J. Cancer*, **102**: 206-212, 2010.

A29 トランスポーター

薬剤学・薬物動態・トキシコゲノミクス

1. トランスポーターの種類・構造・機能

トランスポーター（輸送担体）は細胞膜やオルガネラ膜上に発現する複数回の膜貫通領域からなるタンパクである．一部のトランスポーターでは，細胞膜上での発現に1回膜貫通型のタンパクとのヘテロダイマー形成が必須となる[1,2]．

トランスポーターの機能はイオンや低分子化合物の脂質膜透過を促進することであり，生体内ではイオンや生体必須成分の恒常性維持，情報伝達や異物解毒など多岐にわたる[1,2]．トランスポーターによる膜輸送の特徴は，輸送速度が飽和性を示すことである．基質濃度が十分低い領域では，輸送速度は基質濃度に比例するが，あるところで頭打ちとなり一定値（最大輸送速度）に達する．この輸送速度（v）と基質濃度（C）との関係は，ミカエリス-メンテン式（式(1)）に従う．

$$v = \frac{V_{max}}{K_m + C} \cdot C \quad (1)$$

ここでV_{max}は最大輸送速度を，K_mはミカエリス定数を示す．この現象はトランスポーター分子内に基質と相互作用する部位（基質結合部位）を仮定することで説明できる．とくに，異物解毒機構として，薬物動態に関連するトランスポーターは多様な化合物を基質として認識する曖昧な基質認識特性を特徴とする．

トランスポーターによる膜輸送は輸送駆動力に応じて，促進拡散と能動輸送に分類される[1,2]．促進拡散では輸送方向は基質の電気化学ポテンシャルに従う．これに対して能動輸送では，トランスポーターがエネルギー（輸送駆動力）を利用することで，基質の電気化学ポテンシャルに逆らった輸送形式であり，細胞内への濃縮や細胞外への排出を行うことが可能となる．能動輸送は，さらにATPとの加水分解と共役した一次性能動輸送と，細胞外のNa^+やH^+などの電気化学ポテンシャルを利用した二次性能動輸送に分類される．

ABCトランスポーターは，細胞質側に保存性の高いATP結合ドメイン（ATP binding cassette：ABC）を有し，その相同性に基づいてABCAからABCG familyに分類されている（ABCタンパクとして49遺伝子）．それ以外のトランスポーターはsolute carrier（SLC）familyとして，SLC1からSLC51の51のfamilyに，基質が未同定のものも含めて378のトランスポーターが分類されている（http://www.bioparadigms.org/slc/menu.asp）．トランスポーター名は旧来のタンパク質名のほか，この分類に基づいた遺伝子名で表記される．

2. トランスポーターの発現と調節

トランスポーターはその役割に応じて，生体内にユビキタスに発現するものから，組織特異的な発現を示すものまで含まれる．mRNAの発現は転写因子で規定されており，たとえば有機アニオントランスポーターを例にあげると，肝特異的に発現するOATP1B1/*SLCO1B1*,腎特異的に発現するOAT1/*SLC22A6*の発現は転写因子hepatocyte nuclear factor 1α（HNF1α）により制御されている．同じHNF1αによる発現制御を受けるにもかかわらず，これらトランスポーターが組織特異的に発現するメカニズムとして，非発現組織ではエピジェネティック機構による発現抑制を受けることが示唆されている．トランスポーターの発現は核内受容体を介して，リガンドの曝露による発現誘導を受けることも知られている．薬物がかかわる代表的な核内受容体としてpregnane X receptor（PXR/*NR1I2*）を例にあげると，PXRは肝臓ならびに小腸に発現し，リガンドであるrifampicinやhyperforin（St John's Wortの成分）の繰り返し曝露によりP-gp等の発現誘導を促す[1]．

トランスポーターを介したタンパク-タンパク相互作用として，PDZドメインを介した相互作用により，足場タンパクを介して異なるトランスポーターが近接して発現することで，輸送駆動力が効率的に形成され，輸送活性が促進される例も存在する．トランスポーターは細胞膜上で作用を発現するため，膜上の発現量を制御することでも，輸送活性を制御することができる．トランスポーターの機能修飾として，リン酸化やユビキチン化，パルミトイル化などが知られている．一例をあげると，肝胆管側膜胆汁酸トランスポーターBSEP/*ABCB11*はユビキチン化されることで，細胞内への内在化が促進される[3]．BSEPのユビキチン化は低分子薬物により，制御可能であり，新たな肝機能改善薬の創製のための標的分子として期待されている．

3. 薬物トランスポーターと薬物動態

a. 薬物動態に働くトランスポーター

基質選択性の広いトランスポーター（薬物トランスポーター）は異物解毒システムとして，小腸での吸収過程，肝臓や腎臓における異物排泄にかかわるなど，薬物の血液中濃度に深く関与する[1,2,4]．これらの組織の上皮細胞では，薬物の経細胞輸送は方向性を示す．膜透過性の高い薬物の場合，P-gp/*ABCB1*などが出口側に発現することで，膜透過性の小さい薬物の場合，細胞内への取り込み過程と排出過程にトランスポーターが関与することで，方向性輸送が形成される．

小腸上皮細胞の管腔側細胞膜では，MRP2/*ABCC2*，P-gp，BCRP/*ABCG2*は管腔側への能動的な汲み出しを行い，医薬品の消化管吸収を抑制する．OATP2B1/*SLCO2B1*やPEPT1/*SLC15A1*は管腔側から細胞内への取り込みに働き，医薬品の吸収を促進する．

肝細胞の類洞側膜（血液に面した細胞膜）には，薬物の取り込みに働くトランスポーターとして，有機カチオントランスポーターOCT1/*SLC22A1*，有機アニオントランスポーターOATP1B1，OATP1B3/*SLCO1B3*が発現している．とくにOATP1B1はアニオン性医薬品の肝取り込みにおいて中心的な役割を果たす．肝胆管側膜にP-gp，MRP2，BCRP，MATE1/*SLC47A1*が発現し，細胞内から胆汁中への排泄に働く．MRP2はアニオン性医薬品の胆汁排泄のほか，ビリルビンのグルクロン酸抱合体や還元型グルタチオンの胆汁排泄にも働き，その機能阻害は高ビリルビン血症や胆汁うっ滞を生じる．

腎臓では，薬物トランスポーターは近位尿細管特異的に発現しており，尿中への分泌（尿細管分泌）に働く．基底膜側では，OCT2/*SLC22A2*がカチオン性薬物の，OAT1，OAT3/*SLC22A8*がアニオン性薬物の取り込みに働く．OCT2と連携する排出トランスポーターとして，当初OCTN1/*SLC22A3*やOCTN2/*SLC22A4*が期待されたが，OCTN2がcepharolidineなど一部の薬物の排出に働くことが示唆されるに留まる．腎排泄型のカチオン性薬物を多く基質とすることから，現在ではMATE1，MATE2-K/*SLC47A2*が排出トランスポーターの分子実体として注目されている．一方で，アニオン性薬物の排出輸送機構としては，抗ウイルス薬など一部のアニオン性薬物の尿細管分泌に，MRP4/*ABCC4*がOAT1，OAT3と連携していることが報告されているに留まり，完全には明らかにされていない．管腔側ではURAT1/*SLC22A12*が尿酸の再吸収に働き，高尿酸血症の治療薬（probenecid，benzbromarone）の標的分子となっている．

血液脳関門では，関門の実体である脳毛細血管内皮細胞の管腔側細胞膜に発現するP-gp，BCRP，MRP4による能動的な排出のため，薬物の中枢神経系の移行が抑制されており，これらトランスポーターの基質選択性は，脳内の薬物濃度を支配する要因となる．

b. 薬物間相互作用

医薬品のなかにはトランスポーターと相互作用し（阻害あるいは発現誘導），被相互作用薬の体内動態，薬効や有害事象に影響を与えるものがある．

併用薬によるトランスポーター機能の阻害は，次の三つに分類される[1,2]．

① 競合阻害： 基質結合部位で競合する結果輸送が阻害される．みかけ上 K_m 値が大きくなる．

② 非競合阻害： 基質結合部位とは異なる位置に結合し，輸送を阻害する．みかけ上 V_{max} 値が小さくなる．

③ 不競合阻害： 基質が結合した状態のトランスポーターに阻害剤が結合し，輸送を阻害する．みかけ上 K_m 値，V_{max} 値の両方が小さくなる．

基質濃度が十分低ければ（線形であれば），①および②のケースでは，阻害様式によらず，トランスポーター近傍での遊離型阻害剤濃度（I），阻害定数（K_i）を用いて，阻害剤存在下での輸送活性（CL_{+I}）は，式(2)で表される．

$$CL_{+I} = \frac{CL_{control}}{1+I/K_i} \quad (2)$$

なお，③では，線形条件では阻害の項（$1+I/K_i$）がキャンセルされるため，阻害剤存在下でも，輸送の阻害は生じない．

臨床投与量で OATP1B1/OATP1B3 を阻害する医薬品として rifampicin や cyclosporin A, lopinavir/ritonavir が，OAT1, OAT3 を阻害する医薬品として probenecid が，P-gp を阻害する医薬品として quinidine, ritonavir, ranolazine, dronedarone が，議論の余地はあるが OCT1/OCT2 阻害剤として cimeitidne や cetirizine があげられている[4]．薬物ではないものの，グレープフルーツジュースの成分が fexofenadine や一部の β ブロッカーの AUC を低下させることから，消化管での OATP2B1 による吸収阻害であることが示唆されている．また，quinidine との併用により loperamide の中枢性作用（呼吸抑制）が観察されるようになる．脳への曝露（血液中濃度）は影響を受けないことから，これは quinidine による血液脳関門における P-gp 阻害の結果と考えられている．

医薬品開発において，開発中の化合物の体内動態に深くかかわるトランスポーターを臨床試験により明らかにする機運が高まっている．薬物間相互作用を生じる医薬品は，*in vivo* においてプローブ化合物の体内動態にかかわるトランスポーターを同定するためのツールとしての期待も大きい[4]．直接の機能阻害だけではなく，項目 2. で紹介したように，核内受容体を介した相互作用として，rifampicin や St John's Wort の服用により，PXR を介して消化管 P-gp の発現誘導が生じ，digoxin の血漿中濃度が大きく低下する[1]．

c. トランスポーターの遺伝子多型と薬剤応答性の個人間変動

トランスポーター遺伝子上の変異（とくに頻度の高い SNP）は体内動態の個人間変動要因となる[5]．SNP が互いに連鎖していることがあるため，ハプロタイプ（*番号として整理されている）として変異を捉えることが重要である．OATP1B1 では 2 カ所の変異（388A>G, 521T>C）の有無により，388G（OATP1B1*1b），521C（OATP1B1 *5），388G/521C（OATP1B1*15）として整理される．日本人では*5 が，欧米人では*15 が検出されず，SNP の連鎖に人種差が見られる．

SNP に伴うアミノ酸置換により，単位分子あたりのトランスポーターの輸送機能が変動するほか，翻訳後細胞内の品質管理システムで排除され，タンパク発現量が影響を受ける場合，あるいは細胞膜上に到達できず，細胞質内に蓄積する例が見いだされている．その他，転写制御領域，5′あるいは 3′ 非翻訳領域（UTR）の SNP, イントロンにある SNP と，体内動態や薬剤応答性との関連が報告されている．P-gp の 3435C>T の変異はアミノ酸置換を伴わないが，阻害剤に対する感受性や trypsin による感受性が異なる[6]．コドン頻度が異なることで，翻訳速度が変わり，その結果として立体構造が影響を受けるのではないかと考察されている．

OATP1B1*1b を有する被験者では pravastatin の血漿中濃度の AUC が野生型*1a 保持者に比べて小さく，変異により OATP1B1 の輸送活性ないし発現量が増加したと考えられる．反対に*5 ない

し*15保持者ではAUCが高くなり，変異により輸送活性ないし発現量は低下していると考えられる[5]．とくにシンバスタチンでは*5保持者では，筋障害の発症リスクが増加する[6]．そのほか，イリノテカン（CPT-11）の好中球減少（*5）や下痢の有害作用との関連（*1b）も報告されている．BCRPでは，アジア人種で421C＞A（Q141K）が高い頻度で見られる．変異型BCRPは野性型に比べて細胞膜上での発現量が低下する．変異型BCRPを有する被験者ではrosuvastatinやsulfasalazineの経口投与後の最大血漿中濃度（C_{max}）ならびにAUCが野性型に比べて大きく，消化管におけるBCRP機能の低下を反映したものと考えられている．BCRPの変異は，痛風の発症リスクとして疾患との関連も注目されている[8]．

用語解説

■ **ABCトランスポーター**（ABC transporter）　細胞質側にATP結合部位（ATP binding cassette：ABC）と呼ばれる保存性の高いドメインを有しているトランスポーターの総称．一次性能動輸送により細胞内からの排出を行う．

■ **エピジェネティクス**（epigenetics）　DNA配列の変化を伴うことなく，DNA塩基のメチル化やクロマチンの修飾を介して，遺伝子発現を制御する機構のこと．一般的にDNA塩基がメチル化されると，遺伝子の発現抑制を伴う．

■ **核内受容体**（nuclear receptor）　核内あるいは細胞質に存在し，分子内にリガンド結合部位とDNA結合部位を有し，リガンドが結合することで核内での転写を調節する．

■ **血液脳関門**（blood-brain barrier）　脳毛細血管内皮細胞は，細胞間に発達したtight junctionを形成し，細胞間隙を介した透過が著しく制限されているため，拡散バリアーとして機能し，血液脳関門とも呼ばれている．こうした関門組織は，脈絡叢，網膜，胎盤，精巣・精巣上体に形成されている．組織によっては，上皮細胞が関門の実体となることもある．　　［楠原洋之］

文献

1) Giacomini, K. M., Sugiyama, Y.: Membrane transporters and drug response, Chapter 2. In Goodman & Gilman's The Pharmacological Basis of Therapeutics (Brunton, L. L., Lazo, J. S., Parker, K. L. eds.), McGraw-Hill, New York, 2005, pp. 41-70.

2) 乾　賢一編：薬物トランスポーター活用ライブラリー―機能・輸送基質から創薬・臨床応用まで―．羊土社，2009.

3) Hayashi, H., Sugiyama, Y.: 4-phenylbutyrate enhances the cell surface expression and the transport capacity of wild-type and mutated bile salt export pumps. *Hepatology*, **45**, 1501-1506, 2007

4) International Transporter Consortium et al.: Membrane transporters in drug development. *Nat. Rev. Drug Discov.*, **9**, 215-236, 2010.

5) Maeda, K., Sugiyama, Y.: Impact of genetic polymorphisms of transporters on the pharmacokinetic, pharmacodynamic and toxicological properties of anionic drugs. *Drug Metab. Pharmacokinet.*, **23**, 223-235, 2008.

6) Kimchi-Sarfaty, C. et al.: A "silent" polymorphism in the MDR1 gene changes substrate specificity. *Science*, **315**: 525-528, 2007.

7) SEARCH Collaborative Group et al.: SLCO1B1 variants and statin-induced myopathy-a genomewide study. *N. Engl. J. Med.*, **359**, 789-799, 2008.

8) Matsuo, H., et al.: Common defects of ABCG2, a high-capacity urate exporter, cause gout: a function-based genetic analysis in a Japanese population. *Sci. Transl. Med.*, **1**, 5-11, 2009.

A30 トキシコゲノミクス

薬剤学・薬物動態・トキシコゲノミクス

1. 薬物の毒性と毒性発現機序

薬物が体内に入ると薬効が発現し，用量の増加とともに増大していくが，薬効はいずれ頭打ちとなる．それだけならよいが，用量の増大に伴って，毒性も発現してくる．臨床の場では，有害作用を避けつつ最大の効果を期待して薬が使われている．古典的な治療薬は，多くの不幸な事例から経験的に安全性の高い使用方法が確立されてきた歴史がある．しかし新規に開発する薬物に関しては，臨床展開以前にその安全域を明らかにしておくことが強く望まれる．そのためには，ヒトの個体を対象としない動物試験や *in vitro* 試験から有害作用を推定することになる．

動物を使う以上，種差の問題は避けられないが，それ以外にも多くの問題が存在する．まず動物の場合，自覚症状を訴えることがないため，なんらかの検出手段が必要である．客観的に薬効や毒性を評価できる生物学的指標をバイオマーカーという．たとえば血中のトランスアミナーゼの上昇は，肝細胞破壊による細胞質酵素の逸脱の反映であり，これは非臨床，臨床両方の場で利用できる．しかし問題となる毒性についてバイオマーカーがそろっていることは例外的であり，多くは剖検後各臓器を精査して病変の有無を調べるしかないが，その感度は低い．ただし，医薬品安全性評価の困難さの最大の要因は，毒性発現機序の複雑性にある．これを図1に模式的に示す．

薬物は特定の標的に対して特異的に作用するように設計される．その作用自体に起因する有害作用は予想の範囲内であり，対処もしやすい．主標的以外の低親和性の副標的に作用する可能性も，非臨床試験で予測するのは難しくはない．たとえば細胞分裂を強力に阻害する制がん剤の場合，骨髄障害，消化管障害，免疫能低下は不可避であり，当初から治療計画に織り込むことができる．しか

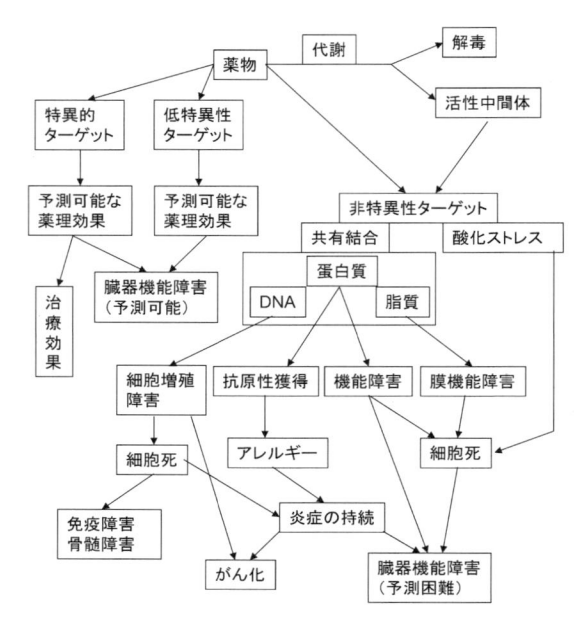

図1 毒性発現機序

しながら，臨床で問題となる有害作用は主薬効とは無関係なものも多い．

薬物はおもに肝臓や腎臓で代謝され解毒されるが，この代謝過程で，母化合物より毒性の高いものが生じる場合がある．また，活性化中間体が脂質，核酸，タンパク質と共有結合を形成して機能障害をきたす場合や，共有結合が形成された結果，抗原性をもち，アレルギー反応を引き起こす場合などもある．細胞の壊死は炎症を惹起し，炎症が遷延化して細胞死と増殖のサイクルが持続すると，がん化の危険性が高まる．

薬物開発初期では主薬効の解析に重きがおかれるが，薬物が臨床使用される場合には，前もってこのような全体像が描かれていることが要求される．臨床展開後に有害作用が発生し，結果論としてこのような図を描いても手遅れである．主薬効は開発者が設定するものであるから標的は明らかである．しかし，いつ，どこで，どのような作用が発現するのかわからない状態で，臨床での有害

作用発生を未然に防ぐという困難なことを，安全性研究者は要求されている．

2. トキシコゲノミクスと医薬品安全性評価

医薬品の安全性評価においては，たてまえとして「起こりうるすべての有害作用を予測しておく」ことが要求されているが，原理的に不可能であると考えられていた．そこで，旧来の安全性試験は，規制当局が要求する項目を単に機械的・義務的に消化していくという面があった．しかしながら20世紀末になって，オミクス技術の登場によりパラダイムシフトが起こった．

オミクス技術についてはA18項「オミックスと創薬」に詳しいが，遺伝子全体（ゲノム）を解析する学問をゲノミクスといい，これをトキシコロジーに応用したのがトキシコゲノミクスである．ゲノミクスは，対象の遺伝子型全体の解析を指す場合と，網羅的な遺伝子発現解析（トランスクリプトミクス）を指す場合とがある．前者の場合，特定の遺伝子型と薬効の関係を解析するファーマコゲノミクスという領域が確立され，臨床において，とくに薬物動態学との融合によって大きな成果が得られている．これは当然毒性学にも応用可能であり，各個人の遺伝子型と副作用の関係を明らかにすることは薬物治療の個別化において，重要な点である．

一方，トキシコゲノミクスはトキシコトランスクリプトミクスを指すことが多い．旧来の安全性評価では薬物によるフェノタイプ，すなわち細胞の壊死，炎症細胞浸潤，がんなどを観測していた．しかし，これらは検出感度が低く，時間もかかる．特定のフェノタイプが出現するまでに図1のような複雑な段階を経ていたとしても，各段階は必ずなんらかの生理的応答として観測できるはずである．生理的応答のなかで，検出感度と特異性が最も高いのが遺伝子発現変化である．薬物が生体に与えるすべての作用を遺伝子発現プロファイルとして観測し，それを有害作用の可能性へと翻訳するのがトキシコゲノミクス手法である．

3. トキシコゲノミクスによる評価の実際

被験薬物を投与した動物から得た標的臓器，あるいは被験薬物を暴露した培養細胞からmRNAを抽出し，マイクロアレイを用いて発現している遺伝子を一斉に定量する．問題は，このデータをいかにして安全性評価に結びつけるかである．とにかくデータ量が膨大であるため，電算機による機械学習の手法をとらざるをえないが，これには教師付と教師なしの二つの手法がある．

教師付分類（学習）（supervised classification (learning)）：　分類される結果がわかっていて，これにデータを関連づけていく手法である．毒性学では，特定のフェノタイプに関して，陰性対象と陽性対象を最初にラベリングし，繰り返し学習によりこれを判別できる遺伝子発現プロファイルを構築する作業となる．生体認証で汎用される判別分析法のsupport vector machine（SVM）や，遺伝子解析に特化した判別分析法のprediction analysis of microarray（PAM）などがある．

非教師付分類（学習）（unsupervised classification (learning)）：　結果を未知としてデータを分類し，そこから見えてくるものを解釈する手法である．例としては，クラスター解析がある．多くの医薬品についての遺伝子発現データをクラスタリングし，被験薬物が，ある共通の毒性をもつ薬品のクラスターに属したならば，この薬物はその毒性を示すと解釈するのである．また，主成分分析（PCA）も非教師付手法に分類される．

教師付手法は，一見合理的であるが，たとえば病理学的フェノタイプと単純に関連づけただけでは，旧来の病理学的検査と同等になり，これを凌駕する手法にはなりえない．非教師付の場合は逆に，そのクラスターを特徴づける変化を示す遺伝子群に毒性学的意味づけができないと，結果の解釈が困難なものとなる．いずれにしても，トキシコゲノミクス手法を活用するためには，多くの医薬品による発現データを集積したデータベースと，これを解析する高性能の電算機が必須である．したがって，欧米の巨大製薬会社を除けば，一企

業や大学での有効な解析は困難であり，公共データベースやコンソーシアムが必要となる[1~3]．

4. トキシコゲノミクス手法の課題
a. 種差の克服

動物を用いた非臨床安全性試験は，候補薬物の臨床展開以前に，臨床での有害作用を予測すべきものである．ここでの最大の問題が種差である．ヒト由来の培養細胞（最近ではiPS細胞の利用に期待が集まっている）を用いる方法が考えられるが，種差よりも *in vivo* と *in vitro* の差の方が大きい場合もあり，限定的な使用に限られる．

現状で最も有望な手法は，毒性学的パスウェイ解析である．システムズバイオロジーでは，オミクス手法を活用したパスウェイ解析が進んでいる．これを毒性学に応用しようとするものである．

薬物に対して病態生理的応答が生じているとき，個々の発現変動遺伝子を種間の相同遺伝子で比較しても一致する場合は少ない．しかしそのような場合でも，一連の遺伝子発現変化が目指す機能は本質的に同一である場合がしばしば見られる．すなわち，原理的に「毒性パスウェイとして」動物における応答をヒトへ外挿することが可能と考えられる．ここでの最大の問題は，毒性学的機能が判明している遺伝子が乏しく，「毒性パスウェイ」を構築することが困難である点である．システムズバイオロジーを毒性学まで拡大した研究の振興が急務であろう．

b. イディオシンクラシーの問題

臨床で最も一般的に認められる有害作用は薬剤性肝障害であり，トキシコゲノミクス手法によりこれを診断・予測することが当然求められる．しかし臨床における薬剤性肝障害の多くは，用量依存性がなく，発生頻度の極端に低い特異体質（イディオシンクラシー，idiosyncracy）であることが知られている．これは，純系の動物で検出された用量依存的な遺伝子発現変化のデータからは予測できないのではないかという危惧を抱かせる．

イディオシンクラシーが生じる原因としては，

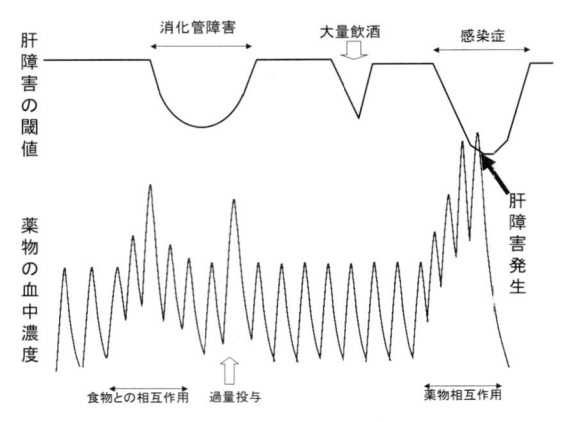

図2 イディオシンクラシーの仮説（文献[2]で提出された概念をもとに筆者が作製）

ファーマコゲノミクス的な要因，すなわち薬物のターゲットの感受性や薬物代謝酵素活性が遺伝的に異なる少数のハイリスク集団の存在，薬物の抗原性によるアレルギーの関与などが考えられているが，それでは説明できない事例も多い．結局，イディオシンクラシーとは，それらを含めた多くの因子が複合した結果であるとの考え方がある[4]．図2に，ある薬物の血中濃度と，有害作用が生じる生体の感受性の閾値を模式的に示す．薬物の最高血中濃度は，過量投与や相互作用によって変動し，感受性の方は生体の病態生理的状態で変化するが，相互の距離は大きいため，交叉する確率は非常に小さい．しかし，症例が多いと，血中濃度の上昇と閾値の低下が偶然に一致して有害作用を生じる例が見出されるというものである．もしこれが正しければ，有害作用発現の閾値を変化させる要因をトキシコゲノミクス手法によって解析することにより，将来はイディオシンクラシーのリスク評価も可能となるかもしれない． [漆谷徹郎]

文 献
1) Urushidani, T.: Prediction of heptatotoxicity based on the toxicogenomics database. S. C. Sahu ed.: Heptatotoxicity: from Genomics to *in vitro* and *in vivo* Models. John Wiley & Sons, 2008, pp. 507-529.
2) http://www.toxico.nibio.go.jp/
3) http://www.dbcls.nois.ac.jp/
4) Roth, R. A., et al.: Inflammation and drug idiosyncracy – Is there a connection? *J. Pharm. Exp. Ther.*, **307**: 1-8, 2003.

A31 遺伝子改変動物

薬剤学・薬物動態・トキシコゲノミクス

1. 遺伝子改変動物

遺伝子の機能を in vivo，すなわち動物個体で評価するには，その遺伝子を過剰にまたは異所的に発現させる（gain of function），または発現させなくする（loss of function）ことにより表現型がどのように変化するかを調べる方法が効果的である．かつては，特徴的な遺伝的形質を示す個体からその原因遺伝子を探索・特定することにより遺伝子の in vivo での機能を明らかにする正統派の遺伝学 "forward genetics" のアプローチが行われていた．しかし，原因遺伝子の同定には多大な時間と労力を要していた．しかし，胚操作技術と遺伝子工学技術の融合により発生工学技術が編み出され，遺伝子操作した動物を人為的に作り出し，その表現型を調べることが可能となった．これは遺伝子からスタートすることから，逆遺伝学 "reverse genetics" と呼ばれている．これらの技術は遺伝子の機能解析といった基礎研究にとどまらず，薬効評価や抗体作製，生理活性物質産生のための疾患モデル動物，ヒト型化動物などの作出に応用され，医学分野の発展にも大いに貢献している．なお，発生工学の中心的な技術としては，目的の遺伝子を遺伝子発現調節領域とともにゲノム DNA に組み込むことにより発現させる外来遺伝子導入（トランスジェニック）技術と，目的の遺伝子を破壊するジーンターゲティング（ノックアウト）技術に大別される．

2. トランスジェニック動物

哺乳類におけるトランスジェニック動物の作出は，1980 年，クローン化した外来遺伝子（トランスジーン）のマウス受精卵への直接注入という方法（マイクロインジェクション法：図1）によりマウスで初めて成功した．その2年後，ラットのように大きくなる "スーパーマウス"，すなわち成長ホルモン遺伝子トランスジェニックマウスが報告されて以来，一躍脚光を浴びるようになり，作製と応用が進んでいる．遺伝子発現制御部分（プロモーター/エンハンサー）と目的タンパク質をコードする cDNA，ポリ A 付加シグナルからなる

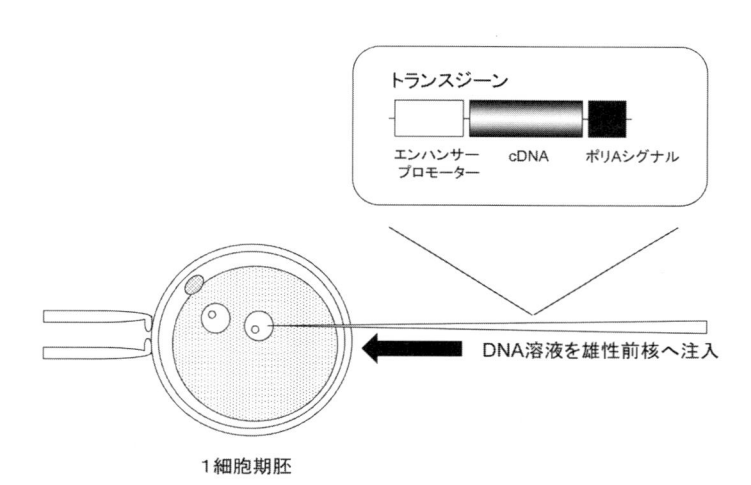

図1 マイクロインジェクション法による遺伝子導入動物の作製
トランスジーンを含む DNA 溶液を，インジェクションピペットを用いてマウス1細胞期胚の雄性前核に微量注入を行うことにより，トランスジェニックマウスを作製する．

トランスジーンをマイクロインジェクションするという前述の方法が最も広く用いられているが，ウイルスベクターを用いることにより高効率にトランスジェニック動物を作出することも可能である．

これらの個体への遺伝子導入技術はマウスやラットなどの小型動物を中心として広く用いられ，後述するように基礎医学研究において欠かすことのできない方法論を提供した．さらに，ウシやヒツジ，ブタなどの中・大動物に対しては，有用生理活性物質を遺伝子改変により乳などに分泌させ，「動物工場」として大量生産を可能とする試みや，肉・乳の増産を目指した畜産学研究の分野にも応用されている．しかし，作製コストが高いことや期待通りの表現型がなかなか得られないことに加えて，BSE 問題や遺伝子組換え食物に対する消費者の心理的問題が未解決であることから，当初期待されたほどは進んでいないのが現状である．

3. ノックアウトマウス

特定の遺伝子の機能を人為的に破壊して作製されたマウスは「ノックアウトマウス」と呼ばれている．その重要性から，基本的なノックアウトマウスの作製方法である「ジーンターゲティング法」を確立した M. Cappecci 教授らが 2007 年のノーベル医学・生理学賞に輝いている．標的遺伝子を破壊する方法は，ES（embryonic stem）細胞において「相同組換え」と呼ばれる遺伝子組換え現象を利用したものである．標的遺伝子を破壊した ES 細胞を樹立後，胚盤胞期胚に注入して，ES 細胞とのキメラマウスを作製することにより，変異遺伝子座をもった個体を作り出す[1]（図 2）．系統化されたノックアウトマウスを正常マウスと比較検討することにより，標的遺伝子の機能を評価する．マウスは環境統御が容易であり，また近交系が確立していることから，標的遺伝子以外の遺伝的要素および環境要素を均一化することが可能である．そのため，遺伝子の機能解析に最適であるといえる．なお，2008 年の段階ですでに 4000 遺伝子のノックアウトマウスが作製・解析されており，解析されている遺伝子は日々増えている．現在，全遺伝子について網羅的にノックアウトマウス（コンディショナルを含む）を作製し，さらに系統的に解析（phenome）する国際コンソーシアム（International Knockout Mouse Consortium；http://www.knockoutmouse.org/ および International Mouse Phenotyping Consortium；http:

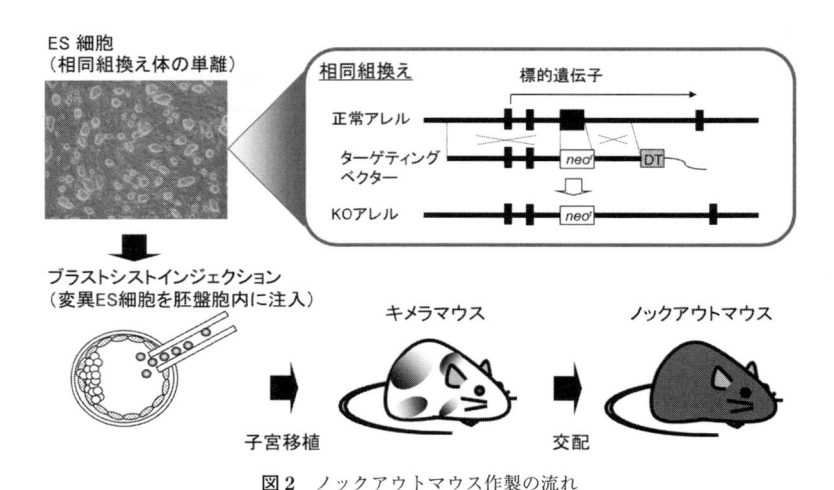

図 2 ノックアウトマウス作製の流れ
ES 細胞にターゲティングベクターを導入し，相同組換え体を単離する．ES 細胞と毛色の異なるマウス由来の胚盤胞に ES クローンを注入し，キメラマウスを誕生させる．その後，交配によりノックアウトマウスを得る．

//www.mousephenotype.org/）が欧米を中心に立ち上げられている．

4. コンディショナルノックアウト

生命現象にきわめて重要な遺伝子をノックアウトした場合，個体発生の過程で問題が生じて胎生致死，あるいは想定外の重篤な疾患発症などが起こってしまい，当初の目的の生命現象を解析できないことがある．この問題を解決するために用いられているのが，細胞種特異的あるいは時期特異的（薬剤による誘導など）に遺伝子を破壊するコンディショナルノックアウトである．

これは，配列特異的組換え酵素を利用したものであり，現在使用されている代表的なものがCre-loxPシステムである．特徴的な8塩基のコア配列の両側に13塩基のパリンドローム様繰り返し配列をもつloxP配列を標的遺伝子の必須エキソンを挟むように挿入（floxアレルと呼ばれる）しておくと，バクテリオファージP1由来の配列特異的組換え酵素Creリコンビナーゼを発現したときのみ組換えが生じる（図3）．そのため，細胞種特異的なプロモーター/エンハンサーによりCreリコンビナーゼを発現させることができるトランスジェニックとfloxアレルを組み合わせることにより，細胞種特異的に遺伝子を破壊することができる．

また，エストロジェン受容体のリガンド結合部位（変異型）との融合型Creを用いることにより，合成ステロイドを投与したときのみCreリコンビナーゼが核移行し，ノックアウト遺伝子座が生じるという誘導型システムも開発されており，時期特異的な遺伝子破壊を可能にしている．加えて，配列特異的組換え酵素として，酵母由来のFlp-FRTやD6ファージ由来のDre-roxシステムなどが開発・利用されており，より複雑なコンディショナルノックアウト（あるいは「ノックイン」）法に応用されている．

5. ヒトの疾患関連遺伝子

全ゲノム関連解析が進むなか，ヒトの疾患関連遺伝子が次々と発見されている．統計学的解析から見出されたこれらの遺伝子について，個体レベ

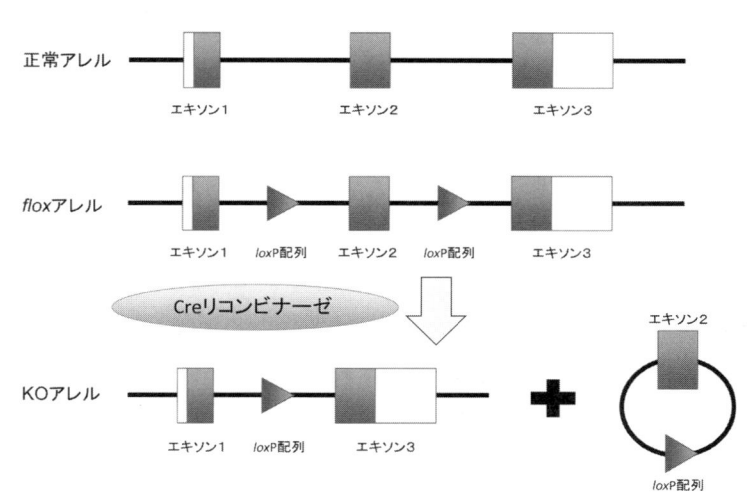

図3 コンディショナルノックアウトの原理
標的遺伝子の重要エキソンが34塩基対からなるloxP配列で挟まれている遺伝子座（floxアレル）に対して，Creを作用させると配列特異的組換え反応によりloxP配列で挟まれた遺伝子断片が切り出され，標的遺伝子が破壊されることになる．

ルで証明・解析するために遺伝子改変マウスは有効な手段である．この場合，ノックアウトだけでなく，ヒトに認められた変異に対応した変異をマウス遺伝子に導入した「ノックインマウス」が解析に用いられている．

ただし，ヒトの疾患関連遺伝子が必ずしもマウスで同じ疾患を引き起こすとは限らない．代表的な例としては，ヒト家族性大腸腺腫症（FAP：大腸全域にポリープを多数形成する優性遺伝疾患）の原因遺伝子である *Apc* 遺伝子座に同様の変異を導入したマウスでは，大腸よりもむしろ小腸部位に優先して多数のポリープを形成する．そのため，動物種差を考慮した解析を行う必要がある．（実験動物学分野では，この概念を「外挿」という）このような問題を克服するために，動物種差の原因となる遺伝子を改変したヒト型化マウスの作製も進められている．

その一方で，2009 年に日本実験動物中央研究所において，よりヒトに近い動物として注目されている小型霊長類・コモンマーモセットでの遺伝子改変が世界で初めて成功した[2]．次世代の実験動物として，ヒトの疾患関連遺伝子の解析への応用が期待されている．

6. 遺伝子改変動物の医学・薬学分野への応用

疾患治療のための標的分子が明らかになれば，抗体を作製する，あるいは化合物ライブラリーをスクリーニングすることにより，標的分子に対する機能阻害薬を造り出せる可能性がある．一方，ノックアウトマウスを作出・解析することにより，その遺伝子産物の機能を喪失させたときの生体の反応を予測することができる．そのため，創薬ターゲットとしての新規創薬標的遺伝子探索にノックアウトマウスはきわめて有用である．実際，米国製薬会社 Genentech では標的遺伝子探索を目的として網羅的なノックアウトマウスの作製・解析を進めている[3]．

薬剤化合物やワクチンの効果・安全性評価にも遺伝子改変動物が用いられている．がん原遺伝子 *ras* トランスジェニックマウスやがん抑制遺伝子 *p53* 遺伝子ノックアウトマウスは発がん感受性が亢進していることから，化学物質などの発がん性試験に用いられ，検出感度の改善と試験期間の短縮に大いに貢献している．また，ヒトやサルなど霊長類にしか感染しない病原性ウイルスであるポリオウイルスに対して，その感染受容体（PVR）トランスジェニックマウスが作製されているが，このマウスは実際にワクチン検定に用いられており，より安価・確実な検定の実現に寄与している．

このほか，抗体遺伝子座ヒト型化マウスを用いた抗体作製（A32 項「抗体医薬」参照）や，再生医療の分野でも遺伝子改変動物が注目されている．特定の臓器ができないノックアウトマウスの胚と多能性幹細胞（ES 細胞，あるいは iPS 細胞）を用いてキメラマウスをつくると，多能性幹細胞由来の臓器を形成させることができる．この胚盤胞補間法と呼ばれる方法が，マウス・ラットの異種間でも可能であることが報告され，異種動物を用いた臓器再生が可能であることが示された[4]．将来，ヒトの再生医療への応用，すなわち，患者由来の多能性幹細胞を用いて遺伝子改変した大型動物の体内で臓器を形成させ，移植に用いることが可能になるかもしれない（詳細については A34 項「再生医療」参照）．

このように，遺伝子改変した動物は医学・薬学分野で必要不可欠なものとなっているといえる．

用語解説

■ **ジーンターゲティング法**　一般的なジーンターゲティング（標的遺伝子破壊）法は，相同組換え系を利用することにより行われる（図2）．外来遺伝子を細胞に導入した場合，通常は非相同組換えによる染色体へのランダムな遺伝子挿入が起こる．それに対して，相同組換えは非常に頻度が低い（非相同組換えの 10^{-3} 〜 10^{-6} 程度）．そこで外来遺伝子を導入したときに相同組換えクローンを濃縮・選抜するためのターゲティングベクターが考案されている．そのポイントとなるのが，ポジティブ・ネガティブ選抜法である．つまり，細胞への遺伝子導入の有無を薬剤耐性遺伝子（ネ

オマイシン耐性［neo^r］遺伝子など）により選別し，同時に非相同組換えを起こした細胞を毒性遺伝子（ジフテリア毒素A断片［DT-A］遺伝子，あるいはチミジンキナーゼ遺伝子：核酸アナログであるガンシクロビル処理時に細胞死を引き起こす，など）により除去する．この方法により，相同組換えを起こしたESクローンを，$10^{-1} \sim 10^{-3}$ 程度の頻度で得ることができる．なお，相同組換えの頻度は，ターゲティングベクターの相同領域（ホモロジーアーム：通常は両側の合計が8～10 kb）が長い程上昇するが，組換えによる欠失領域が長い程逆に頻度が低下することが知られている．さらに，標的遺伝子座によっても相同組換え頻度が大きく異なる．

最近，相同組換えによらない新たな方法論によるジーンターゲティング法として「ジンクフィンガーヌクレアーゼ（Zinc Finger Nucleases：ZFNs）法」が実用化されている．これは特定の3塩基配列を認識する「ジンクフィンガー」を数個（これにより，特定の3×n個からなるDNA配列に結合できるようになる）とDNAを切断する制限酵素（II型制限酵素FokI由来の配列非依存的DNA切断ドメイン）を組み合わせた融合タンパク質「ZNFs」を応用したものである．標的遺伝子座のDNA配列を認識するようにデザインされたZNFs mRNAを受精卵にマイクロインジェクションすることにより，標的遺伝子座に二重鎖切断を引き起こさせ，その修復過程で数十塩基におよぶ欠失が導入される．オフ・ターゲット（標的遺伝子座以外の部位への変異の導入）の問題が完全にクリアされているわけではないが，ES細胞が存在しない，あるいは樹立が困難な動物でのノックアウト動物作出が可能であり，すでにラットでの成功例が報告されている[5]．今後，他の動物種への応用が期待されている．

また，ZNFsによる標的遺伝子座へのDNA二重鎖切断の際，"repair template"と呼ばれる修復用の遺伝子断片が同時に存在すると，この遺伝子断片を標的遺伝子座に導入することが可能である．この技術を応用すると，マウス以外でのノックイン動物の作製が可能となるだけでなく，ヒト細胞での標的遺伝子治療（修復）が可能であり[6]，遺伝病患者の治療への応用も期待されている（詳細についてはA35項「遺伝子治療」参照）．

［角田　茂・岩倉洋一郎］

文　献

1) Nagy, A., et al., 山内一也ほか訳：マウス胚の操作マニュアル，第3版．近代出版，2005.
2) Sasaki, E., et al.: Generation of transgenic non-human primates with germline transmission. *Nature*, **459**, 523-527, 2009.
3) Tang, T., et al.: A mouse knockout library for secreted and transmembrane proteins. *Nat. Biotechnol.*, **28**, 749-755, 2010.
4) Kobayashi, T., et al.: Generation of rat pancreas in mouse by interspecific blastocyst injection of pluripotent stem cells. *Cell*, **142**, 787-799, 2010.
5) Geurts, A. M., et al.: Knockout rats via embryo microinjection of zinc-finger nucleases. *Science*, **325**, 433, 2009.
6) Lombardo, A., et al.: Gene editing in human stem cells using zinc finger nucleases and integrase-defective lentiviral vector delivery. *Nat. Biotechnol.*, **25**, 1298-1306, 2007.

A32 抗体医薬

薬剤学・薬物動態・トキシコゲノミクス

　1980年代以降の遺伝子クローニング・組換え技術の発展により，生体内で重要な機能を担っている有用タンパク質を人工的に大量生産できるようになった．その結果，インスリンなどの増殖因子といった生物を宿主とした組換えタンパク質医薬，いわゆる生物学的製剤が使用され始めることとなった．その後のさらなる遺伝子・タンパク質工学の進歩により，1990年代には，リツキサン®（リツキシマブ，抗CD20キメラ抗体）に代表される抗体医薬が開発・上市され，これまでの低分子医薬では実現できなかった高い治療効果を発揮し大きな成功を収めた．

　2000年以降も抗体医薬は続々と開発され，いまや世界で認可された抗体医薬は27種類を超え，その市場規模も2013年までには5兆円を超すと予測されている[1]．抗体医薬は，その厳格な抗原特異性に基づいて薬理活性が発揮される典型的な分子標的薬であり，これまで臨床試験入りした抗体医薬の上市成功確率が高いことが一つの大きな特徴である．このような背景から，大型新薬の不足に悩む大手製薬企業は，競い合うように抗体医薬開発プラットフォームを有するバイオテック企業の買収に乗りだし，多くの抗体医薬の臨床開発がさらに加速されている．

　このように，抗体医薬ビジネスは今日の製薬業界において最も重要なビジネス要素の一つであるといっても過言ではない．本項では，抗体医薬開発の歴史を振り返りながら，抗体医薬の現状と今後の課題について概観する．

1. 抗体

　抗体はB細胞から分泌される約150kDaの糖タンパク質で，抗原特異的に結合することにより，病原体の排除をおもにつかさどる分子である．抗体は，ジスルフィド結合を介して結合している重鎖（H鎖）・軽鎖（L鎖）から構成され，H鎖およびL鎖はそれぞれ可変領域（VH，VL）・定常領域（CH1, Hinge, CH2, CH3, CL）に分けられる（図1A）．また，VH〜CH1とVL〜CLで構成される部分をFab（fragment, antigen binding）領域，Hinge〜CH3で構成される部分をFc（fragment, crystallizable）領域と呼ぶ．

　このうち，可変領域は特異的な抗原認識を担う部分であり，アミノ酸配列が多様であることが知られているが，そのなかでもとくに多様性の高い相補性決定領域（complementarity determining region：CDR）と呼ばれる配列が3カ所存在し，これにより抗原特異性が決定される．可変領域中のCDR以外の配列はフレームワークといわれ，可変領域の立体構造を維持する役割を担っている．

　また，定常領域，そのなかでもとくにFc領域はエフェクター機能を惹起する役割を担っている．定常領域は比較的アミノ酸が保存されている領域であり，L鎖定常領域にはκとλの2種類，H鎖定常領域にはヒトではIgM, IgG, IgA, IgD, IgEの5種類のクラスが存在する．そのなかでも，多様なエフェクター機能を惹起するIgGを医薬品として用いる試みが1990年代以降盛んに行われている．

2. 抗体医薬作製法とその変遷

　抗体医薬の作製法としては，一般的にはハイブリドーマ法が知られている．この手法は1975年に開発され，抗原を免疫されたマウスなどの動物由来のB細胞をミエローマ細胞と細胞融合させ，自律増殖能をもつ抗体産生細胞（ハイブリドーマ）を作製するものである．この方法により，単一の抗体（モノクローナル抗体）を得ることが可能となり，1980年代には，毒素や抗がん剤を結合させたモノクローナル抗体を用いたミサイル療法が試

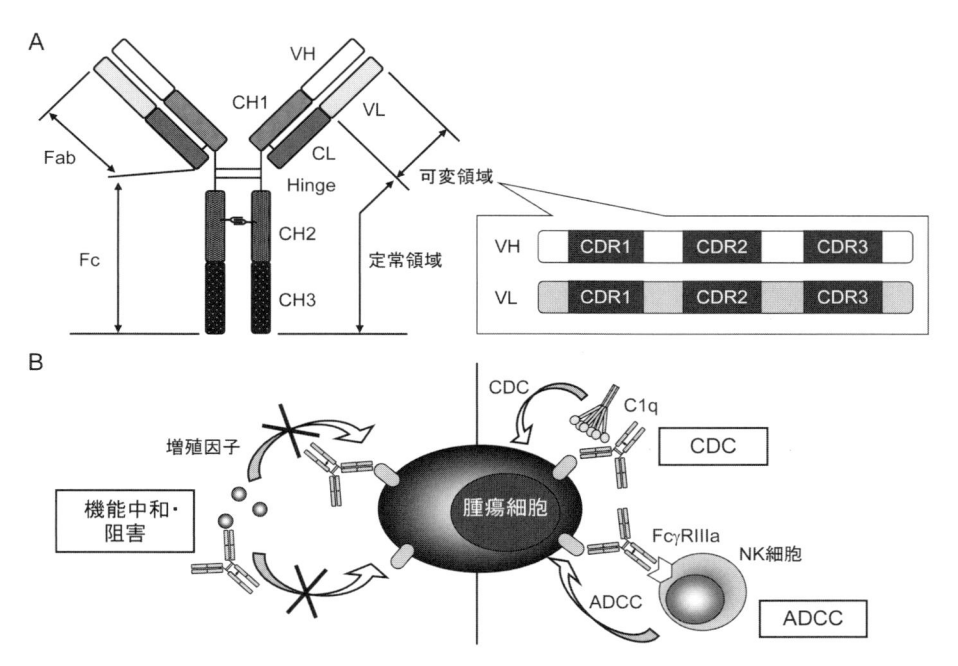

図1 抗体の構造と作用機序
A：多くの抗体医薬で用いられている IgG1 の構造を示す．B：抗体医薬の作用機序を示す．一般的に，抗原への結合による機能中和・阻害，あるいは ADCC や CDC といったエフェクター活性が主たる薬効発現メカニズムとされている．

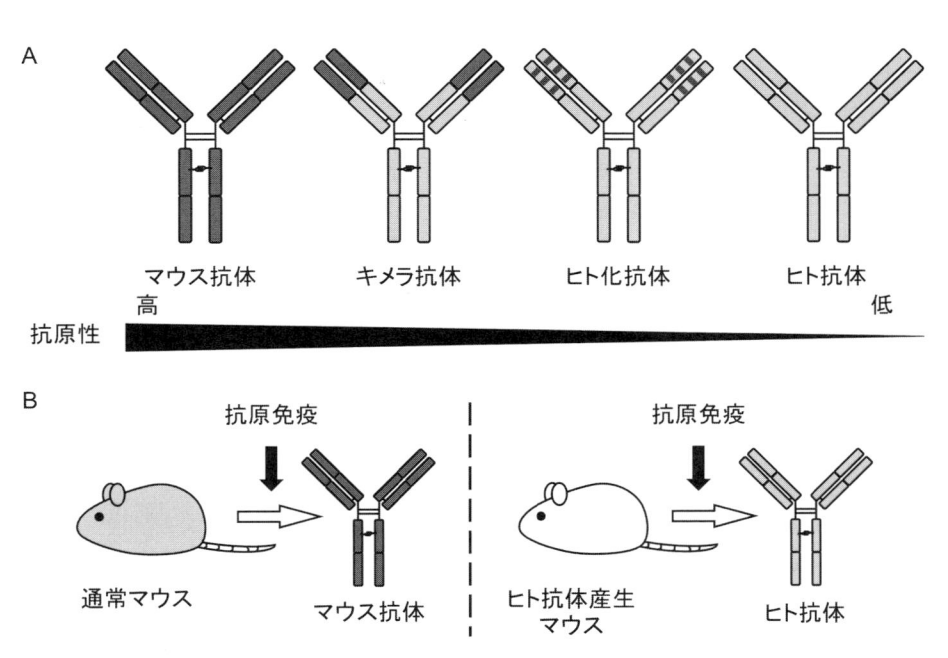

図2 抗体医薬の変遷
A：当初マウス抗体で臨床試験が行われていた抗体医薬は，免疫原性を低下させるため，キメラ抗体，ヒト化抗体へと改良された．そして現在ではヒト抗体の作製が可能となっている．B：ヒト抗体産生マウスを用いた抗体作製を示す．通常の動物免疫，ハイブリドーマ法と同様の手法で簡便にヒト抗体を取得することが可能である．

みられることになる．しかし，当初はマウス抗体など，非ヒト抗体の投与が行われており，ヒト抗マウス抗体反応が生じることにより，期待された治療効果を得ることができなかった．このため，抗体療法のブームはいったん過ぎ去ったかに思われたが，1980年代半ばに抗体定常領域をヒト抗体由来の配列に置換したキメラ抗体，そしてヒト型フレームワークにCDRを移植したヒト化抗体が開発され，抗原性低減に成功した抗体医薬は再度隆盛期を迎えることとなる（図2A）[2]．さらには，ヒト抗体遺伝子を組み込んだヒト抗体産生マウスが開発され，これらのトランスジェニック動物を用いることにより通常のハイブリドーマ法と同様に，簡便にヒト抗体を得ることができるようになった（図2A，B）．その一方で，動物免疫にとらわれずに，in vitroでのヒト抗体取得を可能とするファージディスプレイ法も開発され，いまや様々な手法によるヒト抗体作製が可能になっている．

3. 抗体医薬の種類と作用機序

抗体はもともと血液中に安定的に存在する分子であり，抗原性が低いことはもとより，投与後血中に長時間安定に存在することにより，薬効を発揮できる．一般に，その作用機序は，標的分子と結合することによりその機能を制御し薬効を発現する作用と，標的分子を発現する細胞を抗体特有のエフェクター活性により排除する作用，といった二つの種類に大別される（図1B）[2,3]．

標的分子の機能を制御する代表的な抗体医薬としては，レミケード®（インフリキシマブ，抗TNF-αキメラ抗体）やヒュミラ®（アダリムマブ，抗TNF-αヒト抗体）などの慢性関節リウマチ領域の抗体医薬があげられる．また，日本で創製され，キャスルマン病適用で認可されたアクテムラ®（トシリズマブ，抗IL-6受容体ヒト化抗体）もIL-6中和機能によってその薬効を発揮している．また，がん領域で大きな成功を収めているアバスチン®（ベバシズマブ，抗VEGFヒト化抗体）は，腫瘍組織において血管新生を惹起する血管内皮増殖因子（vascular endothelial growth factor：VEGF）の機能を阻害し，抗がん活性を発揮している．このような高分子体であるタンパク質間相互作用を制御することは，これまでの低分子を中心とした創薬技術では困難であり，標的分子の中和機能を主たる薬効メカニズムとする医薬品として抗体分子が適していたと考えられる．

一方，抗体医薬には，抗体依存性細胞傷害作用（antibody-dependent cellular cytotoxicity：ADCC）や補体依存性細胞傷害作用（complement-dependent cytotoxicity：CDC）といったエフェクター機能による薬効の発現といった，低分子医薬にはない，特有の機能が備わっており，このエフェクター機能の発現が治療効果に重要であるという知見が蓄積されつつある．その代表例は非ホジキンリンパ腫治療剤リツキサン®や乳がん治療剤ハーセプチン®（トラスツズマブ，抗HER2ヒト化抗体）である．これらはそれぞれ，CDCやアポトーシス誘導，あるいは受容体型チロシンキナーゼHER2の機能阻害といった活性を有しているものの，ADCCが薬効発現および治療予後に大きな影響を与える重要な機能であると考えられている．また，最近ではリツキサン®よりも非常に高いCDCを有するアルゼラ®（オファツムマブ，抗CD20ヒト化抗体）が慢性リンパ性白血病において高い治療効果を示しており，薬効発現におけるCDCの重要性も認識されている．

4. 次世代抗体医薬の開発

上述のとおり，抗体医薬は，これまでの低分子医薬では得られなかったすぐれた治療効果を期待することができる．しかし，その臨床試験において十分な薬効を得られないこともあり，当然のことながら万能ではない．そこで，次世代抗体医薬開発として抗体分子の改良が行われている．その手法として抗がん剤や放射性同位体とのコンジュゲート体の作製に加えて，抗体分子特有のエフェクター活性，とくにADCC活性を画期的に増強させる技術が開発されており，大きな期待が集まっ

ている.

　抗体医薬のADCC活性を向上させるためには，NK細胞等のエフェクター細胞上に発現するFc受容体（FcγRIIIa）への親和性を上げることが重要となる．このような抗体医薬の改良技術はすでにいくつか報告されており，Fc領域に人工的なアミノ酸変異を導入する方法と，Fc領域に結合する糖鎖を最適な構造に均一化する方法の二つに大別される．本項では，協和発酵キリン（株）で開発され，先行して臨床試験が実施されている糖鎖制御技術であるポテリジェント（POTELLIGENT®）技術について，以下に解説する.

　IgG型抗体1分子のFc領域に2カ所あるアスパラギンには，N結合複合型糖鎖が結合している．この修飾糖鎖の構造が抗体のエフェクター機能に影響することが近年明らかにされており，そのなかでもとくに，還元末端のN-アセチルグルコサミンへのフコース（コアフコース）の付加修飾が抗体のADCC活性に最も大きな影響を与えるこ とが見出されている（図3A）．コアフコースを除去することにより，FcγRIIIaに対する親和性が上昇し，ADCC活性が100倍以上と劇的に増強される（図3B）．この際，抗原結合活性やCDC活性に変化は観察されない．この非フコース抗体，すなわちポテリジェント抗体は低い用量で高いエフェクター活性を示す能力を有しており，がん抗原の発現量が低いがん細胞に対しても高い殺細胞活性を示し，加えて抗体医薬に対して低い親和性しか示さないFcγRIIIaアロタイプを有するNK細胞においても強いエフェクター活性を惹起することができる．非フコース抗体のすぐれたインビボの効果は，マウスやラット，およびサル薬効試験においても示されている．コアフコースのないN結合型糖鎖をもつIgGはもともとヒト体内に存在するため，非フコース抗体の抗原性が問題となる可能性はきわめて低いと考えられる．これら非フコース抗体の臨床試験は順調に進んでおり，非常に低用量で高い治療効果が得られている[4]．以上，

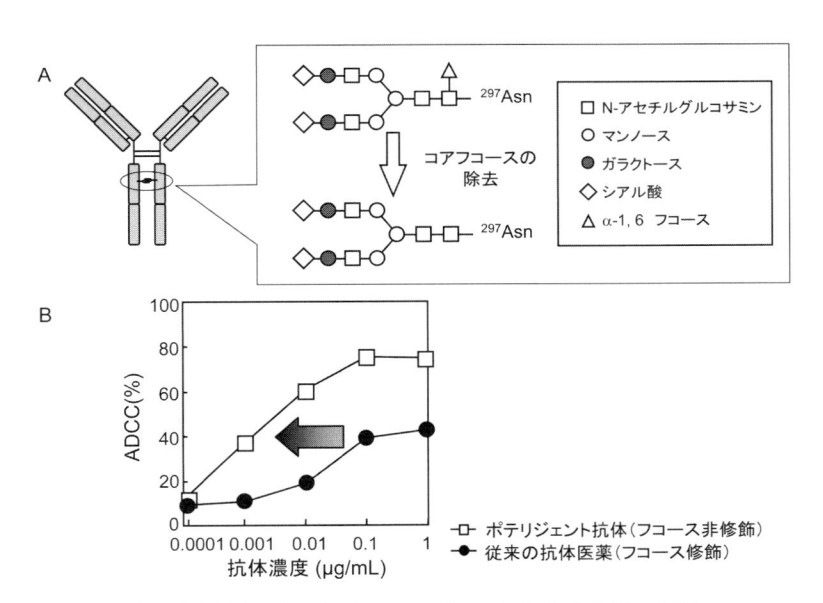

図3　抗体医薬の糖鎖構造とフコース除去による細胞傷害活性の増強
A：抗体の標的細胞に対するADCCはFc領域に結合する抗体糖鎖からコアフコースを除去することで大幅に上昇する．B：非ホジキンリンパ腫細胞株Rajiに対するリツキサン®（Rituxian®）のADCCの変化を示す．ポテリジェント化した非フコース型リツキサン（■），あるいは市販のリツキサン（○）のADCCを測定すると，フコース除去による大幅な活性の上昇が観察される．

非フコース抗体を次世代抗体医薬の開発に応用することは，すぐれた方法の一つとして期待されている．

おわりに

抗体医薬の開発が成功に至るまでには多くの試行錯誤の歴史が存在し，その結果，これまでの低分子中心の薬物療法では得ることができなかったすぐれた臨床効果を発揮することができるようになった．しかし，抗体医薬は不十分な薬効や高い薬剤費などの問題を抱えており，これらの課題克服に向けて，次世代抗体医薬の開発への挑戦が始まっている．日本で開発された抗体糖鎖制御技術であるポテリジェント技術は，すでに多くの国内外の大手製薬企業に導出されている．また，上記以外にも抗体改良法として，CDC活性の増強，血中半減期の延長などが試みられており，これらの抗体改良技術は次世代抗体医薬として医療の現場に新たな価値を提供しつつある．

[金子悦士・佐藤光男]

文　献

1) Reichett, J. M., et al.: Monoclonal antibody successes in the clinic. *Nature Biotechnol.*, **23**: 1073-1078, 2005.
2) Satoh, M., et al.: Therapeutic Antibodies. Comprehensive Glycosci., Chapter 4. 33: 643-662, 2007.
3) Leader, B., et al.: Protein therapeutics: a summary and pharmacological classification. *Nature Rev. Drug Discov.*, **7**: 21-39, 2008.
4) Yamane-Ohnuki, N., et al.: Production of therapeutic antibodies with controlled fucosylation. *mAbs*, **1**: 230-236, 2009.

A33 分子標的治療薬

薬剤学・薬物動態・トキシコゲノミクス

1. 分子標的治療薬とは

2000年代初めより，低分子チロシンキナーゼ阻害薬のイマチニブ，ゲフィチニブ，抗体医薬のリツキシマブ，トラスツズマブなどが相次いで実際のがん患者の治療に用いられるようになり，がん分子標的治療薬の時代が始まった．

分子標的治療薬は，ある特定の生体分子を標的とした創薬によって生み出され，その標的に結合して，多くは標的の機能を阻害することにより疾患を軽快治癒させる薬である．今日，特定の標的分子を対象とした創薬は種々の疾患に対して広く行われているが，分子標的治療薬という場合には，とくに悪性腫瘍あるいは免疫・炎症関連疾患に対する，標的を指向して創薬された薬を意味することが多い．これは，これらの疾患において，従来はその病因と治療標的が明確でないままに病態モデルを用いた創薬戦略がとられてきたが，近年の分子生物学的研究により治療標的分子が同定され，その標的に対する創薬が行われるようになったことに由来する．

分子標的治療薬は，大きく低分子阻害薬と抗体に分けられる．低分子阻害薬には，チロシンキナーゼ阻害薬，セリンスレオニンキナーゼ阻害薬など，細胞の生存と増殖に関与するシグナル伝達系を阻害するものが多い．抗体には，腫瘍細胞の表面の抗原に結合して免疫系を介して抗腫瘍効果を発揮するもの，細胞表面の増殖因子受容体に結合してその働きを阻害するもの，血中の増殖因子を捕捉するものなどがある．また，薬物や放射性物質を結合させた抗体も臨床応用されている．

抗体医薬は多くの場合，マウス抗体に由来するために免疫原性があり，またマウスのFc領域では種差のためにヒトの免疫担当細胞の活性化などが十分ではない．このため，可変領域はマウス由来であるが，その他の定常領域をヒト抗体分子に置換したキメラ抗体，可変領域のうち相補性決定領域のみがマウス由来であるヒト化抗体が作成されて臨床に導入された．現在では，ヒト抗体遺伝子を導入したトランスジェニックマウスを用いて作成された完全ヒト型抗体も用いられている．

本項では，分子標的治療薬を対象疾患とその作用機構により分類して概説する．なお，分子標的治療薬は近年開発と承認が非常に速くなっているので，本項では2011年10月の時点で海外でのみ承認されている薬も一部紹介する．

2. 悪性腫瘍に対する分子標的治療薬（低分子）

低分子化合物の多くは，腫瘍細胞の増殖のkey moleculeとなるチロシンキナーゼを阻害する薬である．これらの多くはATPとの競合によるキナーゼ阻害を起こすため，他のチロシンキナーゼに対しても阻害活性を有する．このため，2種類以上のがん腫に対して，異なる標的を阻害して，治療上の有効性を示す薬もある．また，多くのチロシンキナーゼを阻害して多彩な作用を発揮する薬はマルチキナーゼ阻害薬と呼ばれる．近年は，プロテアソーム，ヒストン脱アセチル化酵素などの新しい標的に対する薬も続々と開発されてきている．

a. BCR-ABL阻害薬，c-KIT阻害薬

慢性骨髄性白血病（chronic myelogenous leukemia：CML）は，9番染色体と22番染色体の転座によってできるフィラデルフィア染色体を特徴とする．この転座部位にできる融合遺伝子の産物BCR-ABLがCML細胞の増殖の引き金となる．イマチニブはBCR-ABLのチロシンキナーゼの阻害薬であり，とくに慢性期のCMLに単剤で著効を示してこれによってCML患者の予後を飛躍的に改善させた．またイマチニブは，BCR-ABL陽性の急性リンパ性白血病にも，従来の抗悪性腫瘍薬

による治療に上乗せする形で用いられる．

BCR-ABL阻害薬のニロチニブは，慢性期または移行期のCMLの治療薬であり，ダサチニブは慢性期，移行期，急性期のCMLの治療薬である．この二つの薬は，当初はイマチニブに忍容性がない，あるいは耐性を獲得したCMLにのみ使用されたが，臨床試験において未治療のCMLに対してもイマチニブより高い効果をもつことが示され，2011年よりは未治療のCMLに対して1st lineで使用できるようになった．

CMLは，BCR-ABLの様々な変異によってイマチニブ耐性を獲得する．ニロチニブ，ダサチニブは，イマチニブ耐性のCMLの多くに有効であるが，BCR-ABLにT315Iの変異をもつCMLには効果がない．このT315I変異CMLに有効な薬についての研究開発が進んでいる．

イマチニブは，BCR-ABLに加えて，c-KIT（stem cell factor受容体）や血小板由来増殖因子受容体α（platelet-derived growth factor receptor α；PDGFRα）のチロシンキナーゼも阻害する．このため，これらのキナーゼの変異や活性化が原因で起こる消化管間質腫瘍（gastrointestinal stromal tumor：GIST）の治療にも非常に有効である．イマチニブ抵抗性のGISTに対しては，血管内皮増殖因子受容体（vascular endothelial growth factor：VEGFR），c-KIT，PDGFRαなどを阻害するチロシンキナーゼ阻害薬のスニチニブが使用される．

b． EGFR阻害薬，HER2阻害薬

ゲフィチニブ，エルロチニブは，上皮増殖因子受容体（epidermal growth factor receptor：EGFR，HER1ともいう）のチロシンキナーゼを阻害する．EGFRのチロシンキナーゼ領域のdel（E746-A750）の5アミノ酸欠損あるいはL858Rの変異は，EGFRの活性化変異であるが，ゲフィチニブ，エルロチニブはこれらのEGFR活性化変異をもつ肺がんに著効を示す．EGFRの活性化変異をもつ肺がんは，腺がん，東アジア人，非喫煙者，女性に多い．ゲフィチニブは，承認当初はプラチナ系薬等を用いた治療後に増悪した進行がんなど，2nd line以降が適応であったが，2010年より，EGFRの活性化変異をもつ肺がんに対しては1st lineで使用されるようになった．

ゲフィチニブはEGFR野生型の肺がんに対する効果は確立していないが，エルロチニブはEGFR野生型の肺がんにもある程度の効果を示す．これは，ゲフィチニブでは臨床での投与量が下痢などの副作用の回避のために最大耐量（maximum tolerated dose：MTD）の約3分の1に設定されたが，エルロチニブではMTDが臨床投与量となったことにより，エルロチニブの方がEGFRの阻害効果が強く現れるためと考えられている．またエルロチニブは，2011年よりゲムシタビンとの併用で進行膵がんに適応が拡大された．

ラパチニブは，EGFR（HER1）とHER2を阻害するチロシンキナーゼ阻害薬である．HER2はリガンドをもたない細胞膜貫通型のチロシンキナーゼであり，乳がんの20〜30％に高発現している．ラパチニブは，化学療法後に増悪もしくは再発したHER2陽性乳がんに対して，経口フッ化ピリミジン系薬であるカペシタビンとの併用で用いられる．

c． VEGFR阻害薬，その他のキナーゼ阻害薬

スニチニブは，VEGFR，c-KIT，PDGFRα，PDGFRβ，RET（グリア細胞株由来神経栄養因子受容体）などのチロシンキナーゼを阻害する．腎の明細胞がん（clear cell carcinoma）の多くでは，VHL（von Hippel Lindau）の変異や不活性化により低酸素誘導因子HIF-1α（hypoxia inducible factor 1-α）の分解が起こらなくなり，HIF-1αが細胞内に蓄積する．このHIF-1αは，VEGF（vascular endothelial growth factor），PDGF（platelet-derived growth factor），TGF-α（transforming growth factor-α）などのサイトカインの発現を誘導する．VEGF，PDGFは腫瘍血管の新生と成熟を促し，TGF-αは腫瘍細胞の増殖を促進する．スニチニブは，VEGFR，PDGFRα，PDGFRβなどのチロシンキナーゼを阻害することにより，これらのシグナル伝達系による腫瘍血

管の新生と腫瘍細胞の増殖を阻害して抗腫瘍作用を示す．このためスニチニブは，腎の明細胞がんに対して 1st line で用いられる．また前述のように，スニチニブは，c-KIT と PDGFRα を阻害することから，イマチニブ抵抗性の GIST に用いられる．またスニチニブは RET の阻害作用を有し，米国では，RET の変異によって起こる膵臓の神経内分泌腫瘍（pancreatic neuroendocrine tumor：pNET）の治療薬としても承認されている．

ソラフェニブは，RAF, VEGFR, PDGFR, KIT, PDGFR などを阻害する．ソラフェニブは，根治切除不能または転移性の腎細胞がんに対して，通常 2nd line で用いられる．またソラフェニブは，切除不能な肝細胞がんにも用いられる．

非小細胞肺がんの一部で，2 番染色体の逆位により，細胞骨格タンパク質の EML4（echinoderm microtubule-associated protein-like 4）と未分化リンパ腫キナーゼ ALK（anaplastic lymphoma kinase）の融合したタンパク質 EML4-ALK が生じて，これが腫瘍化の原因となっていることが見出された．この EML4-ALK 陽性肺がんに対して，ALK, MET などを阻害するチロシンキナーゼ阻害薬のクリゾチニブが有効であり，米国で承認され，日本でも 2012 年 3 月に承認された．

悪性黒色腫では，30〜50% に B-RAF の V600E の変異が起きて，この変異 B-RAF が腫瘍細胞の増殖の引き金となっている．米国では，このような悪性黒色腫に，B-RAF のキナーゼ阻害薬であるベムラフェニブが承認されている．

d. プロテアソーム阻害薬

プロテアソームは，タンパク質分解を行う複合体であり，不完全なタンパク質や細胞周期の進行で不要になったタンパク質などを分解する．ボルテゾミブは，プロテアソーム阻害薬であり，多発性骨髄腫の治療に用いられる．多発性骨髄腫の細胞では，NF-κB が恒常的に活性化してアポトーシス抑制に働いていることが多く，ボルテゾミブは，NF-κB の阻害因子の IκB の分解を抑制することにより NF-κB の働きを抑制して骨髄腫細胞をアポトーシスに導くと考えられている．またボルテゾミブはヒストン脱アセチル化酵素（histone deacetylase：HDAC）の発現を低下させる作用があり，これも抗腫瘍活性に関係していると考えられている．HDAC については後述する．

e. mTOR 阻害薬

mTOR（mammalian target of rapamycin）は，細胞の生存シグナルとして重要な AKT の下流に位置し，細胞の増殖と生存を制御するセリンスレオニンキナーゼである．テムシロリムス，エベロリムスは，mTOR 阻害薬であり，腫瘍細胞の細胞周期を G1 期で停止させる作用，HIF-1α の安定化の抑制および転写の抑制によって腫瘍血管の新生を阻害する作用などがある．テムシロリムスは，進行腎細胞がんの poor risk 症例の 1st line で，エベロリムスは進行腎細胞がんの 2nd line で用いられる．またエベロリムスは，欧米では，進行神経内分泌腫瘍，結節性硬化症の治療にも用いられている．

f. その他の標的

HDAC は，遺伝子の転写を負に制御している酵素である．白血病や悪性リンパ腫などに発現する融合タンパク質である PML-RARα や RUNX1-ETO などは，標的遺伝子のプロモーターに結合してその転写活性を阻害することにより，腫瘍細胞の分化を阻害する．HDAC 阻害薬は，ヒストンの脱アセチル化を阻害することにより，融合タンパク質による転写抑制を解除させて標的遺伝子の転写を促進し，腫瘍細胞を正常に分化させる働きがある．ヒストン脱アセチル化酵素阻害薬のボリノスタットは，皮膚 T 細胞性リンパ腫に対して承認されている．

3. 悪性腫瘍に対する分子標的治療薬（抗体）

a. 腫瘍細胞の細胞膜表面に結合する抗体

リツキシマブは，B 細胞の細胞膜表面に発現する CD20 抗原に対するキメラ型モノクローナル抗体であり，CD20 抗原陽性の悪性リンパ腫に結合して，抗体依存性細胞介在性細胞傷害作用

（antibody-dependent cell-mediated cytotoxicity：ADCC）および補体依存性細胞傷害作用（complement-dependent cytotoxicity：CDC）を介して抗腫瘍作用を示す．従来，B細胞性悪性リンパ腫の治療にはCHOP療法（シクロホスファミド，ドキソルビシン，ビンクリスチン，プレドニゾロン併用化学療法）が用いられてきたが，現在ではこれにリツキシマブを加えたR-CHOP療法が標準となっている．

リツキシマブはキメラ抗体であり，可変領域がマウス由来であることから，infusion reactionと呼ばれるアレルギー反応が問題になる．このため，抗体医薬は，ヒト化抗体，完全ヒト型抗体へと移行しつつある．完全ヒト型抗CD20抗体のオファツムマブは，米国では難治性の慢性リンパ性白血病の治療薬として承認されている．また，抗CD52抗体のアレムツズマブも，欧米で，B細胞性慢性リンパ性白血病の治療薬として承認されている．

HER2は，乳がんおよび胃がんの20～30%に高発現する細胞表面の増殖因子受容体である．トラスツズマブは，HER2に対するヒト化抗体であり，HER2陽性乳がんおよびHER2陽性胃がんの治療に使用される．トラスツズマブの使用にあたっては，免疫組織染色またはFISHによりHER2タンパク質の高発現またはHER2遺伝子の増幅を確認することが必須である．トラスツズマブは，最初は化学療法と併用で，その後は単剤で使用される．併用される抗悪性腫瘍薬としては，進行乳がんに対してはパクリタキセル，ドセタキセル，ドキソルビシン＋シクロホスファミドなど，進行胃がんに対してはシスプラチンおよびフッ化ピリミジン系薬が用いられる．

セツキシマブは，EGFRに対するキメラ抗体であり，EGFRに結合して，EGFRに対するEGF（epidermal growth factor）の結合を妨げることにより，EGFRの2量体化を阻害して細胞増殖のシグナル伝達を阻害する．またEGFRの内在化を引き起こして細胞表面のEGFRを減少させる．セツキシマブは，イリノテカンなどとの併用で進行大腸がんの治療に使用される．EGFRの下流の遺伝子であるK-RASあるいはB-RAFに変異をもつ大腸がんでは，EGFRのシグナル非依存的に増殖するため，セツキシマブは効果を示さない．またセツキシマブの効果は副作用の皮疹と相関しており，皮疹が強い患者の方がセツキシマブがよく効く．

パニツムマブは完全ヒト型の抗EGFR抗体であり，セツキシマブと同様に，EGFRに対するEGFの結合を妨げることにより，EGFRの2量体化を阻害してEGFRによる細胞増殖シグナルの伝達を阻害する．パニツムマブは，進行大腸がんに対して，FOLFOX療法（フルオロウラシル，レボホリナート，オキサリプラチンの併用療法）などとの併用あるいは単剤で用いられる．

b. 殺細胞性をもつ薬物を結合させた抗体

ゲムツズマブオゾガマイシンは，抗CD33抗体に，抗腫瘍抗生物質カリケアマイシンの誘導体であるオゾガマイシンを結合させたものである．CD33抗原は，骨髄系の前駆細胞であるCFU-GM，CFU-GEMM，および単球，好中球などに発現している．ゲムツズマブオゾガマイシンはCD33陽性急性骨髄性白血病の治療に使用される．ゲムツズマブオゾガマイシンが白血病細胞の表面に結合すると抗原-抗体複合体の内在化が起こり，細胞内に入ったゲムツズマブオゾガマイシンよりオゾガマイシンが遊離して放出され，これが腫瘍細胞のDNAを切断して細胞死を起こす．ゲムツズマブオゾガマイシンは肝障害や骨髄抑制などの副作用が強く，シタラビンとの併用で用いられる米国では，毒性による早期死亡のため市販中止となった．しかし日本では単剤使用のため忍容性が高く，使用が継続されている．

このほかに，薬物を結合させた抗体としては，抗CD30抗体に微小管重合阻害薬であるmonomethyl auristatin Eを結合させたブレンツキシマブ・ベドチンが，米国でホジキンリンパ腫などに承認されている．

c. 放射性物質を結合させた抗体

イットリウム（^{90}Y）イブリツモマブチウキセタンは，抗 CD20 抗体に放射性元素のイットリウム-90 を結合させたものである．腫瘍細胞に抗体が結合すると，イットリウム-90 が β 線を出して殺細胞作用を示す．しかし抗 CD20 抗体は正常の B 細胞にも結合するため，イットリウム（^{90}Y）イブリツモマブチウキセタンを用いるときは，患者に最初にリツキシマブを投与して血中の B 細胞を除去した後，γ 線を放出するインジウム（^{111}In）イブリツモマブチウキセタンを投与して γ-カメラで抗体の腫瘍部位への集積を確認する．さらにもう一度リツキシマブを投与した後，イットリウム（^{90}Y）イブリツモマブチウキセタンによる治療を行う．この治療はリツキシマブより奏効率が高く，奏効期間もほぼ 1 年に達する．欧米では，抗 CD20 抗体に放射性ヨウ素（^{131}I）を結合させたヨウ素（^{131}I）トシツモマブも使用されている．

d. 血管新生を標的とした抗体

ベバシズマブは VEGF に対する抗体であり，血中の VEGF と結合して，遊離の VEGF を枯渇させることにより，VEGF の VEGFR への結合を阻害して腫瘍血管の新生を阻害する．ベバシズマブは，進行・再発の結腸・直腸がん，扁平上皮がんを除く進行・再発の非小細胞肺がん，進行・再発乳がんに適応がある．ベバシズマブは，結腸・直腸がんに対しては，FOLFOX 療法，FOLFIRI 療法（フルオロウラシル，レボホリナート，イリノテカンの併用療法）などとの併用，非小細胞肺がんに対してはカルボプラチン＋パクリタキセルなどとの併用，乳がんに対してはパクリタキセルなどとの併用で用いられる．ベバシズマブは種々の抗悪性腫瘍薬との併用で相乗作用を示すが，これにはベバシズマブによる血管透過性の亢進が関与していると考えられている．

e. 抗腫瘍免疫に関与する抗体

悪性黒色腫は，gp100 などの腫瘍抗原をもち，抗腫瘍免疫に対する反応性が高い．CTLA-4（cytotoxic T lymphocyte antigen-4）は，T 細胞に発現しており，マクロファージ表面の B7 ファミリーの CD80（B7-1）や CD86（B7-2）と結合すると，T 細胞の IL-2 産生と増殖を阻害して，T 細胞の活性化を抑制する．この CTLA-4 に対する抗体であるイピリムマブは，CTLA-4 の免疫抑制作用を阻害して，抗原特異的な免疫を活性化させる作用があり，欧米で悪性黒色腫に対して承認されている．

4. 免疫・炎症関連疾患などに対する分子標的治療薬

近年，関節リウマチなどの炎症性疾患に対し，炎症の原因となるサイトカインの働きを抑制する分子標的治療薬が開発され，広く臨床に使用されている．こうした薬の対象は，クローン病，ベーチェット病，潰瘍性大腸炎などに広がりつつある．また，気管支喘息，多発性硬化症などを対象とする分子標的治療薬も開発，使用されている．

a. TNF-α 阻害薬

腫瘍壊死因子-α（tumor necrosis factor-α：TNF-α）は，軟骨細胞，滑膜細胞，破骨細胞，血管内皮細胞などに作用し，関節リウマチにおける炎症や関節の破壊の原因となる．この TNF-α の働きを抑制する薬は抗リウマチ薬となる．

インフリキシマブは，抗 TNF-α 抗体であり，関節リウマチ，ベーチェット病，クローン病によるぶどう膜炎などの自己免疫疾患の治療に使用される．インフリキシマブはキメラ抗体であるため，アレルギー反応，抗インフリキシマブ中和抗体の産生による長期使用の困難性などの問題がある．関節リウマチに対しては通常はメトトレキサートと併用で用いられる．インフリキシマブのアレルギー，中和抗体などの問題を解決するために，ヒト化抗 TNF-α 抗体のアダリムマブやゴリムマブ，ヒト化抗 TNF-α 抗体にポリエチレングリコールを結合させたセルトリズマブペゴールなどが開発されている．

エタネルセプトは，可溶性 TNF-α 受容体である．エタネルセプトは，血中の TNF-α と結合し，

TNF-αが細胞表面の受容体と結合するのを阻害して抗リウマチ作用，抗炎症作用を発揮する．

b. 抗IL-6受容体抗体

トシリズマブは，抗IL-6受容体抗体であり，関節リウマチ，キャッスルマン病に用いられている．

c. 気管支喘息治療薬

オマリズマブは，ヒト化抗IgE抗体であり，喘息の発作の原因となるIgEの働きを抑える．既存の治療でコントロールが困難な気管支喘息の治療に使用される．

d. 急性拒絶反応抑制薬

バシリキシマブは，IL-2受容体α鎖（CD25）に対する抗体であり，IL-2受容体へのIL-2の結合を阻害し，腎移植術時の急性拒絶反応に対する抑制効果を示す．

e. 血管新生阻害薬

ラニビズマブは，抗VEGF-A抗体のFab部分であり，VEGF-Aに結合することにより新生血管がつくられるのを防ぐ作用があり，中心窩下脈絡膜新生血管を伴う加齢黄斑変性症に適応がある．同様に，抗VEGF抗体のベバシズマブも血管新生を阻害するため，黄斑変性症への応用が検討されている．

f. 海外で使用されている新薬

アバタセプトは，ヒトCTLA-4の細胞外ドメインとヒトIgG1のFcドメインの融合タンパク質であり，T細胞の活性化を抑制する．欧米で，関節リウマチ，クローン病などの炎症性腸疾患，全身性エリテマトーデスなどの自己免疫疾患の治療薬として使用されている．

多発性硬化症は，中枢神経系の髄鞘とそれをつくる乏突起膠細胞が障害される脱髄性疾患である．ナタリズマブは，白血球の細胞膜表面のα4インテグリンに対する抗体であり，インテグリンとVCAM-1（vascular cell adhesion molecule-1）との結合を阻害することで炎症細胞の組織侵入を阻害し炎症性脱髄を防ぐことから，欧米で多発性硬化症の治療薬として使用されている．

5. 分子標的治療薬開発の現状と課題

分子標的治療薬は，新しい機序によって働く薬である．分子標的治療薬の開発は，近年の分子生物学および疾患生物学の進歩によるところが大きいのはいうまでもない．しかし分子標的治療薬がひとたびヒトに投与されると，目的細胞の標的に対する作用以外に，目的以外の細胞の標的に対する作用や異なった標的に対する作用が現れ，これが種々の副作用となる．イマチニブによる骨髄抑制，ゲフィチニブによる急性肺障害，スニチニブ，ソラフェニブ，ベバシズマブによる血圧上昇，リツキシマブによるinfusion reaction，トラスツズマブによる心筋障害，セツキシマブによる皮疹などがその代表的なものである．この点では，分子標的治療薬と従来の薬との間に大きな違いはない．したがって，分子標的治療薬においても，副作用のメカニズム，発現頻度の高い患者の選別，対処法などを明らかにすることにより，患者の負担を最小限にすることができる．このことは，ゲフィチニブの急性肺障害が，初期に肺の状態が悪い患者において多発し，その後は患者の選択基準の徹底と十分なケアで頻度が低下したことなどがいい例である．また，イマチニブなどはCYP3A4で代謝されることから，CYP3A4の阻害を介した薬物相互作用の影響を受ける．これも一般の薬と何ら変わるところはない．

分子標的治療薬も，患者に長期間投与されているうちに耐性が出現する．CMLは，BCR-ABLの様々な変異によってイマチニブ耐性を獲得する．このうち，BCR-ABLのT315Iの変異はまだ制御困難である．ゲフィチニブ耐性の非小細胞肺がんでは，EGFRのT790Mの変異，METの増幅・活性化，METのリガンドであるHGFの発現上昇などが報告されている．

また，新しい作用機序の分子標的治療薬は，いままで経験したことのない副作用をもたらすことがある．抗CD28抗体であるTGN1412は，単独でT細胞を活性化する作用をもち，B細胞性慢性リンパ性白血病の治療などに有効ではないかと期

待された．しかし英国での第1相試験では，6人の男性ボランティア全員で多臓器不全などの重篤な副作用が起きた．これは，T細胞の活性化によりサイトカインが大量に放出されたためと考えられている．こうした経験から，新薬のfirst-in-human trialでは，患者のエントリーは1日1人だけに制限すべきであるという議論がなされた．

インフリキシマブ，アダリムマブ，エタネルセプト，トシリズマブなど，抗関節リウマチ薬としての生物学的製剤は，キメラ抗体などの免疫原性の高いものでは，アレルギー，中和抗体などの問題があって長期投与が困難である．このため，完全ヒト型抗体の導入が検討されている．またこれらの薬は，抗炎症作用・免疫低下作用を有することから，副作用として細菌性肺炎・結核・ニューモシスチス肺炎などの感染症，ウイルス感染症，発がんなどの危険性が増大することが指摘されている．

分子標的治療薬のもうひとつの重要な問題点は，薬価が高いことである．分子標的治療薬を用いた治療では，1カ月に50万円程度の薬代がかかることがふつうである．進行がんの治療においては，数カ月の治療に数百万円の医療費が支払われる．また，イマチニブなどの分子標的治療薬は酵素の阻害薬であるため，継続的に投与を続ける必要があり，数年以上にわたる治療では経済的負担が大きい．日本では，国民皆保険と高額療養費払い戻し制度のため，患者および家族にかかる経済的負担は若干は軽減されているが，これからの高齢化社会における国民医療費の増大は大きな社会問題である．また世界的に見れば，分子標的治療薬の恩恵を得るための医療費の支払いが可能な人の割合は決して高くない．今後，価格の低下が進むことを期待したい．

以上，今日の分子標的治療薬の現状について概説してきたが，実際は，がんに対する分子標的治療薬の効果はまだまだ十分とはいえない．また，分子標的治療薬は対象となるがん種が限定されることから，分子標的治療薬の恩恵をまったく受けないがん種も多い．今後，より有効な分子標的治療薬を開発し，またそれを世界中の多くの人に速やかに提供することが，薬学者の大きな使命であろう．

[杉本芳一]

文　献

1) 日本臨床腫瘍学会編：新臨床腫瘍学，改訂第2版．南江堂，2009, pp. 338-402.
2) 西條長宏，西尾和人編：がん化学療法・分子標的治療update. 中外医学社，2009, pp. 143-233.

A34 再生医療

薬剤学・薬物動態・トキシコゲノミクス

1. 幹細胞とは

2007年11月にヒトiPS細胞の樹立が報告されて以来,「再生医療」が注目されている. 再生医療とは,損傷や機能不全を起こした臓器を薬や人工素材,そして細胞などを用いて再び蘇らせることを目指す医療の総称である. 現在その研究の中心となっているのが幹細胞と呼ばれる細胞群で,皮膚や血液を構成する血球系の細胞など,ヒトの体を構成してさまざまな役割を果たす成熟細胞を作り出す「分化能」という能力と,この能力を維持したまま細胞分裂することができる「自己複製能」という二つの性質を併せもつ細胞を指す.

さらに幹細胞は大まかには2種類の細胞に分けることができる. ヒトの体のなかにある,組織や臓器では,常に細胞は入れ替わり続けており,死んだ細胞のかわりとなる細胞を供給する役割をもつ幹細胞を体性幹細胞(または組織幹細胞)といい,受精して数日の初期胚から取り出され,試験管内で培養,株化されたものが胚性幹細胞(embryonic stem cell, ES細胞)である.

体性幹細胞はそれぞれの細胞が属する,特定の系譜の細胞にしか分化することができないが,ES細胞はそうではない. ヒトの体はたった一つの細胞である受精卵を基点とし,細胞分裂を繰り返して最終的には60兆個の細胞へと至る. ゆえに,胚から株化されたES細胞は個体を形成するすべての細胞へと分化する能力を維持しており,こうした分化能のことを「多能性」と呼んでいる. このほか,ES細胞は多能性を維持したまま,試験管上でほぼ無限に増殖させることができる.

2. 幹細胞の再生医療への応用

組織幹細胞の利用としては,1957年にエドワード・ドネル・トーマス(Edward Donnall Thomas)が骨髄移植という形で,造血幹細胞がもつ骨髄再建能を利用して白血病の治療を行ったのが最初であると考えられるが,現在ではパーキンソン病の治療などを対象に,組織幹細胞の一つである神経幹細胞をリソースとした神経再生研究が広く行われている. 米国カリフォルニア州・パロアルトに本社をおくStem Cells社はいち早くその実用化を目指し,Batten病を対象疾患とした臨床治験を行っている.

Batten病はリソソームのpalmitoyl protein thioesterase-1(PPT1)酵素欠損によって神経細胞にリポフスチンやセロイドが沈着を起こし,神経変性などの中枢神経系症状を示す致死性疾患である. Batten病に対しては酵素補充療法などが行われてきたが,血液脳関門に阻まれて外来の酵素の脳内移行が困難であった. 米国のStem Cells社では,胎児由来ヒト神経幹細胞(Hu-CNS SC)によって神経再生を目指したという戦略をとっている. Hu-CNS SCをBatten病モデルマウスへと移植する前臨床研究では,Hu-CNS SCから分泌される酵素による治療効果が認められ,Batten病の治療に対して有効性が確認されている[1]. 同社は2006年11月から2009年1月までの間,6人の患者に対しPhase I試験を実施していたが,2009年6月に移植された細胞が患者体内において安全に,かつ長期生存することができることを発表し,臨床応用へむけた歩みを着実に進めている.

その一方,血液細胞を例にとると,事故などの輸血に用いられる全血の場合は4℃下で3週間程度,血漿などは−20℃で凍結すれば1年の保存が可能であるが,出血性疾患などに用いられる血小板では,わずか4日程度しか保存することができない. 造血幹細胞を用いて分化誘導を行うという手法も考えられるが,造血幹細胞は体外において培養・増幅することが困難であり,活性を維持したまま保存することも難しい. このため,必要に

応じて適切な細胞ができるようなリソースが求められていた．

そうしたなか，1981年にマウスで，そして1998年にはヒトでES細胞が樹立され，その能力を利用した医療への応用研究が広く行われるようになった．さまざまな細胞への分化誘導が試みられ，たとえば筆者らの研究室ではES細胞からの神経細胞誘導の方法を確立し，マウス脊髄損傷モデルへの移植実験で好成績をあげ，世界的にも高い評価を得ていた．また，2009年の1月末，米国FDAはバイオベンチャー企業Geron社に対し，脊髄損傷で歩けなくなった患者に，ヒトES細胞由来の神経細胞[2]を移植する治験申請の許可を与えた．Geron社に対する認可はさらなる安全性確認が必要であるとして，いったん許可が差し止められていたが，2010年7月30日に最承認を受け，現在10例の患者が細胞の投与をうけている．またAdvanced Cell Technology社はES細胞由来網膜色素上皮細胞によるスターガルト病，および加齢黄斑変性の失明治療を目指した新薬治験開始申請を行っており，こちらも2010年11月に承認されている．

しかし，ES細胞の臨床応用にあたってはいくつかの問題がある．一つは生命の萌芽とされる胚を操作するということで，ES細胞の樹立にあたっては胚盤胞という，受精後5日ほどの受精卵（胚）を破壊する必要がある．この胚は，不妊治療の目的を達しもはや母胎に戻されることがなくなった余剰胚を用いているが，ヒトの胚は母胎に戻せば1人の人間となる可能性はもっているために，ヒトの生命の尊厳を侵すという考え方が存在する．もう一つは，ES細胞は患者とはまったくの「他人」由来の細胞であるため，臓器移植や輸血などと同様に，「拒絶反応」の標的となってしまう点である．また，世界に先駆けてES細胞由来組織の治験を開始していたGeron社は，2011年11月になって開発からの撤退と幹細胞関連事業の他社への譲渡の意志を表明しており，開発期間やコスト面など，産業化に際して高いハードルがあること

が示された結果となっている．

3. iPS細胞とその作製法

先に述べたように，私たちの体はたった一つの細胞である受精卵から始まっている．これは60兆の細胞が受精卵と同一のゲノムをもつことを意味しており，内在的にはどの細胞も他の細胞を生み出す可能性を有している．しかし実際の成熟細胞では，ゲノムに対して様々な化学的な修飾が行われており，ある程度の分化能力をもつ組織幹細胞といえども，通常は自らが属する組織を構成する細胞以外の細胞系譜を生み出すという可能性はない．

これまで成熟細胞の核を脱核した未受精卵に注入したり，ES細胞と融合させることで成熟細胞のゲノムが初期化され，多能性をもつ細胞へと再プログラムされることが知られていた．これらの結果から，未受精卵やES細胞には成熟細胞すらも初期化しうる因子群の存在が推定されていた．

山中伸弥らはESTデータベースの解析によってES細胞や生殖細胞などで特異的に発現する遺伝子を多数同定していたが，ES細胞がもつ多能性の維持や高い増殖能力には前記のようなES細胞特異的な遺伝子や，がん関連遺伝子によって規定されているのではないかと考え，24個の遺伝子を多能性誘導因子の候補として絞り込んだ．レトロウイルスという遺伝子の運び屋を用いて，候補となった24遺伝子すべてを導入したマウス由来繊維芽細胞に導入したところ，繊維芽細胞はES細胞に類似した形態のコロニーを形成した．さらにこの24個のなかから順列組み合わせによって不要なものを一つずつ除外し，最終的に*Oct3/4*，*Sox2*，*Klf4*，および*c-Myc*という四つの遺伝子が必要であるということを見出した．この四つの遺伝子を導入された線維芽細胞はES細胞特異的なマーカーを発現するようになり，免疫不全マウスにおいて三胚葉系を含む奇形腫を形成することができた．そしてキメラマウスを作出することも可能であったことから，ES細胞と同等の機能を獲得

したものであるとされ，人工多能性幹細胞（induced stem cell, iPS 細胞）と名づけられた[3]．そして 2007 年に，同様の手法を用いてヒト繊維芽細胞においてもヒト ES 細胞様の細胞を誘導することに成功した[4]．iPS 細胞作出の成功は，生殖細胞のみがゲノムの初期化を可能にする，という既成概念を破ったものとして画期的な成果であったといえる．そして，受精卵を破壊することなく，また患者本人の細胞を用いてさまざまな細胞をつくることを可能となるために，再生医療の実現化に向けて大きな一歩であり，今後の研究の進展が期待される分野となったのである．

しかし，iPS 細胞の樹立に際して二つの危険性が指摘されていた．一つは導入される四つの遺伝子のうちの一つが c-Myc というがん遺伝子であることで，実際に 4 遺伝子を導入した iPS 細胞からキメラマウスを作成した場合，20％程度の高率で腫瘍が発生することが確認されていた．また，二つめは遺伝子の導入にレトロウイルスベクターを用いていることで，導入された細胞のゲノムに外来遺伝子の配列が挿入されてしまうことにより内在性の遺伝子配列が損われる可能性のあることや，分化誘導後に外来遺伝子の転写が活性化してしまう可能性があることも大きな問題であった．

前記の問題点を解決するために，さまざまな方法による iPS 細胞の樹立が試行錯誤されている．山中らと同時にヒト iPS 細胞の樹立に成功した James Thomson らは *Klf4* と *c-Myc* のかわりに *Nanog* と *Lin28* を用いており，*c-Myc* の導入が必須ではないことが示唆されていたが，その後山中ら自身の手によって，がん遺伝子である *c-Myc* を除いた 3 因子での iPS 細胞作成が可能であることが報告された．このほか，Sheng Ding らは繊維芽細胞に *Oct3/4* と *Klf4* の 2 因子の導入とヒストンメチル化酵素阻害剤 BIX-01294，そして L 型カルシウムイオンチャネルアゴニストである BayK8644 という二つの低分子化合物を添加して培養することでキメラマウス作成能をもつ iPS 細胞が樹立できることを報告している．

Konrad Hochedlinger らは，染色体上に遺伝子を挿入せず，一時的な遺伝子発現誘導が可能なアデノウイルスを用いて四つの遺伝子を導入することでマウス iPS 細胞を樹立することに成功している．また，山中らのグループは 3 因子（*Oct3/4, Klf4, Sox2*）をこの順で搭載したプラスミドと，*c-Myc* のみを搭載したプラスミドをリポフェクションによって導入し，iPS 細胞を樹立することに成功した．また，James Thomson らが同様の方法を用いてヒト iPS 細胞の樹立にも成功しているが，この場合はマウスとは異なり，*OCT4, SOX2, NANOG, LIN28, c-Myc, KLF4* の六つの遺伝子が用いられている．このほか，梶圭介や Andras Nagy らによるトランスポゾンの一種 piggyBac を用いた遺伝子導入法や[4,5]，Sheng Ding らによる poly-arginine protein transduction domain を融合させた四つのリコンビナントタンパク質を用いた樹立法などが報告されている．また，細胞質にとどまって，RNA を転写，複製してタンパク質を合成するセンダイウイルスを利用したヒト iPS 細胞の樹立も報告されている．センダイウイルスは導入された細胞の染色体に影響を与えず，挿入による遺伝子の変異や染色体構造変化の危険性もないなどの特徴をもつため，安全な iPS 細胞の実現に向けて大きな期待がもたれている．

4. iPS 細胞と神経再生

筆者らの研究グループは，ES 細胞と同様に，iPS 細胞からの神経系細胞の誘導方法を確立している．すなわち，ES/iPS 細胞に Noggin や低濃度のレチノイン酸を加えて培養して胚様体を形成させ，そこからさらに FGF-2 を加えた培地において培養し，継代することによってニューロン，アストロサイト，オリゴデンドロサイトという三つの神経細胞へと分化可能なニューロスフィアを誘導することができる．こうした細胞を脊髄損傷モデルマウスに移植することで，歩行可能なレベルにまで回復させることに成功している[5]．また，こうしたアプローチとは別に，Thomas Vierbuchen

らはiPS細胞を経ることなく，マウスの胚および出生後の線維芽細胞へAscl1, Brn2, Myt1lの3因子を組み込み，機能をもつ神経細胞（iN細胞）へと転換させたことを報告している[6]．

iPS細胞樹立時の初期化誘導の研究は長足の進歩をとげているが，臨床応用を視野に入れた場合に解決されなければならない問題は他にもある．細胞を分化誘導し，移植を行った場合の安全性をどう評価するかといった問題についてはまだ定まった議論はない．そもそも，原則的にはiPS細胞は体のどのような細胞からでも樹立できるとされるが，それらは本質的に同一の細胞となれるのかといった点については不明な点も多い．

また，筆者らと山中教授らの共同研究では，様々な細胞に4ないし3遺伝子を導入し細胞選抜作業の有無の条件下でiPS細胞を樹立した．ついで樹立したiPS細胞から神経前駆細胞を誘導してマウス脳に移植したところ，樹立時のc-Mycの導入の有無や，薬剤などによる細胞選抜は腫瘍化の頻度には影響せず，由来細胞の違いや細胞株の違いが腫瘍化の大きな要因となっていることが確認された[7]．こうした結果から，iPS細胞の臨床応用に際しては，安全性確保のために由来が異なるiPS細胞のゲノムの初期化状態の把握や腫瘍化のメカニズムなどの詳細を明らかにする必要がある．

5. iPS細胞の創薬への応用

安全面で厳しい水準が求められる再生医療に先駆けて産業化に向かうと考えられる領域がある．それは病気の発症システムの解明や薬効，副作用の評価などである．これまで，疾病研究では当然のことながら「すでに発症した人」から得た細胞などを用いて研究を行わざるをえず，疾病発症のリスクが何であるのかを明らかにするのは困難であった．しかしiPS細胞を樹立することで患者より得た体細胞を初期化することができるとすれば，発症にいたる道筋を明らかにすることができる．

すでに家族性筋萎縮性側索硬化症（ALS）[8]，アデノシンデアミナーゼ欠損による重症複合免疫不全症（ADA-SCID），Shwachman-Bodian-Diamond症候群（SBDS），3型ゴーシェ病（GD），Duchenne型筋ジストロフィー（DMD），ベッカー型筋ジストロフィー（BMD），パーキンソン病（PD），ハンチントン病（HD），若年性1型糖尿病（JDM），ダウン症/21番染色体トリソミー（DS），レッシュ-ナイハン症候群（LNSc）[9]，ファンコニ貧血[10]の患者などからのiPS細胞の樹立が報告されている．また，筆者らと順天堂大学の服部信孝教授らのグループとの共同研究によって，家族性パーキンソン病の原因遺伝子であるPARK2に変異をもつ患者からiPS細胞を樹立することに成功しており，こうしたiPS細胞を用いた発症機構の研究は急速に発展するものと考えられる．

また，薬剤のスクリーニングにはすでに株化されたさまざまな細胞株や，ES細胞由来の細胞などが用いられているが，細胞株は，がん細胞由来であったり，ES細胞は新たに樹立することが困難であるために種類が限られるなどの制約がある．福田恵一らは，実際にヒトのiPS細胞から分化させた心筋を薬理学検査に用いたことを報告している[11]．ある種の抗生物質は別の薬と併用したり，特定の遺伝的背景をもった人たちに投与するとQT延長症などの重大な心臓疾患を引き起こすことがあり，死に至る症例も報告されている．福田らの報告は，さまざまな遺伝的背景をもった人からiPS細胞を樹立してスクリーニングに用いることで，このような副作用を回避することができると期待されている．

おわりに

iPS細胞の成功は，複数の転写因子を組み込むことで，多能性幹細胞にとどまらず，由来細胞とは異なる種類の体細胞も直接作成する可能性も示唆するものともなった．2008年にはハーバード大学のダグラス・メルトン教授らのグループがマウス膵臓の外分泌細胞に3つの遺伝子を組み込み，インスリンを生み出すβ細胞という細胞へと転換

することに成功した．その後は，一気の流れで，さまざまな細胞のリプログラミングが報告された．前述のiN細胞のほか，スクリプス研究所のSheng Dingらや慶應義塾大学の家田真樹講師らは心筋細胞の作製を報告したほか，肝細胞や神経幹細胞，軟骨細胞などの成功が報じられている．

いずれにしても，iPS細胞やダイレクトリプログラミングによって作製された細胞種による再生医療の実現化に際しては，様々なiPS細胞株の中から移植安全性にすぐれた株を評価・選抜する方法や，効率のよい細胞の分化誘導法の確立など超えなければならないハードルは多い．また，ES細胞とiPS細胞では遺伝子の発現が異なるという報告もなされており，安全性の面からも性急な臨床応用は慎まなければならない．しかし，創薬や発症機構の解明という点では非常に可能性に富む細胞であり，企業が関与する研究もめざましい勢いで進みつつある．また国の政策レベルでもその振興が図られており，一日でも早く国民に対して還元ができるよう，いっそうの研究の発展を期さねばならない．

［八代嘉美・岡野栄之］

文献

1) Basu, S. B., et al.: Brain transplantation of human neural stem cells in mouse model of Batten's disease. *Society for Neuroscience Abstracts*, Nov 10: 335-337, 2003.
2) Keirstead, H. S., et al.: Human embryonic stem cell-derived oligodendrocyte progenitor cell transplants remyelinate and restore locomotion after spinal cord injury. *J. Neurosci.*, **25**: 4694-4705, 2005.
3) Takahashi, K., Yamanaka, S.: Induction of pluripotent stem cells from mouse embryonic and adult fibroblast cultures by defined factors. *Cell*, **126**: 663-676, 2006.
4) Takahashi, K., et al.: Induction of pluripotent stem cells from adult human fibroblasts by defined factors. *Cell*, **131**: 1-12, 2007.
5) Okada, Y., et al.: Spatiotemporal recapitulation of central nervous system development by murine embryonic stem cell-derived neural stem/progenitor cells. *Stem Cells*, **26**: 3086-3098, 2008.
6) Vierbuchen, T., et al.: Direct conversion of fibroblasts to functional neurons by defined factors. *Nature*, **463**: 1035-1041, 2010.
7) Miura, K., et al.: Variation in the safety of induces pluripotent stem cell lines. *Nat. Biotech.*, doi: 10.1038/nbt.1554, 2009.
8) Dimos, T., et al.: Induced pluripotent stem cells generated from patients with ALS can be differentiated into motor neurons. *Science*, **321**: 1218-1221, 2008.
9) Park, H.: Disease-specific induced pluripotent stem cells. *Cell*, **134**: 877-886, 2008.
10) Disease-corrected haematopoietic progenitors from Fanconi anaemia induced pluripotent stem cells. *Nature*, **460**: 53-59, 2009.
11) Tanaka, T., et al.: *In vitro* pharmacologic testing using human induced pluripotent stem cell-derived cardiomyocytes. *Biochem. Biophys. Res. Commun.*, **385**: 497-502, 2009.

A35 遺伝子治療

薬剤学・薬物動態・トキシコゲノミクス

1. 遺伝子治療とは

ヒトゲノム全配列解読完了など近年の生命科学の飛躍的な発展により，種々の疾病の発症・進行の分子メカニズムが遺伝子レベルで明らかにされている．遺伝子治療は，治療用タンパク質をコードした遺伝子を患者の細胞に導入・発現させることで疾病を治療する方法である．1990 年に米国において，先天性のアデノシンデアミナーゼ欠損症（ADA）の患者に対して世界で最初の遺伝子治療が行われた．日本においては 1995 年に，同じ疾患の患者を対象に行われた例が最初である．当初，先天性疾患の治療を目的に開始されたが，がんや AIDS に代表される感染症などの後天性疾患の治療にも応用されるようになった．またこれら致死的な疾患だけではなく，閉塞性動脈硬化症など患者の QOL を低下させる慢性疾患などへも応用されるようになっている．従来の方法では治療が困難であったさまざまな難治性疾患の新たな治療法として期待されている．

2. 遺伝子治療の方法

a. *ex vivo* 遺伝子治療と *in vivo* 遺伝子治療

現在行われている遺伝子治療は，*ex vivo* 法と *in vivo* 法の2種類に大別できる．前者は患者から細胞を採取し，培養条件下で適当なベクターを用いて遺伝子を導入し，再び患者に戻す方法であり，後者は，患者に直接遺伝子を投与して標的細胞に導入する方法である．現在行われている臨床試験の多くは *ex vivo* 遺伝子治療であり，確実に遺伝子が導入された細胞を治療に使用できるが，かなりの手間やコストを要する．*in vivo* 遺伝子治療はより簡便な方法であるが，ベクターの安全性や標的細胞へのデリバリー効率などが課題である．

b. 遺伝子導入ベクターの開発

遺伝子治療では，標的細胞への遺伝子導入がもっとも重要なステップであり，遺伝子導入用ベクターの開発が重要である．ウイルスベクターと非ウイルスベクターとに分類されるが，それぞれ長所，短所がある．表1には，臨床応用されているベクターの利用状況を示した．

もっとも汎用されるのが，レトロウイルスベクターで，分裂細胞の宿主染色体ゲノムへの組み込みが効率よく起こり長期発現が期待できる．非分裂細胞への遺伝子導入は困難なため，*in vivo* 法には適さず，*ex vivo* 法で使用される．しかし，染色体ゲノムへのランダムな挿入によってがん遺伝子が活性化される可能性もあり，安全性に問題を抱える．アデノウイルスも汎用されるベクターである．高力価の組換えウイルスが作製可能であり，非分裂細胞に対しても非常に高い遺伝子発現が得られるので *in vivo* 遺伝子治療に応用されるが，発現が一過性であり，細胞毒性や抗原性が強いので頻回投与ができない．アデノ随伴ウイルスベクターは，非分裂細胞でも染色体ゲノムの特異的な部位に遺伝子を挿入でき，長期の遺伝子発現が期待できるベクターとして最近注目を集めている．しかし大量生産技術はまだ確立されておらず，安全性にも課題が残されている．

表1 遺伝子治療の臨床治験に用いられるベクター
（2012 年 1 月現在）

アデノウイルス	23.3%
レトロウイルス	20.0%
裸のプラスミド DNA	18.5%
ワクシニアウイルス	8.0%
リポフェクション	6.0%
ポックスウイルス	5.2%
アデノ随伴ウイルス	4.7%
単純ヘルペスウイルス	3.2%
レンチウイルス	2.6%
他の方法	5.0%
不明	3.4%

http://wiley.co.uk/genmed/clinical/ より引用

一方，非ウイルスベクターは，一般に遺伝子発現効率が非常に低く，一過性の発現しか得られないが，安全性にすぐれ，調製も容易である．通常は大腸菌で大量調製が可能なプラスミド DNA が用いられ，正電荷を持つ脂質を用いて調製したカチオン性リポソームとの複合体，リポプレックスと呼ばれる DDS が代表的である（詳細は後述）．

3. 遺伝子治療の標的疾患

これまで全世界で 1600 以上の遺伝子治療の臨床プロトコール（2012 年 1 月時点）が承認されており，欧米を中心に種々の疾患に対して多数の臨床試験が実施されている．有効性が認められた例も散見されるが，これまでに実際に認可された遺伝子治療薬は 2003 年に中国で認可されたがん抑制遺伝子 *p53* を発現するアデノウイルスベクターのみである．ほぼすべての遺伝子治療は研究段階に留まっているのが現状である．標的疾患は多岐に渡るが，最も多くのプロトコールが実施されているのはがんで，ついで単一遺伝子の先天的な欠損や変異により引き起こされる遺伝病となっている（表2）．

a. がんの遺伝子治療

1）がん抑制遺伝子の導入：アデノウイルスベクターを用いてがん抑制遺伝子 *p53* を直接腫瘍内投与する *in vivo* 遺伝子治療が種々のがんに対して施行．

2）自殺遺伝子の利用：プロドラッグを選択的に代謝する酵素の遺伝子（単純ヘルペスウイルス由来のチミジンキナーゼ等）をがん細胞に発現させ，後にプロドラッグ（ガンシクロビルやアシクロビル）を投与し，活性化薬物でがん細胞を殺傷する方法．

3）多剤耐性遺伝子の導入：レトロウイルス（*ex vivo*）で骨髄幹細胞などに MDR-1 遺伝子（薬物排出ポンプ P 糖タンパクを発現）を導入し，抗がん剤の毒性を軽減することで化学療法の効果を高める方法．

4）サイトカイン遺伝子の導入：免疫応答を高めるサイトカイン遺伝子（各種インターロイキン，インターフェロンなど）を *ex vivo* でがん細胞に導入した後，腫瘍ワクチンとして用いる方法，または直接 *in vivo* で導入する方法．

5）腫瘍崩壊性ウイルスの利用：腫瘍内投与後，腫瘍細胞に感染して選択的に複製が起こり，細胞を溶解させるよう設計された腫瘍崩壊性ウイルス（oncolytic virus）（アデノウイルスや単純ヘルペスウイルス）の利用．

b. 先天性遺伝子疾患に対する遺伝子治療

世界初の ADA 欠損症の遺伝子治療においては，2 人の患者にレトロウイルスベクターで遺伝子を *ex vivo* で導入したリンパ球が注入され，1 人の患者で長期間にわたる効果が認められた．ただし ADA にポリエチレングリコール（PEG）を結合させたタンパク製剤（PEG-ADA）が併用されている．その後，フランスにおいて X 染色体連鎖重症複合免疫不全症（SCID-X1）患者に対する治療が，レトロウイルスベクターで多能性造血幹細胞に遺伝子を導入する方法で行われ，11 例中 9 例に症状の改善が見られた．最近，イタリアでレトロウイルスベクターを用いた改良法による治療が ADA 欠損症に対して行われ，著効が認められて 10 人中 8 人の患者は PEG-ADA 投与の必要がなかったという注目すべき結果が報告された[1]．その他，嚢胞性線維症，α_1-アンチトリプシン欠損症などの肺の遺伝子疾患に対する *in vivo* 遺伝子治療が，ア

表2 臨床試験が行われている遺伝子治療の対象疾患
（2012 年 1 月現在）

がん	64.7%
単一遺伝子疾患	8.5%
心血管疾患	8.4%
感染症	8.0%
神経疾患	2.0%
眼疾患	1.5%
炎症	0.7%
他の疾患	1.2%
遺伝子マーキング	2.8%
健常人ボランティア	2.4%

http://wiley.co.uk/genmed/clinical/ より引用

デノウイルスベクター，アデノ随伴ウイルスベクター，リポプレックスなどを用いて行われた．また，血液凝固因子の遺伝子欠損が原因の血友病に対して，第IX凝固因子の遺伝子を組み込んだアデノ随伴ウイルスベクターを骨格筋に注入・発現させる in vivo 遺伝子治療も行われた．

4. 遺伝子治療の問題点

当初から，ウイルスベクターの安全性に関する懸念が指摘されてきたが，1999 年，米国においてアデノウイルスベクターを大量に投与された患者が死亡するという事故が実際に起こった．また，上述のフランスでの SCID-X1 に効果が得られた患者のうち 2 例について白血病様の症状が見られ，治療が中断された．レトロウイルスベクターによる遺伝子導入により，細胞のがん化が引き起こされたものと推察されている．さらに，アデノ随伴ウイルスベクターの安全性にも十分な注意が必要であることが報告されている．また，生殖細胞への遺伝子導入は倫理的観点から禁止されているなど，倫理的な問題も重要である．

5. 遺伝子治療における DDS

プラスミド DNA を用いる非ウイルスベクターのアプローチは，安全性にすぐれ，調製も容易であるが，遺伝子発現効率が非常に低い．プラスミド DNA が，リン酸ジエステル結合に由来する負電荷を多数有する水溶性高分子（ポリアニオン）で，細胞膜透過性が著しく低く安定性にも乏しいためである．治療を行うためには，生体投与後の体内動態を制御して標的細胞内に効率的にデリバリーするためのデリバリー技術，DDS が必要である．

a. カチオン性キャリアーの応用[2]

プラスミド DNA と正電荷をもつカチオン性リポソームやカチオン性ポリマー等を静電的相互作用で複合体化させた DDS が広く用いられる．通常これらは数百 nm 程度のナノ粒子で電荷比が正になるように調製されるため，負に帯電した細胞膜に結合した後，吸着性エンドサートーシスにより細胞内に取り込まれ，遺伝子発現が起こる．基本的にはパッシブターゲティングに分類されるが，複合体の表面をリガンドや抗体で修飾すればアクティブターゲティングへの応用も可能である．

リポプレックス（Lipoplex）： カチオン性リポソームとの複合体．In vitro のトランスフェクション試薬として開発された種々のカチオン性脂質（DOTMA, DOTAP, DDAB, DMRIE 等）とエンドソームからの放出を高める膜融合性の中性脂質 DOPE を混合して調製したリポソームが in vivo へも広く応用される．静脈内投与の際には，DOPE のかわりにコレステロール（Chol）を用いる方が，血液成分との相互作用が少なく，高い遺伝子発現が得られる．ガラクトース，マンノース，葉酸，抗体などで表面修飾してレセプターを介して細胞特異的に遺伝子をデリバリーできるリポプレックスも開発されている．がん細胞の抗原性上昇を目的に腫瘍内投与されるリポプレックス製剤（Allovectin-7®）が進行期メラノーマ患者を対象とした第 III 相臨床試験で用いられている．

ポリプレックス（Polyplex）： カチオン性ポリマーとの複合体．種々の合成カチオン性ポリマー（PEI（ポリエチレンイミン），各種デンドリマー，PLL（ポリリジン）や PLO（ポリオルニチン）等のポリアミノ酸など），天然カチオン性ポリマー（キトサン，アテロコラーゲン，プロタミンなど）が利用される．カチオン性ポリマー/PEG ブロックポリマーを利用した高分子ミセルにプラスミド DNA を封入したものも開発されている．また，アシアロ糖タンパクやトランスフェリンと PLL とのコンジュゲートを利用したアクティブターゲティング用ポリプレックスも報告されている．さらに，EPR 効果に基づいた腫瘍ターゲティングを目的に，トランスフェリン-PLL コンジュゲートに PEG 修飾を施し全身投与時の血中滞留性を向上させたポリプレックスも開発されている．

リポポリプレックス（Lipopolyplex）： カチオ

ン性リポソーム，カチオン性ポリマーの両キャリアーを併用した複合体．プロタミンと DOTAP/Chol リポソームを利用したものや，リポポリプレックスに PEG 修飾や膜透過性ペプチドの導入等を組み合わせた MEND（multifunctional envelope nano device）も開発されている．

b．DNA 水溶液投与と物理刺激の併用

DNA 水溶液の局所投与： プラスミド DNA 水溶液をそのまま（naked（裸の）DNA の形で）局所注射することにより筋肉などの組織で高い遺伝子発現が得られる．投与局所で高い圧力が生じ，物理的な刺激により細胞膜の透過性が上昇するためと推察されている．エレクトロポレーションによる電気刺激を組み合わせることでさらに高い発現が得られる[3]．HGF（hepatocyte growth factor：肝細胞増殖因子）をコードしたプラスミド DNA を下肢筋肉内に投与する臨床治験が，末梢性血管疾患（閉塞性動脈硬化症やバージャー病）の患者を対象に展開されている．

Naked DNA の全身投与： プラスミド DNA 水溶液を大容量で急速に静脈内投与することにより，肝臓で著しく高い遺伝子発現が得られる（ハイドロダイナミクス法）[4]．瞬間的に血管内で非常に高い圧力が生じ，この物理的ストレスにより細胞膜の透過性が上昇するためと考えられている．体重の約 8%（1.6 ml/20 g）のプラスミド DNA 水溶液を 5 秒以内に急速静脈内投与する方法が，マウスで最初に報告されたが，カテーテルを用いて肝動脈内に類似の条件を適用することにより，大動物へも応用可能であり，ヒトへの応用も検討されている．

6．核酸医薬と DDS

2 本鎖 RNA を細胞に導入することにより，mRNA が配列特異的に分解され遺伝子発現が抑制される現象を RNA 干渉（RNA interference：RNAi）と呼ぶ．1998 年，線虫で RNAi が誘導されることが初めて報告されたが，その後，哺乳類細胞においても，短い 2 本鎖の合成 RNA（short interfering RNA：siRNA）を用いることで RNAi 誘導が可能であることが明らかとなり，治療への応用が強く期待されるようになった．siRNA は，標的 mRNA に相補的な配列をもつアンチセンス鎖とセンス鎖からなり，遺伝子発現を特異的にノックダウンする．短い 1 本鎖合成 DNA であるアンチセンス DNA も類似の機構で遺伝子発現を特異的に抑制するが，siRNA ははるかに強力な抑制効果を示すので，画期的な核酸医薬としての開発が期待されている．プラスミド DNA よりも分子量の小さい核酸であるが，同様のカチオン性キャリアーを利用したリポプレックスやポリプレックスの開発や，その他同様のデリバリー技術を応用した試みが活発に進められている[5]．最近，肝がん患者の治療を目的に siRNA の全身投与用 DDS 製剤が開発され，臨床治験が進められている．これは，siRNA をカチオン性リポソームに内封し，表面を PEG で修飾した PEG 修飾リポプレックスで，SNALP（stable nucleic acid lipid particles）と呼ばれる．

［高倉喜信］

文　献

1) Aiuti, A., et al.: Gene therapy for immunodeficiency due to adenosine deaminase deficiency. *N. Engl. J. Med.*, **360**(5): 447-458, 2009.

2) Elouahabi, A., Ruysschaert, J. M.: Formation and intracellular trafficking of lipoplexes and polyplexes. *Mol. Ther.*, **11**(3): 336-347, 2005.

3) Bodles-Brakhop, A. M., Heller, R., Draghia-Akli, R.: Electroporation for the delivery of DNA-based vaccines and immunotherapeutics: current clinical developments. *Mol. Ther.*, **17**(4): 585-592, 2009.

4) Kobayashi, N., Nishikawa, M., Takakura, Y.: The hydrodynamics-based procedure for controlling the pharmacokinetics of gene medicines at whole body, organ and cellular levels. *Adv. Drug Deliv. Rev.*, **57**(5): 713-731, 2005.

5) Kurreck, J.: RNA interference: from basic research to therapeutic applications. *Angew Chem. Int. Ed. Engl.*, **48**(8): 1378-1398, 2009.

B

医療薬学

[編集：木津純子]

B1 診療報酬

1. 国民皆保険制度

日本ではすべての国民が，健康保険法（健保）と国民健康保険法（国保）で規定される医療保険等，社会保険への加入が義務付けられており，国民皆保険制度と呼ばれる世界的にも誇れる社会保険制度を運営している（図1）．大きな視点に立つと社会保険制度は，医療・年金，および福祉を含んだ社会保障制度の一部分で，中でも，年金と並び国民が安心して生活をおくるために必要な，医療提供体制を支える医療保険制度は，日本の社会保障制度の根幹と言っても過言ではない．

この医療保険制度は，健康保険・国民健康保険それぞれの保険に加入した者，すなわち被保険者の支払う保険料と国庫からの補助金に加えて，医療機関等を受診した際に患者が支払う一部負担金とで賄われている．生活が困窮するなど，なんらかの理由で保険に加入できない場合，すなわち保険料が支払えない場合には，その理由が正当であれば公費（国の負担）により生活支援や医療給付等が受けられる仕組みとなっている．

2. 診療報酬

保険診療に要する費用を算定する際の基礎となる，診療行為・調剤行為さらには使用する医薬品や特定保険医療材料の価格については，それぞれ医科診療報酬・歯科診療報酬・調剤報酬，薬価基準，特定保険医療材料価格として，全国一律の公定価格と定めている．薬価，材料価格を除く，医

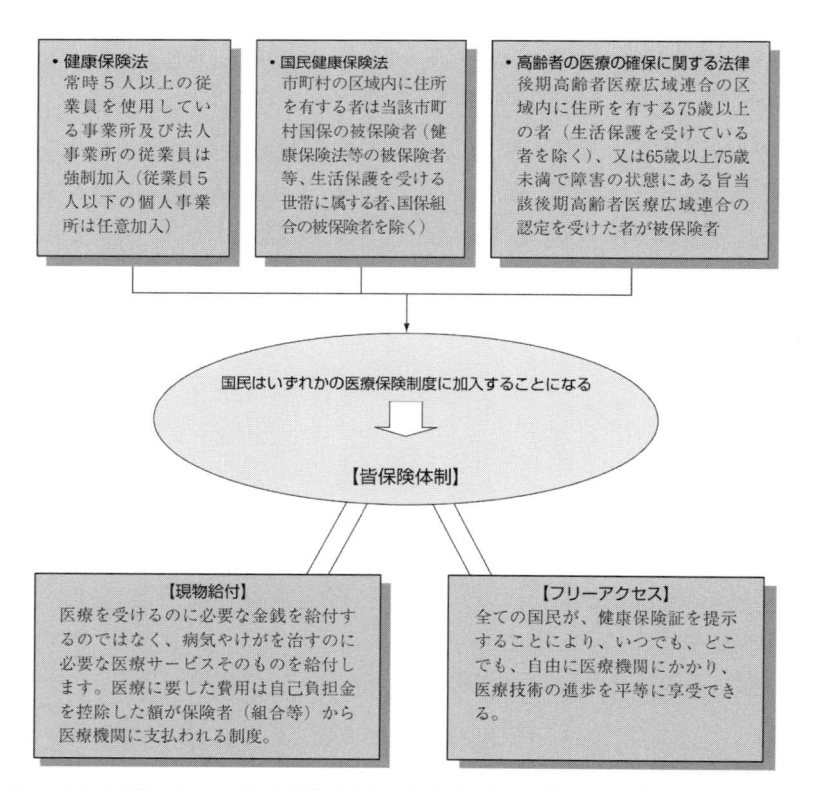

図1 国民皆保険のしくみ（東京都薬剤師会編「保険調剤の手引き 2008年改定版」より転載）

科・歯科・調剤報酬を総称する場合に「診療報酬等」あるいは「診療報酬」と呼んでいる．保険診療費算定の基礎となる診療報酬点数は，原則として2年に一度見直し・改定が行われる．

診療報酬の改定に際しては，国が進めようとする医療提供体制の構築に資することが必要で，社会保障審議会の医療部会・医療保険部会での議論を踏まえて示される改定の基本方針に基づき，その方針に向けて財政上の責任を負う政府が定めた改定率，すなわち予算上の措置をもとに，中央社会保険医療協議会（中医協）で具体的な点数の設定が行われる．中医協の構成は保険者等支払い側7名と医師・歯科医師・薬剤師等の診療側7名，さらに中立な立場に立つ公益側6名の三者で構成されている．

改定作業にあたっては，過去2年間の診療報酬等の実績を調査する医療経済実態調査の結果や医療費の20％強を占める医薬品の流通・取引状況に関する薬価調査等様々な調査結果を参考に行われる．医科・歯科・調剤各科の報酬は1点を10円として換算する点数で示されていることから，「診療報酬点数表」あるいは単に「点数表」といった呼称で呼ばれることもある．

3. 診療報酬の算定

日本では，すべての保険診療はこの点数表に基づき，医師・歯科医師・薬剤師のうち，保険診療に携わるための登録をした保険医師・保険歯科医師・保険薬剤師が，当該患者に対して提供した医療・調剤行為ごとに所定の点数を積み上げてゆき，その合計を保険者に請求する仕組みとなっている．

医療等の提供側が患者に対しては治療や処置あるいは薬剤（調剤）といった医療の現物を提供し，要した費用の10～30％を患者から徴収し，残る70～90％を保険者に対して請求することから，「1点単価出来高払い方式による現物給付」と呼ばれている．また，給付の範囲も原則として治療に限定されていて，予防的処置や保険診療と自由診療（非保険診療）との併用，いわゆる「混合診療」は認められておらず，中医協で保険が負担すべき費用と自己負担すべき費用等について検討され，可とされた一部の高度先進医療に関してのみ，限定的に保険給付との併用が認められている（図2）．

現物給付ではなく一時的に患者が費用の全額を支払い，その後保険者から患者が支払った費用の全額または一部の償還を現金で受ける現金給付方式を採用している国も欧米では少なくない．日本の医療保険は，患者が医療機関等で「現物の給付」

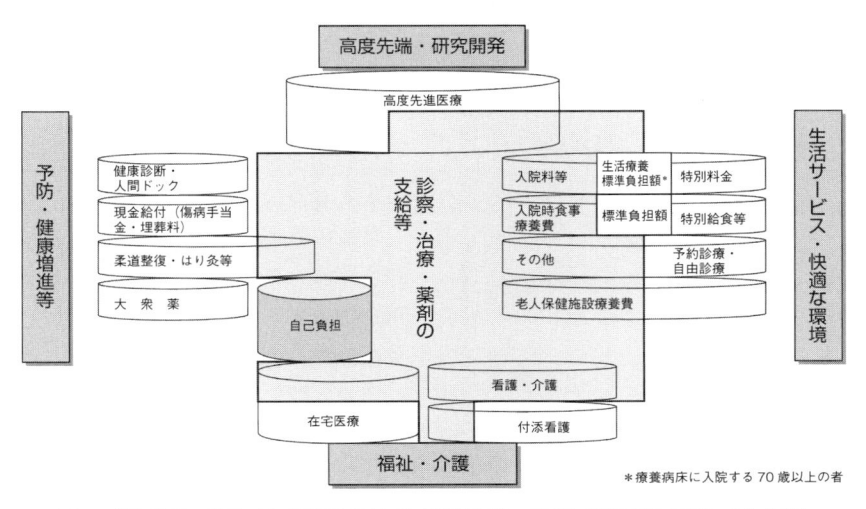

図2　保険給付の範囲（東京都薬剤師会編「保険調剤の手引き2008年改定版」より転載）

を受けるために，患者の経済的負担を軽減しているので，国民は高額な医療費がかかる場合にも医療機関等へ受診が可能であるが，その一方で，患者・国民の医療へのコスト意識が希薄になるのではないかとの指摘もされている．

4. DPC算定方式

前項の出来高払い方式とは別に「特定診断群分類点数表」に基づき医療費を算定する，いわば疾患別に包括した入院医療費を請求する，いわゆるDPC（diagnosis procedure combination）算定方式が2003年に導入され，当初特定機能病院からスタートしたが，2011年現在では試行を含めて約1500の医療機関で導入が進み，民間にもこの方式を試行する医療機関が広がってきている．DPC算定の際の会計方式の模式図を図3に示した．

DPC方式導入初期には，それまでの出来高とは異なり，1日当たりの診断群分類点数をもとに定額制で計算するため，医療の質が低下するのではないか，あるいは当該医療機関の患者の在院日数を，同じ疾患の患者全体の平均的在院日数（average length of stay：ALOS）と比較されて，長い・短いといった評価を受けるために，必要な入院期間を確保できないのではないかといった懸念もあったようだが，現在ではそうした懸念は解消されている．

5. IT化の流れ

一方，国家的戦略のもとで進められているIT化の流れのなかで，従来は紙媒体で請求を行っていた診療報酬の請求も，電子媒体での請求へと移行することが強く求められるようになってきた．その大きな目的は，単に電子化・IT化がトレンドだからというわけではない．紙媒体での請求事務によって発生する紙資源消費の問題や，一定の期間記録を紙媒体で保存する際に要するスペースの問題などの無駄の排除という側面と同時に，保険請求事務とその審査・支払いの効率化や，医療記録を電子的な媒体にすることで，紙媒体では容易にできなかった様々な統計処理やデータの集積が可能となり，医療の質の向上に資するといったマクロ的な視点も忘れてはならない．

電子化の進展によって診療の情報を統計的に処理するシステムが整備され，具体的にはMEDIAS（Medical Information Analysis System）と呼ばれる調剤情報も含め，保険診療報酬全体の数量的な解析が可能となってきた．たとえば，MEDIASデータのなかでしばしば見かけるパーセンタイル値もそうした一例で，これまでのように全体を捉えて，100人のうち60人が賛成すると，賛成の人は60％といった集団を表す記載から，60％タイルと表記することによって，集団ではなく数値の小さいほうから60番目にある数値を代表値とする，似てはいるものの意味合いの異なるデータの解析も可能となってきた．

今後の診療報酬の分析や解析にはこうした理論が多く導入され，実態を正確に把握して必要な費用を投入することによって，国民にとって不可欠な医療提供体制の維持と国民皆保険制度の安定した運営に資することが望まれる． ［山本信夫］

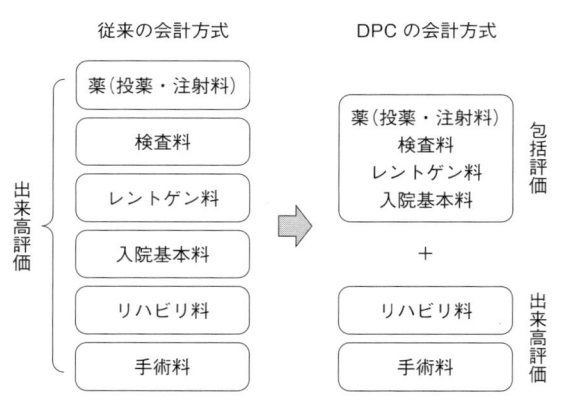

図3 DPCの会計方式の模式図（医療法人社団茜会ホームページより転載）

B2 医療経済

1. 医療経済学の守備範囲

医療経済学とは，1960年代以降，欧米諸国において発展してきた新しい学問領域であり，1990年代になって日本においても急速に発展してきた．医療経済学では，医療サービスに対する需給や費用に関する問題や，医療サービス（表1）提供における効率性（病院などの管理運営に関する問題），医療周辺産業の経済的分析，費用－便益の分析など，アカデミックから実学の領域まで幅広い分野を研究の守備範囲としている．医療経済研究機構のホームページ（http://www.ihep.jp）から医療経済関連論文を検索することができるが，そのカテゴリーは，医療経済学・医療政策，診療報酬・薬価，医業経営，臨床経済学・薬剤経済学，医療保障制度，医療関連ビジネス，医療費など，実に多彩である．

本項では，薬剤師に必要な医療経済学の実学的知識として，DPC，ジェネリック医薬品，医薬品管理，薬物療法の経済学的評価などについて述べる．

2. DPCと薬剤部門の役割

DPC（diagnosis procedure combination）は医療費の新しい定額方式で，診断群分類と訳される．従来の診療行為ごとに算定するいわゆる"出来高払い"方式とは異なり，入院患者の傷病名や症状をもとに手術などの診療行為の有無に応じて，厚生労働省が定めた1日当たりの診断群分類点数をもとに医療費を計算する．平成15年4月より全国の特定機能病院において運用が試行され，平成16年4月より民間の医療機関にも試行されており，平成21年4月には一般病床の約半数がDPC対象となっている．DPC導入の成果として，一般的に表2に示す事項が知られている．

このなかでも，薬剤部門として積極的に関与すべき点は，クリニカルパス策定における医薬品の選択や評価，持参薬の有効活用による薬剤費の節減，後発医薬品の選定および導入の推進，医薬品の適正使用の推進に伴う薬物療法の質的向上など，病院管理の効率化や医療の質の向上への貢献などがあげられる．

表1 医療サービスの特徴

1) 患者―医療従事者間における情報の非対称性
→患者と医療従事者の間には，医学的知識や治療経験に関する情報に格差があることから対等の取引が成立しにくく，市場を介した取引を行うと患者側に不利になる可能性がある．
2) 疾患の発生と治療の結果に関する不確実性
→医療消費者にとって，疾患はいつ発生するのか予測が困難であり，なおかつ治療の成果に個人差がある．
3) 外部性と公共性の存在
→たとえば，インフルエンザの治療を行うことにより，周囲の医療消費者に対するインフルエンザ罹患のリスクが低下するなど，個人に対するサービスによって，周囲が恩恵を受ける場合もある．

表2 DPC導入の成果

1) 個別の疾患における医療資源投入量の医療機関格差を客観的に評価できる．
2) DPCという共通の指標を用いて，各医療機関の情報を透明化し，医療の質の向上，病院管理の効率化を図ることができる．
3) 国の医療費の予算の把握に役立ち，包括支払い制度により過剰な医療資源の投入を防ぐことができる．
4) ICDに基づくコーディングの一般化．
5) クリニカルパスの開発および運用の拡大．
6) 他の医療機関とデータを比較することにより自施設の経営課題を抽出することができる．

3. ジェネリック医薬品の選定方法と経済効果

ジェネリック医薬品（後発医薬品）に関しては，品質や安定供給について十分に議論しつくされていることを前提に，選定方法とそれに伴う経済効果の最大化に関して，筆者らの運用事例（済生会横浜市東部病院）について述べる．

DPC対象病院においては，一般病棟における入院が包括で算定される一方，手術，外来などは出

来高で算定される．したがって，包括で算定される医療行為においては医薬品費がそのままコストになるのでジェネリック医薬品を積極的に導入すべきであり，一方，出来高で算定される医療行為の場合は薬価差益を無視することができず，ジェネリック医薬品を導入するか詳細な検討が必要である．すなわち，当該医薬品が包括あるいは出来高で算定されているかによって，切り替え対象品目を選定しないと期待した経済効果を得ることはできない．ただし，同一成分の先発医薬品と後発医薬品を揃えておき，医療行為ごとに使い分ける方法は，余剰の在庫を抱えるばかりでなく運用が複雑になるので人為的エラーを誘発するなどの問題があり，非効率な手法である．したがって，ここでは，包括－出来高算定比率を求めてから，適切に後発医薬品への切り替えを行う方法を推奨したい．

包括－出来高比率に着目し，ジェネリック医薬品への切り替え作業を行う際に，経済効率のよいジェネリック医薬品への切り替えを実践するための手法を図1に示す．本手法は，前述のように，包括－出来高算定比率から薬価差益および医薬品購入費を総括して総合的な経済効果の最大化をねらうための手法である．ただし，経済効果の分岐ポイントは，個々の医療機関における値引き交渉や出来高算定比に依存するので，施設ごとにシミュレーションをする必要がある．本手法により導き出された後発医薬品への切り替えの意思決定は，購入費が大きい順から単純に切り替えた場合と比較して，より経済効果が高くなることがすでに一部の施設で実証されている．

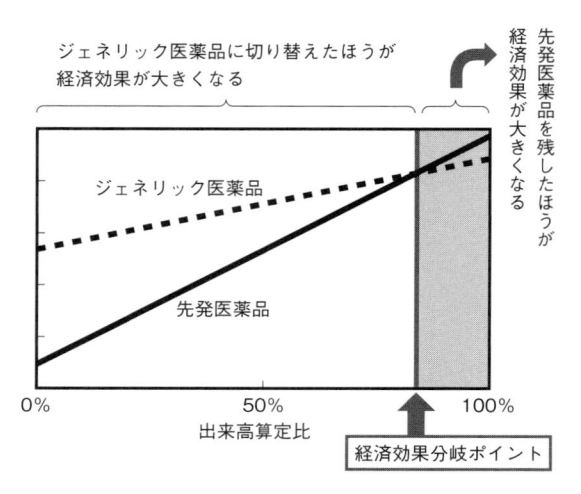

4. 医薬品管理

多くの医療機関において，医薬品購入費は人件費につぐ支出となっているのが現状であり，医薬品購入費の削減や在庫管理は重要な経営課題でもある．医薬品のロスを防止するには，当該医療機関における医薬品の使用実態をモニタリングし，適正な在庫量と発注点，および発注数を定めておいて，定期的に見直しを行うことにより在庫の最小化が可能になる．また，定時処方せん，注射処方せんの締め時間と払い出しまでのリードタイムを短縮させることにより，処方変更（または中止）に伴う返品と返品処理に要するマンパワーおよび作業時間の縮減が可能になる．調剤薬の定時（定期）処方は，在院日数が数週間に及んだ時代に薬剤部門の調剤業務を均等化し，曜日によって作業量がばらつかないように考案された仕組みである．したがって，在院日数の短縮化に伴い運用に無駄や無理が生ずるようになったことから，在院日数の短い急性期医療を担う病院においてはシステムや運用を変更したほうが効率的である場合も多い．とくに，調剤薬の処方変更や中止が多い施設の場合，一包化調剤した医薬品の返却や廃棄に伴う資源の無駄やそれにかかわるマンパワーが問題になる場合も多く，在庫を圧縮するためには効率的かつ無駄のない運用を検討する必要がある．

医薬品の余剰在庫が抱える潜在的リスクを表3に示す．このように，在庫は多くの潜在的リスクを含むため，在庫を最小化させるためには，医薬品管理担当者のみに在庫管理を依存するのではなく，薬剤部員全体で常に在庫削減に対する意識を共有する必要がある．また，薬剤師は，担当病棟や外来などにおける余剰在庫削減や期限切れに対

図1 ジェネリック医薬品への切り替えと経済効果

表3 在庫が抱える潜在的リスク（加賀谷・赤瀬, 2008, 一部改変）[1]

期限切れ廃棄のリスク：	使用期限内に使用されなかった医薬品は，廃棄処分しか手段がなく，購入費用がすべて無駄になる．
資金滞留のリスク：	医薬品は処方されてはじめて報酬として算定することができる．したがって，処方されない医薬品は資金が停留する要因となり経営効率が悪化する．
管理コストの増加リスク：	在庫を保有することにより，それを管理するために余剰の人手や時間が発生する．
保管場所増大のリスク：	余剰在庫の増加は保管場所の増加に直結する．
ヒューマンエラー誘発のリスク：	医薬品の種類および在庫数の増加により，取り間違えなどのヒューマンエラーの要因となりうる．

表4 抗菌化学療法における薬剤師介入のメリット

1) 治療の初期から適切な抗菌薬の選定を行うことにより，治療期間の短縮に貢献できる．
2) 投与期間中も臨床データに応じた用量調節や抗菌薬の変更について医師に助言できる．
3) PK-PDによる抗菌薬の選定により，有害作用の発現リスクを最小限に抑制することができる．
4) 余剰の薬剤費を未然に抑制することができる．

して，他の医療従事者に対してリーダーシップをとって院内の在庫削減にも取り組む必要がある．

5. 医薬品の適正使用と薬物療法の経済評価

ここでは，感染症治療を中心に，医薬品の適正使用とその経済効果について述べる．とくに，医療関連感染に関しては，抗菌薬が適正に使用されない場合，どの程度の経済的損失が発生するか理解することにより，医療関連感染防止対策の重要性を院内で共有しやすくなる．たとえば，須賀[2]は，集中治療室における感染対策と医療関連感染に伴って生じた経済的損失に関して報告をしており，また，小野寺ら[3]は医療関連感染に起因する医療費の損失が1兆7000億円にも上ることを試算しており，個々の医療機関だけではなく国の立場で見ても財務的な損失が大きいことを指摘している．このほかにも，筆者らが耐性菌発現時における医療機関の財務的損失について先行研究をレビューしている[4]ので参考にされたい．

薬剤師が，抗菌化学療法に対して初期の段階から適切に介入することのメリットを表4に示す．

感染症治療において，早期に適切な抗菌化学療法を施行することが患者予後に影響を与えることが知られており，そのためには感染症専門医や感染症に関する教育を受けた臨床薬剤師の介入が推奨されている[5]．筆者らは，集中治療室における抗菌化学療法への関与に関しても，感染症罹患期間の短縮から抗菌薬の節減などの理由により，経済効率のよい薬物療法が実現できた事例を報告しており[6]，今後日本においても同様の取り組みが期待されている．

用語解説

■ **DPC** Diagnosis Procedure Combinationの略で，従来の診療行為ごとに計算する「出来高払い」方式とは異なり，入院患者の病名や症状をもとに手術などの診療行為の有無に応じて，厚生労働省が定めた1日当りの診断群分類点数をもとに医療費を計算する新しい定額払いの会計方式．

■ **ICD** International Statistical Classification of Diseases and Related Health Problemsの略で，疾病及び関連保健問題の国際統計分類．WHO（世界保健機関）が作成する，死因・疾病に関する統計と分類であり，1990年に発表された第10版はICD-10とよばれる．

■ **ジェネリック医薬品** 医薬品の特許が満了した後に，厚生労働省の承認のもとに他の製薬企業が製造・発売する医薬品．開発期間が短く，開発コストも大幅に抑えられるため，価格が先発医薬品より低く設定されている．

[赤瀬朋秀]

文献

1) 加賀谷 肇・赤瀬朋秀編著：新しい医薬品管理 Safety & Hospital Management. じほう, 2008, pp. 44-57.
2) 須賀万智：ICU内感染による医療負担の評価. 環境感染, **19**: 389-394, 2004.
3) 小野寺睦雄, 他：DPCと病院感染対策の経済効果. *Infection Control*, **14**: 18-23, 2005.
4) 大幸 淳, 他：耐性菌発現時における病院の財務的損失—MRSAを中心に—. 月刊薬事, **48**: 1549-1553, 2006.
5) Dellit, T. H., et al.: *Clin. Infect. Dis.*, **44**: 159-177, 2007.
6) 今浦将治, 他：集中治療室における薬剤師による抗MRSA化学療法への介入効果. *YAKUGAKU ZASSHI*, **131**: 563-570, 2011.

B3 クリニカルパス

1. クリニカルパス（クリティカルパス）とは

クリニカルパス（クリティカルパス，クリニカルパスウェイ，ケアマップともいわれるが，以下パスと略す）は，1985年に米国の看護師であるカレン・ザンダーによって，産業界で用いられている工程管理表であるCritical Paths（臨界経路）を参考に開発された治療計画書である．治療や手術，検査などの医療行為の流れを時系列に示したものであり，横軸に時間，縦軸に患者のアウトカムや医療者の介入項目（観察項目，タスクなど）が記載される．具体的には，アウトカムとしての退院基準，日々の望ましい患者状態，観察項目，処置，検査，食事，薬剤投与，リハビリテーション，教育指導などがある．パス開発の背景には高騰する医療費対策として，米国で1983年に医療費支払方式が，従来の出来高払いからDRG/PPS（Diagnosis Related Groups/Prospective Payment System：診断群別予見定額支払い方式）を代表とする定額制度の導入がある．医療費に限度がある限り，効率的で質を保証するための何らかの医療管理システムが必要となり，パスはそのひとつのツールとして開発された．

パスの定義については多くの人が述べているが，開発者であるカレン・ザンダーは「患者の内科，外科，精神的な危機からの回復，それらの状態の安定を助けるため，特定の時間の枠組みのなかで，ケア提供者や支援部門に要求される行動のアウトラインを示したもの」，またSpathらは「医療従事者が協働で作成した患者にとって最良と信じた仮説」としている．

日本では1990年代の半ばからパスに対する関心が急激に広がり，当初は看護師中心であったものが，医師や他の医療スタッフを巻き込み多くの施設で取り入れられている．日本におけるパス導入の目的としては，インフォームドコンセントの充実，チーム医療の促進，治療の標準化と均質な医療の提供，業務の効率化，職員の意識改革などがあげられるが，本質的には医療の質の担保と効率化である．日本においても，診療報酬制度で，DPC（Diagnosis Procedure Combination）が導入されたことで，パスは欠かせないツールとなっている．

パスには患者用と医療者用がある．患者用は自院の標準的な治療計画を示したもので，イラスト，写真などを利用しわかりやすくしてある（図1）．患者が医療を受けるにあたって知っておくべきアウトカム，医療者のタスクが時系列に開催されている．医療者用のパスには，オーバービューパス（一覧表型，図2），オールインパス（オーバービューパスに医師記録，看護記録を統合したもの），日めくり式パス（日ごとのアウトカムとタスクを詳細に記録），患者適応型パス（分岐構造を有するパスで，細分化された工程を患者状態に応じて組み合わせる）がある．これらのパスはそれぞれ施設にあったものが採用されている．

2. パス作成から改訂までの流れと薬剤師のかかわり

パスは，作成（plan），運用（do），評価（check），改訂（action）のPDCAサイクル（図3）を回しながら進化していく．これは一般の企業で行われているTQC（total quality control）活動の手法と同様である．作成する疾患が決まったら，関連する職種を交えて，適応基準と除外基準を明確にする．ついで，アウトカム（達成すべき目標，ゴール）の設定を行う．アウトカムには施設での最終アウトカムである退院基準と，それまでの過程で達成されるべきアウトカムがある．そのなかで重要なアウトカムをクリティカルインディケーターとして位置づける．そして，アウトカム達成のた

様 予定表

腹腔鏡下胆嚢摘出術クリニカルパス

主治医は　　　　　医師　　　　　担当看護師は　　　　　です

月・日	前日 月　日 曜日	当日（手術前） 月　日 曜日	当日（手術後） 月　日 曜日	1日目 月　日 曜日	2日目 月　日 曜日	3日目 月　日 曜日	退院日 月　日 曜日
食事栄養	夕方～流動食 夜10時以降は水分は摂取できますがうがい、歯磨きはできます	朝から欠食です うがい、歯磨きはできます	水分・食事はとることはできませんがうがい、歯磨きはできます	朝から食事が始まります			
安静度	病棟内自由です	午後から手術の方は 10時から点滴をします	ベッド上安静です 寝返りはできます	座る練習からはじめて、立つ練習をしましょう			
排泄	状況により浣腸をします		手術中に尿を出すための管が入ります	朝から尿の管を抜きます			
清潔	入浴してください			体を拭きます	体を拭きます 下半身シャワー	入浴できます	
薬（痛み止め）	下剤を2種類のみます		痛みがある場合は痛み止めを使います 我慢せずお知らせ下さい	朝・夕抗生剤の注射を行います 熱を出しやすくするお薬と痛み止めの内服を処方します 痛みは我慢せずにお知らせ下さい			
検査治療	採血をします	ご家族は手術予定時刻の1時間前に来院してください	酸素マスク・モニターがついています これらは麻酔が覚めたらはずします 鼻から管（胃管）が入っています 通常は夕方に抜きます	レントゲン 採血			
説明指導	主治医・病棟看護師・麻酔科医・手術室看護師が説明に参ります						
看護師サイン							

済生会熊本病院(Copyright 2005 SAISEIKAI KUMAMOTO HOSPITAL. All rights reserved.)

＊状況に応じて内容が変更になることがございますのでご了承ください

順調に経過した場合術後4日目に退院です

図1　腹腔鏡下胆嚢摘出術の患者用パス

図2 腹腔鏡下胆嚢摘出術の医療者用オーバービューパス

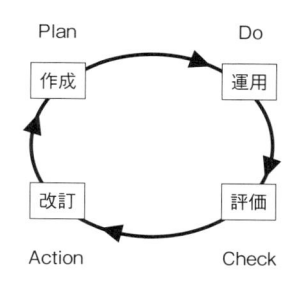

図3 クリニカルパスにおけるPDCAサイクル

めの，観察項目，タスク（介入医療行為）を設定する．アウトカムが達成されたかどうかを評価するために，アセスメント項目を設定することもある．これらの項目を設定する場合，関連する多職種で医療行為を再検討し，可能な限り根拠に基づいた標準化，つまり適正化を行う．その際にEBM（evidence based medicine）の手法を活用する．しかし，現実的にはすべての医療行為に科学的根拠や疫学的データがあるとは限らない．そのため経験に基づいて作成されたパスもあるが，医療スタッフ間でコンセンサスを得られたパスを使用することで，スムーズなチーム医療の展開やリスクの軽減および効率化が期待される（図4）．

パスは一定期間試用したら，評価して改訂しなければならない．その際重要なのがバリアンス分析である．パス通りに経過できなかった症例の問題点を収集，分析し，問題点の改善を行い，パスの改訂を行う．パスはたえず見直す必要があり，評価，改訂のサイクルを回すことが，医療の質改善となる．

薬剤師は，薬学的視点でパスにかかわり，有効で安全かつ経済性を考慮した薬物療法を提案しなければならない．作成の段階では薬物療法の現状分析を行い，問題点を抽出し，根拠に基づいた薬物療法を提案する．運用の段階では，薬剤管理指導業務を通して，薬物の効果，副作用をモニタリングし，データを収集する．これらのデータから薬物療法の課題を抽出し，EBMの手法で問題解決を図り，評価，改訂にかかわる．このようにパスにかかわることで，チーム医療のなかでの薬剤師の役割が明確化される．また，パスは医薬品の適正使用を推進するツールとしても活用できるため，薬剤師は積極的にかかわることが求められる．

用語解説

■ **治療の標準化** 標準化とは産業界では当然のように行われており，現時点で最適と考えられるものや方法を採用し，質の向上と効率化を目指すことである．しかし，医療に関しては医師の裁量に任されている部分が多く，標準化という言葉はそぐわないと感じている人も多く，目的は同じでも医師ごとに異なる指示があることは多かった．たとえば，術後感染症の予防投与抗菌薬，ドレーン留置期間，リハビリテーションの開始時期などである．しかし，パスを作成することで，医師を中心に多職種でコンセンサスを形成する段階で標準化が可能なことがわかってきた．標準化により，施設間のベンチマークが可能になり，他施設との比較を行うことで，パスの改善を通して，ベストプラクティスに近づけることができることになる．このように，標準化は医療の質と効率化の向上に不可欠との認識が広がってきている．

■ **エビデンス（evidence）** 実験の結果に基づく科学的な根拠を意味し，医療界においては，様々な手法で得られた臨床研究データのこと．研究方法の違いによってエビデンスのレベルは1から6に分けられている．最も信頼度の高いのがランダム比較試験のメタアナリシス（1a），ついで少なくとも一つのランダム比較試験（1b），ランダム割付けを伴わないコホート研究で同時コントロールを伴うもの（2a）と伴わないもの（2b），ケースコントロール研究（3：後ろ向き研究），前後比較・対照群を伴わない研究（4），症例報告・ケースシリーズ（5），専門家個人の意見（6）と

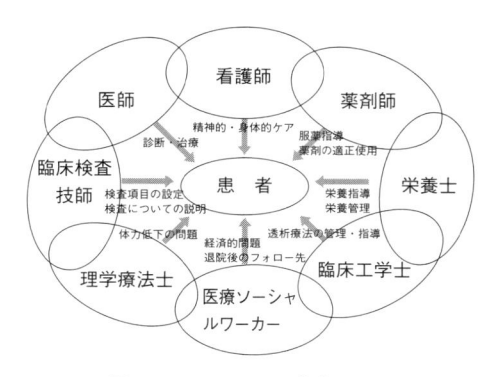

図4 クリニカルパス作成チーム

なっている．エビデンス発祥の地である英国では，提唱者の名前を取ったコクラン研究所が，コクランライブラリーとしてエビデンスを世界に発信している．日本においても1990年代後半から取り入れられ，医師個人の経験を重視する医療から，エビデンスを重視する医療にシフトし，EBM（evidence based medicine）やEBN（evidence based nursing）が定着しつつある．パス作成においても，可能な限りエビデンスを取り入れることで，ベストプラクティスを目指し，患者も含めた医療チームで情報を共有でき，インフォームドコンセントにも大きく寄与することになる（B13項「EBM」参照）．

■**アウトカム**　成果・結果と訳されるが，パスにおいては，「望ましい成果」，「達成すべき患者状態」と捉える．つまり，行為の結果としての成果ではなく，あらかじめ患者のあるべき状態を想定し，目標を定めておくのである．パスにおけるアウトカムは二つあり，一つは介入のアウトカム（intervention outcome）で，医療者がやるべき仕事（タスク）である．検査，手術，採血，患者への説明，服薬指導，生活指導，栄養指導，リハビリテーションなど多くの職種がかかわっている．二つめは患者アウトカム（patient outcome）であり，パスにおいては，標準的な経過をたどった患者のあるべき状態である．従来の医療においては医師個人が個々の患者の目標を設定していたが，パスにおいては標準的経過をたどった症例の集積から患者アウトカムを設定する．その施設での最終アウトカム（退院基準）とそれに至るまでの細かいアウトカムを設定する．たとえば，血圧，体温，痛み，ドレーン廃液量など多種多様である．そのなかでも治療の成否を大きく左右するアウトカムをクリティカルインディケーターという．

初期のパスにおいては介入のアウトカムのみのパスもあったが，本来のパスは患者アウトカム，とくにクリティカルインディケーターの設定が重要であり，アウトカム志向のパス作成が医療の質の向上と効率化につながる．

■**バリアンス分析**　バリアンスをカレン・ザンダーは「アウトカムかケアー介入で，実際に計画した行動の欠損」と定義したが，「アウトカムが達成できなかった時（事象）」と捉えた方が理解しやすい．バリアンス収集方式には，センチネル方式（クリティカルインディケーターが達成されなかった場合），ゲートウェイ方式（日々のアウトカムが達成できなかったものすべて），オールバリアンス方式（すべての患者状態の異常およびタスクの変更・未実施を収集）がある．それぞれに一長一短があり，施設に応じた方式が採用されている．パスは作成，運用，評価，改訂のPDCAサイクルを回しながら進化するが，その際最も重要なのが，バリアンス分析である．バリアンスの要因分析を行うことで，パスの改善とともに，施設における働き方やチーム医療のあり方などにも言及することになる．また，他施設とのベンチマークを行うことでより洗練されたパス作成へ繋がってくる．

［飛野幸子］

文　献

1）日本クリニカルパス学会編：クリニカルパス用語解説集，2009.
2）本田五郎：新クリニカルパスの作成と運用．副島秀久監修：医療記録が変わる決定版クリニカルパス．医学書院，2004.

B4 医療安全管理体制

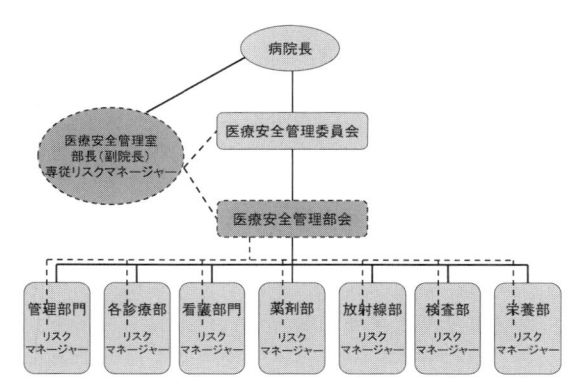

1. 医療安全管理体制

多発する医療事故の問題に対応するため，厚生労働省は 2002 年 10 月より全病院と有床診療所に，さらに，2007 年 7 月より無床診療所を含むすべての医療機関に対し「医療安全管理体制の整備」を義務化した．この医療法施行規則の改正により義務化された事項は，① 医療安全管理のための指針の整備，② 事故等の院内報告制度の体制整備，③ 医療安全管理のための委員会の設置と委員会の開催，④ 医療安全管理のための職員研修の実施である．実際に，整備すべき指針や体制等について，表1に示す．

医療事故防止において，過去には医師や看護師などの医療スタッフの個人責任として考えられがちであったが，個人の取組や努力のみでは事故は防止できるものではなく，組織として，二重三重の防止システムを構築しなければ，医療の安全は達成されない．「人間は誰でもミスを犯す」「事故はいつでも起こりうる」という前提から，インシデントが発生しないような「予防システム」，さらにインシデントが発生してもアクシデントに結びつかないように「途中で回避されるシステム」を構築することにより，安心して医療を行うことができる．

ひとたび事故が起きると当事者のなかには医療に対する萎縮が発生するため，これらに対し，組織全体が心理的サポートを行える体制をつくり，危険医療行為からの逃避が発生しないようにする体制も合わせて構築する必要がある．

安全管理の組織として医療安全管理委員会，医療安全管理部会が，医療安全管理の実務を行う部

表1 整備すべき指針や体制等

a. 医療安全管理のための指針の整備
　1)「医療安全管理指針」の策定と，指針に基づく対策の実施
　　第1条　医療安全管理対策に関する基本的な考え方
　　第2条　医療安全管理対策委員会の設置
　　第3条　職員研修
　　第4条　医療事故発生時の対応及び事故報告及び再発防止対策
　　第5条　インシデント（ヒヤリハット事例）の把捉と対応
　　第6条　医療職員と患者との情報共有に関する基本方針
　　第7条　医療安全管理対策に関する指針の見直し及び周知
　2)「院内感染対策指針」の策定と，指針に基づく対策の実施
　3)「医薬品業務手順書」の作成と，手順書に基づく業務の実施
　4)「医療機器保守点検計画」の作成と，計画に基づく業務の実施
b. 確保すべき体制（委員会の設置および開催）（無床診・歯科診療所は任意）
　1) 医療安全管理委員会の設置（無床診・歯科診療所は責任者の設置でも可）
　2) 院内感染対策委員会の設置（無床診・歯科診療所は責任者の設置でも可）
　3) 常勤の医薬品安全管理責任者の配置
　4) 常勤の医療機器安全管理責任者の配置
c. 職員研修の実施（無床診・歯科診療所は外部講習会の受講でも可）
　1) 医療安全管理研修（年2回程度）
　2) 院内感染対策研修（年2回程度）
　3) 医薬品安全使用のための研修（必要に応じて実施）
　4) 医療機器安全使用のための研修（新規の医療機器を導入時に実施）
d. 記録が求められているもの
　1) 職員研修の日時，出席者，研修項目
　2) 事故報告書
　3)「医薬品の業務手順書」に基づく業務の実施の定期的確認と記録
　4)「医療機器の保守点検計画」に基づく実施状況，使用状況，修理状況，購入年等

図1 医療安全管理体制の例

署として医療安全管理室が設置されている．院内感染対策委員会も医療安全管理に含まれるが，別に感染対策室が実務を行う場合もある．医薬品や医療機器による事故事例も少なくないことから，医薬品安全管理責任者や医療機器安全管理責任者の配置が義務づけられている．医療安全管理体制の例を図1に示す．

2. 医療安全管理室，医療安全管理責任者，リスクマネージャー

医療安全管理室と医療安全管理責任者： 医療安全管理室は，医療安全の統括責任者である病院長直属の部署として病院全体の安全管理を統括し，客観的な立場から患者の安心・安全とともに職員の安心・安全の確保に取り組むことを目的として設置されている．組織横断的に活動し，病院全体の医療安全の質向上を目指すものである．病院の副院長が医療安全管理部長を兼任することが多く，専従のリスクマネージャー（医療安全管理室長）を配置している．

医療安全管理委員会： 医療安全管理委員会は，各部門の部長で構成され，医療事故の発生防止，医療の安全性の向上等，医療安全管理に関する全般的事項を審議し，決定する．

リスクマネージャー： 各部門にリスクマネージャーを配置し，定期的に医療安全管理部会を開催し，医療事故の報告，分析，再発予防策を検討する．

3. 医薬品安全管理責任者

過去の医療過誤のなかには，薬害を含め，医薬品に関連した事故事例が少なくないことより，適正な医薬品使用を推進するために，医薬品安全管理責任者が配置されることとなった．

医薬品安全管理責任者とは，医療法 第六条の十，医療法施行令第一条の十一第2項第2号および医療法施行規則第一条の十一に基づき，日本の病院，診療所又は助産所に設置される医薬品の安全管理にかかわる責任者を意味する．医薬品に関する十分な知識を有する常勤職員であり，医師，歯科医師，薬剤師，助産師（助産所の場合に限る），看護師又は歯科衛生士（主として歯科医業を行う診療所）のいずれかの資格を有することが必要である．通常，薬剤部長，副薬剤部長などの薬剤師が業務にあたる．

おもな業務内容としては，① 医薬品の安全使用のための業務に関する手順書の作成，② 従業者に対する医薬品の安全使用のための研修の実施，③ 医薬品の業務手順書に基づく業務の実施，④ 医薬品の安全使用のために必要となる情報の収集，その他医薬品の安全確保を目的とした改善のための方策を実施する．

4. ハイリスク薬管理（詳細は，B6項「ハイリスク薬」を参照）

ハイリスク薬とは，血中濃度など注意深いモニタリングを必要とする薬剤，誤った投与の仕方をした場合に，患者の健康状態に対し死亡を含めた深刻な影響をもたらしうる薬剤をいう．

ハイリスク薬については，医療機関の規模・機能によって様々な考え方があるので，現在の制度下では各医療機関が「医薬品の安全使用のための業務手順書」に定めるものをハイリスク薬に分類する．厚生労働科学研究作成マニュアル上のハイリスク薬，診療報酬上のハイリスク薬，薬剤業務委員会によるハイリスク薬の分類指標を表2に示す．

ハイリスク薬の保管に際しては，ハイリスク薬とわかるようにはっきりと表示する必要がある．薬剤師だけでなく，他の医療スタッフにもハイリスク薬であることがわかるように表示することや，研修会などでハイリスク薬について周知を図ることも重要である．

5. 院内巡視

医療安全管理委員会のメンバーを中心に，定期的に院内の各部署を巡視することにより，医療事故を引き起こす原因を探り，解決するべく行うも

表2　ハイリスク薬の分類指標

a. 厚生労働科学研究「医薬品の安全使用のための業務手順書」作成マニュアルにおいて，「ハイリスク薬」とされているもの
　1) 投与量等に注意が必要な医薬品
　2) 休薬期間の設けられている医薬品や服用期間の管理が必要な医薬品
　3) 併用禁忌や多くの薬剤との相互作用に注意を要する医薬品
　4) 特定の疾病や妊婦等に禁忌である医薬品
　5) 重篤な副作用回避のために，定期的な検査が必要な医薬品
　6) 心停止等に注意が必要な医薬品
　7) 呼吸抑制に注意が必要な注射剤
　8) 投与量が単位（Unit）で設定されている注射剤
　9) 漏出により皮膚障害を起こす注射剤
b. 平成20年度の診療報酬改定により定められた，薬剤管理指導料の「2」算定にかかわる診療報酬上の「ハイリスク薬」
　1) 抗悪性腫瘍剤
　2) 免疫抑制剤
　3) 不整脈用剤
　4) 抗てんかん剤
　5) 血液凝固阻止剤
　6) ジギタリス製剤
　7) テオフィリン製剤
　8) カリウム製剤（注射剤に限る）
　9) 精神神経用剤
　10) 糖尿病用剤
　11) 膵臓ホルモン剤
　12) 抗HIV薬
c. 上記以外で，薬剤業務委員会において指定した「ハイリスク薬」
　1) 治療有効域の狭い医薬品
　2) 中毒域と有効域が接近し，投与方法・投与量の管理が難しい医薬品
　3) 体内動態に個人差が大きい医薬品
　4) 生理的要因（肝障害，腎障害，高齢者，小児等）で個人差が大きい医薬品
　5) 不適切な使用によって患者に重大な害をもたらす可能性がある医薬品
　6) 医療事故やインシデントが多数報告されている医薬品
　7) その他，適正使用が強く求められる医薬品

の．多忙な日常業務において見逃されがちな整理整頓，清潔区間と医療廃棄物の区分け，医薬品の保管方法など患者，スタッフの動線の確認や動線上に事故につながる要因がないかを確認する．第三者の客観的な意見を取り入れるためにも，他部署からのメンバーで構成された巡視メンバーで行い，問題点を抽出することが重要である．

6. インシデント・アクシデントレポートによる情報の収集および対応

インシデント・アクシデントが発生した場合，事故事例の発生状況や顛末，要因分析を行い，同様の事故を防ぐための方策を立てる必要がある．そのためにインシデント（アクシデント）レポートの提出が重要となる．インシデントレポート用紙に記入して各部門のリスクマネージャー経由で医療安全管理室に提出する方法と，コンピュータで管理し，病院内のLanを利用して報告を上げる方法の2通りがある．インシデントレポート用紙の記載項目を表3に示す．

レポートの提出は，事故を起こした当事者を責めるものではなく，あくまでも事故の分析に必要な情報を客観的に収集し，分析，予防策を練る目的で行う．そのためには，分析の結果として「危険な要因は何か」「事故を防ぐための対策はどうするのか」という点が明確にならなければならない．

表3　インシデントレポート用紙のおもな記載項目

a. 報告分類：インシデント／アクシデント
b. 影響レベル：レベル0a／0b／0c
（実施前に発見，実施された場合の患者への影響小／中／大）
レベル1／2a・2b／3／4／5
（患者への実害なし／処置や治療なし／処置や治療を要した／後遺症／死亡）
c. 報告者氏名
d. 発見者：当事者／当事者以外の職員／患者本人／他の患者／患者家族
e. 当事者：職種／経験年数／心身状態／勤務状態
f. 患者氏名（病院内の場合）
g. 発生日時
h. 発生場所
i. 発生の状況と直後の対応
j. 患者家族への説明内容と患者家族の反応
k. 報告時間
l. 今後の対策およびリスクマネージャーの意見
m. 麻酔・手術・治療・訓練
n. 転倒・転落
o. チューブカテーテル：自己抜去／事故抜去
p. 薬剤：注射・点滴／経口／外用／麻薬／その他
患者間違い／薬剤間違い／投与方法／投与忘れ／投与時間／投与量／投与速度／その他
q. 食事：患者間違い／誤嚥・誤飲／異物混入／食事内容の指示との違い／検査のための遅食・欠食／その他
r. 検査・処置：患者間違い／部位間違い／検体取扱い／検体紛失／検体未採取／不適切な前処置／その他

「人間はエラーを犯す」という認識に基づいて，組織的に再発を防止していくために，情報収集・分析・改善策立案・改善策の実施及び評価という一連のプロセスを経て，システムの構築や改善を通し安全性を向上させる必要がある．分析の手順を以下に示す．

手順1：情報収集（事実の把握）：時系列事象関連図の作成
手順2：問題点の抽出
手順3：背後要因の探索
手順4：対策案の列挙
手順5：対策の決定
手順6：対策の実施（実施状況把握）
手順7：対策の検証・評価（妥当性・合理性）

医療現場での事故の再発防止への取組みとして，実際のレポートをもとに，SHELなどの分析手法を用いて事象の要因分析を行い，改善策を立案するという方法がある．また，エラーの発生頻度などについて統計的処理を行い，事故発生に関する傾向を把握する定量分析なども活用されている．医療事故に関する分析手法についてはいろいろな機関で研究されているが，どの方法を取り入れ，病院内でどのように活用していくか，十分に検討しながら進めていく必要がある．

用語解説

■ **ハインリッヒの法則**　米国の損害保険会社にて技術・調査部の副部長だったハインリッヒが，事故と災害の関係を示した法則で，医療事故にもこの法則があてはまると考えられる．すなわち，1件の死亡事故などの重大な医療事故のかげには，29件の軽い事故，さらにその背後には300件の「ヒヤリ」「ハッと」するようなできごとが存在する可能性があるとされている．この意味で，重大事故を防止するためにはインシデントおよびアクシデント報告を分析することが重要であるといわれている．

■ **アクシデントとインシデント**　アクシデント（医療事故）とは，医療にかかわる場所で，医療の全過程において発生する人身事故に使用する．患者だけでなく医療従事者が被害者である場合もアクシデントに含み，また，廊下で転倒した場合のように医療行為とは直接関係しないものも含む．インシデントとは，間違いがあっても事故に至る前に気づいたりしたことで，「ヒヤリ」としたり「ハット」したことも含む．

■ **PDCAとRCA**　PDCAとは，製造業や建設業で生産管理や品質管理などの管理業務をスムーズに進めるマネジメントサイクルで，医療安全管理の分野においても決定した医療安全対策の推進計画（Plan）を計画通り実施（Do）し，点検・評価（Check）し，処置・改善（Act）を図るサイクルとして導入されている（B3項「クリニカルパス」参照）．RCA（根本原因分析法）とは，現場で起きるインシデント・アクシデント事例に対して，個人ではなく，システムやプロセスに焦点をあて，システムの脆弱性を見出し，対策を実施することで，再発を防止する手法である．「なぜなぜ」と問いかけて分析を進めることから，なぜなぜ分析ともいう．

■ **SHELモデル**　ヒューマンファクター工学の説明モデル．当事者である人間（中心のL：live ware）の行動は，人間自身の特性と四つの要因（S：ソフトウエア，H：ハードウエア，E：環境，L：関係者）が，お互いに影響して決まることを示している．当事者を含めた五つの要因から分析する方法で，各境界面に存在する要因を見つけようとする．

［門田佳子・木津純子］

B5 医薬品医療安全管理

過去の医療過誤のなかには，薬害を含め，医薬品に関連した事故事例が少なくない．医薬品のリスクを医療スタッフに周知し，適正な医薬品使用を推進することは，医療安全管理における薬剤師としての重要な役割でもある．

1. 手術/検査前に中止を要する薬剤（抗凝固薬/抗血小板薬）

高齢者は，脳梗塞，虚血性心疾患，心房細動の頻度も高く，抗凝固薬や抗血小板薬を服用している場合が多い．そのため，手術や内視鏡手術，歯科での抜歯などの際に，これらの抗凝固薬や抗血小板薬を休薬するか，いつ中止するかが問題となる．もちろん，休薬することによる塞栓性疾患発生のリスクも考慮に入れる必要がある．表1に内視鏡治療・手術時注意すべき抗凝固薬，抗血小板薬一覧と休薬時期の例を示した．

日本循環器学会の循環器疾患における抗凝固・血小板療法に関するガイドラインによると，抜歯はワルファリン，抗血小板薬内服下で行うことが望ましいとされている．小手術では，体表など止血の対応が容易な場合にはワルファリン，抗血小板薬内服下で行うことが望ましく，大手術，内視鏡による生検や切除，ペースメーカー埋め込みの場合には通常通り中止が望ましいとされている．いずれにしても，服用薬の中止に関しては，専門医とも十分に相談する必要がある．

抗凝固薬・抗血小板薬の後発品は複数あるた

表1 内視鏡治療・手術時に注意を要する抗凝固薬，抗血小板薬の例（休薬期間・再開時期は一応の目安）

	商品名（成分名）	休薬時期	再開時期
抗凝固薬	ワーファリン（ワルファリン）	3〜4日前	治療3〜4日後
抗血小板薬	コメリアン（ジラゼプ） ロコルナール（トラピジル） カタクロット注（オザグレル） ペルサンチン（ジピリダモール） ドルナー（ベラプロスト） プロサイリン（ベラプロスト） アンプラーグ（サルポグレラート） カルナクリン（カリジノゲナーゼ） セロクラール（イフェンプロジル） オパルモン（リマプロスト） プロレナール（リマプロスト）	2日前	
	プレタール（シロスタゾール）	3〜4日前	治療2〜3日後
	パナルジン（チクロピジン） プラビックス（クロピドグレル） ミニマックス（アスピリン） バファリン81mg（アスピリン） バイアスピリン（アスピリン）	7〜10日前	治療4〜5日後
	エパデール（イコサペント酸エチル）		治療2〜3日後

注意事項
- 弁膜症術後・ステント留置後でパナルジン，プラビックス，ワルファリンを服用している場合は，循環器または心臓血管外科に必ず相談すること．
- 抗凝固薬に関しては，トロンボテスト（TT），プロトロンビン時間（PT）を参考にすること．

参考資料：消化器内視鏡，**18**(11)，2006．

め，手術/検査を受ける患者の服用薬の確認には注意を要する．たとえば，抗血小板薬のチクロピジンの先発品はパナルジン®錠100mg，細粒10%だが，細粒の後発品はチクピロン®細粒10%，ニチステート®細粒10%の2品目のみで，錠剤はチクピロン®錠100mg，ニチステート®錠100mg，ジルペンダー®錠100mgなど15品目が発売されている．

2. 薬品名類似によるリスク

薬品名類似による処方間違いや取り違えにより重大な事故につながるおそれのある医薬品はある程度絞られている．注意を要する医薬品について例をあげて紹介する．

a. 誤処方による事故，ヒヤリハット報告のある医薬品名の組み合わせ

名称類似による誤処方の組み合わせの代表例を以下に示す．

- アマリール®（糖尿病用薬）とアルマール®（高血圧・不整脈用薬）
- サクシン®（筋弛緩薬）とサクシゾン®（ヒドロコルチゾン製剤）（2009年8月にサクシン®よりスキサメトニウム注へ名称変更）
- タキソール®（抗悪性腫瘍薬）とタキソテール®（抗悪性腫瘍薬）
- ノルバスク®（高血圧用薬）とノルバデックス®（乳がん治療薬）

たとえば，アマリール®（糖尿病用薬）とアルマール®（高血圧・不整脈用薬）は，薬剤名が類似しており，取り違えにより，糖尿病でない患者にアマリール®が投与された場合，致命的な結果となる恐れがあり，死亡に至った事例もある．アマリール®のPTP包装に「糖尿病用薬」という薬効をより明確に表示して取り違え防止を図るとともに，患者にも自分に交付された医薬品がどのような薬なのかを認識できるようにして，患者自身が間違った医薬品を服用しないようにする表示の改善が図られている．医療機関においては，名称の類似性による取り違えをしないために，調剤棚等に注意喚起シールを貼付するなどの工夫を行うことも有用であるが，糖尿病用薬が間違って糖尿病でない患者に投薬されることのないシステムを整備することが基本である．糖尿病用薬の調剤にあたっては必ず薬歴を確認する体制を整えるとともに，患者への交付時には糖尿病の患者である旨を必ず確認するなど安全確認の徹底が重要である．

処方オーダリングシステム等を採用している医療機関において先頭3文字が同一の医薬品についても誤処方が起こりやすいため，処方オーダリング上に注意表示を行うなどの対応が必要である．

サクシン®（筋弛緩薬）とサクシゾン®（ヒドロコルチゾン製剤）も薬剤名が類似しているため，事故が発生している．2008年11月にサクシゾンが投与されるべきところ，サクシンが誤って投与される死亡事故が起きたため，医療現場においては，処方オーダリングのコンピューター表示の名称に「サクシン®（筋弛緩薬）」などの警告表示を行うといった注意喚起や，製薬企業側も取り違えを防ぐためにパッケージやラベルをわかりやすく工夫するとともに，医療機関などに注意喚起を行ってきた．さらに，製薬企業は，名称類似に関連した医療事故を防止する観点から，2009年8月に「サクシン注射液」の販売名を，一般名を用いた「スキサメトニウム注」へと変更した．

タキソール®とタキソテール®は，薬剤名が類似していることからこれまでも処方間違い等による事故が報告されており，死亡に至った事例もある．いずれも乳がん等に適応をもつ抗腫瘍性植物成分製剤であるが，タキソール®を投与するべきところをタキソテール®に取り違えた場合，1回の用量が約3倍違うことから致命的な結果を招くおそれがある．一般名をより強調して製品表示することで取り違えの防止を促す表示の改善が図られている．抗がん剤の場合，誤使用による健康被害が重大であり，徹底した事故防止対策を講じる必要がある．医療機関において両剤を採用している場合には，レジメンによる計画的な処方を実施したり，処方に一般名を併記するなど処方にあたっての条

件を明確にするとともに，薬歴管理の徹底，調剤・投薬時のダブルチェックなど二重，三重の対策が必要となる．

b. 名称類似によると思われる調剤エラーや誤投与のヒヤリハット報告のあるもの

名称類似による調剤過誤や誤投与の組み合わせの代表例を以下に示した．

- アロテック®（気管支拡張薬）とアレロック®（アレルギー性疾患治療薬）
- ウテメリン®（切迫流・早産治療 β_2-刺激薬）とメテナリン®（子宮収縮刺激薬）
- テオドール®（気管支拡張薬）とテグレトール®（抗てんかん薬）
- プレドニン®（合成副腎皮質ホルモン薬）とプルゼニド®（緩下薬）

たとえば，ウテメリン®（切迫流・早産治療 β_2-刺激薬）とメテナリン®（子宮収縮刺激薬）は，薬剤名が類似しており，これまでにも数件の取り違え事故が報告されている．両剤は逆の薬理作用を有することから，ウテメリン®を投与すべき切迫流早産患者に，誤って子宮収縮作用のあるメテナリン®を投与した場合には流早産を引き起こすおそれがある．それぞれ製品に薬効や薬剤名を大きく表示するなどの改善が行われているが，注意が必要である．

c. 対応策

新たに製品開発をする場合を除き，製薬企業に名称変更させることはほとんど不可能である．したがって，名称類似薬があるという前提で対応する必要がある．具体的対応としては，次のようなものがある．

① 同一医療機関内では，名称類似薬を採用しない．

② 要注意薬（抗がん薬，血糖降下薬，筋弛緩薬など）に関しては，処方オーダリングのコンピュータ画面上に注意を促すマークをつける．たとえば，コンピュータ上の名称自体を「アマリール®（糖尿病用薬），劇薬」というような表示に変更する．さらに，処方時には警告表示を出す．

③ 多重チェック体制を強化する．とくに要注意薬に関しては薬剤師が必ずチェックする体制を構築する．救急で投与する可能性が少ない薬は，薬剤部管理とする．

これらのリスクの高い個別の組み合わせについて，製品表示の改善も行われているが，表示等の改善のみで誤使用を防ぐことはできないので，処方時の注意，調剤時の注意，投薬時の注意など，事故を防ぐために医療機関においても事故防止のための体制を整えていくことが重要である．これら重要な安全対策に関する情報については，薬剤部が中心となり，医療安全管理室等の協力を得て，医療機関のすべての関係者に対して広く情報が伝わるように努力する必要がある．

3. 投与量/投与速度

投与量や投与速度の誤りによる事故による死亡事例も報告されており，処方・調剤時や投与時に注意が必要である．

a. キシロカイン10％製剤と2％製剤

濃度の異なる抗不整脈薬の点滴用キシロカイン10％製剤と静注用キシロカイン2％製剤の取り違え事故により死亡した事例も報告されている．そのため，点滴用キシロカイン10％製剤は，病棟や救急カート等から撤廃するなどその取り扱いについて注意喚起がなされたが，その後も死亡事故が起きたため，最終的に販売中止となった．現在は，希釈済みリドカイン製剤であるオリベス®点滴用1％ 200 mLが販売されている．

b. カリウム製剤

注射用のカリウム製剤は基本的に希釈して投与する製剤だが，現場において原液のまま投与されることによる事故事例が報告されている．そのため，注射用カリウム製剤を外来・病棟や救急カート等から撤廃するなどその取扱いについて注意喚起を行うとともに，投与速度や濃度に関しても，必ずカリウムとして40 mEq/L以下の濃度に薄めて使用すること，また，その濃度で8 mL/min（20 mEq/hr）を超えない速度で静脈内注射するこ

ととされている.

4. 投与スケジュールを含めたレジメン確認

抗悪性腫瘍薬の過量投与や投与スケジュールの誤りによる連続投与などによる死亡事例も報告されている.抗悪性腫瘍薬は強力な殺細胞作用があり,誤投与が重大な事故につながる薬剤である.がんの種類や病期などに応じてさまざまなレジメンが存在し,それにそって治療が行われるため,抗悪性腫瘍薬の処方チェックをするためには以下の点が重要となる.

a. レジメンの共有化

施設内で使用するレジメンについては,承認する委員会のチェックを受け,登録を行って集中的に管理し,使用する抗悪性腫瘍薬,投与量,投与期間,減量規定,おもな有害事象などを医師・薬剤師・看護師で情報共有し,各職種により複数のチェックが入る体制を確立することが重要である.

b. 薬品名・投与量・投与回数・投与間隔(休薬期間)のレジメンに基づく処方チェック

レジメンの投与量の単位が体表面積(mg/m^2),体重(mg/kg)か($mg/body$)かに注意する.また,1回の投与量だけでなく,治療全体での総投与回数の確認も重要となる.さらに,必要な休薬期間をとらずに投与すると,副作用が重篤化し致死的になる場合があるため注意が必要である.

c. 投与方法・投与経路・投与順序の確認

投与方法(点滴静注,持続静注,ワンショットなど),投与経路,投与順序の確認も重要である.たとえば,シスプラチンの投与後にパクリタキセルを投与すると,パクリタキセルのクリアランスが低下し血中濃度が上昇して血液毒性が増強されるため,併用時にはパクリタキセルを先に投与する.

d. 投与量の上限が設定されている薬剤

ビンクリスチンの1回投与量の上限は2mgである.また,累積投与量が一定量を超えると不可逆的な副作用が発現するブレオマイシンやアントラサイクリン系薬剤などでは,患者ごとの累積投与量のチェックが必要となる.

5. 相互作用

薬物相互作用に国民の関心が寄せられるようになったのは,帯状疱疹の治療薬であるソリブジンとフルオロウラシル(FU)系抗悪性腫瘍薬の5-FUとの併用による死亡事故(ソリブジン事件)がきっかけであった.ソリブジンは体内で代謝されるとFUに類似したブロモビニルウラシルになる.これを体内で分解する酵素はFUを分解する酵素と同じであるためFUの代謝が阻害されて血液中のFU濃度が上がり,抗悪性腫瘍薬の副作用である白血球減少,血小板減少などの血液障害を引き起こす.このことは開発段階の動物実験からわかっていた.この段階で併用禁止薬として注意を喚起できていれば,死亡事故は防げたと考えられる.

高齢社会を迎え,疾病構造も複雑化,多様化し,使用する薬剤も必然的に多剤併用とならざるをえなくなっている.したがって,薬剤単独使用の場合の薬理作用や副作用だけでなく,多剤併用の場合の相互作用や副作用についても最新の知識,情報を得て,チェックする必要がある.処方オーダリングシステムを使用する場合には,併用禁止薬をあらかじめ設定することにより,処方時にブロックをかけるもしくは,警告を表示することが可能だが,他の医療機関で処方されている薬やOTC薬に関しては,薬剤師などの専門知識をもつスタッフが確認する必要がある.

薬物間相互作用だけでなく,薬と健康食品や食品との相互作用にも注意が必要である.たとえば,セントジョーンズワート(セイヨウオトギリソウ,St. John's wort)は,薬物代謝酵素シトクロムP450(CYP)3A4およびCYP1A2を誘導し,インジナビル(抗HIV薬),ジゴキシン(強心薬),シクロスポリン,テオフィリン(気管支拡張薬),ワルファリン(抗凝固薬),経口避妊薬の効果を減少させる可能性がある.食品との相互作用では,グレープ

フルーツ中に含まれるフラノクマリン類が代謝酵素であるCYP3A4を阻害することが明らかにされている．そのためグレープフルーツジュースと医薬品を併用した場合，消化管における医薬品の代謝が阻害されて循環血中に移行する薬物量が多くなり，血中濃度が上昇する．グレープフルーツジュースと医薬品の相互作用は，カルシウム拮抗薬のほかにも，シクロスポリン（免疫抑制薬），HMG・CoA還元酵素阻害薬（高脂血症治療薬）などCYP3A4で代謝される医薬品において報告されている．

このほかに，薬と医療機器の相互作用も報告されている．これは，植込み型除細動器（ICD）が植え込まれた患者に，併用投与していた抗不整脈薬アミオダロン塩酸塩を増量したところ，アミオダロン塩酸塩の徐拍化作用により出現した持続性頻脈発作をICDが検出できず，除細動治療が行われなかったとの報告である．適正使用の推進の観点から，ICDの使用上の注意を改訂し，抗不整脈薬の追加投与，増量，もしくは投与薬剤を変更した場合には，ICDによる治療が行われない，あるいは治療効果が得られない可能性があるため，ICDの除細動パラメータの再評価を考慮するように注意を喚起している．

6. 配合変化

重篤な状態の患者や経口投与が選択不可能な場合には，注射剤を選択することになる．とくに重篤な状態の患者ほど複数の注射剤の投与を受けるため，確保できる静脈ラインも限られていることより，複数の注射剤を混合して投与することになる．しかし，薬剤によっては配合することにより変化を起こしたり，薬理活性を失ってしまうものも多いため注意を要する．基本的に，液性の異な

表2 注射薬の配合に注意を要するもの（例）（薬品はすべて商品名で記載）

油性（他の薬剤と配合不可）：混合・希釈しない
フェノバール
ホリゾン

溶解液が限定されているもの
オメプラール：生食または5％ブドウ糖液で溶解
ソルダクトン：生食または5％ブドウ糖液または注射用水で溶解
フェジン：5～10％ブドウ糖液で溶解
フサン：5％ブドウ糖液または注射用水で溶解
＊側管から投与する場合は，投与前後に溶解液でフラッシュする

原則配合不可のもの
ネオフィリンとガスター

直接混合不可のもの
（補液に混合時，別シリンジで混合）
ガスターとエレメンミック
ネオフィリンとエレメンミック，カルチコール，マグネゾール
ネオラミンマルチとエレメンミック

アルカリ性と酸性薬剤の混合は原則不可

酸性薬剤（pH＜3）
塩酸バンコマイシン，塩酸モルヒネ注，グルカゴン，ドブトレックスK，ドルミカム，ドロレプタン，ノルアドレナリン，パルタンM，ビソルボン，ブリプラチン，プリンペラン，ボスミン，ミノペン

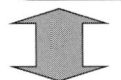

原則，配合不可！！
輸液に混合する際は，別シリンジで混合であればOK

塩基性薬剤（pH≧8）
アレビアチン，ATP，オメプラール，オルダミン，コンクライトPK，ソルダクトン，ダイアモックス，ダントリウム，ネオフィリン，ビクシリン，ビクロックス，5-FU，フェジン，メイロン84，メソトレキセート，ユナシンS，ラシックス，ラボナール

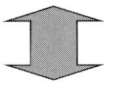

原則，直接の混合は不可！！
弱酸性輸液の側管から投与する場合は，投与前後に生食でフラッシュ
（フラッシュの際に，プレドパは血圧変化に注意！）

弱酸性輸液　　pHの平均実測値，（　）内は規格値
アミノトリパ1号・2号　　　　　約5.6
ヴィーンD　　　　　　　　　（4.0～6.5）
グリセオール　　　　　　　　（3.0～6.0）
KN1A　　　　　　　　　　　（4.0～7.5）
ソリタT3・T3G・T4　　　　　（3.5～6.5）
シルデム1　　　　　　　　　（4.0～7.5）
フィジオ35・70　　　　　約5.0（4.7～5.3）
フルカリック1号・2号・3号　（4.5～5.9）
プレドパ　　　　　　　　　　（3.4～4.0）

る薬剤を混合するのは避けた方がよい．表2に注射剤の配合や溶解・希釈液に注意を要する例をあげた．

7. 血管障害（痛）

注射剤を投与した際の血管障害や血管痛は，薬液の浸透圧やpHに影響される．漏出により皮膚障害を起こす注射薬を以下に示す．

抗悪性腫瘍薬（とくに壊死性抗悪性腫瘍薬）： 抗悪性腫瘍薬は，経静脈投与に用いた血管内層を傷害して静脈炎を起こす．血管の走行にそった疼痛，発赤がみられ，まれに色素沈着を伴う．長期的には血管が硬化し，以後の静脈確保が困難となることもある．その他，抗悪性腫瘍薬投与中に血管外に漏出することによる皮膚障害も起こる．注射針穿刺部周囲の不快感，違和感，圧迫感，疼痛，発赤，腫脹など初期症状としてあげられるが，無症状の場合もある．異常があればすぐに伝えるように治療前に患者に伝えておく必要がある．また点滴に際しては，1本目に制吐薬などを投与して血管外漏出の有無を確認し，はじめから抗悪性腫瘍薬を投与しない，抜針前には生理食塩水などで点滴回路を洗い流すなどの予防法もあるが，確実なものはない．

抗悪性腫瘍薬は皮膚傷害の重篤な順に起壊死性，炎症性，起炎症性に分類される．起壊死性抗悪性腫瘍薬，大量の炎症性抗悪性腫瘍薬漏出時は処置を必要とする．処置の基本は点滴の中止，点滴針からの漏出薬剤の排液，ステロイド局所注射とステロイド軟膏塗布，冷湿布（ビンブラスチン，ビンクリスチン，ビンデシンなどのビンカアルカロイドやエトポシドについては保温）とされている．

強アルカリ性製剤： フェニトイン，チオペンタール，炭酸水素ナトリウム等．

輸液補正用製剤： マグネシウム製剤，カルシウム製剤，高張ブドウ糖液等．

その他： メシル酸ガベキサート，造影剤等．

8. 麻薬，向精神薬等の保管管理

麻薬，向精神薬等に関しては，保管の方法，授受の記録，廃棄の方法など薬事法に基づいた規制があるため注意を要する．麻薬，向精神薬，覚醒剤原料の具体的な管理方法は，D8項「麻薬及び向精神薬取締法」を参照．

用語解説

■ **静脈炎** 血管外漏出と静脈炎はしばしば混同されがちであるが，静脈炎は静脈壁内膜の炎症であり，原因により化学的静脈炎，機械的静脈炎，細菌性静脈炎に分類される．抗がん剤によって起きる静脈炎は化学的静脈炎である．注射薬によって起きる化学的静脈炎の要因としては，pH，浸透圧，薬剤そのものの障害性がある．ヒト血液のpH値は7.35〜7.45で，酸性やアルカリ性の強い薬剤を注入すると内膜損傷が起こりやすくなる．また，浸透圧が高いほど内膜損傷が起きる危険性が高くなる．

■ **壊死性抗悪性腫瘍薬（vesicant drug）** vesicantとは「発泡性の」という意味があり，漏出により水疱性皮膚障害を生じる薬剤群．少量の漏出でも強い痛みが生じ，腫脹・水疱・壊死などの皮膚障害を起こし，潰瘍形成に至る場合もあり，早期発見と処置が重要である．最近は，これらの薬剤はDNAとの結合の有無により分けて考えるようにもなってきている．イダルビシン，エピルビシン，ドキソルビシンなどのアントラサイクリン系抗悪性腫瘍薬やニムスチンやラニムスチンなどの一部のアルキル化薬のようなDNAと結合する薬剤は，血管内皮や漏出部位のDNAと結合し，細胞のアポトーシスを引き起こし，重篤な皮膚障害に繋がるため，とくに注意が必要である．ビンクリスチンやビンブラスチンなどのビンカアルカロイドやパクリタキセルやドセタキセルなどのタキサン系抗悪性腫瘍薬のようなDNAと結合しない薬剤でも，注意は必要である．

■ **炎症性抗悪性腫瘍薬（irritant drug）** 漏出部位に局所の熱感と炎症を生じるが，潰瘍にはほとんど至らない薬剤群．しかし，炎症性抗悪性腫瘍薬に分類される薬剤群においても，大量漏出時には壊死性抗悪性腫瘍薬に近い障害が起きることがある．例として，イリノテカン，オキサリプラチン，フルオロウラシルなどがある．

■ **非壊死性抗悪性腫瘍薬**(no-vesicant drug) 漏出時においてほとんど炎症症状は起こさないが，大量漏出時は炎症が起こることがあるため注意は必要である．例として，シクロホスファミド，インターロイキン，メトトレキサートなどがある．

■ **血管外漏出のリスク因子** 血管外漏出のリスク因子には患者側因子と医療者側因子がある．患者側因子としては，脆弱な皮膚・血管，リンパ浮腫，患者－医療者の意思疎通が困難，皮膚感覚の低下，静脈圧が高い，穿刺部位の問題などがある．医療者側因子としては，手背部・足背部・肘窩部への注射，同一血管への穿刺のやり直し，24時間以内に穿刺した部位より遠位への穿刺，抗悪性腫瘍薬の反復投与されている血管，腫瘍浸潤部位や放射線治療を受けた部位の血管，輸液ポンプ使用時などがあげられる．

[門田佳子・木津純子]

文 献

1) 古河 洋，松山賢治監修：外来がん化学療法Q&A，第2版．じほう，2010．

B6 ハイリスク薬

1. ハイリスク薬の考え方

日本で医療事故が大きく取り上げられたのは1990年代の後半であるが，以後，多くの医療事故が報告され，近年はそれらが民事訴訟だけでなく刑事訴訟に及ぶこともしばしばあり，医療過誤防止（リスクマネジメント）対策が重要な課題となっている．一方，米国においては，1999年11月に米国医学研究所が報告した"To err is human（人は誰でも間違える）"と題する「全米医療の質委員会」の中間報告の公表によって医療安全の概念は大きく変化し，"To err is human"は医療におけるパラダイムシフトとなった．この報告では，米国の病院では毎年44000～98000人の患者が防止可能な有害事象によって死亡しており，早急な医療システムの改善の必要性が示唆され，医療安全（患者安全）はリスクマネジメントとは区別して考えられるようになっている．「ハイリスク薬」についてはリスクマネジメントと医療安全双方の観点から，対応を理解しておく必要がある．

日本において，「ハイリスク薬」の安全使用への関与が医療従事者に強く求められていることから，2008年の診療報酬改定における薬剤管理指導の項目において「ハイリスク薬」の概念が初めて導入された．診療報酬において「ハイリスク薬」は，投与量の加減により重篤な副作用が発現しやすいものなど，とくに安全管理が必要な医薬品と定義される．国際的には，「ハイリスク薬」は様々な概念があり，医療安全のためにはそれらの概念を理解しておくことが必要と考えられる．

具体的な「ハイリスク薬」の考え方としては以下がある（図1）．

- 診療報酬でハイリスク薬に分類される薬剤
- 米国ISMPにおいて不適切な使用によって患者に重大な害をもたらす可能性があるとする薬剤（High Alert Medication）

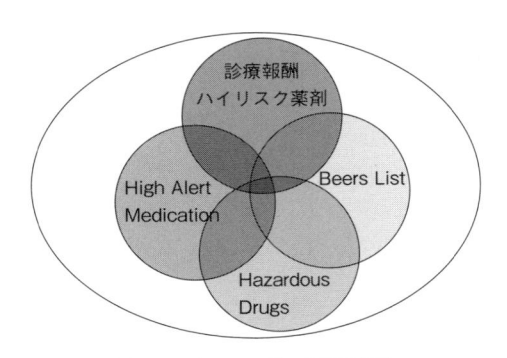

図1 ハイリスク薬の包括的概念

- 高齢者に注意が必要な薬剤（Beers List）
- 医療者および患者双方の安全のために取り扱いに注意が必要と位置づけられる薬剤（Hazardous Drugs：危険薬剤）
- 医療の質学会が中心になっているNDP医療安全プロジェクトの危険薬剤

2. 具体的なハイリスク薬

a. 日本薬剤師会のガイドラインにおけるハイリスク薬（薬局におけるハイリスク薬の薬学的管理指導に関する業務ガイドライン，第2版）

処方せん全般を取り扱う薬局という観点から，表1に示す三つの分類に含まれるものとする．ただし，調剤報酬点数表における特定薬剤管理指導加算（薬剤服用歴管理指導料の加算，平成22年4月より新設）の対象薬剤とは必ずしも同一ではない（すなわち，対象外の薬剤も含まれている）ことに注意する必要がある．

b. High Alert Medication

High Alert Medicationは，それらが誤って使用されたとき，患者に害を引き起こす可能性が高い薬のことであり，ISMP（Institute for Safe Medication Practices：米国薬物安全使用協会）によってリストが作成されている（表2，表3）．

表1 ハイリスク薬（日本薬剤師会：薬局におけるハイリスク薬の薬学的管理指導に関する業務ガイドライン，平成23年4月15日）

I．厚生労働科学研究「『医薬品の安全使用のための業務手順書』作成マニュアル（平成19年3月）」において「ハイリスク薬」とされているもの
① 投与量等に注意が必要な医薬品
② 休薬期間の設けられている医薬品や服薬期間の管理が必要な医薬品
③ 併用禁忌や多くの薬剤との相互作用に注意を要する医薬品
④ 特定の疾病や妊婦等に禁忌である医薬品
⑤ 重篤な副作用回避のために，定期的な検査が必要な医薬品
⑥ 心停止等に注意が必要な医薬品
⑦ 呼吸抑制に注意が必要な注射薬
⑧ 投与量が単位（Unit）で設定されている注射薬
⑨ 漏出により皮膚障害を起こす注射薬

II．投与時に特に注意が必要と考えられる以下の治療領域の薬剤
① 抗悪性腫瘍剤
② 免疫抑制剤*
③ 不整脈用剤*
④ 抗てんかん剤*
⑤ 血液凝固阻止剤
⑥ ジギタリス製剤*
⑦ テオフィリン製剤*
⑧ 精神神経用剤（SSRI，SNRI，抗パーキンソン薬を含む）*
⑨ 糖尿病用剤
⑩ 膵臓ホルモン剤
⑪ 抗HIV剤

＊：特定薬剤治療管理料対象薬剤（TDM対象薬剤）を含む

c. Beers List（Beers Criteria）

1991年に米国で"Beers Criteria（ビアーズ基準）"として，高齢者に不適切な薬剤の処方を避けることを目的とし，要注意薬剤のリストが作成された．現在，Beers Criteriaは版を重ねて第3版となっているが，世界共通課題として広く欧米で使用されている．日本でも2008年4月に「ビアーズ基準日本版」が開発され，「ハイリスク薬剤」の取り扱いに注意喚起が行われているところである．

d. Hazardous Drugs

2004年に米国CDC（Centers for Disease Control and Prevention：疾病予防管理センター）のNIOSH（National Institute for Occupational Safety and Health：国立労働安全衛生研究所）は，危険な医薬品を使用したり，そのそばで作業する医療従事者は，空気中や作業台，衣服，医療機器，または患者の尿や便に含まれる危険な医薬品に曝露

表2 High Alert Medication Lists 2008，薬効群リスト

アドレナリン作動薬　静注（エピネフリン，フェニレフリン，ノルエピネフリン等）
アドレナリン拮抗薬　静注（プロプラノロール，メトプロロール，ラベタロール等）
麻酔薬全身用　静注または吸入（プロポフォール，ケタミン等）
抗不整脈薬　静注（リドカイン，アミオダロン等）
抗凝固薬；ワルファリンを含む，低分子ヘパリン，未分画ヘパリン，抗Xa因子，直接抗トロンビン製剤（アルガトロバン等），血栓溶解剤（アルテプラーゼ等），グリコプロテインIIb/IIIa阻害剤（本邦未承認）
心筋保護液
化学療法剤　非経口および経口
高張ブドウ糖製剤（20％以上）
透析液　腹膜および血液透析
硬膜外あるいは髄腔内投与薬剤
血糖降下剤　経口
陽変力薬　静注（ジゴキシン，ミルリノン等）
リポソーム製剤（リポソーム型アンホテリシンB等）
中等度鎮静剤（ミダゾラムなど）
中等度鎮静剤　小児に対する経口（抱水クロラール）
麻薬　静注および経口
神経筋ブロック薬（サクシニルコリン等）
造影剤　静注
TPN

表3 High Alert Medication Lists 2008，特定の成分リスト

コルヒチン　注（本邦未承認）
エポプレステノール（フローラン）　静注
インスリン　皮下および静注
硫酸マグネシウム　注射
メトトレキサート　経口（抗腫瘍目的以外の使用）
アヘンチンキ
オキシトシン　静注
ニトロプルシドナトリウム　注射
塩化カリウム（高濃度）　注射
リン酸カリウム　注射
プロメタジン　静注
塩化ナトリウム（0.9％を超える濃度）　注射
注射用・吸入用・洗浄用蒸留水（100mL以上）

するおそれがあると警告している．危険な医薬品（Hazardous Drugs）として，がん化学療法で使用される医薬品，抗ウイルス薬，ホルモン剤，一部のバイオ医薬品，およびその他の様々な医薬品がある．リスクの度合は，これらの医薬品に対する作業者の曝露される期間と，これらの医薬品の毒性の程度によって異なる．

作業にあたる医療従事者の安全対策が必須であり，欧米では医療現場における取扱ガイドライン

表4 各機関における'Hazardous Drugs'の定義

EPA（Environmental Protection Agency：米国環境保護庁）	NIOSH（National Institute for Occupational Safety and Health：米国労働安全衛生研究所，米国衛生省（Department of Health and Human Services）の機関）	ASHP（the American Society of Health-System Pharmacists：米国病院薬剤師会）
以下の基準の一つでも該当 ・可燃性：引火，自然発火，600℃以下で自然発火 ・腐食性：金属容器を腐食する酸や塩基（pH 2 以下または pH 12.5 以上） ・反応性：通常状態で不安定；水と混合時に爆発，中毒臭気，ガスまたは気化 ・特有の毒性：土壌への処分時，汚染液体が排水・浸出により地下水を汚染	・製造者が，投与または処理の際に特殊な手順を提案するもの ・遺伝毒性 ・発がん性 ・催奇形性 ・発達毒性 ・生殖毒薬 ・低用量で器官系統の毒性 ・既存の危険薬と類似構造および毒性プロフィールをもつ新薬	・遺伝毒性 ・発がん性 ・催奇形性あるいは受胎能を障害 ・低用量で重大な器官または他の中毒性症状を引き起こす

"Safe Handling of Hazardous Drugs"が作成されている．日本においても早急な"Safe Handling of Hazardous Drugs"の作成が望まれる．欧米では"Hazardous Drugs"を様々な機関が定義している（表4）．

3. NDP 分類

NDP（National Demonstration Project on TQM for Health：医療の TQM 実証プロジェクト）は，病院医療において患者本位の質を確立して継続的に向上させるための質保証システムと，組織的質管理のありかたのモデル構築をめざすボランティア・プロジェクトである．NDP は米国で，品質管理の考え方と手法を医療サービスの質の向上に適用しようと試みたときに，このプロジェクトを National Demonstration Project（NDP）と呼んだことに始まる．米国では NDP を契機にして医療の質に対する考え方が大きな転換を遂げ，改善（Continuous Quality Improvement：CQI）や総合的質管理（Total QualityManagement：TQM）の理念や方法論が，しだいに世界中の医療界に広がった．

日本においては，「医療過誤」の対策に大きな力が注がれてきたが，「患者安全」のためのシステム改善や安全の仕組み作りには関心が向けられてこなかった．しかし，日本でも可避死（避けることが可能な死）が，米国の半分の約2万～5万人の可能性があることが示唆されている．このような背景から，日本においても医療の質・安全学会が提唱し，病院と品質管理の専門家が連携して，病院医療において患者本位の質を確立し，継続的に向上させるための質保証システムと組織的管理のありかたのモデル構築をめざす活動として，医療安全全国共同行動の NDP（National Demonstration Project on TQM for Health：医療の TQM 実証プロジェクト）キャンペーンが開始された．NDP では参加施設において，危険薬の誤投与防止の対策を実施してきたが，その活動内容を「危険

表5 NDP Best Practice

1. 危険薬の啓発と危険薬リストの作成・周知
2. 高濃度カリウム塩注射剤，高張塩化ナトリウム注射剤の病棟保管の廃止
3. 採用薬品の見直し（同成分複数規格の制限と紛らわしい製品の排除）
4. 類似薬の警告と区分保管
5. 救急カートの整備
6. 注射指示の標準化
7. インスリン・スライディング・スケールの標準化
8. 散剤および水剤のコンピューテッド調剤監査システムの導入
9. 払出しと与薬のユニット・ドーズ化
10. 投薬に関する患者取り違え防止策の徹底
11. 輸液ポンプ，シリンジポンプの操作・運用・管理方法の標準化と教育
12. 入院時持込薬の安全管理
13. アレルギーおよび禁忌情報の明示と確認方法の標準化
14. 経口用液剤の計量シリンジの使用方法の標準化と周知
15. 抗がん剤治療プロトコールの院内登録制度
16. 薬剤部での注射剤ミキシング

表6 NDPで危険薬とすべき薬剤リスト

- a. 注射用カテコラミン
- b. テオフィリン*
- c. 注射用高濃度カリウム塩*
- d. 注射用カルシウム塩
- e. 注射用高張食塩水
- f. 注射用硫酸マグネシウム
- g. 注射用血液凝固阻止剤（ヘパリン等）*
- h. 経口用血液凝固阻止剤（ワルファリンカリウム等）*
- i. インスリン*
- j. 経口血糖降下薬*
- k. 抗悪性腫瘍薬*
- l. 抗不整脈薬*
- m. ジギタリス*
- n. 麻酔用筋弛緩薬
- o. 麻薬類
- p. 注射用ベンゾジアゼピン系薬剤
- q. 免疫抑制剤*
- r. 抗てんかん薬*
- s. 精神神経用薬*
- z. その他（注射用血管拡張薬，PG製剤，膵臓ホルモン薬*，抗HIV薬*等）

*：診療報酬でのハイリスク薬（平成20年）

薬誤投与防止対策（NDP Best Practice）」として具体的な対策を提唱している．

NDP Best Practiceは2004年に作成されたが，その後改訂が行われ，現在は危険薬の取り扱いを16項目にわたって提案している．この16の項目についてそれぞれ，《定義》と《目標》が明記されており，医療現場の具体的な患者安全対策として有用である（表5）．なお「1.危険薬の啓発と危険薬のリスト作成・周知」においては具体的な薬効群を明示している．

《定義》「危険薬」の定義と種類を啓発する．院内採用の危険薬リストを作成し院内に周知する．NDPの危険薬の定義は，誤った投与の仕方をした場合に，患者の健康状態に対し死亡を含めた深刻な影響をもたらしうる薬剤（表6）である．

《目標》 投薬治療のプロセスにかかわる職員が「危険薬」を認知でき，それぞれのもつ危険と事故を防ぐための注意事項を理解する． ［阿南節子］

B7 ジェネリック医薬品

1. ジェネリック医薬品（GE）とは

医療用医薬品では，新薬，すなわち先発医薬品（ブランド医薬品，brand drug：BR）の特許が切れた後，先発医薬品を開発したメーカーとは別のメーカーが同じ成分，含量，剤形の薬剤を製造できる．これが後発医薬品，つまりジェネリック医薬品（generic drug：GE）である．図1に，ジェネリック医薬品が認可されるまでの経緯について，先発医薬品と比較して示した．先発医薬品は新規有効成分の発明から約20年間（延長は最長5年間）は他のメーカーが製造販売できない特許権があるが，特許期間が満了した後は先発医薬品以外のメーカーでもジェネリック医薬品として承認申請し認可を受ければ製造販売が可能となる．

ジェネリック医薬品は先発医薬品と成分が同じで品質が同等であると保証された医薬品であることから，先発医薬品と同じ有効性が期待できる．そしてジェネリック医薬品の最大のメリットは，先発医薬品とは異なり開発経費がかからない分だけ低価格に設定されていることで，先発医薬品の特許切れで初めて認可を受けたジェネリック医薬品では先発医薬品の約70％の薬価となり，その後に申請されたジェネリック医薬品はさらに安価となる．これは患者の自己負担額を抑えるばかりではなく，国全体の医療費負担額を軽減することにも効果的である．しかしながら多くのジェネリック医薬品の場合，製剤化に際して先発医薬品と異なる添加剤を使用していることから，内服薬では服用感，外用薬では使用感が異なり，さらに注射剤では配合変化を起こす薬剤との組み合わせが先発医薬品とはまったく異なる製剤も散見する．

2. ジェネリック医薬品の承認申請

ジェネリック医薬品の開発フェローについて，平成22年の薬価収載を目標とした場合を例として，図2に示した．平成22年に臨床に投入されるジェネリック医薬品は，平成17年から上市の検討が開始され，研究開発，申請，承認の手順を踏んで薬価収載に至るまでわずか約3〜4年の超スピードで誕生することになる．開発フェローでは承認申請は平成19年12月までに行われることになるが，このジェネリック医薬品の承認申請の項目について先発医薬品の場合と比較して図3に示した．

先発医薬品の承認申請には原薬，および製剤の両方の有効性と安全性が求められるが，ジェネリック医薬品の承認申請は原薬については先発医薬品ですでに確認済みとの考えから製剤のみの有効

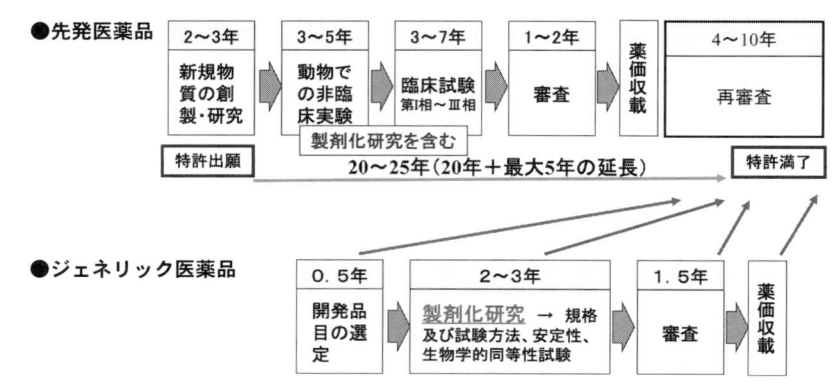

図1 ジェネリック医薬品が認可されるまでの経緯

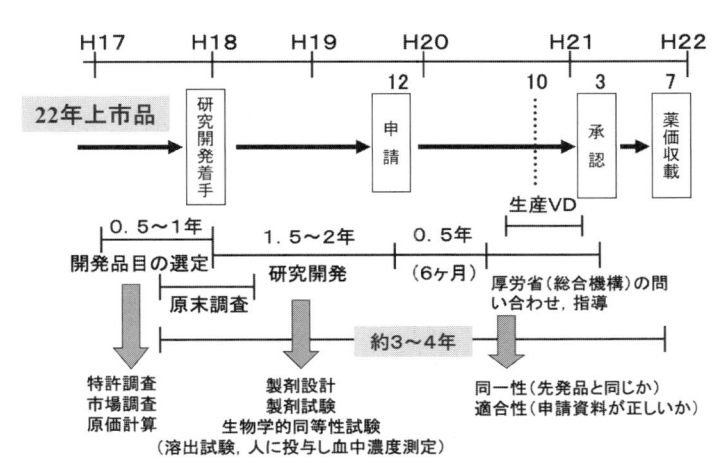

図2 ジェネリック医薬品の開発フェロー

図3 ジェネリック医薬品の承認申請項目（医療用医薬品の製造承認申請添付資料，H17.3.31 薬食発 0331015，改変）
＊：原薬固有の有効性安全性，＃：製剤の有効性安全性．○：添付，×：不要，△：個々の医薬品により判断される．

性と安全性，すなわち安定性とADME（吸収，分布，代謝，排泄）に関する試験を実施し，基準を満足すれば許認可を受けることができる．したがってジェネリック医薬品の承認申請に必要な書類は，規格および試験方法，安定性試験（通常は加速試験のみであるが，場合によっては長期保存試験も必要），生物学的同等性（bioequivalence：BE）試験のデータのみとなる．以下，これらの試験について解説する．

a. ジェネリック医薬品の規格試験（溶出試験を中心に）

含量などの一般的な規格試験のほかに，固形内服製剤では品質評価として溶出試験規格の同等性が必要となる場合がある．通常のジェネリック医薬品固形内服製剤では，かりに先発医薬品との溶出挙動の類似性を証明できなくても，ヒトで同等

性が証明できれば生物学的に先発医薬品と同等である医薬品と判定される．一方，徐放性製剤では，先発医薬品との溶出挙動の類似性およびヒトでの同等性の両方を証明する必要があるため，かりに生物学的同等性が証明できたとしても溶出挙動の類似性が認められなければ先発医薬品と同等と判断されない．すなわち，ヒトでの生物学的同等性試験の同等性は通常製剤，徐放性製剤のいずれにおいても必須条件であるが，溶出試験の同等性は徐放性製剤において必要条件となる[1]．

しかし，含量が異なるジェネリック医薬品固形内服製剤の場合は，1規格が先発医薬品と同等であれば生物学的同等性試験を実施する必要はなく，溶出試験のみで同等性評価を行うことが認められている．溶出試験の方法は，原則として，パドル法により，試験液量 900 mL，試験液温度 37℃±0.5℃，試験液 pH1.2 は局方（JP13）崩壊試験第1液，pH6.8 は同第2液，また，その他の pH には薄めた McⅠlvaine の緩衝液（0.05 mol/mL リン酸1水素ナトリウムと 0.025 mol/mL クエン酸を用いて pH を調製）を用いて実施する．ただし標準製剤が McⅠlvaine の緩衝液で平均溶出率が6時間までに 85％に達せず，他の適当な緩衝液では達する場合は，その緩衝液による試験を追加できる．溶出試験の判定基準は，通常，6個の試料について個々の溶出率が規格内であること，また，規格外の試料が2個以下の場合は再試験を実施し12個中10個以上が規格内であれば適合となる．

このように最近では溶出試験での品質評価が整備されてきたが，溶出試験での同等性が求められる以前に承認されたジェネリック医薬品も存在するため（1997年3月以前に承認されたジェネリック医薬品），先発医薬品との同等性をあらためて検証する必要のある約 7000 品目について 1997 年 2 月から溶出試験による品質の再評価が実施された．その結果，2008 年 11 月の時点で 660 成分（4070 品目）が再評価内容を通知するに至り，そのうち 203 成分のジェネリック医薬品が溶出試験で不適合となり承認が削除されている．このように固形内服製剤ではジェネリック医薬品と先発医薬品との同等性評価について溶出試験を重視し，生物学的同等性試験を行わなくても承認しようとする傾向にあるが，臨床ではヒトでの同等性が評価されている製剤への信頼度は高く，残念ながら未だに，溶出試験のみの製剤はセカンドチョイスの位置づけにあると考えられる．

b．ジェネリック医薬品の安定性試験

厚生労働省では，医薬品の安定性試験として長期保存試験，苛酷試験，および加速試験を定めているが，ジェネリック医薬品ではこのうち加速試験のデータが承認申請に必要となる（先発医薬品が室温保存で3年間の安定性を保証している場合）[2]．またジェネリック医薬品の承認申請時には求められない資料であっても，承認後に品質確保の観点から安定性を確認すべき試験は実施し，安定性の資料を適切に収集することが求められ，とくに長期保存試験を実施し確認することが定められている[3]．なお加速試験は 40℃±2℃/75％RH±5％の条件下で6カ月間，長期保存試験は 25℃±2℃/60％RH±5％の条件下で 12 カ月間実施し，規格からの逸脱がないことを確認するように定められている．

c．ジェネリック医薬品の生物学的同等性試験

上述したように，ジェネリック医薬品が先発医薬品と治療学的に同等であることを保証するためには，生物学的同等性試験のデータが必要とされる．生物学的同等性試験は，通常，ジェネリック医薬品と先発医薬品のバイオアベイラビリティを比較するが，それが困難な医薬品，またはバイオアベイラビリティの測定が治療効果の指標とならない医薬品では，原則として，ジェネリック医薬品と先発医薬品との間で，効力を裏付ける薬理作用，または主要効果に対する治療効果を比較する．これらの比較試験を，それぞれ薬力学的試験，臨床試験という．また経口製剤では，溶出挙動が生物学的同等性に関する重要な情報を与えるので，溶出試験を実施するように定められている[4]．

生物学的同等性試験には試験製剤と標準製剤

（含量，または力価の差が5%以内であることが望ましい）を用いて，被試験者20名（1群10名）以上のクロスオーバー試験を絶食下で行う．投与後，経時的に採血を行い（場合によっては採尿），C_{max}，AUCで同等性を評価し，T_{max}は参考パラメーターとする．同等性の判定は，原則として，試験製剤と標準製剤との生物学的同等性の判定パラメーターの対数値の平均値の差の90%信頼区間が，log（0.8）～log（1.11）の範囲内にあれば同等と判定する．

3. オレンジブック（医療用医薬品品質情報集）

オレンジブックとは，もともと米国のFDAがジェネリック医薬品と先発医薬品との同等性の判定結果を掲載した公文書のことで，年1回発行され，毎月アップデートされている．日本でもジェネリック医薬品の溶出性などの品質再評価の結果を掲載した日本版オレンジブックが，FDAと同じくオレンジ色の表紙で『医療用医薬品品質情報集』（日本公定書協会編）として，通常，品質再評価の結果の通知ごとに年4回発刊されている．しかしながら『医療用医薬品品質情報集』は通知集であるため，さらに臨床における汎用性を考え，現場の薬剤師が活用できるように『オレンジブック保険薬局版』（日本薬剤師会編）が発刊されている．

4. 付加価値型ジェネリック医薬品製剤（VAG）

ジェネリック医薬品メーカーは，これまでの"同じもの"から"付加価値のあるもの"へと製品開発を大きく転換してきている．これがまさしく付加価値型ジェネリック医薬品製剤（value added generic drug：VAG）であり，経済面はもちろんであるが，服用のしやすさや安全面でも確かなメリットを患者が実感できるジェネリック医薬品製剤のことである．薬剤師はこのような付加価値型ジェネリック医薬品製剤を見極める千里眼を養い，患者に常にベストチョイスのジェネリック医薬品製剤を推奨できるように心がけたいものである．付加価値型ジェネリック医薬品製剤の具体例として口腔内崩壊（oral disintegrating）錠（OD錠）をあげ，以下に解説する．

OD錠は口腔内ですみやかに溶解し患者の服薬の負担を軽減できる画期的な製剤であり，嚥下困難な患者の救済はもちろん，コンプライアンスを向上させ治療効果を高めることに臨床から注目されている[5]．OD錠化は先発医薬品にとって効果的なPLCM（product life cycle management）対策であるとともに，ジェネリック医薬品にとっても戦略的な付加価値型ジェネリック医薬品製剤への転換のチャンスともいえる[6]．たとえば，ベイスンOD錠®の特許切れにともなって多くのジェネリック医薬品のOD錠が誕生し，アムロジンOD錠にもジェネリック医薬品のアムロジピンOD錠「トーワ」（東和薬品）などが発売されるようになったが，これらがまさしく付加価値型ジェネリック医薬品製剤である[6]．また先発医薬品にOD錠がなくてもジェネリック医薬品のOD錠を製造できるため，メバロチン錠（第一三共）のOD錠としてプラバスタインNa塩錠「メルク」（協和発酵キリン）やリダックM錠（エルメッドエーザイ）が販売されるなど，先発医薬品にはないOD錠のメリットが付加価値型ジェネリック医薬品製剤として臨床で評価されている[6]．

［並木徳之］

文 献

1) 後発医薬品の生物学的同等性試験ガイドラインに関する質疑応答（Q&A），厚生省医薬安全局審査管理課事務連絡（平成10年10月30日付け）．
2) 医薬品の承認申請について（薬食発第0331015号，平成17年3月31日付け），第2承認申請書に添付すべき資料．
3) 医療用医薬品の承認申請の際に添付すべき資料の取扱いについて（薬食発第0109005号，平成20年1月9日付け）．
4) 後発医薬品の生物学的同等性試験について（医薬審第786号，平成13年5月31日付け，一部改正），後発医薬品の生物学的同等性試験ガイドライン．
5) 洪尚樹：ボクリボース口腔内崩壊錠（ベンスンOD錠）導入後の服薬コンプライアンスの改善．Diabetes Frontier, 16: 119-122, 2005.
6) 並木徳之：速崩壊錠の技術革新，ハイテク速崩壊錠，Value-added Genericsから院内製剤まで．薬事, 47: 1969-1977, 2005.

B8 一般用医薬品

1. 一般用医薬品とは

医薬品は，薬局医薬品と一般用医薬品に大別される．薬局医薬品は処方せん医薬品及び処方せん医薬品以外の医薬品（その他の一般用医薬品以外の医薬品），薬局製造販売医薬品で構成され，一般用医薬品は大衆薬あるいはOTC（over the counter）薬とも呼ばれ，薬剤師らによる必要な情報提供と相談の上での適正な自己施用を前提として，医師の処方せんなしで購入できるものである．また，薬局製造販売医薬品も医師の処方せんなしで薬局にて購入できるが，薬局医薬品を使用し製造しているため，薬事法上，一般用医薬品に分類されない．

一般用医薬品が担う役割は，セルフメディケーションにおける軽度な疾病に伴う症状の改善や健康の維持・増進及び保健衛生と定義されているが，近年の生活習慣病予防施策や国民の健康に関する意識の変化から，気軽に利用できる一般用医薬品への期待が高まっており，国民のニーズに合わせた一般用医薬品の開発が促進されるよう「セルフメディケーションにおける一般用医薬品のあり方について」の中間報告書で提言されている．

一般用医薬品を，「一般の人が，薬剤師等から提供された適切な情報に基づき，自らの判断で購入し，自らの責任で使用する医薬品であって，軽度な疾病に伴う症状の改善，生活習慣病等の疾病に伴う症状発現の予防，生活の質の改善・向上，健康状態の自己検査，健康の維持・増進，その他保健衛生を目的とするもの」と定義している[1]．また，2006年に改正された薬事法（2009年6月施行）では，一般用医薬品を，「医薬品のうち，その効能及び効果において人体に対する作用が著しくないものであって，薬剤師その他の医薬関係者から提供された情報に基づく需要者の選択により使用することを目的とされているものをいう」（薬事法第25条の1）と定義している．これらの定義から，一般用医薬品を安全かつ有効に使用するために，薬剤師等による適切な情報提供や相談応需など，使用者へのいままで以上の関与が求められている．

2. 薬事法改正の趣旨（2006年改正）

急速な高齢化への進展や生活習慣の変化に伴う生活習慣病の増加など，国民の生活環境や医療ニーズの変化に伴い，一般用医薬品に求められる役割も，軽度疾病の治療から健康維持や増進，疾病予防といった分野に多様化してきた．しかし，医薬品の特性として存在する効能効果とリスクについて，一般用医薬品を使用する消費者の視点に立って，適切な情報提供が必ずしも行われている状況ではなかった．また，比較的安全性が高い成分であっても健康被害が発生している事実もある．

さらに，添付文書の内容を理解せず大量に使用する事例や，郵便販売（ネット販売等）でだれもが容易に，また大量に一般用医薬品を入手できるシステムが構築され，薬物乱用など不適切な使用への懸念が高まった．このような背景のもと，国民が一般用医薬品を使用するにあたり，適切な選択及び適正な使用に役立つようリスクの程度に

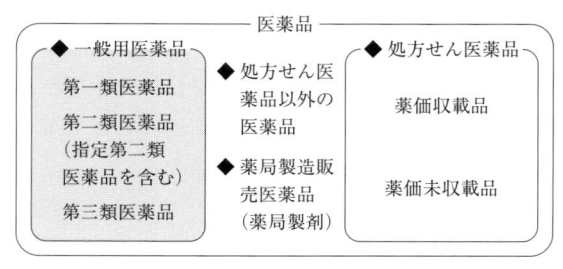

図1 医薬品の区分

白地の部分，すなわち「薬局製造販売医薬品その他一般用医薬品以外の医薬品を薬局医薬品という」（薬事法施行規則第15条の6）．

応じて区分し，専門家（薬剤師・登録販売者）が関与した販売方法や陳列など，販売制度全般の見直しが行われた（図1）．

3. 一般用医薬品のリスク区分と情報提供

配合された有効成分のリスクの程度により以下の三つに区分され，区分に応じて薬剤師または登録販売者が情報提供を行うよう規定された（薬事法第36条の3，6）．

第一類医薬品：「その副作用等により日常生活に支障を来たす程度の健康被害が生ずるおそれがある医薬品のうち，その使用に関し特に注意が必要なものとして厚生労働大臣が指定するもの及びその製造販売の承認の申請に際して薬事・食品審議会の意見を聞いた医薬品であって承認を受けてから厚生労働省令で定める期間を経過しないもの」と規定され，消費者への販売にあたっては，医薬品の販売等に従事する薬剤師が薬局又は店舗内の情報提供を行う場所において，対面で行わなければならない．

第二類医薬品：「その副作用等により日常生活に支障を来たす程度の健康被害が生ずるおそれがある医薬品（第一類医薬品を除く）であって厚生労働大臣が指定するもの」と規定されている．また，第二類医薬品のうち，とくに注意を要する医薬品については，指定第二類医薬品として指定される．消費者への販売にあたっての情報提供は，薬剤師または登録販売者のいずれかが行うよう努力義務規定となっている．

第三類医薬品：「第一類医薬品及び第二類医薬品以外の一般用医薬品」と規定されている．消費者への販売にあたっての情報提供は規定されていないが，販売に従事する薬剤師等によって情報提供を行うことが望まれる．なお，郵便販売が認められている．

第一類医薬品に指定された有効成分は，H_2 ブロッカー含有薬やミノキシジルなど20成分，5配合剤があり，第二類医薬品には，かぜ薬や解熱鎮痛薬，胃腸鎮痛鎮痙薬などに配合される無機医薬品

表1 一般用医薬品のリスク区分と代表的な成分（2011年11月1日現在）

区分	代表的な成分など
第一類医薬品	アシクロビル，アミノフィリン，ジエチルスチルベストロール，シメチジン，ストリキニーネ，チキジウム，テオフィリン，テストステロン，プロピオン酸エステル，ニザチジン，ファモチジン，ミノキシジル，メチルテストステロン，ヨヒンビン，ラニチジン，ロキサチジン酢酸エステル，厚生労働大臣が指示する期間に1年を加えた期間を経過していない医薬品など
指定第二類医薬品	アスピリン，エストラジオール，エテンザミド，ケトプロフェン，コデイン，コルチゾン酢酸エステル，ジヒドロコデイン，ジフェンヒドラミン（睡眠改善薬に限る），デキサメタゾン，トリアムシノロンアセトニド，ヒドロコルチゾン，プソイドエフェドリン，フルオシノロンアセトニド，プレドニゾロン，ブロムワレリル尿素，プロメタジン，ラノコナゾール，ロペラミド，センナ，マオウなど
第二類医薬品	漢方処方に基づく医薬品及びこれを有効成分として含有する製剤，アセトアミノフェン，イブプロフェン，インドメタシン，硝酸エコナゾール，タンニン酸アルブミン，クレマスチン，ベラドンナ総アルカロイド，ミコナゾールなど
第三類医薬品	アスコルビン酸，ウルソデスオキシコール酸，乾燥酵母，ジアスターゼ，炭酸水素ナトリウム，トコフェロール，トラネキサム酸，パンテン酸，ビタミンA油，ビフィズス菌，ホウ酸，ポビドンヨードなど

及び有機医薬品249成分，生薬および動物成分245及び漢方処方等に基づく233医薬品が指定され，さらに，第二類医薬品のうち，アスピリン，プレドニゾロン，ケトプロフェンなど58種類の成分が，「特別に使用上の注意を要するとされる成分」として指定第二類医薬品として指定されている．第三類医薬品にはビタミンB・C含有保健薬やおもな整腸薬，消化薬などが区分されている（表1）．

とくに，第一類医薬品は，販売されるにあたって薬剤師による情報提供が必須となった「要薬剤師薬」である．情報提供の際に使用する書面に記載されなければならない最低限の事項は，以下のとおりである．

（ア）医薬品の名称
（イ）医薬品の有効成分の名称及びその分量

（ウ）医薬品の用法及び用量
（エ）医薬品の効能又は効果
（オ）医薬品に係る使用上の注意のうち，保健衛生上の危害の発生を防止するために必要な事項
（カ）その他医薬品を販売等する薬剤師がその適正な使用のために必要と判断する事項

4. リスク区分に応じた対応

a. 相談応需

一般用医薬品のリスク区分に応じた情報提供のあり方や相談があった場合の応答の義務化，対応者の種別について，表2のように規定されている（薬事法第36条の6）．とくに，消費者からの相談応需に対する義務化対応は，セルフメディケーションにおける一般用医薬品の有効性と安全性を確保し，期待される役割や機能を十分発揮できるよう，質問者の状況やその内容に応じて適切な回答を行うよう体制の確保を怠ってはならない．

b. 陳　列

一般用医薬品を陳列する場合，医薬品以外の他の物品と区別し，さらにリスク区分ごとに混在なく区別して陳列するよう規定されている．各区分の陳列方法については，次のようになっている．

第一類医薬品：　薬局等構造設備規則により，購入者が容易に触れらない陳列方法が規定されている．具体的には，来局者が第一類医薬品の陳列棚の1.2m以内の範囲に立ち入れないよう必要な措置が取られている，または，施錠できる陳列棚や直接手を触れることができない陳列設備（ショウケースなどが考えられる）に陳列する場合も認められている．

第二類医薬品：　指定第二類医薬品の陳列は，第一類医薬品に準じた陳列が規定されている．それ以外のものは，他のリスク区分の一般用医薬品と混在なく陳列されていなければならないが，陳列棚の設置場所に関する規定はない．したがって，購入しようとするものが直接手に取って確認することができる陳列手法も適法となる．

第三類医薬品：　陳列方法は第二類医薬品（指定第二類医薬品を除く）に準ずる．

c. 販売体制

一般用医薬品の購入者や使用者に販売・譲渡及び情報提供を行う店舗形態は，改正薬事法により「薬局」「店舗販売業」「配置販売業」に整理された．店舗販売業，配置販売業とも薬剤師または登録販売者を配置し，店舗販売業では管理者，配置販売業者では区域管理者を置かなければならない（薬事法第25, 28, 29条）．店舗販売業，配置販売業のうち，薬剤師が従事する場合のみ第一類医薬品を取り扱うことができる（薬事法第36条の5）（表3）．近年，インターネットを活用した商品販売（ネット通販：郵便等販売）が活発に行われ，一般用医薬品の購入に際しても利用されていたが，対面販売が原則規定された改正薬事法により，第三類医薬品以外の医薬品を郵便等販売することはできない．ただし，島しょ・へき地に対しては例外規定がある．

また，改正薬事法により薬局および店舗販売業は，一般用医薬品の販売に関する次の事項を，利用するために必要な情報として見やすい場所に掲

表2　一般用医薬品のリスク区分と情報提供・対応体制

区分	情報提供	相談応需	対応する専門家
第一類医薬品	書面による情報提供が義務（対面販売の義務化）	義務	薬剤師
第二類医薬品	努力義務	義務	薬剤師または登録販売者
第三類医薬品	義務はない	義務	薬剤師または登録販売者

表3　一般用医薬品の販売形態

形態	販売の内容	販売可能な一般用医薬品の範囲	専門家
薬局	店舗販売	すべての医薬品	薬剤師
店舗販売業	店舗販売	販売従事者の資格に応じた医薬品　薬剤師：すべての医薬品　登録販売者：第2, 3類	薬剤師または登録販売者
配置販売業	配置販売		

示しなければならない(薬事法施行規則第15条の15).

① 第一,二,三類医薬品の定義とこれらに関する解説
② 第一,二,三類医薬品の表示に関する解説
③ 第一,二,三類医薬品の情報提供に関する解説
④ 指定第二類医薬品の陳列等に関する解説
⑤ 一般用医薬品の陳列に関する解説
⑥ 医薬品による健康被害の救済に関する制度(副作用被害救済制度)に関する解説
⑦ その他必要な事項

これらの表示に関するポスター等は,厚生労働省「一般用医薬品ホームページ」より入手することができる(2011年10月現在).

d. 容器等の表示

一般用医薬品の外箱,容器には,その一般用医薬品に該当するリスク区分を表示しなければならず(薬事法第50条),販売名が記載されている面に,原則8ポイント以上の文字でリスク区分を表示する.指定第2類医薬品は,他の第二類医薬品と区別がつくように「2」の文字を枠で囲む(薬食発第0521001号).

また副作用被害救済制度を消費者により広く周知するために,副作用被害救済制度の問合せ先を表示することになっている.

5. スイッチOTC薬とダイレクトOTC薬

処方せん医薬品に用いられていた有効成分で一般用医薬品の成分として認められたものをスイッチOTC薬と呼び,新規成分が医療用を経ずに,最初から一般用医薬品として審査・承認されたものをダイレクトOTC薬と呼ぶ.この両者を総称して新一般用医薬品と称する.スイッチOTC薬の場合,通常新規成分は6～10年の再審査期間を経過後,一般用医薬品としての審査を経てスイッチされる.第一類医薬品に区分され,承認後一定期間の市販後調査(PMS)が実施される.ファモチジンなどH_2ブロッカー,イブプロフェンなど解熱鎮痛薬,ケトチフェンなど抗アレルギー薬など,近年一般用医薬品へのスイッチが求められており,厚生労働省一般用医薬品部会の英断が期待されている.

ダイレクトOTC薬としては,ミノキシジル製剤(壮年性脱毛症薬,商品名リアップ)が,日本で初めて承認された.

用語解説

■ **処方せん医薬品** 医師,歯科医師又は獣医師から処方せんお交付を受けた者以外の者に対して,正当な理由なく,厚生労働大臣の指定する医薬品を販売し,又は授与してはならない(薬事法第49条).この医薬品を処方せん医薬品という.

■ **薬局製造販売医薬品(薬局製剤)** 薬局開設者が当該薬局における設備及び器具をもって製造し,直接消費者に販売等する医薬品で,承認を要する385品目(平成23年10月現在)及び承認不要の9品目の併せて394品目が指定されており,承認内容どおりに製造を行う必要がある.薬局製剤を製造及び販売するためには,薬局ごとに薬局製剤の製造販売承認,製造販売業許可及び製造業許可が必要となる.

■ **登録販売者(制度)** 改正薬事法により,一般用医薬品販売を担う資格者として「登録販売者」が設けられた.都道府県が実施する試験に合格し登録を受けなければならない(薬事法第36の4).試験項目は,「薬事に関する法規と制度」,「医薬品に共通する特性と基本的な知識」,「人体の働きと医薬品」,「主な医薬品とその作用」,「医薬品の適正使用と安全対策」となっている.

■ **配置販売業** 配置販売業の許可は,一般用医薬品を,配置により各家庭等に販売し,又は授与する業務(薬事法第25条).都道府県知事より許可を受け,厚生労働大臣から指定をうけた品目について,許可された地域において業務を行うことができる(薬事法第30,31条).

[永田泰造]

文 献

1) 林 憲一:セルフメディケーションにおける一般用医薬品のあり方について,一般用医薬品承認審査合理化等検討会,2002.11

2) 井村伸正:医薬品の販売等に係る体制及び環境整備に関する検討会報告書,厚生労働省医薬食品局,2008.7

B9 健康食品

1. 薬事法による規制

薬事法に規定される医薬品は，医師の診断をもとに処方・調剤される医療用医薬品と，薬局・ドラッグストアにおいて自由に購入できる一般用医薬品（OTC薬）の2種に分類される．一方，健康食品は食品衛生法に規定される食品の範疇に入る．近年，健康食品ブームを迎え，それらの利用は増加の一途を辿っている．その反面，看過できない多くの問題も存在する．消費者の中には健康食品に対して，食事で十分に摂取できない栄養成分の補給のみならず，医薬品に近い機能性を期待する向きもある．さらに，健康食品の原材料は食品であるとの思いから，副作用などをさほど気に留めない風潮もみられる[1]．ここでは，日本における健康食品にまつわる現状を中心に概説する．

2. 健康食品とサプリメント

食品衛生法第4条に「食品とは薬事法に規定する医薬品および医薬部外品以外のすべての飲食物である」と定義されている．このうち，「普通の食品よりも健康によい」として販売されている食品を健康食品（後述の保健機能食品制度における「いわゆる健康食品」）と呼んでいるが，特別用途食品，特定保健用食品，栄養機能食品を除いては法律上の定義はない[2]（図1）．

「サプリメント」という言葉もよく耳にするが，上記と同様に明確な見解はない．あえて私見を述べると，「健康食品としては青汁，みそ汁やヨーグルトなどの形状を有するものも含まれるが，サプリメントは外見上，医薬品と類似した剤形をもちながらも，法的には薬効表示ができないビタミンやミネラル，食品素材など特定の栄養素を主成分とした食品であり，栄養素を食事以外の手段で摂取する目的で用いられるもの」といえるかもしれない．したがって，サプリメントは健康食品中に含まれる形態の一つと考えられる（図2）．

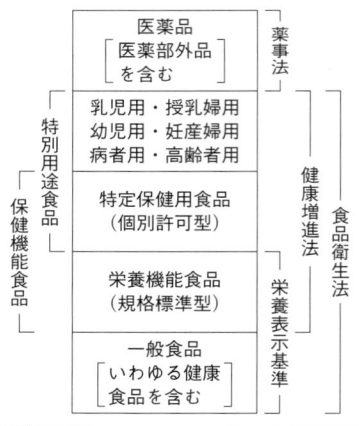

図1 食品と関連する法律
健康食品は食品であるため，これらの法律によって規定される．

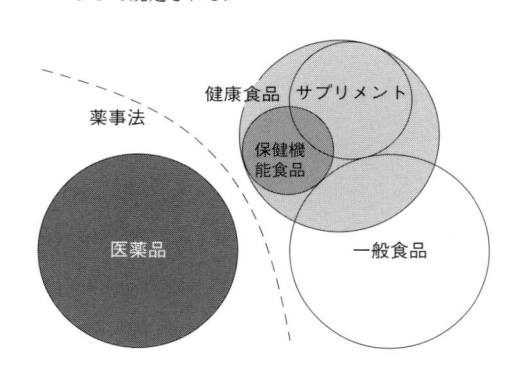

図2 日本における健康食品・サプリメントの位置づけを表す概念図
医薬品と健康食品・サプリメントは法律的にも明確に分類されている．なお，図中に示す○の大小と流通する薬品・食品数との間に関係はない．

3. 保健機能食品制度

従来，多種多様に販売されていた「いわゆる健康食品」のうち，一定の条件を満たした食品を「保健機能食品」と称することを認める制度である[3]．保健機能食品は栄養機能食品と特定保健用食品の2種の類型からなり，それぞれ独自の表示を認め

ることによって，保健機能食品を他の食品と容易に区別できるようにしている．

a. 栄養機能食品

栄養機能食品は現在のところ12種類のビタミン（ビタミンA，ビタミンB$_1$，ビタミンB$_2$，ナイアシン，パントテン酸，ビタミンB$_6$，ビタミンB$_{12}$，ビタミンC，ビタミンD，ビタミンE，ビオチン，葉酸）と5種類のミネラル類（カルシウム，鉄，亜鉛，マグネシウム，銅）のみで，表示内容も栄養素の果たす役割を説明する程度にとどまる．基準（上限値・下限値を設定）にそって成分を含有していれば，厚生労働省の許可なしに表示できるという「規格基準型」での運用となっている（表1）．

なお，形状規制はないため，錠剤・カプセル型の食品を含め，お菓子や飲料水，乳製品などあらゆる食品がすべて対象となる．

b. トクホ（特定保健用食品）

特定保健用食品は血圧，コレステロール，便通など，身体の構造・機能に影響する保健機能成分を含んだ食品で，生理学的機能に踏み込んだ表示が認められるが，消費者庁（以前は厚生労働省）の審査に基づく「個別許可型」での運用となっている．特定保健用食品については科学的根拠が明確で厳しい審査をクリアしている商品であるため，表示の内容についても「血圧を正常に保つことを助ける食品です」や「便通を良好にする食品です」など，ある程度柔軟性をもたせて事業者に

表1 ビタミンとミネラルの栄養機能表示

栄養素名	栄養機能表示
ビタミン	
ビタミンE	抗酸化作用により，体内の脂質を酸化から守り，細胞の健康維持を助ける．
ビタミンC	皮膚や粘膜の健康維持を助けるとともに，抗酸化作用をもつ．
ビタミンA	夜間の視力の維持を助けるとともに，皮膚や粘膜の健康維持を助ける．
ビタミンD	腸管でのカルシウムの吸収を促進し，骨の形成を助ける．
ビタミンB$_1$	炭水化物からのエネルギーの算出と皮膚や粘膜の健康維持を助ける．
ビタミンB$_2$	皮膚や粘膜の健康維持を助ける．
ナイアシン	同上
ビオチン	同上
パントテン酸	同上
ビタミンB$_6$	蛋白質からのエネルギーの流出と皮膚や粘膜の健康維持を助ける．
葉酸	赤血球の形成を助けるとともに，胎児の正常な発育に寄与する．
ビタミンB$_{12}$	赤血球の形成を助ける．
ミネラル	
カルシウム	骨や歯の形成に必要．
鉄	赤血球をつくるのに必要．
マグネシウム	骨や歯の形成に必要．多くの体内酵素の正常な働きとエネルギー産生を助けるとともに，血液循環を正常に保つのに必要．
亜鉛	味覚を正常に保つのに必要．皮膚や粘膜の健康維持に役立つ．
銅	赤血球の形成を助ける．多くの体内酵素の正常な働きと骨の形成に必要．

栄養機能食品は規格基準型であるため，個々の商品審査を必要としない．

表2 保健の用途の表示内容と保健機能成分（厚生労働省パンフレットより改訂）

表示内容	保健機能成分例
お腹の調子を整える食品	各種オリゴ糖，ポリデキストロース
血圧が高めの方に適する食品	ラクトトリペプチド，カゼインドデカペプチド
コレステロールが高めの方に適する食品	大豆タンパク質，キトサン
血糖値が気になる方に適する食品	難消化性アルブミン，小麦アルブミン
ミネラルの吸収を助ける食品	CPP（カゼインホスホペプチド），CCM（クエン酸リンゴ酸カルシウム）
食後の血中の中性脂肪を抑える食品	グロビンタンパク分解物，ジアシルグリセロール
虫歯の原因になりにくい食品	パラチノース，マルチトール
歯の健康維持に役立つ食品	キシリトール，還元パラチノース
体脂肪がつきにくい食品	ジアシルグリセロール，茶カテキン
骨の健康が気になる方に適する食品	大豆イソフラボン，ビタミンK$_2$

トクホは上記の内容の表示が許可されているが，その領域は限定されている．

表3 新しい特定保健用食品制度

新規特定保健用食品群	内　容
条件付き特定保健用食品	従来の特定保健用食品の審査で要求している有効性の科学的根拠のレベルには届かないが，一定の有効性が確認される食品を特定保健用食品として許可するもの．
規格基準型特定保健用食品	特定保健用食品としての許可実績が十分であり，科学的根拠が蓄積され，事務局審査が可能な食品について，審議会の個別審査を実施せずに許可する．
疾病リスク低減表示特定保健用食品	関与成分の疾病リスク低減効果が，国内外において医学的・栄養学的に確立されている場合，特定保健用食品において「疾病リスクを低減する」表示を認めることになった．現在，許可対象として認められているのは，「カルシウムと骨粗鬆症」，「葉酸と神経管閉鎖障害」の二つである．

トクホ認定の簡略化によって，本制度の定着をはかる目的もある．

裁量権を与えるとされている（表2）．

その後，「健康食品」にかかわる制度のあり方に関する検討会からの「提言」を受け，2005年2月に「a. 条件付き特定保健用食品の導入」，「b. 規格基準型特定保健用食品の創設」，「c. 疾病リスク低減表示の容認」の3点について特定保健用食品の審査基準の見直しが行われた．今後も発展的な改革を期待したい（表3）．

しかしながら，特定保健用食品として認可された商品は，現時点において892品目（2011年8月29日現在）にすぎず，社会に流通している多くの健康食品は法律的な縛りのない，いわゆる"野放し状態"であるという事実を忘れてはならない．

c. 許認可制度の変遷

消費者庁は「消費者行政を統一的・一元的に推進するため」につくられた内閣府の外局で，2009年9月に発足した．健康食品とのかかわりでは，消費者庁が，食品衛生法や健康増進法，JAS法，景品表示法といった食品表示規制にかかわる事務をまとめて掌握し，企画立案および執行も手がける．従来は，農林水産省（JAS法），厚生労働省（健康増進法・食品衛生法），公正取引委員会（景品表示法）が所管していた法律が消費者庁に一元化されたことになる．また，通信販売や訪問販売などの無店舗販売を規制する特定商取引法も消費者庁が所管する．健康増進法の所管の移行に伴い，トクホ制度も消費者庁の管轄となった．これにより，トクホの許可権限は，厚生労働大臣から消費者庁長官に移管している．

4. 健康食品の利用・選択における注意点

健康食品選択時の注意点としては，専門知識のある薬剤師，栄養士，販売員のいる店で信頼できるメーカーの商品を購入することをぜひ勧めたい．健康食品は医薬品ではないものの，研究開発に力を注ぎ，十分な臨床データをもとに科学的裏づけをもっているメーカーの商品ほど，その信頼性が高いと思われる．その中でも，有効性が科学的に証明され，消費者庁（以前は厚生労働省）が認可した「トクホマーク」が表示された食品，あるいは厚生労働省の外郭団体である(財)日本健康・栄養食品協会によって安全・衛生面，表示内容など様々な規格基準を満たした商品に認定された「JHFAマーク」が表示された食品（62種類）などは，健康食品選択時の有用な判断材料になるであろう（図3）．

日本健康・栄養食品協会では現在，新たな組織改革を進めており，「JHFAマーク」から「ニュー

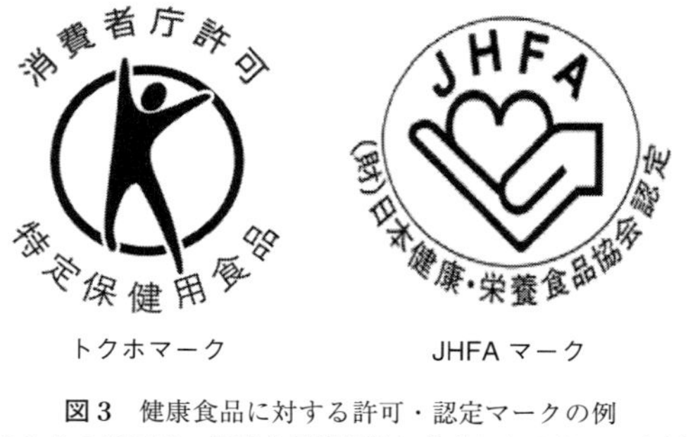

トクホマーク　　　JHFAマーク

図3　健康食品に対する許可・認定マークの例
これらの表示は，健康食品選択時に参考になるが，いまだ該当商品数は少ない．

JHFA マーク」へ移行するとの内容も含まれている．

5. サプリメントアドバイザリースタッフの養成と認定制度

健康食品の購入においては，医薬品の場合と異なり，薬剤師や登録販売員を介することなしに，通信販売などによっても容易に入手できることから，思わぬ健康被害を誘発する場合がある．したがって，健康食品について専門的観点から個人の栄養状態を評価し，適切にアドバイスできる人材の育成が必須である．なお，ここでは，サプリメントと健康食品はほぼ同一の概念として捉えることを前提とする．

a. サプリメントアドバイザー

日本臨床栄養協会ではサプリメントアドバイザーの役割について「サプリメントアドバイザーは，国民にサプリメントの正しい最新情報や知識，活用の方法について啓蒙を行うとともに，その意義とその科学的根拠，指導のための知識と情報を得て，国民が公正で正しい判断ができるように手助けをする役割を担うための技術や技能を修得し，国民の健康の維持・増進に寄与することである」としている．

「日本サプリメントアドバイザー認定機構」は，2001年8月に設立された．その基本は2002年2月に厚生労働省医薬品食品保健部が示した「保健機能食品等に係るアドバイザリースタッフの養成に関する基本的考え方」の指針にそった教育内容や養成方法となっている．すなわち，アドバイザーとしての役割を担うための知識や技術の習得ができる教育を行うために，必須科目と選択科目に分けた教育内容，臨床栄養の知識，食品の安全性，サプリメントに関する最新の情報や分類と応用，活用，表示，関連法規などの必須科目と基礎的な選択的科目に分け，医師，栄養士，薬剤師，保健師や国家資格を有さないものまで幅広い個人を対象者としている．また，質の確保のために試験制度や5年ごとの更新制度を導入した．認定試験やその更新には，日本臨床栄養協会や日本サプリメントアドバイザー認定機構の主催する学術集会や講習会あるいは共催する関連学会の出席，学会発表，論文掲載により単位が取得できるシステムとなっている．

また，同機構では「保健機能食品等に係るアドバイザリースタッフの養成に関する基本的考え方について」の中にある「講習会方式だけではなく，現に勤務している者が受講しやすくするために通信教育方式など，柔軟な対応が望まれる」との指針にしたがって，本認定機構の講習会が実施されない地方の受講希望者の便宜を図るために，通信教育制度も実施している．

b. 栄養情報担当者（NR）

栄養情報担当者（NR）も上述した「保健機能食品等に係るアドバイザリースタッフの養成に関する基本的考え方」の指針に基づいて，消費者に対して健康・栄養食品に関する適切な情報を提供できる人材の育成を推進する取り組みとして，2003年に（独）国立健康・栄養研究所が発足した認定制度である．これは，公的機関として国民の健康の保持・増進を図る様々な活動・研究を行っている国立健康・栄養研究所が，民間団体がアドバイザリースタッフの養成講座を実施する際のノウハウや教材の提供，さらには認定試験を実施することによって民間団体の側面支援を行っている．

c. スタッフ養成制度の今後

厚生労働省内の事業仕分けによって，国立健康・栄養研究所実施のNR事業が見直しとなり，日本臨床栄養協会のサプリメントアドバイザー制度と統合されることになった．新しい統合資格の名称は「NR・サプリメントアドバイザー」となり，平成24年4月からNR資格者が順次日本臨床栄養協会に移籍する予定である．これに伴い，従来のサプリメントアドバイザーも新しい称号に変更，統一される．また，新たに研究所および協会のメンバーによる新教育企画認定委員会が編成され，平成24年度以降の資格者向け研修のあり方，平成25年度以降の統合資格認定試験に向けての

新テキストの編纂，試験問題の作成等様々な準備作業が開始される運びとなっている．

6. 健康食品におけるエビデンスとは

"エビデンス"とは根拠や証拠のことであるが，健康食品におけるエビデンスとは何であるのか．「健康維持あるいは疾病の治療においてなんらかの効果的な作用がある」とか，「副作用発現の有無」とか，「医薬品との相互作用」などを的確な研究手法によって明らかにしたものを指すと考えられる．動物や細胞実験のデータを学会などで発表済みであることを，健康食品の販売戦略の謳い文句にしているメーカーも見受けられるが，はたしてそれだけで使用者の信頼を得るのに十分なのであろうか．

現状において，健康食品に関するエビデンスがないわけではない．確かに，細胞，動物実験などの基礎研究が多いのは事実である．たとえヒトの場合であったとしても，疾患を治療するとの観点からの研究が多い．治療薬として考えるならば，一つの強力な薬理作用を発揮することで病態の改善，効果の評価が可能になる．しかしながら，健康食品の場合，その作用のほとんどはマイルドであるため，ある種の疾患に起因する障害を改善したかどうかのレベルでの評価にはしばしば困難が生じる．まさにこれらが，健康食品特有のエビデンスの解釈の困難さといえるかもしれない．

医薬品開発における疫学研究デザインにはいくつかの種類が知られている．研究デザインの信頼性は，実施の困難なものほど高くなっていくということである．すなわち，医薬品の場合と同様に，最終的には無作為割付臨床試験（RCT）による結果が最も信頼性が高いということになる．

健康食品に関するエビデンスの現状は，医薬品のそれと比較してきわめて不十分であり，エビデンスの曖昧さと危うさを早急に払拭するためにも，今後の精力的研究による信頼性の高いエビデンスの集積が急がれる．いずれにしても，世の中に蔓延する多種多様のエビデンスに対して的確な判断をくだし，生活者・患者を手助けするための情報提供を行うことはサプリメントアドバイザリースタッフの責務の一つであろう．

7. 健康食品の今後の展望

現在，日本は世界でも有数の長寿社会となっている一方で，心臓病，糖尿病および高血圧などの生活習慣病に罹患している患者も増加の一途を辿っている．生活習慣病は不規則な食生活，運動不足，過度の飲酒・喫煙などに起因する疾患であるが，特定の栄養素の不足あるいは過剰摂取など食習慣の乱れはその主要因となる．健康食品には，普段の食事で不足している栄養素を補うだけでなく，種々の機能性に期待して大きな注目が集まっており，今後その需要は激増すると予測される．それらに付随して，健康食品の定義，許認可，評価制度などに関連する法的整備のさらなる充実や，健康食品の機能性，副作用，医薬品との相互作用などに関する信頼性の高いエビデンス収集のためのデータベース作りなどの充実を急がねばならない．

［徳山尚吾］

文　献

1) 徳山尚吾：サプリメントの功罪：医薬品との混同招く定義の曖昧さ，医薬ジャーナル，41，158-165，2005.
2) 奥田拓道：健康・栄養食品事典．東洋医学舎，2004.
3) 保健機能食品制度の創設について，平成13年3月27日医薬発第244号厚生労働省医薬局長通知.

B10　セルフメディケーション

1. セルフメディケーションの意義

「頭痛がする」,「少し熱があるようだ」,「何となく胃がもたれる」といったことは,普段から誰でもが経験していることである.こういった場合に,医師の専門的な判断や治療が必要な場合も少なくないが,その一方で,何でも医師のもとへ駆け込むのではなく,少しの注意で症状が悪化する前に治せてしまう場合も多い.このように,症状が軽いうちは無理をせず早寝をしたり,市販の医薬品を服用するなどして,自分の健康を自分で管理し守ることを「セルフメディケーション」と呼び,一般的には自己治療と訳されることが多い.

セルフメディケーションについては,いくつか定義がされていて,WHO(世界保健機構)では「自分自身の健康に責任をもち,軽度な身体の不調(mainor ailments)は自分で手当てすること」と定義されている.一方,日本薬剤師会では,2003年11月に,一般用医薬品委員会による定義として「自己の健康管理のため,医薬品等を自分の意思で使用すること」して公表している.双方の定義に共通する概念は『医師等の専門家による治療ではなく,個人個人自らの健康には責任をもち,管理する.そのために必要な場合には自分の意思で医薬品等を使う』と考えてもよいと思う.

これらの定義から判断すると「医薬品の使用」はセルフメディケーションを考える上で,重要な要素には違いないが,単に「医薬品を個人の判断で使う」ことだけに限定した考え方ではないように見える.病気や薬に対する正しい知識をもって一般用医薬品(市販薬とも呼ばれている)を活用することとともに,適度な運動や規則正しい生活,バランスのとれた食事の摂取など,健康管理や維持・増進を意識した生活態度を心がけることも,セルフメディケーションといっても過言ではない.

国では21世紀も健康な社会でいられることを目指し,国民一人一人が行動する「健康日本21」国民運動を,平成21年度を最終年として進めている.この運動では2010年を目標に据えて,健康に直結する様々な生活様式や生活習慣の改善を図ることで,将来の糖尿病や高血圧といった成人病等の発症を抑制しようとするもので,喫煙,アルコールの摂取,歯の健康,栄養・食生活など分野別のその達成目標を定めている.

この運動と密接に関係しているのがメタボリックシンドローム(内臓脂肪症候群)と呼ばれる状態で,放置すると高脂血症や糖尿病,高血圧,あるいは心臓疾患等の,いわゆる生活習慣病の発症リスクが高まるとされている.こうしたメタボリックシンドロームの予防は,ほんの少しだけ生活習慣を改善することで達成でき,重篤な疾病の予防も可能となるなど,健康の自己管理という視点からすると,セルフメディケーションの趣旨を明確に表したものといえる.さらに,セルフメディケーションを考える際に重要なことは,生活態度・習慣や医薬品の使用などすべてが「自分の意思」によって決められる点であろう.

そこで,医薬品の使用という観点からセルフメディケーションを眺めてみよう.医師が関与するいわばプロフェッショナルな医療(medication)の場合には,もちろんインフォームドコンセントが不可欠なことはいうまでもないが,どんな薬をどれほど使うのかといったことに関して,患者がその選択に関与することは通常あまりないことである.しかし,セルフメディケーションでは,「自らが自らの意思」で医薬品を選び使うことになる.先述のとおり,専門家がかかわる医療では,その専門家が患者を直接診察し,診断をくだし,必要な場合には,必要なだけの医薬品(医療用医薬品)を服用するよう説明や指示をする.近年では医薬

分業が国民の間に定着してきたこともあって，処方箋により地域の保険薬局で調剤を受ける患者も多く，医師の説明に加えて薬剤師からも十分な医薬品使用上の注意が提供されている．

2. 一般用医薬品（OTC薬）

一般用医薬品は，最近ではOTC（over the counter）薬と呼ばれることも多い．一方，自己の意思で医薬品を使う場合には，医師の指示のもとで使う医療用医薬品とは異なり，薬局や店舗販売業等で一般用医薬品を購入し使用する．そうした場合に，すべての人々が医薬品についての知識を潤沢にもっているわけではない．たとえ使い慣れた医薬品であっても，その選択や使用にあたっては自己の判断と同時に薬剤師等の専門家に相談し，十分な情報と的確なアドバイスのもとで適切に必要なだけ使用することが，安全かつ効果的なセルフメディケーションにおける医薬品の使い方といえる．

消費者からみると，一般用医薬品なのか医療用医薬品なのかの識別はもちろんのこと，科学的エビデンスのある特定保健用食品（トクホ）なのか，

	広義の医薬品		食品		
	医薬品	医薬部外品	保健機能食品		一般食品（いわゆる健康食品含む）
			特定保健用食品	栄養機能食品	
定義している法律	薬事法		健康増進法・食品衛生法		食品衛生法
効果効能の表示	国の認可により表示可能		定められた栄養機能のみ可能	不可（記述すると薬事法違反）	
販売の規制	薬局・薬店のみ（例外事項あり）		一般小売店でも販売可能		

図1 医薬品と食品の区分け

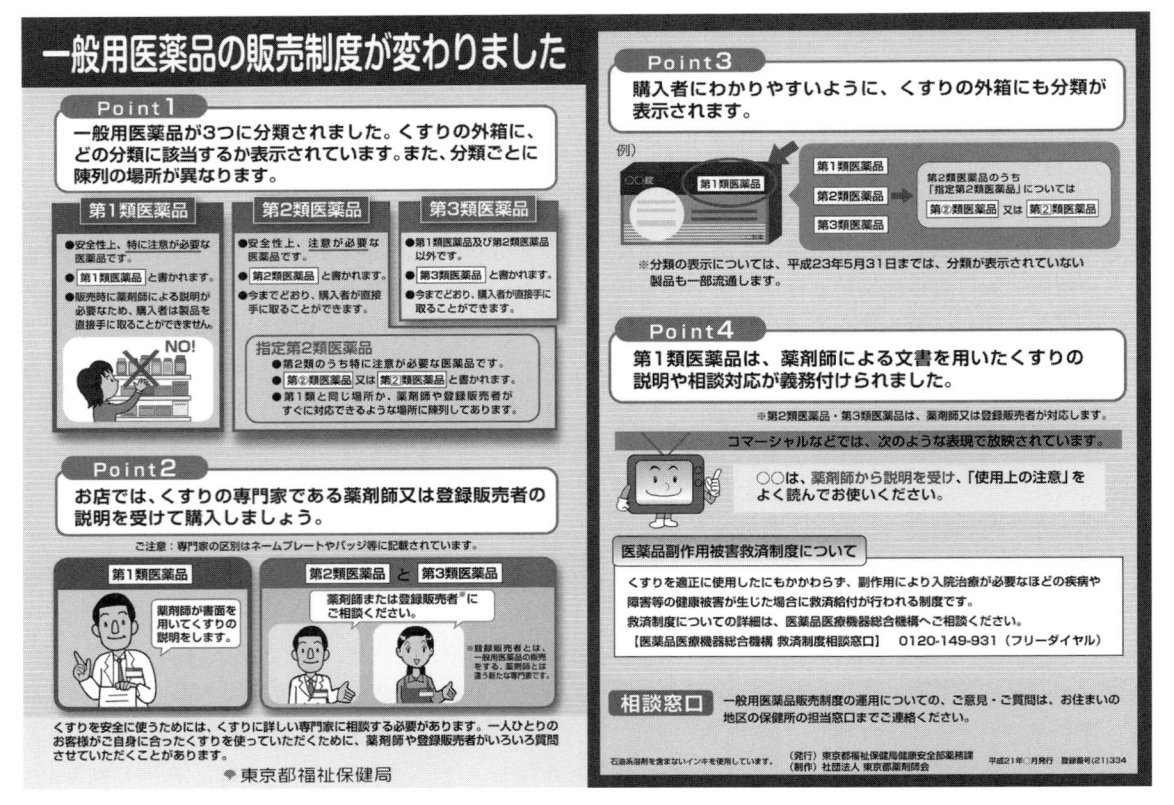

図2 医薬品の販売制度（東京都福祉保健局の事業者向けリーフレットより転載）

定められた基準の栄養素を含む栄養機能食品なのか，あるいはどちらでもない「いわゆる健康食品」なのかといった区別も容易にできない場合も少なくない上，他の医薬品との相互作用の危険性も指摘されている（健康食品等の区分けは図1を参照）．

こうした状況を受けて，2006年に薬事法の改正が行われ，一般用医薬品の販売制度が大きく変更された．改正の趣旨は，医薬品の分類をリスクの程度に応じてより明確に区分けし，販売にかかわる情報提供の仕組みを明確に規定する一方，その区分けに応じて販売できる人と販売の場所とを明確に規定し，安全で効果的に一般用医薬品等を国民に提供する体制をつくることにある（医薬品の販売制度は図2を参照）．

新たな制度や仕組みへの改正によって，セルフメディケーションが地域におけるプライマリーケアの要素の一つとして，その機能をさらに発揮することが期待されている．セルフメディケーションにおける一般用医薬品の上手な使い方，活用に関しては，SMACが，国民への啓発活動を積極的に行っている．

用語解説

■ **プライマリーケア（PC）**　広範囲な意味合いをもつ概念で，簡潔にすべての考え方を包含する解釈は容易ではないが，1996年の米国国立科学アカデミー（NAS）の定義した「primary careとは，患者の抱える問題の大部分に対処でき，かつ継続的なパートナーシップを築き，家族及び地域という枠組みの中で責任を持って診療する臨床医によって提供される，総合性と受診のしやすさを特徴とするヘルスケアサービスである」と説明されている．いいかえれば，プライマリーケアとは，国民のあらゆる健康上の問題，疾病に対し，総合的・継続的，そして全人的に対応する地域の保健医療福祉機能と考えられる（日本プライマリ・ケア連合学会ホームページより抜粋）．

■ **SMAC**　特定非営利法人セルフメディケーション推進協議会（Self-medication Advocacy Council）の頭文字をとって，SMACと呼んでいる．2002年に創立され，団体の名称が表すように「国民に対して，セルフメディケーションの推進と定着に関する事業を行い，生活者を主体とする病気の予防・治療，健康の維持・増進を図り，保健，医療または福祉の増進に寄与することを目的に活動している団体」である（SMACのホームページより抜粋）．

［山本信夫］

B11 禁煙活動

　薬剤師は，薬局の店頭での会話や服薬指導の際に，病院ではおもに入院患者への服薬指導などの際に禁煙活動を行っている．薬剤師の禁煙活動について，タバコの害や禁煙治療を含めて述べる．

1. タバコ煙の有害物質（有害作用）

　タバコ煙には，約200種以上の有害物質，約60種類の発がん物質が含まれる．これら有害物質はタバコ煙の粒子相やガス相に含まれている．

　粒子相とガス相の両方に含まれる代表的な成分にニコチンがあるが，ニコチンは，世界保健機関（WHO）の国際疾病分類第10版や米国精神医学会診断基準で規定される依存性物質である．最初の摂取では快感がほとんどないが，ニコチン反復暴露により身体的依存が発現し，頑固な精神的依存が起こる．依存形成以外の作用としては，交感神経系の亢進，不眠症，不整脈や耐糖能を低下させることによる糖尿病の発症リスク増などがある．発がん作用を有するニトロソアミンは，タバコの葉に含まれているアミン類が，タバコを吸った後に変化したもので，腺組織の癌化を引き起こす．受動喫煙関連がんとの関連性が示唆されている．アルデヒド類は，添加されているグリセリンや砂糖などが燃焼によって，発がん性物質に変化する．アクロレリンやホルムアルデヒドは粘膜刺激性をもち，アセトアルデヒドは依存性形成を促進する．活性酸素はDNAを酸化してがん化を誘発し，COPD（慢性閉塞性肺疾患）や自然気胸，動脈硬化を促進するといわれている．

　粒子相には20種以上の多環芳香族炭化水素が含まれており，発がん性を有し体内で活性酸素の発生を引き起こし，薬物代謝酵素を誘導して各種医薬品の血中濃度を低下させる作用もある．

　燃焼（とくに副流煙発生時）により，ダイオキシンが発生する．これは，発がん性があるばかりでなく環境ホルモンとして生体に作用するものである．その他，鉛，ニッケル，カドミウム，ポロニウム210などの有害な金属も含まれる．

　ガス相に含まれる成分として，一酸化炭素があり，主流煙ではアイドリング中の自動車の排気ガスよりも高濃度である．赤血球のヘモグロビンと強力に結合して酸素運搬能を奪い，心臓への負担や代償性の多血症を引き起こす．また，アンモニアは副流煙により多く発生し粘膜を刺激する．

2. タバコと疾病[1]

　肺がん，COPDと虚血性心疾患は喫煙者の死因の三大原因であることが明らかになっている（英国の25346人の調査による）．

　肺がんでは，喫煙期間の長さ（喫煙開始年齢が早いほど）や喫煙本数がリスク要因となる．その他，喉頭がん，膀胱がん，腎がん，口腔がん，咽頭がん，食道がん，膵がん，胃がん，肝がんなどが喫煙によりリスクが増加することが報告されている．禁煙は，発がんリスクを低減させる効果が大きく，早いほど効果が高い．発がん後でも禁煙すると経過やQOLがよく，再発リスクが低いことも知られている．

　COPDは，閉塞性換気障害が生じる慢性呼吸器疾患の代表であり，日本人ではCOPDの90%は喫煙によって引き起こされており，禁煙によってしかその進行は阻止できない．治療は，気管支拡張薬などの薬物治療と呼吸リハビリテーションを基本に，重症例では酸素療法，外科療法などが行われる．

　その他，喫煙は虚血性心疾患をはじめとする様々な循環器疾患を引き起こす．

　また，喫煙は妊娠・出産・育児に様々な悪影響を及ぼす．胎児の発育が障害され，出生体重は200～250gほど小さいとされている．また，母体と

ともに危険な状態に陥る疾患である前置胎盤と常位胎盤早期剥離の危険性も伴う．妊娠中の喫煙は，乳幼児突然死症候群と密接に関係しているといわれている．

3. タバコの依存性

タバコをやめられないのは，身体的依存性と精神的依存性があるためである．身体的依存は，タバコをやめることによって，イライラ感，不安感，集中できない，落ち着かない，眠気あるいは不眠といった症状が出現し，その離脱症状を解決するために再び喫煙するという悪循環が続くものである．「タバコが有害であることがわかっていてもやめられない」などの心理的な依存を精神的依存といい，時，場所，摂取量のコントロールができなくなるなどの抑制喪失があり，タバコ中心の生活に陥ってしまう．

依存の強さを判定するには，FTQ（fagerstrom tolerance questionnaire）やTDS（tobacco dependence screener）などが用いられている．FTQは自記式質問票と尿中ニコチンなどの指標の関連性をみて開発された試験で，TDSは，日本循環器病学会，日本肺がん学会および日本癌学会のスクリーニングテストで，医療機関の禁煙治療に用いられている．

4. 禁煙治療

2006年度の診療報酬改定において，ニコチン依存症が治療の対象になる病気として認識され「ニコチン依存症管理料」[1]が定められた．対象患者や施設基準などの条件は以下のとおりである．

対象患者は，①TDSテストで，ニコチン依存と診断された方（合算5点以上），②1日の喫煙本数×喫煙年数（ブリンクマン指数）が200以上の者，③患者がただちに禁煙することを希望し，「禁煙治療のための標準手順書」にそった禁煙プログラムについて説明を受け，文書により同意している者，の三つの条件をすべて満たす者である．

禁煙プログラムは12週にわたり5回の治療を行う．①喫煙状況・ニコチン依存度・禁煙関心度の把握，②喫煙状況とニコチン摂取量の客観的評価と結果説明（呼気一酸化炭素濃度測定），③禁煙開始日の設定，④禁煙の実行・継続にあたっての問題点の把握とアドバイス，⑤禁煙治療方法の選択と説明などである．

施設基準は，①禁煙治療を行っている旨を医療機関内に提示していること，②禁煙治療の経験を有する医師が1名以上勤務していること，③禁煙治療にかかわる専任の看護師または准看護師を1名以上配置していること，④呼気一酸化炭素濃度測定器を備えていること，⑤医療機関の敷地内が禁煙であることである．

そして，定められた算定要件を満たす治療を行う必要がある．

5. 薬局・薬店での禁煙支援・指導

a. 禁煙支援の方法

薬局での禁煙支援は，まず患者との会話や態度から禁煙の意向を聞き取り，禁煙への動機を明確にして，禁煙プログラムに導いていくことである．また，治療上禁煙の必要がある方へは忠告する．できるだけ多くの来局者に対して，喫煙の状況を尋ね（Ask），患者が吸っているときは禁煙を勧め（Advise），患者の禁煙に対する意欲を評価する（Assess）．さらに禁煙の意志があれば支援し（Assist），禁煙の準備（Arrange）をする．

薬剤師が行う禁煙法は，主として喫煙行動をニコチン依存ととらえる「ニコチン置換法」であり，ニコチン製剤を用いる．日本ではニコチンパッチとニコチンガムが用いられる．ニコチン製剤を用いない方法としては，禁煙外来で処方されるバレニクリン製剤を用いる方法とまったく薬物を使用せずに禁煙する方法がある（図1）．

b. 禁煙外来における禁煙支援

現在，保険適用がある禁煙補助剤には，バレニクリン酒石酸塩（バレニクリン）とニコチンパッチがある．バレニクリンは，$\alpha_4\beta_2$ニコチン受容体に対する部分作動薬と拮抗薬としての二面性を有

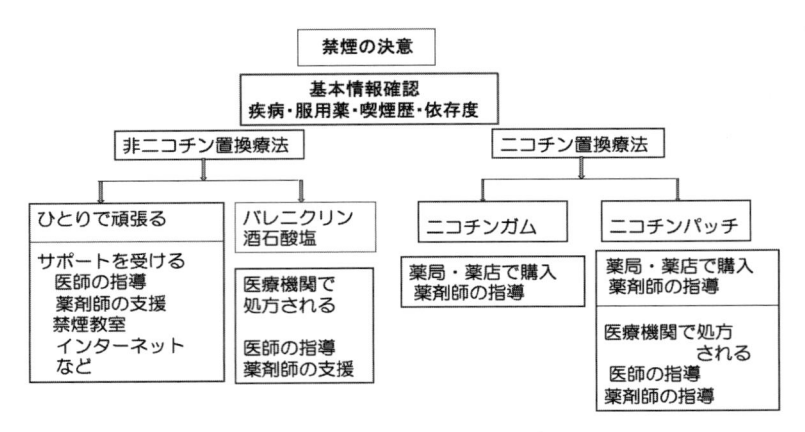

図1 禁煙の方法（富永, 2009）[3]

する薬剤で、ニコチン受容体に弱く作用することによって、喫煙要求とニコチン離脱症状を緩和できる。原則は、あらかじめ決めておいた禁煙開始日の7日前から内服を開始し、12週間服用する。嘔気、不眠、めまい、傾眠、意識障害、異常な夢、頭痛および鼓腸などの副作用があり、自動車事故に至った例も報告されているので、精神症状などの注意が必要である。ニコチンパッチは、ニコチンを含有する貼付剤で、皮膚からの吸収によりニコチンの血中濃度を一定に保つことができ、禁煙後のニコチン離脱症状が緩和できる。皮膚への刺激などの副作用のチェックやニコチンパッチを貼ったまま、タバコを吸うことがないよう必ず禁煙するように伝える。

また、タバコと薬の相互作用[3]にも注意が必要である。初回来局時に喫煙状況を確認し、疾病や服用薬と喫煙の相互作用について判断する必要がある。相互作用には、タバコの煙に含まれる多環芳香族炭化水素によるもの（肝臓の薬物代謝酵素を誘導する）とニコチンの作用によるものがある。必要に応じて、医師に情報提供を行う。相互作用のある薬剤を服用している場合は、禁煙する前に医師や薬剤師に相談するように伝える。

c. OTCニコチン製剤を用いた禁煙支援

OTC薬を用いた禁煙支援[2]は、薬剤師が直接指導できるやりがいのある活動である。手順は、
　① 本人の禁煙の動機や意志の確認
　② 疾病、服用薬、喫煙歴、依存度などの基本情報を収集する
　③ 禁煙方法（ニコチン置換療法等）のアドバイス
　④ ニコチン置換療法の場合、ガムとパッチの選択と禁煙プログラムの説明
　⑤ 非ニコチン置換療法の場合の注意点の説明
　⑥ ニコチン離脱症状への対処の方法などのサポート
　⑦ 次回来店の約束
　⑧ 禁煙維持のためのフォロー
などである。

ニコチン製剤の特徴を表1に示す。なお、ニコ

表1 OTCニコチン製剤の選択（日本禁煙学会, 2010）[1]

ニコチンパッチ	ニコチンガム
1日1回の貼付で、経皮吸収される	タバコを吸いたいときに噛む（摂取することでニコチンの効果を感じる）
ニコチンの血中濃度は安定	口寂しさをまぎらわし、禁煙しているという実感がもてる
使用が他の人にわかりにくい	ニコチン摂取量の自己管理ができる
歯やあごの状態に関係なく使用できる	ガムのかみ方には注意が必要
汗をかくスポーツの方は使いにくい	歯の状態や職業によっては使用しにくい
皮膚症状が出る場合がある	口内炎や胃炎が起こる場合がある

身体状況、社会状況、仕事、ライフスタイルを考慮した個人にあった方法を選択する。

ニコチン離脱症状	ニコチン離脱症状の対処方法
・ニコチンへの渇望 　（タバコが吸いたくなる） ・精神的不安 　（怒り、欲求不満、不安、 　落ち着かない） ・集中困難 ・徐脈 ・食欲亢進や体重増加 ・視覚異常 ・睡眠障害 ・便秘 ・しびれ感 ・むなしさ、さびしさ	・冷たい水や氷、熱いお茶の利用 ・軽い痛みで刺激を与える ・口寂しさをまぎらわす 　（歯ブラシやガム、酢昆布、楊枝等） ・体を動かす（入浴やウォーキングなど） ・呼吸法（深呼吸、リラックス、ヨガなど） ・野菜を食べる ・タバコを吸いたくなる状況を避ける 　（酒の席は避ける） ・タバコのにおいや煙を避ける ・気楽に禁煙時間を延ばす 　（1分だけ喫煙を先に延ばそうという気持ちが大切。達成できたら自分を称賛する）

図2　ニコチン離脱症状とその対処方法（富永、2009）[3]

チン離脱症状へは，各々の生活環境等にあわせた方法をアドバイスする（図2）．

また，医師との連携は大変重要であり，以下のような場合には情報提供や連絡が必要であろう．

① 治療中の疾病や服用薬がある場合

② タバコと相互作用がある薬剤（血中濃度のモニタリングが必要な薬剤）を服用している場合

③ OTCニコチン製剤では用量不足と思われる場合

④ 医療用禁煙補助剤を使用中の方で，医師からOTC禁煙補助薬併用の指示が出された場合

6. 医療機関での禁煙支援・指導

病院薬剤師は，多くのがん，心筋梗塞，脳梗塞，喘息，COPD，糖尿病，歯周疾患などの疾患をもつ患者に接する機会が多いので，喫煙介入を行うことができる．入院時や病棟での服薬指導で禁煙を勧める機会も増えている．また禁煙外来での薬物治療に参画し，患者の問題点を解決していく．

7. 学校での禁煙支援・指導

タバコは，とくに発育期における喫煙・受動喫煙の害が問題であり，より早期の防煙教育が望ましい．学校保健安全法により定められた各学校薬剤師が，機会をとらえて禁煙教育を行っているが，もっと積極的に「なぜ喫煙はいけないのか」を伝えていくことが望まれる．タバコに関する教育DVDも制作されている．薬物乱用防止教育とともに行っていきたい．さらに医療機関との連携も必要であろう．

8. 禁煙疑似商品

電子たばこ，無煙たばこ，禁煙草などの禁煙疑似商品が販売されている．効果のはっきりしていないものや，禁煙にまったく効果がないもの，依存性があるものなどがあり，注意が必要である．禁煙希望者には，科学的根拠に基づいた方法で禁煙することを勧めていくべきである．

9. 認定禁煙支援（指導）薬剤師

禁煙に関する学会や都道府県薬剤師会で各々認定制度がある．認定基準は，研修や試験など団体によって様々であるが，薬剤師の職能である住民の健康に寄与するという意識を高め，情報の共有には有効である．情報交換会など，地域での他職種連携をめざした環境整備が望まれる．

［富永敦子］

文献

1) 日本禁煙学会：禁煙学，改訂2版．南山堂，2010, pp.141-147.
2) 戸田紘士：薬局，**60**(5): 120-126, 2009.
3) 富永敦子：これからの薬剤師．日本評論社，2009, p. 138.

B12 医薬品情報

1. 創薬と医薬品情報

近年の医学・薬学の科学技術の発展により，それまで多く使用されてきた対症療法的な医薬品にかわり，病因そのものに迫る，鋭い効力をもつ医薬品が次々に開発されている．その反面，それらの医薬品の使用法も難しくなっている．

元来，医薬品は物質と情報が一つになって初めてその機能を発揮できるものである．そのため，医薬品を使用する際には，名称，効能・効果，用法・用量，使用上の注意，取扱い上の注意などの様々な情報を活用することが不可欠である．

医薬品の適正使用に必要な医薬品情報は，医薬品の研究・開発（いわゆる，「創薬」）から製造販売後での臨床使用（いわゆる，「育薬」）のあらゆる段階において，創製される．

「創薬」の段階は，探索，非臨床試験，臨床試験に大きく分類でき，各段階において種々の試験が行われる（図1）．それらの試験から得られた資料を用いて，医薬品の製造販売承認申請が行われ，独立行政法人医薬品医療機器総合機構（PMDA）で審査される（表1）．

これらの申請資料（データ）に基づき，製薬企業は発売時に医療用医薬品添付文書，医薬品インタビューフォーム，新医薬品の使用上の注意の解説，医療用医薬品製品情報概要などに要約し，当該医薬品の医薬品情報源として医療従事者に提供している．また，PMDAは，承認申請時の詳細な医薬品情報源として，医薬品の審査経過，評価結果等をまとめた「審査報告書」および申請資料の内容を承認取得企業がまとめた「申請資料概要」を医薬品医療機器情報提供ホームページ（http://www.info.pmda.go.jp/）に「新薬の承認審査に関する情報」として公開している．

2. 育薬と医薬品情報

承認申請前の臨床試験（治験）で得られる医薬品情報と製造販売後（育薬）で得られる医薬品情報は異なる．治験は医薬品の有用性を正確に早期に把握することを目的に被験者（一般には成人）の選択を厳密に行い，綿密な試験デザインのもと

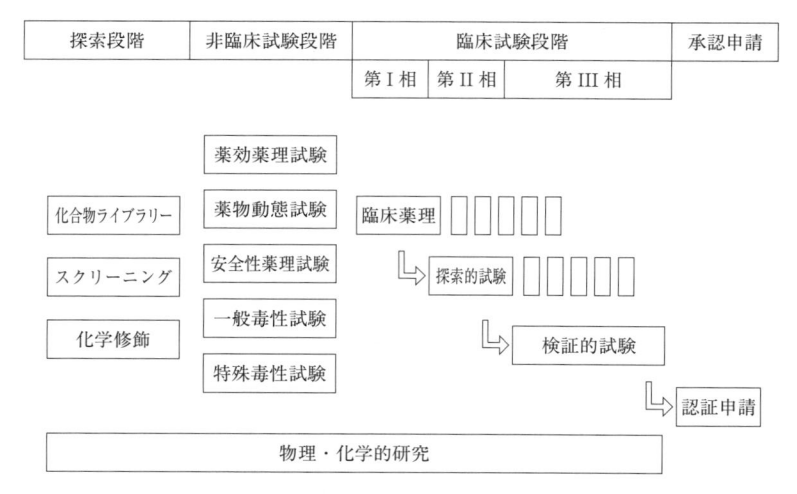

図1 創薬の段階（山崎幹夫監修：医薬品情報学，第3版，東京大学出版会，2005, p.9より引用）

表1 新医薬品の製造販売承認申請に求められる資料（山崎幹夫監修：医薬品情報学，第3版，p.9，東京大学出版会，2005より引用）

情報の種類		個別の内容
起原，位置付けなどに関する情報	イ．起原又は発見の経緯及び外国における使用状況等に関する資料	1. 起原又は発見の経緯 2. 外国における使用状況 3. 特性及び他の医薬品との比較検討等
物質に関する情報	ロ．物理的化学的性質並びに規格及び試験方法等に関する資料	1. 構造決定 2. 物理的化学的性質等 3. 規格及び試験方法
	ハ．安定性に関する資料	1. 長期保存試験　3. 加速試験 2. 苛酷試験
有効性，安全性に関する情報	ニ．薬理作用に関する資料	1. 効力を裏付ける試験　3. その他の薬理 2. 副次的薬理・安全性薬理
	ホ．吸収，分布，代謝，排泄に関する資料	1. 吸　収　　3. 代　謝　　5. 生物学的同等性 2. 分　布　　4. 排　泄　　6. その他の薬物動態
	ヘ．急性毒性，亜急性毒性，慢性毒性，催奇形性その他の毒性に関する資料	1. 単回投与毒性　　4. がん原性　　7. その他の毒性 2. 反復投与毒性　　5. 生殖発生毒性 3. 遺伝毒性　　　　6. 局所刺激性
	ト．臨床試験の試験成績に関する資料	臨床試験成績

平成17年3月31日薬食発第0331015号医薬食品局長修知「医薬品の承認申請について」に基づく．

で行う．しかし，製造販売後では，医薬品は成人に限らず，小児，高齢者，妊産婦，臓器機能障害者等にも使用され，また使用者も専門医だけでなく一般臨床医も使用することも多くなる．このように治験と製造販売後での医薬品の使用状況は異なるため，得られる医薬品情報の質と量にも違いが生じる．この様に，治験での情報には実際の使用実態下での状況が反映されておらず，治験での情報には限界があり，このことを「5TOOs＋1 only」としていい表すこともある（表2）[1]．

表2　治験の限界

① too few：発売前の臨床試験（治験）症例数がせいぜい数千例で実施，発売後に適応となる患者群に比較するときわめて少ない症例数での情報であること
② too simple：併用薬や併用療法が実施されていない単純な患者集団での情報であること
③ too brief：本来の治療期間と比べ短期間で実施されることの多い情報であること
④ too narrow：合併症や肝腎障害のない純粋な症例に限定された情報であること
⑤ too median aged：高齢者や小児は含まれていない情報であること
　　　　　　　　＋
only specialist：発売前の臨床試験が専門医によってのみ実施されること

そのため，製造販売後において引き続き使用に関する情報を収集することが重要となる．そこで，日本では，PMS（Post Marketing Surveillance）制度を設け，再審査，再評価および副作用・感染症報告の3制度により，製造販売後での医薬品の有効性および安全性の確保を図っている．

医薬品の有効性および安全性に関して製造販売後に行われる調査・試験には，使用成績調査，特定使用成績調査，製造販売後臨床試験があり，GPSP（医薬品の製造販売後の調査及び試験の実施の基準）に基づいて実施される．また，安全性情報の収集，評価・分析および対応は，GVP（医薬品，医薬部外品，化粧品及び医療機器の製造販売後安全管理の基準）に基づいて実施される．そこから得られた情報が添付文書等に反映され，医薬品情報が適宜更新される．同時に，その内容が「使用上の注意」改訂のお知らせや，DSU（医薬品安全対策情報）にも掲載され情報伝達が行われる．さらに，致死的な副作用防止のために情報の伝達が必要なものについては，厚生労働省の指示により，製薬企業が緊急安全性情報として配布する仕組みとなっている．

また，育薬の段階においては，医薬品は臨床での必要性も含めて，有効性や安全性について定期的に再審査や再評価が行われ，医薬品としての価値の確認と見直しが行われる仕組みになっている．再評価は必要時（適宜）に行われる場合もある．医療関係者は，これらの製造販売後での医薬品情報の入手にも努め，適正使用に役立てなければならない．これらの情報についても，PMDAの医薬品医療機器情報提供ホームページ（http://www.info.pmda.go.jp/）で入手できるものもある．

3. 医薬品情報と情報源

医療関係者は，常に最新の医薬品情報を入手するように努めなければならない．一般に，薬剤師が医師等から受ける医薬品に関する問合せは，必ずしも新しい情報の問合せであるとは限らない．そのようななかで質問内容により，種々ある医薬品情報源から，その特徴に応じて使い分ける必要がある．医薬品の情報源は，一般に情報の加工度に応じて，1次資料，2次資料，3次資料に分類されている．加工度は1次資料が一番低く，3次資料が一番高い．また，情報の加工には時間を要するため，速報性という点では，1次資料が最も新しい情報源といえる．そのため，問合せ内容が最新情報に関するものであれば，1次資料（原著論文など）を検索する必要がある．しかし実際には，タイトル数として何千万も存在する1次資料のなかから自分のほしい文献をマニュアルで検索するのはほぼ不可能である．そのため，1次資料を検索するためのデータベースとして，2次資料がある．医学系の代表的な2次資料として，米国国立医学図書館（National Library of Medicine：NLM）が作成しているMEDLINEがある．国内の文献に関しては，医学中央雑誌というものがある．これらは，インターネット上で，PubMed（無料），医中誌Web（有料）として利用できる．

今日の医療ではEBM（科学的根拠に基づく医療）という言葉が普及しているが，EBMの実践で重要なことは，1次資料である臨床試験論文の内容を鵜呑みにせず，批判的に吟味することである．また，複数の論文が存在し，結論が異なるときは，メタアナリシスなどのシステマティックレビューを実施してみる必要があるかもしれない．

一方，定型的な質問（例，化合物の分子量）に関しては，3次資料で十分である．とくに書籍に関しては，①広く多くの機関で使用されている，②何年にもわたって継続的に出版され版を重ねている，③1人の著者が幅広い領域を執筆しているのではなく，各領域の専門家が執筆している，の3点を満足する場合は信頼性が高い情報源であると考えられる．これらを含め，3次資料のそれぞれの特徴を知って使い分ける必要がある．

用語解説

■ **医薬品添付文書**（添付文書）　製薬企業が作成し，個々の医薬品の包装に添付または封入される文書で，当該医薬品の使用に関する基本情報を記載している．記載事項は薬事法（第52条，第53条，第54条）により定められた公的文書である．種々ある医薬品情報源のなかで，唯一法的根拠のある情報源である．新医薬品の添付文書は，製造販売承認申請時に製薬企業が提出した添付文書案を薬事・食品衛生審議会が審査して作成される．製造販売後は，効能追加時，用法・用量追加時に改訂され，また副作用・感染症報告集積時，再審査・再評価終了時には必要に応じて改訂される．最新の添付文書情報は，当該医薬品を製造販売している製薬企業ホームページ，PMDAの医薬品医療機器情報提供ホームページ（http://www.info.pmda.go.jp/）から得ることができる．

■ **医薬品インタビューフォーム**（IF）　添付文書の情報を補完し，薬剤師等の医療従事者にとって日常業務に必要な，医薬品の品質管理のための情報，処方設計のための情報，調剤のための情報，医薬品の適正使用のための情報，薬学的な患者ケアのための情報等が集約された総合的な医薬品解説書．日本病院薬剤師会が記載要領を策定し，薬剤師等のために当該医薬品の製薬企業に作成および提供を依頼している学術資料である．ただし，薬事法・製薬企業機密等にかかわるもの，製薬企業の製剤努力を無効にするもの及び薬剤

師自らが評価・判断・提供すべき事項等はIFの記載事項とはならない．つまり，製薬企業から提供されたIFは，薬剤師自らが評価・判断・臨床適応するとともに，必要な情報を補完するものという認識をもつことを前提としている情報源である．

■**医薬品・医療機器等安全性情報**　厚生労働省が医薬品・医療機器等安全性情報報告制度から収集した安全性情報のなかから，とくに重要な安全性情報を選び解説したもので，付随する添付文書の改訂内容も掲載されている．医薬品等のより安全な使用に役立てるために，医療関係者に対して情報提供されるもので，約1カ月ごとに発行される．医薬品医療機器情報提供ホームページ（http://www.info.pmda.go.jp/）から得ることができる．

■**緊急安全性情報**（ドクターレター，イエローペーパー，イエローレター）　予期せぬ重大な副作用等で，緊急に伝達すべき副作用について，厚生労働省の指示により，製薬企業が印刷して配布する．黄色用紙に赤の縁取りで印刷されている．緊急安全性情報の製薬企業による医薬関係者への配布は，厚生労働省からの指示を受けて4週間以内に完了することとされている．緊急安全性情報はドクターレターやイエローペーパー（レター）とも呼ばれる．医薬品医療機器情報提供ホームページ（http://www.info.pmda.go.jp/）から得ることができる．

■**医薬品安全対策情報（DSU）**　「医薬品安全対策情報－医療用医薬品使用上の注意改訂のご案内－Drug Safety Update（DSU）」は，医療用医薬品の「使用上の注意」の改訂情報を網羅した情報文書．添付文書の使用上の注意の改訂について，定期的に伝達するための情報誌であり，日本製薬団体連合会が編集・発行しており，厚生労働省が監修している．通年で10回程度発行されている．医薬品医療機器情報提供ホームページ（http://www.info.pmda.go.jp/）から得ることができる．

■**医薬品医療機器総合機構（PMDA）**　医薬品，医療機器等の審査および安全対策，ならびに健康被害救済の3業務を公正に遂行し，国民の健康・安全の向上に積極的に貢献することを行動理念とし，健康被害救済業務，承認審査業務および安全対策業務を行う組織として，法律に基づき，設置されている．

■**MEDLINE**　米国国立医学図書館（National Library of Medicine：NLM）が作成している世界最大の生物医学系文献データベース．1997年より，インターネット上でPubMed（http://www.ncbi.nlm.nih.gov/entrez/query.fcgi）として無料で提供されている．収録期間は1949年以降で，世界の約70カ国からなる5200誌，1900万件のデータを収載している．更新頻度は週1回，最新情報は毎日更新となっている二次資料である．

■**医学中央雑誌**　医学中央雑誌刊行会が作成している国内の医学・薬学分野の文献検索のための二次資料．現在，インターネット上で医中誌Webとして，有料で使用できる．医中誌Webのデータ更新は，毎月2回行われている．収載データは，1983年以降の772万8903件の文献が収載されている（2011年11月1日現在）．

［橋口正行・望月眞弓］

文　献

1）後藤伸之：薬剤師による薬剤疫学の実践．くすりの適正使用協議会，東京，2004．

B13 EBM

1. EBMとは

EBM (evidence-based medicine) は，日本語では「科学的根拠に基づく医療」と訳されるが，この言葉は1991年にSackett博士らにより，初めて提唱された．彼らの定義では，EBMは，"the conscientious, explicit and judicious use of current best evidence in making decisions about the care of individual patients（一人ひとりの患者の臨床判断にあたって，現今の最良の証拠を，一貫性をもった，明示的かつ妥当性のある用い方をすること）" となっている[1]．このEBMの定義を福井次矢は，「入手可能で最良の科学的根拠を把握した上で，個々の患者に特有の臨床状況と価値観に配慮した医療を行うための一連の行動指針」と解釈している．つまり，個々の患者において最適な医療を行うために，経験や直感に頼らず，エビデンスに基づいて医療・治療を選択し実践する方法論の一つがEBMである．実は，この考え方はとくに目新しいものではなく，疫学という学問のなかの臨床疫学の考え方ほぼそのものであったが，EBMという目新しい魅力ある用語で世の人々に広く知れわたった．

2. EBMの必要性と普及

EBMが普及する以前は，医療は各医師個人の知識や経験に頼る部分が多かった．それは，医療行為について科学的視点から信頼できるデータが少なかったことも理由の一つにあげられる．そのため，治療を施す患者や医師が異なれば，人によって治療方針も異なってくることは当然であり，治療は医師の裁量に委ねられていた．

しかし最近は，最も信頼性が高いエビデンスといわれる無作為化比較試験（RCT）が世界中で多く実施されるようになり，また，コンピュータの普及により，医師が質の高いエビデンス（論文）に比較的容易にアクセスできる環境となった．さらに患者自身の医療に対する意識の変化にともない，患者があらゆる医療情報の開示，すなわち臨床判断の根拠の明示を求めるようになり，医療を取り巻く社会環境も変化したことも関係し，EBMが必要で，普及する大きな理由になったと考えられる．EBMは現行の医療の質をさらに向上させ，最終受益者である患者が受けることのできる医療をより豊かにするものでもある．医療が本来目的としている「真に患者のために貢献できる」とい

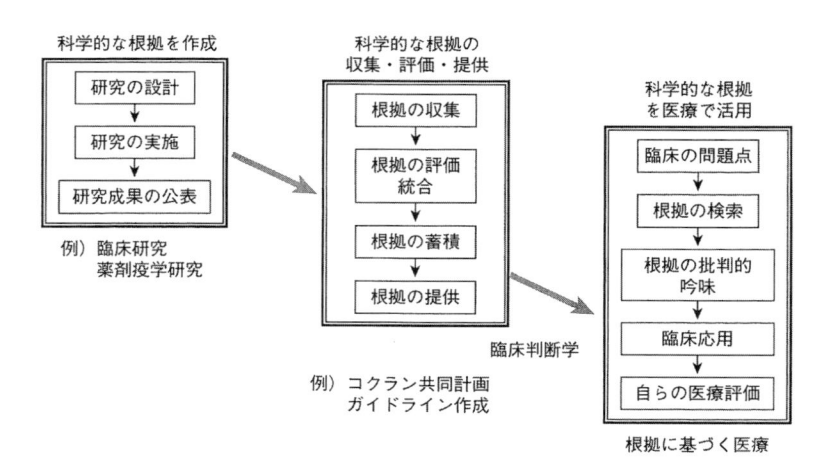

図1 EBM実践の全体の流れ（河島　進ほか編：医薬品情報・評価学，改訂第2版，p.196，南江堂，2006より引用）

うことから考えれば，当然のことであるが，EBMが普及するまでは，その当然のことができていなかったわけである．

3. EBMの実践

EBMを実践するためには，科学的根拠（エビデンス）が必要となる．EBM実践の全体の流れは，①エビデンスをつくる，②エビデンスを伝える，③エビデンスを使う，の三つの過程に分類される（図1）．

「①エビデンスをつくる」は，臨床研究，薬剤疫学研究などの実施により，エビデンスの作成の過程である．次に，これらのエビデンスを収集・解析・評価・提供する過程の「②エビデンスを伝える」は，コクラン共同計画や種々のガイドラインなどが該当する．コクラン共同計画は，ヘルスケアの介入の有効性に関するシステマティックレビューを「つくり」，「手入れし」，「アクセス性を高める」ことによって，人々がヘルスケアの情報を知り判断することに役立つことを目指す国際プロジェクトである（http://www.cochrane.org/）．

最後は，個々の患者にとって最適な医療を行うために「③エビデンスを使う」過程で，次の五つのステップ（実践プロセス）から構成される．

ステップ1：問題を定式化する（PECOを明らかにする）
ステップ2：信頼性の高い結果（エビデンス）を示す論文を効率的に検索する
ステップ3：得られた論文の批判的吟味を行う
ステップ4：得られたエビデンスの患者への適用を判断する
ステップ5：実際に行った医療について評価する

EBMの実践で使用されるエビデンスには，最もエビデンスレベルが高いといわれる複数の無作為化比較試験（RCT）からなるメタアナリシスやRCTの論文がよく利用される．RCTの論文の結果を利用する際には，研究デザイン，被験者の選択と割り付け，症例数の設定根拠，評価指標（真の

表1 論文の評価ポイント
1）研究デザイン
2）被験者の選択と割付け
3）症例数の設定根拠
4）評価指標
5）追跡率
6）結果の提示とデータ解析
7）臨床的有意と外的妥当性

エンドポイント，代用のエンドポイント），追跡率，結果の提示とデータ解析（ITT解析の実施）などの内的妥当性（研究から得られたエビデンス）について評価することが重要である（表1）．また，その結果の臨床的意義を評価する際には治療必要数（NNT）の値も重要である．さらに，自分の患者にその結果を適用する際には，外的妥当性（研究対象者背景と患者との適合性）についても検討しなければならない．

副作用について評価する際には，疫学研究で用いられるコホート研究やケース・コントロール研究の論文も有用である．その際には，リスクの大きさを検討するための評価指標として相対リスクやオッズ比を評価する必要がある．

最後に，EBMの実践には，科学的な根拠（内的妥当性），患者の好みや価値観を含めた実際の患者への適合性（外的妥当性），臨床的専門技能（臨床経験）の3要素をバランスよく使いこなすことが必要である．すなわち，EBMは，医療（治療）のマニュアルではない．数多くの臨床論文を検索し，収集し，批判的吟味により質の高い科学的な根拠（エビデンス）を評価し，そのエビデンスと医療者の臨床経験をもとに，患者個々の医療（治療）に対する価値観を重視し，その患者にとって最適な医療を実践するものである．

用語解説

■ **PECO** EBMの実践のプロセスのステップ1では臨床上の問題点を定式化する際に，以下のPatient，Exposure（Intervention），Comparison，Outcomeが用いられる．

Patient：どのような患者に，

Exposure (Intervention)：介入 A（治療，診断など）をした場合,

Comparison：介入 B をした場合に比較して（あるいは介入 A をしない場合に比較して），

Outcome：結果がどう異なるか

を明確化する．このプロセスはこれらの頭文字をとり，PECO と略されている．

■ メタアナリシス　同一研究課題を取り扱った臨床研究論文が複数発表されているが，その結論が異なることがある．その理由は，研究対象とした症例数が少なくて個々の報告では明確な結論が得られていないなど，論文により様々である．このような場合に，個々の無作為化比較試験等で導かれた研究結果を対象として系統的に収集し，質的評価を行い，良質なデータを統計的に統合する研究手法がメタアナリシス（meta-analysis）である．

■ 無作為化比較試験（randomized controlled study：RCT）　たとえば，新薬と既存の標準薬の効果を比較する場合に，被験者（例，患者）を新薬または標準薬を投与する 2 群に無作為に割り付け，ある一定期間各薬剤を投与後，その効果を比較するものである．バイアスやその他の潜在的な誤差の混入を少なくコントロールできる実験的研究デザインであり，最も質が高いといわれている．

■ コホート研究　疫学研究の方法の一つで，疫学研究デザインのなかでは最も質の高い方法．無作為化比較試験の無作為化割り付けの部分がないものと考えるとよい．薬剤疫学の例でコホート研究を説明すると，患者の特定の薬剤の服用（曝露）の有無を基本に，服用した患者群（曝露群）と服用してない患者群（非曝露群）に分けて，注目している有害事象の発生の危険性（リスク）を各群で比較して，その薬剤と有害事象の発生との関連性（association）を明らかにし，因果関係（causation）を推論する方法である．評価指標として，相対リスク（リスク比）や相対リスク減少率が用いられる．

要因＼有害事象	あり	なし	合計
曝露あり	A	B	A+B
曝露なし	C	D	C+D
合計	A+C	B+D	

相対リスク＝A/(A+B)÷C/(C+D)

＝A(C+D)/C(A+B)

相対リスク減少率＝1－相対リスク

■ ケース・コントロール研究　疫学研究でよく用いられる方法の一つで，症例対照研究とも呼ばれる．コホート研究と同様に薬剤疫学の例で，ケース・コントロール研究を説明すると，有害事象の発生と疑われる薬剤との関連性（association）を明らかにし，因果関係（causation）の推論に用いられる．疑われる有害事象が発生した症例（ケース）群と有害事象が発生していない症例（コントロール）群のそれぞれにおける薬剤の服用（曝露）の有無の割合を後ろ向きに調査する．評価指標としては，オッズ比が用いられる．オッズ比とは，コントロール群での曝露した割合に対するケース群での曝露した割合の比である．つまり，コントロール群と比べてケース群の曝露オッズが何倍となるかを推定するものである．オッズ比は希少事象では，コホート研究での相対リスクの近似となる．

要因＼有害事象	あり	なし
曝露あり	A	B
曝露なし	C	D
合計	A+C	B+D

オッズ比＝A/C÷B/D＝AD/BC

■ ITT 解析　臨床試験データを解析する際に，初めに行った無作為化が解析時にも生かされていることが必要で，脱落例については，脱落の妥当な理由を明記した上で，脱落例を含めてすべてを対象に解析されていることが重要である．被験者が予定した治療を遵守したかどうかにかかわらず，割り付けられた群で追跡され，評価され，すべての被験者が解析されることを ITT 解析（intention to treat analysis）といい，脱落例は全例を最悪シナリオ，すなわち，無効例として解析するのが理想的とされている．

■ エンドポイント　試験の対象となる医薬品または治験薬の効果を評価するための指標．これには客観的で，評価者間で再現性のある指標を用いることが重要である．降圧薬では収縮期血圧や拡張期血圧，HMG-CoA 還元酵素阻害薬では，血清総コレステロール値や LDL-コレステロール値などがある．また，臨床検査値以外にも，自他覚症状のような主観的な評価指標を用いることもできる．ただし，この場合は VAS（visual analog scale）などを用いて定量的に評価する

ことが重要である．

エンドポイントはトゥルーエンドポイント（真のエンドポイント）とサロゲートエンドポイント（代用のエンドポイント）の2種類に分けられる．降圧薬やHMG-CoA還元酵素阻害薬による治療の真の目的は，動脈硬化の進行による心筋梗塞や脳梗塞の発作発現やそれらによる死亡の防止である．このような心筋梗塞や脳梗塞の発生率や死亡率も評価指標となり，この種の評価指標をトゥルーエンドポイント（真のエンドポイント）と呼ぶ．一方，血圧やコレステロール値といった各種臨床検査値などの評価指標をサロゲートエンドポイント（代用のエンドポイント）と呼ぶ．本来は，トゥルーエンドポイントでの評価の方がその医薬品または治療の真の臨床的評価を与えると考えられている．

■ オッズ比　主としてケース・コントロール研究で用いられる関連性を示す統計量で，コントロール群での曝露した割合に対するケース群での曝露した割合の比．オッズとは，ある結果が起こる確率と起こらない確率の比のこと．オッズ比は希少事象では，コホート研究での相対リスクの近似となる．

■ NNT（number needed to treat）　治療必要数と訳される．臨床試験の結果の有意差については，症例数が多ければ小さな差であっても統計学的に有意な差を検出できる．したがって，統計学的に差が有意であっても，その差は非常に小さいものかもしれない．その差が臨床的にどの程度の意味をもつかを考えるためにはNNTという数字を用いることがある．これはある医学的な介入を患者に行った場合，1人を救うために何人を治療する必要があるかを示す数字であり，NNTが小さければ小さいほど，臨床的にはその意味は大きいということになる．

網膜症の発症予防に対する異なる血糖コントロール療法の有効性の比較例を用いて，NNTの算出法を以下に示す．

	強化インスリン療法群	通常のインスリン療法群
網膜症発症患者数	12（a）	47（b）
全患者数	1000（Ne）	1000（Nc）

絶対リスク減少率（ARR）＝$b/N_c - a/N_e$
　　　　　　　　　　＝$47/1000 - 12/1000 = 0.035$（3.5%）
治療必要数（NNT）＝$1/ARR = 1/0.035 = 28.5$

［橋口正行・望月眞弓］

文　献

1) 福井次矢編：EBM実践ガイド．医学書院，1999．

B14 チーム医療

医療の高度化，専門分化と相まって，近年はかつての医療供給体制と大きく変わってきている．すなわち治療とケアの内容を主治医が決定し，看護師，薬剤師，栄養士，検査技師などの専門職に指示するシステムが一般的であったものが，患者の状態に応じて複数の診療科，複数の職種からなるチームを編成して診療を行う時代になってきたといえる．

安心・安全な良質の医療を提供するためには，専門職種が情報の共有を図って協働で専門性が発揮できることが望まれている．チーム医療とは，「医療に従事する多種多様な医療スタッフが，各々の高い専門性を前提に，目的と情報を共有し，業務を分担しつつも互いに連携・補完し合い，患者の状況に的確に対応した医療を提供すること」といえる．

チーム医療がもたらす具体的な効果としては，① 疾病の早期発見・回復促進・重症化予防など医療・生活の質の向上，② 医療の効率性の向上による医療従事者の負担の軽減，③ 医療の標準化・組織化を通じた医療安全の向上，などが期待される．

今後，チーム医療を推進するためには，i) 医療スタッフの専門性の向上，ii) 医療スタッフの役割の拡大，iii) 医療スタッフ間の連携・補完の推進，などを基本として，医療従事者がそれぞれの立場でさまざまな取組みを進め，これを全国に普及させていくことが急務である．

また，薬学教育6年制の教育を受けた薬剤師が巣立ってくることを念頭に，医療現場における薬剤師の評価を確立し，具体的なアウトカムを出していかなければならない．

1. 栄養サポートチーム

栄養管理は治療の一環であり，食事，経腸栄養および静脈栄養がその範疇である．患者の病状と栄養状態を把握し，医師，薬剤師，管理栄養士，看護師，臨床検査技師などの医療従事者が患者に適した栄養療法を検討し，その結果について評価し，栄養計画を主治医とともに実施する医療チームを栄養サポートチーム（nutrition support team：NST）という．多くの施設では，NST組織を統括するチェアマン（chairman），組織の運営にかかわるディレクター（director），あるいはコアスタッフ（core staff），そして各部門の栄養に知識のあるスタッフ（staff）からなる．

入院患者のなかには低栄養状態が見すごされている場合もある．NSTの役割としては，このように低栄養状態にある患者を評価し，主治医に適切な栄養療法を提言することや，重症感染症や高度侵襲手術後の代謝亢進患者の低栄養，熱症による大量のエネルギー喪失などの急性期における栄養管理から，在宅や高齢者などの慢性期の栄養サポートなど，多岐にわたる．

また，NSTでは経腸栄養法や経静脈栄養法を選択する際には，薬剤師の役割として各製剤に関する正しい知識の提供がチームメンバーから求められる．

NSTにおける薬剤師の活動指針が日本静脈経腸栄養学会薬剤師部会によって以下のように示されている．

1) 静脈・経腸栄養療法における処方支援
① 処方設計支援
② 病態に応じた栄養剤の選択
③ 無菌調製の実施および指導
2) 栄養療法における適正使用
① 栄養療法に用いる機材の適正使用
② カテーテル関連血流感染対策
③ 経腸栄養剤の衛生管理とその指導
④ 薬剤の経管投与に関するリスクの回避

⑤ 経腸栄養・健康食品と薬剤との相互作用の回避
⑥ 誤投与および副作用の防止と対策

2. 感染制御チーム（infection control team：ICT）

安心・安全の医療を患者に提供するためには，病院における感染対策は必須であり，医療機関の規模の大小にかかわらず最重要課題である．また，医療関連感染（院内感染）防止対策は，院内における感染の伝播防止だけではなく，廃棄物やリネン類の取扱い，その洗浄や消毒および滅菌なども包含される．

ICTメンバーとしては，医師，看護師，薬剤師，臨床検査技師などがコアメンバーになっていることが多い．感染症ラウンドを行うことにより抗菌薬や消毒薬の適正使用のサーベランスとデータ管理を充実させ，薬剤師の特性としては抗菌薬のTDMや，抗菌薬の使用制限をかけることにより，① 医療・ケアの質が向上する，② 不必要な経費の削減になる，などが成果としてあげられる．

その他医療関連感染対策マニュアルおよび抗菌薬使用ガイドラインの作成，感染制御に関する各種サーベランスへの参画を通して薬剤師の薬学的介入が大きな成果となる．

チーム医療を実践することにより医療関連医療関連感染対策はより効果的になり，職種の専門性の向上のための講習会への参加や関連学会が主催する感染制御領域の講習会で自己研鑽することは重要である．感染制御専門薬剤師や感染制御認定薬剤師も徐々に増えてきているが，他の薬剤師との協働で感染制御を病院全体で支援する体制づくりが必要である．

3. 緩和ケアチーム（palliative care team：PCT）

がんは，1981年より日本の死亡原因の第1位であり，がん患者の療養生活の質の維持・向上のために，がんに伴う疼痛等の身体症状の緩和や精神心理的な問題への援助等が，終末期だけでなく治療の初期段階から積極的な治療と並行して行われることが望まれている．2007年4月より施行された「がん対策基本法」においては，緩和ケアについては「治療の初期の段階からの緩和ケアの実施」を重点的に取り組むべき課題として位置づけられており，緩和医療にとって追い風となった．がんの痛みはトータルペイン（全人的痛み）といわれ，がん患者の状況に応じ，身体的な苦痛だけでなく，精神的な苦痛に対する心のケアなどを含めた全人的な緩和ケアを適切に提供していくことが求められている．そのためには，緩和ケアに関する専門的な知識や技能を有する医師，精神症状の緩和を担当する医師（精神腫瘍医），看護師（がん専門看護師，緩和ケア認定看護師），薬剤師（緩和薬物療法認定薬剤師），栄養士，ソーシャルワーカー，事務職員などから構成される医療チームの育成が重要である．各職種のおもな役割分担を以下に示す．

緩和ケア医：診断，治療方針の決定，チームリーダーなど

精神腫瘍医：精神カウンセリング，チームメンバーへのカウンセリングなど

看護師：緩和ケア計画立案，患者のフィジカルアセスメント，病棟看護師との情報交換など

薬剤師：医薬品情報の提供，鎮痛薬投与計画，院内特殊製剤の対応，疼痛評価，副作用モニタリング，服薬指導など

栄養士：経口摂取のチェック，栄養評価，食欲不振の改善など

ソーシャルワーカー：患者の経済的問題への相談，在宅医療，訪問医療への相談・応需など

4. 痛みの教室

がんと診断された患者のなかには，「自分はこれから先，痛みが出てきてしまうのだろうか」と不安を抱えていたり，終末期でなくても痛みが出ており，患者自身が訴えないことにより痛み治療がなされてない場合もある．がん患者自身が訴えないことにより痛み治療がなされてない場合もある．がん対策基本法のなかでは「早期から適切に」緩和ケアの導入が求められており，その考えは医

療者のなかにおいては徐々に普及してきている．しかしながら実際に治療を受ける患者自身ががんの痛みに対する情報に触れる機会は少ない．そこで，がんによる痛みに対する理解を深めることを目的に，緩和ケアチームが患者およびその家族を対象とした「痛みの教室」を開設している施設もある．

医師からは，がんの痛みとはどういうものか，その治療法にはどういう方法があるのか．また，がんの痛みとの付き合い方や，患者自身が痛みをどのように表出していってくれたら医療者が理解しやすいか，などを総論的な内容を交えて講義する．薬剤師からはがんの痛みに対してどういった薬物治療を行っていくのか，および薬物治療を行う上での副作用とその対策について担当し，患者が不安をもっている医療用麻薬について，その誤解を解けるように適切な使用方法などを講義する．看護師からは，「日常生活における痛みの対処の仕方」として，日常生活でできる体位やマッサージの工夫，心の問題への対処法や家族のかかわり方などについて講義する．また，ソーシャルワーカーからは，医療保険や在宅サービスなど，活用できる国の制度についてや，金銭的な内容についても講義されている．

5. がんのチーム医療

がん治療の進歩は，早期発見，手術手技の飛躍的進歩と相まって，薬物療法の大きな進歩によるところが大きい．分子生物学研究の成果として分子標的治療薬の開発や，遺伝子工学やコンピュータグラフィック技術の進歩によって創薬技術も大きく変化してきた．がん治療は，各種診断部門をはじめ，外科，内科，放射線科，緩和医療科などが横断的に協力して行われる．この治療を成功裏に行うためには，医師，看護師，薬剤師，臨床検査技師，放射線技師，ソーシャルワーカーなどの連携によるチーム医療の実施が必要不可欠となる．

とくにがん療法においては，薬剤師の役割としては，投与レジメンの登録とその管理，投与量，投与スケジュール，薬物相互作用のチェックなどの医療安全を担っている．さらに副作用対策や支持療法の統一化，正確な調剤（抗がん剤のミキシングも含む），的確な服薬指導，合併症などの症状管理や，処方設計のサポートなど多岐にわたる．また，近年は多くの病院では，薬物療法のレジメンは登録性になっている．薬事委員会の下部組織として化学療法小委員会（医師，薬剤師，看護師なで構成されている）で検討され，薬事委員会で承認されていることが多い．がん専門薬剤師制度も確立して今後がん薬物療法専門医とともに，がん薬物療法の質の向上に寄与することが期待されている．

6. 包括的呼吸リハビリテーションチーム

慢性閉塞性肺疾患（chronic obstructive pulmonary disease：COPD）の患者は日本には550万人程度いると推定されている．タバコなどの有害な物質の吸入によって，気管支やその先の酸素の交換を行う肺胞などに障害が生じる病気で，その結果として通常の呼吸ができなくなり，体を動かしたときに息切れを自覚することになる．

COPDは喫煙以外にも大気汚染などが原因としてあげられるが，おもに喫煙者，長期間にわたる喫煙歴のある人に多い病気であるため，「肺の生活習慣病」，「タバコ肺」といわれている．慢性の咳や痰，体動時の息切れなどの症状がある患者に，多職種（医師・看護師・薬剤師・理学療法士・管理栄養士・臨床検査技師・事務員）によるチーム医療として提供され，患者の自立および地域社会への復帰，維持することを目標として行われ，以下のような呼吸リハビリテーション・プログラムが一般的である．①呼吸の仕方，②呼吸筋機能，③リラクゼーション技法と呼吸困難対処，④栄養指導，⑤禁煙指導，⑥心理社会的機能，⑦体力を省力化する方法を含む日常生活動作，⑧運動療法，⑨酸素療法，吸入療法，⑩肺理学療法，⑪薬物療法．

このプログラムは慢性呼吸器疾患患者の症状をコントロールし，緩和させ，機能をできる限りよい状態にするためのもので，患者のニーズにあわせて計画書を作成し，効果を判定しながら修正していくものである．薬剤師の役割としては，薬物療法の説明や服薬指導などである．これらを通して呼吸リハビリテーションは，QOLの向上，日常生活動作の能力向上，症状の軽減，運動能力の向上などの効果をもたらす．

7. 糖尿病教室

糖尿病治療は，食事療法，運動療法，薬物療法の三つに集約される．このなかで薬物療法は，適正に医薬品を使用しなければ重大な事故に繋がる可能性が高い．インスリン製剤や経口糖尿病治療薬がハイリスク薬とされているゆえんである．また，糖尿病は生活習慣病の一つであり，患者の生活習慣や，患者の性格などが重要なファクターであり，アドヒアランスに基づいた患者コンプライアンスと，患者家族や介護者，協力者の理解と協力が治療の成功の鍵を握るといっても過言でない．したがって，患者教育が患者のQOLを高めるために必要で，患者自身の気づきと動機づけが重要である．

糖尿病教室は，医師，薬剤師，看護師，栄養士，運動トレーナー，臨床検査技師などの糖尿病医療スタッフによってカリキュラムが組まれていることが多い．教育入院患者や，糖尿病と診断された初期の外来患者などが糖尿病教室の受講対象者となる．

8. 慢性腎不全指導教室

腎不全には，免疫系の異常や薬に対するアレルギー，高血圧，糖尿病などによる慢性腎不全と，出血や急激な血圧低下，感染症，熱傷に伴う脱水などによる急性腎不全があげられる．慢性腎臓病（chronic kidney disease：CKD）は，最終的に透析治療が必要になる腎機能疾患全般を総称している．

腎臓病教室は患者へのインフォームドコンセントを基盤に医師が腎臓の構造や機能，おもな病状について説明し，検査技師が尿やタンパクの検査について説明し，薬剤師からは降圧薬・利尿薬・吸着薬など腎臓病に用いられる薬の説明がなされる．栄養士は食事療法，タンパク質の制限などを説明し，看護師からは日常生活における自己管理の重要性や，透析療法の注意点等が説明され，ソーシャルワーカーからは治療が安心して受けられるための指導や，医療費や生活費の負担軽減のための相談などが一般的に行われ，患者や家族の疾患や治療の理解を深める目的に行われている．

9. 喘息教室

喘息発作は気管支が収縮し，気管支粘膜が腫れて，その表面に痰がつくために空気の通る部分が狭くなった状態である．喘息発作の治療は気管支を広げ，炎症をとり，痰を出す，ということになる．また，発作の治療と，発作を起こしてないときの予防の両方が必要となる．

喘息は適切な治療と自己管理により，発作を起こさないで快適な日常生活をおくることができる．気管支喘息の病気の起こり方，治療の考え方，処方された薬の効能と使用法などをよりよく理解していただくことを目的とした教室が多くの医療機関で開催されている．喘息教室では，医師・看護師・薬剤師・理学療法士などがそれぞれの立場からわかりやすい講義を行っている．

おもな内容としては，
（ア）気管支喘息の起こり方
（イ）発作そのものを予防的に押さえ込む慢性期治療の重要性
（ウ）喘息発作時の対処法
などである．

喘息の発作は軽いものから重症のものまで，その程度はいろいろで，最近では効果的な飲み薬や吸入薬があるので，発作の初期にきちんとした治療をすれば大事にいたることはまずない．そのうち治るだろうと放っておいたり，がまんしている

と，重症な発作になっていくことがある．

　喘息の治療でもうひとつ大切なのは発作を予防するということである．喘息発作が起きやすいということは，気管支がいろいろな刺激に対して過敏であるということで，発作の予防は，①いろいろな刺激（家のほこりやダニ，犬・猫・小鳥などのペット，杉などの花粉，タバコの煙，車の排気ガス，冷たい空気など）を避けること，②気管支の過敏な状態を緩和させること，が必要になる．

　喘息教室での薬剤師の役割は，薬歴管理に基づく患者指導で，具体的にはステロイド薬などの吸入指導や，薬物血中濃度モニタリングなどがあげられる．

［加賀谷　肇］

文　献

1) 全国国立病院薬剤部科長協議会．企画協力：プラスアルファの薬剤師になる．月刊薬事，臨時増刊号，**50**(10)，2008．
2) 岡崎寿美子編著：看護診断にもとづく痛みのケア，第2版．医歯薬出版，2002，pp. 63-70．
3) 阿部隆三：薬剤師のための糖尿病服薬指導マニュアル，改訂第2版．南江堂，2003，pp. 20-36．
4) 加賀谷　肇企画協力：薬局のためのがん患者ケアガイドブック．調剤と情報，臨時増刊号，**15**(10)，2009．

B15 専門薬剤師

病棟薬剤師が配属されるようになったのは，医療技術の高度化に伴い薬学的側面から処方の提案や鑑査が必要となり，病棟で薬剤師が医師，看護師と一緒に医療チームとして働くようになった1988年からである．これは服薬指導を行うことにより診療報酬が認められたことがきっかけであり，当初，月に100点から始まった入院調剤技術基本料は，薬剤管理指導料と改められ，現在，技術料として，月に325点×4回，さらにハイリスク薬（抗悪性腫瘍剤など）の管理を行うことにより380点×4回まで認められた．また救命救急センターなどの集中領域患者の管理を行うことで430点×4回まで技術料が認められることとなり，この臨床における業務は薬剤管理指導業務として定着した．

このような変化に対応するため，他の先進国と同様に薬学部教育6年制が2006年度から導入され，専門薬剤師の必要性が求められるようになった．医療現場に働く薬剤師は，まずジェネラリスト（広範囲にわたる知識をもつ薬剤師であり，すべての薬剤業務一般に知識・技能・態度を併せもっている薬剤師）であるべきである．しかしながら，近年の医療の高度化・専門化の進展とともに，種々の専門医集団による集学的・統合的治療が導入され，このような医療変革，診断・治療技術改革のなかで，経済効率をも重視した医薬品適正使用の重要性はいっそう増大している．さらに，たとえば抗がん剤投与に関連する重大な医療事故の多発等の最近の動向は，多くの医療機関とその医療チームがジェネラリスト薬剤師のレベルアップを重要視し，特定領域・分野に精通した知識・技術を備え豊富な経験を有する専門薬剤師を必要とするようになってきた．これは，国民・社会からの要請でもある．また，このことは病院だけでなく薬局薬剤師においても同様であり，後発医薬品・スイッチOTC薬の普及なども推進され，医薬品適正使用に関する専門知識をもった専門薬剤師の必要性が明確化されている．

1. 米国の専門薬剤師

米国では，1976年に専門薬剤師協議会（Board of Pharmaceutical Specialities：BPS）が発足したが，その際の責務は以下の4項目である．

① どの分野の専門薬剤師が必要であり，かつ重要であるかを判断する．

② 専門薬剤師を認定する（再認定する）基準を制定する．

③ 専門薬剤師資格を取得しようとする応募者を客観的に評価する．

④ 専門薬剤師のための情報源としての役割を果たし，関連機関との連携と調整機関としての任務を遂行する．

つまり，BPSは患者の生活の質（quality of life：QOL）を向上させるために，薬剤師が必要かつ十分な職能を発揮することを確約している．この目標を達成するために5分野（放射薬学，栄養管理，腫瘍，薬物療法，精神神経）を専門領域として認証している．1978年に「放射線医薬品」の専門薬剤師が認定されたのを皮切りに，1988年には「栄養管理」と「薬物療法」，1992年には「精神疾患」，1996年には「がん」の各領域において専門薬剤師に認定が始まった．2006年の統計では米国全体で薬物療法認定薬剤師が3688名と最も多く，がん専門薬剤師655名，放射線医薬品専門薬剤師501名，精神科専門薬剤師490名，栄養管理専門薬剤師381名で計5717名が認定されている．また，専門領域以外に老年病専門薬剤師認定委員会（Commission for Certification in Geriatric Pharmacy：CCGP）による高齢者ケア領域についての能力を保証する制度や薬剤師認定機構研究会（National

Institute for Standards in Pharmacist Credentialing：NISPC）が糖尿病，喘息，血中脂質，抗凝血などの疾患に対する認定薬剤師制度を発足させている．

2. 日本の専門薬剤師

日本においては，日本病院薬剤師会が2006年から専門薬剤師の認定制度を開始し，現在は，①がん，②感染制御，③精神科，④妊婦・授乳婦，⑤HIV感染症の5領域の専門薬剤師を認定している．日本医療薬学会は，米国の「薬物療法」の専門薬剤師に相当する「認定薬剤師」，さらには「指導薬剤師」を認定しているが，2010年からは，日本医療薬学会が法人格取得をきっかけにがん領域における専門薬剤師制度も，日本病院薬剤師会から移管された（それに伴い，その資格について医療法上広告が可能となった）．また，日本臨床薬理学会の薬理学の認定薬剤師・指導薬剤師，日本生薬学会では漢方・生薬の認定薬剤師，日本静脈経腸栄養学会からNST（栄養サポートチーム）専門薬剤師，糖尿病療法指導士認定機構から糖尿病療養指導士確認，2010年には日本緩和医療薬学会から緩和薬物療法認定薬剤師を選出しているが，病院薬剤師のみではなく薬局薬剤師も取得できる制度となっている（表1）．

日本での「専門薬剤師」という呼称での認定は，日本病院薬剤師会の認定が最初であり，「薬物療法認定」を専門薬剤師の前段階として考えている．それには薬物療法の資格がないと専門薬剤師を受験する資格を有さないことや，表1に示したように，論文審査が有することが専門薬剤師には求められていることが理由である．しかし，今後の考

表1 各種認定・専門薬剤師一覧

認定団体	種類	試験の有無	論文
日本病院薬剤師会	がん薬物療法認定薬剤師	あり	なし
	がん専門薬剤師	あり	あり
	感染制御認定薬剤師	あり	なし
	感染制御専門薬剤師	あり	あり
	精神科薬物療法認定薬剤師	あり	なし
	精神科専門薬剤師薬剤師	あり	あり
	妊婦・授乳婦薬物療法認定薬剤師	あり	なし
	妊婦・授乳婦専門薬剤師	あり	あり
	HIV感染症薬物療法認定薬剤師	あり	なし
	HIV感染症専門薬剤師	あり	あり
	日病薬認定指導薬剤師	なし	なし
日本医療学会	認定薬剤師	あり	あり
	指導薬剤師	認定者であること	あり
	がん専門薬剤師	あり	なし
	がん指導薬剤師	がん専門であること	あり
日本薬剤師研修センター	研修認定薬剤師	あり	なし
日本生薬学会	漢方・生薬認定薬剤師	あり	なし
日本臨床薬理学会	認定薬剤師	あり	あり
	指導薬剤師	認定者であること	あり
日本経静脈経腸栄養学会	栄養サポート（NST）専門薬剤師	あり	なし
日本緩和医療薬学会	緩和薬物療法認定薬剤師	あり	なし
日本プライマリ・ケア学会	プライマリケア認定薬剤師	あり	なし
日本化学療法学会	抗菌化学療法認定薬剤師	あり	なし
糖尿病療法指導認定機構	糖尿病療養指導士	あり	なし

http://www.jshp.or.jp/senmon/senmon2-2.pdf

え方としては，日本医療薬学会に移管された「がん専門薬剤師」制度は，いままでの考え方が一新され，認定施設で5年間研修を受けたものが専門薬剤師受験資格を有することなど，いままで以上に専門資格取得には高いハードルとなった．ここで示す，専門薬剤師に関しては，広義な意味では認定薬剤師もその分野においてはジェネラリストではなくスペシャリストと認識し，その制度の詳細を以下に示す．

3. 認定薬剤師の資格

薬剤師の生涯研修の一環として多くの団体が一定の研修実績に基づいて認定証を授与している．これらの研修認定制度を評価・認証する機関として薬剤師認定制度認証機構が2004年に設立された．現在，以下の17実施機関が同機構に認証され，認定薬剤師証を発行している．

財団法人日本薬剤師研修センター，東邦大学薬学部，一般社団法人薬剤師あゆみの会，慶應義塾大学薬学部，一般社団法人イオン・ハピコム人材総合研修機構，明治薬科大学薬学部，NPO法人医薬品ライフタイムマネジメントセンター，神戸薬科大学薬学部，社団法人石川県薬剤師会，新潟薬科大学薬学部，北海道薬科大学薬学部，星薬科大学薬学部，一般社団法人 昭薬同窓会平成塾，学校法人 医学アカデミー 薬学ゼミナール 生涯学習センター，一般社団法人 日本プライマリ・ケア連合学会，北海道医療大学，埼玉県病院薬剤師会障害研修センター．

このほか，日本医療薬学会，日本生薬学会，日本病院薬剤師会などが認定制度を実施している．以下におもな認定に対する資格を示す．詳細に関しては各団体のホームページを参照．

研修認定薬剤師：日本薬剤師研修センターが研修認定薬剤師制度のもとで認定する．最初の申請は4年以内に40単位以上（各年5単位以上）を取得する必要がある．その後は3年ごとの更新．

認定実務実習指導薬剤師：日本薬剤師研修センターが厚生労働省補助事業として2005年から養成研修事業を実施している（2010年からは独自事業）．薬学部6年制の設置に伴い必修化された長期の薬局病院実務実習に対応するためといわれ，2010年から始まる実務実習認定を受けた薬剤師数は薬局薬剤師約7000人，病院薬剤師約3500人となった．原則として薬剤師実務経験が5年以上

表2 日本病院薬剤師会の感染制御薬剤師認定申請資格

以下の全てを満たす者は認定を申請することができる．
1. 日本国の薬剤師免許を有し，薬剤師として優れた見識を備えていること．
2. 薬剤師としての実務経験を5年以上有し，日本病院薬剤師会あるいは日本薬剤師会の会員であり，かつ，別に定める学会のいずれかの会員であること．
3. 日本病院薬剤師会生涯研修履修認定薬剤師，日本医療薬学会認定薬剤師，薬剤師認定制度認証機構により認証された生涯研修認定制度による認定薬剤師，あるいは日本臨床薬理学会認定薬剤師であること．
4. 申請時において，引き続いて3年以上，施設内の感染対策委員会または院内感染対策チームの一員（院内感染対策チームと連携しての活動を含む）として感染制御活動に従事していること（病院長あるいは施設長等の証明が必要）．
5. 施設内において，感染制御に貢献した業務内容及び薬剤師としての薬学的介入により実施した対策の内容を20例以上報告できること．
6. 日本病院薬剤師会が認定する感染制御領域の講習会，及び別に定める学会が主催する感染制御領域の講習会などを所定の単位（20時間，10単位）以上履修していること．
7. 病院長あるいは施設長等の推薦があること．
8. 日本病院薬剤師会が行う感染制御認定薬剤師認定試験に合格していること．

表3 日本病院薬剤師会の感染制御専門薬剤師認定申請資格

以下の全てを満たす者は認定を申請することができる．
1. 申請時において，感染制御認定薬剤師あるいはICD制度協議会が認定するインフェクションコントロールドクター（以下「ICD」という．）の資格を有している者であり，かつ，ICD制度協議会に加盟している学会・研究会のいずれかの会員であること．
2. 日本医療薬学会，日本薬学会，日本臨床薬理学会，日本TDM学会，ICD制度協議会に加盟している学会・研究会，日本薬剤師会学術大会，関連する国際学会あるいは日本病院薬剤師会ブロック学術大会において感染制御領域に関する学会発表が3回以上（うち，少なくとも1回は発表者），複数査読制のある国際的あるいは全国的な学会誌・学術雑誌に感染制御領域に関する学術論文が2編以上（うち，少なくとも1編は筆頭著者）の全てを満たしていること．
3. 病院長あるいは施設長等の推薦があること，
4. 日本病院薬剤師会が行う感染制御専門薬剤師認定試験に合格していること，

http://www.jshp.or.jp/senmon/senmon2-3.pdf

あること，ワークショップ形式および講習会形式の研修を受講し受講証明書を得ること等の認定要件が定められている．

感染制御認定薬剤師：日本病院薬剤師会の各専門分野の認定資格は感染制御に準ずる．日本病院薬剤師会が認定する感染制御の認定薬剤師．薬剤師としての実務経験を5年以上有し，感染制御認定薬剤師認定試験に合格する等の申請資格が必要となる（表2，表3）．

4. 専門薬剤師の資格・役割

日本病院薬剤師会の専門分野の専門薬剤師認定申請資格は，表3に示したように認定薬剤師を合格していて，学会発表が3回以上（うち，少なくとも1回は発表者），学会論文が2編以上（うち，すくなくとも1編以上は筆頭著者）という資格制度であった．

日本医療薬学会に移管された制度に関しては，がん専門薬剤師制度のイメージを図1に示したが，認定研修施設で5年間の研修を行うこと（表参照）が大きな用件であり，日本病院薬剤師会認定の専門薬剤師に課せられている「学会発表や論文投稿」はなく，指導薬剤師に課している．

医療チームの一員として安全で安心な薬物療法を提供するために，専門薬剤師は高度な知識・技能・態度をもって，以下の点を具体的に示すことが求められている．

① 当該専門領域のハイリスク医薬品の適正使用・ハイリスク患者の重点管理を推進する．

② 当該専門領域の医薬品の副作用・相互作用マネジメントの為の臨床検査・薬物血中濃度測定のオーダーを医師にかわって行い，必要な対応を提案する．

③ 副作用の重篤化回避や治療に難渋する患者への対応について，医師との協働のもと，処方の提案や処方設計を分担する．

④ 高度な医療判断に備えて医薬品情報を収集・

表4 日本医療薬学会認定のがん専門薬剤師認定申請資格

以下のすべてを満たす者は，認定を申請できる．
1. 日本国の薬剤師免許を有し，薬剤師として優れた人格と見識を備えていること．
2. 薬剤師としての実務経験を5年以上有すること．
3. 本学会の会員であること．
4. 本学会認定薬剤師，日本病院薬剤師会生涯研修履修認定薬剤師，薬剤師認定制度認証機構により認証された生涯研修認定制度による認定薬剤師あるいは日本臨床薬理学会認定薬剤師であること．
5. 本学会が認定するがん専門薬剤師研修施設において，本学会の定めた研修カリキュラムに従って，がん薬物療法に関する5年以上の研修歴を有すること．
6. 本学会が認定するがん領域の講習会を50単位以上履修したこと．
7. がん患者への薬剤管理指導の実績50症例（3臓器・領域以上の癌種）を提出すること．
8. 本学会が実施するがん専門薬剤師認定試験に合格すること．

http://www.jsphcs.jp/cont/100201.html

表5 日本医療薬学会認定のがん指導薬剤師認定基準

以下のすべてを満たす者は，認定を申請できる．
1. がん専門薬剤師として5年以上の活動実績を有すること．
2. 5年間連続して本学会の会員であること．
3. がん領域の学会の会員であること．
4. 査読制のある国際的あるいは全国的学会誌・学術雑誌にがん領域に関する学術論文が3編以上（うち，少なくとも1編は筆頭著者），国際学会あるいは全国規模の学会においてがん領域に関する学会発表が3回以上（うち，少なくとも1回は発表者）の全てを満たしていること．
注）2020年度以降の新規認定については要件4を下記に変更する．
①医療薬学に関する学術論文10編以上（うち，がん領域に関する学術論文が3編以上で且つ少なくとも1編は筆頭著者）．
②医療薬学に関する学会発表10回以上（うち，がん領域に関する学会発表が3回以上で且つ少なくとも1回は発表者）．

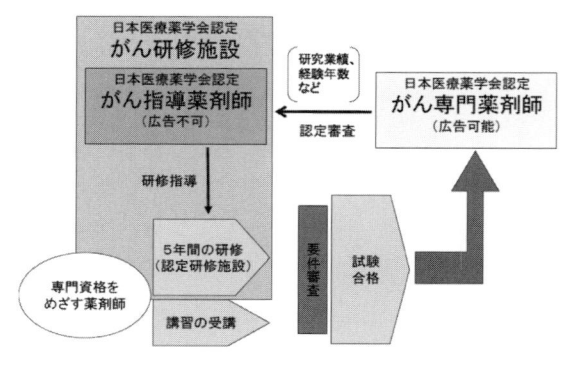

図1 日本医療薬学会認定のがん専門薬剤師制度のイメージ
http://www.jsphcs.jp/cont/2.pdf．

http://www.jsphcs.jp/cont/4.pdf

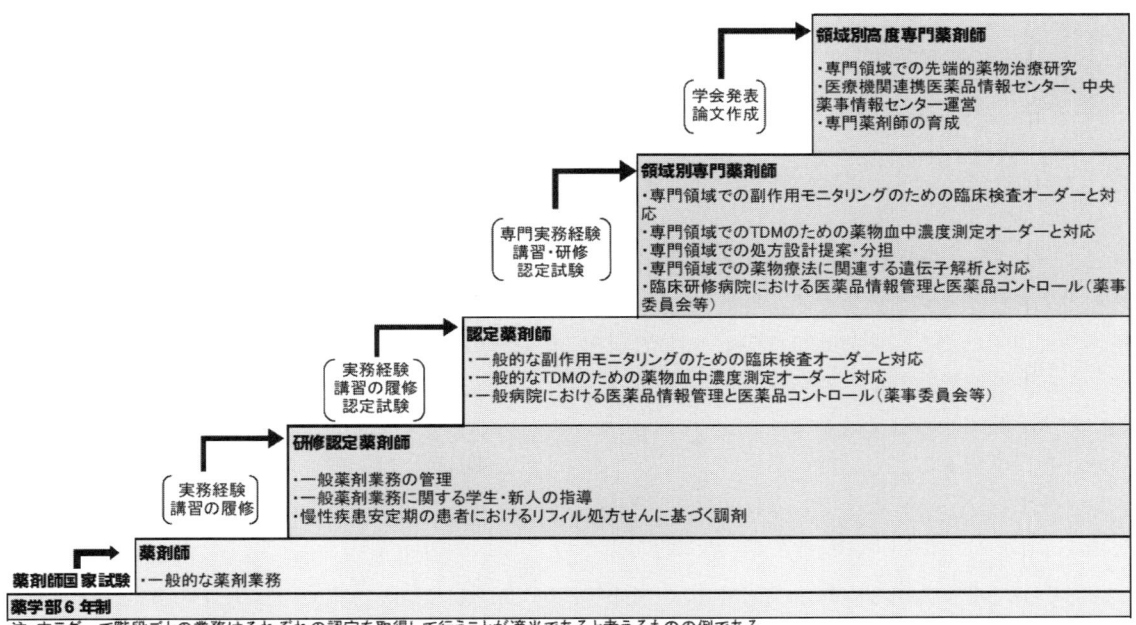

図2 専門薬剤師にいたるためのラダー：第三者機関によるプログラム認証と試験実施
http://www.scj.go.jp/ja/info/kohyo/pdf/kohyo-20-t62-12.pdf.

活用する．

さらに具体的には，日本学術会議薬学委員会専門薬剤師分科会の提言「専門薬剤師の必要性と今後の発展―医療の質の向上を支えるために―」のなかで，「専門薬剤師に至るためのラダー」を示し，専門薬剤師と認定薬剤師の違いを示している（図2）．ここでいう「専門薬剤師」は医療薬学会のがん専門薬剤師と同じ考え方で，日本病院薬剤師会がいう従来の薬物療法認定薬剤師であり，高度専門薬剤師は従来のがん専門薬剤師であり，今後は指導薬剤師が高度専門薬剤師として専門薬剤師の育成を行うこととなる．

おわりに

専門薬剤師の育成は，関連学会や団体などが行っているのが日本の現状である．しかし，その質を保証して，社会から信頼を得るためには，米国のBPSに相当する組織による保証された研修や設定の仕組みをもち，透明性を確保する必要がある．この件に関しては，今後の大きな課題であるが，薬剤師はまずジェネラリストとして十分な知識をもちあわせた上で，専門に特化するスペシャリストになることで「医療の質の向上」に寄与していかなくてはならないと考える． ［塩川 満］

文献

1) 望月真弓：わが国における専門薬剤師の必要性と役割（解説）．東京都病院薬剤師会雑誌（1345-7624），**59**(1)：9-11, 2010.
2) 赤穂榮一：専門薬剤師 Up-to-Date，米国の専門薬剤師事情（解説）．薬事（0016-5980），**52**(1)：104-106, 2010.
3) 日本学術会議薬学委員会専門薬剤師分科（2008年8月28日）：専門薬剤師の必要性と今後の発展―医療の質の向上を支えるために―，PDF：2010/05/16閲覧．http://www.scj.go.jp/ja/info/kohyo/pdf/kohyo-20-t62-12.pdf.

B16 服薬指導

1. ファーマシューティカルケア

ファーマシューティカルケアとは，患者のQOL（生活の質）を改善する明確な治療効果を達成するために，責任をもって薬物療法を提供することと定義される．単なる「薬剤師が行うケア」ではなく，薬剤師の姿勢・行動，関与，関心，倫理，機能，知識・責務ならびに技能に焦点を当てる薬剤師の行動哲学である．

ファーマシューティカルケアの目的は，① 病気を治すこと，② 患者の症状を改善・緩和すること，③ 病気の進行を阻止・遅延させること，④ 病気や症状の発現を予防することである．医療法の改正により，医療の担い手に薬剤師が位置付けられ，日本の病院薬剤師の業務内容は従来の調剤中心の業務から，近年は与薬業務や服薬指導業務といった入院患者への直接的な薬学管理にかかわるように変化してきた．病棟薬剤師は，ファーマシューティカルケアの行動哲学をもち，与薬業務や服薬指導業務のみにとどまることなく，チーム医療のスタッフの一員として，医薬品にかかわるすべてのことに関与する必要がある．

ファーマシューティカルケアの概念から安全かつ有効な薬物療法の継続性を維持するには，医薬品適正使用のサイクルのすべての面で関与すべきである．薬剤管理指導の本来の目的が医薬品適正使用の推進であることもふまえ，薬剤師が調剤と患者への服薬指導のみに関与することで終わるのではなく，医薬品が正確に使用されているかをチェックし，効果や副作用の評価を行い，処方へのフィードバックにつなげるという一連のサイクルが重要である．薬剤師は自らの基盤のうえに，薬学的考察と薬学的協議に基づく業務を展開することが必要であり，それによって，薬物療法のリスクマネージメントに関しても中心的役割を果たし，医療の質の向上に貢献していくべきであると考えられる．ファーマシューティカルケアを実践するということは，具体的には以下の4項目を確保することになる．

① 薬物療法の安全性かつ有効性
② 患者個別の薬物療法
③ 服薬アドヒアランス
④ 長期にわたる薬物療法の継続性

医療の質には，安全，よい結果，満足の三つの領域がある．患者への直接的なケアにより，患者との信頼関係を築くことで，チーム医療の一員として認められ，薬物療法の専門家として職能を発揮することが可能となる．薬剤師がチーム医療に介入することで，処方薬剤数の減少，副作用発現頻度の軽減など明確な結果を出すことが求められている．

保険薬局においても，来局できる患者に対してだけでなく，在宅において療養を行う患者を訪問して薬剤管理指導を行うなど，近隣の医療機関や訪問看護師と連携をとりチーム医療の一員として活動する機会も多くなってきていることから，ファーマシューティカルケアを実践する機会は広がっている．

2. 入院調剤技術基本料

調剤技術基本料は，重複投薬の防止等保険医療機関内における調剤の管理の充実を図るとともに投薬の適正を確保することを目的としており，薬剤師が常態として勤務する保険医療機関において，薬剤師の管理のもとに調剤が行われた場合に，患者1人につき，月1回に限り算定する（表1）．

3. 350点業務（薬剤管理指導業務）

1988年に100点業務から始まり，2000年に週350点業務となった入院薬剤管理指導業務は，保険医療機関の薬剤師が医師の同意を得て薬剤管理

指導記録に基づき，直接服薬指導，服薬支援その他の薬学的管理指導（処方された薬剤の投与量，投与方法，投与速度，相互作用，重複投薬，配合変化，配合禁忌等に関する確認並びに患者の状態を適宜確認することによる効果，副作用等に関する状況把握を含む）を行うことであり，薬剤管理指導料として週1回（算定する日の間隔は6日以上）に限り算定できるものであるが，平成20年4月の診療報酬改定において，表2のように変更となった．

その後，平成22年4月の診療報酬改定において，入院中の患者に対して薬学的管理指導を行った場合に，医薬品安全性情報等管理体制加算として，入院中1回に限り，初回の薬学的管理指導にかかわる算定の際に，所定点数に50点を加算すると変更された．

この条件として，医療機関における医薬品安全性情報等管理体制のさらなる充実を図るため，医薬品情報管理室においてさらに質の高い医薬品安全性情報等の管理を行っている場合に，薬剤管理指導料に加算を設けることができる．

入院中の患者に対する薬剤管理指導と同様に，患者が自宅で安全かつ効果的に治療を継続できるように保険薬局においても薬剤服用歴管理指導を行う．保険薬局における薬剤服用歴管理指導においては，患者ごとに作成された薬剤服用歴に基づき，投薬にかかわる薬剤の名称，用法，用量，効能，効果，副作用および相互作用に関するおもな情報を文書等により患者に提供し，薬剤の服用に関し，基本的な説明を行う．さらに，患者もしくは家族から服薬状況等の情報を収集し薬剤服用歴等に記録（3年間保存）し，その記録に基づき必要な指導を行う．薬剤服用歴管理指導料は，処方せん受付1回につき30点算定することができるが，平成22年4月の診療報酬改定により，上記の特に安全管理が必要な医薬品（ハイリスク薬）を調剤し，その服用に関し，服用状況，副作用の有無などについて患者に確認し，必要な薬学的管理および指導を行った場合，指導加算4点が新設さ

表1　入院調剤技術基本料

1	入院中の患者に投薬を行った場合	42点
2	その他の患者に投薬を行った場合	8点
注	1　薬剤師が常時勤務する保険医療機関において投薬を行った場合（処方せんを交付した場合を除く）に算定する． 2　同一の患者につき同一月内に調剤技術基本料を算定すべき投薬を2回以上行った場合においては，調剤技術基本料は月1回に限り算定する． 3　1において調剤を院内製剤の上行った場合は，所定点数に10点を加算する． 4　薬剤管理指導料または在宅患者訪問薬剤管理指導料を算定している患者については算定しない．	

表2　薬剤管理指導料

1	救命救急入院料等を算定している患者に対して行う場合	430点
2	特に安全管理が必要な医薬品が投薬又は注射されている患者に対して行う場合（1に該当する場合を除く）	380点
3	1及び2以外の患者に対して行う場合	325点
注	厚生労働大臣が定める施設基準に適合する保険医療機関に入院している患者に対して投薬又は注射及び薬学的管理指導を行った場合に，当該患者に係る区分に従い，患者1人につき週1回に限り，月4回を限度として算定する．	
厚生労働大臣が定める施設基準	1　薬剤管理指導を行うにつき必要な薬剤師（2人以上の常勤の薬剤師）が配置されていること 2　薬剤管理指導を行うにつき必要な医薬品情報の収集及び伝達を行うための専用施設を有していること（常勤の薬剤師が1人以上配置されていること） 3　入院中の患者に対し，患者ごとに適切な薬学的管理（副作用に関する状況の把握を含む．）を行い，薬剤師による服薬指導を行っていること	
救命救急入院料等を算定している患者	救命救急入院料，特定集中治療室管理料，ハイケアユニット入院医療管理料，脳卒中ケアユニット入院医療管理料，新生児特定集中治療室管理料，総合周産期特定集中治療室管理料又は広範囲熱傷特定集中治療室管理料のいずれかを算定している患者	
特に安全管理が必要な医薬品（ハイリスク薬）	抗悪性腫瘍剤，免疫抑制剤，不整脈用剤，抗てんかん剤，血液凝固阻止剤，ジギタリス製剤，テオフィリン製剤，カリウム製剤（注射薬に限る），精神神経用剤，糖尿病用剤，膵臓ホルモン剤及び抗HIV薬	

れた．このほかに，通院が困難で在宅において療養を行っている患者に対し，医師の指示に基づき薬剤師が薬学的管理指導計画を策定し，患者を訪問して薬学的管理・指導および記録を行い，指示を出した医師に訪問結果について必要な情報を文書により提供した場合に在宅患者訪問薬剤管理指導料を，① 同一建物居住者以外の場合 500 点，② 同一建物居住者の場合 350 点算定する．①と② を合わせて，月 4 回が算定の限度であるが，がん末期患者および中心静脈栄養法の対象患者については週 2 回かつ月 8 回が限度である．

4. ハイリスク薬管理

薬剤管理指導において，薬剤師は，医師への疑義照会や副作用回避・有効性確保のための処方提案，適正使用のための院内プロトコールや医師との協議に基づく処方設計等，積極的に薬学的介入を行うよう努めなければならない．

また，薬剤管理指導は，薬学的管理の必要性の高い患者を重点に，服薬指導だけでなく，アドヒアランスの確認，副作用等の確認を含めて総合的に行われるべきである．とくに重篤な患者の場合には，ハイリスク薬（B6項「ハイリスク薬」参照）が処方されることも多く，行うべき薬学的管理は広範で，しかも緊急対応が求められることも多い．薬剤管理指導料算定の対象となるハイリスク薬は医療安全管理における広義のハイリスク薬とは異なり，上記 3 の薬剤管理指導業務の表の「特に安全管理が必要な医薬品」に分類されるものである．持参薬としてハイリスク薬が使用される場合もあるので，薬剤管理指導は他院で処方された薬剤も含めて行うべきである．後発医薬品使用の推進により 10 種類以上の後発医薬品が存在することも多いため，持参薬の確認時には注意を要する．

5. 麻薬指導加算

入院患者に薬剤管理指導を行う場合，麻薬の投薬または注射が行われている患者に対し，麻薬使用に必要な薬学的管理指導を行った場合に，1 回につき所定点数に 50 点が加算できる．加算する場合は，薬剤管理指導記録に少なくとも，① 麻薬に係る薬学的管理の内容（麻薬の服薬，注射の状況，疼痛緩和の状況），② 麻薬に係る患者への指導及び患者からの相談事項，③ その他麻薬に係る事項を記載する必要がある．

保険薬局における麻薬管理指導加算は，薬剤服用歴管理指導を行う患者や家族に麻薬の服用及び保管取り扱い上の注意などに関し必要な指導を行った場合に，所定点数に 22 点を加算するものである．なお，指導の要点を薬剤服用歴の記録に記載しておくことが必要である．このほかに，在宅において療養を行っている在宅患者訪問薬剤管理指導を行う際の麻薬管理指導加算は 100 点となっている．

6. 退院指導

患者が入院中に服用した主な薬剤の情報の管理に関する情報が退院後にも継続的に行えることが重要である．

平成 22 年 4 月の診療報酬改定により，それまでの「薬剤管理指導料退院時服薬指導加算」50 点と後期高齢者を対象とした「後期高齢者退院時薬剤情報提供料」100 点が廃止され，全年齢を対象とした「退院時薬剤情報管理指導料」に名称が変更され，90 点業務となった．

患者の入院時に当該患者が服用中の医薬品等について確認するとともに，当該患者に対して入院中に使用したおもな薬剤の名称（副作用が発現した場合については，当該副作用の概要，講じた措置等を含む）に関して当該患者の手帳に記載した上で，退院に際して当該患者またはその家族等に対して，退院後の薬剤の服用等に関する必要な指導を行った場合に，退院の日 1 回に限り算定する．

入院中の患者に対し，退院後の訪問薬剤管理指導を担う保険薬局として患者が指定する保険薬局の薬剤師が，入院している医療機関に赴き，患者の同意を得て，退院後の在宅での療養上必要な説明および指導を文書により情報提供した場合に退

院時共同指導料600点を入院中1回を限度（別に厚生労働大臣が定める疾患は2回限り）に算定する．

7. 副作用モニタリング

高齢者では，代謝・排泄などにかかわる腎臓や肝臓の生理機能の加齢低下により薬物の体内動態が変わり，副次反応や中毒反応に分類される副作用が生じやすくなる．こうした薬物有害反応は，薬理学的，体内動態学的にある程度予知可能であるため，調剤時の薬歴管理や薬剤管理指導業務を通じて，個々の患者の経過を薬剤師がモニタリングすることにより回避可能となる．一方，アレルギーが関与する副作用や個人的な過敏性（代謝酵素欠損や不耐症等）による有害反応は予知することは困難だが，プレアボイドでは薬剤師が初期症状をとらえて回避対策を医師と協議することにより重篤化を防止できることが示されている．しかし，高齢者では初期症状の訴えが少なかったり，目立たなくなる傾向があり，薬剤師が薬剤管理指導業務を通してモニタリングしたり，自覚症状に関する患者の訴えを引き出す等して副作用の早期発見と重篤化の回避を図ることが必要である．このためには，ファーマシューティカルケアの一環として，薬物療法の安全面に関して，薬物療法開始前の薬学的処方支援と副作用の未然回避を行うとともに，薬物療法期間中は患者モニタリングと患者支援による副作用の重篤化回避を行う必要がある．すなわち，高齢者は薬物療法に関する危険なポピュレーションであるため，とくにプレアボイドによる患者支援が重要と考えられる（表3）．

用語解説

■ **服薬アドヒアランス**　アドヒアランスとは，患者が主体となって「自分自身の医療に自分で責任をもって治療法を守る」という考え方である．とくに生活習慣病の治療や禁煙補助療法など，長期に渡って服薬の必要があり患者さんの主体的意識が重要な分野で，この考え方が強調されるようになっている．

従来，医療者は「医療者の指示に患者がどの程度従うか」というコンプライアンス概念のもと患者を評価してきた．したがってその評価は医療者側に偏り，医薬品の服用を規則正しく守らない「ノンコンプライアンス」の問題は患者側にあると強調されていた．しかし実際の医療現場では，コンプライアンス概念で乗り超えられない治療成功への壁が存在した．そこで，患者自身の治療への積極的な参加（執着心，adherence）が治療成功の鍵であるとの考え，つまり「患者は治療に従順であるべき」という患者像から脱するアドヒアランス概念が生まれた．このアドヒアランスを規定するものは，治療内容，患者側因子，医療者側因子，患者・医療者の相互関係という点でコンプライアンスとは大きく異なる．たとえば，服薬アドヒアランスを良好に維持するためには，その治療法は患者にとって実行可能か，服薬を妨げる因子があるとすればそれは何か，それを解決するためには何が必要かなどを医療者が患者とともに考え，相談の上決定していく必要がある．

■ **POS と POMR**　POS（problem oriented system）

表3　薬物療法開始前および期間中の副作用回避のための評価項目

薬物療法開始前の薬学的処方支援と副作用の未然回避	① 患者情報の評価	・投与禁忌 ・慎重投与
	② 薬歴の評価	・重複する治療 ・薬物相互作用 ・薬物アレルギー歴
	③ 処方の支援	・不適切な投与経路 ・不適切な治療期間 ・不適切な剤形 ・適応外使用 ・過剰費用となる治療 ・ガイドラインからの解離
薬物療法期間中の薬学的な患者モニタリングと患者支援による副作用の重篤化回避	④ 有効性のチェック	・薬物動態モニタリング ・薬物と効果の解離 ・患者満足度
	⑤ 安全性のチェック	・副作用 ・薬物相互作用 ・薬物アレルギー ・薬物動態モニタリング
	⑥ 患者支援	・治療意義の理解と選択 ・参加の支援 ・副作用回避への自己管理の支援 ・服薬の問題解決への助言 ・必要な服薬カウンセリング ・不適切な自己治療の回避

とは問題志向システムのことで，米国のウィード（Lawrence L. Weed）により 1968 年に提唱され，日本では 1973 年に聖路加国際病院理事長，日本 POS 医療学会会頭の日野原重明氏により『POS～医療と医学教育の革新のための新しいシステム～』が出版，紹介された．システムの具体的中身は，① 基礎データ，② 問題リスト，③ 初期計画，④ 経過記録，⑤ 要約記録（退院時要約）からなる．

POMR（problem oriented medical record）とは問題志向記録のことで，一定のはっきりした形式があり，そのなかに正確かつ必須の内容が書きこまれる記録（とくに，経過記録に関しては問題（problem）ごとに主観的データ，客観的データ，評価，計画の順に記載）のこと．これは単に整理された，筋の通った記録であるばかりでなく，医師相互や看護師・薬剤師をはじめとした他の医療従事者からも客観的に批判され，監査されるのに都合のよいシステムでもある．したがって，この記録は単に患者のケアをよくするだけでなく，この記録を作成すること自体が，医療を担う者への教育的訓練となるものでもある（詳細は B17 項「患者情報」を参照）．

■ 薬学的管理指導計画　処方医から提供された診療状況を示す文書等に基づき，必要な点で処方医と相談および他の医療関係職種と情報共有しながら，患者の心身の特性および処方薬剤を踏まえ策定される，薬剤の管理方法，処方薬剤の副作用，相互作用等を確認した上で，実施すべき指導の内容，患者宅への訪問回数，訪問間隔等を記録するもの．薬学的管理指導計画書は，患者を訪問する前に作成し，訪問により得られた情報を踏まえ見直しを行う．少なくとも月に 1 回は見直しを行うほか，処方薬剤の変更があった場合にも適宜見直しを行う．

■ プレアボイド　プレアボイドとは英語の「be PREpared to AVOID the adverse reaction of drugs：薬剤による有害事象を事前に回避する」の PREAVOID の部分で，日本病院薬剤師会が取り組んでいる対策で，同会の造語である．それまでの「副作用回避事例報告」から平成 11 年に名称を「プレアボイド」に変更したもので，薬物の安全性に薬剤師が積極的に関与し，薬物療法に関する有害事象を「未然防止及び重篤化防止」して患者に不利益を与えないための制度である．厚生労働省の「安全性情報報告」とは別に，薬剤師が薬物療法に直接関与し，薬学的患者ケアを実践して患者の不利益（副作用，相互作用，治療効果不十分など）を回避あるいは軽減した事例を日本病院薬剤師会に送っている．プレアボイドが副作用報告と異なる点は，副作用発症薬剤及び種類の報告だけでなく，それに対する薬剤師の関与及び回避過程を報告するところにある．日本病院薬剤師会ではこれを分析し，薬剤師の日常業務におけるリスク回避に役立つように公表している（詳細は，B18 項「副作用・薬害」を参照）．

［門田佳子・木津純子］

文　献

1) 日本病院薬剤師会：プレアボイド優秀事例の公開について．http://www.jshp.or.jp/preavoid/ippan.htm
2) 日野原重明：POS　The Problem-oriented System　医療と医学教育の革新のための新しいシステム．医学書院，1973．

B17 患者情報

　薬剤師は患者のQOL改善を目的とし，そのために責任をもって直接患者に薬物治療に関するケアを提供しなくてはならない．それを病院では薬剤管理指導業務と呼んでいるが，患者の問題を患者の立場に立って考え，解決する手法である「POS（problem oriented system）」を医師，看護師らとともに共通のツールとして積極的に使っていく必要がある．問題を解決していく過程には表1に示したように，第1段階に情報収集があり，問題を明確化し，計画立案し実施していく過程を取る．

　したがって，どのような情報を入手できるかが薬剤管理指導業務の鍵となる．このことは病院薬剤師だけではなく薬局薬剤師であっても同様であり，問題を明確化するためには取るべき必要な情報を確認しなくてはならない．問題を明確化する上で，病院における薬剤師の行動を例にして，どのような情報が必要であるかを示す．

表1　問題解決過程とPOMR（問題志向型診療記録）

	問題解決過程	POMR（問題志向型診療記録）
第1段階	情報収集	データベース
第2段階	問題の明確化	問題リスト
第3段階	計画立案	初期計画
第4段階	計画の実施	経過記録（SOAP）
第5段階	評価（オーディット）	退院時要約

井上忠夫ほか：臨床薬剤業務におけるPOS―その理論と実際―, p.16, 日総研出版, 1999.

1. 薬剤管理指導業務における情報収集項目（患者基本情報）

　薬剤管理指導業務では，薬剤管理指導料として薬剤の種類に応じた算定が可能となっている．一般薬は325点，抗悪性腫瘍薬などのハイリスク薬は380点，救急入院料算定している救急患者には430点を算定する．初回指導時には安全性情報加算として50点，麻薬指導を行った場合は50点の加算ができる．また退院時指導を行った場合には，「退院時情報提供料90点」を算定できるが，それぞれに服薬指導が必要である．その際に薬剤師はどのような考え方から情報を収集し，服薬指導を通して何を患者へ返すかが大切なことである．なぜその項目が必要であるか，薬剤師の考え方を解説する．

a. 初回に情報収集すべき項目

　初回に収集できなければ随時確認する．

- 年齢，性別：薬剤の投与設計時に役立つ．
- 現病歴：どうして病気になったかの確認は患者の背景を知る際に役立つ．
- 既往歴：薬剤選択に非常に役立つ．たとえばNSAIDs（非ステロイド性抗炎症薬）は胃潰瘍には禁忌であるため，使えない．
- 主訴：患者の背景を知る際に役立つ．
- 薬歴（持参薬）：いままでどのような薬剤を服用していたかを知ることで，新たな処方設計に役立つ．また，相互作用の確認や薬剤による副作用情報を収集する際に役立つ．
- OTC，健康食品使用歴：薬歴と同様．
- 嗜好品（喫煙，飲酒）：とくに喫煙は循環器系薬剤に対する薬剤の血中濃度を低下させる可能性があるなどの影響があるため．
- 家族歴：疾患によっては家族との因果関係があるため，今後の薬剤使用を考える際に役立つ．
- キーパーソン：本人が薬剤を飲めない，使用できない場合に，だれが行うのかのヒントになる．
- 社会背景：職業などを確認することで，定期的に薬を飲んだり使用できるかがわかる．

b. 毎回情報収集すべき項目

　問題をあげた場合には，その問題に重視した確認項目となる．

- 方針（治療計画など）：薬剤の使い方，剤型を考

える際に役立つ．在宅への移行を早期に考えるなら注射剤を使わないなどの方針が明確になる．
- 説明（告知など）：薬剤の説明時に役立つ．
- 理解度（薬剤など）：指導時に役立つ．
- 病識：指導時に薬と病気を説明する際に役立つ．
- 現在の処方薬：効果・相互作用・副作用の確認時に役立つ．
- 検査値：薬剤による副作用であるかを検討する際に役立つ，また投与設計時に役立つ．
- バイタルサイン：効果を確認する際，副作用が出ているかを確認する際に役立つ．
- 身長，体重，体表面積：投与設計をする際に役立つ．
- 身体状況（ADL，聴力，視力など）：薬剤の剤型を検討する際に役立つ．
- アレルギー歴，副作用歴：薬剤の選択，副作用かを判断する際に役立つ．
- 治療効果：薬剤の継続使用を検討する際に役立つ．
- 副作用，相互作用：副作用なく治療をするために必要．
- 服薬コンプライアンス：薬剤評価，効果確認をする際に役立つ．
- in/outバランス（排泄パターン）：薬剤の効果確認に役立つ（便秘薬や利尿薬など）．
- 栄養状態（食事状態）：食事により薬剤の効果に影響する場合があるため（糖尿病薬等）．栄養状態から必要カロリーを計算するため．

c. 患者さんへ直接確認する項目（S情報）
- お薬手帳を今まで持っていたか：退院時の指導にはお薬手帳に入院中に使用した薬剤に関しての情報を記載するため，また，いままでの薬歴を確認する上でも確認すべき情報．
- 今までの薬の管理方法：自己管理していたか，忘れずに飲んでいたかを確認することでアドヒアランスを知り，今後の指導に役立てる．
- 薬に対する理解度：今後の薬の管理に対して役立つ．
- アレルギー歴：カルテで確認できる場合もあるが，薬剤師の視点で再度本人に確認する．
- 入院後の薬物療法で疑問点はあるか：患者の薬剤に関する疑問点を明らかにするとともに「変わった症状はないか」を確認し，安心して薬剤を継続使用できるようにかかわる．

d. 情報収集を忘れてはならない項目
- 前回服薬指導してから薬が変わっていないかをチェックすること：医師の指示を必ず確認して指導に入ること．
- 新たな問題がないかのチェック：カルテや検査値などから問題がないか，薬剤に起因した問題を常に確認すること．
- 追加の薬があった場合は副作用と相互作用をチェックすること：常に副作用と相互作用がないかの確認が大切．
- 患者に継続的に顔を見せること：これが一番重要，現在問題がなくとも患者に会うことで問題を発見する場合がある．
- 患者に服薬指導に入る前に，その日の受け持ち看護師に現在の状況を確認する：調子が悪かったり，検査中であったり，指導時の状態を確認できる．指導は事前に受け持ち看護師と相談をして時間を決めておくとよい．
- 継続した問題について確認すること：基本．

e. 退院時服薬指導で確認する項目
- 服薬の意義について理解できているか：退院後の薬剤の継続使用ができるかに繋がる．
- 退院後にきちんと自分で服薬できるか：できなければ援助できる人に説明する．
- 薬の効果についてわかっているか：退院後の薬剤を継続使用できるかに繋がる．
- 自分のアレルギー歴，副作用歴について理解できているか：もし該当薬剤があるのなら名前をいえるかは自分の体を守ることになる．退院時にはお薬手帳に記載しておくべき事項．
- 使用中の薬剤の副作用について理解できているか：とくに副作用の初期症状，対処方法につい

て理解できていることが副作用を未然に防ぐことに繋がる．
- 飲み忘れたときの対処方法について理解できているか．
- 薬の保管方法について理解できているか．

2. 患者情報と問題リストの関係

薬剤師はつねに，問題は以下の項目を確認（情報収集）することで，薬剤師の問題が明確になる．「どんな薬を飲んでいたか，きちんと飲んでいたか，内容について理解しているか，誰が薬の管理をしていたか，キーパーソンは誰か，今まで薬によるアレルギーや副作用はなかったか，現在の薬での相互作用はないか等」「新しく薬が出たが相互作用はないか，副作用はないか，肝機能・腎機能の値は正常か，投与量を変更しなくて大丈夫か，薬についての理解度はあるか等」，つまり，薬剤の効果，副作用・相互作用，アドヒアランスが問題リストにあがる．

3. 患者情報と初期計画・経過記録との関係

初期計画は，観察計画⇒ケア計画⇒教育計画と結びつけて計画を立てる必要がある．つまり，観察項目は観察計画であり，その観察計画に従ったケア計画，教育計画が存在し，観察計画は経過記録のS情報（主観的情報），O情報（客観的情報）となり，ケア計画，教育計画はA（アセスメント）とP（プラン）に連動することになる．表2に「聖隷浜松病院病院薬剤部の標準ケア」，表3に「睡眠剤の初期計画例」を示す．このように患者の情報収集は問題を解決する上での重要な薬剤管理指導業務である．

おわりに

患者の情報は直接本人から得られる情報，POSではS情報，主観的情報といっているが，O情報，客観的情報と組み合わせて，何が問題であるかを明確化できたとき，薬剤師が何をすべきかが見えてくる．そのためには，何が問題になるかを病気と薬剤の関係，薬剤の特徴などから予測できる能力も必要である．また，患者さんが情報を出しやすい薬剤師の対応，コミュニケーション能力を養って初めて生きた患者情報となる． ［塩川　満］

表2 聖隷浜松病院病院薬剤部の標準ケア

\# 薬剤管理指導
目標；患者は適切な薬物治療をうけ症状を改善することができる
〈観察計画 Object〉
　○アレルギー歴・副作用歴の確認
　○服薬歴の確認
　○服薬状況の確認
　○疾患の理解度の確認
　○服薬上の問題の確認
　○服薬理解の確認
　○効果・副作用・相互作用（自覚症状，バイタルサイン，検査値等）の確認
〈治療計画 Care〉
　○効果について
　　期待できる効果に対する薬の使用を提案する
　○副作用，相互作用について
　　副作用，相互作用が疑われる場合には薬の減量，中止，変更を医師と検討する
　○服薬管理について
　　・理解度（薬効，用法用量，副作用，薬の注意点，疾患等）に応じ早期理解できるように対応する
　　・服薬状況（薬の管理は誰か，コンプライアンス等）に応じ自己管理できるように対応する
〈教育計画 Education〉
　○副作用の初期症状に関して説明する
　○薬を理解（薬効，用法用量，副作用等）し，服薬することの必要性について説明する
　○退院後，薬が正しく管理できるように本人，あるいは家族に指導する

表3 睡眠剤の初期計画例

\#1 不眠に関連した薬物治療管理
O) ・不眠の原因を観察
　　・睡眠状態の確認
　　・併用薬の確認
　　・副作用，相互作用の確認
　　・服薬状況の確認
C) ・不眠が続くなら，薬剤の変更を医師と検討する
　　・副作用，相互作用が疑われる場合には，薬剤の減量，中止を医師と検討する
　　・服薬状況に応じて管理できるように，薬表を使って指導する
E) ・睡眠状態をきちんと説明するように指導する
　　・副作用の初期症状を説明する
　　・薬を理解し服用することの必要性に関して説明する

B18 副作用・薬害

1. 副作用と薬害

医薬品を疾病治療に用いた際に，治療効果として期待する以外の反応により生体に不利益が生じることがある．医薬品を使用して生じる目的と異なる反応すべてが副作用と呼ばれる．薬物有害反応（adverse drug reactions）と同義語であり，広義の「副作用」と位置づけられる．これに対して，副作用の発現機序に着目し，一つの薬物がもつ複数の作用のうち治療目的である主作用と異なる作用も副作用と呼ばれる．狭義の「副作用（side effects）」である．

多くの薬物は生体にとって異物となる化学薬品，タンパク質，酵素，抗体等であり，生体内物質であってもその局在の違い，あるいは生理的な濃度・総量と異なる量が投与されるため，多くの医薬品はなんらかの副作用を有している．

一方，広義の「薬害」は，薬による公害の意味で使用されることもあるように，医薬品により社会的に問題となる規模で健康被害が多発することを示す用語である．これに対して狭義の「薬害」では，製薬企業あるいは許認可を行う行政に，当時の科学をもとに行うべき安全対策に不備あるいは不作為があり，社会的な健康被害が生じるものを指している．狭義の薬害については，薬害エイズ事件，サリドマイド事件，薬害C型肝炎事件など，「事件」との表記がつけられて呼ばれることが多い．

2. 日本の薬害の歴史

日本の薬害の歴史は，医薬品に関する安全対策改善の歴史と重なる．日本で発生した代表的な薬害事件として，ペニシリンによるショック死事件，サリドマイド事件，クロロキン事件，スモン事件，エイズ事件，C型肝炎事件，ソリブジン事件，CJD事件などがあげられる．

a. クロロキンによる網膜症

クロロキンは，マラリアの特効薬として短期使用を前提に発売された．日本では，腎炎，あるいは慢性関節リウマチ，気管支喘息等に効能拡大され長期にわたり服用され，クロロキン網膜症の発生が報告されるようになった．1970年代に社会問題化し，被害者は1000～2000人と推定されており，訴訟が提起され製造中止となった．適応拡大により長期投与が行われた際の安全対策が問われた事件である．

b. キノホルムによるスモン

1960年代より亜急性・脊髄・視神経・末梢神経障害：subacute myelo-optico-neuropathyを略してスモン（SMON）と呼ばれている．下痢・腹痛等の消化器症状，下肢等に激しい知覚障害と強い痛み運動麻痺等が発現し，視覚障害や膀胱障害，発汗障害等を生じることもある難治性の病態である．厚生省に研究班が設置されたが，当初原因がわからずウイルス説も考えられた．スモン発症時に緑色舌苔，緑色便，緑色尿がみられることから，東京大学薬学部の田村善蔵教授がキノホルムと鉄のキレートが原因物質であることを解明し，解決への糸口となった．古くから使用していた薬剤の使用実態に合わせた再評価のあり方が問われた事件である．

c. 血液製剤によるヒト免疫不全ウイルス（HIV），C型肝炎感染

血友病の治療に使用する第VIII因子，第IX因子製剤が発売された当時，日本の血液分画製剤は加熱処理されていなかった．このため多数の患者にHIV感染が見つかり，1989年ごろからエイズ訴訟が提起された．血液を原料とする医薬品の安全性のあり方が問われた．一方，フィブリノゲン製剤を投与された母児にC型肝炎感染が発症し，原料血漿の管理やウイルス不活化処理のあり方，厚生

行政のあり方が問われた事件である.

d. ソリブジン事件

抗ウイルス薬ソリブジンをフルオロウラシル（5-FU）系抗がん剤と併用した場合に，代謝が阻害され，5-FU系薬剤の骨髄抑制をはじめとした副作用が顕著に発現し死亡例が出た．薬物間相互作用で重篤な健康被害が生じることが再認識されるとともに，治験データの取り扱いや市販後安全性情報への対応の重要性が問われた事件である．

3. 副作用

a. 有害事象（adverse event）と副作用（adverse drug reaction）

医薬品の臨床試験の実施に関する省令では，治験薬を投与された被験者に生じた有害で意図しないあらゆる反応（臨床検査値の異常を含む）を「有害事象」と定義している．この有害事象のうち当該治験薬と有害事象との間の因果関係について，少なくとも合理的な可能性があり，因果関係を否定できない反応を「副作用」と定義している．

b. 狭義の副作用，副次反応（side effects）

副次反応は，本来その薬物が有している薬理作用が発現しているもので，治療目的に合わない場合をいう．喘息治療薬であるβ刺激薬による「振戦」，抗不整脈薬が有する抗コリン作用による「口渇，かすみ目」などは，比較的高頻度に発現し日常的に経験する．一般に，こうした副次反応は軽度のものであれば，時間経過とともに消失することもある．

c. 中毒反応（toxic reactions）

治療域と中毒域の近い薬物では，薬物血中濃度モニタリングに基づき治療計画が立てられることが望ましい．内服薬では，強心配糖体のジゴキシン，気管支拡張薬のテオフィリン，抗てんかん薬のフェニトイン，多くの不整脈治療薬などが薬物血中濃度モニタリングの対象薬剤として保険適応が認められている．

d. アレルギー反応（allergic reactions）と固体の過敏性（hypersensitivity）

アレルギー性の副作用は免疫機序が関与する薬物有害反応である．個体側の遺伝子変異等により酵素欠損やレセプター欠損が生じて，特定の個人が過敏性を示すことがあり，過敏症として分類される．両者ともに個々の患者に発現することを予知して管理することは難しい．過去のアレルギー歴，副作用歴を聴取し，薬歴管理の一環として副作用回避に努めることが求められる．

4. 重篤副作用疾患回避マニュアル

従来，安全対策では製薬企業あるいは行政は，個々の医薬品に着目し医薬品ごとに発生した副作用を収集・評価し，添付文書の改訂等により臨床現場に注意喚起する「警報発信型」であった．しかし，副作用は原疾患とは異なる臓器で発生することがあること，重篤な副作用は一般に発生頻度が低く，臨床現場において医療関係者が遭遇する機会が少ないことなどから，副作用の発見が遅れる事例も存在した．

厚生労働省では，医薬品の使用により発生する重篤な副作用に着目した対策整備を行うとともに，副作用発生機序解明研究等を推進することにより，「予測・予防型」の安全対策への転換を図るようになった．平成17年度から「重篤副作用総合対策事業」を開始し，その成果として重篤副作用疾患回避マニュアルが医薬品・医療機器総合機構（PMDA）のホームページ公開されている．

5. 副作用報告制度

薬事法第77条の4の2第2項において，医師，歯科医師，薬剤師は，医薬品または医療機器の副作用について，保健衛生上の危害の発生または拡大を防止するために必要があると認めたときは，厚生労働大臣へ報告する義務があると規定されている．

国への副作用報告は，『医薬品・医療機器等安全性情報報告制度』として知られている．報告され

た情報は，専門的観点から分析・評価され，必要な安全対策が講じられるとともに，医薬関係者に広く情報提供され市販後安全対策に使用される．報告用紙は，PMDA のホームページ（http://www.info.pmda.go.jp/info/houkoku.html）から入手可能で，郵送，ファックス，電子的な方法で報告可能となっている．

6. 副作用被害救済制度

医薬品を適正に使用したにもかかわらず副作用により入院治療が必要な健康被害が生じた場合に，医療費等の給付を行い，これにより被害者の救済を図る「医薬品副作用被害救済制度」が設立され，PMDA において運営されている．病院・診療所で処方された医療用医薬品ばかりでなく，薬局で購入した一般用医薬品も対象となる．

7. 副作用用語

医薬品の副作用に関する情報を医師，薬剤師等が正確に把握するためには医療者間の適正な共通認識を得る必要があり，公的副作用用語を用いる必要がある．

従来，日本の公的副作用用語は，厚生労働省監修の医薬品副作用用語集である J/ART（adverse reaction terminology）が用いられてきたが，ICH の国際的合意を受けて MedDRA/J が用いられるようになった．このほか，がん診療においては日本臨床腫瘍研究グループが管理する「有害事象共通管理基準（CTCAE：Common Terminology Criteria for Adverse Events）」が用いられている．

8. 副作用・相互作用回避活動

日本病院薬剤師会では，ファーマシューティカルケアの成果報告として，プレアボイド報告（be prepared to avoid the adverse reactions of drugs）を収集している．薬剤師が直接的副作用モニタリングを行ったり，TDM などの実践を通して副作用，相互作用の重篤化を回避したり，早期に発見した事例を収集している（http://www.jshp.or.jp/）．一方，日本薬剤師会では，適正使用情報を薬剤疫学的に得るため DEM（drug event monitoring）を定期的に行っている． ［林　昌洋］

B19 薬物血中濃度測定

1. 薬物の血中濃度を測定する意義

医薬品に対する生体の反応（response；治療効果や有害反応など）は，医薬品の投与計画（dosage regimen；投与量，投与経路，投与間隔など）によって決まるが，投与計画と生体の反応の間には，薬物濃度という因子が介在している．すなわち，薬物が投与されると，薬物と生体が相互に作用し，ある血液中薬物濃度の時間推移が得られる．そして，その薬物濃度の時間推移に応じて，生体反応の時間推移が決まる（図1）．

厳密には，生体反応を決めるのは薬物の血液中濃度ではなく作用部位での濃度であるが，血液中濃度と作用部位濃度の間には平衡関係が成立する場合が多いことや，通常は血液以外の組織の薬物濃度を測定するのは困難なことなどから，多くの場合，体内の薬物濃度の指標として血液（全血または血漿）中薬物濃度が用いられる．

なお，薬物の投与から体内薬物濃度までのプロセスを扱う学問を薬物動態学（pharmacokinetics），体内薬物濃度と生体反応との関係を扱う学問を薬力学（pharmacodynamics）という．

ここで，血中濃度と生体反応との間に良好な関係が認められるような薬物においては，薬物の血中濃度を適切に監視，制御することにより，有効かつ安全な薬物治療を実現することが可能となる．とくに，以下のような薬物・状況では非常に有効な方法となる．

1) 生体の反応（response）を随時モニターすることが難しい場合： たとえば，抗菌薬による治療効果や有害反応は，血漿中濃度と密接な関係があることが知られているが，抗菌効果や遅発性の副作用（腎障害や聴覚障害など）は，薬物投与中にリアルタイムにモニターすることが難しい．このような例として，アミノグリコシド系の抗生物質などがあげられる．

また，てんかんなどの病態では，短時間で治療効果を判定することは難しいうえに，複数の薬物が併用されることも多いため，特定の生体反応（治療効果不十分，有害反応など）が認められた場合，その原因を特定することも難しい．このような場合にも，抗てんかん薬の血中濃度をモニターすることで，問題となる生体反応に関して，その原因を同定したり，早期に発見したり，未然に防止することが可能となる．

2) さじ加減が難しい薬物： 薬物の投与量と血中濃度との関係に個人差が大きい薬物，治療域と中毒域が近い薬物，投与量と血中濃度との間に非線形性がみられるような薬物などは，さじ加減が難しく，常用量を投与しても中毒に至ってしまったり，逆に必要な効果が得られなかったりする．このため，薬物の濃度を測定しながら，投与量を精密に管理・調節する意義がある．このような例として，フェニトインなどがあげられる．

3) 体内動態の変動要因がある状態： 投与経路を変更したとき，病態の変化に伴う生理機能（とくに腎機能など）の変化があるとき，薬物間相互作用などがある場合などには，至適投与量を予測しながら投与計画を見直す必要がある．そして，投与後に薬物濃度を測定することで投与計画を検証，修正することで，体内動態の変動要因に対処していく必要がある．また，服薬不遵守（ノンコンプライアンス）が疑われるような状況における服薬確認の一手段としても，血中薬物濃度のモニ

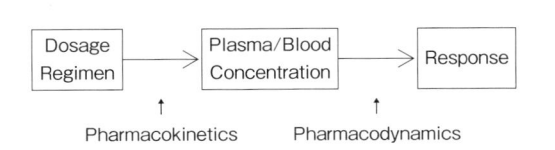

図1 薬物血中濃度の位置づけ
投与計画（dosage regimen）と生体の反応（response）の間には，薬物濃度（concentration）という因子が介在している．

ターは有効である．

2. 薬物治療モニタリング（TDM）

前節で述べたように，薬物の血中濃度を測定することは治療上有意義な場合がある．しかし，薬物の血中濃度は時々刻々と変化している．そして，測定した結果は，その後の投与計画の見直しに活かされなければならない．したがって，血中濃度の測定結果を，患者の状態や薬物の投与計画とも照らして，薬物動態学・薬力学的な視点から適切に評価・解析し，至適な投与計画を策定する，という作業が必要となる．こうした一連の作業を薬物治療モニタリング（therapeutic drug monitoring：TDM）という（図2）．

TDMは，個別化薬物治療（personalized medication）の重要な一手法として位置づけられている．また，一部の薬物に関しては，TDMは保険診療の対象となっている．2012年4月現在，ジギタリス製剤，テオフィリン製剤，不整脈用剤（プロカインアミド，N-アセチルプロカインアミド，ジソピラミド，キニジン，アプリンジン，リドカイン，ピルジカイニド塩酸塩，プロパフェノン，メキシレチン，フレカイニド，シベンゾリンコハク酸，ピルメノール，アミオダロン，ソタロール塩酸塩，ベプリジル塩酸塩），ハロペリドール製剤，ブロムペリドール製剤，リチウム製剤，アミノ配糖体抗生物質，グリコペプチド系抗生物質（バンコマイシン，テイコプラニン），トリアゾール系抗真菌剤（ボリコナゾール），サリチル酸系製剤，メトトレキサート，免疫抑制剤（シクロスポリン，タクロリムス水和物，エベロリムス，ミコフェノール酸モフェチル），抗てんかん剤，イマチニブが対象とされている（ただし，対象疾患も指定されているため，すべてのケースでTDM対象になるわけではない）．血中濃度の測定法は用語解説の項を参照．

3. 薬物動態学的アプローチ

TDMでは，原則として薬物の血中濃度推移が至適濃度域となるように投与計画を策定する．とくに，1日の最低血中濃度（トラフ〔谷〕値）は重要な指標であり，また薬物によっては最高血中濃度（C_{max}）も重要な指標となる．したがって，これらに相当する時点で血液中濃度を測定することが多い．続いて，生体反応（治療効果，有害反応）や患者の生理機能なども考慮して，それらの時点における濃度が目標濃度となるように投与量や投与間隔を調節する．場合によっては，単に測定値を至適濃度域と比較するだけではなく，消失半減期（$T_{1/2}$）などの薬物動態パラメータ（pharmacokinetic parameters）を患者ごとに推算し，投与計画を策定することもある．

また，より綿密に投与設計を行う方法として，ベイジアン最小二乗法も用いられている．ベイジアン最小二乗法は，少数の実測値から，母集団パラメータ（特定の母集団における薬物動態パラメータの平均値とその分布特性）を用いて，当該患

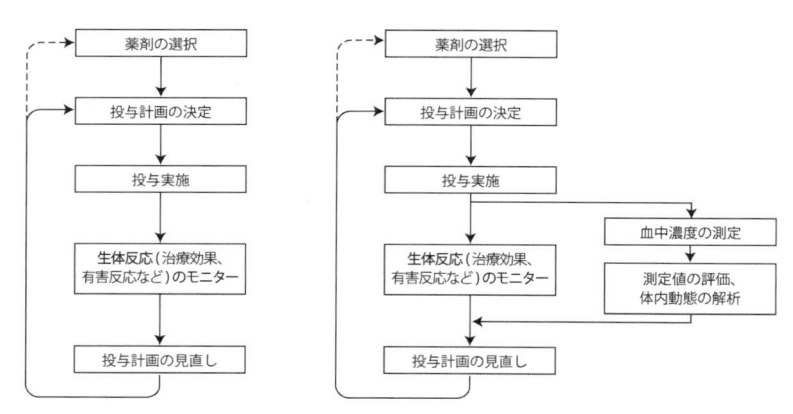

図2 一般の薬物における薬物投与設計フロー（左），TDMを行う場合の薬物投与設計フロー（右）

者における薬物動態パラメータ（個人パラメータ）を推定するという方法である．特定の薬物動態モデルにおける個人パラメータを推定できれば，その患者において投与計画を変更した後の薬物動態を予測することが可能となる．

用語解説
■ **測定法**　薬物の血中濃度測定法としては，従来は酵素免疫測定法（enzyme immunoassay：EIA法）や蛍光偏光免疫測定法（fluorescence polarization immunoassay：FPIA法）が広く用いられてきた．しかし，代表的機器であるTDxシステム，IMxシステムに関して，一時，製造業者が販売中止を表明したことなどもあり，今後の動向は不明である．このほかに，化学発光免疫測定法（chemiluminescent immunoassay：CLIA法），EMIT（enzyme multiplied immunoassay technique）などの免疫学的な測定法や，HPLC（high performance liquid chromatography）が用いられる．また，血中リチウム濃度の測定には原子吸光法などが用いられる．

■ **薬物動態パラメータ**　C_{max}，T_{max}，半減期，AUCなどは，薬物動態パラメータ（pharmacokinetic parameters）と呼ばれ，薬物の体内動態特性を数値的に表す指標である．C_{max}は最高血中濃度，T_{max}は最高血中濃度に到達するまでの時間をそれぞれ表す．また，半減期とは濃度が1/2になるのに要する時間であり，通常血液中から薬物が消失する過程において，血中濃度が1/2になるのに要する時間をいう．AUCはarea under the curve（時間曲線下面積）であり，薬物に対する生体の曝露レベルの指標となる（図3）．

■ **至適濃度域/中毒域**　薬物の効果が十分に得られる濃度域を至適濃度域，または治療濃度域という．

ただし，薬物によって，最高血中濃度に関する至適濃度域，トラフ血中濃度域に関する至適濃度域などが定められている．すなわち，特定時刻の測定値（もしくは測定値から薬物動態学的手法により推定した特定時刻における予想濃度）が至適濃度域内にあることが重要なのであり，すべての測定値が至適濃度域内である必要はない．また，至適濃度域は，同じ薬物であっても，対象とする疾患や患者群によって異なることもある．

一方，薬物濃度が高すぎると有害反応（中毒）が生

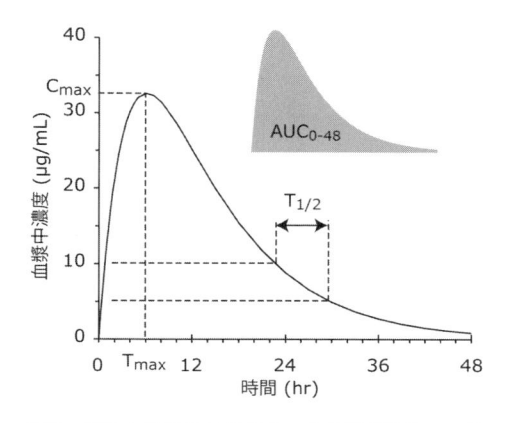

図3　薬物を単回経口投与後の血中濃度推移の一例と，C_{max}，T_{max}，半減期（$T_{1/2}$），AUCの意味
ここでは，AUCは0～48時間のAUC（AUC_{0-48}）を図示している．

じるが，そのときの濃度を中毒域という．至適濃度域と中毒域が近接している薬物では，血中濃度が少し上昇しただけでも中毒に至るので，十分な注意が必要となる．

■ **特定薬剤治療管理料**　TDMに対する診療報酬のこと．1980年より設定されている．特定の薬剤を特定の疾患に使用し，血中濃度を測定してその結果に基づいて投与量を精密に管理した場合，診療報酬として原則として月1回，470点（2008年4月現在）の「特定薬剤治療管理料」を算定することができる（初回月加算，4カ月目以降の減算，急速飽和加算，臓器移植加算などがある）．

■ **検査値**　TDMでは，薬物の体内動態に影響を及ぼす因子，とくに肝機能や腎機能に注意する必要がある．このため，肝機能や腎機能の指標となる検査値は，適切なTDMを実施する上で重要な情報である．

■ **症状モニタリング**　TDMは，薬物の血中濃度を測定して解析するだけではなく，同時に患者の症状（治療効果，副作用）についてもモニターした上で，投与計画を策定することが重要となる．すなわち，TDMにおいては，血中濃度のモニタリングだけではなく，症状モニタリングも欠かすことができない．

［大谷壽一］

文　献
1) 特集 明日から取り組むTDM. 月刊薬事, **47**(11), 1791-1857, 2005.

B20 妊婦・授乳婦の薬物治療

　妊婦・授乳婦への薬物療法が一般的な薬物療法と最も異なる点は，母体に投与した薬物が胎児あるいは乳児に移行し，発育や健康に影響を及ぼしうる点である．妊婦・授乳婦を対象とした臨床試験は，倫理的配慮から一部の薬剤を除き行われないため，適正使用の根拠情報は多くの薬剤で不足している．胎児・乳児に毒性を有する薬物の使用を避けるとともに，母児の健康に必要な薬物治療について，母親自身が理解し積極的に治療参加できるよう支援する必要がある．

1. 薬物の催奇形性

　1900年代前半より動物実験で放射線照射，あるいはアンドロゲン投与が催奇形性を示すことが確認されていた．ヒトにおける催奇形性に関しては，1952年にアミノプテリンによる多発奇形，1959年にはメチル水銀による中枢神経障害が報告された．日常的に処方する薬物が甚大な被害を及ぼしたのは，1950年代後半からドイツ，英国，日本などで睡眠導入剤として販売されたサリドマイドである．サリドマイド服薬妊婦が出産した児に上肢・下肢の形成不全を含む特徴的な形態異常が認められ，1961年のレンツ警告によりサリドマイド胎芽病として認識された．この薬害事件は規制当局，医療関係者，一般国民に薬物の催奇形性に関する認識を強く浸透させた．

　一方，米国ではFDAの担当者Dr. Francis Kelsey女史が申請データ不備を理由にサリドマイドを認可しなかった．このため米国民をサリドマイド禍から救った功績で，1962年にJohn F. Kennedy大統領より表彰されたことは有名である．

2. 先天異常モニタリング

　生物の生殖では，次世代に偶然の先天異常が一定の確率で生じうる．サリドマイドによる催奇形性の問題を受けて1974年に世界保健機関（World Health Organization：WHO）の働きかけにより，ヘルシンキにおいて米国，カナダ，英国，フランスなど10カ国の専門家による先天異常モニタリングの会議が開催された．各地域・国で行われていた疫学的取り組みを生かし，WHO主導により世界的規模の先天異常モニタリングを行う組織として，国際先天異常監視機構（International Clearinghouse for Birth Defects Monitoring Systems：ICBDMS）が誕生した．一方，日本では1972年より日本母性保護医協会（現日本母性保護産婦人科医会）が中心となり，全国規模で出産児の外表奇形調査が行われており，横浜市立大学医学部産婦人科内に事務局がおかれている．

　ヒトにおける，先天異常のベースライン値のサーベイランスと増加要因の解明は重要な課題である．出生時にわかる先天性の形態異常は，少なくとも2～3％程度存在しており，その後にわかる異常も加えると5％程度になんらかの先天異常がみられる．

3. 催奇形情報サービス（妊娠と薬カウンセリング外来）

　サリドマイドの教訓は，世界的な影響を及ぼし催奇形性に対する認識とともに，過剰な不安による人工妊娠中絶の増加を招いた．ヒトの生殖における先天異常の原因は，染色体の異常に関するものが最も多く20～25％程度，ついで母体の環境因子が原因と考えられるものが10％弱存在しており，薬物や化学物質によるものは1％程度と考えられている．つまり，すべての薬物が胎児毒性を有しているのではなく，特定の薬物を胎児の過敏期に使用した場合に，催奇形性・発育毒性が生じることが解明されてきた．

　母児の健康を守り薬物に対する過剰な不安によ

る人工妊娠中絶を防止する目的で，欧州や米国では大学病院や基幹病院を中心に，1960年代より催奇形情報サービス（Teratology Information Service：TIS）が機能するようになった．これらの医療機関では，ネットワークを組み情報を共有するとともに，多施設共同で疫学研究を行うようになった．EUではEuropean Network of Teratology Information Services（ENTIS），北米大陸ではOrganization of Teratology Information Specialists（OTIS）がこの役割を担っている．日本では，1988年に虎の門病院（東京）に「妊娠と薬相談外来」が開設されたのがTISの始まりで，2005年には成育医療研究センターに国が妊娠と薬情報センターを設置して，欧米から35年遅れて全国規模のTISネットワークが形成されるに至った．

4. 妊娠中も薬物療法が必要な疾患

妊娠する可能性がある若い女性がつねに健康であるとは限らず，糖尿病，てんかん，膠原病，気管支喘息，甲状腺疾患等，なんらかの合併症のため薬物療法が必要なこともまれではない．母体の高血糖は周産期死亡率増加の，胎児に対する催奇形性の原因になる．このため糖尿病を合併した妊婦では，インスリン製剤を用いて厳格な血糖管理が必要となる．日本糖尿病・妊娠学会では目標となるHbA1cとして5.8％以下を示している．また，甲状腺機能亢進症の女性では，甲状腺機能が正常域にコントロールされていないと流早産のリスクや甲状腺クリーゼのリスクが高くなる．てんかん合併妊娠に関しても，痙攣発作によるリスクは薬物によるリスクより大きいため，抗痙攣薬を用いた管理が重要となる．こうした合併症を有する女性では，妊娠前から計画的に治療を行い，疾患コントロールを良好に保つとともに，催奇形リスクの少ない薬剤を選んで必要最少量で病態をコントロールすることが重要となる．

母体は胎児にとって重要な発育環境であり，疾患コントロールが不良な母体環境は，胎児の発育にも悪影響を及ぼすことになる．妊婦は胎児へ薬物が及ぼす影響を不安に思う傾向が強く，薬物療法を自己判断で中断することも少なくない．母児の健康を守るためには胎児への有害作用がない薬物を選択していることを十分に説明すると同時に，母体の疾患を良好にコントロールすることが胎児にとって重要なことを理解できるよう指導し，妊婦自らが薬物療法に積極的に参加できる環境をつくっていく必要がある．

5. 催奇形リスクが指摘されている薬物

抗がん剤のような殺細胞的な薬物以外にも，催奇形性あるいは胎児毒性を有している薬物がある．コホート研究，症例対照研究などの疫学研究で催奇形性が指摘されている薬物，動物の生殖試験で催奇形性が認められており，ヒトでも催奇形性が疑われている代表的な薬物がある．

サリドマイド胎芽病の原因として販売中止となったサリドマイドは，日本では2008年に多発性骨髄腫の治療薬として再び製造販売承認を取得し販売された．この際，二度と催奇形性による被害を起こさないために，処方医，薬剤師，患者を登録し薬剤の施用状況を登録管理する「サリドマイド製剤安全管理手順TERMS®」が定められ運用されている．サリドマイド類似物質であるレナリドマイドについても，基礎の試験で催奇形性が推定されており「レブラミド適正管理手順RevMate®」に則った厳格な管理が実施されている．

抗てんかん薬は，痙攣発作のコントロールが母児の健康のために最優先されるので，ある程度の催奇形リスクを有しているが，妊婦への使用が必要な薬物である．胎児トリメタジオン症候群を引き起こすトリメタジオンは2000年以降ほとんど処方されることはない．フェニトイン（胎児フェニトイン症候群），バルプロ酸ナトリウム（胎児バルプロ酸症候群，二分脊椎），カルバマゼピン，フェノバルビタールなどは，現在でも痙攣性疾患治療の中心的薬物である．抗痙攣薬による治療が必要な妊婦には，薬物の胎児リスクはある程度存在するが，発作によるリスクより小さく母児の健康

にとって発作管理が最重要であることを指導するとともに，健常児を得る確率を示して支援することが必要である．

エトレチナート，ビタミンA（大量），ワルファリン（点状軟骨異栄養症），ミソプロストール（子宮収縮），ダナゾール（女児外性器男性化），カナマイシン・ストレプトマイシン（聴力障害），リバビリン（生殖試験）についても催奇形性が指摘されており，妊婦には使用しないよう添付文書に厳重な注意が喚起されている．妊娠後期の使用によりとくに注意が必要な薬物にテトラサイクリン（歯牙の着色・エナメル質形成不全），ACE阻害剤・ARB（羊水過少症・デフォメーション）などがある．

6. 催奇形性・胎児毒性の過敏期

妊娠中に使用した薬物の催奇形性は，「薬物自体のリスク」と「服薬時期のリスク」によって左右される．催奇形に関して胎児側の感受性が最も高いのは，胎児が基本的な臓器を形成する器官形成期（妊娠4週〜8週末）である．口唇・口蓋の閉鎖，あるいは外性器の形成に関してはさらに時期が遅れることが知られている．

その後の使用では形態的異常より機能的発達障害のリスクが問題になる．非ステロイド性解熱鎮痛薬による胎児の動脈管収縮は，妊娠後期の使用により発現し胎児循環持続症，新生児肺高血圧をきたす．

7. 薬物の母乳移行性

授乳婦が使用した医薬品は，多くの場合母乳に移行する．脂溶性の高い薬物，分子量の低い薬物，血漿タンパクとの結合率の低い薬物，弱塩基性の薬物は母乳に移行しやすいと考えられている．

実際の母乳移行性は，上述の物理化学的性質に関する検討とともに，ヒトにおける母乳研究が必要である．薬物の母乳への移行性を評価する指標としてM/P比（milk-to-plasma drug concentration ratio）が用いられる．母乳中薬物濃度と母体血漿中薬物濃度の比で，1以上では母乳への移行性が高いことを示している．一方，実質的な乳児への影響を評価するための指標として，relative infant dose（RID）が用いられている．RIDは哺乳を介した乳児の薬物摂取量（mg/kg/day）を母親の治療量（mg/kg/day）で割った値の百分率として計算される．RIDが10以下を母乳保育可能な目安とする専門家の見解もあるが，新生児の腎機能，肝機能，体成分組成は成人と異なるため，個別の薬物で十分に吟味することが求められる．

8. 母乳保育の利点と母乳保育推進

母乳保育には，乳児への栄養学的利点に加えて，感染症のリスク軽減，母子の情緒形成への効果などが知られている．このほか，児が成長後に肥満になるリスクが低い，2型糖尿病の発症リスクが低い等の健康上の利益となる可能性が報告されており，国際的に母乳保育を推進する動きが進んでいる．日本でも厚生労働省が2007年に授乳・離乳の支援ガイドを公表し，母乳保育の推進を医療関係者へ周知している．WHOとユニセフは母乳育児の保護，促進，そして支援をするために，世界の産科施設に対して「母乳育児成功のための10カ条」を守ることを呼びかけている．加えてこの10カ条を長期にわたって実践している産科施設を「赤ちゃんにやさしい病院（Baby Friendly Hospital：BFH）」として認定している．

9. 妊婦・授乳婦専門薬剤師制度

日本病院薬剤師会では，妊娠・授乳期に対する薬物療法に関する高度な知識，技術，倫理観を有しており，次世代への有害作用を防止し，同時に薬物の不安を解消する妊婦・授乳婦カウンセリングを提供し，母子の健康に貢献しうる薬剤師の専門性を，妊婦・授乳婦専門薬剤師として2009年より認定している．少子高齢化の時代に，産婦人科医，小児科医，助産師等と協力して，チーム医療に貢献する薬剤師の専門性として期待が寄せられている．

［林　昌洋］

B21　小児の薬物療法

1. 小児の薬物療法の特徴

小児の体重は日々変化し，さまざまな生理機能が発達途上にある．とくに，その成熟の時期や程度がそれぞれ異なるうえ，個人差がきわめて大きいのが特徴である．そのため，薬物の吸収，分布，代謝，排泄に関連する種々の機能が複雑に関与する薬物動態を，月齢・年齢，体重などから一概に推測することは非常に困難である．小児に薬物を投与する際には，投与薬物の特性および投与時期の小児薬物動態の特性を把握しておくことが重要である．

2. 新生児・乳児期の薬物動態

新生児とは生後4週間まで，乳児とは生後4週間以降12〜14カ月の小児を指す．

1) **吸収**：経口投与された薬物は，食道から胃に入りほとんどは小腸粘膜において吸収される．そのため，吸収には分子量，イオン化率，溶解性など薬物自身の物理化学的特性だけでなく，胃内pH，胃内容物排出速度（GER），腸内細菌叢などの生理学的変化が影響する．

新生児では胃内の酸性度は低く，生後15日頃までは無酸症の状態である．母乳，ミルクの摂取で胃酸分泌が促進され，2〜3歳頃までに成人と同じpH1〜3になる．酸性薬物であるフェノバルビタールは胃内pH値が中性に近い状態では非イオン化分子になりくく吸収が低下する．したがって，確実な効果を得るには非経口投与を優先する．また，新生児期のGERは成人より遅く，生後6〜8カ月で成人と同程度になるとされる．また消化管滞留時間も異なる．それゆえ，吸収速度や吸収量は薬物によって異なってくる．

2) **分布**：ヒトは，体重の約60％を水分が占めるといわれるが，これは成人の場合である．体水分量は，新生児では約80％に及び，3カ月児で約70％となり，その後も徐々に低下して，思春期頃に成人とほぼ同じ値になる．さらに新生児から乳幼児期までは，薬物の分布に関与する細胞外に存在する水分の比率も高くなっている．この結果，小児では水溶性薬物（アミノグリコシド系抗菌薬など）の分布容積が大きくなり，体重あたりの投与量が年長児や成人よりも多く必要とされる場合がある．

一方，脂溶性薬物の分布容積に影響する体脂肪量をみると，新生児では体重の12〜15％であるが，6〜8カ月児では25％にまで上昇する．学童期には10〜20％となり，その後は男女差が大きくなる．このため，とくに新生児では脂溶性薬物（サリチル酸など）の分布容積が小さくなり，体重あたりの投与量を少なくする必要がある．

また新生児期は血漿アルブミン濃度が成人の約80％であり，薬物の血漿タンパク質結合の低下が認められる．たとえば，タンパク結合率の高い薬物であるフェニトインを新生児に投与すると，血中総薬物濃度は治療域内であっても，遊離したフェニトイン濃度が高く，有害作用を呈する可能性がある．薬物血中濃度モニタリング（TDM）の際には，総薬物濃度ではなく，遊離薬物濃度を測定する必要がある．

3) **代謝**：薬物の約80％は，肝臓の薬物代謝酵素シトクロムP450（P450）により代謝される．P450には数多くの分子種が存在し，薬物ごとに，どの分子種によって代謝されるのかが異なる．P450の活性は，新生児では成人の25〜50％と低く，3〜6カ月児でほぼ成人に近くなる．このため，新生児から乳児期においては薬物の代謝が遅延し，効果が強く現れたり，副作用が発現したりする可能性がある．なお，P450の分子種ごとに，肝臓における発現の時期や活性の成熟時期が異なるため，薬物ごとに代謝が変化する時期が異なる．

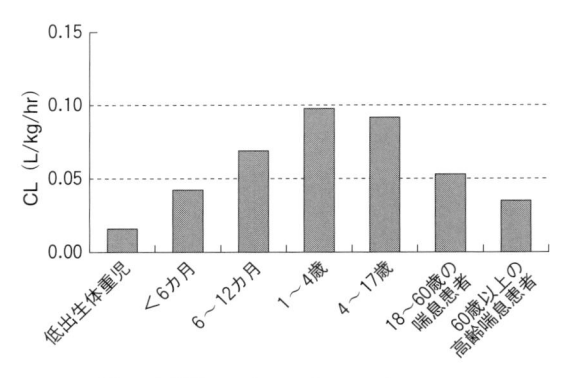

図1　年齢別のテオフィリンのクリアランス

表1　von Harnackの表

月・年齢	新生児	6カ月	1歳	3歳	7.5歳	12歳	成人
小児薬用量比	1/20〜1/10	1/5	1/4	1/3	1/2	2/3	1

その一方で，肝臓自体が体の中で占める比率は，成人では体重の2％であるのに対し，小児期では5％と大きくなっている．この結果，薬物代謝酵素の未熟のために遅延していた薬物の代謝は，薬物代謝酵素が成熟した後には，体に占める肝臓の比率の大きさから，一転して亢進した状態となることが推測される．たとえば，テオフィリンのクリアランスの変化をみると，乳児期から徐々に上昇して，1〜4歳児で最も高くなっている（図1）．

4）排泄：新生児の糸球体濾過速度（GFR），腎血流量は成人の20〜30％であり，腎機能は大きく低下している．生後6カ月頃に成人と同等となる．それゆえ，アミノグリコシド系抗菌薬，ジゴキシンなど腎排泄型の薬物を投与する際には，TDMを実施しながら投与量を調節していくことが重要である．

3. 小児薬用量

小児においては成長・発達に伴う連続的な生理機能の変化があることから薬物動態の変化が大きく，さらには個人差が大きいために至適用量を推定することは非常に難しい．そのため，経験的に安全とされる量から投与を開始し，効果・有害事象などを確認しながら投与量を調節していく必要がある．

小児薬用量は，成人との体表面積比より算出された量が最も有効かつ安全であるとされており，いくつかの計算式がある．最も汎用されるのが，年齢により計算するが，体表面積比に近似した計算式であるAugsbergerの式である．

　　小児薬用量＝成人量×（年齢×4＋20）/100

また，このAugsbergerの式から求めた薬用量を近似した値として作成されたvon Harnackの表が臨床現場では広く用いられている（表1）．

4. 小児科領域における適応外使用

日常臨床で，小児に対する効能・効果や用法・用量が添付文書中に記載されていない，いわゆる小児に対しては適応外の薬剤（off-label drug）が処方されることはめずらしくない．なかには，同種同効薬であっても規格や剤形の違いによって小児に対する適応の有無が異なる場合もある．このように，小児に対する有効性・安全性が確立されていない薬剤が多い背景には，小児を対象とした臨床試験の難しさがある．成長・発達段階による差や個人差が大きいために用量の設定や症例の集積が難しいこと，小児に対してはさまざまな剤形が求められること，また小児を臨床試験の被験者とすることに対する保護者の了解が得られにくいことなどが原因である．

しかし実際には，適応がなくとも小児科領域において必要とされる薬剤は数多い．できるだけ使用経験が多く，比較的，有効性や安全性の確立した薬剤を選択して，成人に対する用法・用量から小児薬用量を推定して処方することになる．また，小児が服用できる剤形がない場合には，錠剤の粉砕や脱カプセルなどを行うことになる．味，安定性などに対する考慮も必要である．

5. 小児用の内服薬剤形と服薬上の留意点

個々の小児に最適な薬剤，最適な投与量を選択しても，小児がきちんと服用できなければ，期待

表2 乳幼児へのお薬の飲ませ方の工夫

1. 甘味料，香料を加える（砂糖，コンデンスミルク，チョコレート，ココアなど）
2. 服用後，すぐに好きな飲食物，甘味料を与える
3. 服用後，少量の食塩を与える（口中の苦味を早急に減少させるため）
4. アイスクリームと一緒に飲ませる（味覚が鈍麻するため，ただし咳を誘発することもある）
5. オブラート，服薬補助ゼリーを利用する
6. 少量のぬるま湯で溶かし，スポイトやスプーンで少量ずつ，なるべく口の奥に流し込む
7. 少量のぬるま湯で練ってペースト状にし，頬の裏側や上あごに塗る
8. 少量の水などで練って凍らせ，シャーベット状にする
9. 他の食品と混ぜる（プリン，ゼリー，ヨーグルト，ジャムなど）

した効果は得られない．カプセルや錠剤は，幼児はもとより年少の小児でも服用できないことがある．小児用の内服薬の剤形としては，ドライシロップ剤，シロップ剤，散剤などがある．しかしながら，小児用剤形を用いても，自己主張が強くなる2～3歳頃は味やにおいに対する感覚機能が著しく発達し，服薬を拒否するケースが出てくる．

表2に具体的な工夫を示したが，マクロライド系抗菌薬であるクラリスロマイシンドライシロップなどは，フルーツジュース，スポーツドリンク，ヨーグルトなど酸性の飲食物と飲むと苦味がでるので一緒の服用は勧められない．このほか，牛乳やヨーグルトと一緒に服用すると吸収が低下する薬物もあり，注意が必要である．

6. 小児における外用剤の使用

1) 軟膏： 皮膚からの薬物吸収の程度は，皮膚の厚さと皮下の水分量に依存する．皮膚の厚さは年齢と反比例するため，とくに新生児から乳幼児までは過量投与とならないよう配慮が必要である．さらに，乳幼児までは皮膚のバリア機能もまだ十分には発達していないため，できるだけ刺激を少なくする必要がある．成人では，塗布後の塗り心地や見た目のよさからクリーム剤を塗布することも多いが，クリーム剤には乳化剤をはじめとした添加剤が配合されている．そのため，小児には原則として軟膏を用いる．また，皮膚からの薬物吸収の程度は部位によって大きく異なることに留意する必要がある．

2) 坐剤： 小児において経口に替わる経路として直腸投与は大変有用であり，吸収も速くジアゼパムなどで静脈内投与に相当する血中濃度が得られる．しかしながら，複数の坐剤の併用では相互作用への配慮が必要である．たとえば，解熱剤のアンヒバ®（アセトアミノフェン）と抗痙攣剤のダイアップ®（ジアゼパム）を同時投与するとダイアップ®の主成分であるジアゼパムの吸収が遅れることが知られている．ダイアップ®の基剤は水溶性であり，アンヒバ®の基剤は油脂性である．両坐剤を同時に直腸投与すると，まず水溶性基剤からジアゼパムが溶け出す．ジアゼパム自体は脂溶性が高いことから，体内に吸収される前にアンヒバ®の油脂性基剤に取り込まれてしまい，ジアゼパムの吸収阻害が起こることになる．通常，油脂性基剤と水溶性基剤の坐剤の併用では，水溶性基剤の坐剤を先に挿入し，少なくとも30分以上経過後に油脂性基剤の坐剤を投与する．また，症状からみても先に痙攣を止めることが重要である．

［木津純子］

文 献

1) 岩田 力，木津純子，荒川義弘：小児薬物療法の基礎と実際，東京医学社，2001.
2) 五十嵐 隆編：小児科学，改訂第10版，文光堂，2011.
3) 五十嵐 隆，渡辺 博，木津純子：新小児薬用量，改訂第5版，診断と治療社，2009.

B22 高齢者の薬物治療

高齢者の治療というと，多くの疾病と老化によって身体機能が低下し，それに伴う生活機能が低下によって生活範囲が狭くなり，認知症などが加わり介護が必要になるなど，どうしても暗いイメージに表現されるが，年齢を重ねて人間的魅力を増した元気な高齢者も少なくはない．本格的な高齢社会のなか，高齢者の薬物治療は画一的なものでなく，個人の状況に合わせたテーラーメイドの対応が必要となる．

1. 加齢に伴う生理機能の低下

加齢に伴い，体の生理機能は全体的に低下する（図1）．消化器機能では小腸通過時間は変わらないが大腸通過時間は遅延されるため，便秘が増加する．肝細胞数や血流は比較的加齢の影響を受けるが，肝のP450含量は若年者の約70％程度で加齢の影響は比較的小さい．呼吸器機能は残気量が増加し，肺活量や一秒率が低下する．異物を排出しにくくなるので，誤嚥などによる感染が問題となる．循環器については心臓の重量は変わらないが，心拡張能が低下し，動脈壁は肥厚し，動きが悪くなって不整脈なども出やすくなる．腎機能は非常に大きく変化する．30代を100とした場合，80代では糸球体ろ過率や腎血流量は30～40％にまで低下する．腎排泄型薬物は，高齢者では腎機能の少しの変動で薬物クリアランスが大きく変動する場合がある．

このように加齢に伴いすべての機能が衰えてくるが，とくに低下するのは腎血流量や腎機能，呼吸機能であるから，高齢者薬物治療においてはこれをつねに念頭において処方を見る必要がある．

2. 老年症候群スパイラル

40代になると多くの人が老眼で読み書きが不自由になるように，高齢になると視力だけでなく聴力，言語，嚥下などの能力が低下して生活に影響を与える．体を動かすのが面倒になるから運動不足になる．身体活動の減少は筋肉を萎縮させて

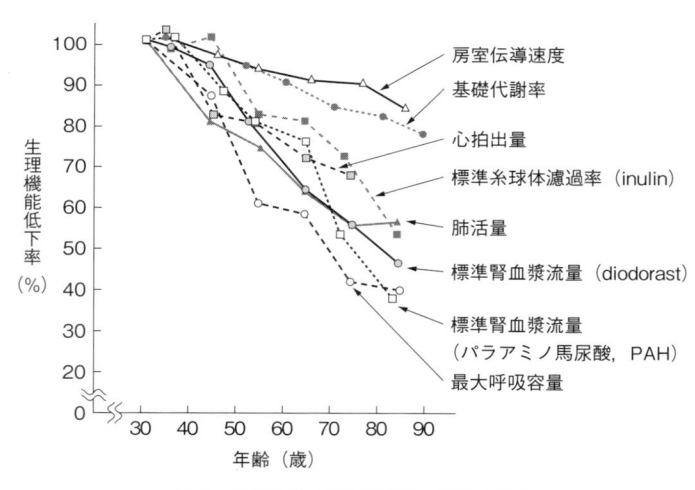

図1 加齢に伴う諸生理機能の指標の変化
30歳の諸生理機能を100％として，加齢に伴う低下率を示す．(Ritschel, W. A.: Pharmacokinetic approach to drug dosing in the aged. *J. Am. Geriatr. Soc.*, **24**: 344-354, 1976)

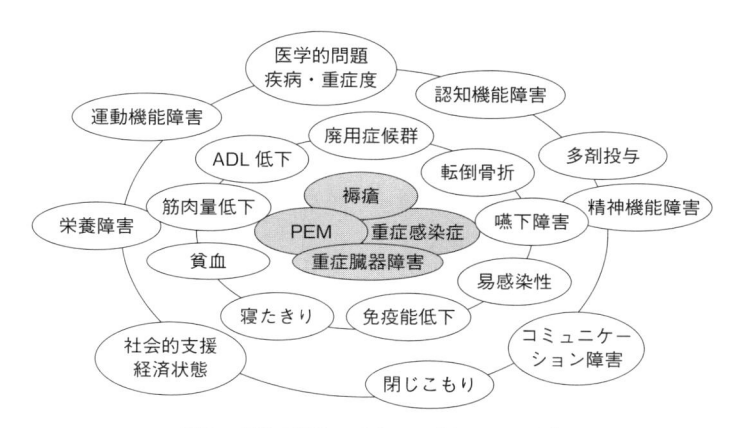

図2 老年症候群スパイラル（山田，2006)[1]

消費エネルギーを減らす．これが食欲低下をもたらし低体力・低栄養になると，いままでできたことができなくなり，それによって不安が生じて閉じこもり傾向になる．あきらめも出てきてさらに身体活動を減少させ，意欲の低下や免疫力の低下をもたらす．これが孤立・孤独をもたらし気力が消滅し，身体も崩壊して病気や老年症候群が発生し，老年病に特徴的な多疾患，複数医師受診，多剤併用，脆弱性となっていく．老年症候群スパイラルは臓器障害，がん，難病などの医学の問題のみでなく，図2に示した最も外側の楕円状に示された高齢者の脆弱性が起因となって始まってしまうものである[1]．スパイラル中には薬剤師が関与すべき多剤投与，嚥下障害，栄養障害，貧血，褥瘡，易感染性などがあり，薬剤師の活動によってスパイラルを止めうる．

3. 高齢者総合的機能評価

高齢者総合的機能評価（comprehensive geriatric assessment：CGA）は，高齢者を疾患から見た身体的機能のみならず，精神・心理的，社会・環境的側面を重視した生活機能障害を加えて総合的に評価する高齢者医療の新しい手法である．総合的な評価は医師のみならず，看護師，薬剤師，理学療法士，作業療法士，言語療法士などの多職種が評価し，専門性を生かして有効な援助法を提案・実施する．評価すべき項目と評価の目的を表1，表

表1 CGAで評価すべき項目

身体的側面
日常生活活動度（actibity of daily living：ADL）：食事，排泄，入浴，歩行など
手段的日常生活活動度（instrumental ADL：IADL）：服薬管理，買い物，調理，洗濯など
視覚，聴覚，身体機能に影響を与える合併症や内服薬の有無
精神・心理的側面
認知機能：記憶，判断力，見当識など
気分・情緒・幸福度：不安，焦燥感，抑うつ感，意欲低下，食欲不振，不定愁訴など
社会的側面
コミュニケーション能力：聴力，構音・言語障害，理解力
社会的環境：家庭環境，介護者，支援体制
経済状況
その他

表2 CGA評価の目的

1. 疾患の正確な診断・早期発見，過剰な薬剤の整理
2. 治療効果の判定，経時的な変化の把握
3. セルフケア能力の低下に伴う疾病の増悪や障害の発生の予防
4. 身体的・知的機能や生活の質の向上
5. 適切な生活の場の選定と介護の必要性のスクリーニング
6. 長期間の正確なフォローアップ評価

2に示す．過剰な薬剤の整理，治療効果判定，服薬に関するADL障害（運動障害，嚥下障害，視力障害，聴覚障害など）の把握と対応，セルフケア能力（服薬管理能力）の確認，副作用モニターなど，薬剤師が評価すべき項目も多数含まれる．

4. 高齢者への服薬支援上の留意点

a. 過剰な薬剤の整理

　高齢者は複数の慢性疾患をもって多数の診療科を受診し，多剤併用されていることも多い．先に示したような生理機能や臓器機能の低下により過剰投与になりやすい．体内水分量の低下は脱水をまねき，水溶性薬物の血中濃度の上昇をもたらす．栄養摂取の悪化によって血清アルブミンが低下すれば，蛋白結合率の高い薬物は過剰な効果を示す．これらによって高齢者は副作用を起こしやすい状況になっている．副作用の発現はADLの低下や新たな疾患を招く可能性をもたらす．そこで，OTC薬も含めて患者の服用・使用薬のすべてを洗いざらい確認し，漫然と長期間にわたって処方されているような薬剤があれば中止の可能性を検討し，医師に相談して服用薬を減らす努力をすることは薬剤師の責務である．高齢者に使用を避けるべき薬剤については，「高齢者の薬物療法ガイドライン」や「Beers Criteria 日本版」などが参考になる[2,3]．

b. 治療効果判定

　単に服薬説明をして投薬すればよいのではなく，過剰な薬剤を整理するにも，新しい薬剤が投与された場合にも，服用薬の治療効果を評価することは薬剤師として必須である．血圧などのバイタルや検査値によって薬の効果を判定することができる場合はよいが，パーキンソン病のように検査値には異常が認められない疾患もある．このような場合には患者との会話や動作から薬の効果を評価したり，自ら客観的に評価できる方法を考えたりする[4]必要がある．治療効果を正しく評価するには，患者との信頼関係の構築が基本となる．

c. セルフケア（服薬管理）能力の確認と支援

　運動障害：　脳卒中により片側が麻痺して動かない，関節リウマチにより力が入らない，可動範囲が狭いなど，運動障害があると自分で服薬することが困難になる．とくに疾患がなくても高齢になると細かい指先の動作がうまくできなくなる．シートから錠剤が出せるか，分包紙が開けられる

表3　簡易懸濁法のメリット

1. 薬でチューブが詰まらせることがなくなるため，細いチューブ（8 Fr.＝2.7mm）の使用が可能となり，患者のQOLが向上する．
2. 簡易懸濁法では錠剤をつぶさないため，従来から生じていた投与薬品量のロスや安定性を損なうなどの粉砕調剤時，投与時の問題がすべて解決できる．
3. 錠剤のまま保管するため，つぶした薬を混ぜて投与期間保管するときに起こる配合変化を避けることができる．
4. 経管投与に使用できる薬品数がつぶす場合に比べてはるかに多くなり，治療の幅が広がる
5. 錠剤をつぶした粉末では何の薬品か確認ができないが，簡易懸濁法では錠剤の識別コードで薬品を確認できるため介護者に喜ばれる．
6. 中止変更の際，見た目の似ている散剤と間違って処理してしまうなどのリスクが回避できる．
7. 粉薬の場合，中止変更指示があると全部を捨てて再処方することになるが，錠剤のままである簡易懸濁法では，中止変更処理は錠剤を抜くだけで容易にできる．

か，坐剤が使えるか，軟膏剤や点眼剤の安全キャップなどが開けられるか，目薬がさせるかなど，どうやって薬を服用・使用しているかを具体的に聞き，できないことがあれば対応策をともに考えていくことが大切である．

　嚥下障害：　加齢に伴いだれもが嚥下障害を起こしやすくなるから，薬の飲み込みが困難でないかを確認する．嚥下障害が軽度であればゼリーに包んだり，水に崩壊させてトロミをつけたり，おかゆに混ぜて服薬するなどの方法があるが，この場合，味・におい・刺激などに十分に配慮する必要がある．味やにおいをマスクしてある口腔内崩壊錠を選択するとよい．障害が中度〜重度で経管投与になっていれば，投薬も経鼻胃管や胃瘻・腸瘻からとなる．この場合，錠剤のままでは投薬できないので従来から水剤，散剤を優先し，なければ錠剤を粉砕していたが，投与時にチューブ閉塞などの多くの問題が生じていた．これらの問題点を解決するために，錠剤を粉砕したりカプセルを開封しない簡易懸濁法が考案され普及している[5]．『内服薬経管投与ハンドブック』を参考に，簡易懸濁法に適する方法で調剤する[6,7]．簡易懸濁法のメリットを表3に示す．

　理解力低下：　いままでできていた薬の自己管

理が困難になることによって，薬剤師が認知症の発症に気がつくケースも少なくない．ミニメンタルテスト（MMSE），長谷川式認知機能評価スケール（HDS-R）などによる評価がされているかを確認し，未実施であれば服薬管理状況などを医師に報告して早期発見に努める．患者には，繰り返しの服薬説明，剤形や投与回数の変更による服薬の簡略化，お薬カレンダーの活用などで対応する．家族，介護者などや地域関係者とも十分に連携することが不可欠である．

用語解説 ……………………………………

■ Beers Criteria 日本版　　1990年代に米国のベアーズらが，65歳以上の高齢患者を対象として，使用を避けるべき薬剤をリストアップしたBeers Criteriaを作成し，欧米各国では「高齢者に不適切な医薬品リスト」として広く使われていた．Beers Criteria 日本版は国立保健医療科学院の今井博久らがまとめて2008年に公表した．高齢患者一般に使用を避けるべき薬剤，特定疾患・病態をもつ高齢者で使用を避けるべき薬剤のリストをまとめたもので，それぞれで問題となる副作用とその重篤度が一覧となっている．

Beers Criteria 日本版（国立保健医療科学院ウェブサイト・疫学部）http://www.niph.go.jp/soshiki/ekigaku/BeersCriteriaJapan.pdf

［倉田なおみ］

文　献

1) 山田英夫：高齢者医療と薬剤師への期待．月刊薬事，**48**(9)：23-28, 2006.
2) 日本老年学会：高齢者の安全な薬物療法ガイドライン 2005．メジカルビュー社, 2005.
3) 今井博久ほか：高齢患者における不適切な薬剤処方の基準．日本医師会雑誌，**137**(1)：84-91, 2008.
4) 倉田なおみ：症例チャートから見る服薬指導ガイド―パーキンソン病―．薬局別冊，**56**: 1-20, 2005.
5) 倉田なおみ：高齢者・障害のある方のための「服薬バリアフリー」．老年医学 Update 2009-10 Medical View, 51-56, 2009.
6) 倉田なおみ：内服薬経管投与ハンドブック―簡易懸濁法可能医薬品一覧―，第2版．じほう, 2006.
7) 倉田なおみ：簡易懸濁法 Q&A, Part 2―実践編. pp.8-13, じほう, 2009.

B23 腎機能障害者の薬物療法

1. CKDの病期分類

表1に示すように，K/DOQI（米国），KDIGO（国際的組織）のガイドラインでは腎機能は正常であっても，① タンパク尿の存在，または ② タンパク尿以外の異常（病理，画像診断，検査（検尿/血液）等，で腎障害の存在が明らかなもの），あるいは糸球体濾過率（GFR）60 mL/分/1.73 m^2 未満のものを慢性腎臓病（chronic kidney disease：CKD）と定義している．

日本におけるCKD患者数は，上記の定義によると1330万人存在することが明らかとなっている[1]．日本の透析患者は毎年約1万人ずつ増加し，2011年現在，30万人を超え，総医療費の4％以上を腎臓病が占める財政上の問題となっている．そのためCKDは増え続けている日本の透析患者の予備軍となっていることが大きな問題の一つである．また腎機能が正常なため，ほとんど自覚症状が表れないタンパク尿のある患者を放置しておくと，腎機能が低下するだけでなく，非常に高い確率で心血管病変を合併し，逆に心血管病変自体も腎機能を悪化させる．そのため，腎機能の低下に伴い，心血管病変発症，およびそれによる死亡・入院等の頻度が高くなる．このような現状を踏まえCKD対策は，メタボリックシンドローム対策，糖尿病対策と並ぶ国民の健康保持，医療費抑制策として非常に重要な課題となりつつある．

近年このCKDという疾患概念が急速に注目を集めるようになった背景には，三つの大きな要素がある．第1にCKDは上記のように医学的，医療経済的にも重大な結果を人類にもたらすこと，第2にCKD患者数は非常に多いこと，第3にCKDは早期発見と適切な処置により治療が可能であることである（図1）．

薬剤師は無症状の早期腎症の段階でレニン-アンジオテンシン系阻害薬の十分な服薬指導により，服薬アドヒアランスおよび受診率の向上に貢献し，病態の進行を防ぐとともに，腎機能に応じた至適投与設計によって中毒性副作用を回避する非常に重要な役割を担っている．また，透析導入前のCKD患者に対しては，非ステロイド性抗炎

表1 K/DOQI, KDIGOガイドラインによる慢性腎臓病（CKD）の定義と病期（ステージ）分類

定義：
下記の1, 2のいずれか，または両方が3カ月間以上持続する

1. 腎障害の存在が明らか
   (1) タンパク尿の存在，または
   (2) タンパク尿以外の異常
       病理，画像診断，
       検査（検尿/血液）等，
       で腎障害の存在が明らか

2. GFR<60
   (ml/min/1.73 m^2)

病期		定義	GFR (ml/min/1.73 m^2)
1		腎症はあるが，機能は正常以上	≧90
2	T	軽度低下	60〜89
3		中等度低下	30〜59
4		高度低下	15〜29
5	D	腎不全・透析期	<15

各ステージにおいて移植患者の場合にはTを，またステージ5においては透析患者にDを付す．つまり腎移植患者はすべてCKDと考える．

NKF K/DOQI clinical practice guidelines (*Am. J. Kidney Dis.*, **39** (2 suppl 1): S1–S266, 2002
Definition and Classification of CKD: A Position Statement from KDIGO (*Kidney Int.*, **67**: 2089–2100, 2005)

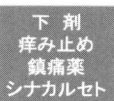

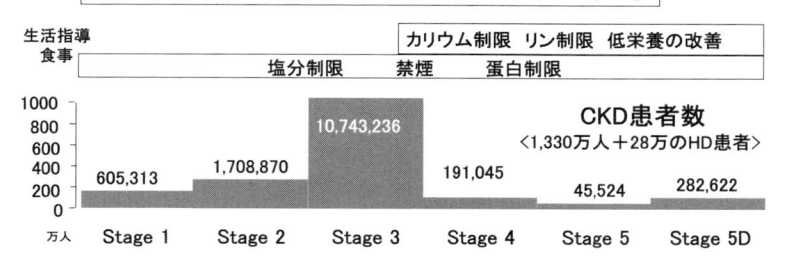

図1 CKD患者のステージごとに使用される薬物療法と生活指導
BS：血糖値，ESA：赤血球生成促進剤，VD：活性型ビタミンD，CCB：Ca拮抗薬．

症薬（NSAIDs）などの腎障害を悪化させる薬物などの漫然とした投与を避けて，さらなる腎障害の進行を防ぐなど，CKDにおける薬物適正使用は非常に重要な課題を含んでいる．

2. 腎機能の推定

正確な腎機能の評価法であるイヌリンクリアランスや24時間蓄尿によるクレアチニンクリアランス（Ccr）は結果を得るまでに時間がかかり，実施が困難なことが多く，血清クレアチニン値からGFRを推算する．

日本人向けGFR推算式[2]

eGFR（mL/min/1.73 m^2）（男性）＝
　194×年齢$^{-0.287}$（歳）×sCr$^{-1.094}$（mg/dL）

eGFR（mL/min/1.73 m^2）（女性）＝
　GFR（男性）×0.739

eGFR（推定糸球体濾過値）は従来，用いられていたCockcroft-Gaultの式よりも正確な腎機能を表すと考えられる．ただしeGFRの単位はmL/min/1.73 m^{2}であり，標準体格（身長170 cm，体重63 kgでは1.73 m^{2}になる）から逸脱する症例に対しては，体表面積を求めるためのDu Boisの式を用いて体表面積補正なしのeGFRを推算する必要がある．しかし体表面積補正なしのeGFRであっても小柄で筋肉量の少ない高齢者では高めに推算され，症例によっては筋肉量による腎機能の推定誤差が大きくなり，薬物投与設計において腎機能を過大評価することがある．

Du Boisの式[3]

体表面積（m^2）＝
　体重（kg）$^{0.425}$×身長（cm）$^{0.725}$×0.007184

標準体格でない症例に対しては，最初から体表面積補正なしの以下の日本人向けGFR推算式を用いてもよい．これらの計算は日本腎臓病薬物療法学会ホームページ http://jsnp.kenkyuukai.jp/information/ を利用すると簡単に計算可能である．

eGFR（mL/min）＝0.806×Age$^{-0.287}$×Cr$^{-1.094}$
　×体重（kg）$^{0.425}$×身長（cm）$^{0.725}$×0.739（女性）

Cockcroft-Gaultの式[4]は日本人では若年者に比し，高齢者では実測GFRより低めに推算される．つまり加齢により低下傾向になる．また体重が2倍になればCcrは2倍になるが，肥満度が考慮されていないため，筋肉質の症例に比し，肥満者では高めに推算されるなどの問題がある．eGFRは加齢による腎機能の低下はCockcroft-Gaultの式に比してゆるやかで，体表面積が2倍になれば2倍になるが，身長を含み肥満度が考慮されている

ため，Cockcroft-Gault の式に比して正確度が高い．バンコマイシンの投与設計では eGFR の腎機能予測精度に問題がある症例があるという報告が散見されるが[5]，MRSA 院内感染症の患者は概して高齢，長期臥床で筋肉量が減少した患者が多く，これらの症例での血清クレアチニン値の低下は腎機能がよいことよりも筋肉量が低下していることを表しているため，予測式が適応しにくいことに留意しておく必要がある．

$$\text{Cockcroft-Gault の式による推算 CLCr(mL/min)} = \frac{(140-年齢) \times 体重(kg) \times 0.85(女性)}{72 \times 血清 Cr(mg/dL)}$$

3. CKD 患者への薬物投与設計

CKD 患者への薬物投与において，すべての薬物を減量する必要はない．腎臓で排泄される割合の低い薬物や，肝臓で代謝され胆汁中に排泄する割合が高い薬やその代謝物に活性がない場合は減量する必要はない．

腎機能に応じた投与設計は患者の腎機能および薬物の活性体排泄率によって計算可能である．CKD 患者の至適投与量を求める方法として Giusti-Hayton 法がある[6]．

Giusti-Hayton 法
投与補正係数(R) ＝ 1 － 尿中排泄率 × (1 － 腎不全患者の CLCr/100)

CLCr は正常値を 100 mL/min としている．CLCr のかわりに GFR を代入してもかまわない．

投与補正係数(R) を用いた投与設計方法には以下のような方法がある．

投与間隔を変えずに 1 回投与量を減量する方法
腎不全患者への投与量 ＝ 常用量 × R

または以下の式によって 1 回投与量を変えずに投与間隔のみを延長する方法がある．

投与間隔 ＝ 通常投与間隔 × $1/R$

ただし 1 回投与量減量法を用いて腎排泄性薬物を腎不全患者に投与する際に半減期の延長が著しい場合，たとえば末期腎不全で半減期が 100 時間前後に延長するバンコマイシンやジゴキシンのような薬物では，有効治療濃度に達するのに数日～数週間を要することがある．腎不全患者であっても，半減期の著しく延長する薬物は初回投与量まで減量すべきではないことに留意する必要がある．

各薬物の透析患者への適正投与量に関してはさまざまなデータベースが刊行されているので，それらを参照されたい[7〜9]．

4. 腎不全/透析患者の薬物療法

透析患者では薬物の尿中未変化体排泄率から，どのようにして至適投与量を求めればよいのだろうか．H_2 受容体拮抗薬のファモチジンを例あげて考えてみよう．ファモチジンを透析患者に常用量，つまり 1 日 40 mg を投与すると非常に高い頻度で錯乱，痙攣，全身倦怠といった精神神経症状が現れる．ファモチジンの尿中未変化体排泄率は 80%だが，腎機能が完全に廃絶した患者にファモチジンを投与する場合，100%から尿中排泄率の 80%を差し引いた 20%の量に減量すれば 20%だけ残されている腎臓以外の消失経路が働いて，正常腎機能者が常用量を服用したときと同じくらいの血中濃度になるはずである．つまりファモチジンの常用量は 1 日 40 mg であるため，40 mg × 20% ＝ 8 mg，つまり 1 日 8 mg が腎機能がまったくない患者の至適投与量になる．しかし腎機能がまったくなければ尿毒症により死亡するため，血液浄化法を行うことによって尿毒症に陥らないようにしている．その血液透析や腹膜透析が健常者の腎機能を肩がわりしている割合は，わずかに 10%足らず（GFR 換算で 0～10 mL/min）である．そのため，透析によって肩がわりできるわずかの腎機能を加味すると，透析患者にファモチジンを投与する際には Giusti-Hayton 法の数式の腎機能を 5 mL/min と代入すると，ファモチジンの透析患者の至適用量は 1 日 10 mg 必要になる（図 2）．

このほかにも透析患者の特有の薬物動態の変化がある．フェニトインやバルプロ酸などの酸性薬物はアルブミンとの親和性が高いが，腎不全患者

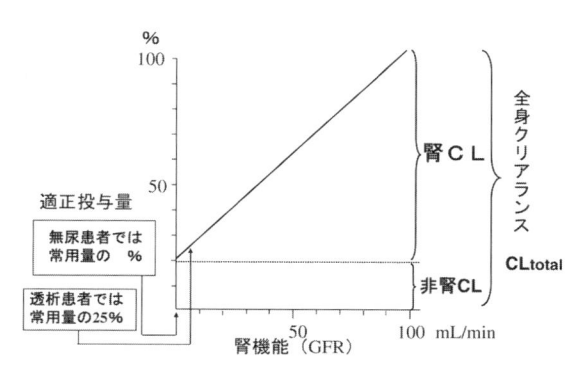

図2 腎機能の変化と薬物排泄における腎の寄与（尿中未変化対排泄率80%の薬物の適正投与量）

では、①低アルブミン血症および尿毒症性物質が蓄積し、②薬物とのタンパク結合を競合的に阻害するという二つの原因により、タンパク結合率が低下する。そのためTDMを実施する際には、総血中濃度が有効治療域に入っていても、非結合型分率が高いために中毒を起こすことがあるので、注意が必要である。

腎不全患者の薬物動態のもう一つの特徴として活性代謝物が蓄積して通常では起こりにくい副作用が起こることがある。ジソピラミドによる抗コリン作用の増強は活性代謝物MNDの蓄積によるものである。そしてモルヒネによる傾眠傾向・呼吸抑制はモルヒネの6位のグルクロン酸抱合体が蓄積して起こるといわれており、腎不全患者ではモルヒネよりもオキシコドンの使用が勧められる。アロプリノールの致死性の中毒性副作用は活性代謝物オキシプリノールの蓄積によって起こるという説がある。

最後に、血液透析によって除去されにくい薬物とはどのようなものかを考えてみよう。透析による除去性に関してタンパク結合率は最も重要なパラメーターになり、一般的にタンパク結合率が90%以上のものは透析で除去されにくいと考えてよい。また組織移行性の高い薬物は、血漿を含む細胞外液を中心に浄化する血液透析では十分に除去されない。具体的には分布容積が2L/kg以上の薬物になると透析をはじめとするいかなる血液浄化法によっても除去されにくいと考えてよい。「分子量500以上の薬物は透析で除去されにくい」と古い教科書に書かれてあるが、透析膜の性能が著しく向上した現在では正しいとはいいかねる。実際には分子量が1200 daltonの薬物でも透析によって80%除去されるものもあり、最近、多用されつつある孔径の大きい膜、つまりIV型、V型に分類される高性能膜を用いると、分子量が2000 dalton近くの薬物まで除去される可能性がある。

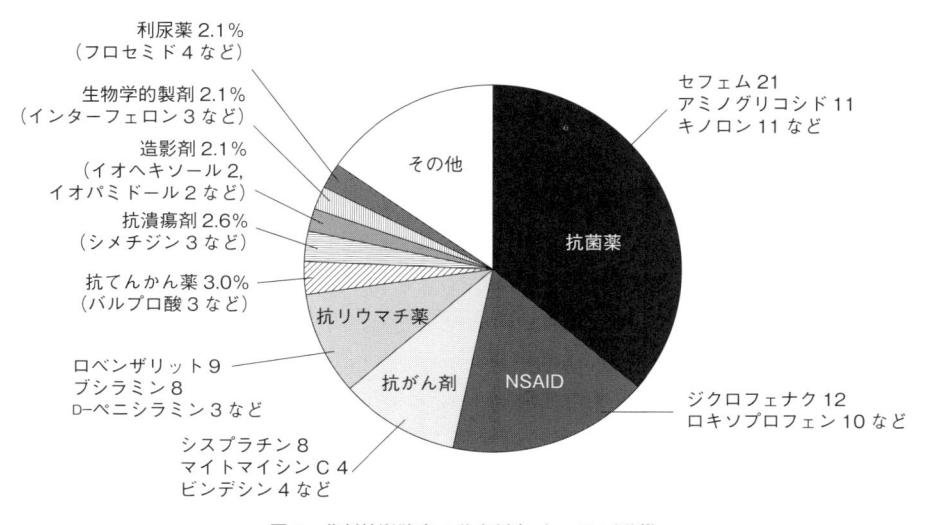

図3 薬剤性腎障害の発症頻度 ($n=234$例)[10]

5. 薬剤性腎障害

腎臓の血流量は心拍出量の20%と多く，① 尿の濃縮機構により尿細管腔内の薬物濃度が高くなる，② 近位尿細管での再吸収・分泌機構により尿細管細胞に薬物が蓄積しやすい，③ 尿細管細胞では多彩な酵素系をもち薬物代謝が活発である，④ 細胞内輸送系の発達により細胞内薬物濃度が上昇しやすい，⑤ 糸球体の毛細血管は免疫学的な反応の場になりやすいことから，腎臓は多様なメカニズムによって薬物による障害を受けやすい臓器である．薬剤性腎障害には利尿薬，NSAIDs，ACE阻害薬，アンジオテンシン受容体拮抗薬（ARB），シクロスポリン，タクロリムスなどの腎前性（循環血液量の減少による腎虚血，血行動態的腎障害），腎性（βラクタム系抗菌薬，NSAIDs，抗てんかん薬などのアレルギー性の急性間質性腎炎，アミノグリコシド系抗菌薬やシスプラチンなどによる中毒性の急性尿細管壊死），腎後性（アシクロビルなどによる結晶析出，抗コリン薬などによる尿閉）腎障害のパターンがある．

一部の薬物は腎毒性が高いことが知られている．大園ら[10]の総説によれば，腎障害を起こした薬物の頻度は抗菌薬が36.6%と最も多く，ついでNSAIDs，抗悪性腫瘍薬の順であった（図3）．抗菌薬ではとくにアミノグリコシド系抗菌薬やアムホテリシンB，抗悪性腫瘍薬ではシスプラチンは腎毒性が強い．CKD患者のほかにも高齢者，高血圧患者，心不全患者では容易に薬剤性腎障害をきたしやすいため，これらの患者に対してはできるだけ腎障害性の薬物の使用は避け，他の薬物への変更を考慮する．やむをえず使用する場合も慎重に腎機能を定期的にモニタリングすることが必要である．

[平田純生]

文献

1) 日本腎臓学会編：CKD診療ガイド2009．東京医学社，2009．
2) Matsuo, S., et al.: Revised equations for estimated GFR from serum creatinine in Japan. *Am. J. Kidney Dis.*, **53**: 982-992, 2009.
3) Du Bois, D., Du Bois, E. F.: A formula to estimate the approximate surface area if height and weight be known. *Nutrition*, **5**: 303-313, 1916.
4) Cockcroft, D. W., Gault, M. H.: Prediction of creatinine clearance from serum creatinine. *Nephron*, **16**: 31-41, 1976.
5) 田尻千晴，他：塩酸バンコマイシン初期投与計画における腎機能推定式：Cockcroft & Gault式，Horio式および日本人のGFR死産指揮の比較．TDM研究，**26**: 103-110, 2009．
6) Giusti, D. L., Hayton, W. L.: Dosage regimen adjustment in renal impairment. *Drug Intel. Clin. Pharmacy*, **7**: 382-387, 1973.
7) 乾 賢一，土井俊夫：改訂3版腎機能別薬剤使用マニュアル．じほう，2011．
8) 平田純生，他：改訂2版透析患者への投薬ガイドブック．じほう，2009．
9) Aronoff, G.: Drug Prescribing in Renal Failure: Dosing Guidelines for Adults. Amer College of Physicians, 2007.
10) 大園恵幸，他：尿路性器系疾患，薬剤性腎障害．日本臨牀，**60**: 493-500, 2002．

B24 テーラーメイド医療

1. テーラーメイド医療の考え方

　薬物に対する反応性は個人ごとに違いがあるため，同じ量の医薬品を複数の患者に同じように投与すると，目的とする治療効果が得られる人がいる一方で，どうしても，治療効果が十分に得られなかったり，逆に有害事象が発生してしまったりする人が出てくる．そこで，こうした薬に対する反応性の個人差を考慮に入れて，個々の患者に最適な医薬品を選択したり，投与量や投与方法を選択することで，薬物治療の有効性や安全性を高める試みをテーラーメイド医療（オーダーメイド医療，personalized medication）という．

　ただし，個々の患者の特徴にあわせた薬物治療という考え方自体は新しいものではなく，「さじ加減」の重要性は古くから認識されてきた．その意味では，年齢や体重，病態，生理機能（腎機能，肝機能など）を考慮した薬物投与設計も，テーラーメイド医療の一環と捉えることができる．

　しかし，近年とくに，患者の遺伝子型を診断し，遺伝的素因に基づいて医薬品の選択や投与量の設定を行ったり，治療対象となる病態の分子生物的特徴（遺伝子発現など）を診断した上で医薬品の選択を行うといったアプローチが展開されるようになってきた．そこで，本項ではそうした新たなアプローチについて解説する．

2. 遺伝子診断とテーラーメイド医療
a. 遺伝的素因と薬物の体内動態・作用

　医薬品は，投与されると吸収過程を経て全身血中に移行し，さまざまな組織に分布し，肝臓などで代謝を受け，また腎臓などから排泄される．これらの過程では，薬物輸送担体（トランスポーター，transporters），薬物代謝酵素（metabolic enzymes）などの機能タンパク質が働いていることが多い．また，標的組織に到達した薬物は，受

投与量 → 血中濃度 → 組織中濃度 → 生体の反応
代謝酵素輸送担体　輸送担体　受容体チャネル酵素

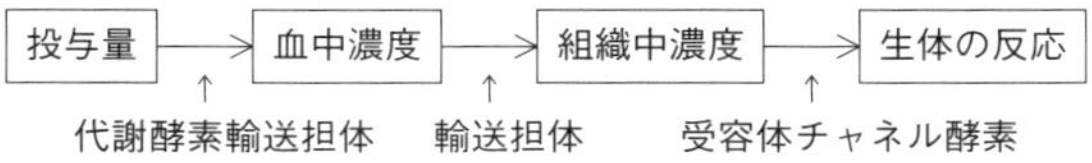

図1 薬物に対する生体反応の発現と，それに関係するさまざまな機能タンパク質

容体，チャネル，あるいは酵素などの機能タンパク質を標的分子とすることが多い（図1）．したがって，これらの機能タンパク質をコードする遺伝子に遺伝子多型や変異が存在すると，薬物反応（薬物の治療効果や有害事象）に関して，患者間で個人差が生じる要因となる．

　遺伝子多型や遺伝子変異は，いずれも遺伝子のバリエーションであり，一般に頻度が1％以上のものを多型，それ以下のものを変異と呼んでいる．遺伝子多型には，遺伝子の一塩基が置換，挿入または欠失した一塩基多型（single nucleotide polymorphism：SNP）や，VNTR（variable number of tandem repeat）などがある．SNPはさらに，coding SNP，silent SNP，regulatory SNPなどに分類される（表1）．

　ヒトの遺伝子は，1組のアレル（対立遺伝子；相同な遺伝子座を占める個々の遺伝子）からなる．このため，個人の遺伝子型は，2本のアレルの組み合わせで表現することができる．たとえば，薬物代謝酵素の一種であるシトクロムP450（CYP）2C19をコードする遺伝子 *CYP2C19* には，野生型アレルである *CYP2C19*1* のほかに，代表的な変異型アレルとして *CYP2C19*2*，*CYP2C19*3* が知られている．

　また，ある母集団における各アレルの存在頻度をアレル頻度という．たとえば，日本人における *CYP2C19*1*，*2* および *3* のアレル頻度はおおむね60％，30％，10％とされている．アレル頻度は人種間で顕著な違いがあることもまれではなく，薬物反応性に人種差が生じる要因となっている．

表1 SNPの種類と影響

存在部位	影響		表現型
翻訳領域	アミノ酸が変化しない	silent SNP	変化しない
	アミノ酸が変化する	coding SNP	変化する場合が多い
	タンパク質が作られなくなる（ストップコドンなど）		変化する
調節領域（プロモーター領域, イントロンなど）	遺伝子発現やスプライシングに影響を及ぼす可能性がある	regulatory SNP, intron SNP	変化する可能性がある

b. 薬物代謝酵素の遺伝子多型と体内動態, 薬物反応

　薬物代謝酵素の遺伝子では, 変異型アレルから生成する酵素は, 酵素活性が欠損もしくは低下していることがある. 表2には, おもな薬物代謝酵素の代表的な変異型アレルとそのアレル頻度および生成する酵素の活性に対する影響を示す.

　ある酵素に関して, 酵素活性が欠損または著しく低下したアレルどうしの組み合わせからなる遺伝子型の患者においては, その酵素活性は PM（poor metabolizer）の表現型を示すことが多く, その酵素で代謝される薬物の血中濃度が上昇しやすい. したがって, 治療効果や有害反応が EM（extensive metabolizer）よりも強く現れることになる. このようなケースでは, 投与量の調節などが必要となる場合も多い. しかし, これらの遺伝子型の診断は, 臨床的にはまだあまり実用化されていない.

　実用化されている代謝酵素の遺伝子診断としては, *UGT1A1* の遺伝子診断があげられる. UGT1A1は肝臓における重要なグルクロン酸抱合酵素であり, 抗がん剤イリノテカンの活性代謝物であるSN-38の解毒を担っている. このため, UGT1A1の機能が低下した遺伝子型の患者においては, 下痢や好中球減少などの有害反応の発症率が明らかに高いことから, イリノテカンの投与に先立って, *UGT1A1* の遺伝子型を診断することは有意義とされており, 保険診療による *UGT1A1* の遺伝子診断が認められている.

表2 おもな薬物代謝酵素の日本人における代表的な変異型アレルとその頻度・影響

代謝酵素	アレル（酵素活性への影響）	アレル頻度
CYP2C9	*1*（野生型）	0.98
	3（活性高度低下）	0.02
CYP2C19	*1*（野生型）	0.6
	2（活性欠損）	0.3
	3（活性欠損）	0.1
CYP2D6	*1*, *2*（野生型）	0.5
	5（活性欠損）	0.05
	10（活性低下）	0.4
	14（活性欠損）	0.01
CYP3A5	*1*（野生型）	0.24
	3（活性欠損）	0.76
TPMT	*1*（野生型）	0.99
	3C（活性欠損）	0.01
UGT1A1	*1*（野生型）	
	6（活性低下）	0.15〜0.19
	28（活性低下）	0.09〜0.13
	60（活性低下）	0.26〜0.32
NAT2	*4*（野生型）	0.44
	5B（活性軽度低下）	0.04
	6A（活性低下）	0.32
	7B（活性低下）	0.19

CYP: cytochrome P450, TPMT: thiopurine methyltransferase, UGT: UDP-glucuronosyltransferase, NAT: *N*-acetyltransferase

c. トランスポーターの遺伝子多型と体内動態, 薬物反応

　薬物の体内動態には, 代謝酵素だけではなくトランスポーターも密接にかかわっている. 近年では, トランスポーターの機能低下をもたらす遺伝子変異を有する患者では, その基質となる薬物の体内動態に変化が生じ, 治療効果や有害反応にも変化が生じることが知られるようになった. たと

えば，HMG-CoA 還元酵素阻害薬（スタチン類）などの肝臓への取り込みを担うトランスポーターである OTAP1B1 に変異を有する患者では，スタチン類の血中濃度が上昇し，副作用としての筋障害の発現率が高くなることが報告されている．今後は，薬物代謝酵素とトランスポーターの遺伝子型を診断することで，薬物体内動態の個人差をより詳細に予測できるようになるだろう．

3. 分子標的薬

ある疾患に罹患している患者の一部において，通常は発現が見られない特定の分子（タンパク質など）が選択的に発現していたり，発現量が著しく亢進している場合がある．したがって，そのような分子の機能を阻害するような薬物は，当該疾患の治療に有効であると考えられる．従来の医薬品との違いは，ターゲットとなる分子の発現などを確認した上で投与することが原則である，という点である．

例をあげれば，一部の白血病患者においては，遺伝子の相互転座によりフィラデルフィア染色体（キメラ遺伝子 *bcr/abl*）が生じるために，その産物である BCR/ABL タンパク質（強力なチロシンキナーゼ活性を有し，それが白血球の異常増殖を起こす）が生じることが悪性化の原因であるとされている．このため，この BCR/ABL のチロシンキナーゼ活性部位に結合して活性を阻害するイマチニブは，染色体検査や遺伝子検査によって慢性骨髄性白血病（フィラデルフィア染色体によって生ずる）やフィラデルフィア染色体陽性急性リンパ性白血病などと診断された場合に投与され，有効性が確認されている．

がん治療においては，ターゲット分子として，EGF（上皮成長因子）受容体，VEGF（血管内皮細胞増殖因子）受容体，PDGF（血小板由来増殖因子）受容体など，さまざまな分子に対する分子標的治療薬がつくられ，実用化されている．なお，分子標的治療薬としては，ターゲット分子に対する抗体（抗体医薬）と，低分子薬とに大別される．また，リウマチ，気管支喘息などの自己免疫性疾患に対する分子標的治療薬も次々と実用化されてきている．

用語解説

■ **バイオバンク** 文部科学省の委託を受け，オーダーメイド医療の実現を目指して「オーダーメイド医療実現化プロジェクト」として約 20 万人分の患者 DNA や患者血清を収集し，匿名化したもの．収集・保管した試料は，審査を経て研究機関などに提供され，オーダーメイド医療実現のための研究に使用される．

■ **分子標的薬の使い方** 分子標的薬は，ある疾患に罹患した特定の患者において，過剰発現や機能亢進がみられる分子をターゲットとしている．そのため，投与前に，ターゲットとなる分子が過剰発現あるいは機能亢進していることを確認することが原則となる．

■ **IM, PM** 薬物の代謝酵素に遺伝子多型が存在すると，薬物の代謝能に多型性を生じることがある．薬物の代謝能が通常の EM (extensive metabolizer) に対して著しく低下した表現型を有するヒトを PM (poor metabolizer) という．一般に，代謝酵素の欠損したアレルを 2 本有すると，一般に PM の表現型となる．また，PM ほどではないが，EM と比べて酵素活性が低下したヒトを IM (intermediate metabolizer) という．CYP2D6 の活性に関して IM をもたらすアレルとして *CYP2D6*10* が知られている．すなわち，*CYP2D6*10/*10* では，一般に IM の表現型となる． ［大谷壽一］

文献

1) 山本重夫監修：バイオ解析・診断技術のテーラーメイド医療への応用．シーエムシー出版，2006．
2) 家入一郎，樋口 駿：人種間の違いと人種内の違い—体内動態，薬効における遺伝子多型—．薬学雑誌，**129**(2): 231-235, 2009.
3) 石川智久：薬物トランスポーターのファーマコゲノミクス—基礎研究から臨床応用への新展開—．医学のあゆみ，230: 447-452, 2009.
4) Maeda, K., Sugiyama, Y.: Impact of genetic polymorphisms of transporters on the pharmacokinetic, pharmacodynamic and toxicological properties of anionic drugs. *Drug Metabol. Pharmacokinet.*, 23: 223-235, 2008.
5) 矢守隆夫：分子標的治療薬のオーバービュー．*Drug Delivery System*, 21(1): 18-23, 2006.

B25 時間薬理学

1. 時間治療学

社会の少子化および高齢化が進むなかで，集団の医療から個の医療へとその重点が移りつつある．現在，個体間変動要因の代表例である遺伝子多型に関する研究およびその治療への応用は確立されつつあるが，遺伝子診断のみでは説明できない現象もある．したがって，医薬品適正使用のさらなる充実を図るには，個体間変動のみならず個体内変動に着目した研究の充実は必至である．こうした状況のなかで，投薬時刻や投薬タイミングにより薬の効き方が大きく異なることがわかってきた（時間薬理学：chronopharmacology）[1,2]．また薬の効き方を決定する薬の体内での動き方や薬に対する生体の感じ方も生体リズムの影響を受ける．したがって，投薬タイミングを考慮することにより医薬品の有効性や安全性を高めることも可能となる（時間治療学：chronotherapy）．最近では，医薬品の添付文書などに服薬時刻が明示されるようになってきた．生体リズム調整薬のみならず生体リズムを考慮した時間制御型DDS（chrono-drug delivery system）や服薬時刻により処方内容を変更した製剤が開発されている（時間薬剤学：chronopharmaceutics）．その背景には時計遺伝子に関する研究の発展があげられる[1,2]．すなわち，時計遺伝子が，睡眠障害，循環器疾患，メタボリックシンドローム，がんなどの疾患発症リスクおよび薬物輸送・代謝リズムに深くかかわっていることがわかってきた[1,2]．

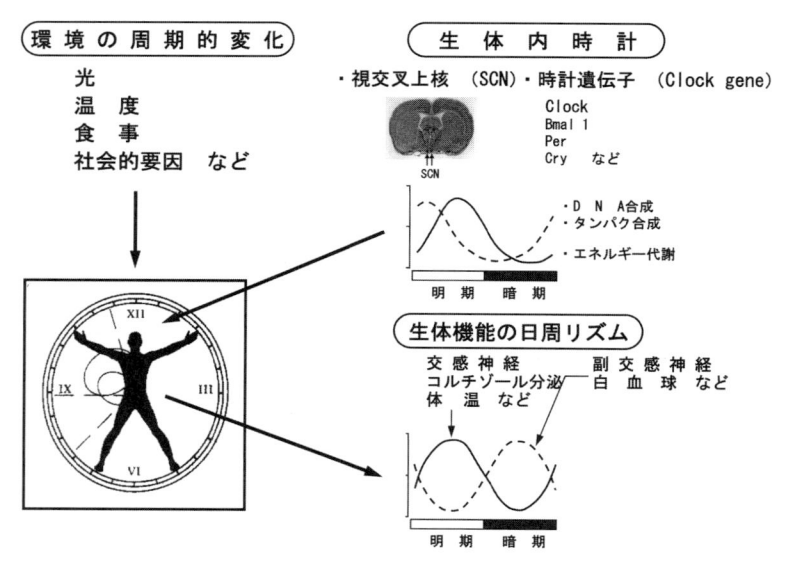

図1 生体リズムの制御図[1,2]

生体には体内時計が存在し，その本体は視神経が交差する視交叉上核（suprachiasmatic nucleus：SCN）に位置し，時計遺伝子により制御されている．その遺伝子は中枢のみならず末梢組織でも発現し，ローカル時計として機能している．このことはSCNが中心時計として働き，他の部位に発現している時計遺伝子はローカル時計として働き，SCNからなんらかの情報（ホルモン，神経機能）が他の臓器の機能をコントロールしている．すなわち，生体は体内時計の階層構造をうまく利用し，生体のホメオスタシス機構を維持している．

2. 体内時計

生体には，体内時計が存在し，種々の生体リズムを制御している（図1）[1,2]．その本体は，視神経が交差する視交叉上核（suprachiasmatic nucleus：SCN）に位置している．体内時計の発振周期は，24時間ではなく，ヒトの場合約24.2〜25.1時間である．環境サイクルのない，いわゆる恒常環境下での約1日の変動リズムを「概日リズム（サーカディアンリズム）」という．このような変動を24時間のサイクルに合わせることを「同調」といい，光が最も強力な作用を示す．また，体内時計が発する概日リズム振動のことを「発振」という．その信号がたとえば松果体のメラトニン分泌を調節するような機構を「出力」という．これらの機構はSCNの時計遺伝子により制御されているが（図2），その遺伝子は中枢のみならず末梢組織でも発現し，ローカル時計として機能している．このことはSCNが中心時計として働き，他の部位に発現している時計遺伝子はローカル時計として働き，SCNから何らかの情報（ホルモン，神経機能）が他の臓器の機能をコントロールしている．すなわち，生体は体内時計の階層構造をうまく利用し，生体のホメオスタシス機構を維持している．

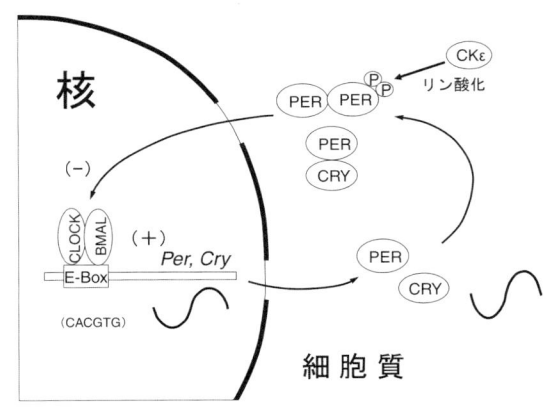

図2 哺乳類における体内時計の分子機構[1,2]
時計振動遺伝子の転写は負のフィードバック機構で制御されている．たとえば，Per遺伝子の転写はポジティブ因子であるCLOCKとBMAL1のヘテロ二量体がPer遺伝子上流に存在するE-box配列（CACGTG）に結合することによって活性化される．またPer遺伝子産物がネガティブ因子となり，自らの転写を抑制する．

3. 生体リズムと医薬品適正使用

起床時に副腎皮質ホルモンの急激な上昇により，われわれは眠りからさめて行動できるように身体の体制が準備されている．引き続き交感神経の活動が活発になり，眠りに付く頃には副交感神経の活動が活発になる．またホルモン分泌や神経活動の日周リズムと関連して様々な疾患に日周リズムが認められる[1,2]．たとえば，喘息発作による呼吸困難の増加および最大気流量の低下は深夜に起こる．また高血圧症患者では，1日のなかで血圧が最高に達する夕方頃に高血圧症状を示す．血圧の日周リズムとも関連して，クモ膜下出血や脳梗塞の発症頻度は，時間により大きく変化する．歯などの痛みは夜間から早朝に発現する．消化性潰瘍時の胃酸分泌増加は夜間に起こる．うつ病患者は午前中にうつ症状が強く夕方に改善されることも少なくない．

投薬時刻の重要性が認められている医薬品として降圧薬，高脂血症治療薬，気管支喘息治療薬，副腎皮質ホルモン，利尿薬，消化性潰瘍治療薬，睡眠薬などがある[1,2]．たとえば，喘息治療に用いるテオフィリンは，発作の起こりやすい夜間から早朝に薬物濃度が上昇するように工夫した製剤が使用されている．高血圧治療に用いるベラパミルは，狭心症および早朝の血圧上昇を予防する目的で，就寝前に投与して早朝の効果を期待する製剤が使用されている．高脂血症治療薬のHMG-CoA還元酵素阻害剤は，コレステロールの生合成が夜間に高まることを考慮して，夕方に投与されている．ステロイド剤の投与に際しては，本来生体に備わっているコーチゾールの日周リズムを崩さないよう午前大量，午後少量といった投薬設計が利用されている．

一方で，疾患症状の日周リズムの存在の有無にかかわらず，多くの薬物の効果や副作用が投薬時刻により異なることが知られている．その機序としてレセプター機能，神経伝達物質などの生体の感受性や吸収，分布，代謝，排泄などの薬物動態の日周リズムが関与している（図2）．さらに，薬

物動態の日周リズムの機序として肝機能，腎機能，薬物結合タンパク量，胃内 pH，薬物の胃内通過時間などの日周リズムが関与している．

薬物療法の個別化は，臨床薬物動態学の理論に基づき投与量・投与間隔を科学的に調節することが可能になってきた（therapeutic drug monitoring：TDM）．TDM 対象薬物のテオフィリン，バルプロ酸，アミノグリコシド系抗菌薬などの薬物動態値は有意な日周リズムを示す[1,2]．このように薬物動態値に日周リズムの認められる薬物に関して，日中と夜間それぞれの母集団薬物動態値を考慮したベイズ推定法により投与設計の精度を向上できる．

Chrono-DDS としては，時間により注入速度を変えることのできるクロノポンプが使用されている[1,2]．経口剤としては，夕食後に投与して夜間の喘息発作予防効果を期待するテオフィリン徐放錠が使用されている．また狭心症・早朝血圧上昇予防には，就寝前に投与して早朝の効果を期待するベラパミルを含む遅延・持続放出錠が使用されている．一方，効果の増強および副作用の軽減を目指し，服薬時刻により処方内容を変更した製剤の開発が進められている．

4. 細胞動態の日周リズムと抗がん剤の時間薬物治療

抗がん剤の共通した副作用として骨髄抑制や消化管障害がある．すなわち，活発に増殖を繰り返している骨髄細胞や消化管細胞は抗がん剤による副作用の標的臓器となりうる．健常人の骨髄細胞の DNA 合成能には，活動期に高値を，休息期に低値を示す有意な日周リズムが認められる[3]．同様の所見は，直腸粘膜細胞でも認められる．一方，がん細胞の DNA 合成能にも日周リズムが認められる．すなわち，生体内では抗がん剤に対する細胞の感受性が時間とともに変化していることが推察される．

大腸がん患者を対象としたフルオロウラシル，オキサリプラチン，ロイコボリンの併用療法に関する臨床試験成績について紹介する[4]．投与方法は，点滴速度を一定にした場合（24 時間を通して一定量）と不定にした場合（フルオロウラシル，ロイコボリンを午前 4 時に最大量，オキサリプラチンを午後 4 時に最大量とした時間薬物治療）で比較検討している．50％以上の腫瘍の縮小を示す奏効率は，時間治療で有意に高い．また重篤な消化器障害や神経障害のため治療を中断あるいは中止した症例は，時間治療で有意に軽減される．これらの機序として，まず生体の感受性の側面より，毒性の標的臓器である骨髄および消化管粘膜の DNA 合成能には，活動期に最高値を示す有意な日周リズムが認められる[3,4]．DNA 合成リズムと関連して合成能が低下する時間帯には S 期特異性薬剤であるフルオロウラシルの毒性が軽減できるため増量が可能であり，逆に DNA 合成能が高まる時間帯には毒性が増強されるため減量する必要がある．次に薬物動態学的側面よりフルオロウラシルを代謝するジヒドロピリミジンデヒドロゲナーゼ（DPD）活性は休息期に最高値を示すが，薬物濃度は最低値を示す．DPD 活性が低下する時間帯にはフルオロウラシルの減量が必要で，逆に DPD 活性が高まる時間帯には増量が可能である．またシスプラチンによる吐き気や腎毒性は夕投与時と比較して朝投与時に高く，シスプラチンの腎からの排泄量の投薬時刻による差異が関与している[5]．

5. リズム障害・調整・操作

時計遺伝子の機能と役割が生理学的側面より明らかにされつつあるが，今後の重要な課題として臨床応用があげられる．

睡眠障害の機序として時計遺伝子の変容が一部関与しているが，家族性睡眠相前進症候群における hPer2 リン酸化部位の突然変異が知られている[6]．心筋梗塞の発症は朝にピークを示す日周リズムが認められるが，心筋梗塞の発症に関与する線溶系の調節因子，プラスミノーゲンアクチベーターインヒビター I（PAI-1）遺伝子発現が E-box

を介して時計遺伝子により調節されている[7]．このように疾患の日周リズムと密接に関連した遺伝子の日周リズムも時計遺伝子の制御下にある．一方，がん細胞の増殖と関連した因子（VEGF，MetAP2）は日周リズムを示し，時計遺伝子により制御されている．これらの因子のリズムと関連して酵素阻害剤や抗体を投与することにより抗腫瘍効果を増強できる[8,9]．また薬物代謝酵素およびトランスポーターも時計関連遺伝子により制御されている[10,11]．今後，種々の薬物代謝酵素，トランスポーター，レセプターおよび標的分子などの日周リズムの成因を体内時計の分子機構の側面より解明することにより，薬物活性リズムマーカーを抽出することも可能となるであろう．

インターフェロン（IFN）はがんや肝炎の治療に幅広く使用されているが，中枢性の副作用，うつ病や自殺を引き起こすことから厚生省より警告がなされていた[12]．また休息期にIFNを投与することで，コーチゾールや白血球のリズム障害を回避できることも知られていた．しかしながら，その機序は不明であった．マウスを対象に，時計遺伝子の日周リズムが末梢のみならずSCNでもIFNにより障害されることが明らかとなった[13]．一方，IFNにより誘導される時計機能障害は投薬時刻や投与方法を考慮することで回避できる．以上の結果は，薬物が時計機能の異常を引き起こす可能性があること，そして，このような有害反応は投薬スケジュールを最適化することで避けることができ，またそうすべきであることを示している．これらの結果は臨床所見と類似しており，IFN以外の薬物でもこのような現象が認められる．したがって，副作用，合併症の防止という点からも生体の恒常性を維持しながら治療していくことが望まれる．薬物治療中に誘発される新規副作用（生体の恒常性の破綻）を克服するための投薬設計の構築も今後の重要な課題である．

睡眠障害やうつ病などで種々の薬物や光療法の有効性が示されてきた．また光刺激のみならず種々の薬物が，体内時計の時計遺伝子に作用し，生体リズムの位相を変化させる[14]．ヒトにおいて栄養の与え方によりコーチゾールの日周リズムは大きく異なる[15,16]．通常の食事リズムにあわせて昼間投与した場合，コーチゾールは朝最高値，夜最低値を示す日周リズムを示す．一方，夜間投与あるいは1日中連続投与した場合には，コーチゾールの日周リズムは変容する．実験動物で，摂食条件を繰り返し操作することにより，末梢での時計遺伝子の日周リズムが摂食時間帯に応じて変化する[1,2]．種々の薬物が，体内時計に作用し，生体リズムの位相を変化させることが明らかにされつつある[1,2]．メラトニンは松果体から分泌されるホルモンであり，その分泌は日周リズムを示し，臨床的に睡眠を誘発するため，時差ぼけ治療薬として用いられている[17]．たとえば日本から米国西海岸に移動しメラトニンを現地時間の夜の始まり（日本時間ではまだ昼間）に服用すると，睡眠誘発と位相前進作用が起こることがヒトや動物で確認されている．また睡眠障害などの生体リズム障害に対し有効性が確認されている．さらにメラトニンの受容体を標的とした医薬品も開発されている．以上のように薬物や摂食条件により生体内環境，すなわち生体リズムを操作することにより積極的な時間治療を展開できる．

さらに大腸がん患者を対象とした治療で，生体リズムを調整することで，生存率やQOLを向上できることもわかってきた[18]．治療において，単に投薬タイミングのみが重要というわけではなく，生体リズムの乱れが疾患リスクを高め，それを調整することにより治療効果を向上できる点が新たな治療戦略となる．

まとめ

生体は体内時計の階層構造をうまく利用し，生体のホメオスタシス機構を維持している．生理的ホメオスタシスや薬効に日周リズムが存在することが，時間薬理学の基盤になっている．治療において，これまで蓄積された時間薬理学的所見を整理して体系化していくことが必要となる．そのた

め時計遺伝子を基盤にした薬物代謝酵素, トランスポーター, レセプターおよび標的分子などの日周リズムの成因解明, 新規副作用（生体の恒常性の破綻）を克服するための投薬設計の構築, 至適投薬タイミングの設計を容易にする生体リズム操作方法の開発などを目的とした研究が行われている. また多くの生体機能や疾患に日周リズムが認められるため, 個々の生体リズムにマッチした投薬タイミング, 投与方法, 製剤の工夫が望まれる. 薬物療法の最終ゴールが治療の個別化であるとすれば, 個々の生体リズムにマッチした至適投薬設計を構築することが必要不可欠といえる. 今後, 分子時計を基盤にした時間治療法の構築が望まれる.

[大戸茂弘]

文献

1) Ohdo, S.: Chronotherapeutic strategy: Rhythm monitoring, manipulation and disruption. *Adv. Drug Deliv Rev.*, **62**: 859-875, 2010.
2) Ohdo, S., Koyanagi, S., Matsunaga, N.: Chronopharmacological strategies: Intra- and inter-individual variability of molecular clock. *Adv. Drug Deliv. Rev.*, **62**: 885-897, 2010.
3) Bjarnason, G.A., Hrushesky, W. J. M.: Cancer chronotherapy "Circadian Cancer Therapy" Hrushesky, W. J. M. ed. CRC Press, Boca Raton, Ann Arbor, London and Tokyo, 241-263, 1994.
4) Levi, F., et al.: Randomised multicentre trial of chronotherapy with oxaliplatin, fluorouracil, and folinic acid in metastatic colorectal cancer. *Lancet*, **350**: 681-686, 1997.
5) Hrushesky, W. J. M., et al.: Circadian chronotherapy: from animal experiments to human cancer chemotherapy. Lemmer, B. ed.: Chronopharmacology: Cellular and Biochemical Interactions, Marcel Dekker, New York and Basel, 1989, 439-473.
6) Toh, K.L., et al.: An *hPer2* phosphorylation site mutation in familial advanced sleep phase syndrome. *Science*, **291**: 1040-1043, 2001.
7) Maemura, K., et al.: CLIF, a novel cycle-like factor, regulates the circadian oscillation of plasminogen activator inhibitor-1 gene expression. *J. Biol. Chem.*, **275**: 36847-36851, 2000.
8) Koyanagi, S., et al.: A molecular mechanism regulating circadian expression of vascular endothelial growth factor in tumor cells. *Cancer Res.*, **63**: 7277-7283, 2003.
9) Nakagawa, H., et al.: 24-hr oscillation of mouse methionine aminopeptidase2, a regulator of tumor progression, is regulated by clock gene proteins. *Cancer Res.*, **64**: 8328-8333, 2004.
10) Matsunaga, N., et al.: The molecular mechanism regulating 24-hour rhythm of CYP2E1 expression in the mouse liver. *Hepatology*, **48**: 240-251, 2008.
11) Murakami, Y., et al.: Circadian clock-controlled intestinal expression of the multidrug-resistance gene mdr1a in mice. *Gastroenterology*, **135**: 1636-1644, 2008.
12) Bocci, V.: Administration of interferon at night may increase its therapeutic index. *Cancer Drug Deliv*, **2**: 313-316, 1985.
13) Ohdo, S., et al.: Changing the dosing schedule minimizes the disruptive effects of interferon on clock function. *Nature Med.*, **7**: 356-360, 2001.
14) Duncan, W. C.: Circadian rhythms and the pharmacology of affective illness. *Pharmacol Ther.*, **71**: 253-312, 1996.
15) Saito, M., et al.: Modifications of circadian cortisol rhythm by cyclic and continuous total enteral nutrition. *J. Nutr. Sci. Vitaminol.*, **35**: 639-647, 1989.
16) Nishimura, K., et al.: Effects of cyclic and continuous total enteral nutrition on 24-h rhythms of body temperature and urinary excretions. *J. Nutr. Sci. Vitaminol.*, **38**: 117-125, 1992.
17) Lewy, A. J., et al.: Melatonin shifts human circadian rhythms according to a phase-response curve. *Chronobiol. Int.*, **9**: 380-392, 1992.
18) Innominato, P. F., et al.: Chronotherapy Group of the European Organization for Research and Treament of Cancer, Circadian rhythm in rest and activity: a biological correlate of quality of life and a predictor of survival in patients with metastatic colorectal cancer. *Cancer Res.*, **69**(11): 4700-4707, 2009.

B26 栄養療法

栄養療法には，栄養障害を改善する目的で施行されるものと，特殊病態の改善を図るために施行されるものとがある．また，栄養療法と栄養管理とはほぼ同義語である．

1. 栄養障害を改善する目的で施行される栄養療法の実際

栄養障害を改善する目的で施行する栄養療法の流れを図1に示す．

a. 栄養スクリーニング

栄養療法を施行する必要がある症例の拾い上げを目的に施行される．現在，日本では多くの施設で栄養スクリーニングとして主観的包括的アセスメント（subjective global assessment：SGA）が施行されている．SGA に用いられる評価項目を表1に示す．SGA で中等度以上の低栄養，もしくは過栄養と判定された症例は栄養療法の適応と考えられ，次項の栄養アセスメントが施行される．

b. 栄養アセスメント

栄養アセスメントとは，身体計測値や血液生化学検査値などの客観的データを用いて患者の栄養状態をより正確に評価することである．客観的データをもとに行う栄養アセスメントが objective data assessment（ODA）である．ODA に用いられる項目を表2に示す．

c. 栄養療法のプランニング

栄養アセスメントに基づいて，栄養療法の計画を策定する．ここで設定するのは，総エネルギー投与量，タンパク投与量，非タンパクカロリーに占める糖質と脂肪の割合，電解質投与量，水分投与量，微量栄養素投与量などである．微量栄養素

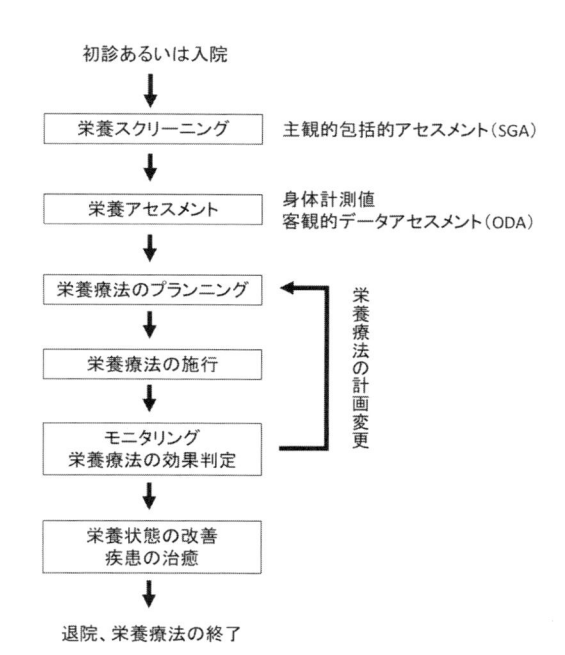

図1　栄養療法の流れ

表1　主観的包括的アセスメントに用いる項目

A. 病歴
　　体重の変化
　　食物摂取の変化（平常時との比較）
　　　食物の形状，摂取量，変化の期間
　　消化器症状
　　身体機能の障害の有無
　　治療の対象となる疾患とエネルギー消費量との関係
B. 身体的所見
　　皮下脂肪の喪失（上腕三頭筋部，胸部）
　　骨格筋量の減少（大腿四頭筋部，三角筋部）
　　浮腫の有無（くるぶし，仙骨部，腹水）

表2　客観的データアセスメントに用いる項目

A. 血液検査所見
　1) 血液一般検査所見
　　　RBC，Hb，WBC，Plt
　2) 血液生化学検査所見
　　　TP，Alb，TTR，Na，K，Cl，P，Ca，AST，ALT，γ-GTP，T-Bil，BUN，Cr，BS，HbA1c，LDL-Chol，HDL-Chol，TG など
　3) 特殊な血液検査
　　　血中微量元素濃度測定，血中ビタミン濃度測定，血漿アミノ酸分析
B. 尿検査所見
　　尿糖，尿中ケトン体，尿中3-メチルヒスチジン排泄量，尿中尿素排泄量
C. 身体構成成分分析
　　体脂肪量，除脂肪体重，体水分量

とは，通常微量元素とビタミンを指す．

d． 栄養療法のモニタリング

栄養療法中は，合併症が発生していないか，また栄養療法が予測した効果をあげているかをモニタリングする必要がある．

静脈栄養で発生頻度の高い合併症は高血糖とカテーテル関連血流感染症（catheter-related blood stream infection：CRBSI）である．また，経腸栄養の合併症で最も頻度が高いものに下痢がある．

栄養療法の目的が達成されつつあるかを評価することは重要である．たとえば，褥瘡症例で適切な局所治療がなされているにもかかわらずその悪化を見，RTP の値も低値を維持していたら栄養療法の計画の変更が必要である．

2. 特殊病態の改善を図るために施行される栄養療法

a． 慢性腎臓病に対する栄養療法

日本腎臓学会から出されている「エビデンスに基づく CKD 診療ガイドライン」のなかで，慢性腎臓病（chronic kidney disease：CKD）の食事療法基準が示されている．基本的に，CKD に静脈栄養や経腸栄養を施行する際にも，この基準に準拠すべきである．

腎不全用の高カロリー輸液用基本液（ハイカリック RF®）やアミノ酸製剤（キドミン®，ネオアミユー®）が市販されている．前者はカリウムとリンをまったく含有せず，高濃度のグルコースを含む．また，後者は必須アミノ酸の比率を高め，体内での非必須アミノ酸の合成促進を期待した組成になっている．CKD の病期を勘案せず，これらを用法・用量どおりに使用すると，CKD の食事療法基準から著しく逸脱することがあるので注意を要する．注意が必要であるのは，グルコースの過剰投与とタンパク合成に至適ではない組成のアミノ酸が投与される危険性である．また，CKD が進行して血液透析が導入されると，保存期腎不全と比較して必要タンパク量はおよそ 2 倍に増加する．CKD の栄養療法では，病期の正確な把握と行われ

ている治療の理解が重要である．

b． 肝性脳症に対する栄養療法

肝性脳症治療用のアミノ酸製剤にアミノレバン®）がある．側鎖アミノ酸（branched chain amino acid：BCAA）を増量し，芳香族アミノ酸（aromatic amino acid：AAA）を制限したもので，脳内で AAA から偽性神経伝達物質が産生されることによって肝性脳症が起こることを想定して設定された組成である．なお，肝性脳症から離脱したら，肝性脳症治療用アミノ酸製剤の投与を中止する．

c． 肝硬変に対する経腸栄養

肝硬変症例用の経腸栄養剤にアミノレバン EN® がある．アミノレバンと同様，AAA を制限し BCAA を増量したアミノ酸組成であるが，糖質や脂肪も含まれている．肝硬変症例では，肝細胞内に貯蔵できるグリコーゲンの量が減少する．そのため飢餓に陥りやすく，骨格筋タンパクが崩壊しやすい．肝硬変症例にとって骨格筋はアンモニア処理の場として重要であるため，骨格筋量の保持はことさら重要である．肝硬変症例が夕食後から朝食摂取までの間に飢餓に陥らないよう就寝前軽食摂取療法（late evening snack：LES）が勧められている．アミノレバン EN® は LES にも適している．

用語解説

■ **RTP**（rapid turnover protein）　血中の半減期が短いタンパク質の呼称．栄養学的にはトランスフェリン（transferrin：Tf），トランスサイレチン（transthyretin：TTR），レチノール結合タンパク（retinol binding protein：RBP）の三者を指す．RTP と ALB との比較を表 3 に示す．

内臓タンパクの代表である血清アルブミンの値（albumin：Alb）は，多くの施設で入院時，もしくは初診時の栄養スクリーニングの指標に用いられている．しかし，Alb の半減期は 20 日前後と長く，血管外の組織にも貯留している．さらに，慢性の低栄養（マラスムス）では循環血液量が減少するため，体内のアルブミンの絶対量は Alb に反映されにくい．Alb を栄養状態の指標，とりわけ内臓タンパクの合成速度評価

表3 アルブミンとRTP（rapid turnover protein）の比較

	略号	半減期	分子量	機能	基準値
アルブミン	Alb	21日	67000	物質との結合，運搬	3.9～4.9 g/dL
トランスサイレチン（プレアルブミン）	TTR	2日	55000	サイロキシン（T4）との結合，運搬	男：23～42 mg/dL 女：22～34 mg/dL
レチノール結合タンパク	RBP	0.5日	21000	レチノールとの結合，運搬	男：3.6～7.2 mg/dL 女：2.2～5.3 mg/dL
トランスフェリン	Tf	7日	76500	鉄との結合，運搬	男：190～300 mg/dL 女：200～340 mg/dL

の指標に用いるのは不適切と考えられる．そのため，血中での半減期が短いRTPが内臓タンパク合成速度の指標に用いられる．

血中のRBPの絶対値は，様々な病態の影響を受ける．しかし，ODAにおいてRTPを測定する際，それらの絶対値のみが意味をもつのではない．むしろ，RTPの変動から栄養管理の効果判定を行うことが多い．栄養管理を開始するか，あるいは栄養管理計画を変更する前にRTPを測定し，その10～14日後の栄養管理が安定した時点で再びRTPを測定する．これらの値を比較して内臓タンパクの合成速度が変化したか否かを評価し，栄養管理計画に反映させる．

内臓タンパクの合成速度の評価にRTPのすべてを測定する必要はない．RTPの範疇に入るもののTfの半減期は7日と長い，一方，RBPは半減期が0.5日ときわめて短いため，短期間の栄養摂取量に影響されやすい．したがって，内臓タンパクの合成速度の評価にはTTRを用いることが多い．

■ 末梢静脈栄養法（peripheral parenteral nutrition：PPN） 主として上肢や下肢の皮静脈から数cmのカテーテルを挿入・留置し，糖質・アミノ酸加電解質液，および脂肪乳剤を投与する栄養法．皮静脈の内皮細胞が血液の浸透圧上昇によって傷害されないよう，輸液の浸透圧は血清の3倍以内に抑える必要がある．現在，グルコースとアミノ酸，および電解質を含むPPN用の輸液製剤が市販されている．PPNでは浸透圧の限界から三大栄養素のなかでとくにグルコースの投与量が制限され，単独で長期間の栄養管理を行うことはできない．消化管を利用できない症例に対する10～14日以内の栄養管理や不十分な経口摂取の補充として施行される．

■ 完全静脈栄養法（total parenteral nutrition：TPN）
ヒトが生命を保つために必要と考えられるほぼすべての栄養素を静脈内に投与し，他の栄養を併用しない栄養管理法．血管の内皮細胞は浸透圧の上昇で脱水に陥り傷害される．TPNでは，血流量が多い中心静脈にカテーテルの先端をおくため，高濃度の輸液が直ちに希釈され浸透圧が低下する．中心静脈に先端を位置させるカテーテルをcentral venous catheter（CVC）と呼ぶ．なお，IVH（intravenous hyperalimentation）という用語がTPNの俗称として日本で使用されているが，この呼称は国際的に通用しない．

■ 在宅静脈栄養法（home parenteral nutrition：HPN）
入院せず，在宅で静脈栄養を行う栄養管理．静脈栄養からの離脱が不可能，もしくは離脱に長期間を要する症例に施行される．短腸症候群，クローン病，慢性特発性偽性腸閉塞症などが対象となる．なお，HPNを施行するための前提条件を表4に示す．

HPNには，Broviac-Hickman catheterや完全皮下植え込み式カテーテル（totally implantable subcutaneous infusion port，ポート）のような長期留置用CVCを用いる．後者は穿刺針を抜去した状態で入浴が可能であ

表4 在宅静脈栄養を施行するための前提条件[1]

1. 新案の治療を入院して行う必要がなく，病態が安定していて（末期がん患者を除く），HPNによって生活の質が向上すると判断されるとき．
2. 医療担当者の在宅中心静脈栄養指導能力が十分で，院内外を含む管理体制が整備されているとき．
3. 医師が静脈栄養代謝およびその失調を理解しており，医師・看護師が注入管理に関連した合併症とその対策をよく心得ていること．
4. 病院におけるTPN管理を，医師，看護師，薬剤師，栄養士が協調して問題なく行っていること．在宅管理も訪問看護師や往診を含む協調のよいチーム医療体制で行えること．
5. 患者と家族がTPNの理論やHPNの必要性をよく認識して，両者がHPNを希望し，家族で輸液調整が問題なくでき，注入管理も安全に行えて合併症の危険性が少ないと判断されるとき．

表5 経腸栄養剤の分類

	濃厚流動食	半消化態栄養剤	消化態栄養剤	成分栄養剤
窒素原 (g/100mL)	タンパク質 3.0～5.5	タンパク質 3.0～4.8	アミノ酸, ペプチド 3.8～4.0	アミノ酸 3.1～4.4
炭水化物 (g/100mL)	デキストリン, ショ糖 12.8～18.0	ショ糖 13.5～15.6	デキストリン 14.8～18.0	デキストリン 21.1～19.9
脂質 (g/100mL)	各種植物油 2.2～3.5	大豆油, コーン油など 3.0～3.5	大豆油 1.1～2.8	大豆油 0.17～0.9
食物繊維	あり	あり～なし	なし	なし
浸透圧	240～460	330～350	470～510	760～520
消化	必要	必要	一部必要	不要
残渣	あり	あり	ごくわずか	ごくわずか

り，刺入部からの感染もきたしにくい．ポート本体の穿刺には，専用のヒューバー針を用いる．また，輸液を注入するポンプと輸液バックを内蔵したジャケットが市販されている．

■**経腸栄養法**　経腸栄養剤を用いた栄養管理法．経腸栄養剤の投与法，投与される消化管の部位は問わない．消化管が機能しているのにもかかわらず自然食の経口摂取が不可能，もしくは不十分である場合に施行される．経腸栄養剤の種類を表5に示す．

■**PEG**　内視鏡的胃瘻造設術（percutaneous endoscopic gastrostomy）の略．胃瘻造設の術式の名称であるが，PEGによって作成された胃瘻をPEGと呼んだり，そこからの栄養投与をPEG栄養と称したり混乱がある．内視鏡を抜去してPEGが終了すれば，そこに造設されているのは単なる胃瘻であると認識すべきである．

PEGではまず胃内視鏡を挿入し，腹壁と胃との間に構造物が存在しない部位を見つけて腹壁側から胃を穿刺する．ついで穿刺針よりガイドワイヤーを挿入し，それを利用して栄養チューブを胃内に留置する．なお，PEGによって作成した胃瘻から専用の栄養チューブを挿入し，その先端をTreiz靱帯近傍にまで進めて経腸栄養を投与する方法がある．実質的に空腸瘻栄養であり，この方法をpercutaneous endoscopic gastrostomy jejunostomu（PEGJ）と称する．

［大村健二］

文　献

1）総合健康推進財団編，在宅中心静脈栄養法マニュアル等作成委員会：在宅中心静脈栄養法ガイドライン（医療者用）．文光堂，1995．

B27 糖尿病の治療

1. 糖尿病の概要

厚生労働省の「2007年国民健康・栄養調査」によると，糖尿病が強く疑われる人や可能性を否定できない「予備軍」が，合わせて2210万人と推定されている．糖尿病が疑われる人は，10年前の調査に比べ約1.3倍に増え，増加ペースが加速している．

糖尿病はその成因から，表1のように分類される．日本の糖尿病患者の95%は2型糖尿病である．糖尿病の診断基準を表2に示す．

糖尿病治療の目標は，糖尿病の三大合併症である網膜症，腎症，神経障害の細小血管障害および動脈硬化性疾患の発症，進展を阻止し，健康な人と変わらない日常生活の質（QOL）の維持と寿命の確保することである．そのためには，血糖，体重，血圧，血清脂質の良好なコントロール状態を維持することが肝要である．血糖コントロールの

表1 糖尿病の分類

- I. 1型：β細胞の破壊，通常は絶対的インスリン欠乏に至る
  - A. 自己免疫性
  - B. 特発性
- II. 2型：インスリン分泌低下を主体とするものと，インスリン抵抗性が主体で，それにインスリンの相対的不足を伴うもの
- III. その他の特定の機序，疾患によるもの
  - A. 遺伝因子として遺伝子異常が同定されたもの
  - B. 他の疾患，条件に伴うもの（膵外分泌疾患，内分泌疾患，肝疾患，薬剤（ステロイドなど），感染症等）
- IV. 妊娠糖尿病

表2 糖尿病の診断：空腹時および食後（75gブドウ糖負荷試験）2時間値による判定基準

血糖値	血糖測定時間		判定区分
	空腹時	負荷後2時間	
	126 mg/dL以上	または 200 mg/dL以上	糖尿病型
	糖尿病型にも正常型にも属さないもの		境界型
	100～109 mg/dL	および 140 mg/dL未満	（正常高値）
	100 mg/dL未満		正常型

表3 血糖コントロール指標と評価

指標	コントロールの評価とその範囲				
	優	良	可		不可
			不十分	不良	
HbA1c（JDS値）（%）	5.8未満	5.8～6.5	6.5～7.0未満	7.0～8.0未満	8.0以上
			6.5～8.0未満		
空腹時血糖値（mg/dL）	80～110未満	110～130未満	130～160未満		160以上
食後2時間血糖値（mg/dL）	80～140未満	140～180未満	180～220未満		220以上

目標値（表3）は，症例により異なるが，一般には「優」ないし「良」にすべきである．

2. 糖尿病治療の実際

a. 糖尿病治療の基本は患者教育

糖尿病の治療には，食事，運動，薬の三つの療法に加えて，大きな治療手段がもう一つある．それが患者教育（療養指導）である．糖尿病ほど患者教育が重要視されている疾患は他に類を見ない．世界的に有名な米国のジョスリン糖尿病センターでは，「患者教育は治療の一部ではない，治療そのものである」と，最近ではその姿勢をさらに強めている．そのことから，多くの施設で糖尿病教室や教育入院が実施されている．

1型糖尿病の治療は，インスリン療法が必須となるが，2型糖尿病の治療は食事療法と運動療法が基本で，必要があれば補助的に経口血糖降下薬やインスリン療法を行う．本項では2型糖尿病の治療を中心に述べる．

b. 2型糖尿病の治療

2型糖尿病の治療は段階的な治療が行われる（図1）．食事療法と運動療法を2～3カ月続けても，なお，目標の血糖コントロールを達成できな

い場合には経口血糖降下薬またはインスリン製剤を用いる．経口血糖降下薬は単独投与で少量から始め，血糖コントロール状態を観察しながら徐々に増量する．投与量を増やしてもよいコントロールが得られない場合は，異なる機序の経口血糖降下薬を追加する．体重減少や生活習慣の改善により血糖コントロールの改善に伴って糖毒性が解除され，経口血糖降下薬やインスリン製剤の減量・中止が可能となることがある．

3. 薬物療法1：経口血糖降下薬

a. 経口血糖降下薬の種類・特徴

経口血糖降下薬の選択は，代謝異常の程度，年齢や肥満の程度，慢性合併症の程度，肝・腎機能，ならびにインスリン分泌能やインスリン抵抗性の程度を評価して行う（図2）．

インスリン抵抗性改善薬： インスリン抵抗性を改善する薬剤として，ビグアナイド（BG）薬およびチアゾリジン薬がある．BG薬は，血糖コントロール改善に際して体重が増加しにくいので，肥満2型糖尿病例には第一選択薬である．チアゾリジン薬は，インスリン抵抗性の関与がある状態では有効性が高い．

インスリン分泌促進薬： インスリン分泌促進薬としてスルホニル尿素（SU）薬と2010年に上市されたDPP-IV阻害薬がある．SU薬は，インスリン分泌能が比較的保たれているが，食事療法，運動療法によっても十分な血糖コントロールが得られないインスリン非依存状態の患者に用いられる．高度の肥満などインスリン抵抗性の強い患者には有用ではない．DPP-IV阻害薬は，インクレチン用のブドウ糖応答性のインスリン分泌作用を有する薬剤である．

食後高血糖改善薬： 食後高血糖改善薬には速効型インスリン分泌促進薬とα-グルコシダーゼ阻害（α-GI）薬がある．ともに，空腹時血糖がさほど高くなく，食後に高血糖になるような症例が適応となる．

b. 経口血糖降下薬の副作用と注意点

経口血糖降下薬はそれぞれの薬剤に副作用と使

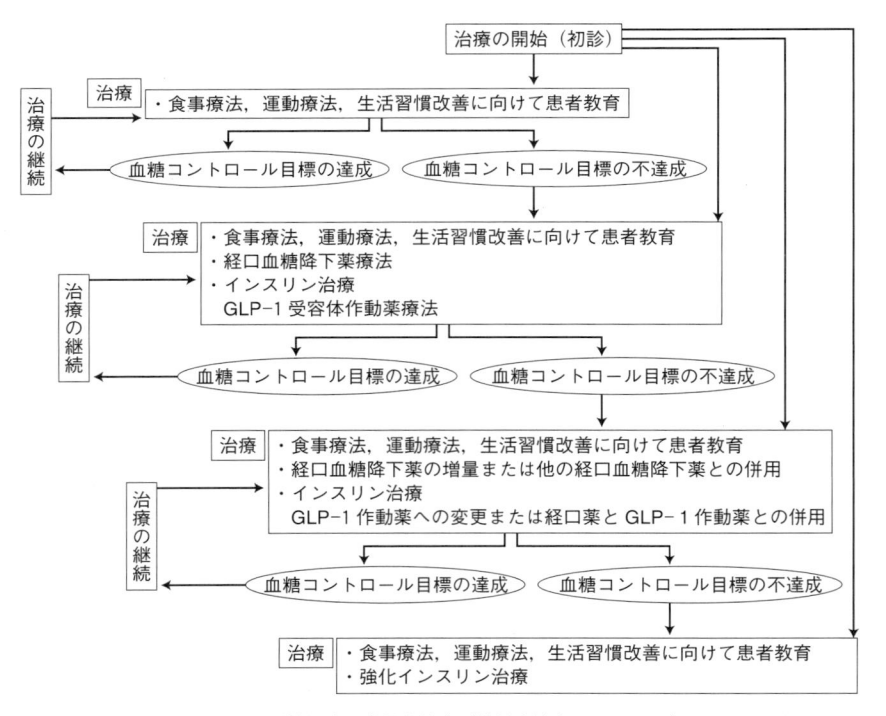

図1 2型糖尿病の段階的治療（糖尿病治療ガイド2010）

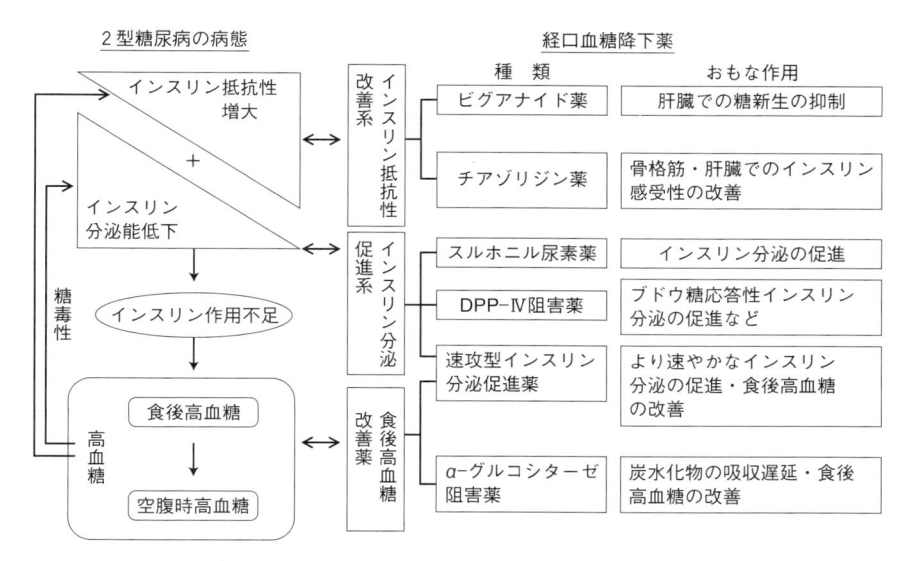

図2 病態に合わせた経口血糖降下薬の選択（糖尿病治療ガイド 2010）

表4 経口血糖降下薬の副作用と注意点

種類	副作用	使用上の注意点
スルホニル尿素薬（SU薬）	低血糖，とくに腎・肝障害のある患者および高齢者では注意が必要	二次無効，肥満例やインスリン抵抗性の強い症例に対する漫然とした投与は注意
DPP-IV阻害薬	併用により重篤な低血糖	腎機能障害のある患者には用量に注意
α-グルコシダーゼ阻害薬（α-GI薬）	腹部膨満感，放屁の増加，下痢など．重篤な肝機能障害あり．	必ず食直前に投与する．低血糖時にはブドウ糖を投与する
ビグアナイド薬（BG薬）	食欲不振，下痢，吐き気などの消化器症状．乳酸アシドーシスはまれである．	ヨード造影剤使用の際は2日前より投与を中止する
チアゾリジン薬	循環血漿量の増加に伴う心不全の増悪または発症，浮腫，心不全症状	浮腫は女性に多く発症しやすいので，女性は1日15mgから投与を開始する
速効型インスリン分泌促進薬	低血糖	必ず食直前に投与する

用上の注意点がある（表4）．

SU薬の血糖降下作用は強力であり，薬剤量が少量でも低血糖を起こすことがある．SU薬の低血糖は遷延しやすいので，その対応について患者に十分指導することが必要である．二次無効（投与後しばらくは有効でも投与中に効果がなくなる）や肥満患者に対して漫然とした使用を続けるべきではない．

DPP-IV阻害薬は，単独では低血糖発症の恐れはない．しかしながら，市販直後調査において，SU薬との併用で重篤な低血糖の発症が報告されているので，高齢者や腎機能の低下した患者に対してSU薬との併用は注意を要する．

α-GI薬の副作用は，腹部膨満感，放屁の増加，下痢などがある．重篤な肝障害例が報告されているので，定期的な（最初の6カ月間は月1回）肝機能検査が必要である．SU薬などとの併用で起こる低血糖に対しては，砂糖ではなく，ブドウ糖を経口投与するよう指導する．

BG薬の重篤な副作用として乳酸アシドーシスがあるが，現在ではまれである．ただし，肝・腎・心・肺機能障害のある患者，循環障害者，大量飲酒者には禁忌である．また，発熱時，下痢など脱水の恐れのあるときは休薬する．ヨード造影剤使用の際は2日前から投与を中止する．強い倦怠感，吐き気，下痢，筋肉痛などの症状が起きたら主治

医に知らせるよう指導する．

チアゾリジン薬の副作用として，浮腫，貧血などがとくに女性に多く認められる．また，水分貯留に示す傾向があるので，心不全患者や心不全の既往者には禁忌である

速効型インスリン分泌促進薬は，必ず食直前に投与するよう指導する．副作用としてSU薬と同様に低血糖がある．

4．薬物療法2：インスリン療法

a．インスリン製剤の種類

日本で使用されているおもなインスリン製剤を表5に示す．インスリン製剤は，ヒトインスリンとインスリンアナログ製剤がある．インスリン分泌動態の違いにより，（超）速効型，中間型，混合（二相）型，持効型に分類される．

b．ヒトインスリン

インスリン製剤は，当初は速効型のみで，1日に3～6回ほど注射する必要があったが，その後，プロタミンを添加し，亜鉛を加えることにより作用が持続した製剤であるNPH（neutral protamine Hagedorn）インスリンが開発された．NPHは白濁懸濁液であり，1日1～2回の注射が可能な中間型製剤である．

混合（二相）型は，速効型（または超速効型）インスリンと中間型インスリンの混合製剤で，速効型と中間型のインスリンを1：9，2：8，3：7，4：6，5：5の比率で調整した製剤がある．

c．インスリンアナログ製剤

インスリンアナログ製剤とは，ヒトインスリンのアミノ酸配列を変えることによりつくられた製剤である．

超速効型インスリン製剤：インスリン製剤は，三つの二量体からなる六量体を形成している．そのため作用発現時間が遅く，速効型でも食前30分前の投与が必要であった．これを解決する目的で開発されたのが超速効型製剤である．

皮下注射時の吸収速度が速く，血糖降下作用のピークも約60分後と速効型に比べて早期に認められる．そのため，食直前の注射が可能となり，患者QOLの向上が期待されるほかに，食後高血糖が是正されるなどのメリットがある．現在，インスリンリスプロ，インスリンアスパルト，インスリングルリジンの3製剤がある．

持効型インスリン製剤：中間型インスリンは懸濁液であり，皮下からの吸収が一定せず，血糖

表5　おもなインスリン製剤

分類	性状	種類 商品名	作用時間 発現	最大	持続
超速効型	中性溶解	ノボラピッド注* ヒューマログ注*	10～20分	0.5～2時間	3～5時間
		アピドラ注*	10分	40分	100分
速効型	中性溶解	ペンフィルR注300 ヒューマカートR注	30～60分	1～3時間	5～7時間
混合型	二相性 NPH混合	ノボラピッド30ミックス注 ヒューマログmix 25, 50* ペンフィル10R-50R 注ヒューマカート3/7注	10～60分 30～60分	0.5～8時間 2～12時間	18～24時間
中間型	NPH	ペンフィルN注300 ヒューマカートN注	1～3時間	4～12時間	18～24時間
持効型	溶解	ランタス注ソロスター*	1～2時間	明確なピークなし	約24時間
		レベミル注300*	約1時間	3～14時間	

＊：アナログインスリン製剤

値が不安定になるということ，使用時に振盪手技を要するなどのデメリットがあった．これを解決する目的で開発されたのが持効型製剤である．

この製剤は，溶液性のため比較的安定した効果が期待でき，作用にピークがほとんどないため，夜間低血糖が起きにくいなどのメリットがある．インスリングラルギン，インスリンデテミールの2種類がある．

d. インスリン療法の実際

インスリンの適応：絶対的適応と相対的適応に大別される．絶対的適応とは，インスリン治療によらなければ患者の生命，予後に重大な危機を及ぼす状態である．一方，相対的適応は，インスリン治療のすみやかな開始がなくとも，直接的な生命予後の影響はないが，長期的に良好な血糖コントロールが望まれる状態をいう．

従来インスリン療法（conventional insulin therapy：CIT）：基礎補充療法とも呼ばれ，中間型（または混合型）あるいは持効型インスリンを1日1回または2回投与する方法である．2型糖尿病患者に対するインスリン導入時に用いられる．

強化インスリン療法（intensive conventional therapy：ICT）：強化インスリン療法とは，厳格な血糖コントロールを目的にインスリンの基礎分泌と追加分泌を補い，頻回にわたる血糖測定とそれに基づくインスリン投与量の頻回の修正を行い，生理的なインスリン分泌状態に近づけることを目的としている．

強化インスリン療法として，インスリン頻回注射療法がある．この注射療法は，基礎-追加補充療法（Basal-Bolus療法）とも呼ばれ，インスリンを3～4回注射する方法である．毎食前に（超）速効型を使用し，就寝前には中間型または持効型を使用する．

また，さらに血糖コントロールが不安定な症例には，インスリン持続皮下注入法（CSII）の対応となる．CSIIは腹壁皮下に留置した翼状針を用いてインスリン注入ポンプによって24時間持続的に基礎分泌量を，また食前の追加分泌量を手動にて間欠的に速効型インスリンを注入する．

e. インスリンデバイスの特徴

インスリン製剤の形状から，バイアル製剤とインスリン注入器と一体化したペン型製剤があり，ペン型製剤には，インスリンカートリッジを注入器に組み込んで使用するカートリッジ型と，あらかじめカートリッジが組み込まれていて使い捨てタイプのプレフィルド（キット）型に分類される．携帯性や利便性および患者QOLは向上したが，注射手技，とくに注入器をセットするまでの操作は複雑である．

5. 低血糖時の対応

糖尿病治療薬で頻発する副作用は低血糖である．低血糖は，糖尿病の治療中に見られる頻度の高い緊急事態で，場合によっては重篤な結果を招くこともある．低血糖は一般には血糖値が70 mg/dl以下になると発症する．

まず，交感神経系刺激症状が現れ，続いて中枢神経系の機能低下による症状が現れる．交感神経興奮により生じる低血糖症状は前駆症状，警告症状とも呼ばれ，発汗，不安，動悸，顔面蒼白，頻脈などである．続いて生じる中枢神経機能低下による低血糖症状は頭痛，眼のかすみ，空腹感，眠気，意識レベルの低下などが混在し，異常行動を起こすこともあり，さらに，持続，進行すれば昏睡となる．

低血糖の誘因としては，薬の種類や量の誤り，食事の遅れや食事量が少ない場合，通常よりも強い運動，飲酒などである．また，薬物療法に対する認識の低下から，勝手に用量を増やすことにより発生することもある．

低血糖の対策は，経口摂取が可能な場合は，ブドウ糖を5～10gまたはブドウ糖を含む飲料水を150～200 mL飲ませる．これにより低血糖症状は約15で消失する．なお低血糖が持続するならば再度同一量を飲む．重篤な場合は，グルカゴン注射や50％ブドウ糖注射20 mL以上を静脈内に注射する．

［厚田幸一郎］

B28 脂質異常症の治療

1. 脂質異常症の概要

a. 脂質異常症の定義

血清脂質（コレステロール，トリグリセライド）が増加する疾患で，動脈硬化，とりわけ心血管イベント発症の危険因子である．従来は高脂血症と呼んでいたが，2007 年から脂質異常症に変更された．

脂質異常症が持続すると，冠状動脈や頸動脈などの太い動脈の内膜にコレステロールが沈着して，粥腫（プラーク）を形成する．コレステロールは，胆汁酸として腸内に排出されるが，その 98 ％以上は再吸収（腸肝循環）される．ゆえに，いったん体内に取り込まれるとほとんど排泄されない．細胞膜やステロイドの合成に使用される以外は血管壁に蓄積されるほかない．これが高コレステロール食の現代人にとって動脈硬化を引き起こす原因ともなる．

b. 血清脂質

コレステロール（TC），トリグリセライド（TG），リン脂質（PL）は，アポタンパクと結合してリポタンパクとして血中に存在する．遊離脂肪酸（FFA）は，アルブミンと結合し可溶化して血中に存在する．血清脂質は，それぞれ細胞膜の構成成分やステロイドの原料およびエネルギー源として重要な働きを有している．

c. リポタンパク

リポタンパクは，トリグリセライドとコレステロールエステルからなる球状の核のまわりをリン脂質やコレステロールがおおい，さらにアポタンパクと呼ばれるタンパク質がついている構造をしている．

種類・組成： リポタンパクは比重によって分類される．その種類と組成を表 1 に示す．

働き・特徴： リポタンパクはそれぞれ血中で脂質を可溶性の状態にして各組織へ運搬する働きを有している（表 2）．

代謝： リポタンパクには大きく分けて，① 外因性（食事性），② 内因性，③ コレステロール逆

表 1 リポタンパクの種類と組成

		カイロミクロン	VLDL	IDL	LDL	HDL HDL 2	HDL HDL 3
比重		<0.96	0.96〜1.006	1.006〜1.019	1.019〜1.063	1.063〜1.125	1.125〜1.21
電気泳動		原点	pre β	midband	β		α
直径（Å）（1mm＝1000万Å）		10000〜800	750〜300	300〜220	220〜190	100〜85	85〜70
脂質（％）	トリグリセライド	85〜90	55〜60	24〜40	10	5	4
	コレステロールエステル	5	12	33	37	18	12
	遊離コレステロール	2〜1	7	13	8	6	3
	リン脂質	6〜3	18	12〜20	22〜15	29	23
タンパク質（％）（アポタンパク）		2	8〜10	18〜10	23〜25	42	58
アポタンパクの組成	A I	7.4	微量			67.0	
	A II	4.2	微量			22.0	
	B	22.5	36.9	78	98	微量	
	C I	15.0	3.3	微量	微量	1〜3	
	C II	15.0	6.7	微量	微量	1〜3	
	C III	36.0	39.9	微量	微量	3〜5	
	E	微量	13.0	微量		微量	

表2 リポタンパクの働き・特徴

種類	働き・特徴
カイロミクロン	小腸から吸収された外因性（食事由来）の脂質を血液，肝臓へ運ぶ
VLDL	内因性（肝臓で合成された）脂質を血液中に分泌する
IDL	VLDLのトリグリセライドが加水分解されたLDLの前駆体
LDL	末梢組織へのコレステロール転送
HDL	末梢組織からコレステロールを引き抜き，肝臓などの細胞へ転送

転送系の三つの代謝経路が存在する（図1）．

2. 脂質異常症の成因・分類

脂質の過剰摂取，肝臓での異化の低下や合成促進，組織から肝臓への転送の低下などによって血清脂質が上昇する．腎臓病，糖尿病，甲状腺機能低下症などによっても発症する．

脂質異常症は，以上を呈する血清脂質の種類によって，高LDLコレステロール血症，低HDLコレステロール血症，高トリグリセライド血症に分類される．

遺伝性脂質異常症として家族性高コレステロール血症などがある．家族性高コレステロール血症は，LDLレセプターの遺伝的欠損により発症し，高LDL血症，高コレステロール血症，腱黄色腫，若年性冠動脈硬化症の四つの臨床的特徴を有する．

3. 脂質異常症のガイドライン

動脈硬化症予防ガイドライン2007年版が日本動脈硬化学会より発表された．前述したように本ガイドラインより，高脂血症から脂質異常症という呼称に変更された．

また本ガイドラインより動脈硬化性疾患の危険因子としてのコレステロール値としては，総コレステロール（TC）値ではなくLDL-C値を用いることとなった．

本ガイドラインの概念にはフラミンガムスタディの結果が大きく関与している．

a. フラミンガムスタディ

第二次世界大戦後のまもない1948年，心血管合併症増加への対応を検討するため，米国公衆衛生局のNational Heart Instituteが米国北部のフラミンガム市（マサチューセッツ州）の住民を対象に行った大規模前向き研究である．本研究成績は，現在においても高い先見性を示したものと評価されている．なかでも，心血管疾患の危険因子（血

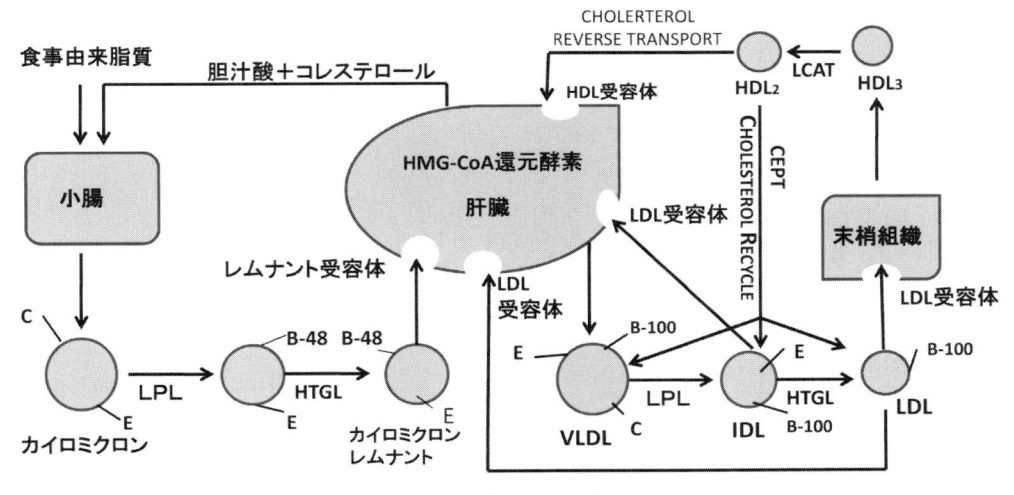

図1 リポタンパクの代謝

LPL：リポタンパクリパーゼ，HTGL：肝性リパーゼ，CEPT：コレステロールエステル転送タンパク，LCAT：レシチン・コレステロール脂肪酸転移酵素，B-100，B-48，C，E：アポタンパク．

圧, 総コレステロール, 喫煙, 耐糖能, 左室肥大) が複合すると, 冠動脈疾患の危険度が高くなるということ, さらに, 家族歴に関する調査においても両親に冠動脈疾患があれば冠動脈疾患の危険度が上昇することを示したことである. これらの結果は, 動脈硬化症予防ガイドラインに強い影響を与えている.

b. 診断基準

脂質異常症の診断基準を表3に示す. LDL-C 値は直接測定法を用いるか, Friedewald の式 (LDL-C＝TC－HDL-C－TG/5) に基づいて計算することもできる. ただし, TG 値が 400 mg/dL 未満の場合に適応できる.

近年, LDL-C/HDL-C 比と心血管イベントリスクの関連性が注目されている. その背景として, LDL-C がいくら低値でも HDL-C が低ければ, LDL-C 高値群よりもリスクが高いことが明らかになってきたことによる. 現状では, LDL-C/HDL-C 比をなるべく低値 (2.0 以下) に管理することが勧められている.

c. 脂質異常症患者の管理目標

動脈硬化の危険度に従ったカテゴリー別管理目標が設定されている (表4). すなわち, 冠動脈疾患の既往なし (一次予防) と既往あり (二次予防) に分別している.

一次予防では, 将来の冠動脈疾患の発症を防ぐことが目標となり, LDL-C 以外の主要危険因子保有数の重責度合により, 患者カテゴリーを低リスク, 中リスク, 高リスクの 3 群 (カテゴリーⅠ, Ⅱ, Ⅲ) に分類し, LDL-C の管理目標値をそれぞれ 160 mg/dL 未満, 140 mg/dL 未満, 120 mg/dL 未満と設定している. 主要危険因子とは, 加齢 (男性 45 歳, 女性 55 歳以上), 高血圧, 糖尿病 (耐糖能異常), 喫煙, 冠動脈疾患の家族歴, 低 HDL-C 血症である.

4. 脂質異常症の治療

ガイドラインにも示されているが, 一次予防, 二次予防ともに治療の基本は生活習慣の改善であ

表3 脂質異常症の診断基準

高 LDL-コレステロール血症	LDL-コレステロール：140 mg/dL 以上
低 HDL-コレステロール血症	HDL-コレステロール：40 mg/dL 未満
高トリグリセライド血症	トリグリセライド：150 mg/dL 以上

表4 リスク別脂質管理目標値

治療方針の原則	カテゴリー	LDL コレステロール値以外の主要危険因子*	脂質管理目標値 (mg/dL) LDL コレステロール値	HDL コレステロール値	トリグリセライド (中性脂肪) 値
一次予防 まず生活習慣の改善を行った後, 薬物治療の適応を考慮する	Ⅰ. 動脈硬化性疾患の危険性が高くない方 (低リスク群)	0	160 未満	40 以上	150 未満
	Ⅱ. 動脈硬化性疾患の危険性が少し高い方 (中リスク群)	1〜2	140 未満		
	Ⅲ. 動脈硬化性疾患の危険性がかなり高い方 (高リスク群)	3 以上	120 未満		
二次予防 生活習慣の改善とともに薬物治療を考慮する	動脈硬化による心臓病をすでに起こした方		100 未満		

＊：加齢 (男性 45 歳以上, 女性 55 歳以上), 高血圧, 糖尿病, 喫煙, 心臓病の家族歴, HDL コレステロールが 40 mg/dL 以下

表5 脂質異常症治療薬の特性（脂質異常症治療ガイド2008）

分類	LDL-C	TG	HDL-C	種類
HMG-CoA還元酵素阻害薬（スタチン）	◎	△	▲	プラバスタチン，シンバスタチン，フルバスタチン，アトルバスタチン，ピタバスタチン，ロスバスタチン
陰イオン交換樹脂	○	—	▲	コレスチミド
小腸コレステロールトランスポータ阻害薬	○	△	▲	エゼチミブ
フィブラート系薬	△	◎	●	ベザフィブラート，フェノフィブラート
ニコチン酸誘導体	△	○	▲	ニセリトロール，ニコモール，ニコチン酸トコフェノール
プロブコール	△	—	○	プロブコール
イコサペント酸エチル	—	△	—	イコサペント酸エチル

◎ −25％以上　○ −20〜25％　△ −10〜20％　— −10〜+10％　▲ +10〜20％　● +20〜30％

り，安易に薬物療法を行う傾向は慎むべきとされている．

a. 生活指導

食事療法　ガイドラインでは脂質異常症の食事療法では，2段階に分けて段階的に進めることが提唱されている．第1段階では総摂取エネルギー，栄養バランス，コレステロール摂取量の適正化を図り，魚や大豆製品，食物繊維の多い食品，抗酸化物を多く含む野菜や果物の摂取を心がける．逆に，脂肪やアルコールの摂取過多には注意する．第1段階の食事療法を3カ月間施行しても脂質コントロールが不良な場合には，第2段階として病型別のきめ細かい食事療法を行う．

運動療法　運動療法の脂質代謝に対する有効性では，中性脂肪とHDL-Cへの有効性は支持されているものの，一致した見解は得られていないのが現状である．運動療法による脂質代謝改善の機序として，脂肪組織，筋でのリポタンパクリパーゼ（LPL）活性の増加，VLDL分解の亢進を介して，中性脂肪の低下，HDL-C産生の増加が考えられている．

b. 薬物療法

食事療法と運動療法を施行しても血清脂質値が改善しないときは薬物療法を併用する．脂質異常症治療薬の特性を表5に，副作用を表6に示す．おもな薬剤について説明する．

HMG-CoA還元酵素阻害薬（スタチン）：　強力

表6 脂質異常症治療薬の副作用

種類	副作用
スタチン	横紋筋融解症，消化器症状，肝障害など
陰イオン交換樹脂	腸閉塞，腸管穿孔，消化器症状
エゼチミブ	消化器症状，肝障害，コレシストキニン上昇
フィブラート系薬	横紋筋融解症
ニコチン酸誘導体	顔面紅潮，頭痛
プロブコール	可逆性QT延長，消化器症状
EPA	出血傾向，発疹

な高LDLコレステロール血症治療薬．コレステロール合成の律速酵素であるHMG-CoA還元酵素を拮抗的に阻害することで，HMG-CoAからメバロン酸への変換を抑制して，コレステロールの生成を低下させる．さらに，肝臓におけるLDL受容体を活性化することにより血液中のLDL-Cを肝臓へ取り込み，LDL-C値を強力に改善させる．

重大な副作用として，横紋筋融解症，肝機能障害がある．プラバスタチン以外のスタチンは脂溶性であり，チトクロームP450の代謝を受け，他剤と併用時に相互作用を起こすことがあるので注意を要する．

陰イオン交換樹脂：　強力な高LDLコレステロール血症治療薬．小腸で胆汁酸と結合し，便中への排泄を促進する．胆汁酸の再吸収（腸肝循環）を抑制し，コレステロールから胆汁酸への異化を

促進することによりコレステロール値を下げる．家族性高コレステロール血症に対してスタチンと併用される．重大な副作用として腸閉塞，腸管穿孔がある．

小腸コレステロールトランスポーター阻害薬（エゼチミブ）： 小腸からのコレステロールの吸収阻害作用による，強力な高LDL-C血症治療薬．小腸の刷子縁に作用して，コレステロール吸収のトランスポーターであるNPC1L1を阻害し，外因性コレステロールの吸収を阻害するとともに，肝臓でのコレステロールプールを減少させることで，血液からのコレステロールの除去も増加させる．1日1回投与で，副作用も少ない．

フィブラート系薬剤： 強力な高トリグリセライド血症および低HDL-コレステロール血症治療薬．ペルオキシゾーム増殖因子活性化受容体（PPAR）αを活性化することにより，肝臓での遊離脂肪酸の酸化を惹起し，トリグリセライドリッチリポタンパクの異化を促進する．また，リポタンパクリパーゼ（LPL）の遺伝子発現を誘導し，トリグリセライドの分解を促進する．

重大な副作用として，横紋筋融解症がある．腎代謝性のため，腎障害患者への投与は注意を要する．スタチンとは併用注意で，腎機能低下時には原則併用禁忌となっている．

その他： EPAは，肝臓で脂肪酸合成を抑制することによりトリグリセライド合成を抑制する．血小板凝集抑制作用があるため，手術や出血を伴う処置の1週間前から休薬する．

ニコチン酸誘導体は，脂肪酸の合成阻害，脂肪組織での脂肪分解抑制などにより，肝臓でのトリグリセライド合成を抑制する．

プロブコールは，LDLの異化亢進，リポタンパクの合成低下などによりLDLコレステロールを低下させる．また，抗酸化作用を有する．しかしながら，HDLコレステロールを低下させる作用があるので，低HDL血症の患者には慎重に投与すべきである．

［厚田幸一郎］

B29 高血圧の治療

1. 新しい高血圧診療ガイドライン JSH2009

多くの大規模臨床試験の結果から，降圧薬治療の脳卒中，心筋梗塞，心疾患などの心血管病に対する予防効果が証明されている．近年，肥満を中心とした複合病態であるメタボリックシンドロームをはじめ，慢性腎臓病（CKD），睡眠時無呼吸症候群など新しい概念のリスクファクターの出現や，高齢者社会を迎え，高血圧治療は複雑化している．

それに対し，ここ数年で降圧薬は，新しいアンジオテンシンⅡ受容体拮抗薬（ARB），異なるクラスの降圧薬の合剤，選択的抗アルドステロン薬，レニン阻害薬など，新しいカテゴリーの薬剤が開発され，めざましい進歩をとげており，降圧薬の処方はより多様化している．

そのようななかで，降圧療法の指針として，日本高血圧学会から高血圧ガイドライン JSH 2009 が，2009年1月に発表された．2000年にJSH2000 が作成され，2004年に続き，5年ぶりの改訂である．JSH2009の特徴として，リスク層別化（表1），とくに臓器障害を有する高血圧は，血圧レベルが低くてもより早期から介入する必要があることが強調されている．さらに，より厳格な降圧目標（表2）が設定され，とくに糖尿病，CKD，心筋梗塞後の高血圧患者は 130/80mmHg 未満とする新たな基準が設けられている．また，24時間にわたる血圧管理，家庭血圧の重要性が強調されていることも特徴である．仮面高血圧，早朝高血圧，夜間高血圧が高リスクであることがわかってきたため，その管理についても詳細に述べられている．

表2 降圧目標（JSH2009）

	診察室血圧	家庭血圧
若年者・中年者	130/85 未満	125/80 未満
高齢者	140/90 未満	135/85 未満
糖尿病患者 CKD 患者 心筋梗塞後患者	130/80 未満	125/75 未満
脳血管障害患者	140/90 未満	135/85 未満

年齢や合併する疾患ごとに降圧目標が定められている．糖尿病，CKD，心筋梗塞後はとくに厳格な降圧が求められる．

表1 診察室血圧に基づいた脳心血管リスク層別化（JSH2009）

血圧分類 リスク層 （血圧以外のリスク要因）	正常高値血圧 130〜139/ 85〜89mmHg	Ⅰ度高血圧 140〜159/ 90〜99mmHg	Ⅱ度高血圧 160〜179/ 100〜109mmHg	Ⅲ度高血圧 ≧180/ ≧110mmHg
リスク第一層 （危険因子がない）	付加リスクなし	低リスク	中等リスク	高リスク
リスク第二層 （糖尿病以外の1〜2個の危険因子，メタボリックシンドローム*がある）	中等リスク	中等リスク	高リスク	高リスク
リスク第一層 （糖尿病，CKD，臓器障害/心血管病，3個以上の危険因子のいずれかがある）	高リスク	高リスク	高リスク	高リスク

血圧レベルとリスク要因の数から，低・中等・高リスクに層別化し，治療方針を決定する．
*：リスク第二層のメタボリックシンドロームは，予防的観点から以下のように定義する．正常高値以上の血圧レベルと腹部肥満（男性85cm以上，女性90cm以上）に加え，血糖値異常（空腹時血糖110〜125mg/dL，かつ/または糖尿病に至らない耐糖能異常），あるいは脂質代謝異常のどちらかを有するもの．

他疾患を合併する高血圧では，やはりメタボリックシンドロームが重要視されており，内臓脂肪型肥満是正やインスリン抵抗性改善を考慮し，ARB，ACE阻害薬が推奨されている．

2. 降圧治療の実際

実際の降圧療法にあたっては，血圧レベルと心疾患病の危険因子を組み合わせたリスク層別化を行い，それぞれのリスクレベルに応じて治療を行う（図1）．降圧薬の選択としては，数種類の降圧薬が可能である．なかでも第一選択薬とすべき降圧薬はCa拮抗薬，ARB，ACE阻害薬，利尿薬，β遮断薬の5種類である．それぞれの降圧薬には合併する病態に応じて積極的適応（表3）がある．合併する病態がない場合は，比較的若年者にはRA系阻害薬（ARB，ACE阻害薬）もしくはβ遮断薬，高齢者は長時間型Ca拮抗薬などが推奨されている．しかし，合併する病態も複雑化していること，単剤療法のみで降圧目標を達成できる頻度は高くないことなどから，クラスの異なる降圧薬を適切に組み合わせる必要がある．

合併症のないⅠ度高血圧（160/100 mmHg未満）は主要降圧薬のなかから1剤を選んで少量から開始する．降圧不十分であれば，増量，あるいは他のクラスの降圧薬を少量併用する．Ⅱ度以上（160/100 mmHg以上）の高血圧は，通常量の単剤

表3　主要降圧薬の積極的適応（JSH 2009）

	Ca拮抗薬	ARB/ACE阻害薬	利尿薬	β遮断薬
左室肥大	○	○		
心不全		○*1	○	○*1
心房細動（予防）		○		
頻脈	○*2			○
狭心症	○			○*3
心筋梗塞後		○		○
タンパク尿		○		
腎不全		○	○*4	
脳血管障害慢性期	○	○		
糖尿病/MetS*5		○		
高齢者	○*6	○	○	

ARB/ACE阻害薬は糖尿病，CKDなど幅広い適応がある．
*1：少量から開始し，注意深く漸増する，*2：非ジヒドロピリジン系Ca拮抗薬，*3：冠攣縮性狭心症には注意，*4：ループ利尿薬，*5：メタボリックシンドローム，*6：ジヒドロピリジン系Ca拮抗薬．

もしくは少量の2剤併用から開始する．降圧不十分であれば3剤併用とする．少量の利尿剤は副作用も少なく，他の降圧薬と併用することにより降圧効果が相乗的に増大するため，積極的使用が勧められている．降圧薬は，服薬コンプライアンスを考慮し1日1回の服用が望ましい．ただし，実際の臨床の場では，早朝高血圧の症例が多いこと，降圧薬の作用が24時間効果が持続しないことが多いことから，朝服用している降圧薬を晩服用に変更したり，朝晩あるいは就寝前に追加投与を試みることが多くなった．

用語解説

■ **血圧モニタリング**　24時間血圧モニタリング（自由行動下血圧測定，ambulatory blood pressure monitoring：ABPM）は，従来，研究目的に使用されることが多かったが，カフ・オシロメトリック法による精度の優れた自動血圧計が開発され，非観血的に15～30分間隔で自由行動下の血圧測定可能となり，診察室以外の血圧情報が得られ，さらに24時間にわたる血圧プロフィール，24時間，昼間，夜間早朝などの限られた時間帯における血圧情報が得られるようになった．ABPMは血圧日内変動，夜間高血圧，白衣高血圧，仮面高血圧，早朝高血圧の診断に有用である．

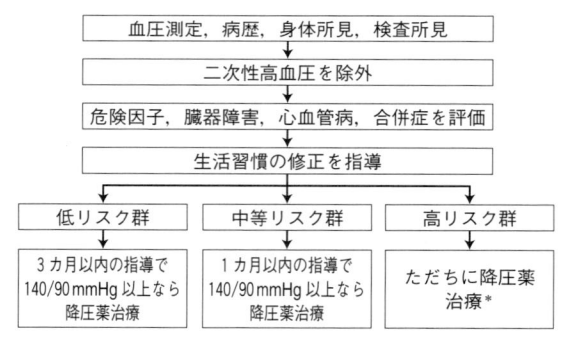

図1　初診時の高血圧管理計画（JSH 2009）
低・中等リスク群は1～3カ月の生活習慣修正後に，高リスク群ではただちに降圧薬治療を開始する．
*：正常高値血圧の高リスク群では生活習慣の修正から開始し，目標血圧に達しない場合に降圧薬治療を考慮する．

大迫研究を含む近年の国際協同データベースなどより[2]，24時間ABPM平均値で130/80mmHg以上の場合には，高血圧として対処する．同時に脈拍数も計測するため，薬剤選択の参考になる．

■ **血圧日内変動**　一般に，夜間睡眠時の血圧は，昼間の血圧に比べて10%前後低下することが知られている．

早朝には心血管イベントが多く，同様に血圧も夜間から早朝にかけて上昇する日内変動を示す．コンセンサスの得られた定義ではないが，家庭血圧の基準に基づき，早朝に測定した血圧平均値が135/85mmHg以上を広義の早朝高血圧とする．早朝高血圧には夜間高血圧から移行するタイプと朝方に急峻に血圧が上昇するサージタイプがあり，両者ともに心血管リスクとなる．血圧モーニングサージの要因として，寒冷，加齢に加え，精神的ストレス，習慣飲酒や閉塞性睡眠時無呼吸などがあげられる．早朝高血圧では24時間持続する長時間作用型降圧薬を使用することが原則であるが，早朝血圧が高い場合，朝夕2分割処方するなどの工夫が必要である．Ca拮抗薬，α遮断薬，RA系阻害薬（ACE阻害薬，ARB）の就寝前投与は早朝血圧を有意に低下させ，臓器保護作用を示す．

ABPMによる夜間睡眠中血圧の平均が120/70mmHg以上の場合に，夜間高血圧とする．

夜間高血圧も睡眠時無呼吸などの睡眠障害，心不全や腎不全などの循環血液量の増加，糖尿病などの自律神経障害などが原因となる．夜間血圧は昼間血圧よりも変動性が少なく，より強く心血管リスクや認知機能と関連している[3]．夜間高血圧の治療として減塩，利尿薬が有用である．さらに，早朝高血圧をも治療ターゲットとして就寝前の降圧薬投与により，non-dipper（夜間非降下型）を dipper（正常型）にすることが可能となる．

■ **ARB**　アンジオテンシンⅡ受容体拮抗薬（angiotensin Ⅱ receptor blocker：ARB）は，アンジオテンシン変換酵素（angiotensin converting enzyme：ACE）阻害薬につぐ2番目のレニン・アンジオテンシン（rennin-angiotensin：RA）系阻害薬として臨床応用され，現在，高血圧の中心的な治療薬として使用されている．アンジオテンシンⅡ（AⅡ）タイプ1受容体に特異的に結合し，AⅡを介する強力な血管収縮，体液貯留，交感神経活性亢進を抑制することによって降圧降下を発揮する．一方，組織レベルにおいても，ACE

表4　主要降圧薬の禁忌もしくは慎重使用例（JSH 2009）

	禁忌	慎重使用例
Ca拮抗薬	徐脈（非DHP系）	心不全
ARB	妊娠 高K血症	腎動脈狭窄症*
ACE阻害薬	妊娠 血管神経性浮腫 高K血症	腎動脈狭窄症*
利尿薬 （サイアザイド系）	痛風 低K血症	妊娠 耐糖能異常
β遮断薬	喘息 高度徐脈	耐糖能異常 閉塞性肺疾患 末梢動脈疾患

ARB/ACE阻害薬は血清クレアチニンが2.0mg/dL以上の場合は投与量を減らすなどの配慮が必要である．
＊：両側性腎動脈狭窄の場合は禁忌

を介さないAⅡ産生（キマーゼ系）に対してAⅡ作用をタイプ1受容体で完全に阻害するので，心血管系にはよい効果をもたらす．タイプ2受容体はブロックしない．これらの機序があわさって，単なる降圧以上に，直接臓器障害ひいては疾患発症を抑制する可能性がある．心保護作用として，心肥大を抑制し，心不全の予後を改善する．腎においては，輸出細動脈を拡張して糸球体内圧を低下させ，尿蛋白を減少させ，長期的には腎機能の悪化を抑制する．その他，糖尿病の新規発症を抑制するため，心，腎，脳の臓器合併症や糖尿病を有する症例で第一選択となる．

副作用（表4）は低頻度であるが，妊婦や授乳婦への投与は禁忌，重症肝障害患者には慎重投与，クレアチニンが2.0mg/dl以上の場合は投与量を減らすなど注意が必要である．両側性腎動脈狭窄では急速な腎機能の低下をきたすことがあるため，禁忌である．K保持性利尿薬との併用では高K血症に注意する．

■ **ACE阻害薬**　強力な昇圧系である血中および組織中のレニン・アンジオテンシン（RA）系の抑制作用および降圧系のカリクレイン・キニン・プロスタグランディン系の増強作用を併せもつ．ARBと同じく，組織アンギオテンシン抑制によって降圧とは独立して臓器障害の改善や進展予防が期待できる．ARBと同様の各種臓器障害合併症や糖尿病を有する患者に推奨される．単剤での降圧効果はARBとほぼ同等かやや弱いが，ARBと比較した海外の大規模臨床試験では，心血管イベントを含め予後あるいは臓器保護効果のほとんどの評価項目に差がないという結果が続い

ており，現時点ではその優劣に関する結論は出ていない．ARB にはない ACE 阻害薬の大きな特徴がブラジキニンへの作用である．ACE は Ang I を Ang II に変換するが，同時にブラジキニンの不活化も行う．したがって，ACE 阻害薬使用時には，ブラジキニンが組織に蓄積し，プロスタサイクリンや NO を介して血管拡張，腎からのナトリウム利尿を促す．ブラジキニンの活性化は ACE 阻害薬で頻度の高い（20～30%）副作用である空咳の原因と考えられている．

■ Ca 拮抗薬　細胞外 Ca イオンの流入にかかわる膜電位依存性 L 型（一部 T 型）Ca チャネルを阻害することによって，血管平滑筋を弛緩し，末梢血管抵抗を減じて降圧作用を発揮する．ジヒドロピリジン（DHP）系とベンゾチアゼピン（BTZ）系およびフェニルアルキルアミン（PAA）系薬剤に分類されるが，日本では前二者が降圧薬として用いられている．おもな薬理作用は，① 冠動脈および末梢血管拡張作用，② 心収縮力の抑制，③ 刺激伝導系の抑制である．DHP 系薬剤は血管拡張作用が強く，心抑制は臨床的にはほとんど認められない．むしろ，反射性交感神経緊張により頻脈をきたす．DHP 系 Ca 拮抗薬は現降圧薬のなかで降圧の有効性が最も高く，かつ臓器血流が保たれるので，臓器障害合併や高齢者でよい適応となり，多くの症例で第一選択として用いられる．1 日 1 回投与の薬剤が主流で，とくにアムロジピンは血中半減期が最も長い長時間作用型であり，反射性頻脈など DHP 系薬剤の欠点を改善した薬剤で，左室肥大の退縮や動脈硬化プラークの進展を遅らせるなど，多くのエビデンスがある．L 型以外の N あるいは T 型 Ca チャネル阻害作用や交感神経抑制作用を認める一部の Ca 拮抗薬では頻脈を起こしにくく，腎疾患を合併する高血圧にすぐれた抗タンパク尿作用を示したと報告されている．Ca 拮抗薬の副作用としては，動悸，頭痛，ほてり，浮腫，歯肉増生や便秘などがあげられる．非 DHP 系 Ca 拮抗薬は，心抑制のために心不全，高度徐脈例には禁忌となる．

■ SBP-DBP 差（脈圧）　加齢とともに収縮期血圧は上昇し，拡張期血圧は低下する．このため SBP-DBP 差である脈圧は加齢とともに開大する．動脈壁の硬さ亢進，すなわち弾性低下による windkessel（ふいご）機能の低下によるためと考えられている．

いくつかの大規模臨床試験で脈圧は，収縮期血圧・拡張期血圧とは独立した強い心血管病のリスクであることが示されている．脈圧が開大することが予後に悪影響を与える背景として，① 動脈の硬さの亢進自体が動脈硬化重症度進展と関連する．② とくに大動脈の硬さの亢進は後負荷を増すこととなり，心負荷が増大する．③ 拡張期血圧の低下は冠血流量の低下を招く．さらに，④ 動脈の硬さの亢進は動脈壁（wall stress）を増大させ，動脈硬化進展に作用する，などが推測されている．

ヨーロッパ高血圧学会では 50 mmHg 以上を異常な脈圧の増大としている[4]．ただし，大動脈弁閉鎖不全では動脈の硬さが亢進せずとも血液が左心室に逆流するため，拡張期血圧が低下し脈圧が大きくなるので，注意が必要である．

■ dipper, non-dipper　ABPM により 24 時間の血圧が測定できるようになり，夜間や早朝の血圧動態が明らかになってきた．昼間の血圧レベルより 10～20% 夜間降圧するものを正常型（dipper）とし，0～10% の夜間降圧を示すものを夜間非降下型（non-dipper），夜間に昼間より高い血圧を示すものを夜間昇圧型（riser），および 20% 以上の夜間降圧を認めるものを夜間過降圧型（extreme-dipper）と分類している．non-dipper の原因として，閉塞性睡眠時無呼吸，糖尿病，自律神経障害，陳旧性脳梗塞，慢性腎不全などがある．non-dipper では，脳，心臓，腎臓すべての臓器障害ならびに心血管死のリスクが高いことが報告されている[5]．閉塞性睡眠時無呼吸症候群による non-dipper では持続気道陽圧（CPAP）療法により夜間降圧の可能性がある．

［椎名一紀・山科　章］

文　献

1) 高血圧治療ガイドライン 2009（JSH 2009）．日本高血圧学会高血圧治療ガイドライン作成委員会．
2) Kikuya, M., et al.: International Database on Ambulatory blood pressure monitoring in relation to Cardiovascular Outcomes Investigators Diagnostic thresholds for ambulatory blood pressure monitoring based on 10-year cardiovascular risk. *Circulation*, 115: 2145-2152, 2007.
3) Boggia, J., et al.: International Database on Ambulatory blood pressure monitoring in relation to Cardiovascular Outcomes (IDACO) investigators. Prognostic accuracy of day versus night ambulatory blood pressure: a cohort study. *Lancet*, 370: 1219-1229, 2007.
4) London, G., et al.: Prognostic application of arterial stiffness: task forces. *Am. J. Hypertens.*, 15: 754-758, 2002.
5) Verdecchia, P., et al.: Ambulatory blood pressure. An independent predictor of prognosis in essential hypertension. *Hypertension*, 24: 793-801, 1994.

B30 気管支喘息の治療

気管支喘息の治療薬は，発作時にのみ使用するリリーバー（発作治療薬）と，気道の炎症をコントロールし，発作予防のために日常的に使用するコントローラー（長期管理薬）に大別される．

1. リリーバー

リリーバーの代表は，短時間作用性吸入 β_2 刺激薬（short-acting beta2 agonist：SABA）である．作用の発現はすみやかであり，軽度の発作であれば 10〜15 分以内に症状の改善が得られる．改善が十分でないとき，あるいはいったん改善した発作がまた生じた場合には，20〜30 分の間隔をおいて追加吸入してよい．しかし，1 日の SABA 吸入回数が 4 回を超えるような場合は，それ以上吸入を増やしても効果はあまり期待できず，かえってコントロールが悪化する可能性があるので，医療機関を受診するか，担当医からあらかじめ指示されている追加のリリーバーがあれば，それを使用する．

他のリリーバーとしては経口ステロイド薬，テオフィリン薬，経口 β_2 刺激薬があるが，最も効果が確実なのは経口ステロイド薬である．通常，プレドニゾロン換算 15〜40 mg/日（0.5 mg/kg/日）を分 1 ないし分 2 で投与する．おおむね 1 週間以内の投与であれば，漸減は不要とされている．

表1 喘息治療ステップ

		治療ステップ1	治療ステップ2	治療ステップ3	治療ステップ4
長期管理薬	基本治療	吸入ステロイド薬（低用量）	吸入ステロイド薬（低〜中用量）	吸入ステロイド薬（中〜高用量）	吸入ステロイド薬（高用量）
		上記が使用できない場合は以下のいずれかを用いる	上記で不十分な場合に以下のいずれか1剤を併用	上記に下記のいずれか1剤，あるいは複数を併用	上記に下記の複数を併用
		LTRA	LABA	LABA	LABA
		テオフィリン徐放製剤	（配合剤の使用可）	（配合剤の使用可）	（配合剤の使用可）
			LTRA	LTRA	LTRA
			テオフィリン徐放製剤	テオフィリン徐放製剤	テオフィリン徐放製剤
		（症状がまれであれば必要なし）			上記のすべてでも管理不良の場合は，下記のいずれかあるいは両方を追加
					抗 IgE 抗体[2]
					経口ステロイド薬[3]
	追加治療	LTRA 以外の抗アレルギー薬[1]	LTRA 以外の抗アレルギー薬[1]	LTRA 以外の抗アレルギー薬[1]	LTRA 以外の抗アレルギー薬[1]
発作治療[4]		吸入 SABA	吸入 SABA	吸入 SABA	吸入 SABA

LTRA：ロイコトリエン受容体拮抗薬，LABA：長時間作用性 β_2 刺激薬，SABA：短時間作用性 β_2 刺激薬．
1) 抗アレルギー薬とは，メディエーター遊離抑制薬，ヒスタミン H_1 拮抗薬，トロンボキサン A_2 阻害薬，Th2 サイトカイン阻害薬を指す．
2) 通年性吸入抗原に対して陽性かつ血清総 IgE 値が 30〜700 IU/mL の場合に適用となる．
3) 経口ステロイド薬は短期間の間欠的投与を原則とする．他の薬剤で治療内容を強化し，かつ短期間の間欠投与でもコントロールが得られない場合は，必要最小量を維持量とする．

2. コントローラー：吸入薬

コントローラーには種々の種類があり，ガイドラインにおいて，重症度，コントロールの状況から患者に適した治療ステップの薬剤を使用することが推奨されている（表1）.

コントローラーの主体は，吸入ステロイド薬（inhaled corticosteroid：ICS）である．ICSは気道の炎症を抑制し，発作や急患室受診，入院，喘息死を減少させることが示されている．また，喘息患者では呼吸機能の経年的な低下が健常人よりも大きいことが知られており，ICSは呼吸機能の低下も抑制する．ICSの用量は，コントロールの状況に応じて調節する．コントロール不良の場合はただちにステップ・アップを行うべきであるが，ステップ・ダウンはコントロールが少なくとも3カ月良好であることを確認して行う．なお，ICSでよくコントロールできていても，完全に中止してしまうと，喘息はまたもとの状態に戻ってしまうことが報告されている．ICSは最低用量でも，根気よく吸入を継続することが勧められる．

剤形として，ドライパウダー製剤とエア噴霧剤があるが，臨床効果として大きな差違はない．患者自身の使いやすさ，嗜好や呼吸機能に応じて最も適した薬剤を選択するのがよい．

長時間作用性吸入 β_2 刺激薬（long-acting beta2 agonist：LABA）は，気道平滑筋を弛緩して症状を改善する効果にすぐれており，ICSとの様々な相乗効果も報告されている．多数の臨床試験において，LABAが心血管系の有害事象を増加させるという結果は出ておらず，高齢者や心疾患の基礎疾患を有する患者にも安全に使用できる．ただし，LABAをICSなしで単独使用すると，不十分な治療の結果として一部の患者では喘息が悪化する．FDAではLABAは必ずICSと一緒に使用することを勧告しており，日本のガイドラインでも併用が必須であると明記している．貼付（経皮）β_2 刺激薬は国際的に普及している薬剤ではないが，日本では小児と高齢者を中心に積極的に使用されており，有効性・安全性が確認されている．

3. コントローラー：経口薬

ロイコトリエン受容体拮抗薬（LTRA）は抗炎症効果にすぐれている．アレルギー性鼻炎（鼻閉型）にも効果があるので，合併している患者はよい適応となる．また，経口薬で使用が簡便であるので，とくに小児では積極的に使用されている．その他の抗アレルギー薬（クロモグリク酸ナトリウムを除く）は，喘息そのものよりも，むしろ合併する他のアレルギー疾患の治療に主体をおいて使用される．

徐放性テオフィリン薬は気管支拡張効果と抗炎症効果の双方を有する薬剤である．しかも，抗炎症効果は低用量（成人で400 mg/日以下）で発揮されることが知られている．薬価的には非常にすぐれている．しかし，CYPで代謝される他の薬剤によって血中濃度が左右されること，薬剤自身が吐き気，動悸，頻脈，振戦などの有害事象が出現しやすい性質をもっていることなどから，服用にあたってとくに丁寧な指導が必要な薬剤といえる．また増量の際は段階的に100 mgごとで適宜血中濃度をモニターする．

ICS，LABA，LTRA，テオフィリン薬のすべてを併用してもなおコントロールの得られない患者は，経口ステロイド薬の適応である．経口ステロイド薬をコントローラーとして使用する場合は間欠的投与が原則で，継続投与では必要最小量とし，可能な限りプレドニゾロン換算5 mg/日以下，できれば隔日とする．

［鈴木直仁・大田　健］

B31 抗凝固療法（ワルファリン）

ワルファリン（ワーファリン®）は1943年にK. P. Linkにより合成されたクマリン系抗凝固薬で，米国ウィスコンシン大学Wisconsin Alumni Research FoundationのWARFと，coumarin系薬剤の語尾ARINからWARFARINと名づけられた．血中半減期は約40時間で，主として肝細胞に存在するシトクロムP450酵素（CYP）系によって酸化され，不活性な水酸化化合物に代謝される．抗凝固薬は，① 深部静脈血栓症や肺血栓塞栓症，心房細動や心筋梗塞に伴う心腔内血栓のように，血液の流れが停滞したところに形成される血栓の予防と治療，② 人工弁置換術後，心臓カテーテル，体外循環装置使用時の血液凝固防止，③ 播種性血管内凝固（disseminated intravascular coagulation：DIC）や先天性血栓性素因（アンチトロンビン欠乏，プロテインC・S欠乏など）の治療などに用いられる．

抗凝固薬としてワルファリンの有効性は明らかであるが[1]，一方で治療域が狭いこと，効果発現までに時間がかかること，他の薬剤との相互作用が多いこと，食事の影響を受けること，薬物代謝酵素の遺伝子多型により代謝が異なることなど，至適投与量を決めるうえで注意すべきことも多い．本項では，ワルファリンの特徴と使い方について概説する．

1. ワルファリンの抗凝固作用

血管破綻部位では，血管外組織の細胞膜タンパク，組織因子に血液が触れることで凝固反応が開始する．凝固カスケードが効率よく働くためには，組織因子やカルシウムイオン，リン脂質が必要である．なかでもビタミンK依存性凝固因子である第Ⅱ，Ⅶ，Ⅸ，Ⅹ因子は，γカルボキシルグルタミン酸（Gla）を含んだGlaドメインとよばれる領域をもち，カルシウムイオン存在下にリン脂質と結合して凝固反応を進行させる．一方，凝固因子が産生される肝臓には，グルタミン酸（Glu）をGlaに変換するγカルボキシラーゼが存在し，この酵素が働くためにはビタミンKを必要とする．しかしワルファリン投与時やビタミンKが不足した状態では，このγカルボキシラーゼが働くことができなくなり，Glaになるべきアミノ酸がGluのままとなって，protein induced by vitamin K absence or antagonist（PIVKA）という未完成の凝固因子ができてしまう．Gluにはカルシウム結合能がないため，PIVKAはリン脂質に結合できず，凝固因子として機能できなくなり，抗凝固作用が発現する．

2. PT-INRと変動要因

ワルファリンは多くの血栓症に有効であるが，薬効は個人差が大きく，血中濃度が治療域に達しなければ無効で，治療域を超えると出血の合併症が増える．このため，至適投与量を決めるためにモニタリングが必要である[2]．ワルファリンを投与すると，Glaドメインを有する凝固因子のなかで，半減期の最も短い第Ⅶ因子活性が最初に低下する．このためモニタリングは，第Ⅶ因子に対して高感度な検査が必要である．

プロトロンビン時間（prothrombin time：PT）は，外因系凝固因子である第Ⅱ，Ⅴ，Ⅶ，Ⅹ因子活性のよいスクリーニング検査であるが，中でも第Ⅶ因子活性の低下にとくに感受性が高いため，ワルファリンのモニタリングに最適である．しかし試薬中の組織トロンボプラスチンの力価が試薬メーカーやロット，測定機器の違いによって異なるという問題がある．この問題を解決するため，国際標準トロンボプラスチンに基づくプロトロンビン時間国際標準比（prothrombin time-international normalized ratio：PT-INR）が決定さ

れ[3〜5]，再現性の高い検査値として，広く用いられるようになった．

INRは使用したトロンボプラスチンと国際標準品であるBritish Comparative Thromboplastinとの相対感度の比較値である国際感度指数（international sensitivity index：ISI）を用いて，以下のように算出される．

INR＝（患者血漿PT秒÷正常血漿PT秒）^{ISI}

日本では，70歳以上の症例でPT-INRが2.6を超えると出血の頻度が増え，1.6を下回ると塞栓（梗塞）の頻度が増えることから，一般的に70歳未満ではPT-INR 2.0〜3.0，70歳以上では1.6〜2.6にコントロールすることが推奨されている[6]．

3. 投与の注意

妊婦：胎盤を通過するため，点状軟骨異栄養症などの奇形や出血による胎児死亡の報告があり，妊婦での使用は禁忌である[7,8]．

授乳婦：わずかではあるが，母乳中に移行する．このため，ワルファリン服用下の授乳は，もともとビタミンK欠乏状態である新生児の低プロトロンビン血症の誘因となる可能性がある．必要に応じて新生児にはビタミンKシロップの投与を行う．

高齢者：ワルファリンは血漿アルブミンとの結合率が高い．このため，血漿アルブミンが減少していることが多い高齢者では，薬効を示す遊離型ワルファリンの血中濃度が高くなりやすく，注意が必要である．

4. 薬剤・食品相互作用

ワルファリンはビタミンKによって拮抗される．市販の青汁やクロレラなどのビタミンKを多く含む食物や，ビタミンKを産生する納豆菌を含む納豆の摂取は，ワルファリンの効果を著しく減弱するので，これらの食物は禁止する．ホウレンソウなどのビタミンKを多く含む緑黄色野菜は，食生活上，また栄養学的にも禁止できないため，一時的な大量摂取を控え，1日の摂取量は過量にならない範囲で一定にする．一方，極端に食事摂取が減少した場合は作用が増強することもあり，注意が必要である．

ワルファリンは他の多くの薬剤とのいろいろな過程での薬物相互作用があり，注意が必要である．

ワルファリンの作用を減弱する薬剤には，代謝酵素（シトクロムP450）を活性化する催眠鎮静剤のバルビツール酸誘導体や抗てんかん剤のカルバマゼピン，抗生物質のリファンピシン，副腎皮質ホルモンなどがある．

作用を増強する薬剤には，ビタミンKを産生する腸内細菌叢を変化させ，内因性のビタミンKを減少させる薬剤と，タンパク結合率が高くワルファリンと競合して遊離型ワルファリンを増加させる作用のある薬剤が代表例である．前者には抗菌薬（セフェム系，ペニシリン系，マクロライド系，アミノグリコシド系，ニューキノロン系など）があり，後者には抗真菌剤，痛風治療剤のアロプリノール，プロベネシド，ベンズブロマロン，解熱鎮痛消炎薬（NSAIDs）のアスピリン，アセトアミノフェン，イブプロフェン，ブコローム，抗てんかん剤のバルプロ酸ナトリウム，抗不整脈薬のアミオダロン塩酸塩，プロパフェノン塩酸塩，高脂血症用剤のスタチン系薬剤，ベザフィブラート，消化性潰瘍用剤のオメプラゾール，シメチジン，甲状腺ホルモンなど，多岐にわたる．ほとんどのNSAIDsはワルファリンと競合するが，唯一ジクロフェナク（ボルタレン®）には相互作用がないとされている．

相互で作用が増強される薬剤に，抗てんかん剤のフェニトインやスルホニル尿素系糖尿病用剤のクロルプロパミド，トルブタミドなど，作用の増強，減弱がいずれも認められるものに抗腫瘍剤のアザチオプリンやメルカプトプリン，アルコール飲酒などがある．アスピリン，チクロピジンやクロピドグレルなどの抗血小板薬も抗血栓効果を増強させる．

実際には相互作用があっても短期間の投与なら問題になることは少ない．しかし，長期にわたる

薬剤を併用することも多い．相互作用の程度は薬剤によって異なり，また個人差もあるので，頻回にモニタリングしながらワルファリン投与量を微調節し，安全と効果を適宜確認しながら管理することが重要である．　　　　　　［大島一太・山科　章］

文　献

1) Albers, G. W.: Atrial fibrillation and stroke. *Arch Intern. Med.*, **154**: 1443-1448, 1994.
2) 尾崎由基男：抗凝固薬の効果のモニタリング. 日医雑誌, **138**: 502-504, 2009.
3) Thomson, J. M., Tomenson, J. A., Poller, L. : The calibration of the second primary international reference preparation for thromboplastin (thromboplastin, human, plain, coded BCT/253). *Thromb. Haemost.*, **52**: 336-342, 1984.
4) Kirkwood, T. B. L.: Calibration of Reference Thromboplastins and Standardization of Prothrombin Time Ratio. *Thromb. Haemost.*, **49**: 238-244, 1983.
5) Poller, L.: The use of the British comparative thromboplastin for uniformity of laboratory control of oral anticoagulants. *Br. J. Haematol.*, **17**: 606-608, 1969.
6) Yasaka, M., Minematsu, K., Yamaguchi, T.: Optimal intensity of international normalize ratio in warfarin therapy for secondary prevention of stroke in patients with non-valvular atrial fibrillation. *Intern. Med.*, **40**: 1183-1188, 2001.
7) 厚生省薬務局：医薬品副作用情報, No.22: 195, 1976.
8) Zakzouk, M. S.: *J. Laryngol. Otol.*, **100**: 215, 1986.
9) Shaul, W. L., et al.: *Am. J. Dis. Child.*, **129**: 360, 1975.

B32 消化器疾患の治療

1. 消化管検査

上部消化管：食道—胃—十二指腸—空腸（トライツ靭帯）までを示す．

下部消化管：空腸（トライツ靭帯）—回腸—大腸（結腸・直腸）—肛門管までを示す．

X線検査

腹部単純X線検査：胃・十二指腸潰瘍の穿孔，腸閉塞の診断に有用．

消化管X線造影検査：経口的，経肛的あるいは造影剤を投与して間接的に病変を知る方法．充盈像，二重造影像，圧迫像などがある．

内視鏡検査

上部消化管内視鏡検査（食道・胃・十二指腸）

下部消化管内視鏡検査（結腸・直腸）

小腸（空腸・回腸）内視鏡検査：カプセル内視鏡，バルーン内視鏡

内視鏡を用いる検査と処置

色素内視鏡検査：コントラスト法（インジゴカルミン：胃，小腸，大腸など），染色法（メチレンブルーなど），反応法（ルゴール：食道など）．

生検：内視鏡の鉗子孔より生検用鉗子を用いて直視下に組織を採取する．採取した組織はおもに病理組織検査を行い診断に用いる．遺伝子検査，*Helicobacter pylori* の検査などにも応用できる．

内視鏡的止血術：消化管（とくに上部）出血患者に対し，出血中および出血後早期に全身状態が許す限り緊急内視鏡検査を行い，出血部位，出血状況を確認する．出血あるいは止血していても露出血管を有する場合止血術を行う．エタノール局注，高張食塩水・エピネフリン液局注，クリッピング，ヒートプローベなどがある．

内視鏡的ポリペクトミー：鉗子孔からスネア（輪状のワイヤー）を締め付けて，高周波電流を通電してポリープを切除する方法．

内視鏡的粘膜切除術（EMR）および内視鏡的粘膜下層剥離術（ESD）：切除したい粘膜部分に対して粘膜下に生理食塩水を注入して膨隆させ，ポリペクトミーと同様に切除する（EMR），切除したい部分をまず全周性に切開しその後粘膜下層を剥離して病変を切除する（ESD）．

内視鏡的逆行性胆膵管造影（ERCP）：側視内視鏡を用いて鉗子孔を通じて造影用カニューレを十二指腸下行脚のVater乳頭に挿入して，胆管・膵管を造影する．さらに，カニューレを高周波切開ナイフにかえてVater乳頭を切開（乳頭切開術）を行い，総胆管結石の治療を行う．

内視鏡的食道静脈瘤硬化療法（EIS）および結紮術（EVL）：食道静脈瘤内あるいは近傍に鉗子孔を通じて注射針を挿し，硬化剤を注入する（EIS），静脈瘤を吸引結紮する（EVL）などにより静脈瘤を消失させる．

内視鏡的拡張術：拡張バルーンを用いて術後，瘢痕消化管狭窄を改善する．

内視鏡的異物除去術：鉗子孔より異物鉗子，バスケット鉗子などを用いて異物を除去する．

内視鏡的胃瘻造設術：胃と腹壁の間に内視鏡を利用して瘻孔を形成して，栄養ルートとする．

2. 胃食道逆流症の治療

胃食道逆流症（gastroesophageal reflux disease：GERD）は，食道にびらんや潰瘍を認める逆流性食道炎（reflux esophagitis：RE）と，これら食道病変を認めない非びらん性胃食道逆流症（non-erosive reflux disease：NERD）に分類される．高齢者，食道裂孔ヘルニアを有する例が多く，出血や狭窄を生じることもある．症状としては，胸やけ，呑酸などが多いが，高齢者では自覚症状が軽度あるいはない場合も認められる．胃食道逆流症の治療においては，ガイドラインにてもプロトンポンプ阻害剤（proton pump inhibitor：PPI）

が第一選択である．食事指導および生活指導によりある程度の症状改善は期待できるが，食事療法のみで粘膜病変を治癒に至らしめた症例は多くない．腹腔鏡下手術療法には一定の効果があるが，内視鏡的治療にはその効果を疑問視する報告もあり，現時点では明らかな適応基準もない．

3. 消化性潰瘍（胃・十二指腸潰瘍）の治療

胃潰瘍では食後に心窩部痛をきたすことが多く，十二指腸潰瘍では空腹・夜間時痛をきたすことが多いことが特徴である．基礎疾患の有無や薬剤内服歴，現在の症状などについて十分な問診を行う．無症状の潰瘍もあり，高齢者では頻度が高く注意が必要である．貧血や出血傾向の有無を確認する．潰瘍穿孔が疑われる場合には，立位もしくは左側臥位にて腹部単純X線撮影を施行し，遊離ガスの有無を確認する．内視鏡検査は，悪性疾患との鑑別に必要な生検検査が可能であることに加え，止血術まで行えるため，消化性潰瘍が疑われる場合には推奨される．消化性潰瘍が確認された場合，$H. pylori$ 感染の有無の診断を行う．その方法には，①迅速ウレアーゼ試験，②鏡検法，③培養法，④抗 $H. pylori$ 抗体測定，⑤尿素呼気試験，⑥便中 $H. pylori$ 抗原測定がある．日本では，$H. pylori$ の感染と NSAIDs の服用が消化性潰瘍の2大成因であり，それ以外の原因で起こるものは数％程度である．

消化性潰瘍ガイドライン（図1）にあるように，潰瘍の治療は，NSAIDs（低用量アスピリンも含まれる）の内服の有無で分けられる．NSAIDs 内服がない場合，$H. pylori$ 除菌を積極的に行う．NSAIDs 内服がある場合は，NSAIDs 中止，内服継続する場合は，PPI あるいはプロスタグランディン製剤(PG)を併用する．2010年8月より NSAIDs 潰瘍の再発予防にタケプロン®（15 mg）の継続投与が保険認可された．

$H. pylori$ 陽性消化性潰瘍： 除菌が第一選択となり，一次除菌として，PPI＋アモキシシリン（AMPC：サワシリンなど）＋クラリスロマイシン（CAM；クラリシッドなど）を1週間投与する．除

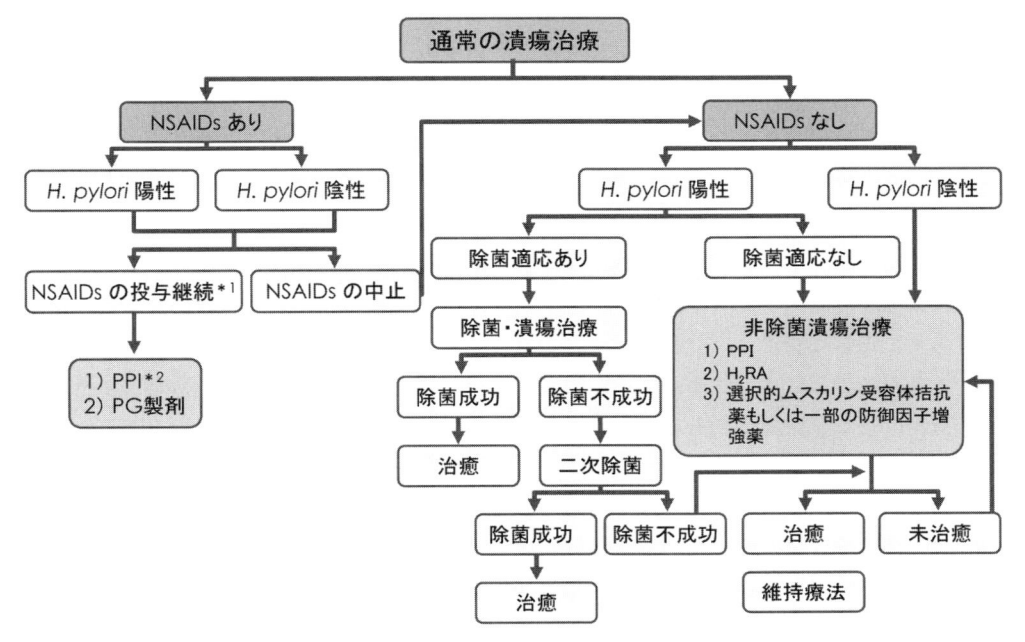

図1 消化性潰瘍ガイドライン（日本消化器病学会編）
*1：禁忌である．中止不能のため，止むをえず投与する場合．
*2：胃潰瘍では8週，十二指腸潰瘍では6週まで投与可．

菌により消化性潰瘍の治癒促進と再発予防効果が得られる．除菌判定は除菌後1カ月以上経過してから判定する．1次除菌成功率は70％前後であり，除菌が不成功であった場合，2次除菌としてPPI＋AMPC＋メトロニダゾール（MNZ；フラジールなど）を用いるレジメンが保険適用となった．同レジメンでの除菌率は90％前後である．活動性潰瘍において除菌が成功した場合，潰瘍治癒までの薬物療法はPPI投与を行うが，潰瘍治癒後は維持療法を続ける必要性と意義はない．除菌治療のおもな副作用としては下痢，軟便，味覚異常，発疹などがある．

H. pylori 陰性消化性潰瘍： 薬物療法を行う．治療選択薬としてはPPI，ヒスタミンH_2受容体拮抗剤（H_2RA）が用いられる．潰瘍が治癒したのち再発予防のためにH_2RA半量投与やスクラルファート水和物（アルサルミンなど）にて維持療法を行うことが勧められる．除菌治療が不可能である症例も，同様に治療を行う．

出血性潰瘍には内視鏡的止血術が試みられる．クリップ法，エピネフリン加高張食塩水局注法，純エタノール局注法，ヒータープローブ法，アルゴンプラズマ凝固法，止血鉗子による凝固法などを状況に応じて使い分け，場合により併用する．

4. 消化器がん

消化管がんである食道がん，胃がん，大腸がんは，がんの進行度（深達度・転移）により，治療法が異なる．すなわち，内視鏡的切除，腹腔鏡下切除，開腹切除，化学療法に分けられる（各学会ガイドライン参照のこと）．小腸のがんは早期に発見されることが少なく，開腹手術あるいは化学療法によることが多い．

胃がん（胃癌学会ガイドライン）では，早期胃癌においては内視鏡的胃粘膜切除（EMR）あるいは，内視鏡的粘膜下層剥離術（ESD）もしくは外科的根治術などを行う．EMR・ESDの適応は，20 mm以下の粘膜がんで，組織型が分化型（pap, tub1, tub2），肉眼型は問わないが，陥凹型ではUL（−）に限る．進行胃がん（根治切除可能）では，リンパ節郭清を含めた外科的切除（腹腔鏡下あるいは開腹）を行う．進行胃がん（根治切除不能）に対しては，姑息的手術，化学療法（5-FU, CDDP, MTXなど），放射線療法などを行う．

一方，肝臓がんにおいては，肝機能が良好であれば可能な限り肝切除術を行う．肝切除が不可能な場合は，経皮的エタノール注入療法（PEIT），マイクロウェーブ凝固壊死療法（MCT），ラジオ波焼灼療法（RFA），経動脈的塞栓療法（TAE），肝移植（生体部分肝移植）などが行われている．

膵臓がん，胆嚢がん，胆管がんにおいてもがんの進行度により，治療法が異なる．これらのがんは進行が早く，早期に発見することが非常に難しく，多くの症例は発見時すでに進行していることが多い．したがって，治療はもちろん第一選択は摘出手術であるが，化学療法を行うことが多い．

5. 肝炎の治療

肝炎とはおもに肝炎ウイルスに感染することで，肝細胞が破壊される病気である．肝炎ウイルスにはA型，B型，C型，D型，E型があるが，日本ではA型，B型，C型の感染が多い．

A型肝炎： A型肝炎の予防には，なるべく生の貝類を食べないことが予防につながる．A型肝炎になった場合は，安静にして低タンパク・低脂肪の食事をとるようにすると，一般的に数週間で治癒する．

B型肝炎： 急性B型肝炎の場合は，まず安静にして低タンパク質・低脂肪の食事で肝臓の負担を減らす．ほとんどの場合が2, 3カ月で自然治癒．まれに劇症肝炎に移行することもある．慢性B型肝炎の場合は，日常生活を続けながら治療を受けることになる．慢性B型肝炎の治療には抗ウイルス療法があり，抗ウイルス薬を投与することで行われる．その他慢性B型肝炎の薬物療法には，肝機能改善薬，利胆薬などが使用される．

C型肝炎： 症状が軽症のときは薬物療法は行わず，低タンパク・低脂肪の食事をしながら安静

にする．ただし慢性C型肝炎になると，抗ウイルス療法であるインターフェロン療法で治療が有効である．インターフェロン療法では約3割が治癒するとされていたが，ペグインターフェロンの登場により約5割が治癒するようになった．

6. 選択的COX-2阻害剤の使用とその問題

NSAIDsは，アラキドン酸カスケードにおいて，シクロオキシゲナーゼ（COX）を阻害し，プロスタグランジン（PG）やトロンボキサンA2（TXA2）を抑制することで，鎮痛や抗炎症などの薬理作用を発揮する．このCOXに，「COX-1」と「COX-2」という二つのアイソザイムが存在する．COX-1は，細胞に恒常的に存在し，胃粘膜保護，腎機能維持，血小板凝集に関連するPGを産生し，おもに生体を守る機能を有している．これに対してCOX-2は，炎症部位において各種サイトカインなどの刺激によって誘導され，おもに炎症や疼痛に関与するPGを産生する．このことから，抗炎症作用を目的としてNSAIDs使用する場合には，COX-2のみを選択性に阻害する薬剤が理想的と考えられ，実際，COX-2選択性が高い薬剤では，胃腸障害の副作用（COX-1阻害が原因と考えられる）が発現しにくいことが明らかになっている．セレコキシブは，選択的なCOX-2阻害を目標に開発されたNSAIDs（COX-2選択的阻害薬）であり，類薬とともに「コキシブ系薬剤」とも呼ばれている．臨床試験では，従来のNSAIDsに比べて胃腸障害を明らかに減少させることが確認されている．ただし，コキシブ系薬剤には，この数年，臨床的に大きな問題が持ち上がっている．海外の臨床試験において，コキシブ系薬剤の一つであるロフェコキシブ投与群で，心筋梗塞などの血栓・心血管系合併症の発生リスクの上昇が指摘されたからである．こうした心血管イベントのリスク上昇が，COX-2選択的阻害薬に共通したものであるかどうかは，まだ不明な部分も多いが，セレコキシブについては，心血管系合併症との関連性が低いことを示唆する研究結果も報告されている．今後，セレコキシブは，その副作用の少なさから，日本でも，関節リウマチなど長期間のNSAIDs服用が必要な患者を中心に，広く使用されていくものと考えられる．ただし使用にあたっては，心血管系の副作用の可能性を十分に考慮し，服薬中の患者個々の状態をよく観察する必要がある．

用語解説

■ **肝細胞増殖因子**（hepatocyte growth factor：HGF）

分子量約85000のタンパク質．肝臓の一部を切ったラットの血液中から，肝細胞の増殖を促進する物質として分離した大阪大学の中村敏一教授らは，1989年にこのタンパク質のアミノ酸配列を解明した．四つ葉のクローバーのような独特の分子構造などを詳しく報告した中村の研究論文は*Nature*誌に掲載され反響を呼んだ．HGFは，正常な肝細胞を増やし肝硬変の発症を抑える治療薬としての研究が進んでいる．がん患者に投与した抗がん剤の副作用で腎不全が起きるのを予防する薬への応用も期待されており，国内外の企業が，医薬品としての安全性の確認などの試験を急いでいる．最近は，胃や十二指腸，皮膚などの傷の治癒にも，関与しているとの報告もある． ［河合　隆］

B33 がん治療

1. がんの治療

一般的に，固形がんの治療には，手術，放射線療法，抗がん薬治療（化学療法）がある．

がんが臓器内に留まり浸潤や転移がみられない早期がんの場合には，手術が第一優先であり治癒が期待できる．また，手術ができない部位でも，がんとその周辺に放射線を照射する放射線療法が有効である．手術，放射線療法は局所療法という．

一方，抗がん薬治療は全身療法であり，手術の前後に行う補助化学療法と，手術適用不能な場合に行う全身化学療法がある．補助化学療法には，手術前に化学療法を行い腫瘍を縮小させてから手術を行うことを目的とする術前補助化学療法と，手術後の再発予防を目的として一定期間抗がん薬を投与する術後補助化学療法の二つがある．また，すでにがんの転移があり，手術や放射線治療ができない場合には，全身治療として抗がん薬治療を実施するが，がんの治癒を期待することは難しく，延命や症状緩和を図ることが目的となる．

2. 抗がん薬治療と治療ガイドライン

抗がん薬治療は，患者の病期や状態に応じて治療ガイドラインにそって，最も効果が期待される治療法を実施するのが原則である．

がん診療では，米国の主要ながんセンターネットワークであるNCCN（The National Comprehensive Cancer Network）ガイドラインと，ASCO（American Society of Clinical Oncology；米国臨床腫瘍学会）ガイドラインがよく知られている．前者は，具体的な治療レジメンがフローチャート形式で示されている．常時Web上で最新版を閲覧することができる（http://www.nccn.org/）．後者は毎年6月に学術大会を開催し，全世界から多くのがん医療に関わる研究者や医療従事者が集まる．臨床試験の結果や治療成績が報告され，議論され，標準治療や診療ガイドラインが改訂される．

日本でもそれぞれの学会がNCCNやASCOのガイドラインを踏まえて，治療ガイドラインを作成している．

3. 抗がん薬治療の評価

抗がん薬治療の評価は，表1に示すように完全寛解（CR），部分寛解（PR），不変（SD）および進行（PD）で評価する．がんは放置すれば大きくなるので，がん治療を行いがんが大きくならない場合，治療効果はあると判断する．

もう一つの観点として，患者さんがどれだけ延命できたか（全生存期間：overall survival：OS），どれだけ元気でいる時間をつくることができたか（無増悪生存期間：progression-free survival：PFS）などで評価する場合もある．

4. レジメンとプロトコール

がん化学療法が他の疾患の薬物療法と異なる点は，レジメン単位で実施，評価される点である．レジメンとは，治療計画を意味する．抗がん薬の種類と組み合わせ，投与量，投与順序だけでなく，

表1 抗がん薬治療の評価

- 完全寛解（complete response：CR）
  腫瘍がすべて消失し，その状態が4週間以上続いている場合．この状態を長く続けることで治癒に結びつく．
- 部分寛解（partial response：PR）
  腫瘍の縮小率が50％以上で，新しい病変の出現が4週間以上ない場合．完全に治ったわけではないが，薬がよく効いていて，ほとんどの症状は消失している．
- 不変（stable disease：SD）
  腫瘍の大きさがほとんど変わらない場合（50％以上小さくもならず，25％以上大きくもならない場合）．がんは放置すれば大きくなるので，大きさが変わらないのは，薬の効果があったことを意味する．
- 進行（progressive disease：PD）
  腫瘍が25％以上大きくなった場合，もしくは別の場所に新たな腫瘍ができた場合．

制吐剤投与15分後に抗がん薬を投与するや，前回投与から2週間の休薬期間を確認して投与するなどの時間の概念をもつ．臨床研究などの手順を示すプロトコール（治験実施計画書）と混同される場合があるが，その意味は異なる．

5. レジメンを管理する

「Day1にシスプラチン80 mg/m^{2}を投与して3週間休薬すべきところ，誤って3日間連続投与してしまった」などのアクシデント事例は，レジメンが管理されていなかったために起こった事例といわれる．このようなアクシデントやインシデントを防ぐために，各病院では，化学療法委員会（レジメン委員会等ともいう）を設けてレジメンの登録と周知を行い，薬剤部では登録されたレジメンに基づく処方鑑査を行っている．しかし，レジメン管理は，レジメンの登録とレジメンに基づく処方鑑査体制を構築し，事故を回避することだけが目的ではない．レジメン管理のもう一つの目的は，化学療法の治療方針をエビデンスに基づいて決定することである．すなわち，抗がん薬の投与量，投与方法が臨床試験の結果に基づいて適正であるか，また，予想される副作用に対する支持療法が標準的で適切であるか，さらに，レジメンを適用する患者のパフォーマンスステータス（PS）や病期は適切であるかなど，治療の質を保証することである．支持療法の標準化を図ると，予想される有害事象の評価がしやすくなり，軽減や回避に向けた対策が採りやすくなる．その時々の標準治療をつねに選択するとともに，古くなったレジメンは削除することもレジメン管理である．

6. 抗がん剤の処方鑑査

「シスプラチン140 mg 本日投与」の処方せんを受け取った場合，いかに優秀な薬剤師でもこれだけの情報では処方の可否を判断することはできない．まず，がん種とレジメンの確認が必要である．投与量の鑑査では，レジメンで規定する標準用量と患者の体表面積（身長と体重）を確認する．レジメンの標準投与量が80 mg/m^{2}であった場合，体表面積1.4（身長155 cm，体重45 kg）の患者には140 mgは過量投与であり，体表面積1.95（身長180 cm，体重75 kg）の患者の場合には過小投与である．体表面積1.75（身長170 cm，体重65 kg）の患者にとって，140 mgは標準投与量であり適正量であるとわかる．次に，薬歴から前回投与日を確認する．抗がん剤の処方鑑査には，処方せん，レジメン，患者の体表面積および薬歴が必要である．

7. 抗がん剤の調製（調製者の被曝）

注射用抗がん剤を調製するとき，患者を守る視点からは，清潔で正確な調製が求められる．一方，調製者を守る視点からは，抗がん剤の適正な取扱い safe handling が求められる．がん患者にとって抗がん剤投与は，有益性（治療効果）が有害性（副作用）を上回る．しかし，健康な医療従事者が職業上抗がん薬に曝露した場合，有益性は存在しない．そのため，医療従事者は，抗がん剤を取り扱う際に抗がん剤の曝露を受けないように，細心の注意が求められる．抗がん剤の調製は，職業曝露の危険性を理解し，適正な調製環境のもとで，正しい調製テクニックを習得して行う．作業環境は，安全キャビネット（クラスⅡ，タイプB2の100%外気排出型が望ましい）を使用し，調製時はガウン，マスク，帽子，手袋（二重）など個人防護具を装着し，閉鎖式回路を用いて調製することが推奨される（シクロホスファミドは，常温で気化することが知られているため，調製時閉鎖式回路を使用することを強く推奨する）．

8. 副作用マネジメント（服薬指導）

抗がん薬が投与中止される原因には，がんが進行した場合と，副作用により投与継続が困難な場合がある．グレード3の副作用の発現は，投与中止または延期の指標となる．副作用はCTCAE Ver. 4.0を用いて評価し，記録する．

抗がん薬治療はレジメン単位で実施され評価さ

れることから，副作用マネジメントもあまり個別薬剤にとらわれず，支持療法薬を含むレジメン単位で捉え評価することが重要である．また，服薬指導にあたっては，副作用の初発症状，頻度，好発時期，支持療法薬の使い方をわかりやすく説明するとともに，治療の継続で副作用は軽減していくのか，重篤化（蓄積）していくかも説明する．また，外来で化学療法を受ける患者の場合は，自宅で副作用を経験することになるため，支持療法薬を用いても改善がみられない場合の病院への連絡方法などの対処方法について，患者およびその家族の理解度を確認する．

9. 分子標的治療薬の副作用

これまでの抗がん薬は，DNA や RNA の合成や細胞分裂機構に作用し cytotoxic（殺細胞性）な作用を有している．そのため，正常細胞への影響も大きく，骨髄抑制（白血球・好中球減少，血小板減少，赤血球減少），消化器障害（口内炎，悪心・嘔吐，下痢等），末梢神経障害，脱毛などの共通した重篤な副作用がみられた．

一方，分子標的治療薬は，がん細胞と正常細胞の違いを見分ける分子や，がん細胞に特異的にあるいは過剰に発現している分子を標的として，その働きを阻害し細胞増殖を抑制する cytostatic（細胞増殖抑制）な作用を有する薬剤である．そのため，分子標的薬は，がん細胞に選択性が高く，正常細胞を傷つけず，蓄積性もないので，従来の抗がん薬に共通してみられた重篤な副作用はみられず，当初「副作用のない夢の抗がん薬」といわれた．しかし，従来の抗がん薬と異なった予測しにくい重篤な副作用が発現している．間質性肺炎（Gefitinib, Erlotinib, Bortezomib），心臓疾患（Trastuzumab），血栓症・出血・腸管穿孔（Bevasizmab），高血圧（Bevasizmab, Sunitinib, Sorafenib），皮膚症状（Imatinib, Cetuximab）などである．分子標的薬は，副作用のない夢の抗がん薬ではなく，しっかりとした副作用管理が必要な薬剤である．

10. PK-PD と PGx

分子標的治療薬の登場の背景には，がん発生のメカニズムや，がん遺伝子情報などの研究が進んだことがある．このような遺伝子に関する研究が進むと，事前に患者の遺伝子を検査することで，薬が効くか効かないか，また投与量の個別化が可能になる．すでにキロシンキナーゼ阻害剤であるセツキシマブは，患者の K-ras 遺伝子に変異があると効かないことがわかっている．セツキシマブ投与の前に，K-ras 遺伝子の変異を検査することは保険診療で認められている．また，イリノテカンでは，$UGT1A1$ 遺伝子検索をすることで下痢等の副作用が起こりやすいかどうかを予測することが可能であり，初回投与量を調整することで重篤化を回避できる可能性がある．さらに，手術で切除したがん細胞を使って，抗がん薬の感受性を調べる研究も進んでいる．このような研究が進むと，将来再発したときに効果のある抗がん薬を選択できる可能性がある．

同じ薬剤を同じ量投与しても効果に個人差が生じる要因は，吸収・分布・代謝・排泄（pharmacokinetics：PK）と，標的の薬剤感受性（pharmacodynamics：PD）の違いによる．いままでの抗がん薬治療は，どの患者に対しても，体表面積や体重あたり決まった量を投与してきたが，抗がん薬は，治療域と中毒域が近接していて安全域が狭く，最大耐用量（maximum tolerated dose：MTD）以下で，DLT（dose limiting toxicity）を示すことから，重篤な副作用が発現した．今後，遺伝子等を診断することで，抗がん薬の選択や初期投与量の設定などを個別化するテーラーメイド医療が現実のものになると期待される．

用語解説
■ **標準治療**　その時代に最も有効性が期待でき，有害事象を最小限にとどめることができると推測される療法．第Ⅲ相臨床試験の結果から決定される．また，新規治療法との比較対象となる治療法である（2nd line, 3rd line は除く）．標準治療は，平均的な治療法

表2 パフォーマンスステータス（performance status：PS）

0：無症状で社会活動ができ，制限を受けることなく発病前と同等にふるまえる．
1：軽度の症状があり，肉体労働は制限を受けるが，歩行や軽労働，（軽い食事など），座業（事務など）はできる．
2：歩行や身の回りのことはできるが，ときに少し介助がいることもある．軽労働はできないが，日中の50％は起居している．
3：身の回りのある程度のことはできるが，しばしば介助が必要で，日中の50％以上は就床している．
4：身の回りのこともできず，つねに介助が必要で，終日就床を必要としている．

表3 TNM分類：がんの進行度を決める三つの要素

原発腫瘍 （T：tumor＝腫瘍）	T0	腫瘍なし（固まりをつくっていない）
	T1～T4	がんの大きさ，浸潤の程度により，各臓器別に分類
リンパ節転移 （N：nodes＝リンパ節）	N0	リンパ節転移なし
	N1～N4	リンパ節転移の程度により，各臓器別に分類
遠隔転移 （M：metastasis＝転移）	M0	遠隔転移なし
	M1	遠隔転移あり

T：がんがどのくらいの大きさになっているか，N：周辺のリンパ節にどれほど転移しているか，M：遠隔臓器への転移はあるか．

を意味しない．また，最新の治療が標準治療とは限らない．

■**パフォーマンスステータス（performance status：PS）** 全身状態を表す万国共通の指標であり，PS 0～4の5段階に分類される．治療法を決定するときの患者選択基準となる．PSが悪い状態で抗がん薬治療を行っても重篤な副作用の発現頻度が上昇し継続が難しいケースが多く，QOLが低下するため推奨されない．臨床試験や標準的な抗がん薬治療は，原則的にPS 0～1の患者が対象となる．実臨床では，PS 2の場合，期待される効果とリスクを考慮して実施するかしないかを決定する．PS 3～4の患者には化学療法は適応とならない（表2）．

■**TNM分類** がんの進行度を示す分類．UICC（Unio Internationalis Contra Cancrum：国際対がん連合）による臨床病期分類．原発腫瘍の大きさ（T），所属リンパ節転移の程度（N），他臓器への転移の有無

表4 CTCAE Ver. 4.0（Common Terminology Criteria for Adverse Events Version 4.0：有害事象共通用語基準 V. 4.0）

Grade 1	軽症；症状がない，または軽度の症状がある；臨床所見または検査所見のみ；治療を要さない
Grade 2	中等症；最小限/局所的/非侵襲的治療を要する；年齢相応の身の回り以外の日常生活動作の制限*
Grade 3	重症または医学的に重大であるが，ただちに生命を脅かすものではない；入院または入院期間の延長を要する；活動不能/動作不能；身の回りの日常生活動作の制限**
Grade 4	生命を脅かす；緊急処置を要する
Grade 5	AEによる死亡

Grade 説明文中のセミコロン（；）は「または」を意味する．
*：身の回り以外の日常生活動作（instrumental ADL）とは食事の準備，日用品や衣服の買い物，電話の使用，金銭の管理などを示す．
**：身の回りの日常生活動作（self care ADL）とは入浴，着衣・脱衣，食事の摂取，トイレの使用，薬の内服が可能で，寝たきりではない状態を示す．

（M）の三つの要素から分類する．がんの種類により病態が異なるため，各臓器ごとに分類基準が定められている（表3）．

■**CTCAE Ver. 4.0** 有害事象共通用語基準 V. 4.0（Common Terminology Criteria for Adverse Events Version 4.0）．有害事象の定義と重症度のスケールを示している．抗がん薬治療の有害事象は，CTCAE Ver. 4.0を用いて記述，評価されることが多い．有害事象の用語としては，NedDRAのLLT（下層語）が用いられ，用語の意味を明確にするため簡潔な定義が示されている（表4）．

［濱　敏弘］

文献

1) 日本臨床腫瘍学会編：新臨床腫瘍学改訂2版．南江堂，2009．
2) 佐々木康綱監修，谷川原祐介，足利幸乃，安藤雄一編：外来がん化学療法マニュアル．文光堂，2009．
3) 有森和彦監修，奥村　学，岩切智美編著：がん治療と化学療法．じほう，2008．
4) 畠　清彦編：がんの外来化学療法のマネジメント改定版．医薬ジャーナル社，2008．
5) 北田光一，加藤裕久，濱　敏弘，中山季昭，杉浦伸一編：抗悪性腫瘍剤の院内取扱い指針．抗がん薬調製マニュアル第2版，じほう，2009．
6) 濱　敏弘：がん治療における薬剤師の役割．からだの科学増刊，76-81，2009．2．

B34 緩和医療

進行がん患者の約70％は主症状として痛みを体験する．そしてその50％の患者の痛みはかなり強く，30％の患者の痛みは耐えがたいほど強いとされている．がん疼痛治療の基本は薬物療法であり，WHOでも適切な鎮痛薬を用いた治療法は90％以上のがん疼痛に有効であると述べられている．

1. WHO方式3段階除痛ラダー

がん患者の除痛の継続と日常生活を平常に近づけるためには，以下に示す「WHO方式がん疼痛治療法」の五つの基本原則（表1）に従った薬剤選択を行うことが基本となる．

治療薬の分類（3段階除痛ラダー）を図1に示す．

表1 WHO方式がん疼痛治療法の基本原則

1) 可能な限り経口投与とする（by mouth）
2) 時刻を決めて規則正しく使用する（by the clock）
3) WHO 3段階除痛ラダーにそって効力の順に薬剤を選択する（by the ladder）
4) 患者ごとに個別的な有効量を決定し投与する（for the individual）
5) 服用に際して細かい配慮を行う（with attention to detail）

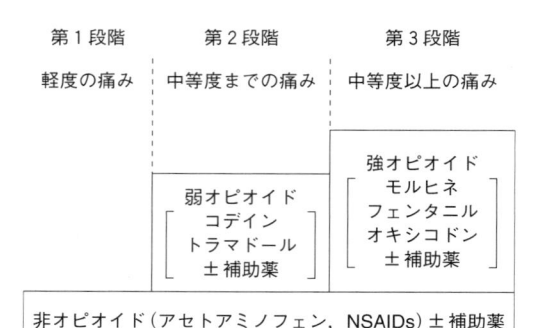

図1 治療薬の分類（3段階除痛ラダー）

2. 非オピオイド鎮痛薬

第1段階

1) NDAIDs（non-steroidal anti-inflammatory drugs）

作用機序 がんの進行によって組織が傷つけられると，壊れた細胞や細胞膜から炎症に関与するプロスタグランジン（PG），ブラジキニン（BK）などのさまざまな炎症伝達物質が放出され，炎症性の痛みを引き起こす．NSAIDsは，細胞膜リン脂質にあるアラキドン酸からPGが生成される過程の酵素であるシクロオキシゲナーゼ（COX）を阻害することにより炎症局所でのPGの産生が抑制され，抗炎症，鎮痛効果を生じる．COXには亜型があり，COX-1とは組織につねに存在してPGを産生し，胃粘膜保護作用，腎血流増加作用，血小板凝集作用などの恒常機能維持に関与している．COX-2は炎症に反応して誘導され，発痛作用や炎症作用の増強に関与するPGを産生する．

2) アセトアミノフェン

作用機序 鎮痛作用機序の詳細は解明されていない．

特徴 NSAIDsはアスピリン喘息患者に禁忌であるが，アセトアミノフェンはアスピリン患者に対する交叉反応は少ない．また，消化器症状，腎障害，血小板機能に対する影響が少ないが，長期服用による肝機能障害に注意する必要がある．

がん患者が痛みを訴えた場合，第1段階として非オピオイド鎮痛薬を使用する．NSAIDsはがん疼痛治療法の土台となる鎮痛薬であり，オピオイド鎮痛薬と併用することで鎮痛効果の増強を期待できる．また，骨転移痛の治療に有効性が高いと考えられており，多くの骨転移痛にはNSAIDsの併用が不可欠である．

非オピオイド鎮痛薬は軟部組織や筋組織へのがん浸潤による痛みにも有効であるが，疼痛の程度

に応じた増量を行うことには限界があり，一定量以上の増量には効果の増強が伴わないばかりか，副作用のみが増強する可能性もある．

3. 麻薬性鎮痛薬

第2段階：弱オピオイド鎮痛薬

軽度から中等度の強さの痛みに用いられる鎮痛薬が弱オピオイド鎮痛薬である．第1段階の非オピオイド鎮痛薬を十分量投与したにもかかわらず痛みが改善しない場合に追加投与するが，疼痛の強度しだいでは第2段階を省略して第3段階へステップアップすることも可能である．

弱オピオイド鎮痛薬基本薬はリン酸コデインである．リン酸コデインは，その投与量のおよそ10％が体内でモルヒネへ変化するため，徐放錠では対応できない少量のモルヒネとして開始できる．

トラマドールはコデイン類似の合成化合物で，鎮痛効果はμオピオイド受容体に対する弱い親和性とセロトニン・ノルアドレナリン再取込み阻害作用を併せもつことで発揮されると考えられている．作用発現時間および作用持続時間はモルヒネと同程度である．また，神経障害性疼痛に効果的であることが報告されていて，便秘，嘔気・嘔吐の発生頻度は低い．

第3段階：強オピオイド鎮痛薬

中等度から強度の痛みがある場合に用いられる鎮痛薬が強オピオイド鎮痛薬である．第1段階の非オピオイド鎮痛薬に併用するのが一般的である．患者の予想される生存期間の長短ではなく，痛みの強さが適応を決める絶対条件であるため，第1段階，第2段階の鎮痛薬を用いても痛みが改善されない場合には，第3段階の強オピオイド鎮痛薬へステップアップする．

強オピオイド鎮痛薬基本薬はモルヒネである．モルヒネは剤形が豊富な薬剤であるため，製剤選択の自由度が大きい．他の代表的な強オピオイド鎮痛薬としては，オキシコドン，フェンタニルがあげられる．

a．モルヒネ

特徴 がん性疼痛の主軸となる薬剤であり，経口徐放性製剤（カプセル剤，錠剤，顆粒剤），経口速攻性製剤（錠剤，末，水剤），坐剤，注射剤と最も剤形が豊富であるであるが，経口投与が可能ならば経口モルヒネから開始する．経口投与が不可能な場合は他経路を選択する必要があるが，投与量の設定に注意する．

体内動態

経口投与： 小腸より吸収され，一部大腸からも吸収される．吸収されたモルヒネは門脈を経て肝臓で代謝を受け（初回通過効果），モルヒネ-6-グルクロナイド（M6G）（活性代謝物）とモルヒネ-3-グルクロナイド（M3G）（臨床的活性は少ない）の二つの代謝物が生成される．生物学的利用率は約20％であり，代謝産物はいずれも尿中に排泄されるため，腎機能障害時などではM6Gの蓄積によって傾眠や鎮静，せん妄などの副作用を生じやすくなる．

静脈内投与： 肝臓で代謝を受けるが，代謝産物の生成は経口投与に比べて少ない．経口投与で眠気や傾眠が問題になっている場合には持続静注または持続皮下注に変更することでM6Gが低く抑えられることがある．

皮下投与： 皮下の毛細血管から吸収され静脈に移行する．効果や副作用は静脈内投与と同等である．

直腸内投与： すみやかに吸収され，半分は門脈から，残りは直腸の静脈叢から静脈系に入る．

b．オキシコドン

特徴 経口徐放性製剤，速放性製剤，注射剤の複方オキシコドン注射剤がある．多くの副作用はモルヒネと同程度とされているが，腎機能の影響を受けにくいため，腎機能障害や腎不全患者に対しての第一選択薬となる．

体内動態

経口投与： モルヒネの1.5倍の鎮痛効果を示すと考えられている．生体内利用率は60～80％ときわめて高く，また，代謝物のノルオキシコド

ンは活性があるが血中濃度はきわめて低い．オキシコンチン®は徐放製剤のためコーティングされており，便中に錠剤の抜け殻（ゴーストピル）が排出されることがあるが，ゴーストピル中のオキシコドン含有量はきわめて微量であり，臨床上とくに問題はない．

　静脈内投与：　モルヒネの1/2〜3/4程度である．複方オキシコドン注射剤はオキシコドンとヒドロコタルニンが8:2の割合で含有する注射薬である．

c．フェンタニル

特徴　経皮吸収型貼付剤と注射剤の2種類の剤形があり，モルヒネの75〜100倍の鎮痛効果がある．フェンタニルはμ_1受容体に対する親和性が高く，μ_2受容体に対する親和性が低いため，モルヒネに比べて便秘が生じにくい．また，嘔気・嘔吐などの消化器症状もモルヒネやオキシコドンに比べると少ない．腎機能の影響を受けにくいため，腎機能障害や腎不全患者にも投与することができる．

体内動態

　貼付投与：　経皮吸収型貼付剤は1回の貼付で72時間の鎮痛効果が維持できる長時間型の製剤である．また，1回の貼付で24時間の製剤も上市された．経皮吸収型でありパッチの貼付面積によって投与量が決まるため，著しい皮膚の乾燥や垢が多い状態では，薬物の吸収が妨げられることがある．また，初回貼付時にフェンタニルが血中に出現するまでには2時間以上かかるため，先行薬からの切り換え時には痛みが出現しないように，先行薬の最終投与時間とタイミングを考慮する．

　注射投与：　フェンタニルの静注と貼付剤による効果の比較において，投与速度が同じ場合，ほぼ同等の鎮痛効果が得られるとされている．

4．鎮痛補助薬

特徴　主たる薬理作用として鎮痛作用はないが，他の鎮痛薬と併用することによって鎮痛効果を示す．抗鬱薬，抗痙攣薬，抗不整脈薬，抗不安薬，NMDA受容体拮抗薬，ステロイド薬などがあるが，保険上の適応はない場合がほとんどである．

　第1段階から第3段階までを通じて併用を検討する薬剤として鎮痛補助薬がある．鎮痛薬のみでは疼痛緩和が難しいオピオイド抵抗性の痛みを改善する目的で使用する．

5．オピオイドローテーション

　オピオイドローテーションとはあるオピオイドから他のオピオイドへ切り替えることである．目的としては，①副作用の軽減，②鎮痛効果の改善・増強，③耐性形成の回避，④投与経路の変更，があげられる．

　たとえば，副作用によるオピオイドローテーションを考慮する場合，副作用と思われる症状がオピオイド以外の要因や併用している他の薬剤の影響ではないか，十分な副作用対策を行っているか，を確認した上で施行することになる．

　便秘：　オピオイドによる便秘はμ受容体によるものでサブタイプはμ_2受容体への作用によるものとされている．フェンタニルはμ_1受容体に対する親和性が高く，便秘を引き起こすμ_2受容体に対する親和性がモルヒネに比べて低いため副作用としての便秘が生じにくい．モルヒネやオキシコンチンの増量により排便コントロールがうまくいかず，消化管運動への影響が考えられる場合にはフェンタニルへのローテーションを検討するとよい．

　また，モルヒネの経口投与では中枢のμ_2受容体と腸管のμ_2受容体への直接作用によって便秘が生じる．皮下注や静注の場合腸管への直接的作用が少ないため，経口投与で便秘が著しくてどんな対策を行ってもコントロールが困難な場合には持続皮下注や持続静注に経路を変更することで改善が得られることがある．

　嘔気・嘔吐：　十分な対策を行っても改善しない嘔気・嘔吐や，モルヒネ不耐性の嘔気・嘔吐の場合にもオピオイドローテーションをすることで改善することがある．

傾眠傾向：　腎機能が低下した患者さんにモルヒネを投与すると代謝物である M-6-G の血中濃度が上昇し傾眠傾向が出現することがあるが，フェンタニルやオキシコドンではこのような代謝物の影響を受けることはほとんどない．モルヒネを使用していて腎機能の低下がみられた場合には，フェンタニルやオキシコドンへのオピオイドローテーションが必要である．

掻痒感：　モルヒネはヒスタミン遊離作用により掻痒感が現れることがある．オキシコドンやフェンタニルはモルヒネに比べてヒスタミン遊離作用が少ないので，強い掻痒感が現れた場合にはローテーションを考慮することも大切である．

6. レスキュードーズ

レスキュードーズとは，「基本となる鎮痛薬による治療があって，そのときになおかつ残存あるいは増強する痛みを和らげるために臨時の鎮痛薬を追加投与すること」であり，徐放性オピオイドが定時投与されているときは，その基本処方の不足を補うために速放性オピオイドを投与する．がんの痛みの程度は一定ではなく，病状の進行や突出痛に伴って変化するので，レスキュードーズの目的や実際の投与方法を理解して対処することは患者の除痛の質の向上につながる．

がん性疼痛は持続的な痛みと体動時などに起こる突出痛に大きく分けられる．持続する痛みに対しては徐放性製剤による鎮痛が有効であり，突出痛に対しては 1990 年頃から世界的にも注意が払われるようになり，痛みの出現や増強に合わせた速放性製剤によるレスキュー投与が有効な場合が多い．

体動時痛も含めた突出痛に対し，ベースラインの痛みに用いている徐放性オピオイドをどんどん増量していくと過量投与の目安となる強い眠気が出現し，かえって患者の QOL を低下させることがあるので，疼痛の性状を十分確認して増量を行うべきである．

レスキューの原則は，基本薬処方と同一成分，同一投与経路であることが望ましい．

汎用されるレスキューの種類としては，内服では即効性モルヒネ製剤のオプソ内服液，即効性オキシコドン製剤としてはオキノーム散がある．

レスキュー量は内服・坐薬の場合は，1 日処方量の 1/6 量，注射薬であれば持続皮下注もしくは持続点滴静注では 1 時間量．反復条件としては呼吸数 10 回/分以上．反復間隔は，内服では 1 時間，持続静注・持続皮下注は 30 分である．

[加賀谷　肇]

文　献

1) 世界保健機関編，武田文和訳：がんの痛みからの解放—WHO 方式がん疼痛治療法，第 2 版．金原出版，1996.
2) 的場元弘：がん疼痛治療のレシピ．春秋社，2007.
3) 加賀谷　肇：がん疼痛緩和ケア Q&A．じほう，2006.
4) 鎮痛薬・オピオイドペプチド研究会編：オピオイドのすべて．ミクス，1999.
5) 武田文和監訳：トワイクロス先生のがん患者の症状マネジメント．医学書院，2003.
6) 加賀谷　肇：がん疼痛におけるレスキュードーズの重要性と普及のための薬剤師のかかわり．薬局，57，120-128，2006.
7) 日本緩和医療学会，緩和医療ガイドライン作成委員会編：がん疼痛の薬物療法に関するガイドライン 2010 年版．金原出版，2010.

B35 感染症

　感染とは，微生物が宿主に侵入・付着・増殖して，宿主になんらかの障害をきたすものをいう．感染症の発症は，宿主に障害が認められた場合をいい，微生物の存在（検出）のみでは，感染症発症とはいわず，保菌状態（そのような状態にある宿主を保菌者あるいはキャリアー）という．治療の対象となるのは感染症である．

　感染を引き起こす病原微生物としては，ウイルス，細菌，真菌，寄生虫のどれでもが考えられる．今日では，交通の発達にともない，感染症もグローバル化している．日本になかった感染症が，海外からの帰国者とともに持ち込まれることがある．このような感染症を輸入感染症と呼んでいる．さらに，従来報告されなかった微生物が原因となる感染症の存在が報告されるようになった．このような感染症を新興感染症という．一方で，消失（衰退）したと考えられていた微生物による感染症が，再度，話題になってきている．このような感染症を再興感染症と呼んでいる（表1）．

　感染が成立するのは，生体のもつ感染防御力を病原体の感染力が上回った場合である．感染力の強い微生物では，生体防御力が正常でも感染を起こす．しかし，生体防御力の低下した患者では，通常感染を引き起こさないような微生物であっても，感染を起こすことがある（図1）．したがって，感染および感染症を考えるうえには，必ず宿主の防御力と微生物の感染力とのバランスを考えなくてはならない．最近では，社会の高齢化や医療の進歩にともない，生体防御能の低下した宿主が増加している．それにともない，病原性の弱い微生物による感染症が増加している．

　さらに，今日では，薬剤耐性菌による感染も増加している．メチシリン耐性黄色ブドウ球菌（methicillin-resistant *staphylococcus aureus*：MRSA）による感染症をはじめとして，表2に示

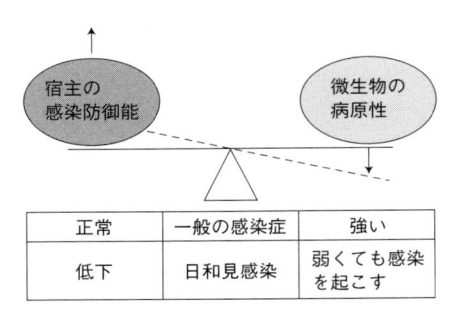

正常	一般の感染症	強い
低下	日和見感染	弱くても感染を起こす

図1　感染症の発症

表1　おもな新興・再興感染症

新興感染症	再興感染症
高病原性鳥インフルエンザ	結核
ウエストナイル熱	劇症型A群レンサ球菌感染症
エボラ出血熱	コレラ
クリプトスポリジウム症	炭疽
クリミア・コンゴ出血熱	デング熱
後天性免疫不全症候群	黄熱病
腸管出血性大腸菌感染症	ジフテリア
ニパウイルス感染症	サルモネラ症
日本紅斑熱	耐性菌感染症（MRSA, PRSP, 多剤耐性結核菌）
VRSA感染症	
マールブルグ病	
ラッサ熱	
ハンタウイルス感染症	
レジオネラ症	
Q熱	

表2　最近問題となっているおもな耐性菌

メチシリン耐性黄色ブドウ球菌（MRSA）
ペニシリン耐性肺炎球菌（PRSP）
バンコマイシン耐性腸球菌（VRE）
バンコマイシン低感受性MRSA
多剤耐性緑膿菌（MDRP）
基質拡張型β-ラクタマーゼ産生グラム陰性桿菌
β-ラクタマーゼ非産生アンピシリン耐性インフルエンザ菌（BLNAR）
メタロ-β-ラクタマーゼ産生グラム陰性桿菌
キノロン耐性淋菌
セフェム耐性淋菌
マクロライド耐性マイコプラズマ
多剤耐性結核菌
多剤耐性アシネトバクター

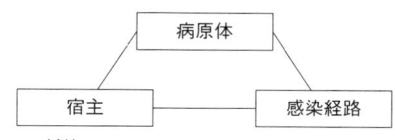

図2 感染成立の3要素と感染対策

対策
1. 病原体を殺滅する
2. 感受性のある宿主を正常化させる
3. 感染経路を遮断する

すような多くの耐性菌感染が問題となっている．これらの耐性菌は海外で出現し，国内に持ち込まれる場合もある．2011年現在では，新しいβ-ラクタマーゼである New Delhi metaro-β lactamase-1（NDM-1）などの海外からの持ち込みが報告され，注意がはらわれている（表2）．

また，医療機関では，感染症の拡大防止が急務となっている．感染の成立には，病原体・感受性を有する宿主・感染経路が必要である．感染を防ぐためには，これらの各条件を遮断することが求められる（図2）．とくに，医療機関内での感染（耐性菌によるものを含めて）拡大を防止することは重要であり，標準予防策，接触感染予防策（B37項「感染制御」参照）などをふまえた種々の感染防止策がとられている．

［堀　誠治］

B36　抗菌薬

　抗微生物薬は，その対象から，抗ウイルス薬，抗菌薬，抗結核薬，抗真菌薬，抗原虫薬に分類することができる．これらの薬物は，生体にとって侵入者である微生物に作用するものであり，基本的には宿主と微生物の構造・代謝の違う部分をターゲットとしている（表1）．微生物に対して毒性（抗微生物作用）を示し，宿主細胞に毒性を示さな

表1　宿主細胞と細菌細胞の違い

	細菌細胞	宿主（動物）細胞
核	核膜なし	核膜あり
染色体	一つ	複数
ミトコンドリア	なし	あり
小胞体	なし	あり
リボソーム	70S（50S+30S）	80S（60S+40S）
細胞壁	あり	なし

表2　おもな抗菌薬の種類・作用機序と特徴

抗菌薬		作用部位および機序	特徴	おもな副作用
β-ラクタム系薬	ペニシリン系薬	細胞壁合成阻害（架橋酵素の阻害）	マイコプラズマ，リケッチャ，クラミジア，レジオネラには無効	過敏反応，肝障害，腎障害，中枢神経障害
	セフェム系薬	細胞壁合成阻害（架橋酵素の阻害）	マイコプラズマ，リケッチャ，クラミジア，レジオネラには無効	過敏反応，肝障害，腎障害，アンタビュース様作用，出血傾向，中枢神経障害
	カルバペネム系薬	細胞壁合成阻害（架橋酵素の阻害）	マイコプラズマ，リケッチャ，クラミジア，レジオネラには無効	過敏反応，肝障害，腎障害，中枢神経障害
グリコペプチド系薬	バンコマイシン，テイコプラニン	細胞壁合成阻害（架橋酵素の基質の末端と結合し，架橋を阻害）	グラム陰性桿菌には抗菌力弱い	腎障害，耳障害，肝障害，皮膚発疹（レッド・ネック症候群）
環状リポペプチド系薬	ダプトマイシン	細胞膜の脱分極	抗MRSA薬，グラム陽性球菌に抗菌力発揮，肺サーファクタントに結合し不活化	過敏反応，横紋筋融解症，腎障害，好酸球性肺炎，ニューロパシー
オキサゾリジノン系薬	リネゾリド	タンパク合成阻害	抗VRE，抗MRSA薬，グラム陽性球菌に抗菌活性，腸管からの吸収良好	骨髄抑制（血小板低下）
ストレプトグラミン系薬	キヌプリスチン・ダルホプリスチン配合	タンパク合成阻害	抗VRE薬	過敏反応，溶血性貧血，肝障害
リンコマイシン系薬		タンパク合成阻害	グラム陽性菌と嫌気性菌に抗菌力	ショック，偽膜性大腸炎，皮膚粘膜眼症候群
ポリペプチド系薬	コリスチン，ポリミキシンB	細胞膜障害	グラム陰性桿菌に抗菌力	腎障害，神経障害
マクロライド系薬		タンパク合成阻害	レジオネラ，リケッチャ，クラミジア，マイコプラズマに有効，細胞内・組織移行性良好	肝障害，胃腸障害
テトラサイクリン系薬		タンパク合成阻害	リケッチャ，クラミジア，マイコプラズマに有効	肝障害，光毒性，歯牙黄染（小児）
アミノ配糖体系薬		タンパク合成阻害	嫌気性菌には無効	腎障害，耳障害，神経・筋接合部障害
クロラムフェニコール		タンパク合成阻害	サルモネラ，リケッチャ，鼠径リンパ肉芽腫症（内服）	造血器障害，グレイ症候群
キノロン系薬		核酸合成阻害（DNA gyraseの阻害）	レジオネラ，クラミジア，マイコプラズマ，結核菌，非定型抗酸菌などに有効なものあり	胃腸障害，肝障害，過敏反応，血糖異常，QT延長，中枢神経障害

い（あるいは低い）薬物が求められる．このような薬物を選択毒性の高い薬物という．なお，「抗生物質」は，微生物がつくる化合物のことを指すので，表現には注意を要する．

抗菌薬は，構造から，β-ラクタム系薬，アミノ配糖体系薬，マクロライド系薬，テトラサイクリン系薬，キノロン系薬などに分けることができる．一方，作用機序からは，細菌の細胞壁合成阻害薬，細胞膜障害薬，タンパク合成阻害薬，核酸合成阻害薬に分けることができる．構造と作用機序の関連を表2に示す．選択毒性が高いと考えられている抗菌薬でも，多彩な副作用が認められている（表2）．これらの副作用に注意する必要がある．

一方で，抗菌薬をその作用様式から見ると，濃度依存的なものと，時間依存的なものとに分けることができる（表3）．濃度依存的な殺菌効果を示すものでは，抗菌薬濃度（投与量）を増大させることが治療効果を増大させると考えられる．時間依存性殺菌を示す抗菌薬では，1回投与量を増大するより，分割投与して菌との接触時間を長くする方が効果的と考えられている．

これらの薬物の抗菌活性を示す指標として，最小発育阻止濃度（minimum inhibitory concentration：MIC）が用いられている．耐性菌の発現を考えるうえでは，mutant prevention concentration（MPC）を考える必要がある．抗菌薬の用法・用量設定に際しては，治療効果の向上のみならず，耐性菌発現抑制に十分留意しなくてはならない．

抗菌薬の投与法（用法・用量）設定は，抗菌薬の体内動態（pharmacokinetics：PK）と薬力学（pharmacodynamics：PD）との組み合わせで行われるようになってきた．治療効果を考える際には，PDパラメータとしてMICが用いられ，PKパラメータとしては，抗菌薬血中濃度推移のパラメータの中から，C_{max}（maximum plasma concentration），AUC（area under the time-concentration curve）が用いられている．これらのPKおよびPDパラメータを組み合わせたPK-PDパラメータとしては，C_{max}/MIC，AUC/MIC，さらにTAM（time above MIC，血中濃度がMICを超えている時間，通常24時間に対する%で示す．T＞MICと記載することもある）が用いられている（図1）．

これらのPK-PDパラメータと抗菌薬治療効果との間の相関性が検討されており，表4のようにまとめることができる．C_{max}/MIC，AUC/MICと相関の認められる薬物では，その治療効果を増大するには1回投与量を増大させ，投与回数を減らす方が効果的である．一方，TAMと治療効果の間に相関の認められる薬物では，投与回数を増大させる方が効果的であることが知られている（表4）．

さらに，PK-PDの理論をもとに投与法（用量・

表3 抗菌薬の特性と投与法

抗菌薬の特性	濃度依存性殺菌持続効果（＋）	時間依存性殺菌持続効果（－）	時間依存性殺菌持続効果（＋）
おもな抗菌薬	アミノ配糖体系薬，キノロン系薬，ケトライド系薬，メトロニダゾル，アムホテリシンB，エキノキャンディン	β-ラクタム系薬，フルシトシン	アジスロマイシン，マクロライド系薬，クリンダマイシン，テトラサイクリン系薬，オキサゾリジノン系薬，グリコペプチド系薬，トリアゾール系薬
投与法	濃度上昇（1回投与量増大，1日投与回数減）	曝露時間上昇（分割投与）	投与量の最適化

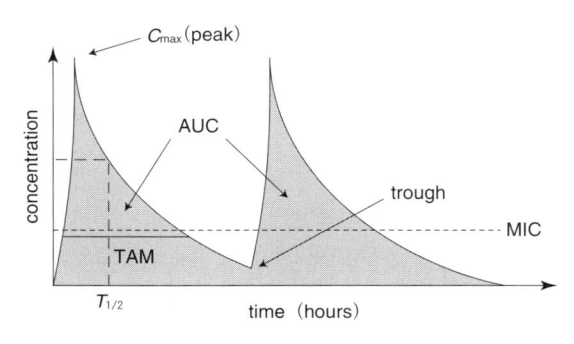

図1 抗菌薬血中濃度推移とPK-PDパラメータ
PDパラメータ：MIC，PKパラメータ：AUC，C_{max}，PK-PDパラメータ：AUC/MIC，C_{max}/MIC，TAM（T＞MIC）．
AUC：area under the concentration-time curve，C_{max}：maximum plasma concentration，MIC：minimum inhibitory concentration.

表4 抗菌薬およびその有効性と相関のある PK-PD パラメータと有効性向上のための投与法

抗菌薬		有効性と相関のある PK-PD パラメータ	有効性向上のための投与法調節	PK-PD パラメータのターゲット値	TDM
ペニシリン系薬		%TAM	分割投与（投与回数増加）	TAM 30%（増殖抑制作用） TAM 50%（最大殺菌作用）	
セフェム系薬		%TAM	分割投与（投与回数増加）	TAM 40%（増殖抑制作用） TAM 60～70%（最大殺菌作用）	
カルバペネム系薬		%TAM	分割投与（投与回数増加）	TAM 20～30%（増殖抑制作用） TAM 40～50%（最大殺菌作用）	
	テビペネム	AUC/MIC	1日2回投与	AUC/MIC＞6	
アミノ配糖体系薬		C_{max}/MIC	高投与量・1日1回投与		yes
マクロライド系薬	アジスロマイシン	AUC/MIC	1日1回投与		
	クラリスロマイシン	AUC/MIC, %TAM, C_{max}/MIC			
	エリスロマイシン	%TAM			
ニューキノロン系薬		AUC/MIC	高投与量・1日1回投与	AUC/MIC 25（肺炎球菌に対して） AUC/MIC 100～125（グラム陰性桿菌に対して）	
グリコペプチド系薬	バンコマイシン	AUC/MIC	2～4回分割投与	AUC/MIC＞400（トラフ値15～20 μg/mL）	yes
	テイコプラニン			トラフ値15 μg/mL以上	yes
オキサゾリジノン系薬		%TAM	1日2回投与	%TAM 40～80%	

TDM: therapeutic drug monitoring

表5 濃度（投与量）依存的に発現すると考えられる副作用

薬物	副作用	考えられている発現機序	備考
アミノ配糖体系薬	腎障害	リン脂質との結合	トラフ値↑ → 腎機能障害↑
	耳障害	リン脂質との結合	
ペニシリン系薬 セフェム系薬 カルバペネム系薬 ニューキノロン系薬	痙攣	GABA受容体結合の阻害	
セフェム系薬	アンタビュース様作用	メチルチオテトラゾール基によるアセトアルデヒドデヒドロゲナーゼ阻害	
	出血傾向	メチルチオテトラゾール基によるビタミンK依存性凝固因子合成阻害	
グリコペプチド系薬	腎障害		トラフ値↑ → 腎機能障害↑
	耳障害		
ニューキノロン系薬	血糖低下		

用法）を設定すると，従来に比べ，高投与量・高曝露量となってきている．その際，副作用，とくに濃度依存的に発現すると考えられる副作用（表5）には，十分に注意する必要があろう．とくに，おもな抗菌薬の排泄臓器である腎機能の低下している患者では，排泄遅延に伴う抗菌薬の体内蓄積およびそれにともなう副作用発現に注意しなくてはならない．腎機能低下患者に対しては，場合によっては腎機能に応じた投与法（用法・用量）の設定が必要となろう．

以上のように，抗菌薬の投与法設定にあたっては，これら個々の抗菌薬の特徴，患者状態を把握することが肝要である．

[堀　誠治]

B37 感染制御

1. 院内感染から医療関連感染へ

感染症が発生するには，① 原因微生物が存在していること，② 生体に感染しやすい部位があること，③ 感染症を発生させるのに十分な菌量があること，④ 感染経路があること，のすべての条件が満たされることが必要である．感染制御とはこれらの諸条件の少なくともひとつを満たさないようにして，感染症の発生を事前に防止（prevention）すること，および発生した感染症をさらに広げない（control）ことを意味する．医療関連感染とは，医療施設内で体内に接種された（植え付けられた）微生物によって引き起こされる感染症であり，退院後に発症しても入院中に接種された微生物による感染症であれば医療関連感染という．逆に入院中に発症した感染症であっても，医療施設外で接種された微生物による感染症であれば市井（市中）感染という．患者への感染のみならず，結核菌やB型肝炎ウイルスなどが医療従事者に侵入して発生する職業感染も含まれる．医療関連感染は，従来，院内感染と表現されていたが，病院感染に，さらには病院，クリニック，診療所，長期療養施設，在宅など医療に関連する全施設を対象として発生する感染ということで医療関連感染と呼ばれるようになっている．

2. 普遍的予防策から標準予防策へ

普遍的予防策（ユニバーサルプリコーション，universal precaution）は1985年，米国でおもにヒト免疫不全ウイルス（HIV）感染防止のための血液予防策として，医療従事者の保護を中心に提案されたもので，すべての患者の血液は感染の可能性のあるものとして取り扱い，針刺し事故防止や血液曝露に対する対策を講じようとするものである．1987年に生体物質隔離策が提案され，対象が血液に加えて患者の湿性体液，排泄物にも拡大さ

表1 標準予防策の実践例

手洗い	① 感染源となるものに触れた後，② 手袋を外した後，③ 次の患者に接するときには，石鹸と流水による手洗いを実施する
清潔な手袋	① 感染源となるものに触れるとき，② 患者の粘膜や傷のある皮膚に触れるときに着用する．使用後あるいは別の患者に触れるときは外して，手洗いをする
マスク・ゴーグル・フェイスマスク	血液，体液などが飛び散り，眼，鼻，口を汚染する可能性があるときに装着する．
ガウン	衣服が汚染される恐れがあるときに着用する．汚染されたガウンはすぐに脱ぎ，手洗いをする．

れた．

標準予防策（スタンダードプリコーション，standard precaution）は，1996年にCDC（米国疾病対策センター）が発表したガイドラインのなかで提示されたもので，感染症の有無にかかわらず，すべての患者の血液，体液，分泌液，排泄物や患者の創傷，粘膜などに接触する場合には手袋を着用し，処置後手袋をとったあとは手洗いを行うことが基本となっている（表1）．

3. 感染経路別予防策

医療関連感染を防止するためには，標準予防策を確実に実施するとともに，予防対策が必要な感染原因菌が検出あるいは疑われた患者に感染経路別予防策を付加する．感染経路別の対策としては，開放性結核などの空気感染，インフルエンザなどの飛沫感染，メチシリン耐性黄色ブドウ球菌（MRSA）などの接触感染の三つの感染経路について予防策が規定されている．

空気感染予防策（結核，水痘，麻疹などに対する対策）：5μm以下の微小粒子（飛沫核）に乗

って空気中を長時間浮遊し伝播する微生物に感染もしくは感染の疑いのある患者に適用される．患者は，陰圧の個室に収容し空調管理に留意する．医療従事者はN95マスクを使用し，患者も必要に応じてサージカルマスクを着用する．

飛沫感染予防策（インフルエンザウイルス，流行性耳下腺炎，風疹などに対する対策）：5μmを超える飛沫に乗って伝播する微生物に感染もしくは感染の疑いのある患者に適用される．飛沫は，咳，くしゃみ，会話時などに生じるが，空中を浮遊することなく約1m以内に落下する．患者どうしの距離を考慮したベッド配置や通常のサージカルマスクの使用による予防策を行う．

接触感染予防策（ロタウイルス，O157，MRSA，VREなどに対する対策）：手や皮膚による患者との直接接触や，周辺の物品・環境表面を経由した間接接触により伝播する微生物に感染もしくは感染の疑いのある患者，物品などに適用される．個室隔離，手袋の使用，消毒薬による手指消毒，ガウンの着用，聴診器などノンクリティカルな器具の共用禁止や消毒など，さまざまな接触伝播経路における予防策が必要となる．

4. おもな消毒薬と有効な微生物

消毒薬の効き目は，対象となる微生物の種類により異なる．消毒薬に最も抵抗性を示す（効きにくい）のは細菌芽胞（バチルス属，クロストリジウム属など）で，ついで，結核菌とエンベロープをもたないウイルス（ノロウイルス，ポリオウイルスなど）が強い抵抗性を示す．一般細菌とエンベロープを有するウイルス（HIVウイルス，インフルエンザウイルスなど）は消毒薬に対する抵抗性が弱く，消毒薬が奏効する．消毒薬は，抗菌スペクトルの範囲により高水準，中水準，低水準消毒薬に分類される（図1）．まずは消毒の対象となる微生物を考慮し，必要な水準の消毒薬を選択する必要がある．

5. 対象に応じた消毒薬の選択

消毒薬のなかには，人体や金属に使用できないものがある．消毒対象に応じ以下の点に留意しながら，対象に最も適した消毒薬を選択する必要がある（表2）．

人体への影響：高水準消毒薬は，皮膚や粘膜への刺激が強く，手指や皮膚など人体には適用で

表2 対象に応じた消毒薬の選択

区分	消毒剤	環境	金属	非金属	皮膚	粘膜	排泄物
高水準	グルタラール フタラール 過酢酸	×	○	○	×	×	△
中水準	次亜塩素酸ナトリウム	○	×	○	×	×	○
	消毒用エタノール	○	○	○	○	×	×
	ポビドンヨード	×	×	×	○	○	×
	クレゾール石鹸液	△	×	×	○	×	○
低水準	第四級アンモニウム塩	○	○	○	○	○	△
	クロルヘキシジングルコン酸塩	○	○	○	○	×	×
	両性界面活性剤	○	○	○	○	○	△

○：使用可能，△：注意して使用，×：使用不可

抵抗性 ←→ 感受性

細菌芽胞 ＞ 結核菌，エンベロープのない ＞ 糸状真菌 ＞ 増殖期の細菌，エンベロープ
（クロストリジウム属等）　ウイルス（ノロウイルス等）　（カンジダ等）　のあるウイルス（HIV等）

←――――――――――――――――→ 高水準消毒薬
　　←―――――――――――――→ 中水準消毒薬
　　　　　　←―――――――――→ 低水準消毒薬

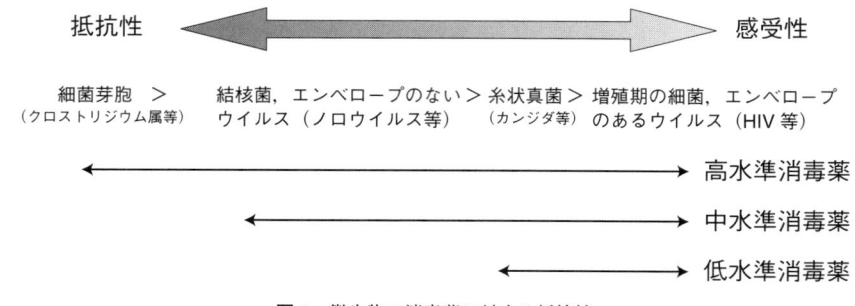

図1 微生物の消毒薬に対する抵抗性

きない．創傷の消毒には，ポビドンヨードや0.05％クロルヘキシジングルコン酸塩，膣・外陰部の消毒には0.025％ベンザルコニウム塩化物（第四級アンモニウム塩）などを用いる．手指消毒には，クロルヘキシジングルコン酸塩やベンザルコニウム塩化物を含有した速乾性擦式アルコール製剤が適している．

材質への影響： 次亜塩素酸ナトリウムやポビドンヨードなどは金属腐食作用が強く，器具消毒には不適である．グルタラールは各種材質に対する影響が少なく，内視鏡などの器具の高度消毒に適している．

有機物の影響： 次亜塩素酸ナトリウムやポビドンヨードなどは，有機物（血液など）の影響を受けやすく，接触により効力が低下する．一方，グルタラールやクレゾール石鹸液は，有機物の影響を受けにくいとされている．

6. 感染リスクに応じた患者ケア器材の消毒

患者ケア器材は，スポルディング（Spaulding）の使用用途の感染リスクの度合に基づいた分類に応じて処理する（表3）．

表3　感染リスクに応じた処理法

リスク度合に応じた分類	対象	処理法
クリティカル器具	無菌組織や血管内に挿入するもの（手術器具，針，心臓カテーテル，インプラント器材など）	滅菌，高水準消毒薬に長時間浸漬
セミクリティカル器具	粘膜や損傷皮膚と接触するもの（呼吸器関連器具，麻酔器具，内視鏡，気管内チューブなど）	高水準消毒
	体温計（口腔）	中または低水準消毒
ノンクリティカル器具	健常皮膚と接触し，粘膜とは接触しないもの（血圧計のマンシェット，ベッドパン，松葉杖，聴診器など）	低水準消毒，アルコール清拭

表4　手洗いの種類と方法

日常の手洗い	食事の前やトイレ使用後に石鹸と流水を使用して汚れや有機物，一過性の付着菌を除去する手洗い		生体消毒薬を使用しない手洗い
衛生的手洗い（医療関連感染予防のための手洗い）	流水による手洗い	石鹸を用いた手洗い	
		洗浄剤を配合した消毒薬を用いたスクラブ（洗浄）法による手洗い	
	擦り込みによる手洗い	速乾性手指消毒薬を用いたラビング（擦式）法による手洗い	生体消毒薬を使用した手洗い
手術時手洗い（術中の感染予防のための手洗い）	消毒薬配合スクラブ剤を用いた厳密な手洗い（仕上げとして速乾性手指消毒を用いる）		

7. 手洗いと手指消毒

感染制御の基本は手洗いである（表4）．手洗いの基本は流水と石鹸による手洗いとされてきたが，有効とされるのは手洗いに30〜60秒間をかけた場合である．流水設備の不備や効果不十分な数秒間の手洗いなどの問題が起きやすく，確実な効果が期待できるアルコールを含有している速乾性手指消毒薬の擦り込みによる手洗いが推奨されている．速乾性手指消毒薬は手指に付着している菌を確実に減少させるとともに，特別な設備も不要であり，必要時に容易に使用できる利点がある．一方，頻回な石鹸による手洗いや消毒薬の擦り込みは手荒れを引き起こすことがある．手荒れの発生は，手洗いのコンプライアンスを低下させるとともに，付着細菌数が増加し接触感染の危険性が高くなる．そのため，スキンケアを十分に行うとともに，皮膚保護成分を含んだ消毒薬を選択するなど自分に適した消毒薬を使用することが重要である．

用語解説

■ **N95マスク**　空気感染予防策に用いるマスクで，装着者を空気中の結核菌などから守る．NIOSH（米国労働安全衛生研究所）の規格をクリアしたもの

で，0.3 μm の試験微粒子を 95% 以上捕集するマスクである．装着後のマスクと顔の密着性が重要であり，最低年 1 回以上のフィットテスト（サイズの確認）が必要である．

■ **感染対策委員会**(infection control committee：ICC)
院内で起こる人から人，または医療器具などを媒介とした医療関連感染の予防および感染症発生時に適切かつ迅速な対応を行うことを目的として病院内に設けられる組織で病院長の諮問機関である．総合的な感染対策を行うための権限をもつ組織である．「院内感染防止対策に関する基準」（2002 年 4 月）によれば，① 月 1 回開催，② 病院長，看護部長，薬剤部門の責任者，検査部門の責任者，事務部門の責任者，感染対策に関する経験を有する医師などで構成，③ 検査部が週 1 回，各病棟の微生物検査に係る状況などを記した「感染情報レポート」を作成し，委員会で活用することとしている．

■ **感染対策チーム**（infection control team：ICT）
ICC の下部組織で，実践面を担うものである．おもな活動は，① 患者に対する日々の予防と医療関連感染発生時の原因調査および拡大防止策の検討（感染対策マニュアルを作成・更新），② 院内外の各種の臨床検体からの分離菌種・耐性菌に関する情報の収集・分析，③ 医療関連感染発生時の情報収集・緊急対策（対応できる体制づくり），④ 医療関連感染の予防に必要な手洗いの励行・手指の消毒や施設の清掃，施設管理などの衛生管理と職員教育などである．

■ **感染防止対策加算** 平成 22 年に新設，平成 24 年に改定された．専任の感染防止にかかわる部門を設置し，感染症対策に 3 年以上の専任の常勤医師，5 年以上で適切な研修を修了した専任の看護師（感染防止対策加算 1 を算定する場合は，医師または看護師のうち 1 名は専従），3 年以上の病院勤務経験をもつ専任の薬剤師，臨床検査技師からなる感染防止対策チームを組織していることが算定条件である．感染防止対策加算 2 の施設基準は，一般病床数が 300 床未満であることを標準とし，専従はいなくてもよい．加算 1 を算定する医療機関は年 4 回以上，加算 2 を算定する医療機関と合同の感染防止対策に関する取組みを話し合うカンファランスを開催する．

■ **厚生労働省院内感染サーベイランス（JANIS）**
平成 19 年の改正医療法により，すべての医療機関において管理者の責任の下で，院内感染対策のための体制の確保が義務化された．JANIS は，参加医療機関における院内感染の発生状況や，薬剤耐性菌の分離状況および薬剤耐性菌による感染症の発生状況を調査して概況を把握し，医療現場に有用な情報の還元を行うことを目的としている．検査部門，全入院患者部門，手術部位感染（SSI）部門，集中治療室（ICU）部門，新生児集中治療室（NICU）部門がある．

■ **認定薬剤師・専門薬剤師** 感染制御に関連しているものとして，社団法人日本病院薬剤師会が認定する感染制御専門薬剤師（平成 17 年より）および感染制御認定薬剤師（平成 20 年より），公益社団法人日本化学療法学会が認定する抗菌化学療法認定薬剤師（平成 21 年より）がある．認定要件は，各ホームページに記載されている．

[木津純子]

文 献

1) 小林寛伊指導，大久保 憲監修：消毒薬テキスト第 3 版，エビデンスに基づいた感染対策の立場から．協和企画，2009，pp. 1-179.
2) 大久保 憲編：現場ですぐ使える 洗浄・消毒・滅菌の推奨度別・絶対ルール 227＆エビデンス．メディカ出版，2009，pp. 1-260.

B38　漢方治療

1. 漢方医学

　漢方医学とは，5～6世紀頃に中国から日本に伝わった伝統医学であり，日本で独自の発展を遂げたものである．漢方とは，江戸時代にオランダ医学（蘭方）が伝来したときに，従来の医学を表すものとしてつくられた言葉である．「漢」は中国を指しており，「方」は治療法を意味している．漢方医学はその名のとおり中国を起源としているが，漢方では方証相対や腹診を重んじる等，その手法は実践的なものへと日本化されており（時代的には江戸時代中期頃），現在「中医学」（traditional chinese medicine）と呼ばれている中国伝統医学とは，診断法・処方等において大きく異なる医学へと発展してきた．漢方医学のなかでは後世派・古方派・折衷派という，三大流派が生まれた．

　明治時代になり，医業試験の中に漢方医学が入らなかったことより，漢方医学は衰退した．しかし，綿々と引き継がれ，1970年代より復興してきた．1976年に医療用漢方製剤は大々的に保険収載されると漢方を処方する医師が増えてきて，83％の医師が日常診療に漢方を用いているという調査もある（2008年）．一つの医師免許で西洋医学と伝統医学の両方ができるのが日本の特徴である．

　漢方医学の基本的な身体観・疾病観は，根本的に西洋医学とは異なっている．漢方医学は心と身体を一体のものとして捉え，全体のバランスをとるための治療を行っていく．治療にあたっては通常，漢方薬（複数の生薬を組み合わせた方剤）を用いる．漢方薬は漢方医学の理念および独自の診察法に基づいて用いることにより，その効果を最大限に発揮しながら副作用の発現を抑えることができる．西洋医学的発想の中で病名に対して漢方薬が投与された場合には，有害事象が生じやすい．そのため漢方薬を処方するには，最低限の漢方の診断知識（証）を身につけることが必要とされる．

　漢方医学のもつ，西洋医学にはないすぐれた特徴を，以下にあげる．

　①随証治療による，個々の患者に合わせたオーダーメイド医学である．
　②生薬の組み合わせにより，多面的な効果が得られる．
　③疾病の根元的治療を行うことができる（本治療法）．
　④予防医学的な効果がある．
　⑤患者のQOLを向上させることができる．

2. 生薬と漢方薬

　生薬とは，そのまま，あるいは加工して用いる，植物・動物・鉱物由来の天然薬物である．アルカロイド・サポニン・タンニン・アントラキノン等の強い薬理活性をもつ成分が含まれており，漢方薬の原料となる．

　漢方薬とは，長い歴史の中で医療実践を通じて経験的に創り出された薬であり，一定の処方構成に基づいて数種類の生薬を合わせてつくられる方剤を指す．日本では後漢の時代に書かれた『傷寒論』『金匱要略』に記載された処方を重んじる古方派，金・元以降の処方を重んじる後世派，両方を混在した折衷派で，重んじる処方が少し異なる．

　漢方薬は複数の生薬を組み合わせることで薬効の増強・副作用の減弱化がはかられており，個々の方剤にはそれぞれ決まった適応証がある．煎剤（湯液）・散剤・丸剤・軟膏剤・エキス剤等，種々の剤型がある．現在では，簡便に服用できるエキス剤が主流となっている．カミツレやセントジョーンズワートなどの西洋ハーブや，ゲンノショウコ，センブリ，ドクダミ等の日本の民間薬と呼ばれるものは，昔から民間に伝承され経験的に用いられてきた薬のことであり，組合せで用いられることは少ない．

3. 証

漢方では「随証治療」といって，「証」の見立てで治療方針を決めてきた．漢方の証はある時点の患者の病状において見られる，複数症状からなる特定の病態概念を表している．西洋医学の症候群という考え方に類似しているといえるが，症候群は診断（病名決定）に際して重要ではあるが，それがただちに治療法の指示につながることはない．それに対して，漢方の「証」の場合には，その決定の際には個人差が考慮され，さらにそれがただちに治療法の指示にもなるという点が大きな特色である．すなわち漢方の「証」診断は，西洋医学の病名診断・治療指示の2段階を一度に行う行為であるといえる．「証」とは長年の経験から生まれた患者と薬方との相性を診断するための手段であり，① 薬効を最も発揮する，② 副作用の可能性が最も少なくするために発達した診断法である．

a. 患者の状態を見きわめる証

虚証・実証（平素の体力と病気に対する抵抗力の弱いもの／強いもの），陰証・陽証（新陳代謝の低下した状態／亢進した状態），表証・裏証（病気の部位が身体の表層部にあるもの／身体の深部にあるもの），寒証・熱証（患者の自覚症状として寒気を訴えるもの／熱感を訴えるもの）が基本的な証である（表1）．

漢方では急性疾患での時間の経過を重視する．病は刻一刻と変化するものというのが漢方の考え方である．後漢時代に書かれた『傷寒論』で，急性熱性消化器疾患の経過を六の病気のステージに分類したのが「六病位」である（表2）．太陽病，陽明病，少陽病，太陰病，少陰病，厥陰病へと進む．インフルエンザなどの呼吸器疾患の場合には太陽病から少陽病へと進行するのが普通である．

もう一つの重要な概念は「気・血・水」である．

表1 虚実

	実証	虚証
体型	筋肉質	痩せ，水太り
活動性	活発	消極的
栄養状態	良好	不良
皮膚	光沢・つや	さめ肌・乾燥
筋肉	発達良好	発達不良
消化吸収	大食	少食
体温調節	季節に順応	夏ばて・冬は疲れる
声	力強い	弱々しい
治療	寝汗はない	寝汗・食後眠い

表2 六病位（三陰三陽）

太陽病	かぜのひきはじめで病邪がまだ表にある
陽明病	病邪がお腹にまで達して高熱が出る
少陽病	病邪が呼吸器系に達して咳，痰が出始める
太陰病	長引いて消化器機能が落ちてくる
少陰病	体力が消耗して倦怠感が強い
厥陰病	体力が落ちきって熱産生ができない重篤な状態

表3 気・血・水の異常

気・血・水	気・血・水の異常	状態	症状
気の異常	気虚	根元の気が全身的に不足している状態	元気が出ない，気力がない，体がだるい，疲れやすい，食欲・意欲がない，日中の眠気（とくに食後眠くなる）
	気うつ	気の流れが停滞	頭重感，咽喉がつまる，胸苦しい，不眠，手足がだるい
	気逆	気が上に突きあがってしまう	のぼせ，動悸，頭痛，ゲップ，発汗，不安，焦燥，顔面の紅潮
血の異常	血虚	血液が栄養を運べなくなる	爪がもろい，貧血，集中力低下，こむら返り，過少月経，皮膚のかさつき，白髪，脱毛
	瘀血	血のめぐりが悪くなった微小循環障害	口が乾く，唇や舌の暗赤色化，色素沈着，静脈瘤，細絡（毛細血管の拡張），目の下のクマ，痔，月経異常
水の異常	水毒	水の変調，偏在によって起こる症状	めまい，立ちくらみ，頭重感，乗り物酔い，悪心，下痢，舌歯痕，浮腫

これは仮想的病因概念であり，気は生命の根源であり，体内をめぐっているものである（表3）．気の異常には，気虚（生命エネルギーの不足），気うつ（気滞）（気のめぐりが悪くなり滞った状態），気逆（気がめぐらず上に突き上がる状態）がある．血は体内を循環しながら組織に栄養を運ぶものである．血の異常には血虚（血の運ぶ栄養が不足した状態），瘀血（血のめぐりが悪くなって滞ったもの）がある．水は血以外の体内の水分であり，水の異常を水毒（水分代謝が悪くなってむくみ等が現れるもの）という．気・血・水の異常は慢性疾患の治療に際して重要である．

b. 方剤の適応となる症状群（薬方の証）

日本漢方では生薬の供給が限られていたためか，中国のように生薬単位の治療よりも葛根湯などの処方単位で発達した経緯がある．処方の適応となる人をパターン化したものが，「薬方の証」である．たとえば葛根湯証といえば，「熱性疾患の始まりで，寒気がして首筋がはり，汗をかかない状態」と表現される．このような状態であれば葛根湯が効果を表すことが期待される，という薬から見た患者および状態のパターンである．こうした「方証相対」の実践を重んじた考え方は，日本で発達してきたもので，理論的な弁証法を用いて個別化医療を細分化させて行う中医学とは異なっている．

4. 標治療法と本治療法

漢方の治療方針には標治療法と本治療法の二つがある．表面に出ている症状を目標とする場合を標治療法と呼び，根本から治療をする場合を本治療法と呼ぶ．たとえば，気管支喘息を例に取ると，喘息発作の状態を緩和するために用いる麻杏石甘湯や小青竜湯は標治療法であり，アレルギー体質の改善目的に用いる大柴胡湯や桂枝茯苓丸といった薬は本治療法となる．漢方治療の目標として，症状緩和のみならず，疾患そのものを根本的に治療する本治療法を目的とすることも多い．

5. 同病異治と異病同治

漢方は一人一人の患者の状態を重視して治療を行うため，同じ疾患であっても患者によって治療法が異なり，これを同病異治という．また，患者の体格・体質が似通っていれば，疾患が異なっていても同じ薬が適応になることもあり，これを異病同治という．

6. 服薬指導

通常，漢方薬の服用は，原則として食前（食事の前30分）あるいは食間（食事の後2時間）と指示されている．つまり空腹で飲むよう推奨されているが，その理由は薬効成分の吸収率を高めるためである．漢方薬の成分には配糖体が多く，この成分は腸内細菌で代謝され，糖成分がはずれて初めて吸収される．食物が胃腸に入ると，腸内細菌の働きが食物を対象にしてしまい，漢方の配糖体成分の代謝が阻害される可能性があるため，空腹での服薬が推奨される．

また，別の理由として，麻黄のエフェドリンや附子のアルカロイド等は胃酸によって吸収が抑えられているが，食後投与ではpHの上昇により吸収が促進されてしまうために，副作用の発現頻度が増えることも指摘されており，注意が必要である．

その一方で，かえって食後の服薬が好ましい場合もある．胃腸が虚弱で，食欲不振・下痢等の副作用をきたす場合には，食後服用を指示し，さらに少量から徐々に増量するように配慮する．

7. 副作用

漢方薬による副作用では，重篤なものとして間質性肺炎，肝障害がある．間質性肺炎の報告は1989年の報告例が初めてであるが，その後死亡例も報告され，漢方の安全神話が崩れ去った象徴的なできごとと記憶される．肝障害は間質性肺炎に合併することもあり，どちらもアレルギー反応と考えられている．

その他，偽アルドステロン症（甘草），痺れ（附

子），発疹（黄耆，桂皮），胃腸障害（地黄，麻黄）等が現れることがある．漢方薬の副作用については，構成生薬ならびにその用量から判断できるケースが多い．

　なかには服用量を少なめにするか，もしくは食前投与を食後にするといった対応によって，胃腸症状が消失する場合もあるので，服薬方法は臨機応変でかまわない．肝機能障害や電解質異常が起こってもすぐに症状が出ないことも多いため，定期的な血液・尿検査が必要になる．通常は，投与開始後2週間目に服薬ができたかどうかをチェックし，約1カ月後に肝機能および電解質異常について血液検査を行う．漢方薬を適正に使用し，安全・有効な漢方治療を継続的に行えることが望ましい．

用語解説
■ **医療用漢方エキス製剤**　現在，日本における漢方製剤の生産量の比率は，「医療用」対「一般用・配置用」が約8：2の割合となっている．その医療用漢方製剤のうちの大部分を占めているのが，漢方薬の煎じ液のエキス原末に賦形剤を添加して製剤化した，漢方エキス製剤である．エキス剤には顆粒剤・細粒剤・錠剤・カプセル剤がある．1回分ずつに分包された製品も多く，携帯に便利で服用がしやすいのが特徴である．

　医療用漢方エキス製剤は1967年に初めて4品目が医療用として薬価収載され，1976年には41処方・54品目が追加収載された．現在では148処方に健康保険が適用され，医師のおよそ8割が日常的に治療に漢方薬を用いているとの調査結果が出ている．

　漢方薬の原料となる生薬は，天然物ゆえに基原植物・産地・採集時期等の違いにより成分量がばらつきやすいが，日本の漢方エキス製剤は一般的な医薬品GMP基準に加えて「医療用漢方製剤の製造管理および品質管理に関する基準」という独自のGMPを設けて製造されており，その製品の安定性は世界に誇れるレベルとなっている．

［渡辺賢治］

文　献
1）大塚敬節, 矢数道明, 清水藤太郎著, 矢数道明, 大塚恭男改変：漢方診療医典. 南山堂, 2001.
2）日本東洋医学会学術教育委員会編：学生のための漢方医学テキスト. 南江堂, 2007.
3）日本東洋医学会学術教育委員会編：入門漢方医学. 南江堂, 2005.
4）築山邦規, 田坂佳千, 中島正光, 他：小柴胡湯による薬剤誘起性肺炎の1例. 日本胸部疾患学会雑誌, **27**(12), 1556-1561, 1989.

C

医薬品開発

[編集：諏訪俊男]

C1　ドラッグラグ

1. ドラッグラグの概念

　ドラッグラグ（drug lag）は，新薬の国際誕生日（世界で初めて製造・販売が認められた日）からある国における承認までの時間差をいい，米国での新薬上市が英国より遅れていたと指摘したWardellの使用（1973）[13]が嚆矢という．近年では，欧米など主要国の規制当局が新薬の製造販売を承認した時期と，日本国内における同薬の承認時期との大きな時間差をドラッグラグと呼び慣わすのが一般的である．この事実は，ドラッグラグが日本以外の主要先進国では患者の生命に直結するかたちで問題化していないことを示唆する．したがって，ここではドラッグラグを「日本における新薬承認の遅れ」の意で論じる．なおドラッグラグの歴史的経緯，現状分析，対応については辻の網羅的な労作[12]を参照されたい．

　ある新薬が，それまで有効な治療薬のなかった重篤な疾患に有効性を示すとき，ドラッグラグの間は，健康保険下における限り同病に罹患した日本の患者は旧態依然の治療に甘んじねばならず，承認の遅れは患者の生命予後を左右しうる（承認済みの国からの新薬の個人並行輸入は可能だが，輸入や通関が煩雑で，混合診療禁止の原則も絡む上，輸入や使用，安全性報告などの基準や制限もない[11]）．

　ドラッグラグは複雑で多面的な問題と絡み，容易に把握し難い．このため，薬事行政担当者，製薬業界，薬物治療の海外との格差に留意する医師など限られた専門職以外にあまり取り沙汰されずにいたが，海外の先進的治療の情報が容易に入手できるようになった現在，しだいに議論を呼ぶようになった．先天性代謝疾患に対する新薬が海外で承認され，患児と家族が日本における同薬の使用不能の状況で苦しみ，これをマスメディアが取り上げた例もある[15]．

　他方，1980年以前では，旧西独と日本の新薬開発数が英米を凌駕し[9]，日本で開発され日本でのみ多用された抗がん剤も存在した[3]．これらの大半は高水準の臨床試験で有効性が十分実証されず，他国でドラッグラグとして問題化することもなかったようで，往時の日本の臨床試験の質や新薬の評価過程が疑問視されたのもやむをえまい．つまり，新薬開発の技術水準の向上，規制要件の厳密化，臨床試験の大規模化，製薬企業の巨大化，新薬開発・販売競争の激化，市場規模の変化といった多彩な問題が絡み合ってドラッグラグに関連している．

2. 日本のドラッグラグとその要因

　日本におけるドラッグラグは，① 製薬企業が新薬の臨床開発に日本国内で着手する時期と，海外で着手する時期の差，② 開発開始から，製薬企業が臨床試験を終了し製造販売承認申請を行うまでの時間（申請ラグ），③ 申請後，規制当局が審査し承認するまでの時間（承認ラグ），の三つから成る．諸家の見解を総合すると，このうちで開発着手時期の遅れ[4,12]こそ日本のドラッグラグの最大の要因であり，治験や審査の遅れの影響は，従来喧伝されてきたよりも小さいようである．なお，疾患領域についてみると，日本におけるドラッグラグの一番著しいのは中枢神経疾患，ことにてんかんであるという．

a. 開発着手時期の差

　新薬の製造販売承認を申請する資格は，事実上，規制要件下で製造・販売を担う能力のある製薬企業のみに存する（医師主導型治験では医師が薬事法下の治験を実施できるものの，製造・販売を行う能力がない以上，承認申請は製薬企業が行うほかない）．したがって，新薬開発の着手決定は製薬企業に委ねられる．莫大な費用を要する臨床開発

の決定に際しては，治験で有効性・安全性を確立できる見通し（成功確率）や，開発費用，発売後の売上予想などの検討を要する．生命予後を左右する重要薬でも，対象が稀少疾患（薬事法による定義は「有病率から見て概ね5万人未満の疾患」である）の場合，治験も開発費用の回収も困難なため，開発の優先順位は低い．他方，高血圧や糖尿病のようにすでに治療薬が多数存在する疾患でも，患者が多く市場規模が大きければ，高価な大規模試験が必要でも開発可とする経営判断が成立する．また，承認済み薬剤で承認時と異なる用法，用量，適応症の有用性が経験の蓄積や小規模臨床試験で示唆された場合も，新たに臨床開発を行って承認申請をする費用の回収の見込みは小さい．

このように，医療上の要件（正しい意味でのunmet medical needs）と，商業的な優先順位（unmet marketing needs）とには時に乖離がみられる．これは市場主義の原理的な限界ないし不全（market failure）であるから，公益性を考慮した国家的対策を要する．2010年の薬価改訂に際し「新薬創出・適応外薬解消等促進加算」が加わったゆえんである．しかし，この加算による経営上の恩恵を未承認薬・適応外薬の開発費の負担が上回るとする企業は少なくない[8]．厚労省未承認薬使用問題検討会議の勧奨や学会・患者団体の要望にもかかわらず，開発されない重要薬剤は40を超える[12]．

「外資製薬企業は海外での開発を優先し，市場規模が相対的に縮小傾向にある日本への資本投下＝開発着手をためらう」という指摘もあるが，既に大手内資企業も売上の過半を国外で得ており，1990年代半ば以降は，国内よりも欧米での開発を先行させる傾向にある．外資による日本国内開発着手が遅れる場合は，開発経費など財政的な理由よりも実務的な理由（疾患の種類，日本支社の未設置，開発の成功確率など）が要因であり，臨床的重要度の高い海外発の新薬の64％が，これらの理由により世界初承認取得時点で日本での開発が未着手であったという[12]．従来はもっぱら治験や承認審査の遅れがドラッグラグの主因としてとらえられがちであったから，Hiraiや辻の実証するように[4, 10, 12]，開発の着手の遅れによるところがきわめて大きいという実情には注目すべきである．

b． 承認申請時期の差：「申請ラグ」

製薬企業が新薬の臨床開発を決定してから，必要な治験を遂行し，申請資料を完成して医薬品医療機器総合機構に提出するまでの時期が海外に遅れる場合を「申請ラグ」という．

ここでいう申請ラグは，治験の準備・進捗・結果，予想外の重篤な安全性上の懸念の発生時の対策，開発の進め方，製薬企業と規制当局との協調，申請前の非臨床・臨床データの追加，といった多彩な要因から成る．実際，第II相前期試験で薬効を認めたものの，第II相後期用量反応試験で用量反応性の確立に日本で失敗し数回大規模試験をやり直さざるをえなかった例や，海外承認済みの薬に安全性上の懸念が生じて，国内第III相で大規模な追加試験が要求された例があり，それぞれ数年以上の時間と，巨額の開発費用が必要となった．これでは，試験の進捗自体に海外との差がなかったとしても，全体としては「日本の治験は時間がかかり高価である」という風評を裏書きするようにみえてしまう．

つまり，開発開始から承認申請に至るまでの時期は，それが臨床開発の実務の大半を占める以上，きわめて多様な問題があり，その上疾患特異的な事情（対象患者が少ない，脱落症例が多いなど）も加わるため，「申請ラグ」を全般的に改善する包括的方策はありそうにない．2000～2008年の国内臨床開発期間をみると，2000年の中央値が59.5カ月，2008年が44.6カ月で，開発戦略の多様化を反映してばらつきが大きいものの，国内承認申請で外国臨床データの利用が増加したことが，国内開発の負担軽減と期間短縮に貢献した[5]．海外と比較した場合，1998～2007年承認の医薬品の臨床開発期間は日米ともに約5年で大差ないばかりか，優先審査品目の開発期間では日本が米国より1年以上早い[14]．以上を勘案すると，不確定の要因を

含んではいても，日本の臨床開発・治験自体がドラッグラグの主因とはもはやいえないようである．

c. 承認時期の差：「承認ラグ」

1994～1998年の間に発売された85新規化合物についての25カ国での承認時期の差[1]を図1に示す．日本は85化合物中13種の承認に留まり，25カ国中最小の承認数であった．国際誕生日から日本における承認時期の差（発売の遅れ launch delay）は平均23.5カ月である．

1999～2007年の間に米，EU，日本で承認された398薬剤に関する辻[12]の分析では，日本の承認割合は55.3%，承認ラグの中央値は41.0カ月で，著明な承認ラグを認め，約10年前のDanzonら[1]の調査時よりも長期化の傾向にある．

しかし，厚生労働省未承認薬問題使用検討会議で取り上げられた抗がん剤の「申請ラグ」（米国における申請と，日本国内申請との時間差）と，「承認ラグ」（米国における承認と，日本における承認の時間差）とをみると，最優先で審査される医薬品に関する限り，審査期間の差よりも申請ラグのほうが問題という．つまり，審査期間それ自体は日本と海外規制当局で大きな差はなく，承認申請の遅れが自動的に承認の遅れを招来している．

具体例として，精神科領域における抗精神病薬，抗うつ薬の近年の日米の承認時期の差を表1に示す．特筆すべきは，治療抵抗性統合失調症に対する重要な薬であるclozapineの日本発売が，米国から19年（世界で初めて1969年に承認したオーストリアからは実に40年）遅れた点である．同薬が無顆粒球症を副作用として生じうることが日本で安全性上の懸念を生じ，2回にわたって承認申請が取り下げられたためといわれるが[7]，この副作用がありながらも，他に代替薬のない治療抵抗例に有効であるために日本以外のほとんどの国で使用可能となっていたこの薬剤が，かくも長期間日本で使用不能であった事実は，日本の治験，薬事行政など広範な分野に亘る重要な問題提起になろう．

3. ドラッグラグの短縮と今後

以上にみたように，ドラッグラグ短縮のためには，①開発着手決定まで，②開発開始～承認申請まで，③申請～承認まで，の三つの期間における遅れを各々短縮していくことを要する．3期間を総覧して，ドラッグラグ問題の要点を表2に要約

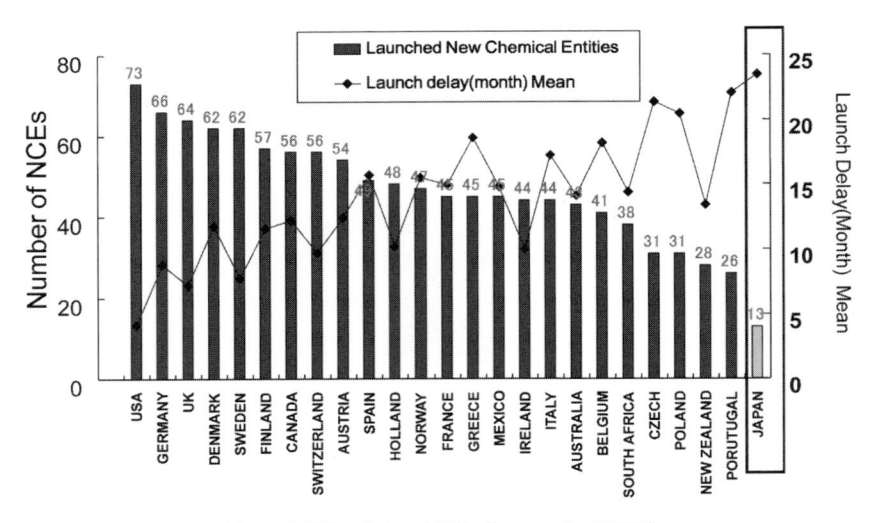

図1 85新薬のうちの承認数（Danzonら，2005）[1]
1994年から1998年の間に発売された85種の新規化合物（new chemical entity：NCE）のうち，25カ国でいくつが承認を取得していたかを比較したもの．

表1 新薬導入時期の日米格差（向精神薬）（諸川[6], 2006, 改変）

薬剤名		商品名	発売年 米国	発売年 日本	発売時期の日米格差（ドラッグラグ）
抗精神病薬	clozapine	クロザリル	1990	2009	19
	risperidone	リスパダール	1994	1996	2
	olanzapine	ジプレキサ	1996	2001	5
	quetiapine	セロクエル	1997	2001	4
	aripiprazole	エビリファイ	2002	2006	4
抗うつ薬	paroxetine	パキシル	1993	2000	7
	sertraline	ジェイゾロフト	1988	2006	18
	venlafaxine	エフェキサー	1994	未発売	>15
	mirtazapine	レメロン／リフレックス	1996	2009	13

する．

ドラッグラグ改善のためにこれまで講じられてきた諸策は，審査に関するもの（医薬品医療機器総合機構の審査員の増員，審査の効率化と審査期間の短縮）と，治験に関するもの（治験体制の改善と整備）とに二大別される．前者は，2004年に154名であった審査部門の人員を5年間で346名にまで増員した最近の動きに代表される[2]．後者は厚生労働省の治験活性化5カ年計画や臨床研究実施基盤整備事業などの政策で，全国に治験中核病院・治験拠点医療機関を計40カ所選んで人材育成，体制整備を進めるものである．日本の治験体制については依然改善すべき点が多々あり，とくに一医療機関あたりの対象患者数が限定される点は，日本の医療体制のありかたと絡むだけに改善が難しく，症例集積性（一医療機関あたりの治験組入患者数）の増加は容易でない．他方，同一治験実施計画に基づいて他国よりも多数の施設で少数例ずつを組み入れたにもかかわらず，組入れ速度，データの精度とも日本が他国よりもすぐれている場合が，内資外資，診療分野を問わずみられるのも事実である．

つまり，この数年ドラッグラグの②③の構成要素に関する施策にもっぱら注力された結果，いずれも改善傾向にあるといって過言でないだろう．とすれば，次は，日本における開発着手の遅れの改善を講じる必要がある．public-private-partnershipや早期開発着手を選択する企業への

表2 日本におけるドラッグラグ：実態と要因の要約（辻[12], 2009, 改変）

- 日本発の新薬なら，大半は早期に国内で承認されている
- 「海外発の新薬の日本国内承認の遅れ」が日本のドラッグラグの中核である
- 審査の遅れよりも，開発着手の遅れが承認の遅れにつながっている
- 海外発新薬の日本国内開発は，日本支社をもたない外資企業では著しく遅れる
- 臨床的重要性よりも，市場の大きさが開発決定に影響する
- 最も顕著なドラッグラグは，「臨床的に重要だが市場性の小さい海外発の新薬」でみられる

incentive（日本法人をもたない外資が日本企業との提携を早期・迅速に組めるよう援助すること）などの示唆を踏まえて，国際的な開発戦略の策定にあたって，可及的すみやかに日本における開発も考慮されるように図るのが次段階である．このためには，国内外に亘る産官学の迅速で透明な連携がいっそう求められる．重篤な稀少疾患に罹患した患者が，重要な新薬の承認の遅れで生命の危険に立たされるという意味でのドラッグラグの改善は，なお喫緊の課題である．

［佐藤裕史］

文献

1) Danzon, P. M., Wang, Y. R., Wang, L.: The impact of price regulation on the launch delay of new drugs: evidence from twenty-five major markets in the 1990s. *Health Econ.*, **14**: 269-292, 2005.
2) 医薬品医療機器総合機構平成20事業年度業務報告 http://www.pmda.go.jp/guide/outline/report/file/20hyousigaiyou.pdf
3) Fukushima, M.: The overdose of drug in Japan. *Nature*,

342: 850-851, 1989.

4) Hirai, Y., et al.: Delays in new drug applications in Japan and industrial R&D strategies. *Clin. Pharmacol. Ther.*, **87**: 212-218, 2009.

5) 石橋太郎, 小野俊介：日本における新医薬品の臨床開発と承認審査. 医薬産業政策研究所リサーチペーパー, No. 47, 2009. http://www.jpma.or.jp/opir/research/article47.html

6) 諸川由美代：治験登録医／創薬・育薬認定師制度発足の経緯. 臨床精神薬理, **9**: 11-16, 2006.

7) 中林哲夫：審査報告書を読む―クロザリル錠. 日経バイオテク, 2009年9月14日.

8) 日刊薬業, 第12947号（2010年3月9日）.

9) 砂原茂一：臨床医学研究序説―方法論と倫理. 医学書院, 1988.

10) Tsuji, K., Tsutani, K.: Approval of new biopharmaceuticals 1999-2006: Comparison of the US, EU and Japan situations. *Eur. J. Pharm. Biopharm.*, **68**(3): 496-502, 2008.

11) Tsuji, K., Tsutani, K.: Personal imports of drugs to Japan in 2005 – an analysis of import certificates. *J. Clin. Pharm. Ther.*, **33**: 545-552, 2008.

12) 辻　香織：日本におけるドラッグラグの現状と要因―新有効成分含有医薬品398薬剤を対象とした米国・EUとの比較. 薬理と治療, **37**(6): 457-495, 2009.

13) Wardell, W. M.: Introduction of new therapeutic drugs in the United States and Great Britain: an international comparison. *Clin. Pharmacol. Ther.*, **14**: 773-790, 1973.

14) 安田邦章, 小野俊介：日本における新医薬品の開発期間―臨床開発期間と承認審査期間―. 医薬産業政策研究所リサーチペーパー, No. 42, 2008. http://www.jpma.or.jp/opir/research/article42.html

15) 湯浅次郎：新薬，ください！―ドラッグラグと命の狭間で. 新潮社, 2007.

C2 医師主導型治験

1. 経緯・定義

新規医薬品・医療機器の健康保険下での一般使用を可能にするために規制当局による製造販売承認を目的として行われる治験は，従来の薬事法下では，製造販売を行う企業が医療機関に依頼する場合だけ可能とされていた．2004（平成15）年7月に，「薬事法及び採血及び供血あっせん業取締法の一部を改正する法律」（いわゆる改正薬事法，平成14年法律第96号）が施行され，製造販売承認を目的とする治験の実施者の範囲が拡大された．これにより医師も「改正薬事法」にいう「自ら治験を実施する者」として厚生労働大臣への治験計画届などを提出して治験を主導（計画立案，遂行）できるようになった．新薬の国内承認，あるいは既存薬の新たな効能・効果の追加を目的とする医師主導型治験の成立である．この背景には，稀少疾患や小児疾患など対象患者数が限定される場合は，市場規模が小さいために製薬企業が研究開発費を回収しがたく，したがって企業主導による治験に至らない，という市場原理に根差す問題（market failure）がある．しかし，患者数の多寡によらず，疾患に対する治療薬は当然臨床上必要不可欠であり，保険適応を取得して広く使用可能にするためになんらかの方策を講じねばならない．このための一法が，医師主導型治験で有効性・安全性に関する臨床データを取得し，規制当局による承認申請へとつなげる道筋である．

医師主導型治験も，企業主導の治験と同様に，いわゆる改正GCP（医薬品の臨床試験の実施の基準に関する省令，平成15年6月12日，厚生労働省令第106号）の遵守が，2004（平成15）年7月30日以降に治験計画の届出が行われる治験から義務づけられている．したがって，

① 治験実施計画書の作成
② 治験薬の管理
③ 副作用情報等の収集
④ 記録の保存その他の治験の実施の準備及び管理に係る標準業務手順書の作成
⑤ モニタリング，監査
⑥ 患者に対する補償，賠償，特定療養費の対応

といった一連の業務が医師に科せられる．また，当然のことながら，ヒトを対象とした臨床試験に進む前提として，規制要件で要求されている非臨床試験データ（理化学試験，毒性試験，薬理試験，吸収・分布・代謝・排泄試験），GMP（good manufacturing practice）を遵守して製造された治験薬の確保も必須である．このうち，④に掲げた標準業務手順書の作成について，後澤らによるイマチニブの医師主導型治験を例にとると，医師主導型治験そのものに関連する医療機関における手順書6種類，同治験に特化して作成を要した手順書22種類の作成が必要であったという（後澤ら，2007）．医師主導型治験の計画に際してどれだけの文書作成の負担が生じるか，一つの目安になろう．

2. 現状・課題

こうした複雑多岐にわたる膨大な業務を，多忙な臨床医自らが診療の傍らこなすことは事実上不可能であるし，医師が薬事法やGCPの諸規定に通暁することもきわめて困難である．したがって他職種，ことに開発薬事の専門家の助言と協力が欠かせない．また，治験の計画立案，運営に必要な巨額の費用をどのように確保するかも大きな問題である．

こうした困難に鑑み，日本医師会治験促進センターでは，日本医学会分科会の推薦に基づいて，

- 欧米で標準的に使用されていながらも国内未承認であるもの
- 医療の現場で一般的に「適応外使用」されているもの

等の社会的に緊急度の高い医薬品（および医療機器）を対象に，厚生労働科学研究事業（医療技術実用化総合研究事業（治験推進研究））における研究課題「医師主導治験の円滑化・効率化に関する研究」の一環として医師主導型治験に対する支援業務を提供しており，この制度を利用して多くの医師主導型治験が2004年以来行われている．これまでに同事業で採択された医師主導治験の進捗状況を表1に示す．

医師主導型治験による初の承認取得は，フェンタニルの小児への適応拡大であった（2007年8月）．国立成育医療センターなど全国6病院を治験施設として，新生児を含む6歳以下の103人を組み入れて治験が行われ，そのデータをもとに，同薬の製造元であった三共株式会社（当時）が2006年9月に小児への適応拡大を申請し，翌年に承認を得たものである．フェンタニルは全身麻酔の際の標準的補助薬として海外では成人・小児の別なく広く使用されているが，日本では，小児における安全性が未確認であるという理由で，2歳以下は使用禁忌とされていた．しかし，日常臨床では，小児に対する全身麻酔で有用な補助薬として適応外使用されている実態が続いていた．医師主導型治験の成功により，彌縫策的な適応外使用に訴えることなく，健康保険下で正当に同薬を小児に使用できるようになった．

実際の診療上の必要性に基づいた薬剤の使用状況と薬事規制との乖離は，診療分野を問わず散見される．適応外使用や未承認薬の使用に際して仮に患者の自己負担を求めるとすれば，混合診療禁

表1　日本医師会治験促進センターによる治験推進研究事業での医薬品の医師主導治験進捗状況（2010年1月20日現在）

薬剤名	対象疾患	現状
イマチニブメシル酸塩	再発あるいは治療抵抗性の c-kit あるいは PDGFR 陽性肉腫	治験中止
フェンタニルクエン酸塩	新生児及び小児の全身麻酔の補助	承認取得済
アルガトロバン水和物	ヘパリン起因性血小板減少症	承認取得済
フェノバルビタールナトリウム	新生児痙攣	承認取得済
イリノテカン塩酸塩水和物	難治性小児悪性固形腫瘍	治験終了
タクロリムス水和物	多発性筋炎・皮膚筋炎に合併する間質性肺炎	治験中
ベプリジル塩酸塩水和物	持続性心房細動	承認取得済
リュープロレリン酢酸塩	球脊髄性筋萎縮症	治験中
テガフール・ギラメシル・オテラシルカリウム配合カプセル剤	食道がん	治験中
アルギニン製剤	MELAS（Mitochondrial myopathy, Encephalopathy, Lactic Acidosis, Stroke-like episodes）	治験中
沈降不活性化インフルエンザワクチン	新型インフルエンザ（成人対象）	承認取得済
イマチニブメシル酸塩・ヒドロキシカルバミド	成人膠芽腫	治験中
リツキシマブ	小児難治性ネフローゼ症候群	治験中
沈降不活性化インフルエンザワクチン	新型インフルエンザ（小児対象）	承認申請中
滅菌調整タルク	悪性胸水	治験中
サリドマイド	Crow-Fukase 症候群	治験計画中

止の原則に照らして，それ以外の通常の診療部分や薬剤費も全額自己負担を求められる場合もある．適応外使用の都度保険償還や患者負担を懸念して保険病名を案出するなどの苦肉の代替策を講じねばならず，診療上の不都合や患者への不利益は看過できない．このため，大変な負担にもかかわらず，なんとか医師主導型治験を実施して適応拡大を進めようとする努力が続けられている．ただし，フェンタニルの例のように適応拡大が目的であっても，最終的な製造販売承認申請に関する限り，製造販売元である製薬企業が担うほかはない．医師主導型治験を計画する場合は，あらかじめ，目的，対象疾患，治験薬の提供，非臨床データを含む治験薬概要書の準備，副作用情報の取扱，治験終了後の申請など多方面にわたって，当該医薬品の知的財産権をもつ製造販売元の製薬企業と密接に協議をした上で，了解と協力を得て進めることが不可欠である．

3. 医師主導型治験の今後

医師主導型治験に参加した一般臨床医は，膨大な業務量や煩雑な規制要件にしばしば当惑するようである．これは，通常の企業主導治験ならば，計画や運営に関連した業務の大半は依頼者である企業がこなしており，その事実を医師が等閑視しがちであったことの証左にもみえるが，日本では，医師の行う一般的な自主臨床試験と，承認申請目的の治験とが，異なる規制要件（前者は厚生労働省の「臨床研究に関する倫理指針」など一連の行政指針，後者は薬事法その他の法令による）に従っているという事情もある．欧米では，当局の承認申請目的であるか否かにかかわらず，ICH-GCPおよび関連法規（米国では National Research Act ならびに Clinical Research Act）が拠るべき規制要件である．すなわち，医師主導型治験の計画・実施に伴い，煩雑で膨大な業務を自前でこなせなければ，国際水準の臨床試験一般が行えないともいえよう．医師主導型治験を計画し，あるいはこれに参加するための体制を整えて諸般の業務の経験を積むことは，とりもなおさず，国際水準の臨床試験の計画立案と運営を円滑に行えるようになるための準備でもある．

米国で未承認薬を用いた臨床試験に際して Food and Drug Administration（FDA）に対して行う Investigational New Drug Application（IND）の制度では，新薬の製造販売承認を求める企業を対象とした市販用（commercial）IND，臨床研究を計画する医師対象の研究用（research）IND，治療的使用（treatment）IND，緊急使用（emergency）IND などの区別がある（村川，2007）．研究用 IND の枠内で十分な実証的根拠を重ねればそのまま適応拡大の承認取得も可能であり，抗がん剤に関する臨床試験では IND の免除規定も設けられている．他方，日本では UMIN（University Hospital Medical Information Network）に登録された抗がん剤の自主臨床試験（治験でないもの）が 900 余あるのに対して，抗がん剤の医師主導型治験はわずか 8 件にすぎない．これは，米国政府が National Cancer Institute などを通じて巨費を投じ抗がん剤の医師主導臨床試験を促進しているのに対して，大規模臨床試験に伴う膨大な業務量を弁じるためには日本の臨床研究費がなお不足であること，日本で臨床試験を支援する人材や体制がいまだ十分でないこと，日本での GCP の適用（品質管理，モニタリングなど）がしばしば過剰で治験運用の手間が過大であることなどの理由が指摘されている（Imamura et al., 2010）．保険償還の対象範囲の決定と，新薬の承認申請・適応拡大に必須な治験制度とが連動していること，治験の手間と費用が甚大で日本の医療現場で賄いきれないことの 2 点が，日本における医師主導型治験の直面する独特な困難である．

膨大な治験費用の捻出，contract research organization（CRO）との協力，諸業務の標準化をはじめとして，医師主導型治験を推進するに際して解決すべき実務的な問題は多々ある．しかし，畢竟，医師主導型治験を実施する上で日本の医師の直面する困難は，本来，国際水準の臨床試験を

実施するならば解決を余儀なくされる類のものが過半であり，このことは，現在日本の医師のおかれた極端な診療業務の負荷，医療体制や臨床研究の支援体制に関連する喫緊の課題の一表現といえる．

[佐藤裕史]

文　献

1) 後澤乃扶子，笠井宏委，安藤正志，藤原康弘：医師主導型治験の今後のあり方．医薬ジャーナル，**43**: 241-248, 2007.
2) 日本医師会治験促進センター，http://www.jmacct.med.or.jp/index.html.
3) Imamura, C. K., Takebe, N., Nakamura, S., et al.: Investigator-initiated cancer trials with INDs for approval in Japan. *Nature Review Clin. Oncol.*, **7**(3): 127-128, 2010.
4) 小林史明，山下美和，山本晴子：臨床試験・医師主導治験のQ&A．じほう，2009.
5) 村川武雄：創薬論―プロセスと薬事制度．京都大学学術出版会，2007.

C3 トランスレーショナルリサーチ

1. 概念・課題

多様な病態の解明を行って，新たな診断・治療法の開発に貢献することは基礎医学研究の大きな目標の一つである．したがって，旺盛な基礎研究から得られた多数の知見を，遅滞なく臨床応用可能にすること—research from bench to bedside—が求められる．この際の，基礎研究から臨床応用への橋渡しに関連する一連の研究を一般に橋渡し研究, translational research（TR）と総称している．具体的にどの開発段階までをそう呼ぶかに関しては若干のばらつきがあり，FDA はシーズの同定から非臨床試験までを translational research, 非臨床試験から臨床試験までを critical path research としているが，第 I 相臨床試験までを含める場合や，前期第 II 相臨床試験（proof of concept study）までを含めていう場合もある．本項では，さしあたり基礎シーズの同定後，ヒトへの初回投与 first in human study が可能になるまでに行われる一連の研究を TR として取り扱う．

基礎医学の成果の指数関数的増大に比して，基礎研究で見出された新機軸を患者対象の臨床試験につなげることはますます困難になっており，基礎から臨床への架橋—translation—は難しくなる一方にみえる．

たとえば，1990 年からの 10 年間で，統合失調症の認知障害に関連する基礎研究の論文数が 6 倍に増加したのに対して，実際の統合失調症患者を対象にしてその認知障害を検討した臨床試験の数はこの間ほとんど横ばいであった（図 1）．Bench における急激な発展が，ベッドサイドにおける実際の臨床試験に移行するのがいかに困難かの一例である（Hyman, 2003）．

「橋渡し」の困難には多数の要因が考えられる．そもそも基礎研究で標的とされてきた目標と，実際の臨床における目標との間に原理的に大きな齟

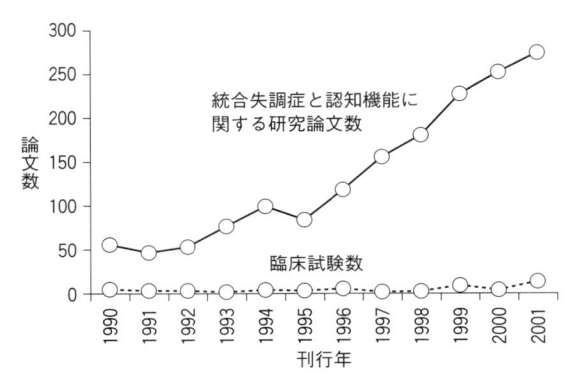

図 1 拡大する 'translational bottleneck'（Hyman, 2003）

齬があったために，折角の基礎的進捗が臨床における進歩にどうしても反映しえない場合も少なくないという（図 2 参照，Chalmers and Glasziou, 2009）．

TR で有望な候補化合物を見出すための手がかりとして，バイオマーカー，分子プローブ，分子イメージング，マイクロドージングなどの手法が注目されている．バイオマーカーは，定性的・定量的に病態生理を的確に反映する指標となるものをいい，これを代理評価項目 surrogate endpoint とすることによって，早期に新規化合物の絞り込みや薬効の瀬踏みが行えるようにするものである．分子プローブは，生理活性を有する人工の低分子化合物で，生体内の標的の分子機構を解明し，創薬過程に寄与することが期待されている．新規化合物を放射性同位元素で標識化し，生体内における薬物の分子水準の動態を PET（陽電子放射断層画像撮影法）などを利用して解析するのが分子イメージングである．いずれも，候補化合物のより的確で高精度の絞り込みと，ヒトにおける有効性の早期予測をねらうものである．マイクロドーズ臨床試験は，薬物動態に注目した，人における早期探索的臨床試験の一法で，ごく少量の新規化合物を，一種の動物における毒性試験（体重ない

Questions relevant to clinicians and patients?	Appropriate design and methods?	Accessible full publication?	Unbiased and usable report?
Low priority questions addressed Important outcomes not assessed Clinicians and patients not involved in setting research agendas	Over 50% of studies designed without reference to systematic reviews of existing evidence Over 50% of studies fail to take adequate steps to reduce biases—eg, unconcealed treatment allocation	Over 50% of studies never published in full Biased under-reporting of studies with disappointing results	Over 30% of trial interventions not sufficiently described Over 50% of planned study outcomes not reported Most new research not interpreted in the context of systematic assessment of other relevant evidence

→ Research waste

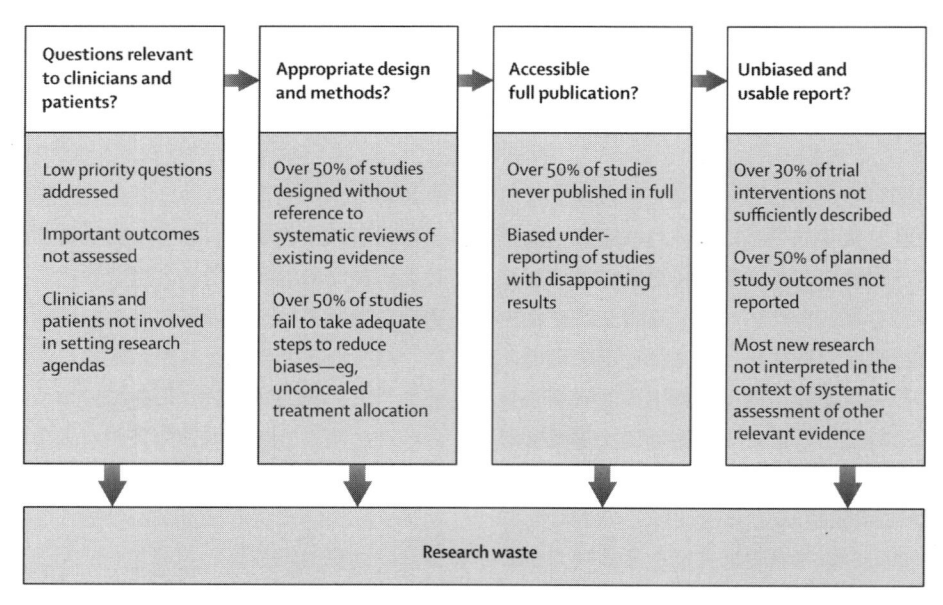

図2　臨床と研究活動の齟齬（Chalmers and Glasziou, 2009）

し体表面積換算で,臨床投与量の1000倍を最高投与量とする；ICH-M3）の後でヒトに投与し,その際化合物を放射性同位元素で標識して血中薬物濃度を測定するもので,PETと組み合わせる場合もある.

基礎研究で,実験動物の病態モデルを用いてある化合物の治療薬としての顕著な有効性が見出された場合は,この化合物を人体に投与してその有効性・安全性を検討する前—すなわちfirst in human試験を開始する前に,満たさねばならない規制要件がある（臨床試験前に行うべき非臨床試験の内容に関する規制は,サリドマイド禍を受けて1962年に制定された米国のKefauver-Harris医薬品改正法（Drug Amendments）を嚆矢とする）.また,2006年には,first in human試験において,非臨床から臨床試験に移行する際の基準を満たしていたTGN1412（抗CD28モノクローナル抗体）が,投与6例全例で,非臨床データからは予測されなかったcytokine stormによる多臓器不全を惹起した事例があり,first in human試験前の安全性予測に関して警鐘を鳴らすものであった（Suntharalingam et al., 2006）.

非臨床から臨床試験に移行する際の要件は,以下のように,化合物そのものの特性・組成・合成に関連するものと,実験動物における化合物の評価に関するものに二大別される.

1) 物理的・化学的及び薬剤学的性質並びに製剤組成,いわゆるCMC（Chemistry, Manufacturing and Control）に関するGMP（Good Manufacturing Practice）に則ったデータ

2) 薬理,毒性,薬物動態および薬物代謝のデータ,① 理化学試験,② 毒性試験（GLP）,③ 薬理試験,④ 吸収・分布・代謝・排泄試験の4種の非臨床試験のデータ

以上2種の,当該化合物の性状に関する製剤関連データと,動物実験のデータとが,規制要件を満たす水準で揃っていることが,治験開始前には必ず求められる.

この段階で,製剤上の技術的問題や,非臨床試験（動物実験）における評価段階で生じた問題のために,ヒトへの投与に至らない場合も少なくない.日本製薬工業協会の統計では,2003～2007年の5年間に合成・抽出された新規化合物56万3589件のうちで非臨床試験に達したのは202件（1/2790）,臨床開発までの進捗は202件のうちの83件（1/2.43）,医薬品としての承認数は26件で,

化合物の発見から承認に至る全体の成功確率は1/21677（0.005％），非臨床試験から臨床試験を経て承認に至る成功確率は1/7.8（12.9％）であった．

このように新薬の同定，合成，非臨床試験に関連する科学的・技術的問題のみならず，より商務的な課題も，成功裡にTRを進める上では肝要である．つまり，大学や研究所の基礎研究室で有望な新規化合物が同定された場合，その合成や非臨床試験を単体・自力で進めることはきわめて困難であるから，起業したり，いわゆるバイオベンチャー企業と提携して開発資金を調達しつつTRを計画するのが通例であろう．第Ⅰ相臨床試験（first in human試験）を医師・研究者主導で行うことは理論的には可能であるが，GMP基準での製剤と治験薬の安定供給，GLP基準での非臨床試験，規制当局への治験届ならびに治験薬概要書などの必要な膨大な文書の準備と30日調査への対応をすべて研究者が行うことは現実的でない．将来の臨床開発に向けて，製薬企業への導出の可能性を早期から検討し連携を進めるのが望ましいように思われる．

以上に述べた，新規化合物の同定からTR，first in human試験に至る一連の流れを図3に要約する．

なお，「医師主導型治験」の項で述べるように，日本では，薬事法下の治験と，臨床研究の倫理指針下の臨床試験とのdouble trackが存在するため，first in human試験を第Ⅰ相の治験として，治験届ののちに行うのか，自主臨床試験として倫理指針下で行うかで，理論的には求められる要件が異なることになる．しかし，予想外の有害事象が生じ得るfirst in human試験を，手順や規制要件のより緩和された条件下で計画することはとうてい推奨されないので，本項では，第Ⅰ相の治験を以てfirst in human試験を指すものとして論じている．

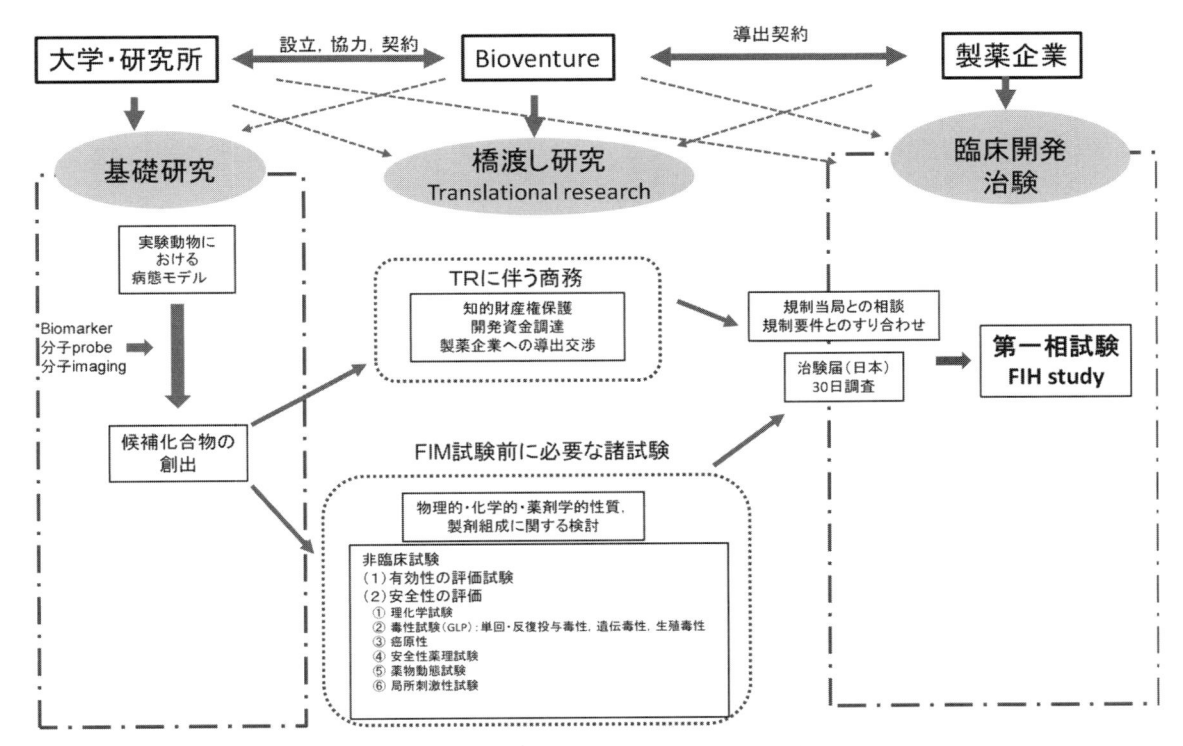

図3 基礎研究，橋渡し研究，臨床試験開始までの道のり

2. 日本におけるTRの現状

一流国際誌の掲載論文数では基礎研究で世界4位と健闘する日本が，臨床研究では14位に急落し，基礎研究と臨床研究における業績差が指摘されて久しい（Rahman and Fukui, 2002）．これは，臨床研究の体制整備の遅れなどの「川下」の問題と，基礎研究で得られた知見を円滑にTRに乗せて進めていく「川上」の問題との両方にかかわるだろう．実際，国際的にみると，モノクローナル抗体，ワクチン，遺伝子組み換えタンパク，遺伝子治療，細胞治療といったいわゆるバイオ医薬品の開発が活発化しており，欧米諸国ではバイオ医薬品に属する新薬の開発品目は2〜3倍に増加しているが，日本では逆に減少している（芹生，2009）．バイオ医薬品100品目のうち60品目が米国（うち46品目はバイオベンチャーによる）由来であるのに対して，日本は3品目（いずれも製薬企業由来で，バイオベンチャー由来は皆無）であった（高鳥，2008）．

バイオ医薬品開発においては，大学や研究機関における基礎研究が実用化につながる場合も多く，したがってバイオ医薬品の実用化—すなわち基礎から臨床応用への橋渡しに際しては，前述のバイオベンチャー企業の役割がとくに重要である．欧米では，バイオベンチャー企業の起業や活動に際して公的助成や資金調達が日本よりはるかに効率的に行える状況があり，このことが日本におけるバイオベンチャー企業の発展に支障をきたし，TRの困難にもつながるといわれる．

こうした事態を改善するために，2007年3月から文部科学省は「橋渡し研究支援推進プログラム」を実施し，医療としての実用化が見込まれる有望な基礎研究の成果を開発している研究機関を対象に，シーズの開発戦略策定や，薬事法に基づく試験物製造のような橋渡し研究の支援を行う拠点を整備するとともに，拠点間のネットワーク形成などにより支援体制を整備してきた．同プログラムでは全国に6拠点（北海道大—札幌医大—旭川医大のコンソーシアム，東北大，東京大，京都大，大阪大，神戸先端医療振興財団）がおかれ，各々TR課題を進行中である．経済産業省も，2009年からバイオイノヴェーション研究会を設立して，バイオベンチャー企業に対する政策的対応について検討を進めているところである．

3. 今後の課題

従来のいわゆるブロックバスターが揃って特許切れを迎える「2010年問題」が喧伝されている．他方，候補化合物の同定から非臨床，臨床試験を通過して有効性・安全性を確立し製造販売承認を獲得するに至る成功確率はむしろ低下傾向にあるともいわれ，従来の創薬の方法論を見直して，新たなTRの試みが求められている．とはいえ，対象となる疾患は千差万別で，原理的に創薬の分子標的が絞り込みにくいものもある．基礎研究の成果の多様な広がりを反映して，バイオ医薬品の開発にみるようにTRの内実はきわめて多彩で，専門分化と進歩は著しく，全体像がきわめてつかみにくい．話題性のある画期的なTR手法を応用・援用するに際しても，臨床における問題意識を保ちつつ疾病特異性，疾患領域の特徴を配慮して進めていくべきであろう．

［佐藤裕史］

文 献

1) Birmingham, K.: What is translational research? *Nature Med.*, **8**(7):647, 2010.
2) Chalmers, I., Glasziou, P.: Stages of waste in the production and reporting of research evidence relevant to clinicians and patients. *Lancet*, **374**: 86-89, 2009.
3) Hyman, S. E.: What are the right targets for psychopharmacology? *Science*, **229**: 350, 2003.
4) Rahman, M., Fukui, T.: A decline in the U. S. share of research articles. *N. Eng. J. Med.*, **347**: 1211-1212, 2002.
5) 芹生 卓：本邦におけるTranslational Studyの動向・次世代の分子標的薬の開発に向けて—海外の製薬企業から見た日本の医薬品開発．臨床血液，**50**(7): 556-562, 2009.
6) Suntharalingam, G., Perry, M., et al.: Cytokine storm in a phase 1 trial of the anti-CD28 monoclonal antibody TGN1412. *N. Engl. J. Med.*, **355**: 1018-1028, 2006.
7) 高鳥登志郎：バイオ医薬品のアクセスと創出・開発起業．政策研ニュース，**24**: 24-26, 2008.

C4 国際共同治験

1. 国際共同治験の概念

国際共同治験（global/multi-national clinical trial）とは，新薬・新規医療機器の製造販売承認のために大規模な治験を行う場合，同一の治験実施計画で，複数の国の医療機関から多数の患者を組み入れて迅速に治験データを収集し，各国の規制当局に申請を行ってすみやかな承認取得を目指すものをいう．従来の治験が，国ごとにまちまちな timeline で行われ，治験依頼者である企業，治験を受託する医療機関はもとより，患者，規制当局それぞれに負担が重複する上，国により承認取得時期に時として数年以上に及ぶずれ—ドラッグラグ—が生じて患者の著しい不利益となっていたため，多国間で協調した「世界同時開発」が趨勢になりつつある．疾患領域や新薬の薬効，治験デザイン（まれな医学的事象の発生を主要評価項目とする場合など）によっては，1試験で1000例を超える症例組入れを要することもめずらしくない．1カ国のみで膨大な患者数を組み入れることは，医療機関や企業の経済的・技術的負担が大きく困難であるのみならず，疾患によってはそもそも1カ国内の総患者数から治験が不可能な場合もあるので，こうした難点を克服する上でも国際共同治験は有用である．

これまで日本では，1998年のICH-E5ガイドライン（「外国臨床データを受け入れる際に考慮すべき民族的要因について」）の公表以来，ドラッグラグ改善の一策として，いわゆるブリッジング戦略が試みられてきた．第Ⅰ相試験における薬物動態，第Ⅱ相試験における用量反応関係，安全性および有効性が，日本の患者集団と，外挿しようとする海外の患者集団とで類似しているとき，海外の患者集団の第Ⅲ相試験などの臨床データを日本人の集団に外挿し日本における承認申請資料を構築して，日本の治験期間を短縮するのがブリッジング戦略であるが，第Ⅰ・Ⅱ相試験は日本単独で行うことが前提である以上，あくまで海外の「後追い」の開発であり，ドラッグラグの解消に関しては限定的な彌縫策でしかない．つまり，国際共同治験を遅滞なく実施し，そこに日本における開発も同期して包含することが，ドラッグラグの根本的解決策である．

2000年以降，多数の国際共同治験が行われるようになった．この動向に対応して，ICH-E5 ガイドラインに11番目のQ&Aが追加され（2006），厚生労働省から「国際共同治験に関する基本的考え方」（薬食審査発第0928010号，2007（平成19）年9月28日厚生労働省医薬食品局審査管理課長通知；以下「基本的考え方」）も出ている．2006年度末の時点で医薬品医療機器総合機構における対面助言の約15%が国際共同治験に関するもので，その割合は年々増加傾向にある（森・宇山，2008）．国際共同治験により日本で承認されたのはlosartan（適応症：2型糖尿病における糖尿病性腎症）が初めてで，その国際共同治験（第Ⅲ相・プラセボ対照二重盲検試験）は，臨床的な複合イベントを主要評価項目とし，1513名の2型糖尿病性腎症患者で実施され，当時として非常にすぐれた開発戦略であった．

2. 国際共同治験を計画・実施する際の留意点

国際共同治験の計画では，ブリッジング戦略と同様，試験に参加した全地域での集団を一つの集団とみなせるかどうかが重要で，このためには臨床試験の結果に対する民族的要因の影響の検討が鍵となる（前述のICH-E5ガイドラインの11番目のQ&Aを参照）．国際共同治験の計画全般に関しては，「基本的考え方」（2007）に則り計画を作成する必要がある．当該通知は，試験計画作成時の12課題（表1）について，Q&A形式で構成さ

表1 国際共同治験に関する基本的考え方について（2007）：試験計画時の12課題（森・宇山, 2008, 改変）

1) 試験実施上の基本的要件
2) グローバル開発に参加すべき時期
3) 日本人での第Ⅰ相試験等の必要性
4) 国内での用量設定試験の必要性
5) 試験デザイン上の基本的留意事項
6) 症例数設計と日本人症例の割合の決定方法
7) 海外で確立されている評価指標の受け入れ可能性
8) 海外の国際共同治験と同一プロトコールの国内試験実施
9) 国際共同治験での対照群
10) 併用薬剤や併用療法の設定
11) 国際共同治験の実施が望ましい領域
12) 国際共同治験の実施の適否を判断する考え方

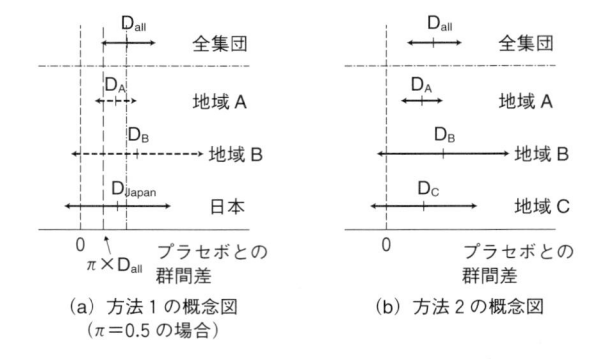

(a) 方法1の概念図 ($\pi=0.5$ の場合)

(b) 方法2の概念図

図1 日本人症例の割合の計算方法例

れている．

1番目の課題（試験実施上の基本的要件）は，ICH-GCPに準拠した治験が全参加施設で実施可能であることや，得られたデータに基づき，人種，地域，患者背景等による部分集団解析および適切な考察が可能であること，各国での試験の管理・運営状況を適切に把握できることがあげられている．「基本的考え方」全体としては倫理面を最優先し，早期の段階（とくに用量反応試験）から世界共通の試験デザイン（選択/除外基準，併用薬/併用療法などを可能な限り揃える）に従って国際共同治験に参加し，同時に日本人の有効性および安全性に関しても一定の科学的評価ができるよう求めている．

国際共同治験の重要な問題の一つに，症例数設計と，全症例に占める日本人症例の割合の決定方法がある．「基本的考え方」では，日本人集団のみで統計学的有意性を示す必要はなく（つまり日本人集団のみでの十分な検出力は不要），全参加地域にわたる組入れ患者を1集団とみなせると考えた根拠が求められる．これは統計的に有名なSimpsonのパラドックスに代表されるように，正しい結論を導くために重要である（A, B 2剤を比較する場合，二つの試験でともにAはBよりも有効率が高いとした場合でも，この2試験を単純に合わすとBがAより有効率が高いとする結果が出てしまうことがあるというもの）．

「基本的考え方」には日本人症例数の計算のための絶対的な方法はないと明記されているが，例題として二つの方法が示されている（図1）．これらの方法では，全体と日本人集団とで，有効性に関する結果に一貫性のある確率が一定（たとえば80%）以上に保たれるように日本人の例数を計算する．方法1では日本人集団の有効性（点推定）が全体のπ倍以下（例：1/2）にならないことが，方法2では各地域の有効性（点推定）の方向が同じである（各地域で点推定値がプラセボにすぐれている）ことがそれぞれ示せるように，症例数計算を行う．いずれの方法も，日本とその他の地域で地域間差がないことが前提であり，地域間差を評価するために計算されているものではない．なお，日本人の目標症例数の設定にあたっては，有効性の一貫性のみでなく，日本人集団での安全性評価や，参加国ごとの例数とのバランス等を総合的に鑑みるべきである．

3. 国際共同治験の諸問題と日本の現状

国際共同治験においては，治験実施計画書や症例報告書が英語で書かれていること，治験実務上の問題点の解決や有害事象の取扱に関して英語で海外と直接連絡する必要があることなどの英語対応の点，参加国間の日常診療などの手順・感覚・判断の齟齬，円滑で迅速な運営・連携が困難である点など，通常の国内治験では遭遇しなかった新たな課題が山積している（土井，2008；佐藤，2009，2010）．さらに，治験を計画する企業からみ

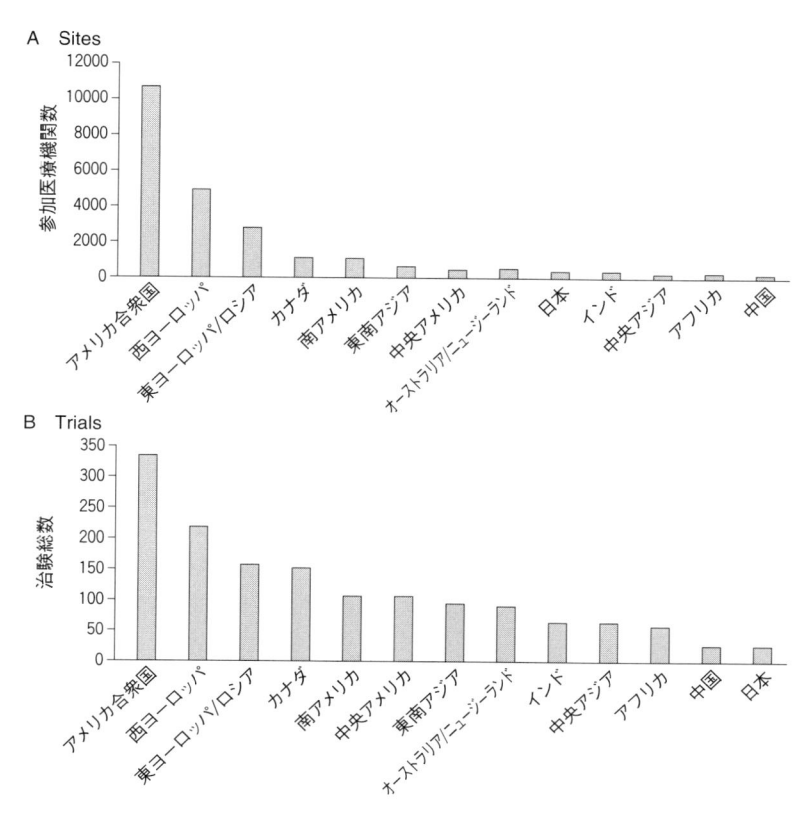

図2 米国に本社を有する大手製薬企業による第Ⅲ相臨床試験において，参加医療機関数（A）および進行中の治験総数（B）を国別に示したもの（2007年11月時点におけるデータ；Glickman and McHutchison, 2009）

ると，対費用効果（日本の症例単価は，世界最高の米国の倍近い）と症例集積性（施設あたりで組入れ可能な患者数の上限）の2点が日本ではとくに問題となる．

韓国，シンガポール，台湾などの他アジア諸国は，日本に数年先行してこれらの問題への対応と体制整備とを整えており，国策として国際共同治験の積極的誘致を進めてきた．たとえば，2007年における国際共同治験総数は，日本が32試験であったのに対し韓国は148試験であった（*PhRMA Today*, No. 27, 2009）．こうした現状からわかるように，現時点では産官学ともに日本では国際共同治験への対応については経験が十分とはいえず，急変する状況への対応に追われている観がある．ドラッグラグの解決策と目される国際共同治験ではあるが，日本も参加したものでありながら，企業も国際共同治験に不慣れであったために申請に手間取り，日本における承認が欧米に1年近く遅れた抗がん剤の例がある（金子ら，2009）．

4. 国際共同治験の今後

国際共同治験による医薬品の世界同時開発の目的は，居住国によらず患者に有効で安全な医薬品を迅速に供給することに尽きる．日本では残念ながら，治験に限らず広義の臨床試験を国際水準に見合うように実施する上で，他国に著しい遅れが生じてきた．これには産官学それぞれの課題が複雑に絡んでおり，現状を改善するための努力が鋭意進められているものの，背景には医療制度そのものの問題も存する．他先進国に比し極端に多忙な日本の臨床医が，十分な支援のないなかで臨床試験遂行に必要な知識を習得し，時間を工面し，

患者の協力を得て，他国に伍すに足る質・効率で国際水準の臨床試験を遂行できるかどうか，大いに懸念される．国際的医薬品開発に関しては日本の産官学ともに海外との感覚や経験の差も少なくないが，国際共同治験を推進しドラッグラグを改善するには，規制要件，科学的・倫理的基準が満足されている限り，手順や慣行，感覚の彼我の微細な差に過剰に拘泥することを止めて，世界共通の開発計画に則って，日本の特質を活かしつつ高水準の臨床データを発信していくことが強く望まれる．

［佐藤裕史・阿部貴行］

文献

1) 土井俊彦：国立がんセンター東病院での国際共同治験の実施上の取り組み．*Pharmstage*, **8**: 6-11, 2008.
2) Glickman, S. W., McHutchison, J. G., et al.: Ethical and scientific implications of the globalization of clinical research. *New Eng. J. Med.*, **360**: 816-823, 2009.
3) 金子ゆかり，諏訪俊男，藤原康弘：抗がん剤―欧米との差は縮まったか―消化器がん治療薬に見る日米比較．医薬ジャーナル，**45** Suppl.: 248-254, 2009.
4) 小宮山 靖：国際共同試験における日本人症例数の考え方．*Pharmstage*, **9**: 31-35, 2010.
5) 森 和彦，宇山佳明：国際共同治験の基本的考え方について．医薬品研究，**39**(9): 557-575, 2008.
6) 森 和彦：国際共同治験の基本的考え方（案）について．医薬品研究，**39**(8): 497-514, 2008.
7) 佐藤裕史：治験中核病院における国際共同治験に向けた整備：現状と問題点．臨床医薬，**25**(5): 455-464, 2009.
8) 佐藤裕史：Global Development：実践上の課題―臨床上のオペレーション上の問題点（1）ケーススタディ・施設の取り組み，医師の立場から．臨床医薬，**26**(2): 89-98, 2010.

C5 メガトライアル

1. メガトライアルとは

メガトライアルとは，数多くの症例数を組み入れ，通常年単位の治療・観察期間を含む臨床試験の総称である．そして，ある治療法が，血圧値や脂質低下作用などのいわゆるサロゲート（代替え）エンドポイントのみならず，生存率の向上や，疾患の発症率を抑制するなどのいわゆる真の（またはハード）エンドポイントにおいて，別の治療法の効果と比較し，すぐれているかどうかを証明するために用いられるのが一般的である．

メガトライアルは日本語の大規模臨床試験と基本的には同じ意味であるが，試験の結果が治療法の転換など医療へのインパクトが大きい場合に，その臨床試験は大規模臨床試験の中でもとくにメガトライアルと呼ばれる傾向にある．メガトライアルあるいは大規模臨床試験と呼ばれるために必要な組み入れ症例数に関する確立された定義があるわけではないが，メガトライアルと呼ばれる臨床試験には，少なくとも1000人以上の症例数が組み入れられた例が多く，時には2～3万人の症例が組み入れられた試験もある．本項においては，メガトライアルと大規模臨床試験は，ほぼ1000人以上の症例が組み入れられた臨床試験の総称として，ほぼ同意語として用いた．

メガトライアルと呼ばれる試験の多くは，試験の内容を表すために，タイトルが長いことが多い．そのため，論文や学会で発表しやすくするため，以下の実例に示すように，頭文字などを組み合わせ，語呂のよい名称を付けている場合が多い．医療・研究の現場においては，その通称を用いることで，それぞれの試験を共通の情報として認識しやすくなっている．

2. メガトライアルの実例

メガトライアルの多くは，薬剤や他の治療法の，生存率向上や疾患の発症率抑制など，いわゆる真のエンドポイント（ハードエンドポイント）への影響を検討することが目的であり，とくに，死亡率が高い疾患が多い循環器領域において欧米では古くから実施されている．

また延命効果への期待が強い抗がん剤の領域においては，新たな機序を有する新薬が次々と開発されているが，症例が比較的多いがん種においては新薬としての販売承認取得前，あるいは追加適応症取得のために，生存率改善を証明することが求められるようになっている．そのため最近では，症例数が数百以上の臨床試験が，承認取得目的の臨床開発第Ⅲ相試験として実施されている．がんにおいては当然ながら死亡率が高く，生存率改善などのエンドポイントにおいて統計的に優位な群間差を得るために必要な症例数が，一般的には循環器疾患に比較して少ないことや，症例組み入れが比較的困難なことなどから，症例数1000以上のメガトライアルはまだ多くはない．

メガトライアルと呼ばれる試験は数多くあり，治療法のパラダイムを大きく転換するきっかけとなったランドマーク的なメガトライアルも少なくない．本項でこれらすべてを紹介することは不可能であり，メガトライアルを含む臨床試験の結果などを日本語で提供しているデータベース[1,2]も利用できるので，各試験の詳細に関しては参照されたい．本項では循環器疾患治療薬および抗がん剤におけるメガトライアルの一部を紹介する．

a. 循環器疾患治療薬

レニン・アンジオテンシン系抑制薬： 現在，循環器疾患の治療において重要な役割を果たしているレニン・アンジオテンシン系抑制薬であるアンジオテンシン変換酵素阻害薬（ACEI）やアンジオテンシンⅡ受容体拮抗薬（ARB）を用いたメガトライアルが数多く行われており，治療の進歩に

表1 ACEI・ARBを用いた循環器疾患におけるメガトライアル

薬剤＼疾患	慢性心不全	心不全予防・心筋梗塞	高血圧・糖尿病性腎症
ACEI	• Enalapril 　CONSENSUS（1987） 　SOLVD: Treatment（1991） 　V-HeFT II（1991） 　X-SOLVD（2003） • Lisinopril 　ATLAS（1999） • Captopril 　ELITE（1997） 　ELITE II（2000）	• Enalapril 　SOLVD: Prevention（1992） 　CONSENSUS II（1992） • Captopril 　SAVE（1992） 　GISS-3（1994） 　ISIS-4（1995） • Ramipril 　AIRE（1993） 　HOPE（2000） • Perindopril 　PROGRESS（2003） 　EUROPA（2003）	
ARB	• Losartan 　ELITE（1997） 　ELITE II（2000） • Valsartan 　Val-HeFT（2002） • Candesartan 　CHARM（2003）	• Losartan 　OPTIMAAL（2002） • Valsartan 　VALIANT（2003） 　VALUE（2004）	• Losartan 　RENAAL（2001） 　LIFE • Irbesartan 　IDNT（2001） 　IRMA-2（2001） • Candesartan 　SCOPE（2000）

貢献している（表1）．心不全では，標準的治療を従来のジギタリス・利尿薬から，ACEIを中心とする治療に移り変えるきっかけとなったSOLVD，CONSENSUS，V-HeFT IIなどがよく知られている．糖尿病・高血圧関連ではRENAALやIDNTがあり，糖尿病性腎症におけるARBの有用性を確立した．

不整脈： CAST試験[3〜5]においては，心室性不整脈治療において，生命予後改善を目的としてVaughan Williams分類I群薬からIII群薬，とくにamiodaroneへと転換し，また抗不整脈の分類もVaughan Williams分類からSicilian Gambitへと変わることになった．

高脂血症・動脈硬化： この領域においては，4S[6]やWOSCOPS[7]があり，statin製剤による，強力な高LDLコレステロール抑制により，4Sでは虚血性心疾患を二次的に予防すること，および，WOSCOPSでは一次予防にも有用であることを確立し，statin製剤による治療が広まることになった．

b. 抗がん剤

抗がん剤においては，最近モノクローナル抗体や，細胞標的型の薬剤においてメガトライアルが発表されており，がん治療の進歩に貢献している．

乳がん： がんを誘発するタンパク質であるHER2が陽性のがん腫においてtrastuzumabを用いたメガトライアルが発表されている．HERA試験[8]では，trastuzumabの投与を受けた女性でtrastuzumabを投与されなかった女性と比較して，乳がん再発リスクが25％軽減しており，生存率が劇的に改善されたことなどが示された．同じくtrastuzumabを用いたToGA試験[9]は，組み入れ症例数は500例と規模はやや小さいが，進行性胃がん治療で，標準療法にtrastuzumabを追加することによって延命効果が示されたと発表されている．

大腸がん： CRYSTAL試験[10]においては，EGFRを発現している転移性大腸がん患者1198例が組み入れられ，ファーストライン治療に，cetumaxibを加えることで無増悪生存期間などを

改善することが証明された．

肺がん： AVAiL 試験[11]においては，Bevacizumab を cisplatin-gemcitabine との併用で使用することにより，有効性を改善することが証明された．この試験により bevacizumab は，アメリカの 2009 年 NCCN のガイドラインに組み込まれ，非小細胞性肺がんにおけるファーストライン治療薬としてほぼ確立されるに至った．

血液がん： 血液がんにおいてはメガトライアルと呼ばれる試験は少なかったが，フィラデルフィア染色体陽性慢性骨髄性白血病における IRIS 試験[12,13]が実施され，慢性期 CML における imatinib の第一選択薬としての位置づけを定着させた．

3. メガトライアルの意義

a. EBM におけるメガトライアルの意義

現在の診療は evidence based medicine（EBM）に基づいて行われていることが多くなっている．EBM に基づいた診療では，一般的に，臨床上の疑問（クリニカルクエスチョン）に対する適切なエビデンスを探し，日常臨床で遭遇する患者に適用していくことが行われる．

エビデンスとして用いられる情報としては，新薬開発時に実施される用量設定試験や，臨床開発第Ⅲ相などで実施されたメガトライアルを含む群間比較試験に加え，コクラン共同計画[14,15]で行われている臨床研究論文のシステマテイック・レビューなどがある．メガトライアルで証明された結果は，コクラン共同計画で行われている臨床研究論文のシステマテイック・レビューとほぼ同等，あるいはそれ以上に信頼性が高いエビデンスといえる．

また，EBM におけるエビデンスに関しては，メガトライアルを含む臨床試験などを実施してエビデンスを"つくる"以外に，エビデンスを"伝え"，診療などに"使う"という重要な 3 局面がある[15]．

エビデンスを伝えるという局面においては，メガトライアルの与えるインパクトは一般の臨床試験に比較して大きい．実際には，メガトライアルの結果が学会や論文などで発表されると，大学などの先進医療機関の一部ではすばやく取り入れられる．そして診療ガイドラインに組み込まれ，疾患の標準治療として確立し，多くの診療施設に浸透していく場合もある．*New England Journal of Medicine* や *Lancet* といった臨床研究分野における最高峰の医学雑誌に掲載されると，関連した薬剤を開発・販売している製薬企業の学術活動や，通信情報技術の進歩による情報への飛躍的なアクセス向上などにより急速に世界中に伝わっていく．

エビデンスが使われる局面においても，メガトライアルの役割は大きい．メガトライアルは多くの臨床医が共通に抱えるクリニカルクエスチョンに対するエビデンスを得る目的で実施されることが多い．そのため，多くの医師は日常診療で遭遇する様々な症例への対応において生じる臨床上の疑問解決への手段として，多くの情報を含むメガトライアルの成績を参考にすることは一般化している．

b. メガトライアルの長所

試験精度向上： 臨床試験における評価項目の数値は，一般的にサンプル数が少ないほどばらつきが大きく，比較する群間の差には必ず誤差がある．そのため試験結果の解釈においては注意を要する．臨床試験が大規模になれば数値のばらつきと群間差の誤差は小さくなり，試験結果の解釈において正確さが増し，結果の信頼性が高まるといえる．

医療の進歩への高い貢献度： 前述したように，メガトライアルの多くは，生存率向上，死亡率減少，疾患発生予防などの「真のエンドポイント」を対象にしていることが多い．これら真のエンドポイントは，検査値の変化などで評価される代替えエンドポイントに比較し，医療のあり方への影響が大きく，医学の進歩への貢献度が，個人で行う小規模な研究のレベルに比較し圧倒的に高いといえる．

サブグループ解析： サブグループとは，臨床試験に組み入れた全体の症例を，本来の目的にために定義された治療群分類に加え，さらに年齢や性別，疾患の程度，合併症の有無，併用薬の有無などで分類した群のことを指す．メガトライアルではこのサブグループ解析がなされていることが多い．サブグループ解析においては各群の症例数が当然少なくなり，一般の臨床試験では解析結果の解釈に注意を要することが多い．しかしながらメガトライアルにおいては症例数が多いため，サブグループ解析においても意味のある結果が得られることが多い．

前述したように，メガトライアルはエビデンスを使う局面できわめて有用な情報源であるが，実際の診療で遭遇している症例は年齢，疾患の重症度，合併症の状況などは様々であり，臨床試験のオリジナルの解析だけではそれぞれの症例に合致した情報が必ずしも得られないことがありえる．

メガトライアルにおけるサブグループ解析では，臨床判断の重要な要因となる様々な群に分類され，治療の有効性をそれぞれのサブグループで解析することにより，個々の症例に合致した情報を得る可能性が高まる．したがって，エビデンスを使うという局面において，メガトライアルは一般の臨床試験よりも有用性が高いといえる．

c. メガトライアルにおける問題点

メガトライアルが対象とする真のエンドポイントにおいては，比較する複数の治療群間で見られる差は劇的であることは一般的に少なく，差はわずかであることが多い．そのわずかの差を統計学的に有意と推定するためには，多数のサンプルが必要となる．そのため，多くの症例を組み入れることが必要となり，臨床試験は1万人以上の大規模なメガトライアルとなることが多い．

すなわち，メガトライアルを行わなければ統計的に有意であると推定できないほどエンドポイントにおける差がわずかな場合が多く，このようなエンドポイントのわずかの差が日常臨床においてどれだけ意味があるかを考える必要がある．治療を選択する上で重要なことは，直面している患者に対してどれだけの利益を与えるかであり，メガトライアルで有意な結果が出たからといって，そのメガトライアル通りの治療をすべきであるとは必ずしもいえないということを念頭におく必要がある．

また，メガトライアルにおける症例数が膨大であるということは，かかわる研究者や研究支援者の数も当然ながら膨大となる．臨床研究には，研究に関する打ち合わせや説明会，実際の臨床試験にかかわる様々な業務が発生し，メガトライアルの規模になると，莫大な研究費と労力，時間が必要となる．医学の進歩にとってメガトライアルの果たす役割は重要であるが，コストやリソースの観点からは負担が大きく，メガトライアルを実施するにあたってはコストとベネフィットのバランスを考慮する必要がある．

おわりに

メガトライアルは多くの一流の研究者がかかわって計画されるため，科学性はきわめて高いと考えられる．実際，現在までの医療の発展にはメガトライアルは重要な役割を果たしてきたことには異論はないであろう．しかしながらどのような臨床試験にもデザインや仮説などに弱点や制限があることも事実である．一般の臨床試験やメタアナリシスにもいえることであるが，製薬企業や一部の研究者らの意見や様々な報道を鵜呑みにせず，論文の批判的吟味をすることにより，有利な点のみならず，不利な点も理解して，メガトライアルの結果をエビデンスとして用いるようにすべきであろう．

［高橋希人］

文献

1) 循環器トライアルデータベース：ライフサイエンス出版. http://circ.ebm-library.jp/trial/index_top.html
2) 海外癌医療情報リファレンス，臨床試験結果：日本癌医療翻訳アソシエイツ. http://www.cancerit.jp/xoops/modules/nci_clinical/
3) CAPS Investigators: The Cardiac Arrhythmia Pilot Study. *Am. J. Cardiol.*, **57**: 91-95, 1986.

4) Cardiac Arrhythmia Suppression Trial (CAST) Investigators: Preliminary report: effect of encainide and flecainide on mortality in a randomized trial of arrhythmia suppression after myocardial infarction. *N. Engl. J. Med.*, **321**: 406-412, 1989.

5) The Cardiac Arrhythmia Suppression Trial-II Investigators: Effect of antiarrhythmic agent moricizine on survival after myocardial infarction: the Cardiac Arrhythmia Suppression Trial-II. *N. Engl. J. Med.*, **327**: 227-233, 1992.

6) Scandinavian simvastatin survival study group: Randomised trial of cholesterol lowering in 4444 patients with coronary heart disease; the Scandinavian simvastatin survival study (4S). *Lancet*, **344**: 1383-1389, 1994.

7) Shepherd, J., et al for the west of Scotland coronary prevention study group: Prevention of coronary heart disease with pravastatin in men with hypercholesterolemia. *N. Engl. J. Med.*, **333**: 1301-1307, 1995.

8) Piccart-Gebhart, M. J., et al for the Herceptin Adjuvant (HERA) Trial Study Team: Trastuzumab after Adjuvant Chemotherapy in HER2-Positive Breast Cancer. *N. Engl. J. Med.*, **353**: 1659-1672, 2005.

9) Cutsem, E. V., et al.: Trastuzumab added to standard chemotherapy (CT) as first-line treatment in human epidermal growth factor receptor 2 (HER2)-positive advanced gastric cancer (GC): efficacy and safety results from the Phase III ToGA trial. *Eur. J. Cancer Supplements*. September 2009 (Vol. 7, Issue 3, Page 7).

10) Cutsem, E.V., et al.: Cetuximab and chemotherapy as initial treatment for metastatic colorectal carcinoma. *N. Engl. J. Med.*, **360**: 1408-1417, 2009.

11) Reck, M., et al.: Phase III Trial of Cisplatin Plus Gemcitabine With Either Placebo or Bevacizumab As First-Line Therapy for Nonsquamous Non-Small-Cell Lung Cancer: AVAiL. *J. Clin. Oncol.*, **27**: 1227-1234, 2009.

12) O'Brian S. G., et al. for the IRIS Investigators: Imatinib Compared with Interferon and Low-Dose cytarabine for newly diagnosed chronic-phase chronic myeloid leukemia. *N. Engl. J. Med.*, **348**: 994-1004, 2003.

13) Drucker, B. J., et al. for the IRIS Investigators: Five-Year Follow-up of Patients Receiving Imatinib for Chronic Myeloid Leukemia. *N. Engl. J. Med.*, **355**: 2408-2417, 2006.

14) Cochrane Collaboration: http://www.cochrane.org/

15) 津谷喜一郎：コクラン共同計画とシステマティック・レビュー――EBMにおける位置付け―. 公衆衛生研究, **49**(4): 313-319, 2000.

C6 ライフサイクルマネージメント

　ライフサイクルマネージメントは，一般的には，製品の成長持続や，特許切れなどによる売上げの低下を防いだり遅らせたりすることにより，製品の命を長らえるために講ずる商業的戦略である．商業的ライフサイクルマネージメントについては成書などを参照されたい[1]．医薬品の開発には莫大な費用，労力と時間がかかるため，製薬企業は製品の売上げ低下をなんとか食い止めるための特許切れ対策などの努力が必要であり，医薬品におけるライフサイクルマネージメントも，商業的側面をもつことも事実である．しかしながら，医薬品は人体に直接影響することや，発売から長期にわたって使用されていくという特殊性から，医薬品のライフサイクルにおいては，後述するように，最も適切な使用法を見つけ出し，医薬品の価値を医師や患者にとって高めることが主眼である．

1. 医薬品のライフサイクル

　医薬品を企業が販売する製品と考えた場合，他の一般的な工業製品などと同様，発売後，時間とともに販売される状況が変化していく．一般的に，製品のライフサイクルは開発段階，発売時，発売後の成長期，熟成期，衰退期の各段階に分けられ，図1のサイクルが含まれる．医薬品の販売を行う企業側としては，それぞれの時期に合わせて戦略的に対応手段を講じるが，その手段は医薬品の特性により，特殊な対応となる．

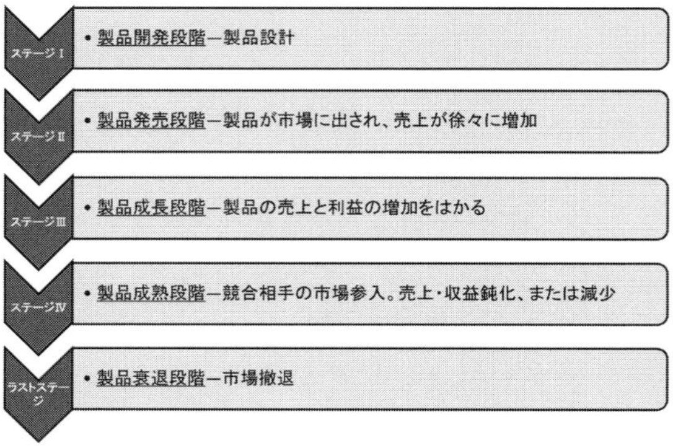

　医薬品開発過程においては，用量設定試験や第Ⅲ相比較試験などで，対象疾患の治療における，適切な用量，対象患者，投与期間など，実際の医療現場に必要な情報は整備された状態で発売され，多くの場合，とくに問題なく使用が続けられる．

　しかしながら，実際の医療現場では様々な患者さんがおり，臨床開発時点では想定できなかった状況が起こることが考えられる．これらには，臨床試験では対象となっていない患者への使用や，併用薬の影響，長期投与における安全性と有効性への影響，発売されている製剤の服用しやすさ，異なった用量の製剤の必要性，および類薬との差別化などがあげられる．

　新薬として医療現場で使用される医薬品のライフサイクルマネージメントは，これらのニーズに対し，薬剤のさらなる医学的価値を証明し，治療における位置づけを確立することによって答える，という視点で捉えるとわかりやすい．

2. 医薬品の価値を高める手段

　前章で述べたように，医薬品のライフサイクルマネージメントにおいては，各ライフサイクルにおいて医薬品の最も適切な使用法を見つけ出し，医師や患者さんにとっての価値を高めることが必

ステージⅠ	製品開発段階—製品設計
ステージⅡ	製品発売段階—製品が市場に出され，売上が徐々に増加
ステージⅢ	製品成長段階—製品の売上と利益の増加をはかる
ステージⅣ	製品成熟段階—競合相手の市場参入．売上・収益鈍化，または減少
ラストステージ	製品衰退段階—市場撤退

図1 製品のライフサイクル：製品開発から市場撤退まで

表1 医薬品の価値を高める手段

競合薬との比較試験
outcome research／大規模臨床試験
安全性情報の集積
　副作用報告の集積（pharmacovigilance）
　市販後調査
適応症拡大
剤型追加

要である．このような必要性に対処するには表1に示すような方法が用いられる．

a. 競合薬との比較試験

新薬の販売承認を受けるためには，臨床開発の段階で，すでに市販され，標準治療薬となっているか，最も頻繁に使用されていると考えられる類薬，同効薬との比較試験を実施し，優越性，または非劣性を証明することが一般的には求められる．したがって，新薬の発売時には競合品とのある程度の比較試験成績が存在し，新薬発売時以降の宣伝・学術活動などに用いられたりする．

しかしながら，日本においては，比較試験に用いる比較対照薬の入手には業界の協定などにより手続きがかかり，必ずしも医学的に合理的な比較対照薬を臨床試験に用いることができるとは限らない．また臨床開発段階の第Ⅲ相臨床試験における比較試験においては，たとえば降圧効果など，いわゆる代替えエンドポイントにおける効果の大きさのみの比較になることが多い．それ以上の医学的付加価値を証明するには，メガトライアルとも呼ばれるような大規模臨床試験やアウトカムリサーチなどにより，死亡率減少など，いわゆる真のエンドポイントや長期的な効果での比較が必要になることが多い．

b. アウトカムリサーチと大規模臨床試験

アウトカムリサーチとは，通常，大規模な疫学調査等により，薬剤や他の治療法などが，生存率，quality of life，医療費などに与える影響を検討する手法である．アウトカムリサーチや大規模臨床試験で，薬剤が，降圧や脂質低下作用などのいわゆる代替えエンドポイントのみならず，生存率向上や，疾患発症率抑制などの真のエンドポイントで優位な点を証明することは，evidence-based medicineの概念に則り，医療の向上に役立つとともに，薬剤に付加価値を付けるきわめて有効な手段である．これらの試験はメガトライアルなどとも呼ばれ，とくに循環器疾患領域において多数行われており，臨床試験結果のデータベースも利用できる．大規模臨床試験の詳細についてはこれらのデータベースを参照されたい[2]．

c. 安全性情報の集積

薬剤の安全性情報は，薬剤の長期にわたる使用においてきわめて重要である．詳細な安全性情報が得られること，および長期使用においても安全性に問題がないと確立されることは，薬剤の価値を高めることに繋がり，ライフサイクルマネージメントにおいても有用である．

新薬の開発においては，できるだけ多くの症例において臨床試験が行われ，臨床現場での使用上問題のないように安全性が確認されてから上市となる．しかしながら，一部の重要な安全性情報は，上市されて，しばらく経ってから得られることもまれではない．そのため，日本では市販直後調査や使用成績調査などの市販後調査が義務づけられており，継続的に情報が集積され，頻度は少なくても重要な副作用がある場合は検出できるような体制が取られている．

また，前述の大規模臨床試験など，多くの症例を長期間にわたり管理された状況で観察を行うことは，有効性のみならず，重篤な有害事象が検出されることにきわめて有効である．例として，いわゆるCOX-Ⅱ阻害薬のよる虚血性心疾患発症度が増加する可能性が示されたVIGOR試験[3]，心室性不整脈抑制剤が死亡率を高めることが示唆されたCAST試験[4]などがある．このような情報は実際の医療のあり方に大きな影響を与えるため，当然ながら商業的な側面にかかわらず明確にする必要がある．リスクを明示することは企業にとって薬剤のライフサイクルマネージメントの面からは一見不利に思えるが，企業における高い倫理性を示すことになり，企業価値がむしろ上がるとも考えられる．

d. 適応拡大

新薬の開発は当初は対象疾患を限定して行われることが多く，そのため，最初に取得できる適応症は，部分的なことも多い．そのため，最初の適応症以外にも，適応症を加えていくことは適応拡大と呼ばれる．適応拡大は，医薬品の競争力を強

化するとともに，付加価値の向上と当該品目への需要増大を導くためには最も有効な手段であるとの報告もあり[5]，ライフサイクルマネージメントにおいては重要な位置を占める．

追加される適応症としては，もともとの対象疾患と類似の治療領域において別の適応症を加えることが多い．たとえば高血圧治療薬として開発されたアンジオテンシン受容体拮抗薬（ARB），アンジオテンシン変換酵素阻害薬，およびβ-ブロッカーなどが臓器保護作用の目的で，心不全や糖尿病性腎症が適応症として追加された例などがあげられる．抗がん剤においても適応となるがん種を追加することは多く見られる．

また，新薬の開発は一般的に成人で行われ，適応も成人に限られることが多い．しかしながら多くの疾患では，特殊な患者群，たとえば小児，高齢者，妊婦，肝障害，腎障害などを考慮する必要がある．とくに，多くの疾患では成人のみならず小児にも発症し，医薬品の小児適応症を取得することが望まれる[6]．たとえば喘息など，小児おいても頻度が高い疾患においては，小児適応症を取得することは，医療の実際や商業的な面でもきわめて重要であり，多くの喘息薬では小児へ適応拡大され，ライフサイクルマネージメントの面からも有効な手段となっている．しかしながら，多くの小児疾患においては開発に困難が伴ったり，企業にとって経済的に不利なことが多いから，小児への適応拡大は製薬企業にとっては困難な課題の一つである．

さらに，もともとの対象疾患とは一見結びつかないが，薬物の作用機序の関係から，有効な治療領域が発見され，新たな適応症として取得されることがある．たとえば，5-アルファ還元酵素阻害剤であるフィナステリドは最初前立腺肥大治療薬として承認・発売されていたが，その後，男性型禿頭症の治療薬として承認され，販売されている．

e. 剤型追加

発売時の剤型に加え，服用回数を減少したり，患者の利便性やコンプライアンスを向上するため，用量が異なる剤型や，徐放型の剤型を加えることも，ライフサイクルマネージメントにおいてよくとられる手段である．

最近では，別々の薬剤として使用されている薬剤を，有効性や安全性，服用コンプライアンスの向上などをねらって，配合剤として新たに開発し，新薬として販売することも見られるようになった．たとえば降圧剤として上市されたARBのほとんどが，利尿剤hydrochlorothiazideとの配合剤として承認・上市されている．

3. ライフサイクルマネージメントの方針決定

上記で述べた手段は薬剤のライフサイクルマネージメント上重要なことではあるが，いずれもコストとリソースがかかることであり，企業がすべてを行えるとは限らない．たとえば，大規模臨床試験や，大規模な市販後調査（サーベイランス）は医学的には重要ではあるが，製薬企業においては最も費用・時間・労力がかかる活動の一つである．したがって，企業としてはどういった目的で，どのように行うかを，医療上の必要性と企業のもつ能力とのバランスを考慮して決める必要があり，方針決定にあたっては，表2に示された要素について考慮する．

表2 ライフサイクルマネージメント上，考慮すべき要素

後発薬品の浸透
薬価切り下げ
競合状況
市場規模
論理上考慮すべき事項
アンメットメディカルニーズ
公衆衛生への貢献
企業の社会的責任（CSR）

また，方針決定は企業内で行われるのが通常であるが，key opinion leader（KOL）と呼ばれる大学や機関研究所などの医師や関連する専門家，行政，および患者団体など外部からのインプットを考慮して決める必要がある場合も多い．

おわりに

ライフサイクルマネージメントは企業のみならず，医療現場や患者のベネフィットにとっても重要である．このことを踏まえ，企業はそのビジネスモデルや経営方針にかかわらず，以下の社会的責務を果たすことが期待されていることを念頭におく必要がある．

- 薬剤の優位性のみならず，リスクに関しても医学的，科学的根拠に基づきバランスよく明示する．
- 医療関係者には専門的で最先端な医学情報を，そして一般市民にはわかりやすい言葉でタイムリーに情報を提供する．
- 発売している薬剤のライフサイクルマネージメントを通じて，最も適切な使用法を追求し続け，人々の健康に貢献する義務がある． ［高橋希人］

文 献

1) Kotler, P., Armstrong, G., 和田充夫監訳：マーケッティング原理，第9版．ダイヤモンド社，ピアソン・エデュケーション, 2007, pp421-434.
2) 循環器トライアルデータベース，ライフサイエンス出版. http://circ.ebm-library.jp/trial/index_top.html
3) Bombardier, C., et al. for VIGOR Study Group: Comparison of upper gastrointestinal toxicity of rofecoxib and naproxen in patients with rheumatoid arthritis. VIGOR Study Group. *N. Engl. J. Med.*, **343**: 1520-1528, 2000.
4) Cardiac Arrhythmia Suppression Trial (CAST) Investigators: Preliminary report: effect of encainide and flecainide on mortality in a randomized trial of arrhythmia suppression after myocardial infarction. *N. Engl. J. Med.*, **321**: 406-412, 1989.
5) 西村淳一：改良型イノベーションと医薬品の付加価値. 政策研ニュース, No. 28, 12-16.
6) 第41回中央社会保険医療協議会薬価専門部会資料（2007年10月3日），資料2：小児適応の開発促進について. http://www3.wam.go.jp/wamappl/bb11GS20.nsf/0/0df3f826400b72274925736a0004f58b/$FILE/20071004_2shiryou2_1.pdf

C7　ブリッジング試験

1. 定義・背景

　日米欧3極で，医薬品の臨床開発を効率的に重複なく，患者への負担を軽減して進め，重要な新薬を遅滞なく使用可能にするために，1990年に日米欧医薬品規制調和国際会議ICH（The International Conference on Harmonisation of Technical Requirements for Registration of Pharmaceuticals for Human Use）が発足し，品質，安全性，有効性の3領域に亘る臨床試験の指針を定めている．有効性に関する指針のうちE5項は，外国臨床データを受け入れる際に考慮すべき民族的要因を扱っている．これを受けて，日本でも1998（平成10）年8月11日に厚生省医薬安全局審査管理課長通知（医薬審第672号）「外国臨床データを受け入れる際に考慮すべき民族的要因について」が出，海外における新薬の臨床試験結果を，日本における同薬の承認申請の際にも申請資料として用いることが可能となった．ここで，外国臨床データを新地域の住民集団に外挿するために新地域で実施する有効性，安全性及び用法・用量に関する臨床試験のことをブリッジング試験（bridging study），海外臨床試験成績を外挿することをブリッジングと呼ぶ．具体的には，日本人と，外挿しようとする海外の集団とで，当該薬物の薬物動態データが類似で，なおかつその薬力学的データ（有効性，用量反応関係など）もまた類似であれば，第Ⅲ相試験などの海外成績を日本に外挿することが可能になる．

　ブリッジングによって，日本で行う臨床試験の数や組入れ症例数を減らし，臨床開発期間を短縮してドラッグラグのうちのいわゆる「申請ラグ」部分を減じ，早期の新薬承認を目指す開発戦略をブリッジング戦略という．後述のように，この戦略をとる限り，日本における臨床開発は，定義上欧米における臨床開発の「後追い」にならざるをえないから，ブリッジング戦略は，ドラッグラグ全般に対する根本的解決策には到底なりえないことになる．しかし，新薬の承認申請に必要な臨床試験の資料を一切一国内の患者だけから得る従来の方法——いわゆる full development——に比べれば，臨床開発の時間，経費，労力，患者や医師への負担の軽減にはつながる．

　ICH-E5指針の項目立てを表1に示す．E5の目的は以下の4点である．

　①　異なる住民集団への外挿が容易であり，新地域における医薬品承認の根拠として受け入れることが可能な外国臨床データの特性を示すこと．

　②　臨床データの国際的な重複を最小限にし，新地域における外国臨床データの受入れを促進する

表1　ICH-E5の構成

外国臨床データを受け入れる際に考慮すべき
民族的要因についての指針
—厚生省医薬安全局審査管理課長通知（医薬審第672号）—

1. はじめに
　1.1　目的
　1.2　背景
　1.3　適用範囲
2. 外国臨床データを含む臨床データパッケージの新地域の規制要件への適合性に関する評価
　2.1　新地域の規制要件を満たすための追加臨床試験
3. 外国臨床データの新地域への外挿可能性の評価
　3.1　医薬品の民族的要因による影響の受けやすさ
　3.2　ブリッジングデータパッケージ
　　3.2.1　ブリッジングデータパッケージとブリッジング試験の定義
　　3.2.2　ブリッジング試験の性質と範囲
　　3.2.3　有効性に関するブリッジング試験
　　3.2.4　安全性に関するブリッジング試験
4. 世界的規模での開発戦略
5. 要約

用語集（下線を付した用語の解説）

補遺A：内因性及び外因性民族的要因の分類
補遺B：臨床データパッケージの受入れ可能性の評価
補遺C：薬物動態，薬力学及び用量反応に関する考察
補遺D：医薬品の民族的要因による影響の受けやすさ

ための規制上の方策を示すこと．

③ 外国臨床データの新地域への外挿を可能にするためのブリッジング試験（必要な場合）の利用について示すこと．

④ 安全性，有効性及び用法・用量に与える民族的要因の影響を特徴づけることが可能な医薬品開発上の方策を示すこと．

E5 では，外国臨床データを含む臨床データパッケージ（承認申請時の提出資料）の，新地域の規制要件への適合性の評価に際しては，① 薬物動態データ，② 予備的薬力学データ及び用量反応データなど，新地域を代表する住民集団に関する情報，③ 新地域に外国臨床データ（有効性・安全性）を外挿するためのブリッジング試験データなどが必要としている．

次に，外国臨床データの新地域への外挿可能性の評価に際しては，当該医薬品の民族的要因による薬力学的・薬物動態学的・臨床的な差異に注意しており，外因性民族差，内因性民族差に関して用語集で詳述している．その概要を表2に示す．これらの要因が薬効評価に有意な影響を与えないと考えられれば，異なる民族の臨床試験成績の外挿が可能とされる．

表2 外国臨床データを受け入れる際に考慮すべき民族的要因（ICH-E5）

(1) 外因性要因：居住環境や文化に関連した要因
- 医療習慣
- 食事
- 喫煙
- 飲酒
- 環境汚染
- 日光への暴露
- 社会経済的地位
- 処方薬の服用遵守

(2) 内因性要因：住民集団を定義・同定する際に有用で，地域間の臨床データの外挿可能性に影響を与え得る要因
- 遺伝多型
- 年齢
- 性
- 身長
- 体重
- 除脂肪体重
- 身体の構成及び臓器機能不全

2. 日本におけるブリッジング試験のこれまで

課長通知の公布後，ブリッジング開発戦略によって日本で承認を得た新薬第1号は，Pfizer 社の sildenafil（商品名 Viagra）であった．同薬は日本における優先審査の第1号でもあり（従来3～6カ月かかる GCP 書面調査が5日間で終了），二重盲検試験の開鍵から45日後に承認申請を行い，申請から6カ月後の1999年1月に承認されている（伊藤，2006）．以後2005年までの間に，日本では約40の新薬がブリッジング戦略によって承認されている（なお，この間に承認された新薬の総数は278で，ブリッジング戦略によって承認されたものはその15%にあたる）．

この間，ブリッジング戦略の詳細や，外挿すべき海外の患者集団と日本との比較に際しての民族差などの検討のために，医薬品医療機器総合機構には年間100件ほどのブリッジング試験関連の機構相談が行われていた（森，2005）．疾患領域や薬剤の特性，試験デザインの多様性，日本と欧米の規制当局の考え方，企業の戦略性など多彩な要因がからむのでブリッジングの成否を医違いに論じることは困難だが，たとえば，プラセボだけでなくすでに承認済みの同種同効薬（標準治療薬）を対照薬としてこれに対する非劣性を示すことが日本の規制当局によって要求され，一つ以上のプラセボ対照試験における有効性の検証を承認要件とする米国におけるデータでは不足とされてブリッジングが成立しない場合が，ブリッジングにおける課題としてよく知られるものの一つである．

他方，偏頭痛の治療薬である triptan 群に属する五つの新薬のように，すべてブリッジング戦略を用いて臨床開発を行い，承認を取得している場合もある．その際には，後期第Ⅱ相試験（用量反応試験）をブリッジング試験として海外における同等の用量反応試験と比較し第三相試験成績を外挿した場合と，第Ⅲ相試験をブリッジング試験として海外と比較し，第Ⅱ相試験を外挿した場合があった．いずれも，国内における臨床試験数と組入れ患者数を減らす上ではブリッジング戦略が有効

であったとされる（Shimawaza et al., 2006）.

しかし，医療習慣や疾患概念，診断方法，患者背景などが，日本と外挿すべき患者集団の属する欧米とで異なるという理由から，ブリッジング試験が不成功に終わる場合もみられた．そのときは臨床試験の複雑化，追加試験の実施などを要するため，かえって従来の国内のみの開発よりも全体の開発期間が長期化し，承認申請が遅れた場合もあった．こうした事情には，疾患領域による違いも大きい．糖尿病では，1998〜2006年に承認された6新薬中，海外臨床試験成績（検証試験および長期投与試験）の認められたのは insulin aspart のみであった．これは，糖尿病に関連する外因性要因（治療習慣，食習慣），内因性要因（日本人2型糖尿病患者におけるインスリン分泌障害と，白人におけるインスリン抵抗性のような病態の違い，Body Mass Index の差）のために，経口薬（インスリン分泌促進薬，インスリン抵抗性改善薬，α－グルコシターゼ阻害薬）ではブリッジングが成立しなかったことによる（金井ら，2007）．臨床診療や医療体制の実態までをみれば，外因性要因を仔細に検討すればするほど，厳密な意味で「差がない」ことを論証するのは原理的に困難になろう．他方，日本人集団の民族的均質性がはたしてどれだけアプリオリに認められるかを顧みるなら（小熊，1995），内因性民族差についても（集団の薬物動態学的・薬力学的反応の均質性など）厳密に論じるのは意味をなさないように思われる．こうしたさまざまな点からみて，ブリッジング戦略は，従来のいわゆる full development よりは多くの点ですぐれているものの，ドラッグラグの解消＝世界同時開発という究極の目標からすれば，彌縫策的色彩の濃いものであった．

3. 今後：ブリッジング戦略と治験の国際化

「後追いブリッジング」という表現が示すように，日本における新薬の臨床開発では，欧米で開発が完了した品目について，後付けで試験を行って国内承認をとればよかった状況が往時はまれならず存在した．この間，欧米における開発戦略，臨床試験の計画上の新機軸，リスクや苦心はいわば対岸の火事で，欧米で成功した新薬だけを，成功したやり方で後追いすれば及第できるといった風情すらあった．

2006年2月には，日本人を含む国際共同治験成績を用いた製造販売承認申請が成功し，万有製薬/Merck & Co. の losartan が国際共同治験による国内初承認例となった（アンジオテンシンII阻害薬の，糖尿病性腎症に対する効能追加）．ついで2006年4月には，Pfizer社のトルテロジンが，日韓共同第三相試験の成績を用いて承認を取得している（過活動性膀胱）．「後追いブリッジング」によるドラッグラグの軽減から，国際共同治験による世界同時開発・同時承認に向けて前進が始まったといえる．

すでに大規模臨床試験は，承認申請目的の企業主導でも，承認薬や手術法比較などの医師主導のものでも，国際共同で行われる場合が増えている．日本では，治験・臨床試験の実施体制整備の遅れなど様々な問題から国際共同治験への対応はいまだ十分でないが，韓国，シンガポール，台湾など他アジア諸国では日本に先んじて体制を整え，国際共同治験参加による世界同時開発・承認が主流になりつつある．2010年現在では，日本国内で新規に計画する治験の半数以上が国際共同治験である外資製薬企業もみられるから，「海外先行承認－日本国内単独 full development」から，「海外先行承認－ブリッジング戦略による国内単独試験の減少とドラッグラグの改善」を経て，いよいよ「世界同時開発（日本が国際共同治験に参加可能な場合）」へと急速に開発の趨勢が変化している渦中である．こうした現状と今後からみると，ブリッジング戦略は，ICH-E5公布から，国際共同治験体制の日本における整備までの，過渡期の一戦略であるようにみえ，隔世の感すらある．

［佐藤裕史］

文 献

1) Harkins Ralph: Global Development Strategies of New Drugs: Achievement and Future Direction: Review System and Discussion on Good Review Practice (GRP): FDA review system: Considerations for conduct of bridging studies. 臨床評価, **32** Suppl. XXII: 275-283, 2005.

2) 伊藤正春: 創薬物語. 新興医学出版社, 2006.

3) 河本敬志: 海外データの活用とブリッジングスタディー. *The Japanese Journal of Antibiotics*, **58**(4): 412-414, 2005.

4) 金井学聡, 他: 本邦における糖尿病薬の開発戦略について — bridging study の有用性. 薬理と治療, **35**(3): 303-315, 2007.

5) 森 和彦: Regulatory perspectives of simultaneous global development. 臨床評価, **32** Suppl. XXII: 49-56, 2005.

6) 小熊英二: 単一民族神話の起源—〈日本人〉の自画像の系譜. 新曜社, 1995.

7) Shimazawa, R., Ando, Y., Hidaka, S., et al.: Development of triptans in Japan: Bridging strategy based on the ICH-E5 Guideline. *Journal of Health Science*, **52**(4): 443-449, 2006.

8) Tanaka, M., Nagata, T.: Characterization of clinical data packages using foreign data in new drug applications in Japan. *Clin. Pharmacol Ther.*, **84**: 340-346, 2008.

C8 バイオシミラー

1. バイオシミラー医薬品の定義

　遺伝子組み換えやクローニングなどのバイオテクノロジーを応用して製造された医薬品をバイオ医薬品と呼ぶが，医療に様々な画期的な貢献をもたらしていることで，バイオ医薬品の重要度は増している．いわゆるバイオ医薬品には表1に示す製品群が含まれるが，バイオシミラー医薬品とは，これらのバイオ医薬品の構造などの一部が異なるものの，機能自体はほとんど変わらない特許切れバイオ医薬品の後発品の総称である．

　しかしながら，世界的に定義が必ずしも確立されているわけではない．最近ではバイオシミラー医薬品に関するシンポジウム[1,2]や出版物[3]が見られるようになっており，注目度の高さを示している．

表1 バイオ医薬品の種類

遺伝子組み換えペプチド	インスュリン, 成長ホルモンなど
遺伝子組み換えタンパク質	抗体医薬など
ワクチン	細胞培養など様々な製法のワクチンがある
再生医療用医薬品	細胞移植など

　欧州ではSimilar Biological Medicinal Product（SBMP）が正式な名称であるが，略称であるバイオシミラーが一般に使われている．日本ではバイオシミラーも使われるが，バイオ後発品や後発バイオ製品，バイオ後続品などと呼ばれることも多い．米国ではFollow-on BiologicsまたはBiogenerics，カナダではSubsequent-entry Biologicsがほぼ同意語として使用されている．

2. バイオシミラー医薬品が注目される背景

　たとえば，先発品の抗体医薬品があり，大きな市場を占めていたとする．この製品は特許で守られ，高薬価を保ち，先発企業に利益をもたらしている．しかしながらその特許が切れると，化合物医薬品の場合と同様に，後発製造業者が，先発品と同様な製品の製造・販売し，市場進出を計画することが考えられる．また，最近承認される新医薬品の約25%がバイオ医薬品であるともいわれており，先発企業が販売しているこれらのバイオ医薬品のなかで，特許切れを迎える製品が今後増加していく．

　そしてさらに，後発品であることから価格は先発品よりは低くなると考えられるが，先発のバイオ医薬品はもともと高価であることから，その後続品であるバイオシミラー医薬品にも相当な高薬価が期待され[4]，後発製造業者にも利益がもたらされることになる．

　これまで企業の成長を支えてきた大型製品の相つぐ特許失効や，それにかわる新薬の不足など生き残りをかける製薬企業が，このような機会に注目するのは当然であろう．

3. バイオシミラー医薬品市場への参入障壁

　上記のようにバイオシミラー医薬品は製薬企業にとって魅力的な領域であるが，以下に述べるような背景から，バイオシミラー医薬品市場に参入することは必ずしも容易ではない．

　製造用生産株自作の必要性：バイオ医薬品の製造用細胞株は先発製造企業が保持しており，他社に譲渡することは一般的にはないと考えられる．したがって，後発製造企業は生産株を自作する必要があり，各社所有のセルバンクなどから細胞株を選択することになる．株の選択は先発製造企業の特許失効後に始まり，生産株の最適化には年単位の期間を要することも少なくない．

　バイオシミラー医薬品に関する規制要求：バイオシミラー医薬品に関する規制要求は，生物学的同等性や，溶出試験など製法及び安定性に関す

る成績のみが要求される低分子後発医薬品とは大きく異なる．バイオ医薬品の場合，その構造は，製造過程に用いる生物の種，細胞株，組織，細胞培養の条件などにより異なる．すなわち後発製造業者により製造された製剤は，先発品とまったく同じとはならず，構造の一部などが異なっていることが一般的である．したがって，バイオシミラー医薬品と先発バイオ医薬品との生物学的類似性・同等性および同質性の評価が必要とされる．

またそのために，様々な非臨床試験や，正常人や患者を対象とした臨床試験における有効性および安全性のデータの提出が求められる．さらに，バイオ医薬品は，免疫原性などの懸念から新薬並みの市販後調査実施体制も求められる[5]．

生産設備：バイオシミラー医薬品製造施設整備には，莫大なコストがかかり，低分子製造設備の10倍以上のコストが必要との情報もある[6]．自社で設備をもたない場合，新たに建設することも考えられるが，設計から竣工まで年単位の時間が必要である．自社での設備をもたない場合は，製造受託会社に委託することも可能である．この場合設備投資は少なくてすむが，生産コストやランニングコストはかえって高くなることもある．

バイオシミラー市場における優位な企業：上記の参入障壁の高さは，逆にバイオ医薬品の生産技術をもつ研究開発型製薬企業にとっては，有利に働くと考えられる．すなわち，参入できる企業は技術力と資金力ももつ少数の製造業者に限られ，参入企業は市場を占有することが期待される．そしてさらに，バイオシミラーは後発品であることから価格は先発品よりは低くなると考えられるが，先発のバイオ医薬品はもともと高価であることから，バイオシミラーにも相当な高薬価が期待され，後発製造業者にも利益がもたらされることになる．

以上のような理由から，欧米の企業を中心にバイオシミラー医薬品を将来の主力製品にすべく，開発・製造に力を入れている企業が増えている．

4. バイオシミラー医薬品の欧米日における現状と規制

欧州における現状：バイオシミラーに関しては欧州で，成長ホルモンのバイオシミラーであるオムニトロープが2006年4月に承認されて以来，EUの域内保護政策として進展している．各製剤ごとのガイドラインが整備されたことを反映して，2009年2月時点でヒト成長ホルモン製剤（ソマトロピン）2剤，エリスロポエチン製剤5剤，およびG-CSF製剤（フィルグラスチム）6剤が承認されている[7]．

欧州では規制要件の整備も進んでいる．欧州のバイオシミラーガイドラインは，overarching

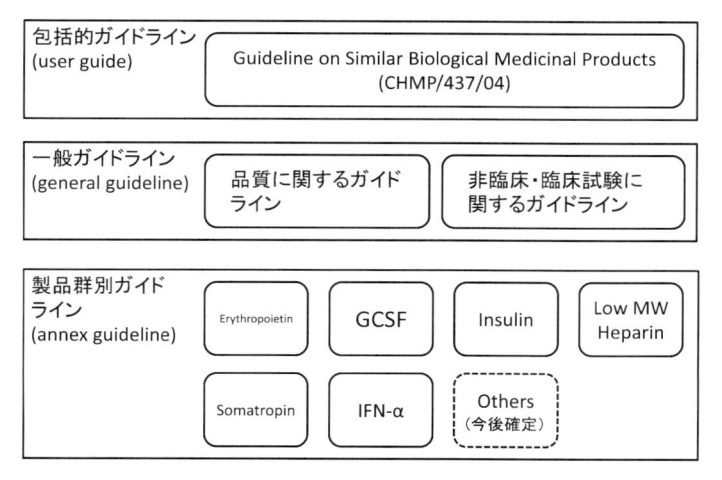

図1 EMEAのバイオシミラーガイドラインの概要（2006）

guideline と呼ばれる user guide[8]があり，そのもとに品質，非臨床，臨床に関する general guideline，さらにそれぞれの製品に特徴的な内容を記載した annex guideline が作成されている．図1にその概要を示す．これらのガイドラインの中でも，品質に関しては新薬並みのフルデータが必要とされており，品質に関するガイドライン[9]は重要といわれている．

欧州におけるバイオシミラー規制要件に関しては多くの発表や解説があり，一部を参考にあげた[10,11]．詳細はそれらを参照されたい．

米国の現状：　オムニトロープは米国でも2006年に承認されているが，それ以外のバイオシミラー医薬品の承認はない．米国は世界のバイオ医薬品売上の5割以上を占めるといわれており，米国でも，バイオシミラー医薬品に相当する follow-on biologics の承認規制要件整備に向けた動きが活発化してきている．しかしながら米国ではおもなバイオ医薬品の特許失効は2013年以降であり，承認に関する規制が整備されるのは2010年以降と考えられている．

日本の現状：　すでにガイドラインが整備されている欧州に続き，日本でも2009年3月にバイオシミラー医薬品に相当するバイオ後続品の品質・安全性・有効性確保のための指針が策定され，各都道府県に通知された．この指針は ICH-Q5E ガイドライン[12]とともに参照するべきとされている．欧州と同様に，先発メーカーと同等の非臨床・臨床試験による有効性・安全性評価が要求される．実際にはこれから実例を経験し，相談・審査体制の充実が期待される．

5. バイオシミラーの今後

バイオシミラー医薬品市場は，必要となる生産・研究開発に関する基盤や費用，ならびに安全性情報などの市販後体制は後発品というよりは新薬市場に近い，新たな独立した市場分野と捉える傾向にある[7]．バイオシミラー医薬品の承認を取得した企業をみると，研究開発型製薬企業の子会社や，新薬開発をも行っている大手後発品製薬企業やバイオ医薬品に特化したバイオベンチャーなどが中心である．最近では，欧米の研究開発型大手製薬企業がバイオシミラー医薬品事業進出に向けた具体的な活動を始めたといわれており，バイオシミラー医薬品市場をめぐる動きは日本でも今後活発化していくであろう．

[高橋希人]

文　献

1) バイオ医薬品の知的財産と評価に関するシンポジウム，2009年2月19日．http://www.grips.ac.jp/docs/090219j.html
2) PMDA 3rd International Symposium on Biologics, 2009年2月17日．http://www.pmda.go.jp/english/past/2009bio_sympo.html
3) 薬事エキスパート研修会シリーズ（33）日本公定書協会編：日米欧におけるバイオ後続品の現状と今後の展望，2010年2月．
4) 平成22年度薬価制度改革の骨子（案）．http://www.mhlw.go.jp/shingi/2009/12/dl/s1222-6a.pdf
5) 沼田　稔：「先行バイオ医薬品」と「バイオ後続品」—バイオシミラー承認のハードルとトレードオフ．医薬ジャーナル，2009年5月号，43-45（**45**(5)，1309-1311）
6) BioToday.com Q&A．バイオシミラーの魅力．http://www.biotoday.com/qa_detail_list.cfm?type=Q&id=5
7) 八木　崇：研究開発型製薬企業とバイオシミラー医薬品．政策研ニュース，No. 27，6-8．
8) Committee for Medicinal Products for Human Use: Guideline on similar biological medicinal products. CHMP/437/04 2005.
9) Committee for Medicinal Products for Human Use: Guidelines on similar biological medicinal products containing biotechnology-derived proteins as active substance: quality issues. European Medicines Agency. EMEA/CHMP/BWP/49348/2005, 23 November 2005.
10) Richardson, P.: Biosimilar Medicines in EU, in PMDA 3rd International Symposium on Biologics, 2009年2月17日．http://www.pmda.go.jp/english/past/2009bio_sympo/file/III-1_Richardson_(EMEA).pdf
11) EU guidelines for biosimilars: Generics and biosimilar initiatives（GABI）．http://www.gabionline.net/Guidelines/EU-guidelines-for-biosimilars.
12) ICH Q5E: Comparability of Biotechnological/Biological Products Subject to Changes in Their Manufacturing Process.

C9 マイクロドーズ臨床試験

医薬品開発においては，世界的なレベルでの競争と多大な開発費用の面から合理的かつ効率的な開発が必須である．とくに，多くの非臨床試験の結果に基づいて実施され，大きな費用のかかる臨床試験段階で開発中止にいたることは，企業にとって大きなダメージとなる．しかし，実験動物とヒトとの間には薬物の体内動態と標的部位での薬理作用の両面での種差が存在し，動物実験をどんなに実施しても，ヒトでの安全性と有効性を保証することはできない．

1. 早期探索的臨床試験

早期探索的臨床試験は，医薬品開発の初期に毒性が現れないと想定される用量を少数の被験者に投与し，医薬品候補物質の体内動態や薬効あるいはそれにつながるバイオマーカーの変化等に関する情報を得るために行われる臨床試験である．これにより，1) ヒト薬物動態パラメータの複数化合物での比較やヒト代謝物を評価することにより，早期に最適化合物を選択することができ，新薬開発の効率化と第Ⅰ相以後における成功確率の向上が期待される．2) 被験物質の標的受容体等との結合性を調べることにより，薬効標的の妥当性の早期確認による合理的な医薬品開発の推進，3) 薬効発現における種差および個人差による問題，また，4) 薬物相互作用への早期対応が可能となる．これらにより，5) 通常の第Ⅰ相の臨床試験以後の段階での開発停止リスクが削減されるとともに，6) 臨床試験実施に必要な毒性試験などの非臨床試験が削減される．結果として，総体としての医薬品開発に要する費用と時間，被験者数，動物使用数が削減されると予想される．

早期探索的臨床試験は，その目的と投与量に基づき，1) きわめて低用量を用いて体内動態を検討するマイクロドーズ臨床試験（MD試験）と，2) MD試験よりは高いが，臨床用量以下の用量を用い，薬効用量に近い用量での薬物動態と薬効につながる作用を評価するための準薬効用量探索的臨床試験，および，3) 毒性は現れないが，薬効は現れると想定される用量を用い，薬物動態や薬物相互作用，およびヒトでの薬効を評価する薬効用量探索的臨床試験に大別でき，開発資金の額，候補物質の数や開発段階，類薬の開発経験等により，最も適切なものを選択すべきものである．

2. マイクロドーズ臨床試験

MD試験については，もともとEMEAによるposition paper（2003）により導入され，その後，米国FDAによる探索的臨床試験についてのガイダンス（2006）に組み込まれたものである．日本では，2008年6月に厚生労働省から「マイクロドーズ臨床試験の実施に関するガイダンス」として通知された．このガイダンスによれば，「マイクロドーズ臨床試験とは，ヒトにおいて薬理作用を発現すると推定される投与量の1/100を超えない用量又は100 μg のいずれか少ない用量の被験物質を，健康な被験者に単回投与することにより行われる臨床試験をいう」と定義された．なお，薬効発現量よりも最大無毒性量（NOAEL）の方が少ない場合には，NOAELの1/100も超えてはならない．

MD臨床試験では投与量が少なく，期待される血中濃度はきわめて低いことから，薬物や代謝物の測定は，accelerator mass spectrometry（AMS, 加速器質量分析法）あるいはLC/MS/MS法（液体クロマトグラフィー・タンデム質量分析法）などの超高感度薬物測定法が用いられる．一方，体内分布を検討するためにはpositron emission tomography（PET, 陽電子放射断層撮影法）が利用される．

MD試験の実施に際しては，拡張型単回投与毒性試験と局所刺激性試験の実施，さらに適切な in vivo/in vitro 試験により，治療標的に関連した薬理作用など，被験物質の主たる薬理作用と薬効発現量を明らかにしておく必要がある．放射性同位元素標識体を用いる場合は，放射線被爆のレベルとその安全性に関する評価を事前に終了しておく必要がある．また，MD試験は医薬品開発のために行われる治験として位置づけられており，日本においては，公的な審査を経て，GCPの枠組みのなかで行われる．これにより被験物質のGMPに準じた製造が義務づけられる．

拡張型単回投与毒性試験とは，1種類のほ乳類の雌雄を用いて行われる単回投与試験であるが，投与後2週間，毒性徴候の種類，程度，発現，推移および可逆性について，用量および時間との関連で観察し記録するだけでなく，適切な時期（通常，投与翌日および2週間の観察期間終了時）に血液検査，血液生化学検査および病理組織学的検査を行うものである．なお，本試験の結果に基づいてヒトに初めて被験物質が投与される場合には，本試験をGLPに基づいて実施する必要がある．

AMSを用いれば，放射性同位元素としての法的な定義以下のきわめて微量の標識化合物投与の臨床試験も可能である．また，PETでは長いものでも2時間以内という超短半減期の放射性同位元素が使われることから，一般にヒト安全性への懸念は少ないが，放射線暴露量とその安全性について適切な評価を行った上での実施が望まれている．

表1 ICHで合意されたマイクロドーズ臨床試験の分類とその実施に必要な非臨床試験

臨床		非臨床		
投与用量	初回および最高用量	薬理学	一般毒性試験	遺伝毒性/その他
アプローチ1：総投与量は$100\mu g$以下（投与間隔の制限なし）且つ総投与量は無毒性量の1/100以下及び薬効量の1/100以下（静脈内投与では体重換算，経口投与では体表面積換算）	最高用量と初回用量は同じとできるが，総累積投与量は$100\mu g$以下	インビトロ標的/受容体結合プロファイルの解析を実施すべき．薬力学的に外挿性のあるモデルにおける薬効薬理作用（作用機序や効力）についての適切な評価に基づいて，臨床投与量を設定すべき．	1種（通常，げっ歯類）における拡張型単回投与毒性試験．投与経路はトキシコキネティクス測定付きで予定臨床経路とするか，あるいは静脈内投与．最高用量は臨床投与量の1000倍（静脈内投与では体重換算，経口投与では体表面積換算）とすることができる．	遺伝毒性試験は実施しなくてもよいが，なんらかの試験あるいは構造活性相関の情報があれば治験申請時に提出すること．高放射活性物質（たとえば，PETイメージング剤）の場合には，適切な薬物動態学的情報と放射線暴露量の推定が必要．
アプローチ2：総投与量は$500\mu g$以下，投与は休薬期間（実際もしくは予想される半減期の6倍以上）を設けて，最大5回且つ各用量は$100\mu g$以下且つ各用量は無毒性量の1/100以下及び薬効量の1/100以下	1日最高用量と初回用量は同じとできるが，$100\mu g$以下	インビトロ標的/受容体結合プロファイルの解析を実施すべき．薬力学的に外挿性のあるモデルにおける薬効薬理作用（作用機序や効力）についての適切な評価に基づいて，臨床投与量を設定すべき．	1種（通常，げっ歯類）における7日間反復投与毒性試験．投与経路はトキシコキネティクス測定付きで予定臨床経路とするか，あるいは静脈内投与．血液学，血液生化学，剖検及び組織病理学データが含まれること．最高用量は臨床投与量の1000倍（静脈内投与では体重換算，経口投与では体表面積換算）とすることができる．	遺伝毒性試験は実施しなくてもよいが，なんらかの試験あるいは構造活性相関の情報があれば治験申請時に提出すること．高放射活性物質（たとえば，PETイメージング剤）の場合には，適切な薬物動態学的情報と放射線暴露量の推定が必要．

3. 国際的合意

MD 試験を含む早期探索的臨床試験については，2009 年 6 月に ICH でステップ 4 の合意が得られた「医薬品の臨床試験のための非臨床安全性試験の実施時期についてのガイドラインについて」の改訂版に，その分類と定義とその実施に必要な非臨床試験の範囲について記述されており，平成 22 年 2 月 19 日に日本の指針として通知された．新ガイドラインにおいても MD 試験での 1 回あたりの投与量は 100 μg 以内であるが，分割しての反復投与が許されるようになり，総投与量が 100 μg 以内のものと，500 μg 以内（5 回まで分割投与）のものとの二つに分けられた．その詳細を表 1 に示した．

[大野泰雄]

文　献

1) The European Agency for the Evaluation of Medicinal Products, Evaluation of Medicines for Human Use (EMEA): Position paper on non-clinical safety studies to support clinical trials with a single microdose. CPMP/SWP/2599/02, 23 January 2003.

2) U. S. Department of Health and Human Services, Food and Drug Administration, Center for Drug Evaluation and Research (CDER): Guidance for Industry, Investigators, and Reviewers, Exploratory IND Studies, January 2006.

3) 厚生労働省医薬食品局審査管理課長：マイクロドーズ臨床試験の実施に関するガイダンス，薬食審査発第 0603001 号（平成 20 年 6 月 3 日）．

4) ICH guidelines: Guidance on Nonclinical Safety Studies for the Conduct of Human Clinical Trials and marketing authorization for Pharmaceuticals, M3 (R2). June 11, 2009.

C10 安全性薬理試験

ルーチン化された通常の毒性試験では必ずしも検出できない生体機能への影響があり，これを調べることが，1）臨床での副作用の予測，2）副作用発現時の対策，3）生体機能に及ぼす有害薬理作用を明らかにするために重要であるとして，日本では一般薬理試験（平成3年1月29日，薬新薬第4号）として，医薬品等の承認申請時に提出すべき資料として要求されてきた．本ガイドラインでは，被験物質の薬理作用の全貌を明らかにするために，また，一般の毒性試験で捉えにくいものを明らかにするため，原則としてすべての薬物について行い，薬理作用の全体像を把握するために行うためのA項目と，その結果に基づいて行うべきB項目に分けている．それらの試験項目を表1に示した．

一方，安全性薬理試験とは，とくにヒトへの安全性を考察する上で必要なものとして強調された表現であり，行政的には，平成10年11月1日に通知された指針「医薬品の臨床試験のための非臨床安全性試験の実施時期についてのガイドラインについて（医薬審第1019号）」で，初めて使用された用語である．この指針では安全性薬理試験の項を設け，「安全性薬理試験には，心臓血管系，中枢神経系，呼吸器系のような生命維持に肝要な諸機能に対する作用の評価が含まれており，これらの評価はヒトに投与する前に行われるべきである」と記載した．これらは安全性薬理試験においてとくに重要な項目であることから，コアバッテリーとして，GLPに準拠して実施することが要求されている．

その後，ICHでさらに検討され，合意に達した指針「安全性薬理試験ガイドライン（医薬審発第902号，平成13年6月21日）」によれば，「安全性薬理試験とは治療用量及びそれ以上の曝露に関連した被験物質の生理機能に対する潜在的な望ましくない薬力学的作用を検討する試験」として定義された．また，その目的を「1）ヒトの安全性に関連のあると思われる被験物質の望ましくない薬

表1　一般薬理試験で要求されている試験項目

	A 項 目	B 項 目
一般症状および行動に及ぼす影響	一般症状観察	
中枢神経系に及ぼす影響	自発運動量，麻酔作用，痙攣作用，痛覚，体温への作用	自発脳波，脊髄反射，条件回避，協調運動
体性神経系に及ぼす影響		神経・筋接合部への作用，筋弛緩作用，局所麻酔作用
自律神経系および平滑筋に及ぼす影響	摘出回腸	瞳孔径，瞬膜収縮，血管，気管，輸精管，子宮等
呼吸・循環器系に及ぼす影響	呼吸運動，血圧，血流，心拍数，心電図	薬物や薬理学的処置の影響，生体位心臓，心臓，心房，乳頭筋，血管床等の摘出器官・組織
消化器系に及ぼす影響	胃腸管内輸送能	胃液，唾液，胆汁および膵液分泌，摘出胃・腸管運動，生体位胃・腸管運動，胃・十二指腸粘膜への作用
水および電解質代謝に及ぼす影響	尿量，尿中 Na^+, K^+, Cl^- 濃度	腎機能
その他の作用	類縁化学構造や薬理作用で予想されるもの	血液凝固系，血小板凝集，溶血性

力学的特性を特定すること，2）毒性試験もしくは臨床試験で認められた被験物質の有害な薬力学的もしくは病態生理学的作用を評価すること，3）これまで認められたもしくは危惧される薬力学的有害作用の機序を検討すること」とした．安全性薬理試験の結果は，被験物質の効力を裏づける薬力学特性ならびに副次的薬力学特性に関する情報とともに，ヒトに起こりうる有害作用の安全性評価に役立つ場合があり，それらの知見と一緒に考察すべきである．

具体的な試験の内容は試験の目的に合うように計画されるべきものであり，被験物質の薬理学的特性や化学構造，類薬の作用等により異なることから，指針では，試験項目（表2）と，その内容，および実施に関する原則についての詳細が記述されている．

なお，致死的副作用である心電図のQT間隔延長については，ICHでさらに議論され，その合意に基づいて，「ヒト用医薬品の心室再分極遅延（QT間隔延長）の潜在的可能性に関する非臨床的評価について」という指針が別途示された（平成21年10月23日，薬食審査発1023第4号）．この指針では，1）動物あるいはヒトから単離された心筋細胞，培養心筋細胞株またはクローン化されたヒトのイオンチャネルの異種発現系において測定されるイオン電流，2）摘出心臓標本における活動電位パラメータあるいは麻酔下動物における活動電位持続時間を示す特定の電気生理学的パラメータ，3）覚醒下あるいは麻酔下動物において記録される心電図パラメータ，および，4）摘出心臓標本あるいは，生体位動物で測定される催不整脈作用，について，試験系と結果の評価における原則が記述されている．

[大野泰雄]

表2 安全性薬理試験ガイドラインに記載された試験項目

1) 中枢神経系：行動薬理，学習及び記憶，特異的リガンド結合，神経化学，視聴覚あるいは電気生理学的検討など．
2) 心血管系：心拍出量，心室収縮性，血管抵抗，心血管反応における内因あるいは外因物質の作用など．
3) 呼吸系：気道抵抗，コンプライアンス，肺動脈圧，血液ガス，血液pHなど
4) 補足的安全性薬理試験：懸念される理由がある場合で，コアバッテリーあるいは反復投与毒性試験で検討されていなかった器官系の機能において起こりうる有害薬力学的作用について評価する．
5) 腎/泌尿器系：例えば，尿量，比重，浸透圧，pH，水/電解質バランス，蛋白，細胞並びに血中尿素窒素，クレアチニン及び血漿蛋白のような血液化学検査
6) 自律神経系：例えば，自律神経系に関与する受容体結合，*in vivo*もしくは*in vitro*での作動薬もしくは拮抗薬に対する機能的反応性，自律神経系の直接刺激時の心血管系の反応の測定，圧反射試験及び心拍変動性
7) 胃腸管系：例えば，胃液分泌，胃腸管障害能，胆汁分泌，*in vivo*での輸送時間，*in vitro*での回腸収縮，胃内pH測定並びに滞留性
8) 他の器官系：懸念する理由がある場合，他の項目で検討されていない器官系における被験物質の作用を検討する．例えば，依存性，骨格筋，免疫及び内分泌機能

C11 トキシコキネティクス

1. トキシコキネティクスの定義

ファルマコキネティクス（pharmacokinetics：PK）とは医薬品や農薬，食品添加物，一般化学物質等，すべての生体異物の動物体内での動態を示す用語である．行政的には，それらの化学物質の有効性や安全性を評価する上で必要な情報の一部として，医薬品候補物質については，表1に示したようなパラメーターを明らかにすることが要求されている（厚生労働省）．

一方，ヒトでの使用を意図した医薬品の体内動態を PK とし，ヒトでの使用を意図していない農薬や一般化学物質の動態を毒物動態，すなわちトキシコキネティクス（toxicokinetics：TK）という場合がある．また，毒性や安全レベル等，毒性学者独自の関心を強調して，薬物動態のうち医薬品の副作用や化学物質等の毒性発現に関係する部分に焦点をあてたものを TK と呼ぶ場合もある．

表1 非臨床薬物動態試験ガイドラインに示されている試験項目

吸収	血中濃度時間曲線（C_{max}, T_{max}, AUC, 消失半減期クリアランス），分布容積，生物学的利用性，非線形性
分布	臓器内および組織内濃度，胎盤・胎児移行性，血漿中のタンパク結合，血球への分配，全身オートラジオグラフィー
代謝	主たる代謝経路，代謝の程度と速度，ヒトでの代謝に関与する主たる酵素，ヒトと動物の類似点と相違点，必要に応じ，代謝過程に影響する要因も検討
排泄	尿，糞，呼気，胆汁，乳汁
その他	薬物代謝酵素への影響，必要に応じて薬物相互作用，初回通過効果等，光学異性体，光学異性体の分別定量を検討する

原薬および放射性同位元素標識体（必要に応じて代謝物）を用いる．
動物および *in vitro* の試験系で実施する．
投与経路は原則として臨床投与経路（必要に応じて静脈内投与）．
投与量は毒性，薬理および臨床用量を考慮して決める．
投与期間は単回投与（必要に応じて反復投与）．

表2 毒性応答に影響する因子

遺伝的因子	種，系統，個体差
生理的因子	年齢，性，妊娠，サーカジアンリズムなど
病理的因子	疾患（肝疾患，腎疾患など）
環境因子	室温，環境音，飼育状態（ケージ内飼育頭数）
薬剤的因子	安定性 投与媒体（水，油，pH など） 投与形態（カプセル，錠剤，粉剤） 懸濁液中の粒子サイズ 結晶型
実験的因子	投与経路，投与速度，投与容量 摂餌，絶食など
薬物相互作用	

2. ICH におけるトキシコキネティクスの定義

毒性発現においては種差，個体差，性差，系統差，また，おかれた環境等（表2）による差があり，ヒトへの外挿を困難なものとしてきた．同じ動物種の同じ系統の動物を用いても，生理的因子や飼育環境などの様々な因子により毒性応答が異なることがあり，動物実験結果のヒトへの外挿を単純に投与用量のみをもとに行うことはできない．このような因子により毒性発現に差が生ずる原因は，薬物の体内濃度で代表される薬物動態（PK）における差と標的臓器における薬物の作用における差の二つに大別される．

そこで，日米 EU を中心として医薬品の承認申請にかかわる資料の国際的ハーモナイゼションについて話し合う会議（ICH）で作成したガイダンスにおいては，PK が原因となる種差に対処するため，毒性試験における毒性症状と薬物の血中濃度とを対比させることとし，そのために行われる試験（通常，血中濃度測定）を TK とした．すなわち，TK とは「医薬品の開発における毒性試験の不可欠な構成要素として，あるいはとくにデザインされた補助的試験として，全身的曝露を評価するために，薬物動態データを得ること」と定義した．また，TK の目的は「毒性試験における動

物の全身暴露の実態を用量および時間経過との関連において記述すること」とした．二次的な目的として，①暴露実態と毒性知見との関係づけを行うこと，②毒性試験の計画に寄与すること，また③ヒトへの外挿に資すること，をあげた．

以下に，ICHでの合意に基づいて通知された指針（厚生労働省1996）に基づき，TKを解説する．

3. ICHにおけるTKの原則

ICHのTKに関するガイダンスではTKや毒性試験に関する基本的な考え方として，①TK試験・測定の結果は毒性試験結果の解釈やヒトへの外挿に不可欠であり，GLP準拠が要求される．②分析法は適切に実行されたバリデーションにより，その特異性，真度，精度，検量線，定量限界等において，その妥当性が確認されたものでなくてはならない．③適切なレベルの暴露評価が行われていることが示されていない毒性試験結果は原則として受け入れられない，④使用動物数は必要最小限とする，⑤なるべく早い段階でヒト試験を行い，動物試験結果との照合を頻繁に行い，お互いの試験計画に反映させることが必要である，⑥本ガイダンスは一字一句従わなくてはならないようなrigidなものとしてではなく，flexibleなものと判断し，個々の試験の必要性は被験薬物の特性や事前に得られた情報等に基づき科学的に判断する．⑦使用動物数が限られていることから，高レベルの統計学的厳密性は要求しない．また，平均値やメジアンといった値よりも個々の動物で得られた値を毒性症状と比較することの方が重要となる場合もある．⑧科学的に妥当な根拠の提示があれば，通常と異なった方式の採用を拒まない．

4. TK測定を行うべき毒性試験の種類

TK測定を行うことを考慮すべき試験は単回投与毒性試験，反復投与毒性試験，生殖毒性試験，遺伝毒性試験，および発がん性試験に限定されている．なお，TK測定は毒性試験に付随するものであり，あくまで適切な毒性試験の実施が優先される．TK測定のための採血等により毒性学的な観察が阻害されることはあってはならない．たとえば，小動物を用いた単回投与毒性試験における採血は，試験の目的である詳細な症状観察を阻害する可能性があり，採血の量や頻度は毒性発現やその観察に影響しない範囲にとどめる必要がある．

5. ICH指針により得られたTKデータの利用

TKデータに基づき毒性試験結果をヒトに外挿する際，同じ暴露では実験動物とヒトが同じ毒性を表すことが前提とされるが，もちろん，標的臓器の反応性が異なる場合には外挿は不正確になる．

一方，毒性実験においては，被験物質の毒性学的なプロフィールを明らかにするために，一般に強い毒性が現れるまで投与用量を上げることが要求される．しかし，毒性や薬理作用の弱い薬物の場合では，投与可能最大用量まで用量を上げても強い毒性が現れないことがある．また，バイオ医薬品のように，それまで用量をあげることが困難なこともある．そのような場合にはTK測定から得られる最大暴露量から最高用量を設定することも容認される．また，一般に臨床暴露量の50倍の暴露が動物実験での最大暴露として認められている（ICH-M3（R2）指針2009）．また，がん原性試験では曝露レベルが臨床での暴露の25倍以上となるように最高用量を設定することも許容されている．

[大野泰雄]

文献

1) 厚生労働省：非臨床薬物動態試験ガイドライン（平成10年6月26日，医薬審第496号），1998.
2) 厚生労働省：トキシコキネティクス（毒性試験における全身的暴露の評価）に関するガイダンスについて（平成8年7月2日，薬審第443号），1996.
3) ICH M3（R2）：Guidance on Nonclinical Safety Studies for the Conduct of Human Clinical Trials and marketing authorization for Pharmaceuticals, 2009.

C12　ICH

1. ICHとは

ICHはInternational Conference on Harmonisation of Technical Requirements for Registration of Pharmaceuticals for Human Useの略である．医薬品の臨床試験や承認申請のための品質，有効性，安全性に関わる問題や多領域にわたる問題を日米EUの3極が協議して，それらの間に存在する不一致を解消し，医薬品開発を促進し，結果として，患者が1日も早く有効かつ安全な薬による治療を受けられるようにすることを目的とするもので，第1回会議は1991年にブラッセルで開催された．その後，日米EUが交代でICH国際会議を開催している．

2. ICH創設の背景

ICH創設当初，① 新薬の多くは日米EUで開発されていた．② 新薬開発の期間が増加し，新薬開発に伴う開発コストが増大し，それを回収するためには国際的に販売する必要があった．③ 新薬開発は大きなリスクを伴い，開発ステップを合理化する必要があった．④ 医薬品の臨床試験や承認申請に必要な資料の種類や内容に地域差があり，試験の重複が求められることがあった．これらを改善する必要がICH創設の背景にあった．表1はICH創設当時の医薬品の開発リスクを調べた結果である．

3. ICHの目的

各地域のヒト医薬品の規制当局による新薬承認審査の基準を国際的に統一するとともに，医薬品の特性を検討するための非臨床試験・臨床試験の実施方法やルール，提出書類のフォーマットなどを標準化することを目的にしている．その結果，製薬企業による各種試験の不必要な繰り返しを防ぎ，医薬品開発・承認申請の非効率性が削減され，

表1　医薬品開発の成功確率（Lumley and Walker, 1992）

開　発　段　階	物質数
合成とスクリーニング	5〜10000
急性毒性	15〜40
臨床第I相試験	8〜15
亜急性毒性試験（3カ月試験，生殖毒性試験）	5〜12
臨床第II相試験：薬理作用	4〜8
臨床第IIb相：短期安全性と有効性試験，慢性毒性試験（6カ月）	3〜6
臨床第III相試験：安全性および有効性，長期の毒性試験（12〜18カ月試験および発がん性試験）	2〜3
新薬承認申請	1
販売	1
成功確率	1：5〜10000

効率的な医薬品開発に資するとともに，開発に必要な資金や資源の有効活用が進められ，よりよい医薬品がより早く患者のもとへ届くことが期待される．

4. ICHの構成メンバーと組織

ICHの中心メンバーは日米EUの医薬品行政担当者と製薬業界であり，日本の官側は厚生労働省の医薬食品局審査管理課，医薬品医療機器総合機構および国立医薬品食品衛生研究所が中心となって対応してきたが，他の医療機関や研究機関，アカデミーの寄与も大きい．産側としては，日本製薬工業協会が代表となっている．米国では官側がFood and Drug Administration（FDA），産側がPharmaceutical Research and Manufacturers of America（PhRMA），EUはそれぞれEuropean Medicines Agency（EMA）とEuropean Federation of Pharmaceutical Industries and Associations（EFPIA）が代表となっている．事務局はInternational Federation of Pharmaceutical Manufacturers & Associations（IFPMA）が務め，オブザーバーとしてWorld Health Organization（WHO），European Free Trade Association

(EFTA)およびHealth Canadaが参加している．

また，ICHの組織は運営委員会（Steering Committee），ICHコーディネータ，ICH事務局および専門家による作用グループ（EWG）により構築されており，運営委員会はハーモナイゼーションに向けての活動を統括し，ICHコーディネータはICH事務局との主たる連絡担当者で，ICHの書類が担当域内の適切な者に配布する責任を有する．EWGは3極から指名されたトピックスに関する専門家で構成される．

5. ICHトピックス

ICHでの検討課題は，品質（Q），安全性（S），有効性（E），および複合領域（M）に分類され，Qは化学的・薬剤学的品質保証に関する課題を，Sはおもに安全性に関する非臨床試験に関する課題を，Eは臨床試験に関する課題を扱い，複数の領域にかかわる課題はMで扱っている．それぞれ，表2に示したような課題に分かれて，専門家により討議される．また，それぞれのトピックスについてもいくつかの小課題に分けられる．たとえば，がん原性に関するS1ではS1A：医薬品におけるがん原性試験の必要性に関するガイダンス（ICH 1997.4.14），S1B：医薬品のがん原性を検出するための試験に関するガイダンス（ICH 1998.7.9）およびS1C（R2）：がん原性試験における用量選択についてのガイドライン（1994.10.27，2008.3.11）と細分されて審議された．

なお，ICHでの討議は表3に示したような五つの段階で行われる．平成23年9月までに品質分野（Q）では40，安全性分野（S）では17，有効性分野（E）では29，複合領域では30，合計116件のガイドラインおよびその修正，あるいはそのQ&Aが合意に達し，通知されている．なお，ステップ1からステップ4に達するまでに要する時間は課題により大きく異なるが，通常3年ほどの時間がかかる．

［大野泰雄］

表2 ICHでの検討課題

コード	課題名	コード	課題名
Q1	安定性	S1	がん原性試験
Q2	分析バリデーション	S2	遺伝毒性試験
Q3	不純物	S3	トキシコキネティクスと薬物動態
Q4	薬局方		
Q5	生物薬品の品質	S4	毒性試験
Q6	規格および試験方法に関する基準	S5	生殖発生毒性試験
Q7		S6	バイオテクノロジー応用医薬品
Q8	製剤開発		
Q9	品質リスクマネジメント	S7	薬理試験
		S8	免疫毒性試験
E1	臨床上の安全性	M1	ICH国際医薬用語集
E2	治験中の安全性情報	M2	医薬品規制情報の伝送に関する電子的標準
E3	治験報告書		
E4	用量－反応試験		
E5	民族的要因	M3	臨床試験のための非臨床試験の実施時期
E6	GCP（医薬品の臨床試験の実施の基準）		
		M4	CTD（コモン・テクニカル・ドキュメント）
E7	臨床試験		
E12	臨床評価		
E15	ゲノム薬理学		

表3 ICHでの段階的討議

ステップ1	新しい調和ガイドラインを作成する提案がICH主催者またはオブザーバーから出され，運営委員会で新しいトピックとして承認を受け，専門家作業部会を設置．専門家作業部会ではガイドライン案を作成し，合意に至るまで協議する．
ステップ2	ガイドライン案を運営委員会で承認（ステップ2ガイドライン案）．
ステップ3	ICHの各地域において規制当局からガイドライン案が公表され，意見聴取．寄せられた意見を専門家作業部会で協議し，ガイドライン案を修正する．
ステップ4	ガイドライン案が運営委員会の規制当局代表者によって最終的に採択され，日本・米国・EUの3者により合意（調和）された新しいICHガイドラインを完成（ステップ4ガイドライン）．
ステップ5	日本・米国・EUにおいて，それぞれの手続きにしたがってガイドラインを行政施策に反映させる．

文献

1) 医薬品医療機器総合機構のホームページに掲載されたICH関連情報（2009.6）．

C13 アンメット・メディカルニーズ

1. アンメット・メディカルニーズとは

一般に，アンメット・メディカルニーズ（unmet medical needs）という用語は，充足されていない医療上のニーズという意味で，ある疾患に対する標準的な治療方法がない，既存の治療方法の有用性が不十分である状況に対して用いられる．unmet therapeutic needs という用語もほぼ同義である．

多くは治療方法としての医薬品関連において，① 公衆衛生上の重要な疾患に対する治療薬の開発が行われていない，② 治療薬があっても有効性・安全性・利便性の観点からさらに改良が望まれる，③ 高価格であるためにアクセス阻害が生じる，場合に対してこの用語が用いられる．世界保健機関（World Health Organization：WHO）は，これら医薬品アクセスの問題を「くすりギャップ」（pharmaceutical gap）と称している[1]．

2. 必須医薬品とプライオリティ・メディシン

開発途上国では，主として経済的な理由から必要な医薬品へのアクセスが阻害されることがある．WHO によるモデル必須医薬品リスト（model list of essential medicines）の概念と活動は，開発途上国と先進国との医薬品アクセスの不均衡を解決することを目的に 1970 年代に始まった．必須医薬品の定義は変遷してきており，2002 年の第 12 版モデルリスト以降は「大多数の人々にとって優先度の高いヘルスケアニーズを満たす医薬品であり，必要な量，適切な剤型，適正なコストで提供されるべきもの」とされている．ここでは，生存年と生存している間の QOL を組み合わせた「疾病負担」（burden of disease）のコンセプトが用いられている．WHO は，モデルリストを作成するとともに各国に実情に沿ったリストの作成を推奨し，その実現に向けた種々の活動を行っている．

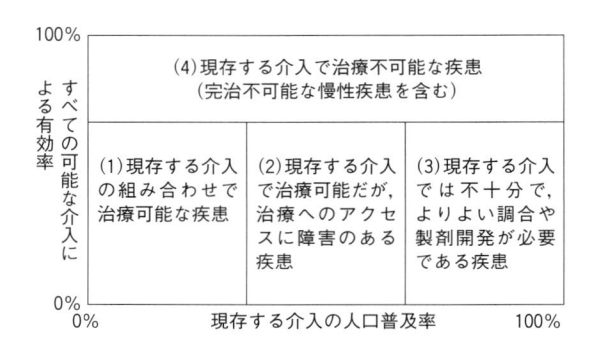

図1 充足されていない治療ニーズ（unmet therapeutic needs）
出典：Investing in Health research and development: Report of the Ad Hoc Committee on Health Research Relating to Future Intervention Options, WHO, 1996, p.7.

一方，プライオリティ・メディシン（priority medicine）とは，必須医薬品の定義に相当する必要性の高い医薬品でまだ開発されていないもの（存在していないもの），あるいは既存の医薬品で優先度の高い疾患のための大幅な改良が求められるものを指す[2]．ここでも「疾病負担」の考えが取り入れられている．

WHO による「充足されていない治療ニーズ」（unmet therapeutic needs）の概念図を図1に示す．（1）は，適正な価格で治療薬が手に入る疾患を指し，（2）は，治療薬はあるが高価格であるためにアクセスできず，ヘルスサービスの制度的改善が必要なものを指す．（3）は，1日数回の投薬が必要であったものを製剤学的工夫により週1回にするとか，コールドチェーンが必要なワクチンに耐熱性をもたせるなどのニーズがある疾患を指し，（4）は，治療薬が存在しない疾患を指す．プライオリティ・メディシンは（3）と（4）に相当し，くすりギャップは（2）のアクセスの問題を含んだ概念である．

3. 見捨てられた疾患と希少難治性疾患

アンメット・メディカルニーズが問題とされる

代表的な治療領域は，いわゆる見捨てられた疾患（neglected disease）と希少難治性疾患（orphan disease）である．

見捨てられた疾患とは，主として開発途上国において大きな負担となっているマラリア，アフリカトリパノソーマ病，リーシュマニア病などの熱帯病である．これらの疾患群は，患者が多数であるにもかかわらず，患者に購買力がなく市場性に乏しいことから，医薬品の研究開発が行われないことを特徴とする．これらの疾患は先進国では大きな問題とならないことから，伝統的に国家による研究助成が行われておらず，製薬企業がこれらの疾患治療薬の研究開発に取り組むためのインセンティブが与えられていないことが要因として指摘されている[2]．

希少難治性疾患とは，きわめて患者数が少なく，かつ有効な治療法が存在しない疾患を指す．見捨てられた疾患同様，市場性に乏しいために医薬品の研究開発が滞ることが問題となる．これらの疾患群におけるアンメット・メディカルニーズの充足のためには，研究開発を行う企業や団体へのインセンティブの仕組みの構築が重要となると考えられる．

4. アンメット・メディカルニーズが問題となるその他の疾患

上述の見捨てられた疾患は，主として開発途上国において問題となる疾患群であるが，2004年のWHOの報告は先進国を含めた世界全体において疾病負担の大きい慢性疾患にも焦点を当てている[2]．世界における死因の第1位は虚血性心疾患，第2位は脳卒中であり，今後，開発途上国においてこれらの疾患による死亡数は著しく増加すると予想されている．これら慢性疾患におけるアンメット・メディカルニーズに対応することは，先進国のみならず開発途上国にとっても大きな利益をもたらすと考えられる．

WHOにより優先順位が高いとされたその他の疾患領域には以下のものがある．① 薬剤耐性菌の拡大とインフルエンザパンデミック：将来に重大な結果をもたらす可能性のある疾患．② 心臓発作と脳卒中の二次予防：負担が大きく予防可能な疾患であり，固定配合剤の開発等により大きな改善が見込まれる疾患．③ 変形性関節症とアルツハイマー病：負担が大きく治療法がない疾患．④ がんと糖尿病：負担が大きく既存治療では不十分である疾患．

5. 世界におけるアンメット・メディカルニーズへの対策

世界においては，見捨てられた疾患の治療薬の研究開発促進を目的とし，Public-Private Partnership（PPP）によるいくつかの活動が行われている．これらのPPPはProduct-Development Partnership（PDPs）と呼ばれ，Drugs for Neglected Diseases（DNDi）の活動がよく知られている[3]．DNDiは，世界各国の研究所，NGO，規制当局が共同設立した国際的ネットワークであり，市場性ではなくニーズ最優先で新薬開発を行う．現在までに抗マラリア合剤2薬剤の上市に成功しており，各国政府への働きかけも積極的に行っている．また，WHOの協力を得た国際的ネットワークであるGlobal Forum for Health Researchは，さまざまなPDPsの支援活動や情報提供活動を行っている[4]．

見捨てられた疾患の治療薬開発に対するインセンティブに関しては，2007年に米国Food and Drug Administration（FDA）がFood and Drug Administration Revitalization Act（FDA再生法）改訂において打ち出したPriority Review Voucher（PRVs）が注目される[5]．これは，見捨てられた疾患の治療薬を上市した企業に対し，他の薬剤の承認申請時にPriority Reviewを受ける権利を与えるものである．Voucherは薬剤の種類を問わず使用でき，第三者への譲渡も可能である．通常のインセンティブが有効でない薬剤の開発を促進するための新たな発想である．

世界の貧困と不公平の解決に向けて活動する

NGO である Oxfam International は，2008 年の報告書（Oxfam Briefing Paper）のなかで，上述のさまざまな活動を評価し，見捨てられた疾患治療薬開発への投資はいまだ不十分であり，医薬品開発体制やインセンティブの仕組みに関する改善が必要であることと指摘している．詳細は本報告書を参照されたい[6]．

希少難治疾患治療薬については，各国において研究開発促進策（オーファンドラッグ制度）が整備されている．希少性の定義は国により異なるが（米国 20 万人未満，EU 5/1 万人未満，日本 5 万人未満），インセンティブとして各国共通にあげられているものは，研究計画立案に際しての規制当局の支援，経済的メリット（税制上の優遇措置や開発費用の還付），審査上の優先措置などである[7〜9]．

6. 日本におけるアンメット・メディカルニーズの現状と対策

WHO が指摘するアルツハイマー病，がん，糖尿病，希少難治性疾患などは，日本においてもアンメット・メディカルニーズの高い治療領域としてしばしば言及される．財団法人ヒューマンサイエンス振興財団による 2010 年の医師アンケートに基づく，治療満足度と薬剤の貢献度との関係を図 2 に示す[10]．消化性潰瘍，高血圧症，高脂血症などは，治療満足度と薬剤貢献度がともに高い疾患群であるが，アルツハイマー病，糖尿病合併症などは治療満足度，薬剤貢献度ともに低い疾患群である．がん領域では治療満足度に幅があるが，薬剤貢献度は一様に低く評価されている．

なおこの調査は，第 1 回：1995 年，第 2 回：2000 年，第 3 回：2005 年，第 4 回：2010 年に行われており，歴史的な変化を見ることができ，貴重なものである．患者数や QOL と組み合わせ「疾病負担」のコンセプトとリンクできるようになることが望まれる．

日本においては，海外では標準薬として使用されている医薬品が日本では承認されていない「ドラッグラグ」による治療上のギャップも，アンメット・メディカルニーズとの関連で議論されている．筆者らの研究では，1999 年から 2007 年の間に米国，EU，日本のいずれかで承認された新有効

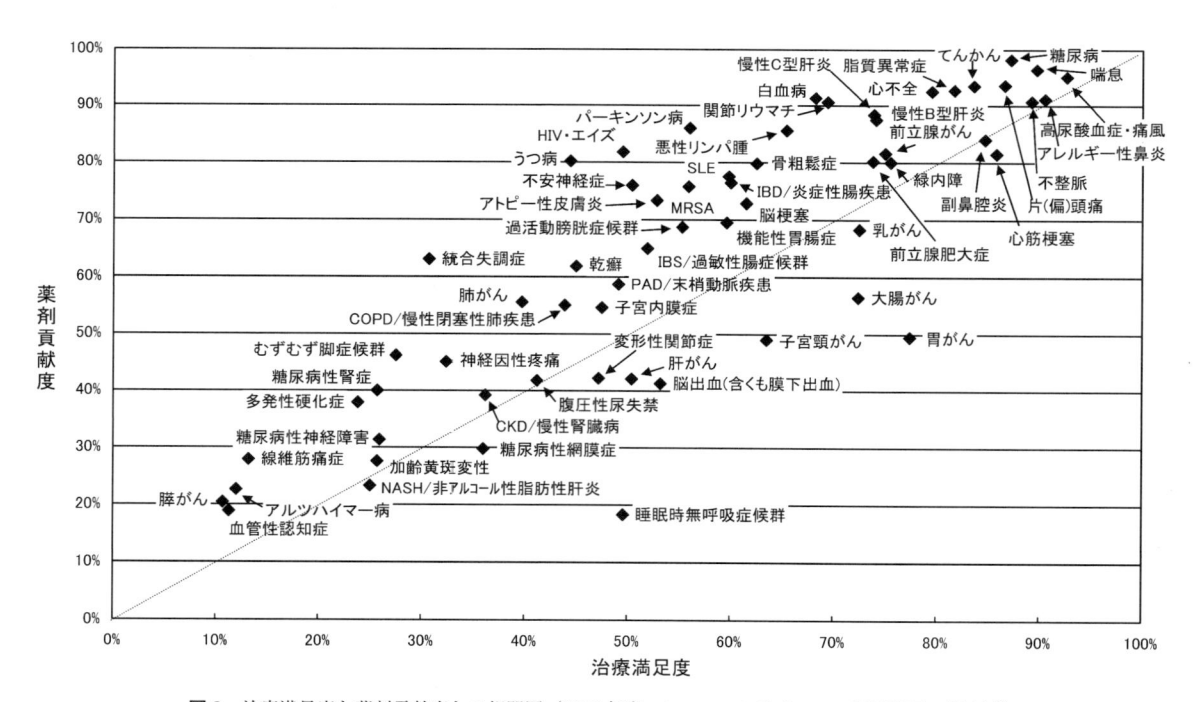

図 2　治療満足度と薬剤貢献度との相関図（2010 年度，ヒューマンサイエンス振興財団の調査）[10]

成分含有医薬品398薬剤のうち，2007年末時点において日本で承認されていた医薬品は220薬剤（55.3％）にすぎず，これらの日本での承認は海外初承認から約3.5年遅れていた（中央値41.0カ月）．臨床的重要度が高い146薬剤（既存治療に比べて明らかに高い有用性を有するとして日米EUいずれかにおいて審査上の優遇措置を受けたもの）を抽出して分析すると，日本での承認は72薬剤（49.3％）と半数を下回った．重要度が高いにもかかわらず日本で開発が行われていないものは，希少がんや先天性代謝異常症などの希少難治性疾患であり，患者数がきわめて少なく市場が小さい疾患領域で開発着手が滞ることが明らかとなった[11]．

厚生労働省は，ドラッグラグの解消に向け，2005年以降，いくつかの施策を講じている．「未承認薬使用問題検討会議」および本検討会議を引き継ぐ形で設置された「医療上の必要性の高い未承認薬・適応外薬検討会議」では，医療上の必要性が高いと判断された未承認薬について，企業への開発要請が行われている[12,13]．また，これらとの関連で，薬価制度上の施策「未承認薬・適応外薬等解消促進加算」が2010年から試行的に導入された．これらの施策の実効性については今後の検証が必要であろう[14]．　　　　［辻　香織・津谷喜一郎］

文献

1) 津谷喜一郎編：くすりギャップ：世界の医薬品問題の解決を目指して．ライフサイエンス出版，2006.
2) 川島今日子，川上純一，津谷喜一郎（訳）：ヨーロッパと世界のプライオリティ医薬品—エグゼクティブサマリーの日本語訳—．薬理と治療，8: 803-812, 2005. In 津谷喜一郎（編）：くすりギャップ：世界の医薬品問題の解決を目指して．ライフサイエンス出版，2006, pp. 65-74.
3) Drugs for Neglected Diseases. Available from URL: http://www.dndi.org/ [Accessed Apr 12, 2010]
4) Global Forum for Health Research. Available from URL: http://www.globalforumhealth.org/Site/000__Home.php [Accessed Apr 12, 2010]
5) FDA. Amendment to the Food and Drug Administration Revitalization Act. 2007. Available from URL: http://www.fda.gov/oc/initiatives/HR3580.pdf [Accessed Apr 17, 2010]
6) Oxfam International. Ending the R&D Crisis in Public Health: Promoting pro-poor medical innovation. Oxfam Briefing Paper 122. 2008 Available from URL: http://www.oxfam.org/sites/www.oxfam.org/files/bp122-randd-crisis-public-health.pdf [Accessed April 12, 2010]
7) FDA. Orphan Drug Act (as amended) Available from URL: http://www.fda.gov/orphan/oda.htm [Accessed Apr 17, 2010]
8) EMEA. Orphan drugs and rare diseases at a glance. London; 2007 Available from URL: http://www.emea.europa.eu/pdfs/human/comp/29007207en.pdf [Accessed Apr 17, 2010]
9) 医薬基盤研究所：希少疾病用医薬品開発振興業務．Available from URL: http://www.nibio.go.jp/shinko/orphan.html [Accessed Apr 17, 2010]
10) ヒューマンサイエンス振興財団：平成22年度国内基盤技術調査報告書—2020年の医療ニーズの展望—．
11) 辻　香織：日本におけるドラッグラグの現状と要因．薬理と治療，37: 457-495, 2009. Available from URL: http://www.lifescience.co.jp/yk/jpt_online/review0906/index_review.html [Accessed Apr 20, 2010]
12) 厚生労働省：未承認薬使用問題検討会議 Available from URL: http://www.mhlw.go.jp/shingi/other.html#iyaku [Accessed April 20, 2010]
13) 厚生労働省：医療上の必要性の高い未承認薬・適応外薬検討会議. Available from URL: http://www.mhlw.go.jp/shingi/other.html#iyaku [Accessed April 20, 2010]
14) 厚生労働省：第158回中医協資料．Available from URL: http://www.mhlw.go.jp/shingi/2009/12/dl/s1222-5b.pdf [Accessed April 20, 2010]

C14 薬剤経済学

　薬剤経済学（pharmacoeconomics）は，くすりの費用対効果（cost-effectiveness）を評価する学問をいう．医薬品を開発し，市場に出すのに際しては，1900年代の「品質」（quality）にはじまり，1930年代からは「安全性」（safety），1960年代からは「有効性」（efficacy）のエビデンスが求められてきた．さらに1990年代初頭から，限られた医療資源の合理的使用という観点のもと，医薬品の「費用対効果」すなわち「効率」（efficiency）のエビデンスが，市場における価値を決める際に重用視されるようになってきた．具体的には薬の価格決定や，保険償還の可否の決定の際に，判断基準の一つとして薬剤経済学的データが利用されている．

1. 薬剤経済学の本質

　薬剤経済学のゴールは，「医薬品に，価値に見合った効果があるか？」（value for money）を評価することにある．すなわち，新たな医薬品を導入することで既存の医薬品と比較して「どれだけコストが変化するか？」「健康アウトカム（health outcome）がどれだけ変化するか？」の2点について，双方のバランスを評価して，医薬品の価値を明らかにすることが目的である．なお「健康アウトカムの向上」には，「血圧を低下させる」「心筋梗塞の発症を減らす」「生存年数を延長する」「生存者数を増加させる」など多種多様の概念が含まれる．以降では，健康アウトカムを単純に「アウトカム」と表記する．

　そのため，コストのみを比較した解析や，既存の医薬品などのコントロールをおいた比較を行っていない解析は，完全な薬剤経済評価（full economic evaluation: FEE）ではなく，部分的な評価（partial evaluation）に分類される[1]．前者はアウトカムの向上について情報がなく，後者は「コントロールと比べてどれだけコスト・アウトカムが変化するか」の情報がないため，正しい評価を下せない．

　医薬品の価値を正しく評価するためには，「新しい医薬品の導入に必要なコスト（介入のコスト）」，「介入によって，将来削減しうる医療費などのコスト」，「介入の導入によるアウトカムの改善度合」の3点を定量的に見積もる必要がある．

　「薬剤経済学的にすぐれている」ことと，「将来の医療費の削減幅が，介入のコストを上回ること」とは，まったく別物である．実際新規の医薬品についてコスト面だけを評価した際に，総コストが既存の医薬品よりも低くなるものはきわめてまれである．

2. 薬剤経済評価の基本的概念─増分費用効果比の考え方─

　単純化した薬剤経済評価の概念をコスト-効果平面図（図1）に示す．評価の基本は，コントロールのコストとアウトカムを中心に，そこからの差を考えることになる．「費用対効果」という言葉からすぐに連想されるのは，図1左隅の「原点」から延びた2本の直線だが，実際に評価すべき

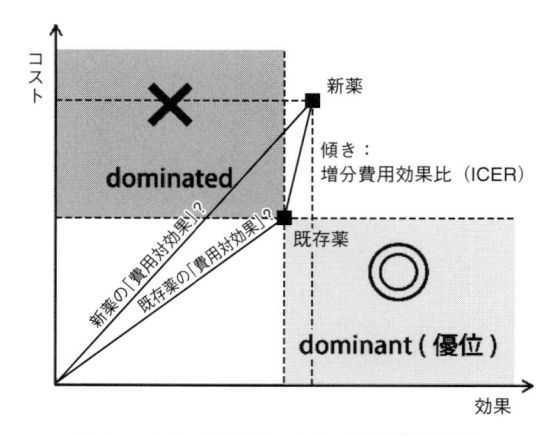

図1　コスト-効果平面のなかの増分費用効果比

は，既存薬と新薬を結ぶ直線である．具体的には「増分費用効果比（incremental cost-effectiveness ratio：ICER）」を計算して評価する．ICER の値は，新薬とコントロールである既存薬のコストの差とアウトカムの差を算出した上で，前者を後者で割ることで求められる．すなわち，図中の太線の傾きが ICER になる．

ただし，図1右下の「コストを削減し，アウトカムを改善できる場合」と，左上の「コストは増大する上に，アウトカムは悪化する場合」については，あえて ICER を求める必要はない．前者なら「導入すべき」，後者なら「導入すべきでない」という，自然な結論になる．前者のように，コントロールと比較してコスト削減・アウトカム改善になる医薬品のことを「優位（dominant）の状態にある」と表現する．

3. 薬剤経済評価の四つの手法とアウトカムの扱い方

この項では，具体的な経済評価手法を三つに分けて論ずる．三つの手法の違いはアウトカムの測り方で，コストの算定法はすべて共通である．コストについては，次項で詳しく扱う．いずれの手法も，「コストの増加分に見合った，アウトカムの改善があるかどうか？」を評価する点では一定である．

まず，費用効果分析と費用効用分析について述べる．この二つの手法は，いずれも先ほど触れた ICER を算出して評価を行うものである．

例として，急性心筋梗塞についての血栓溶解剤の経済評価をとって説明しよう．新薬と既存薬があり，コストについては新薬が1人あたり10万円，既存薬が1人あたり2万円とする．アウトカム指標としては，救命人数をとる．新薬では100人中93人が助かり（7人死亡），既存薬では100人中90人が助かる（10人死亡）ものとする．また簡単のため，両群ともに100人の患者に投薬すると考えよう．コストに関しては，新薬群が10万×100＝1000万円，既存薬群が2万×100＝200万円となる．一方，アウトカムは，新薬群では93人が，既存薬群では90人が助かることになる．

結果を統合すると，新薬は800万円の追加費用で救命人数を3人増やせることになる．すなわち救命人数1人増加あたり267万円になる．これが「アウトカム1単位増加あたりの費用」すなわちICER である．このような分析を費用効果分析（cost-effectiveness analysis：CEA）と呼ぶ．あくまで全体での比較であり，「1人に267万円つぎ込めば必ず救命できる」と解釈してはならない．

アウトカム指標として救命人数をとった場合，生命予後への影響が評価しづらい領域，たとえば慢性疾患の医薬品との比較は難しくなる．時間的な制約などから，より測定が容易な血圧やコレステロール値，心筋梗塞の発症など，疾患特異的なアウトカムを用いる場合もあるが，このような場合は他の疾患領域の医薬品との比較は完全に不可能となる．また，疾患発症後の生活の質の低下は，生存年数を物差しにしても評価できない．関節リウマチや脳梗塞，認知症などの原因で，介助者なしでは外出できない状態で1年生きるのと，完全に健康な状態で1年生きるのとでは価値は変わってくるだろう．

こうした考え方を発展させたのが質調整生存年（qualty-adjusted life years：QALY）の概念である．QALY の算出に際しては，特定の健康状態に「効用値（utility score）」をあてはめる．効用値は，死亡が0，完全に健康な状態が1となる．骨破壊が進行し，介助者なしには外出ができない状態（状態 A とおく）に 0.4 を当てはめたとしよう．すると状態 A で1年生きることは，生存年数では当然1年だが，QALY 基準では 1×0.4＝0.4QALY に換算される．状態 A で10年生きることと，完全に健康な状態で4年生きることとが，どちらも4QALY で同等となる．

QALY と LY と QALY gained の関係を，図2に示した．点 A（時間 time：t_1）で疾患にかかり，点B（t_2）まで徐々に効用値が低下していく．そして点 B で，介入を選択することになる．無治療の場

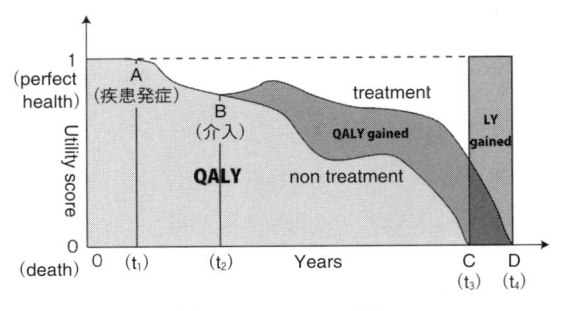

図2　QALYとLYの関係

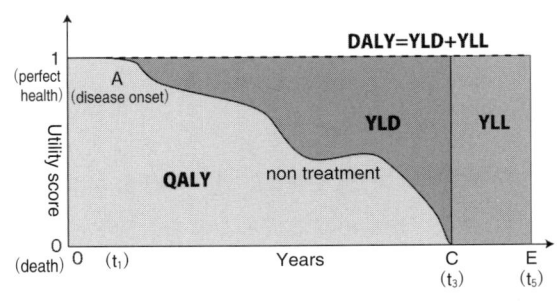

図3　QALYとDALYの関係

合には，効用値はB→Cの曲線をたどり，点C（t_3）で死亡する．薬を使うと効用値が少し改善し，B→Dの曲線をたどり，点D（時間t_4）で死亡する．薬剤経済評価で重要なのは，効果そのものでなく「効果の差分」である．QALYをアウトカムにとるならば，「QALY gained」と示したB，C，Dで囲まれた部分の面積が「効果の差」となる．一方で，生存年数（life years：LY）をアウトカムにとった場合は，効果の差は期待生存年数の差CD（t_4-t_3）に等しくなる．図形的には，「LY gained」で示した底辺CD，高さ1の長方形の面積で表せる．

QALYと対をなす概念として，障害調整生存年（disability-adjusted life years：DALY）がある．図3に示すように，DALYは，疾患によるQOLの低下部分（years lost due to disability：YLD）と，疾患による平均余命の減少部分（years of life lost：YLL）の和として表現される．ここで，E（t_5）は世界で最も長命の国の平均寿命が用いられる．DALYは，ある疾患がある社会全体へもたらす負担（burden of disease，疾病負担）の推計などに用いられる．

アウトカム指標としてQALYをとったものを，費用効用分析（cost-utility analysis：CUA）と称する．CEAとCUAで，分析手法は基本的に変わらないため，CUAをCEAの一部とする文献もある．1QALYあたりのICERがいくらまでなら妥当（たとえば，公的医療制度でカバーするのが可能）かについては定まった基準はないが，米国では5万ドル（500万円，1ドル＝100円），英国では2

〜3万ポンド（400〜600万円，1ポンド＝200円）程度までなら妥当とされる．

さらに，アウトカム改善効果をも金銭価値に換算して評価し，コスト増分との大小比較を行う分析を費用便益分析（cost-benefit analysis：CBA）とよぶ．たとえば，ある医薬品によって増加するコストが50万円で，導入によって1人あたり0.3QALYのQOL改善効果が得られたと仮定する．費用便益分析では，「1QALY改善」をさらに金銭価値に換算する．これを便益（benefit）と呼ぶ．1QALY改善の金銭価値が500万円であれば，この薬で得られる便益は500万円/1QALY×0.3QALY＝150万円．コスト増分が50万円だから，差し引き150－50＝100万円のプラス……と評価する．

CBAは，医療以外の公共事業分野ではよく用いられる手法で，この分析を使えば医療以外の分野との比較，たとえば「医薬品の導入」と「ダムの建設」どちらを優先すべきかなどの評価も可能になる．ただしアウトカムをどのように金銭換算するかは議論も多く，現状ではCBAを用いた研究は数少ない．

4. コストの取り扱い方

薬剤経済評価を含む臨床経済評価におけるコストは，実際にお金が動く「直接コスト」（direct cost）と，実際のお金の動きはない「間接コスト」（indirect cost）とに大別される．ここでは，関節リウマチを例にとって，それぞれにどのようなコストが含まれるかを論ずる．

a. 直接コスト

病態が悪化すれば，当然医療費も増加する．医療費としては薬剤費や検査費，さらに人工関節の手術費など，医療保険でカバーされるものにとどまらず，健康食品や漢方薬などの代替医療のコストも考慮する必要がある．日本の医療用医薬品の市場規模が年間約8兆円なのに対し，代替医療の市場規模も年間3兆円を超えており，疾患領域によっては無視できない大きさになる．

さらに医療費以外のコストとしては，まず介護のコストや通院にかかる交通費，自助具や住宅改造のコストが考えられる．介護や交通費については，患者のみならず，患者の家族にコストがかかることも多い．

b. 間接コスト

間接コストは，働けなくなることによる労働損失を算入するのが一般的である．関節リウマチにかかって働けなくなったことによる労働損失に加え，先ほどの介護や交通費と同様に，家族などの介助者が仕事を休む・仕事を辞めたことによる労働損失もコストに含まれている．

なお，どのようなコストを分析に含めるかという「立場」（perspective）の設定は，薬剤経済評価ではきわめて重要である．たとえば「患者の立場」に立てば，1万円の薬代は通常の自己負担割合30％であれば，1万円×30％＝3000円となる．一方で保険者の立場からは，1万円の薬代のうち負担額は7000円となる．また，通院にかかる交通費は，患者の立場ならば100％算入されるが，保険者の立場ならば算入されない．すべてのコストを広く算入する立場を，社会の立場（societal perspective）と呼ぶ．立場によって推計結果は大きく変動するので，分析の対象に合った立場を選択することが不可欠である．

おわりに：薬剤経済評価の今後

経済評価の結果をどのように解釈するかについては，さまざまな誤解がある．薬剤経済評価の結果は，医薬品の保険償還や採用の可否を一律に定めるものではない．薬剤経済学の目的は，あくまで意思決定の一助となる定量的データを提供することである．「1QALY延長あたり〇〇万円」という結果が出た際に，実際にその医薬品を使うか否かは，意思決定者に委ねられている．「新薬は高いが，効果もすぐれている．だから使うべき」という定性的な議論でなく，「新薬の導入によってコストは〇〇円増えるが，平均QALYを既存薬に比べて××QALY増やすことができる．すなわち，あと1QALY増やすのに〇〇÷××円かかる」という定量的な判断材料を提示することで，より合理的な意思決定をはかるのが薬剤経済評価の目標である．前者のような定性的な考え方のみでは，「新薬はたしかに効果にすぐれているが，コストは高い．ゆえに使うべきでない」という正反対の考え方が出てきた際の反駁が不可能になる．

薬剤経済評価はコストの高い新薬を否定するものではない．むしろ，高額でも著効を示す新薬について，正当な価値付けをするエビデンスを提供するものである．薬剤経済学が，画期的な新薬，また古いが価値の高い薬のより適切な評価につながることを願いたい． ［五十嵐　中・津谷喜一郎］

文　献

1) Drummond, M. F., Sculpher, M. J., Torrance, G. W., et al.: Methods for Economic Evaluation of Health Care Programs, third edition. Oxford University Press, 2005.

2) Gold, M. R., Siegel, J. E., Louise, B., et al.: Cost-effectiveness in Health and Medicine. Oxford University Press, 1996.

3) Shiroiwa, T., Sung, Y. K., Fukuda, T., Lang, H. C., Bae, S. C., Tsutani, K.: International survey on willingness-to-pay (WTP) for one additional QALY gained: what is the threshold of cost effectiveness ? *Health Economics*, 19(4): 422-437, 2010.

C15 エンドポイント

臨床試験における評価項目をエンドポイント（endpoint）という．エンドポイントとして定められる項目は臨床試験の目的や疾患などに応じて様々であるが，通常は疾患領域ごとに標準的に用いられるエンドポイントが存在する場合が多い．

糖尿病治療薬の臨床試験を例にすれば，空腹時血糖値や，HbA1C，目標 HbA1C 値に到達する割合，糖尿病性合併症の発生割合，生存期間，health related quality of life（HRQoL）など種々の有効性評価項目が考えうる．また，これらの項目をどの時点で（試験開始から半年後？ 1年後？ 2年後？……）評価するかによっても結果は異なってくる．そのため，試験開始から「どの時点」で「どの項目」を用いるか事前にきちんと定めておき，解析方法などを含めてプロトコルに記載しておく必要がある．

当然のことながら，エンドポイントにとられる項目は科学的に信頼性の高いものでなければならない．かつて日本における治験では全般改善度と称して，医師による主観的な評価が用いられることが多かった．たとえば，治療前後で「著名改善」「改善」「不変」「悪化」「著名悪化」のどれに該当するかを評価することがしばしば行われていたが，そのような曖昧なエンドポイントを用いることは，一部の分野を除いて許容されなくなりつつある．

また，ICH＊E9 ガイドライン「臨床試験のための統計的原則」[1]ではエンドポイントを変数（variable）と呼んでいる．

エンドポイントは，その性質に応じて以下のように分類できる．

1. プライマリーエンドポイントとセカンダリーエンドポイント

臨床試験におけるエンドポイントとして様々なものが考えうるが，第Ⅲ相試験のような検証的試験においては，検証の対象となる主要なエンドポイントは一つに絞ることが多い．このような試験の目的であり，検証の対象となるエンドポイントをプライマリーエンドポイント（primary endpoint；主要評価項目）と呼ぶ．

プライマリーエンドポイントを一つに絞るのは，試験全体での第1種の過誤（誤った仮説が検証される確率）を増大させないためである．すなわち，検証の対象となるようなエンドポイントが複数あると，検定の多重性の問題が生じるため，臨床試験全体で誤った仮説が検証されてしまう確率が事前に定めた有意水準を超えてしまう可能性がある．

たとえば，有意水準5%で個々の仮説を検定するとしよう．また，主要な仮説が5個設定されており，これらの仮説はいずれも正しくないとする．このとき個々の仮説が誤って検証されてしまう確率は0.05以下であるが，この5個の仮説のうちいずれかが検証されてしまう確率は最大で，$1-(0.95)^5=0.226$ となる．すなわち，仮説が複数あると試験全体では第1種の過誤が5%以下に抑えられなくなる．

一方で検証の対象とはならないが，臨床試験の中で評価したい項目はエンドポイントをセカンダリーエンドポイント（secondary endpoint；副次評価項目）として規定しておくことが多い．たとえば薬剤の有効性を証明したい臨床試験の場合，安全性に関する指標（有害事象の発生率など）はセカンダリーエンドポイントとして評価されるのが一般的である．

2. 真のエンドポイントと代替エンドポイント

高血圧において，血圧が高いこと自体はそれほど大きな問題ではない．高血圧が問題とされるの

はそれが心筋梗塞や狭心症などの心血管系イベントや脳梗塞など，深刻な症状を引き起こすからである．

臨床試験で降圧剤の評価を行うときも，その本来の目的たる心血管系イベントや脳梗塞などをエンドポイントとすることが望ましいだろう．しかし，心血管系イベントの発生頻度は低く，またすぐに起こるわけでもないから，評価には多くの被験者を長期間観察し続けなければならない．結果として，有用な薬剤の承認が遅れることにもなりかねないし，臨床試験に要するコストも課題となる．一方で，降圧剤の血圧への影響は比較的短期間のうちに評価ができる．血圧の大きさがイベントの発生と十分な関係があるならば，臨床試験のエンドポイントを血圧とすることも許容されるだろう．

このとき，心血管系イベントや脳血管系イベントなどの本来測定したいエンドポイントを真のエンドポイント（true endpoint），「臨床的効果を直接測定することが実際的でない場合に，効果の間接的な測定値を示す」[1] 血圧のようなエンドポイントを代替エンドポイント（surrogate endpoint）と呼ぶ．たとえば動脈硬化（心血管系イベント）におけるLDLコレステロール濃度，糖尿病性合併症に対するHbA1c値，がんの腫瘍縮小効果と全生存期間（overall survival），痛風の血清尿酸値，HIVにおけるCD4細胞数などが代替エンドポイントの例としてあげられる．

ただし，実際には設定された代替エンドポイントが真のエンドポイントの予測因子として不適であることが明らかになる場合もある．そのため，第Ⅲ相試験では代替エンドポイントを用いても，市販後の第Ⅳ相試験ではより長期の大規模臨床試験を行い，真のエンドポイントで評価する場合も多い．

代替エンドポイントの統計学的な定義として，Prenticeは「代替エンドポイントを用いた治療群間に差がないという帰無仮説の検定が，真のエンドポイントを用いた帰無仮説の妥当な検定となっていること」[2] としている．詳細な議論は文献[3,4]を参照していただきたいが，注意しなければならないことは「代替エンドポイントと真のエンドポイントの相関が十分に大きくても，代替エンドポイントとしては必ずしも妥当ではない」，すなわち相関よりも強い条件が必要になるということである．

たとえば，心血管リスクの高い2型糖尿病患者約1万人を対象に強化療法群（$HbA1_c$目標6%以下）と標準療法群（$HbA1_c$目標7.0〜7.9%）を比較したACCORD試験[5]では，治療後の$HbA1_c$値は強化療法群で6.4%，標準療法群で7.5%であった．しかし，総死亡をエンドポイントとして比較すると，強化療法群が1.4%，標準療法群が1.1%と有意に（$p=0.04$）強化療法群の死亡が多くなった．また，$HbA1_c$と総死亡には相関がある，すなわち強化療法群でも血糖コントロール不良群は死亡率が高かったとされている（ここでは，結果の臨床的な妥当性は議論しない）．

真のエンドポイントを総死亡，代替エンドポイントを$HbA1_c$と考えれば，このことは，図1のように強化療法が代替エンドポイント（$HbA1_c$）を介さず，なんらかの原因で直接に真のエンドポイント（総死亡）に影響を与えてしまうことを示唆している．そのため，図2に単純化して示すように$HbA1_c$と総死亡には相関があるにもかかわらず，$HbA1_c$の低い群の方が逆に死亡率が高くなっていると推測される．もちろん真のエンドポイントと相関があるからといって，この試験において$HbA1_c$を代替エンドポイントとすることは大きな問題をはらむ．

理想的な代替エンドポイントとして，介入の効果が代替エンドポイントを通してのみ真のエンドポイントに影響を与えている図3のような状況[6]

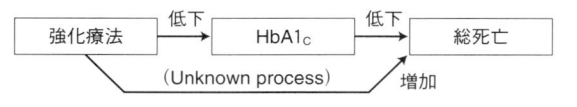

図1 ACCORD試験における代替エンドポイントと真のエンドポイントの関係

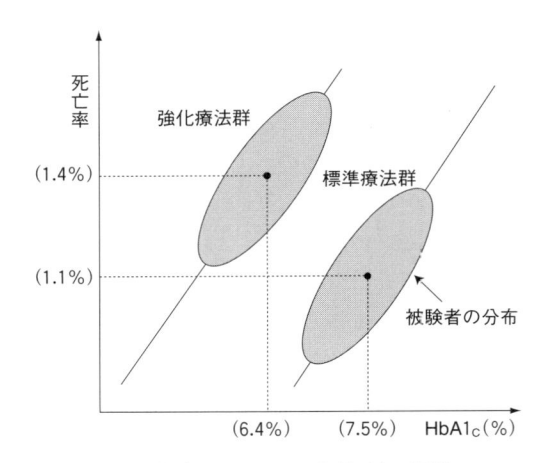

図2 想定されるHbA1cと総死亡の関係

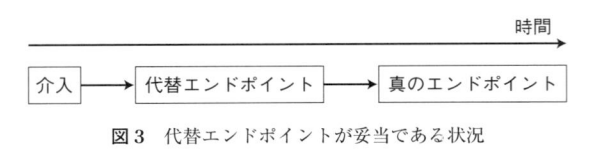

図3 代替エンドポイントが妥当である状況

があげられる．このような状況が成立するには，真のエンドポイントをT，代替エンドポイントをS，治療群をxとし，$f(\cdot)$を確率密度関数とすると，Prenticeの基準によれば

$$f(T\mid S, x) = f(T\mid S)$$

が成り立つ必要がある[2]．これは，介入が真のエンドポイントに与える治療効果は，得られた代替エンドポイントによって完全に表現できることを意味する．もちろん生物学的にこのような条件を満たす代替エンドポイントはきわめて限定されるため，完全な意味での代替エンドポイントを得ることは通常困難であるが，代替エンドポイントの妥当性を検討するための統計学的方法は現在までにいくつかの提案がなされ，応用されている．

3. ハードなエンドポイントとソフトなエンドポイント

臨床検査値や生存時間，イベント発生率，副作用の発現頻度など客観的な評価が可能なエンドポイントをハードなエンドポイントと呼ぶ．一方で，HRQoLや痛み，一部の精神科領域の指標のように評価者の主観によって評価される項目がソフトなエンドポイントである．

とくにプライマリーエンドポイントにおいては，明確な評価が可能なハードなエンドポイントが用いられることが多い．しかし，臨床検査値では数値上の改善が見られても，患者のHRQoLはまったく変わっていないなど，ハードなエンドポイントのみでは必ずしも評価項目として十分でないこともある．そのため，最近の臨床試験ではセカンダリーエンドポイントとしてHRQoLなどが測定されることも増加してきている．

4. 複合エンドポイント，多重エンドポイント

検証的な臨床試験では，検証すべき項目は一つに絞るのが原則である．しかし，どうしてもプライマリーエンドポイントを一つに絞りきれない場合，ないしは複数の項目を評価することが望ましい場合，以下のような方法が考えられる．

一つは複数の評価項目を単一のエンドポイントに落とし込む方法である．たとえば循環器系の試験では，しばしば複合エンドポイント（composite endpoint）が用いられる．これは様々なイベントをまとめて一つのエンドポイントとして扱うものであり，たとえばプラバスタチンの効果を検証するために日本で行われた大規模臨床試験MEGA trial[7]ではプライマリーエンドポイントが「冠動脈性心疾患（心筋梗塞含む），狭心症，心疾患による死亡，突然死，冠動脈形成術」と定義されている．複合エンドポイントでは，上記のうちどれか一つでもイベントが起きれば，プライマリーエンドポイントのイベントとして取り扱われる．

また，様々な評価指標を単一のスコアに落とし込むために，合成変数（composite variable）が用いられることもある．たとえば関節リウマチにおけるACR（American College of Rheumatology）コアセットなどがその代表的な例である．

他方で，複数の評価項目をプライマリーエンドポイントとして用いる場合を多重エンドポイント（multiple endpoint）と呼ぶ．通常の多重エンドポイントの検証においては，多重性の調整が必要に

なることが多い．しかし，複数の仮説が積仮説の形になっている場合，すなわちi個のエンドポイント（「エンドポイント1」，「エンドポイント2」，…，「エンドポイントi」）があり，そのすべての仮説を証明しなければプライマリーエンドポイントが検証されたことにならない場合は，第1種の過誤は増加しないため，多重性の調整は不要である．ただし，検出力は低下するため症例数を設計する際には注意が必要となる．また，積仮説でなくても検定の順番をあらかじめ定めておき，仮説の証明に失敗した段階で以降の検定を止めるような階層的な検定手順を用いれば，同様に第1種の過誤を増加させない．

［白岩　健・津谷喜一郎］

文　献

1) 厚生労働省：臨床試験のための統計的原則ガイドライン，1988.
2) Prentice, R. L. : Surrogate endpoints, in clinical trials: definition and operational criteria. *Stat. Med.*, **8**(4): 431-440, 1989.
3) 日本製薬工業協会医薬品評価委員会統計・DM部会：代替エンドポイントの評価，2009.
4) Burzykowski, T., Molenberghs, G., Buyse, M. (eds): The evaluation of surrogate endpoints. Springer, New York, 2005.
5) Action to Control Cardiovascular Risk in Diabetes Study Group, Gerstein H. C., Miller M. E., et al.: Effects of intensive glucose lowering in type 2 diabetes. *N. Engl. J. Med.*, **358**(24): 2545-2559, 2008.
6) Fleming, T. R., DeMets, D. L.: Surrogate end points in clinical trials: are we being misled? *Ann. Intern. Med.*, **125**(7): 605-613, 1996.
7) Nakamura, H., Arakawa, K., Itakura, H., et al.: Primary prevention of cardiovascular disease with pravastatin in Japan (MEGA Study): a prospective randomised controlled trial. *Lancet.*, **368**(9542): 1155-1163, 2006.

C16 コンパッショネート使用

「未承認薬」(unlicensed drug)とは，国内においては販売承認されていないが海外では販売承認されている医薬品をはじめ，海外でもまだ承認されていないが有望なデータが得られていて，代替療法のない国内患者に対して有用性が期待される医薬品候補をいう．なお，「未承認薬」と混同されやすい言葉に「無承認薬」がある．無承認薬は，厚生労働省では「無承認無許可医薬品」の用語を使っている．監視取締りの対象となる販売承認も製造許可もされていないのに薬効を謳った偽医薬品のことである．

一方，「医薬品の適応外使用」(off-label use of drug)とは，医薬品は「効能・効果」「用法・用量」などを承認事項として販売承認されるが，医薬品としては販売承認されていても，効能・効果や用法・用量など患者への用い方が承認事項に合致しない場合である[1]．なお，「適応」とはもともと保険適応からきた言葉であり，それが流用されて使われている．

患者にとっての未承認薬使用・適応外薬使用を考える際に，患者の視点からみると，四つの場合がある．

第1は，他に代替治療がない，臨床試験への参加ができない，生命が危険にさらされているなど，とくに重篤な患者の未承認薬へのアクセスである．欧米にはこのような場合にアクセスを例外的に可能とするコンパッショネート使用 (compassionate use of unlicensed drug：CU) といわれる公的な制度[2,3]があり，日本への導入が厚生労働省の検討会で提言されている．コンパッショネートとは「思いやりのある」という意味で，未承認薬の人道的供給を意味する言葉である．一方，日本でこれまで進められていることとして，保険診療で未承認薬使用を患者負担で認める方向がある．

第2は，既承認薬の患者への適応外使用である．ここでは保険で適応外使用が認められるかが問題となる．

第3は，未承認薬・適応外使用の早期販売承認取得による患者アクセスの実現である．エビデンスに基づき新たな臨床試験データを必要としない「公知申請」(後述)，ないしはわずかの追加臨床試験のみでの申請による早期販売承認取得ができる体制の整備が課題である．

第4は，未承認薬・適応外使用の永続的な解消をめざす取り組みである．これについては，皆無とはいかないものの未承認薬・適応外薬を生まないよう，国際共同治験への参加，企業開発へのイ

表1 未承認薬・適応外使用に対して日本でとられた施策（福澤ほか，2011，一部改変）[4]

稀少疾患，小児科領域および抗がん薬などの領域での未承認薬・適応外使用に対して以下の施策が取られている．
1) 薬事法及び医薬品副作用被害救済・研究振興基金法の一部改正（「オーファンドラッグ法」）(1993.4)（未）
2) 適応外使用に係わる医療用医薬品の取り扱いについて（「2課長通知，医薬審第104号」）(1999.2.1)（外）
3) 小児用量設定などの試験促進のための再審査期間延長 (2000.12–)（外）
4) 医師主導治験制度の導入 (2003.7)（外・未）
5) 抗がん剤併用療法に関する検討会 (2004.1–2005.2)（外）
6) 未承認薬使用問題検討会議 (2005.1–2009.10)（未・外）
7) 小児薬物療法検討会議 (2006.3–2009.7)（外）
8) 高度医療評価制度の実施（未承認薬・適応外薬を使用した先端技術を保険医療と併用）(2008.4–)（未・外）
9) 未承認薬・適応外薬の開発支援補正予算（未承認薬等開発支援事業）(2009.5)（未・外）
10) 新薬創出・未承認薬適応外薬解消等促進加算（薬価維持特例，2009.12–）（未・外）
11) 医療上の必要性の高い未承認薬・適応外薬検討会議 (2010.2–)（未・外）

（未）：未承認薬関係，（外）：適応外使用関係

ンセンティブ付与，不採算薬の公的資金での開発などが課題となる．これらはドラッグラグやアンメット・メディカルニーズなどの項と重複するので，本項では第1から第3に関連したテーマを扱う．

未承認薬・適応外使用に対してこれまで日本でとられた施策を表1に示した．

1. 未承認薬への患者アクセス
a. 未承認薬のコンパッショネート使用

未承認薬のコンパッショネート使用（CU）は，命を脅かす疾患や強度の衰弱をもたらす疾患などで治療手段が他になく，臨床試験への参加もできない患者に，未承認薬へのアクセスを可能にする公的な制度である．日本には現在この制度がなく，そのような場合に患者・家族・医師がとりうる手立ては，安全管理など問題の多い「個人輸入」しかない．

CUの特徴は，その名が示すように人道的見地からとられる「例外的措置」であることである．

米国では，研究用薬を治療に使用する形でのCUが発展してきた．1938年に連邦食品医薬品法で研究用薬（Investigational New Drug：IND）を規制する権限を得た食品医薬品庁（FDA）は，これらの患者に対する研究用薬の人道的供給に以後一貫して努めてきている．エイズの大流行を受けて1987年には研究用薬の治療使用（Treatment IND）が法制化された．

欧州連合（EU）各国でも，未承認薬へのアクセスの関心は高く，各国またはEUレベルで種々の制度がつくられている．EU各国では米国と異なり，外国では承認されているが国内では承認されていない未承認薬を，必要な患者に輸入して供給する形を主として制度が形づくられてきた．EUの法体系でも上位のRegulation（規則）に「コンパッショネート使用」を位置付け，制度の具体的な運営は加盟各国にゆだねる形がとられている．

韓国においても，未承認薬の人道的供給について制度的な取り組みが進んでいる．1999年に韓国オーファンドラッグセンターが創設，薬事法にも条文化され，外国で承認されている未承認薬を輸入し患者に供給する欧州型のCUを重点に活発な活動を行っている．また2003年には臨床試験承認制度（IND制度）導入実施と併せ，「研究用薬の治療使用」（Treatment IND）制度が導入され，米国型のCUも整備された．

日本は，このようなCUの制度をもたないが，未承認薬の人道的供給が公的に行われてきた分野がある．国際交流の活発化で1970年代後半に輸入感染症が増加，治療薬の確保が急務となった．熱意病研究者が当時の厚生省薬務局と協議し，熱帯病治療薬研究班（略称）を発足させ，輸入した医薬品を治験薬の形で無償供給するアクセスルートを開くとともに，関連した研究を推進することが決定された．世界的にCUの法制化をもたらしたエイズも，熱帯病同様対処が急務であった．熱帯病の経験を生かし，1996年にエイズ治療薬研究班（略称）が組織された．これらの研究班は現在も継続されている．他の例として，生活保護での未承認薬に関する医療扶助がある．2008年3月厚生労働省は，同省の検討会において早期の承認が必要と判断された医薬品については，公費供給の対象とすることを認める通達を出した．

ドラッグラグがほとんどない米国でもCUが制度化されているように，CUは保健衛生の観点から社会に不可欠の制度である．日本では2007年7月，厚労省の「有効で安全な医薬品を迅速に供給するための検討会」が，CUの導入に向けて検討を開始すべきと提言した．さらに2010年4月，厚労省の「薬害肝炎事件の検証及び再発防止のための医薬品行政のあり方検討委員会」最終提言が，個人輸入の規制と合わせ，CU等の人道的な例外的使用システムの構築を提言した．後者では，①患者の未承認薬への例外的なアクセスの要望，②患者の安全性確保，③販売承認に必要なエビデンスを「つくる」臨床試験の円滑な実施を妨げないこと，の三つのバランス保持が制度設計の要と指摘されている．このことに留意しつつ，CUの早

期制度化が強く期待される．

b.「高度医療」による保険医療での未承認薬の患者負担での使用

日本は世界に冠たる国民皆保険の国である．保険外の医薬品使用を含めて「混合診療」は長く論議されてきた．「混合診療」は政治的テーマでもあり，制度は複雑でやや流動的である．2006年10月からは「保険外併用療養」は「評価療養」と「選定療養」に分けられた．前者には，先進医療，治験にかかわる診療，など7種類，後者には差額ベッド，歯科の金合金，など10種類が定められている．

患者からの医薬品アクセスは，このうち「先進医療」での解決がある程度可能である．第2項先進医療は，すでに日本で承認されたもので保険未収載のものである．第3項先進医療は，2008年4月からは「高度医療」とも称され，薬事法上の承認が得られていない未承認薬や適応外使用を用いたものである．高度医療の適合性評価・確認は高度医療評価会議が行い，その先進医療を実施する医療施設を決め，保険診療との併用を認め，承認申請につながるデータ収集の迅速化がはかられている．

2. 既承認薬の「適応外使用」

適応外使用と一口に言っても，その実態は有効性・安全性のエビデンスが十分にあるものからそうでないものまで様々である．本項では有効性・安全性のエビデンスがあり，患者の合意のもとで行われ，患者にとって利益となる適応外使用を念頭に述べる．

適応外使用について保険適用での容認基準を示したものに，1980年（昭和55年）9月の社会保険診療報酬支払基金理事長あて厚生省保険局長通知「保険診療における医薬品の取扱いについて」があり，「55年通知」として知られている．その内容は，有効性および安全性の確認された医薬品（副作用報告義務期間または再審査が終了した医薬品をいう）を薬理作用に基づいて処方した場合は，効能・効果に書かれた病名記載でなくとも認めるものであった．なお，これについて司法は，効能効果と無関係な「薬理作用のみに基づく処方」は認めていないと解釈している（1998年高松高裁判決）．

適応外使用に関する厚生当局の取り組みは，1995年厚生科学特別研究「特定疾患調査研究事業に関わる医薬品の適応外使用に関わる調査研究」に始まる．1996, 1997年と類似の厚生省関連研究が続き，1997年の二つ目の研究が，厚生科学研究「難治疾患・稀少疾患に対する医薬品の適応外使用実態のエビデンスに関する調査研究」としてなされた．そこではエビデンスに基づく医療（evidence-based medicine：EBM）の考え方に基づきシステマティック・レビューの方法論が採られ，適応外使用は408件のリサーチクエスチョン（RQ：医薬品と疾患との組み合わせ）として特定され，このうち63件が重要なRQとして選択された[1]．

これにより適応外使用の実態とエビデンスのグレードが明らかになったことで，1999年2月に厚生省から「2課長通知」として知られる医薬審第104号が出され，適応外薬の早期承認への道筋が開かれることになった．これについては次項で述べる．

また，これらの厚生科学研究を引き継ぎ，1998～2000年度にヒューマンサイエンス振興財団の調査研究が実施された．今回は小児科分野を含む日本のすべての適応外使用を対象とした調査で，合計954件のRQが報告され，全RQを含むデータベースが作成された．このうち821件についてエビデンスグレードが評価され，半数を上回る455件（55％）がRCTないしCCT（比較臨床試験）によるエビデンスを有することが確認された[5]．

適応外使用の保険での取り扱いに関する「55年通知」(1980)は現在も生きている．支払基金は再審査が終わった品目について学会等の要望を整理し，認められるものを2007年9月医薬品47事例

(2008年1月1事例削除），2009年9月医薬品33例，2011年9月医薬品80事例の計159例について55年通知にかかわる情報提供を行っている．しかし，これらの検討を行った情報提供検討委員会の委員名，議事は公開されていないなど，透明性の高いものとなっていない．

3. 未承認薬・適応外薬の早期販売承認取得による患者アクセス

a. 「2課長通知」から未承認薬使用問題検討会議まで

1999年2月に「2課長通知」として知られる厚生省健康政策局研究開発課長と医薬安全局審査管理課長の連名による「適応外使用に係る医療用医薬品の取り扱いについて」（医薬審第104号）が出された．この通知により，米国などですでに承認され，医療における相当の使用実績があり，① それらの承認申請に添付された資料の入手が可能，② 信頼できる学術雑誌に掲載された根拠論文または国際機関で評価された総説（引用者注：コクラン・システマティック・レビューのこと）がある場合，ならびに，③ 国内での公的な研究事業の委託研究で実施されるなど信頼しうる臨床試験成績がある場合は，それらの資料により適応外使用が「医学薬学上公知」であると認められ，新たな臨床試験を行うことなく承認申請が可能になった．公知申請と称される．

厚労省の適応外薬・未承認薬に関する他の施策として，2002年7月の薬事法改正により医師主導による治験が可能となった．これを受け，日本医師会は2003年8月治験推進センターを開設，医師主導治験による効能追加を目指す動きが始まった．医薬品適応外使用のリサーチクエスチョンの調査も開始された．

2004年1月には，社会的に重要性の高いがん治療について，厚労省に「抗がん剤併用療法に関する検討会」が設置された．この分野では世界的に複数の抗がん剤による併用療法が標準治療となっている．しかし日本では抗がん剤としては承認されていても効能が承認されていないなどで，併用療法に用いることが困難な状況にあった．この問題の解決のため検討会が設置され，併用療法に必要な効能の追加が精力的に取り組まれた．61療法がリストアップされ，2005年2月に検討会が終了するまでに21報の検討会報告書が作成され，報告書が取りまとめられた抗がん剤について効能追加がなされた．

辻・津谷は，2課長通知（1999年2月），抗がん剤併用療法検討会（2004年1月～2005年2月）などの取り組みにより，2005年12月までの6年余に56件の適応外使用が正式の承認を取得したことを明らかにしている[6]．

一方，未承認薬については2005年1月，厚労省に「未承認薬使用問題検討会議」が設置された．「混合診療」問題で患者の未承認薬へのアクセスが大きな議論となり，2004年12月厚労相と規制改革相とのあいだで，検討会の設置が合意された．設置目的としては，欧米で承認されているが国内では未承認の医薬品について，① 欧米諸国での承認状況および学会・患者要望を定期的に把握，② 臨床上の必要性と使用の妥当性を科学的に検証，③ 当該未承認薬について確実な治験実施につなげることにより，その試用機会の提供と安全確保をはかりつつ，未承認薬の使用を推進するとされた．

検討会議は年4回定期的に開催，また必要に応じ随時開催し，最長でも3カ月以内に結論を出す．欧米で新たに承認された薬は自動的に検討の対象とし，患者の要望に適確に対応．企業治験と医師主導治験に振り分け，確実な治験実施につなげるとした．

検討会議は2009年10月まで22回にわたり開催された．検討品目は44，内訳は抗がん剤22，先天代謝異常症などの小児用薬11，その他11である．2011年9月現在で，44品目中すでに26品目が承認済みであり，国内で治験実施中が15品目，治験計画等検討中が3品目となっている．

2006年3月には「小児薬物療法検討会議」が創

設された．未承認薬については未承認薬使用問題検討会議で扱うこととし，この検討会議では小児に対する適応外使用の実態とエビデンスの把握，それらの結果に基づく対処（企業への添付文書改定や効能追加についての情報提供など）が検討された．検討会議は2009年7月まで6回開催され，アセトアミノフェン・メトトレキサート・A型ボツリヌス毒素の効能効果が承認されるなどの成果があった．

b. 「新薬創出・適応外薬解消等促進加算」（医療上の必要性の高い未承認薬・適応外薬検討会議）

2009年6～8月，厚労省は「医療上の必要性が高い未承認の医薬品又は適応の開発の要望についての意見募集」を行った．学会などから374件（未承認薬89件，適応外薬285件）の要望が出され，その評価などは未承認薬使用問題検討会議を改組した新たな有識者会議が，未承認薬・適応外薬両方を扱うことになっていた．

2009年12月，未承認薬・適応外薬への取り組みは注目の新たな段階を迎えることになった．中央社会保険医療協議会（中医協）で，保険薬価算定に関して2010年4月から「新薬創出・適応外薬解消等促進加算」の試行的導入が決まった．この加算は製薬協が求めていた新薬の「薬価維持特例」が形を変え認められたものである．その条件として厚労省が従来の「未承認薬使用問題検討会議」「小児薬物療法検討会議」を統合して新設する「医療上の必要性の高い未承認薬・適応外薬検討会議」の結果を踏まえて開発要請する未承認薬・適応外薬の開発を2年後の改定までに企業が実行することとされた．

この検討会議は2010年2月に発足し，公募で出された要望のうち，109件（未承認薬50件，適応外薬59件）が適応疾病の重篤性，医療上の有用性の観点から開発が必要と判断した．厚労省はこれを受け，5月中旬91件（未承認薬43件，適応外薬48件）について開発権をもつ企業に開発を要請し，国内に該当企業がない17件については開発企業を公募した．

検討会議は，2011年10月現在，9回にわたり開催され，167件の開発を企業に要請（うち42件はすでに承認されている），19件について開発企業を募集している．また，2011年8月，医療上の必要性の高い未承認薬・適用外薬の第2回開発要望を募集した．

薬価加算と開発実行との関係では，要請を受けた企業は6カ月以内の公知申請，ないしは1年以内の治験開始が算定条件となっている．本加算は，従来のオーファンドラッグ開発支援とはインセンティブの方向が逆で，開発に着手しない場合にペナルティを与えるものとなっている．他国にないユニークなものだが，今後の注意深い観察と患者アクセス改善の定量的把握が必要である．

［寺岡章雄・津谷喜一郎］

文 献

1) 津谷喜一郎・清水直容編：医薬品適応外使用のエビデンス．デジタルプレス，1999．
2) 寺岡章雄・津谷喜一郎：未承認薬のコンパッショネート使用—日本において患者のアクセスの願いにどう応えるか．薬理と治療, **38**(2): 109-150, 2010.
3) 寺岡章雄，津谷喜一郎：日本で承認されていない薬を安全に使う—コンパッショネート使用制度—．日本評論社，2011．
4) 福澤 学，井上雅夫，津谷喜一郎：日米における医薬品適応外使用とその施策— 1990年代後半以降の歴史・現状・将来—．医薬品医療機器レギュラトリーサイエンス, **42**(4): 346-356, 2011.
5) 津谷喜一郎：医薬品の適応外使用— 20世紀末のエビデンス—．ライフサイエンス出版，2004．
6) 辻 香織・津谷喜一郎：エビデンスからみた適応外使用の妥当性．EBMジャーナル, **7**(3): 8-17, 2006.

C17 PMS

1. PMSとは

PMSとはpost marketing surveillanceの頭文字をとったものであり，日本語では「市販後調査」または「製造販売後調査」と呼ばれる．薬事法に基づく製造販売承認を受けた医薬品について，実際の医療の中で使われた際の安全性，有効性に関する情報を収集・評価し，その適正使用に役立てる活動の総称である．

新薬の開発段階においては，通常，様々な種類，規模の臨床試験が実施され，その有効性，安全性に関する情報が収集される．しかしながら，承認前の開発段階に得られる安全性に関する情報には，症例数（臨床試験段階での症例数はたかだか数百例～数千例程度），投与期間（通常は長くても1年程度），患者の多様性（年齢層，合併症，併用療法などが限られている）の観点から自ずと限界がある．このため，市販後の実地医療の下での安全性などに関する情報を収集し，必要な対策を講じていくことは，よい医薬品を長く安全に使用していく上で重要な行為である．

2. PMSの歴史

歴史を振り返ると，昭和42年に定められた「医薬品の製造承認等に関する基本方針」において，新薬については承認後2年間，当該医薬品による副作用に関する情報の収集・報告が企業に求められるようになった．また，国立病院や大学附属病院を指定して副作用モニター制度が開始されたのもこの頃である．昭和46年からは，既承認医薬品について，最新の医学・薬学の学問レベルにおける評価方法によりその有効性と安全性を再検討するための作業（再評価）が開始された．

これら従来の行政指導の内容が法制化されたのが昭和54年の薬事法改正である．新薬については原則として承認後6年間，当該医薬品の使用成績等の調査を行い，その結果を厚生大臣に報告した上で「再審査」を受けなければならないこととされ，また，すでに市場に流通している医薬品のうち，中央薬事審議会の意見を聴いて公示した医薬品については厚生大臣の「再評価」を受けなければならないこととされた．企業が入手した副作用情報の自発報告についても法律に定められた．

その後，平成9年には「医薬品の市販後調査の基準」（GPMSP）が従来の行政指導から法律に定められるとともに，国際的な合意に基づき「安全性定期報告制度」が開始され，平成13年からは新薬を対象とした「市販直後調査制度」が実施されている．なお，GPMSPは，平成17年の薬事法改正によって「製造販売後安全管理の基準」（GVP）と「製造販売後の調査及び試験の実施の基準」（GPSP）に分離されている．

3. 市販後安全対策に関する制度

a. 副作用・感染症報告制度

医薬品の製造販売企業は，当該品目の副作用によると疑われる疾病，障害又は死亡の発生，当該品目の使用によるものと疑われる感染症の発生，外国での当該品目の販売中止，回収などの措置などの情報を得たときは，一定期間内（内容に応じて15日又は30日以内）に厚生労働大臣に報告する．また，薬局や病院の開設者，医師，薬剤師などの医薬関係者は，医薬品の副作用などによるものと疑われる疾病，障害又は死亡の発生，当該品目の使用によるものと疑われる感染症の発生を知った場合で，保健衛生上の危害の発生又は拡大を防止するために必要があると認めるときは，厚生労働大臣に報告する．

b. 安全性定期報告

新薬の製造販売企業は，当該医薬品の使用成績調査の結果を，通常，承認から2年間は半年ごと，

表1 新薬の種類と再審査期間

新薬の種類	再審査期間
新有効成分を含有する医薬品	8年
新たな効能・効果,用量を追加した医薬品	4年
新たな投与経路による医薬品	6年
希少疾病用医薬品	10年

（上記期間は原則であり，個別の医薬品に応じて判断されることがある）

表2 製造販売後調査等の定義

製造販売後調査等		医薬品の有効性・安全性等に関する情報の収集・確認等のために行う使用成績調査又は製造販売後臨床試験をいう.
	使用成績調査	製造販売後調査等のうち，診療において，患者の条件を定めることなく，副作用による疾病等の種類別の発現状況，有効性・安全性等に関する情報の検出・確認を行う調査をいう.
	特定使用成績調査	使用成績調査のうち，診療において，小児，高齢者，妊産婦，腎機能・肝機能障害患者，長期使用患者等における副作用による疾病等の種類別の発現状況，有効性・安全性等に関する情報の検出・確認を行う調査をいう.
	製造販売後臨床試験	製造販売後調査等のうち，治験若しくは使用成績調査の成績に関する検討を行った結果得られた推定等を検証し，又は診療においては得られない有効性・安全性等に関する情報を収集するため，当該医薬品について承認された用法，用量，効能及び効果に従い行う試験をいう.

それ以後は1年ごとに安全性定期報告として厚生労働大臣に報告する．安全性定期報告書の内容には，当該医薬品の国内での使用成績調査などの情報のほか，PSUR（Periodic Safety Update Report）と呼ばれる当該医薬品に関する外国での安全性情報の評価・分析結果に関する情報も含まれる．PSURは，ICHにおいて合意されたガイドライン（ICH E2C）に基づくものである．

c. 再審査制度

新薬については，その種類に応じて指定される承認日からの期間（表1）の後に，製造販売後調査の結果などを取りまとめて再審査の申請を行い，厚生労働大臣による再確認を受ける．製造販売後調査は，GPSP（医薬品の製造販売後の調査及び試験の実施の基準）を遵守して行う．各種調査等の定義は表2に示すとおりである．

d. 再評価制度

承認された医薬品について，医学，薬学等の進歩などに応じて，その有効性，安全性などを見直す（再評価する）制度である．再評価の対象となる医薬品は，厚生労働大臣によって指定される．再評価指定を受けた医薬品については，製造販売企業は必要とされる資料を収集・作成した上で再評価の申請を行い，厚生労働大臣による再評価を受ける．再評価資料の作成は，GPSP（医薬品の製造販売後の調査及び試験の実施の基準）を遵守して行う．

［成川　衛］

C18 規制当局

1. 日本の規制当局

　日本における規制当局（新薬の承認審査などを実施）の体制は，ここ10年余りの間に大きな変化を遂げた．平成9年以前は，厚生省（当時）の内部部局において審査の実務が行われていたが，審査員の拡充を図るため，平成9年7月に厚生省の試験研究機関である国立医薬品食品衛生研究所に医薬品医療機器審査センターが設置され，少数ながらも医学，薬学，獣医学，統計学などの専門家を内部に配置し，チームによる審査が開始された．その後，平成16年4月には，医薬品医療機器審査センター，医薬品副作用被害救済・研究振興調査機構（当時は副作用被害救済業務のほか，製薬企業が企画立案する治験計画に関する相談業務等を実施），医療機器センター（一部業務）が統合されて独立行政法人医薬品医療機器総合機構（Pharmaceuticals and Medical Devices Agency：PMDA）が設立され，PMDAが医薬品の開発から審査・承認，市販後の安全対策に至る業務を一貫して担うこととなった．現在，PMDAにおける新薬の承認審査業務は，薬効群に応じて設置された七つの部において実施されている（表1）．

　PMDAは，「健康被害救済」，「審査」，「安全対策」の三つの業務を柱とし，①医薬品の副作用や生物由来製品を介した感染等による健康被害の救済に関する業務，②薬事法に基づく医薬品や医療機器などの審査関連業務，③それらの安全対策業務を行っている．設立当初は250名程度（うち審査関連部門は150名程度）の職員数であったが，新薬の承認審査の迅速化などの要請を背景に計画的な増員が進められ，平成22年4月には約600名（同約390名）となっている．

2. 日本における新薬の承認審査プロセス

　日本において医薬品の製造販売承認を得ようとする者（承認申請者）は，薬事法の関連規定に基づき，申請医薬品の品質に関する試験（品質規格や安定性など），非臨床試験（動物を用いた薬理試験や毒性試験など），臨床試験などを実施して必要なデータを収集し，それらを資料として添付して，厚生労働大臣あてに承認申請を行う．薬事法に基づく医薬品の承認権者は厚生労働大臣であるが，審査業務の実質的な部分はPMDAに委任されている．

　承認申請が行われた新薬については，まず，PMDAに在籍する医学，薬学，獣医学，統計学などの様々な専門分野の審査員により構成される審査チーム（薬効群ごとにチームが構成されている）において，その有効性，安全性，品質に関する審査が行われる．これと並行して，審査の材料となる臨床試験データなどの申請資料がGCP（医薬品の臨床試験の実施の基準）などの基準に従って作成された信頼のおけるものであるかどうかについて，治験を実施した医療機関に保管されている根拠資料（診療録など）との整合性の確認などが行われる（GCP実地調査）．これらのプロセスを経て，さらには外部専門家の意見も聴取した上で，PMDAによる審査結果が「審査報告書」として取

表1　PMDAにおいて新薬の承認審査業務を行う部とそれぞれの担当分野

部名	担当する分野
新薬審査第一部	消化器官用薬，代謝性疾患用薬（糖尿病，骨粗鬆症）など
新薬審査第二部	循環器官用薬，泌尿生殖器官用薬，体内診断薬など
新薬審査第三部	中枢・末梢神経系用薬，感覚器官用薬など
新薬審査第四部	抗菌薬，抗ウイルス薬，呼吸器官用薬，アレルギー用薬など
新薬審査第五部	抗悪性腫瘍薬
生物系審査第一部	血液凝固因子製剤など
生物系審査第二部	ワクチン，抗毒素など

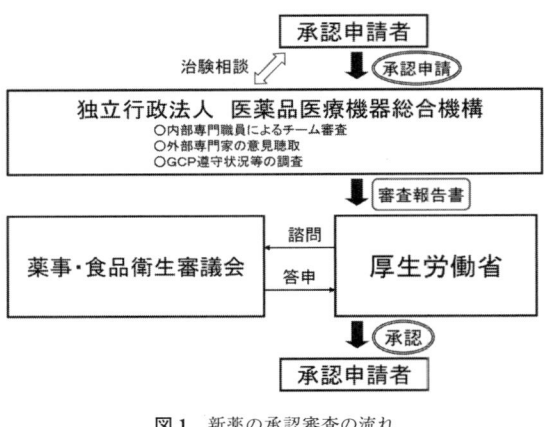

図1 新薬の承認審査の流れ

りまとめられ，厚生労働省に報告される．

厚生労働省では，この審査報告書をもとに，当該医薬品の承認の可否等について，厚生労働大臣の諮問機関である薬事・食品衛生審議会の意見を聴取し，承認することの了解が得られれば承認されることとなる．新薬の承認審査の大まかな流れを図1に示す．

なお，PMDAでは，臨床試験（治験）について，その計画や実施に関する治験依頼者（製薬企業など）からの相談に応じる業務（治験相談）も実施されている．これは，治験依頼者の希望に応じて実施される任意・有料のものであり，治験依頼者は，第Ⅰ相試験開始前，第Ⅱ相試験開始前や終了時などのタイミングを中心に，試験プロトコル（実施計画書）のデザインをはじめとする相談事項についてPMDAとの間で対面にて質疑応答・議論を行い，その結果は文書で記録に残される．

3. 米国の規制当局と規制の概要

米国食品医薬品局（Food and Drug Administration：FDA）は，「医薬品，生物製品，医療機器，食品，化粧品及び放射線放出製品の安全性と有効性を保証することによって国民の健康を守る」ことに責任を有する規制官庁である．また，医薬品等の製品のイノベーションを加速させることよって国民の健康を増進させる，国民が健康に関連する正確で科学に基づいた情報を得られるようにするといった役割も有する．組織としては保健福祉省に属し，六つの製品センター（医薬品，生物製品，医療機器，食品，タバコ，動物用医薬品），一つの研究センター（毒性研究センター），二つのオフィス（長官，規制関連業務）から構成される．日本でいう「医薬品」のうち，主として化学合成による医薬品については医薬品評価研究センター（Center for Drug Evaluation and Research：CDER）が担当し，ワクチン，血液製剤，遺伝子組換え技術応用医薬品などの生物製剤については生物製品評価研究センター（Center for Biologics Evaluation and Research：CBER）が担当する．

米国内で臨床試験を行う際には，研究用新薬（Investigational New Drug：IND）について，動物での薬理試験や毒性試験データ，当該新薬の製造や品質に関するデータを添付してFDAあてにIND申請を行う．医療関係者には，臨床試験の被験者からの同意取得，試験実施に関する施設審査委員会（Institutional Review Board：IRB）の承認取得などの義務が課せられる．また，スポンサーである製薬企業には，試験の適切な管理や重要な安全性情報のFDAへの報告，記録の保存などが求められる．スポンサーは，試験プロトコルの内容等についてFDAと相談することが可能である．

臨床試験データなどを添付して新薬の承認申請（New Drug Application：NDA）が行われると，CDERまたはCBERに所属する審査官によって審査が行われ，必要に応じて，薬効分野ごとに設置されている諮問委員会（Advisory Committees）の意見聴取などの手続きを踏んだ上で，販売承認が与えられる．

4. 欧州における審査プロセスと規制当局

欧州における医薬品の審査プロセスには，大きく分けて二つの方式がある．一つは中央審査方式であり，欧州医薬品庁（European Medicines Agency：EMA）が中心となり運用される．もう一つは相互承認方式や非中央審査方式であり，各国の責任において審査が実施される．遺伝子組換え

技術応用医薬品などの生物製剤，HIV，がん，神経変性疾患，糖尿病，免疫疾患，ウイルス疾患に用いられる新有効成分含有医薬品，希少疾病用医薬品については，中央審査方式が必須とされ，それ以外の医薬品については，どちらの方式をとるのかは原則として申請者の判断に委ねられている．中央審査方式で承認を取得した医薬品については，ひとたび承認されればすべてのEU加盟国で販売が可能となる．

EMAは，1995年に創設された欧州連合（EU）の外部機関であり，ロンドンにオフィスがある．設立当時はEMEA（European Agency for the Evaluation of Medicinal Products）という名称であったが，任務の拡大や組織改革などを経て，EMAという名称に改められた．EMAの活動には，47のEU加盟国の医薬品規制当局が参加し，加盟国の多数の専門家からなるネットワークがかかわっている．EMAは，このような各加盟国の科学的リソースを調整することを主な任務としており，加盟国の専門家の協力を得ながら，中央審査方式により申請された医薬品について科学的評価を行う．最終的には，それに基づき欧州委員会（European Commission：EC）が承認可否の決定を行う．

EMAは，承認審査業務のほかに，新薬開発企業に対する試験プロトコル助言，医薬品開発に関連する各種ガイドライン作成，承認された医薬品の科学的根拠文書（European Public Assessment Report：EPAR）の作成・公表などの業務も行っている．

［成川　衛］

C19　GXPs

　医薬品の研究開発，製造（輸入），流通，使用の各段階においては，薬事法に基づく様々な規制が設けられている．それらの中から，"Good XX Practice"と呼ばれる一連の基準の概要について解説する．医薬品の開発プロセスと適用される基準の関係は図1に示すとおりである．

1. GLP（医薬品の安全性に関する非臨床試験の実施の基準）

　GLP（Good Laboratory Practice）は，医薬品の承認申請等に添付される非臨床試験〔毒性試験及び安全性薬理試験（主なもの）〕に関する資料の信頼性を確保するために定められた基準である．

　運営管理者（試験施設の運営・管理の責任者），各試験の試験責任者，信頼性保証部門責任者の責務や，試験実施に必要な試験施設，機器の整備・確保，試験動物の適切な飼育管理，被験物資等の適切な取扱い等が定められている．

2. GCP（医薬品の臨床試験の実施の基準）

　GCP（Good Clinical Practice）は，医薬品の承認申請または再審査申請等の目的で実施される臨床試験について，被験者の人権の保護，安全の保持及び福祉の向上を図り，試験の科学的な質及び成績の信頼性を確保するために定められた基準である．

　治験を依頼する者（通常は製薬企業）及び治験を実施する者（医療機関，治験責任医師など）の責務や，治験審査委員会（IRB）の手続き，被験候補者に対するインフォームド・コンセントの手続き等が定められている．

3. GPSP（医薬品の製造販売後の調査及び試験の実施の基準）

　GPSP（Good Post-marketing Study Practice）は，医薬品の再審査申請等の目的で実施される製造販売後の調査及び試験の業務に関して遵守すべき事項を定めた基準である．

　製造販売業者は，製造販売後調査等管理責任者（製造販売後調査等に関する業務を統括する者）を置き，管理責任者が企画・立案した計画書に従って調査・試験を実施することなどが定められている．

4. GVP（医薬品の製造販売後安全管理の基準）

　GVP（Good Vigilance Practice）は，医薬品等の製造販売業者が，その品質，有効性及び安全性に関する事項や，適正使用のための必要な情報の収集，検討及びその結果に基づく必要な措置（製造販売後安全管理）に関して遵守すべき事項を定めた基準である．平成17年の薬事法改正に伴い，医薬品等の製造販売業が製造部門を全面的に外部委託することが可能になったことに合わせて，その製造販売後における安全管理と品質管理の両者に関する基準が作成・整理された．前者がGVP，後者が第5項に述べるGQPである．GVP及びGQPへの適合は，製造販売業の許可要件となっており，5年ごとの許可更新時に都道府県による調査を受けるなど，厳格な適用が求められている．

　GVPは，医薬品のみならず，医薬部外品，化粧

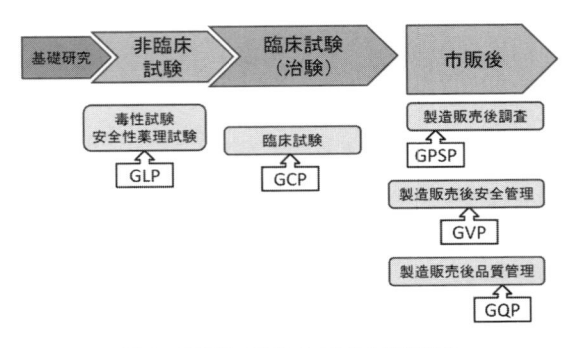

図1　医薬品の開発プロセスと適用基準

品及び医療機器にも適用され，製造販売業者が扱う製品の種類に応じて基準が分かれている．第一種製造販売業者（処方せん医薬品などの製造販売業者）は，安全確保業務を統括する部門（安全管理統括部門）及び安全確保業務の責任者（安全管理責任者）を置き，医療機関等からの安全性自発報告や文献・学会報告等から副作用に関する情報等の安全管理情報を収集し，評価・検討の上，必要な安全確保措置を講じることとされている．

また，新薬がいったん販売開始されると，治験時に比べてその使用患者数が急激に増加するとともに使用患者の状況も多様化し，治験段階では判明していなかった重篤な副作用等が発現することがあることから，新薬の販売開始から6カ月間は医療関係者に対して適正な使用を促し，重篤な副作用が発生した場合の情報収集体制を強化するという「市販直後調査」に関する規定もなされている．

5. GQP（医薬品の品質管理の基準）

GQP（Good Quality Practice）は，医薬品等の製造販売業者による医薬品等の品質管理の方法に関する基準を定めたものである．GQPへの適合も，製造販売業の許可要件となっている．

GQPにおいては，医薬品の製造販売業者は，品質管理業務を統括する部門（品質保証部門）及び品質管理業務の責任者（品質保証責任者）を置き，市場に出荷する製品の品質が確保されるよう適正な管理を行うこととされている．また，総括製造販売責任者は，品質保証責任者を監督し，品質保証責任者から品質不良又はその恐れに関する事項について報告を受けた際には，速やかに危害発生防止等のための必要な措置（回収など）を決定し，品質保証責任者等に指示することとされている．

［成川　衛］

C20 コモン・テクニカル・ドキュメント

1. コモン・テクニカル・ドキュメントとは

日米EU医薬品規制調和国際会議（International Conference on Harmonisation of Technical Requirements for Registration of Pharmaceuticals for Human Use：ICH）では，品質（Q：Quality），安全性（S：Safety（非臨床分野）），有効性（E：Efficacy（臨床分野）），複合領域（M：Multidisciplinary）という四つの分野に分けて，調和ガイドラインの作成などに向けた検討が行われてきた．

コモン・テクニカル・ドキュメントとは，医薬品の承認申請のための国際共通化資料，すなわち，規制当局（日本の場合は厚生労働省及び独立行政法人医薬品医療機器総合機構（PMDA））に提出される承認申請資料に関する日本，米国及びEUにおける調和された様式を指す．Common Technical Documentの頭文字をとってCTDと呼ばれることが多い．日本では，ICHでの合意を受け，平成13年6月にガイドラインが公表されている．

2. CTDガイドラインの目的

ICHでは，平成2年の活動開始以来，医薬品の承認申請のための技術的要件については3極間で相当の調和が達成されてきた．しかしながら，当時は，承認申請資料の構成に関する調和作業は行われておらず，承認申請資料の配列や概要の作成については各極が独自のルールを定めていた．このような状況を踏まえ，地域間で異なった承認申請資料の作成・編集の必要性を避けるため，ICH各極で受入れ可能な承認申請資料の様式（CTDガイドライン）を提示する作業が開始された．

CTDガイドラインは，各極の規制当局に提出される承認申請資料に関する共通の様式を示す．これにより，① 承認申請資料の編集に要する時間及び資源を軽減し，電子申請の準備を容易にすること，② 申請資料の様式を標準化することにより，規制当局における審査，規制当局と申請者とのコミュニケーションを促進し，また，規制当局間の情報交換を容易にすることを目的としている．

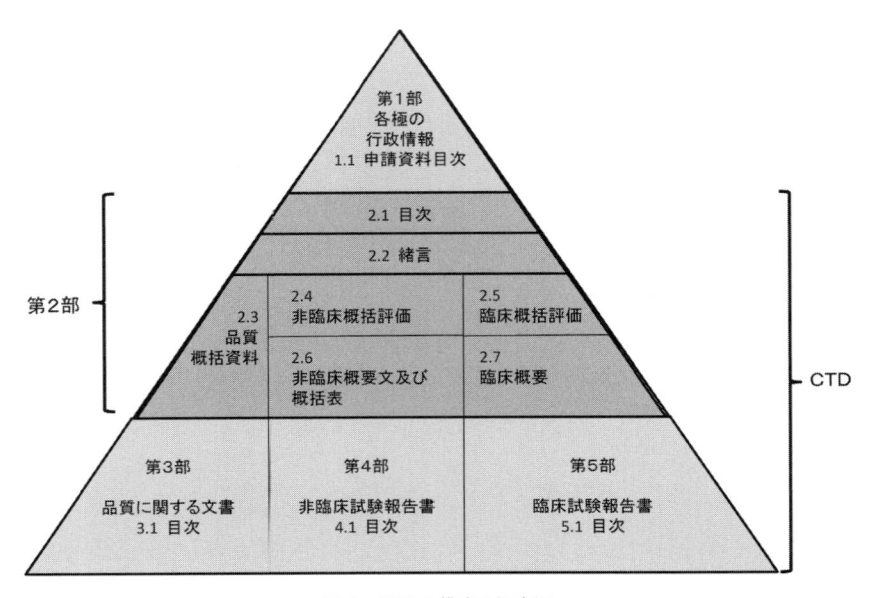

図1　CTDの構成の概念図

3. CTDの構成

CTDは，五つの部（モジュール）から構成される．第1部（モジュール1）は，各地域の規制や状況に応じて作成された文書が配置される．日本の場合は，承認申請書，各種証明書類，添付文書案，同種同効品一覧表などが該当する．

第2部から第5部（モジュール2から5）までは，すべての地域への申請において共通となるような資料が配置される．これらの資料をCTDガイドラインに従って作成することで，各極のいずれの規制当局に対しても受入れ可能な様式の資料が作成されることとなる．第2部は品質，非臨床試験，臨床試験に関する概要（サマリー）であり，第3部は品質に関する文書，第4部は非臨床試験，第5部は臨床試験の報告書がそれぞれ添付される．これら概要および各種試験の報告書の構成については，品質，非臨床試験，臨床試験ごとにガイドラインが作成され，公表されている．

CTDの構成の概念図を図1に示す．また，第2部から第5部として添付される資料の構成は表1に示すとおりである．

4. 日本における承認申請資料

日本における医薬品の承認申請資料の内容は，薬事法施行規則により定められており（表2），細部の取扱いは各種行政通知により示されている．CTDとの対応については，原則として，イの資料は第1部，ロ及びハは第3部，ニ，ホ及びヘは第4部，トは第5部に添付され，それらの資料をもとに第2部の資料概要が作成される．

5. eCTD

医薬品の承認申請者が，規制当局に対して，CTDの内容を紙媒体ではなく電子的に提出する形態を電子化コモン・テクニカル・ドキュメント（eCTD）という．eCTDの採用により，申請書類の削減や作業の効率化が期待されている．

日本では，ICHにおける合意を受けて，平成15年6月にCTDの電子化仕様が示され，平成17年4月よりeCTDによる承認申請資料の提出が開始された．当初は，eCTDと併せて，紙媒体による資料（電子媒体による資料と同一のもの）を副本として提出する必要があったが，平成21年4月からは，紙媒体資料の提出は不要とされた．

[成川　衛]

表1 CTDの第2部から第5部の資料の構成

第2部　資料概要
2.1　目次
2.2　緒言
2.3　品質に関する概括資料
2.4　非臨床に関する概括評価
2.5　臨床に関する概括評価
2.6　非臨床試験の概要文及び概要表
　2.6.1　緒言
　2.6.2　薬理試験の概要文
　2.6.3　薬理試験概要表
　2.6.4　薬物動態試験の概要文
　2.6.5　薬物動態試験概要表
　2.6.6　毒性試験の概要文
　2.6.7　毒性試験概要表
2.7　臨床概要
　2.7.1　生物薬剤学及び関連する分析法の概要
　2.7.2　臨床薬理の概要
　2.7.3　臨床的有効性の概要
　2.7.4　臨床的安全性の概要
　2.7.5　参考文献
　2.7.6　個々の試験のまとめ
第3部　品質に関する文書
3.1　目次
3.2　データ又は報告書
3.3　参考文献
第4部　非臨床試験報告書
4.1　目次
4.2　試験報告書
4.3　参考文献
第5部　臨床試験報告書
5.1　目次
5.2　臨床試験一覧表
5.3　試験報告書及び関連情報
5.4　関連文献

表2 医薬品の承認申請に際して提出すべき資料の内容

イ．起原又は発見の経緯及び外国における使用状況等に関する資料
ロ．製造方法並びに規格及び試験方法等に関する資料
ハ．安定性に関する資料
ニ．薬理作用に関する資料
ホ．吸収，分布，代謝及び排泄に関する資料
ヘ．急性毒性，亜急性毒性，慢性毒性，遺伝毒性，催奇形性その他の毒性に関する資料
ト．臨床試験等の試験成績に関する資料

C21 バイオスタティスティクス

バイオスタティスティクス biostatistics は，生物学 biology と統計学 statistics を合わせた用語であり，統計学の応用分野の一つである．その対象は，農学，医学，疫学，健康科学，計量生物学なども含まれ，実験や調査などから得られたデータの解析のみならず，データの収集方法，データの要約の方法，結果の解釈，結果からの推測，意思決定の基準なども守備範囲となる．本項においてそのすべてを概説することは不可能なので，臨床研究に絞って解説する．

薬の評価は，「その薬が人の体に入ったときに何が起きるのか」の全体像，つまり

①「その化合物（物質）はいったい何なのか」（物性，安定性など），

②「人の体に入ったときに，人の体が薬に何を行うか」（薬物動態），

③「人の体に入ったときに，薬が人の体に何を行うか」（有効性，安全性，quality of life）

を解き明かすための学習プロセスである．多様な患者集団，つまり，バラツキをもった患者集団に対して，その技術（薬）が広く世の中で使われたときに，世の中のベネフィットになるのか，どのようなリスクをもたらすのかが知りたい．ある患者さんには効いて，ある患者さんには効かないということは当然ありうる．知りたいのは，世の中で広く使われたときに総体として何が起きるのかという観点に根ざしたものである．決して，平均値がいくつか，平均的にどうなるか，ではなく全体として何が起きるのかを知ることがわれわれの究極の目標である．

このような薬の評価の学習プロセスのなかで，様々な実験や臨床試験が行われる．研究開発の早期であれば一般に情報の不確実性は高い．学習プロセスが進行するにしたがい，不確実性は減少していき，情報の確実性は高まっていく．われわれが行っている実験や臨床試験は，技術を評価するための「実験」であり，宇宙の現象を記述する物理法則を求めるために行うような科学的精密実験とは大きく異なる．バラツキは，それが測定誤差であれ，固有のバラツキであれ，科学的精密実験では，排除すべき対象である．ところが，人間や生物を扱う「実験」においては，誤差は完全に取り除くことはできない．このような対象に対する技術評価のための方法を確立したのが Ronald A. Fisher という統計学者である．

1. 実験計画法

実験計画法が生まれたのは農事試験の分野である．1920年代後半から1930年代半ばにかけて英国 Rothamsted 農事試験場がその舞台であった．実験計画法の基本概念は，今日「Fisher の3原則」と呼ばれる三つの原理と，複数の変動要因を組み合わせる要因実験としてまとめることができる．三つの原理とは，① 繰り返し，② 局所管理，③ ランダム化（無作為化）である．

まず第一に繰り返しを増やす．繰り返しを増やすことによって，完全に取り除くことができないバラツキの大きさを知ることを目標にする．繰り返しを増やすことは，推定の精度を上げることも意味する．臨床試験においては症例数を増やすことに対応する．

バラツキの要因がわかったら，それを制御しようということになる．制御の一つの方法が局所管理である．大きな農場で，品種Aと品種Bを植えて収量の比較をしたいとする．この農場を大きく左右二つの区画に分けて二つの品種を植えて，品種Aの方が収量が多かったとしても「品種Aは品種Bよりもすぐれている」とは結論できない．土壌成分の違い，日照条件，水はけなどが収量に影響があるだろうし，他にも未知の変動要因がある

かもしれない．このような変動要因が二つの区画で等しいとは限らないからである．このように変動要因の影響と，本来調べたい品種の違いがオーバーラップしてしまい分離できなくなる現象を交絡 confounding と呼ぶ．そこで Fisher は，土地をもっと細かい区画 block に分ければ，個々の区画のなかでは変動要因を均一化できると考えた．この細かい区画に分けることが局所管理である．複数の医療機関が参加する臨床試験では治療方針や手技などが異なる場合がある．そのような場合には，各医療機関が細かい区画 block ということになる．

さて，細かい区画のどれがよいのかはわれわれにはわからない．細かい区画に分けたとしても，相変わらず左側の区画に品種 A，右側の区画に品種 B を植えたとしたら状況は変わらない．そこで，どの細かい区画に品種 A，品種 B を植えるかをサイコロを振るように割り付ける．これによって，潜在的にあるかもしれない変動要因の系統的な偏りを公平化する．これがランダム化（無作為化）である．臨床試験では，ある医療機関にある処置群が偏らないように，各医療機関において症例を複数の処置群にランダムに割り付ける．

2. 実験計画法の医学研究への応用

Fisher の実験計画法は，技術の新しい評価法として，他の分野でも大きな注目を集めた．1947 年に英国 Medical Research Council という研究機関が，ストレプトマイシンの治療効果の評価に用いたのが，臨床研究への最初の応用であるといわれている．現在では，明らかによく効くストレプトマイシンをランダムに割り付けることは倫理的な観点からありえない．しかし，当時はストレプトマイシンの生産量が極端に少なく，すべての患者にいきわたらせることができなかったため，公平を期してくじを引いたというのがランダム化を行えた背景であった．これにより，実は使い方が難しいストレプトマイシンの評価がきちんと行われ，多くの患者を救うという結果につながった．

このようにして，方法論としての実験計画法の臨床応用が，その地盤を強固にした．

その後，この考え方は米国へと広がり，Jerome Cornfield がかかわった Framingham Study（1948年）において，ロジスティック回帰分析により心血管イベントとリスクファクターの関係を解明したのがきっかけとなり，それ以降の米国の臨床試験では必ず統計家が参画するようになる．小児麻痺ワクチン（1954），UGDP 経口糖尿病薬（1961），VA 高血圧治療（1963），CDP 心筋梗塞予防薬（1966）などの大規模長期試験も始まり，東海岸固形癌研究集団（1955，後の ECOG）などの生物統計家を含めた研究組織の結成も行われるようになった．これらの分野で厳密な研究計画が立てられ，時にはランダム化も積極的に取り入れた治療法の開発が行われるようになった．これらの研究を主導したのが National Health Institute, National Cancer Institute などの政府関連機関であり，これらの機関には生物統計家 biostatistician が存在し，研究計画に積極的に参画していた．それが成功をおさめ，医学研究，臨床研究の中でのバイオスタティスティクス biostatistics の地位が確立されていった．

3. 医薬品企業におけるバイオスタティスティクス

1960 年ころまで，医薬品企業が行う新医薬品の評価では統計学的手法はほとんど用いられていなかった．その契機となったのは，欧州のサリドマイド事件の教訓から，米国で 1962 年に法制化された Kefauver-Harris（K-H）修正法で，医薬品企業は販売承認を得るために十分に管理された臨床試験 adequate and well-controlled clinical trials で有効性と安全性を示すことが要求されたことである．日本においても，1967 年に厚生省が「医薬品の製造承認等に関する基本指針」を策定し，このなかで臨床試験成績資料は，精密かつ客観的な考察がなされているものであることの必要性が指摘された．

欧米では，K-H 修正法の後，企業の生物統計家も増えていき，1970 年代になると臨床試験データの解析だけでなく，臨床試験の計画にも生物統計家が参画するようになる．必要症例数の算定だけでなく，さまざまな試験デザインの提案や，より洗練された統計モデルや解析手法の応用に大きく貢献した．日本においても，このような生物統計家による貢献は大きくなっていったが，現在から振り返れば，まだ限定的であったように思う．日本において，企業における生物統計家の確固たる必要性が広く認識され，その数においても専門性のレベルにおいても飛躍的に高まるきっかけとなったのは，ICH（日米欧医薬品規制調和国際会議）による ICH-E9 ガイドライン「臨床試験における統計的原則」であったといえるであろう．ICH-E9 ガイドラインの目標は，臨床試験から得られる結果の偏りを最小にし，精度を最大にすることである．とくに，計画段階から試験統計家が参加すること，治験実施計画書の作成にあたっては解析方法等について妥当性も含め事前明記すること等が強調された．

　現在では，医薬品企業における生物統計家の業務範囲は，臨床試験の計画，解析にとどまらず，臨床試験データの品質管理，開発計画の随所で行われる意思決定の定量的評価，知見のモデル化，このモデルを用いたモデリング＆シミュレーションによって，より科学的に精密な試験計画の評価などを行うモデルに基づいた医薬品開発 model based drug development へと広がろうとしている．

［小宮山　靖］

C22 PK-PD

1. PK-PDとは

ヒトや動物に薬物投与後の効果の時間推移（pharmacokinetics-pharmacodynamics：PK-PD）は，薬物濃度の時間推移（pharmacokinetics：PK, 薬物動態）と薬物濃度-効果（pharmacodynamics：PD, 薬力学）によって示される[1]．PKとは，"what the body dose to the drug"の研究で，生体に薬物投与後の薬物の時間推移を記述し，薬物放出・吸収・分布・代謝・排泄等の過程によって決定される．一方で，PDとは，"what the drug dose to the body"の研究で，生体内で作用部位に到達した薬物の濃度と薬理反応強度との相関関係を取り扱う．すなわち，投与された薬物は全身循環を介して作用部位に到達し，そこで作用を発現した結果，薬効が現れる．この一連の過程の中で，一般にPKは投与量と血中薬物濃度の関係を指し，PDは作用部位中薬物濃度と薬効の関係を指す．この両者を統合したものをPK-PDと呼び，用法・用量と効果・副作用の関係を定量的に記述できることにより薬剤開発を進めるうえで不可欠と考えられるようになってきている．このことは，「医薬品の臨床薬物動態試験について」（医薬審第796号平成13年6月1日）においても，「被験薬による薬理反応強度を生体内薬物濃度と関連づけて解析するPK-PD試験を実施することは，用量反応関係を明確にとらえ，用法・用量と薬物濃度，薬効強度の間に存在する法則性を見いだす上で有用である」と述べている．

さらに，2000年3月にFDAより提出されたホワイトペーパー（Challenge and Opportunity on the Critical Path to New Medical Products）が述べるように，新規医薬品の開発に費やす人的および物的資源は全世界的にますます膨大となる一方，それらが承認され患者に届く確率はむしろ低下している．そのようななかで成功確率を上げる方法として，後述する定量的・統計的な評価手法の一つであるPK-PDを用いたシミュレーションの手法の導入が推奨されている．

ところで，薬物の効果や安全性の統計的評価は非常に困難な側面がある．なぜならば，得られる情報は非常に多大であるが，しばしば不完全なものである．このため患者と薬物の相互の関係を合理的に推測して適切に組み込むモデルが必要になる．PK-PDを用いた方法は柔軟な仮説に基づく組み立てが可能であり，薬の開発および合理的な治療のために重要な観測値を解釈するための強力かつ有益な方法である．そこで患者のPK解析のための方法として，1人の患者からは2～3点採血して患者全体で解析する母集団薬物動態解析法，すなわちポピュレーションPK（population pharmacokinetics）の有用性が医薬品開発に関する多くのガイダンス・ガイドラインに記載されており，それを実行するツールとして代表的なものがNONMEM（NONlinear Mixed Effect Modelの頭文字，非線形混合効果モデル）[2]というソフトで，広く用いられている．PK-PD解析も以下に示すような手法でモデルが作成されたならば，まばらなPKおよびPDの観測値を用いた母集団解析手法が適用できる．

2. PKモデル

母集団薬物動態解析におけるコンパートメントモデルの考え方については，臨床において複雑で不規則な投与と採血を行った臨床データでの解析を考える必要がある．このようなデータを解析するためのコンパートメントモデルにおいて，途中経過から計算できるような初期条件がゼロでない（各コンパートメントに薬物が存在している）場合を考える．通常臨床試験でよく用いられる線形one compartment経口モデルを例にとると，PKパ

ラメータとして k_{ab}（吸収速度）および k_{el}（消失速度）を用い，時間 $t=t_1$ における投与部位および生体内の各コンパートメントにおける薬物量を X_1^1 および X_2^1 とすると，時間 $t=t_2$ における各薬物量 X_1^2 および X_2^2 は，時間 t_1 より t_2 の間 δ（$=t_2-t_1$）において，各コンパートメントの薬物量の推移を算出すると，以下のようになる．

$$X_1^2 = X_1^1 \exp(-k_{ab}\delta)$$
$$X_2^2 = \frac{k_{ab}X_1^1}{k_{ab}-k_{el}}\{\exp(-k_{el}\delta)-\exp(-k_{ab}\delta)\} + X_2^1 \exp(-k_{el}\delta)$$

すなわち，線形コンパートメント理論では，時間経過に従って，次々と各コンパートメントの薬物量を求めることが可能である（Michaelis-Menten タイプ等のような非線形コンパートメントモデルでは，微分方程式のままで処理可能）．静脈内瞬間投与や点滴投与，さらに反復投与による定常状態（steady-state）等もこの式に追加することで処理できる．臨床における様々な投与に対応した線形・非線形コンパートメントモデルが PREDPP という NONMEM に組み込んであるライブラリーを用いることで処理可能である．

3. PD モデル

血中濃度-反応関係の概念は，低濃度では反応せず，しだいに濃度の増加に伴って反応が増加し，ある濃度以上では頭打ちとなるいわゆる S 字状の曲線を示すというものが一般的である．この関係を数学的モデルを用いて表すと，E_{max} モデル，または E_{max} モデルを拡張したもので，効果の立ち上がりの度合を考慮したシグモイド E_{max} モデル等が汎用されている．さらに，これらのモデルの近似式として，最大効果まで達していないようなデータに適用される直線（線形）モデル等もある．また，二値データや順序カテゴリカルデータもロジスティック関数等を用いて表現可能である．

4. PK-PD モデル

血中薬物濃度と薬効は密接な関係にある．しかし，血中濃度が直接関係するケースよりも血中濃度よりやや遅れて間接的に効果が発現することも多い．たとえば，薬物が血中から消失した後もその薬物の作用部位（レセプター等）に存在して薬効を示す場合や，作用部位に到達してから薬効発現までに時間のかかる場合等，薬効が血中薬物濃度推移と平行して変化しない薬物は少なくない．すなわち，血中薬物濃度と薬効を組み合わせた PK-PD モデル解析については，一般に薬物の作用点が血中ではないことが多く，現象として，血中濃度を横軸に，薬効を縦軸にプロットすると「左回りの履歴特性」といわれる反時計回りの曲線を描く場合が多い．この現象を記述する代表的な二つの方法を述べる．

a. effect compartment モデル

Sheiner ら[3] は薬効の遅れを示すヒステリシス現象を解析するため薬効コンパートメント（effect compartment）を定義，図 1 に示すようなセントラルコンパートメントと一次速度で結んだモデルを提案した．薬効コンパートメント（e と表示）を，血中薬物動態を表すセントラルコンパートメント（1 と表示）より一次速度で結ぶ（破線矢印）．このコンパートメントは分布容積が小さく，血中濃度には影響を及ぼさないと考える．そして，この薬効コンパートメントから一次速度 k_{eo} で薬物

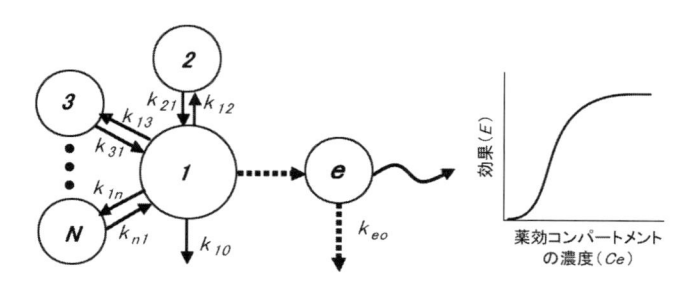

図 1 薬効コンパートメントを用いた PK-PD モデル
左は n コンパートメント PK モデルを示し，中央が薬効コンパートメントである．右は薬効コンパートメントの濃度と効果の関係を示す PD モデルである．

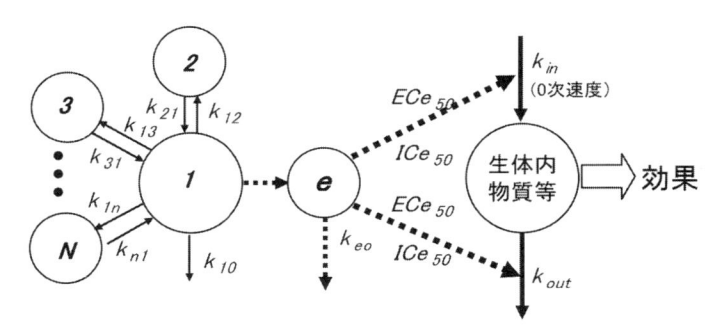

図2 Jusko-type indirect PK-PD モデル
左は PK モデルを示し，中央が薬効コンパートメントである．そこの薬物濃度が右の生体内システムに影響を及ぼす（生成の促進，抑制および分解の促進，抑制）間接 PD モデルである．

は消失するとする．この k_{eo} を薬効の平衡速度定数（equilibration rate constant）と定義し，薬効の遅れを説明した．

b. indirect response モデル

また，生体内の内因性物質やメディエータの生成（k_{in}）あるいは分解（k_{out}）を促進（stimulation）あるいは阻害（inhibition）することによって作用する薬物の効果を動態学的に説明する図2に示すような間接反応（indirect response）モデルを Jusko ら[4] は提案した．すなわち，薬物の効果が生体調節系の反応物質（生理活性物質）を介して発揮される場合，そのような薬物作用を「間接反応」と呼ぶ．これをモデル化したものを間接反応モデルといい，Jusko らにより四つのタイプ（生成の促進，抑制および分解の促進，抑制）に分類されている．また，このモデルは実際のメカニズムと関連させることができるので，実態をよく反映させることができるモデルである．

前述の薬効コンパートメントを用いて equilibration delay がある direct response モデルに対して，こちらを indirect response モデルと定義する．このときも equilibration delay を設定することも可能であるが，多くの場合は，この equilibration delay を省略してもよく説明できる場合が多い．また，前者を経験的（empirical）モデルというのに対して，後者を生理学的（biological/mechanistic）モデルともいう．

5. PK-PD シミュレーション

PK および PD に影響を及ぼす要因（投与量，時間，年齢，体重，プラセボ効果，病気の進行等）を定量的に解釈し，医薬品開発を意思決定する，もしくは意思決定を支援する手法として臨床試験を（確率論的に）シミュレーションする modeling & simulaton が盛んに行われている．ファーマコメトリクス（pharmacometrics）はこのような学問をする分野として近年台頭している．PK-PD シミュレーションを行う目的は，試験デザインの成功確率の予測，試験デザイン（症例数，アームの数，採取回数，採取時間）の試験結果に及ぼす影響の検討，より有効でコストのかからないデザインを提案，トライアル結果のコントロールできない項目に対する感度の検討等のほかに，結果がコンプライアンスに依存する場合，他のデザインや来院スケジュールの検討等を行い，倫理的，経済的，物理的に不可能な条件での検討もでき，臨床試験計画に価値ある情報を提供することができる[5]．

［朝野芳郎］

文 献

1) Meibohm, B., Derendorf, H.: Basic concepts of pharmacokinetic/pharmaco-dynamic (PK/PD) modeling. *Int. J. Clin. Pharmacol Ther.*, **35**(10): 410-413, 1997.

2) Boeckman, A. J., Sheiner, L. B., Beal, S. L.: NONMEM Users Guide, Parts I-VIII, Division of Clinical Pharmacology. University of California, San Francisco, 1998.

3) Fuseau, E., Sheiner, L. B.: Simultaneous modeling of pharmacokinetics and pharnracodynamics with a non-parametric pharmacodynamic model. *Clin. Pharmacol Ther.*, **35**: 733-741, 1984.

4) Dayneka, N. L., Garg, V., Jusko, W. J.: Comparison of four basic models of indirect pharmacodynamic responses. *J. Pharmacokinet Biopharm.*, **21**: 457-478, 1993.

5) Tannenbaum, S.: Modeling and Simulation: Learn to Speak the Language. 2006 AAPS Annual Meeting and Exposition. San Antonio, Texas, October 29-November 2, 2006. http://www.aapspharmaceutica.com/inside/focus_groups/ModelSim/

C23 臨床試験デザイン

　ある鎮痛剤の効果を証明するために，共通の疼痛の原因（腰痛，外傷，手術など）をもつ10人の被験者を集めて，投与前の痛みの程度をなんらかのスケールで記録後，この鎮痛薬を投与し，一定時間後の痛みの程度を同じスケールを用いて記録した．10人中8人は投与前より痛みが軽減し，そのうち2人は完全に痛みが消失した．副作用らしき事象は観察されなかった．この結果をもって，この鎮痛薬の効果が証明されたと結論でき，同じ疼痛の原因をもつ他のすべての患者に投与してよいと判断できるだろうか．答えはNOである．それはなぜかを考えよう．

1. 鎮痛剤の「実験」の問題点

(1) 患者集団の選択

　まずは，将来この鎮痛薬の投与対象となるであろう患者集団を，被験者となった患者集団が代表できているかである．疼痛の原因がたとえば外傷で共通していたとしても，それがどのような部位の外傷で，その程度はどのくらいなのか．その薬は代謝酵素の遺伝多型により効果が現れにくい場合があるかもしれない．臨床試験に参加することを同意した被験者は，闘病意欲が高いかもしれないし，その薬に対して期待が大きいかもしれない．100人中数人しか発現しない副作用であれば，10人中1人も発現しなくても驚くに値しない．1000人かそれ以上に1人の割合で発現する重篤な副作用があり，それが社会全体で許容できないほど重大な場合がある．そのような副作用は10人ではおよそ検出できない．ある臨床試験の結果を他のすべての患者に外挿してよいかの判断は，その臨床試験の被験者が，他のすべての患者集団のよい縮図になっているかに依存している．この問題は，一般化可能性 generalizability といわれ，きわめて重要な視点であるにもかかわらず，実証の方法論が十分に確立されていないがゆえに，意外な落とし穴になりうるものである．

(2) 対照群がない

　この「実験」の致命的な欠陥は，対照群をおいていないことである．疼痛の軽減や消失は，薬の力を借りなくとも一定の時間が経過すれば自然に得られたかもしれない．本当に効果がある薬を投与することなしに症状の改善は起こりえないような特殊な状況を除き，その薬の投与群だけでは，その薬の価値を評価することはできない．変動要因の影響と，本来調べたい薬の効果がオーバーラップしてしまい，解釈上分離できないからである．この現象を交絡 confounding といい，対照群がなければ，交絡の呪縛を断ち切ることができない．それぞれの患者にその薬を投与した場合と，投与しなかった場合の比較が直接できれば，あらゆる背景因子が共通で完璧なのだが，それは通常不可能である．一方を経験したら他方は経験できないからである．この本質的な事実は，仮定法的叙述 counterfactual と呼ばれている．これを克服する次善の策として，評価対象となる集団を複数用意し，集団の均一性，つまり結果に影響を与えるさまざまな変動要因をランダム化により確保するということが行われる．公平な比較の土俵ができているかどうかは，比較可能性 comparability の問題である．

(3) 患者が何を投与されたかを知っている

　新しい鎮痛薬に期待をもっている患者は，よく効くと思い込みがあるかもしれないし，薬の効果に懐疑的な患者は，相当はっきりと効果が自覚できない限り，よい評価を与えないかもしれない．患者に接する医師らも当て推量をするかもしれないし，彼らが期待を言葉遣いや表情という形で表に出せば，患者による評価（痛み）にも影響があるかもしれない．このように，患者が何を投与さ

れたかを知っていることが，さまざまな当て推量の機会を与え，試験結果に偏りをもたらす可能性があることは一般に知られている．

2. 偏り（バイアス）を回避するための方策

ICH（日米欧医薬品規制調和国際会議）によるICH-E9ガイドライン「臨床試験における統計的原則」でも述べられているように，臨床試験を計画する際に最も注意すべきことは，臨床試験から得られる結果の偏りを最小にし，精度を最大にすることである．結果の偏りとは，本当に見たいものとデータとして見えてくるものが系統的にずれている状態を指す．上の例で三つの問題点を上げたが，これらはいずれも偏りの原因となるものである．

（1）に対する方策は，試験の結果を外挿したい，一般化したい集団を代表できるような患者集団で臨床試験がなされるかに注意をはらうことである．この偏りに対する懸念を完全に払拭することは難しいかもしれない．臨床試験の結果を解釈する際に，試験に組み入れられた患者集団の患者背景や，試験の実施医療機関の分布，薬に対する実際の反応性などの特徴が，一般化したい集団と大きく違わないことを示すことが，一般的な確認方法である．

（2）に対する方策は，対照群をおき，ランダム割り付けを行うことである．ランダム化は，臨床試験において，被験者への試験治療の割付に意図的に偶然の要素を取り入れており，後に試験データを解析する際に，試験治療の効果に関する証拠の定量的な評価のための正しい統計的根拠を与える．また，ランダム化は予後因子が既知であるか未知であるかにかかわらず，予後因子の分布が類似した試験治療グループをつくるために役立つものである．ランダム化は，盲検化と組み合わせることで，試験治療の割付が予見可能な場合に，被験者の選択的割付によって生じる可能性のある偏りを回避することに役立つものである．

（3）に対する方策は，盲検化（「盲」の字やblindを嫌う眼科領域では「遮蔽化，マスク化」（masking）と呼ぶ）を行うことである．これは，臨床試験の実施及び解釈における意識的，無意識的な偏りの発生を制限するために行われる．割り付けられた試験治療を知ることが，被験者の募集と割付，それに引き続き行われるケア，被験者の試験治療に対する態度，評価項目の評価，試験治療を中止した被験者の取り扱い，解析からのデータの除外等に影響を及ぼし，偏りを発生させるためである．

ある患者が何を投与されたのかわからなくするために，外見や味，香りなどの点で被検薬と見分けがつかない偽薬（プラセボ）が使われる場合がある．対照薬がすでに市販されている標準治療薬である場合には，錠剤の形などが被検薬と異なることがある．このような場合には，被検薬と標準治療薬の両方のプラセボ錠を用意し，被験者には「被検薬の実薬錠と標準治療薬のプラセボ錠」あるいは「被検薬のプラセボ錠と標準治療薬の実薬錠」を投与するというダブル・ダミー法が用いられる．

二重盲検は，被験者ならびに被験者の試験治療または臨床評価を行う治験責任（分担）医師及び治験依頼者のスタッフのすべての者が，被験者に割り付けられた試験治療を知ることができないものである．これには，被験者の適格性の判断，評価項目の評価および治験実施計画書遵守状況の評価にかかわる者すべてが含まれる．単盲検試験とは，治験責任医師もしくはそのスタッフのどちらかまたは両方が割り付けられた試験治療を知っているが，被験者が知ることはない試験であり，逆の場合もありうる．非盲検試験とは，どの試験治療が割り付けられたかが全員に知られている試験である．

二重盲検が理想であるが，二重盲検試験が実施できない場合は，次に単盲検を選択することを検討すべきである．非盲検試験のみが実際的にまたは倫理的に可能な場合もある．さまざまな理由により，二重盲検よりも盲検性のレベルが低い，単盲検や非盲検にせざるをえない場合はあるが，偏

りの混入の可能性は確実に増すことを忘れるべきではない．このような臨床試験の結果を解釈するときに，エビデンスのレベルが低くなることに注意が必要である．盲検性のレベルを決めるのは，「実施可能性，倫理性」と「結論に求められるエビデンスのレベル」との綱引きである．

3. 検証的試験の枠組み

　検証的試験とは，事前に定められた仮説を評価するための，適切に計画・実施された比較試験である．一般に，検証的試験は有効性または安全性の確固たる証拠を提示するために必要である．検証的試験では，関心のある重要な仮説は試験の主要な目的から直接導かれ，つねに事前に設定され，試験完了後に検証される．検証的試験では，関心のある試験治療に由来する効果の大きさを十分な精度で推定すること，およびそれらの効果を臨床的な意義と関連付けることも同様に重要である．

　検証的試験は，対照群をおき，ランダム化によって予後因子の分布が類似した試験治療グループをつくり比較可能性を確保し，二重盲検により試験実施中の偏りの混入を予防し，統計解析によって観察された薬効差の偶然誤差が小さいことを保証することによって行われる．事前規定が厳しく問われ，どのような条件で試験を行い，どのような体制で試験の実施を管理し，どのようなデータ解析を行い，どのような意思決定を行うかを，試験開始前に，試験実施計画書や解析計画書で規定する．計画どおりに試験結果が得られたときに，その試験は最高の証明力をもつことになる．

4. 統計的仮説検定

　この検証的試験の枠組みに適している解析方法として，統計的仮説検定が広く用いられている．統計的仮説検定は背理法の論理で構成されている．「治療Aと治療Bには差がある」ことを証明するために，「治療Aと治療Bには差がない」という証明したいこととは反対の仮説（帰無仮説）を設定し，その立場に身をおく．データから検定統計量（たとえばt-検定では，t-統計量）を計算する．検定統計量は，帰無仮説の条件もとでの分布がわかっている統計量である．この分布を用い，帰無仮説のもとで，実際得られたデータあるいはそれ以上に帰無仮説から乖離したデータが得られる確率（p値）が計算される．この確率が，十分小さい場合（通常5％未満），帰無仮説の下では滅多に起きえない結果が観察されたこととなり，帰無仮説を捨てて（棄却して），本来証明したかった「治療Aと治療Bには差がある」という対立仮説を採用する．このとき統計学的有意差が得られたという．ここで注意したいのは，十分小さいp値が得られたときのみ帰無仮説ワールドから脱出し，証明したかった対立仮説を採用できる論理構造である．背理法は，帰無仮説を証明できる論理ではない．またp値というものが，帰無仮説ワールドで計算されたものであるということである．対立仮説が間違っている確率ではない．

　このような手順で意思決定をしようとすると，2種類の判断ミスをする可能性がつねにある．本当は差がないのに差があると誤った判断をする第1種の過誤と，本当は差があるのに差があるとは結論できない第2種の過誤である．症例数を増やすことは，第1種の過誤が起きる確率を低く（有意水準に）抑えながら，第2種の過誤が起きる確率を低下させる効果がある．第2種の過誤は10～20％程度であれば通常許容される．たとえば，第2種の過誤の確率が10％ということは，本当に差があるときに差があると判断できる確率（検出力）が90％であることを意味する．これら2種類の判断ミスを同時に低く抑えるために，例数設計が必要になるのである．

5. アダプティブデザイン

　米国では，検証の色彩が強いはずの第Ⅲ相試験で約半数が失敗し，試験のやり直しや開発中止を余儀なくされている．創薬・開発に長い時間と巨額の費用をかけた最終段階での失敗は，スポンサー企業にとっては由々しき事態である．また，臨

床試験に参加した被験者のボランティア精神や，臨床試験にかかわった医療機関関係者の幾多の努力を無に帰すものでもある．このような失敗の背景には，検証試験自体の計画の問題のみならず，探索段階の学習過程の問題もある．21世紀に入り，開発費用の高騰も相まって，臨床開発の生産性に改善の余地がかなりあることが指摘されてきた．その処方せんの一つがアダプティブデザインである．

アダプティブデザインは，臨床試験の継続中に，中間解析の結果に基づいて，その後の試験デザインを部分的に変更することを可能にした試験デザインである．たとえば，以下のような変更が考えられる．

- 集積されたデータに基づいて，中間解析後のステージでの各投与群への被験者割付比を決定する．特定の投与群の割付比を「0」とした割付中止も含まれる．
- 中間解析で推定した効果の情報に基づいて，次のステージの目標症例数を決定する．
- 安全性や有効性についての十分なエビデンスが得られた場合に試験全体を早期に中止する．

中間解析を行い，このようなデザインの変更を行うことは，さまざまな偏りの混入の危険性がある．偏りの混入を防ぐために，試験に直接かかわっている被験者，医療機関関係者，スポンサーとは独立の第三者的な解析センターが中間解析を行い，第三者的なデータモニタリング委員会がデザイン変更や試験の継続・中止の判断を行う．

試験に直接かかわっている被験者，医療機関関係者，スポンサーにとっては，「まるで中間解析が行われていないかのように，試験が淡々と進行する」ことが理想である．この理想に近づけるために様々な工夫がなされる．中間解析後の情報の管理がきわめて重要である．データを見てからどのようにデザインを変更するかを考えては，検証的試験としては成立しない．どのような中間の結果が得られたときに，どのようなデザインの変更を行うか，情報の管理はどうするかをすべて計画しておくことが必要である．

アダプティブデザインは，臨床試験をエビデンスを得るための適切なサイズに保つための技術であり，市販に至らないレジメと市販されるレジメへのリソース配分にメリハリを付ける技術でもあり，よくない薬の開発を早く止め，よりよい薬にリソースをシフトさせるための技術でもあるともいえる．臨床推奨用量がまだ定まらない開発早期において，市販に至らないレジメへの割付の可能性を低くすることは，治験に参加する被験者にとっても大きなメリットとなり，今後ますます活用されていくことが期待されている．　　［小宮山　靖］

C24 データマネージメント

1. データはどうあるべきか：ALCOA（アルコア）の原則

われわれが扱うデータというものが，どのような性質を具備しているべきかを理解しておくことが重要である．これに関して最もよく知られている文献は，米国食品医薬品局（Food and Drug Administration：FDA）の「業界向け指針：臨床研究で用いられるコンピュータシステムについて」（Guidance for Industry：Computerized Systems Used in Clinical Investigations）[1]である．この指針では，紙を媒体とするデータであろうと，電子的なデータであろうと，データが本来備えるべき五つの性質をまとめている．「データはこうあるべきである」（Data should be）のあとに続く五つの形容詞の頭文字をとって ALCOA の原則（アルコアの原則）（図1）と一般に呼ばれている．

Attributable： データを観測・記録・修正に責任をもった個人を特定でき，辿ることができるということである．いいかえれば，試験が完了した後に，第三者がすべてのデータの発生から最終的に固定された電子データまで再構築が行えることである．電子データであれば，コンピュータシステムが，いかなる入力もそれに責任をもつ個人を特定できるように設計されていることを意味する．

Legible： もともとの意味は，簡単に判読できるという意味である．たとえば，紙に書いた文字であれば，誰でも間違いなく読み取ることができることである．本人しか読めないような達筆で記録されたデータは Legible でない．電子データで，機械が判読できるという視点に立てば，コーディングされた数字表現や，きちんと構造が定義された専門用語（MedDRA などの辞書；後述）が用いられていることも意味する．

Contemporaneous： 一般的な文脈での意味は，複数のできごとが同時期に起こることである．データそのものが Contemporaneous であるとは，データの発生・記録・修正が同時期に起こる，すなわち，データが発生してから可能な限り早く記録し，クリーニングを完了させるという意味である．治験関連業務のスピードは，仕事の効率の側面が強調されがちであるが，データの質を保つためにも重要であることはもっと強調されるべきである．

Original： 偽造物または複製物でないことを証明できること．複写を用いる必要がある場合には，オリジナルと同一であることが証明できること（certified copy）が求められる．

Accurate： 正確であること．現象のもととなっている本質的な事実が捉えられ，それが間違いなく伝えられることを意味する．

2. データマネージメントがなぜ必要か

a. コンピュータシステムの利用

ALCOA の原則を充足するように治験のデータ収集を行うためには，電子データを扱うコンピュータシステムを利用することと，人が運用でカバーすることの両方が必要である．たとえば，治験で収集されたデータは最終的にデータベース（clinical data management system：CDMS）に格納される．誰の責任で，いつ（タイムスタンプ），データが入力/修正されたかの電子情報は，監査

```
Data should be ...
  Attributable
  Legible
  Contemporaneous
  Original
  Accurate
```

図1　ALCOA の原則

証跡としてすべてのデータと一緒に蓄積される．この機能が必要なために，高価なCDMSが利用されている．

紙の症例報告書（case report form：CRF）では，記入者を治験責任（分担）医師に決め，データ修正を行うときには，日付と修正者（署名や捺印）が特定できるように修正箇所に併記するという運用を行う．一方，電子症例報告書（electronic data capture：EDC）では，ログインアカウントとパスワードによって入力者を特定し，CDMSと同様に監査証跡が残る仕組みになっている．EDCの使用に際して，ログインアカウントやパスワードを他人が使用しないようにすることは，人が運用でカバーする部分である．

b. 症例報告書やCDMSの設計など

治験実施計画書が求めるデータ項目に合わせて，CRF（紙またはEDC）を設計すること，CRFに記録されたデータをどのようなデータ構造でCDMSに格納するかを設計することもデータマネージメントの仕事である．データの「入れ物」を設計するだけでなく，意図したとおりに治験責任（分担）医師がデータを記録できるように，CRF記入の手引きという補足資料も作成する．たとえば日付の記入欄で年と月は正確にわかるが，日が不明確な場合にどのように記入するかのルールがその例である．たとえば，不明な日を空欄にすると，記録漏れなのか不明なのかが区別できない．

c. データのレビュー

データがコンピュータシステムに入力されると，そのデータが明らかに誤ったデータでないか，他のデータとの不整合はないかという視点で，データのレビューが行われる．一般にデータをレビューする視点は図2のようにまとめられる．個々のデータ単独で検出できるエラー（欠測データ，未来の日付，その値では人は生存していないはずの値など）がDataレベル，同じ来院日内のデータ間の不整合（男性なのに妊娠検査結果がある，血圧の上下が逆など）がVisitレベル，同一被験者のデータ内の不整合がSubjectレベル，試験全体の

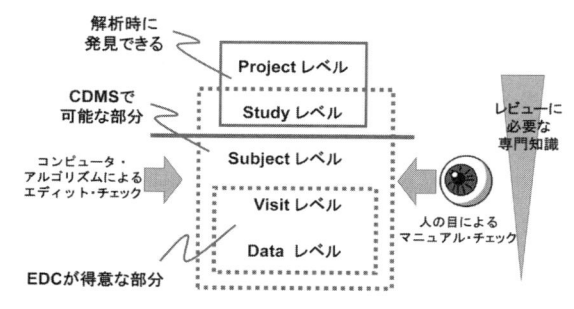

図2 データをレビューする視点

データを見て発見される不整合がStudyレベル，同じ被験薬の他の試験を含めた統合データで発見できるProjectレベルがある．Subjectレベルより下をデータ・バリデーションと呼ぶことがある．

事前にチェック内容がコンピュータ・アルゴリズムとして表現できた場合にはエディット・チェックが行える．EDCにデータが入力された段階で行えるのが，DataレベルとVisitレベルのエディット・チェックである．CDMS内のエディット・チェックはStudyレベルまで行える．EDCシステムによって，CDMSと一体になっているものと別のシステムになっているものがあるので，図2ではStudyレベルから下をCDMSの守備範囲としてある．アルゴリズム化できなかったチェック項目は人の目によるマニュアル・チェックが行われる．

一般に，上のレベルの視点の方が，より専門知識を必要とする．EDC全盛の時代になっても，マニュアル・チェックがいらなくなることはないだろうから，データレビューの能力は今後も必要である．また，EDCを設計する段階でエラーを予見する経験と知識，チェック項目をアルゴリズム化する能力も重要である．データをチェックするコンピュータ・アルゴリズムの作成や，そのアルゴリズムが正しく機能するかのテストも事前に行う．

d. データのコード化

治験で収集されるデータには，臨床検査値のように数値化された値のデータもあるが，有害事象名や併用治療薬名のように文字情報として得られ

るデータもある．これらのデータを用いて，治験終了後に集計や統計解析が行われるのであるが，同じ現象（事実）が別の用語でCRFに記録される場合が非常に多い．最も単純な例は，「頭痛」，「頭が痛む」，「頭重感」，「頭が重く感じる」である．これらは簡単にまとめられるではないかと考えるかもしれないが，1試験で数百例～数千例の情報があるとすべての事象を一貫性のある形でまとめることは簡単なことではない．

また，承認申請の段階では多くの試験（数十試験以上）から得られた安全性情報をまとめる必要があり，すべての試験での一貫性も求められる．承認申請資料をまとめる際には，たとえば肝機能関連の事象，腎機能関連事象，心血管系の事象，中枢神経系の事象などが臨床開発全体でどれだけ発現しているかを検索する必要があり，このためにも体系化された一貫性のある用語辞書がきわめて重要になる．

汎用される用語集の例としては，ICH国際医薬用語集（Medical Dictionary for Regulatory Activities：MedDRA（通称メドラ））[2]がある．薬剤名の辞書では，世界保健機関医薬品用語集（WHO Drug（通称フードラッグ）；World Health Organization Drug Dictionary）[3]がよく用いられている．データマネージャは，CRFで記録されたこれらの文字情報をコード化し，治験責任（分担）医師が報告した用語とともにCDMSに格納する．

e．データ標準の導入

一つの治験の結果をまとめるだけでなく，上に述べたように治験横断的にデータをまとめるためには，すべての治験で一貫したデータ収集が行われていなければならない．そのために必要なものがデータ標準である．とくに有効性を評価するためのデータ以外の，安全性関連データや被験者背景のデータは，試験によらず，疾患領域によらず収集される情報であり，これらを共通化することにより，CRFの作成，CDMSの設計，集計・解析帳票類まで共通の部品を流用することができるので，業務効率が上がるばかりでなく，データの品質も向上する．

このような問題意識から，世界共通のデータ標準の作成がCDISC（通称シーディスク：Clinical Data Interchange Standards Consortium）[4]によって行われた．世界の規制当局の中で唯一，治験データの提出を義務づけている米国FDAが，CDISC型のデータ提出を要求することを計画していることもあり，各社でCDISC導入を急いでいる．しかし，最も大きな恩恵は共通の形式のデータを治験にかかわるすべての組織が利用できることであり，業務効率とデータ品質への寄与ははかりしれない．

f．プロジェクト管理

データ収集全般のプロジェクト管理も必要である．臨床試験データは測定／観察項目が多く，データ収集のプロセスが煩雑になりやすい．一般に，何を見て評価すべきかが定まっている有効性評価に用いられるデータ項目は限定されているが，様々な情報を収集し問題を発見しようとする安全性評価のために収集されるデータ項目は非常に多い．事前に募集したボランティアを対象に，多くの場合1カ所の施設で実施される第1相試験や臨床薬理試験を除き，多くの臨床試験では被験者（数十例～数百例）の組み入れは数カ月から数年にかけて行われ，データは逐次入手される．誤ったデータや欠測値があれば，それを修正したり追記したりというデータクリーニングにも手間がかかる．臨床試験のデータ収集というのは，多くの人がかかわる一大プロジェクトである．

［小宮山　靖］

文　献

1) http://www.fda.gov/OHRMS/DOCKETS/98fr/04d-0440-gdl0002.pdf
2) http://www.meddramsso.com/files_acrobat/ptc/PTC_coding_3.14J_.pdf
3) http://www.umc-products.com/DynPage.aspx?id=73296&mn1=5806
4) http://www.cdisc.org/

C25 ヘルシンキ宣言

1. ヘルシンキ宣言の概略

「ヘルシンキ宣言」(World Medical Association Declaration of Helsinki: Ethical Principles for Medical Research Involving Human Subjects. (http://www.wma.net/en/30publications/10policies/b3/index.html))は，世界医師会(World Medical Association：WMA)により1964年フィンランドのヘルシンキで開催された総会で採択されたもので，人を対象とする医学研究の倫理原則の国際標準を示す文書である．その後改訂が重ねられ，最新改訂は2008年のWMAソウル総会で採択されている(表1)．WMAのメンバーである日本医師会がそのウェブサイトに日本語訳を掲示している(http://www.med.or.jp/wma/helsinki08_j.html)．最新版の日本語タイトルは「ヘルシンキ宣言 人間を対象とする医学研究の倫理的原則」である．内容の概略を表2に示す．

WMAは1947年に27カ国からの医師による第1回総会を契機に設立され，「医学教育・医学・医術および医の倫理における国際的水準をできるだけ高め，また世界のすべての人々を対象にしたヘルスケアの実現に努めながら人類に奉仕すること」(日本医師会訳)を目的として活動している．現在89カ国の医師会が加盟，日本医師会は1951年から加盟している．ヘルシンキ宣言のほかにも，医の倫理に関するジュネーブ宣言(初版1948年)，患者の権利に関するリスボン宣言(1981年)など，医学・医療にかかわる基本理念となる宣言を作成

表1 ヘルシンキ宣言の改訂プロセス

1964年6月　第18回WMA総会(ヘルシンキ，フィンランド)で採択
1975年10月　第29回WMA総会(東京，日本)で修正
1983年10月　第35回WMA総会(ベニス，イタリア)で修正
1989年9月　第41回WMA総会(九龍，香港)で修正
1996年10月　第48回WMA総会(サマーセットウェスト，南アフリカ)で修正
2000年10月　第52回WMA総会(エジンバラ，スコットランド)で修正
2002年10月　WMAワシントン総会(アメリカ合衆国)で修正(第29項目明確化のため注釈追加)
2004年10月　WMA東京総会(日本)で修正(第30項目明確化のため注釈追加)
2008年10月　WMAソウル総会(韓国)で修正

改訂プロセスは宣言原文の冒頭に記載，日本医師会による和訳を引用．

表2 ヘルシンキ宣言の内容の概略

A. 序文(1～10)
・適用範囲：人・個人特定可能な人由来試料・情報
・医師の責務は被験者を含め患者の健康を守ること
・個々の被験者の福祉が他のすべての利益より優先(個の倫理を集団倫理に優先)
・弱者の保護
・各国・国際的な倫理・法規制は宣言を弱めてはならない
B. すべての医学研究のための諸原則(11～30)
・被験者の生命，健康，尊厳，完全無欠性，自己決定権，プライバシー，個人情報の保護は研究者の責務
・科学的原則に従うこと
・動物福祉の尊重
・環境への影響への注意
・研究計画書に記載すべき事項．利益相反も含む
・独立性ある研究倫理委員会による承認と監視
・有資格者による医学研究の実施
・弱者または弱い立場にある地域社会を対象とする研究における成果還元
・一般にアクセス可能なデータベースへの事前登録
・先行研究に基づくリスク・ベネフィット事前評価
・リスクの評価と管理，リスクがベネフィットを上回る，または有効かつ利益の決定的証拠が得られた場合は研究を中止
・インフォームド・コンセント原則：情報提供・自由意思・撤回の自由・代理同意
・著者・発行者の責務．ネガティブな結果も刊行する
C. 治療と結びついた医学研究のための追加原則(31～35)
・新しい治療法は最善の標準治療と比較する．証明された方法が存在しない場合，または，科学的理由により必要不可欠でありかつ重篤もしくは回復不能な害のリスクがない場合に，プラセボまたは無治療の使用可
・研究終了後に参加者は有益とされた治療法へのアクセスの権利を有する
・医師は証明された方法がなく，証明されていない方法が患者を救う可能性がある場合にそれを治療として実施できるが，その方法は安全性・有効性確認のため研究として計画すべき

日本医師会による和訳を参照．

している.

2. 成立と改訂の背景

「ヘルシンキ宣言」の淵源は,第二次世界大戦中のナチス医師らによる人体実験を戦後のニュルンベルク軍事裁判で裁いた判決文の中の許容しうる人体実験の条件として記述された部分が国際規範とされた「ニュルンベルク綱領」(1947年)にある.綱領では,過酷な人体実験に対する反省から,被験者の自己決定権を絶対的な原則とし,被験者の自由意思による同意と中止の自由を明確にした.さらに,実験が人を対象として行わなければ得られない知識を得ることを目的とすること,苦痛の回避や動物実験による知見がすでに得られていること,危険の事前評価と危険の管理,などを条件とした.

これに対し実際に診療にあたりながら人を対象とする医学研究を行う医師の団体であるWMAは,本人自ら同意することができないような人を研究対象とする必要性もあることから,法的無能力者を対象とする場合の保護者の同意の要件を明示して1964年に初版が採択された.その後1975年の東京改訂では独立した審査委員会の必要性が盛り込まれた.

採択の背景には,1961年のサリドマイド事件,これに対応して米国食品医薬品局(FDA)で管轄する医薬品臨床試験の規則にインフォームド・コンセントの原則が盛り込まれたこと,また米国での臨床研究の倫理をめぐる議論を受けて1974年に米国連邦助成金を受ける施設での人を対象とする研究に適用される「国家研究法」に,インフォームド・コンセントの原則,リスク・ベネフィット評価の原則のほか,IRB (Institutional Review Board, 研究審査委員会)による審査の必要性が盛り込まれたことがある.

3. プラセボ使用をめぐる論争

近年の改訂では,1996年のサマーセットウエスト改訂でプラセボ使用についての条文が盛り込まれたことから,国際的論争を喚起し,最新の2008年ソウル改訂で当面の決着をみた.その後も2011年に至って,論争は続いている.

サマーセットウエスト改訂では,最善と証明された方法がない場合にのみプラセボまたは無治療を使用することを許容する条文が盛り込まれたが,これに対し,米国医師会よりプラセボ使用の許容範囲を大幅に広げる改訂案が提示された.この背景に,先進国がアフリカ・アジア地域で実施したHIV/AIDS母子感染予防薬のプラセボ対照試験の倫理的許容性についての国際的論争があった.開発途上国で利用可能な治療法の有効性を実証するにはプラセボ対照試験が不可避とする見解と,たとえ当該地域で利用可能でなくても先進地域で利用可能な治療法があるならそれを対照として,新たな用量や組み合わせの効果を検証すべきとする見解とが対立し,長く議論が続いた.

2000年のエジンバラ改訂では,米国医師会の改訂案は退けられ,サマーセットウエスト改訂の論理が維持されたが,その後さらに世界医師会によるワーキンググループが設けられ,2002年ワシントン総会では,科学的に避けられない理由があればプラセボ対照が許容されると解釈しうる注記が承認された.この後もさらに論争が続き,2008年ソウル改訂では,注記の内容が改訂かつ本文に盛り込まれ,科学的理由により必要不可欠でありかつ重篤もしくは回復不能な害のリスクがない場合に,プラセボ対照が可能となった.この場合に,他の倫理原則が遵守されていることが前提であり,慎重な検討が求められるとされている.

4. 被験者の研究終了後の治療アクセス権

ヘルシンキ宣言に関するもう一つの国際的論争の焦点は,研究終了後に有効と証明された治療法への被験者のアクセス権についてである.上述の途上国におけるプラセボ対照試験の問題は,先進地域で利用する治療法の有効性の証明を,途上国の被験者を利用して行う意図によるものではないか,との批判を喚起した.

こうした搾取を防止するための原則として，エジンバラ改訂では，研究計画はそれを実施する地域のヘルスケアニーズに合致したものであるべきこと，さらに，研究終了後には研究の対象となった人々に有効と証明された方法を提供すべきこと，が盛り込まれた．

しかし，この後者については，臨床試験が終了してから当局の承認を得て実際に利用可能とするまでに時間がかかること，研究終了後の治療法の提供まで研究者に義務づけられるのは無理があること，などから異論が提示され，ワシントン総会でプラセボ対照に関する注記と並んで，研究終了後の利用可能性についても，計画書に記載し倫理委員会で審査すべきとする注記が盛り込まれた．この注記もソウル改訂で本文に盛り込まれた．

5. 利益相反の開示と臨床試験登録公開の義務

近年の改訂で盛り込まれたもう一つの側面は，利益相反の開示と臨床試験登録公開の義務である．これらはヘルシンキ宣言の条文をめぐる議論としてではなく，他の様々な背景から喚起された論争の結果がヘルシンキ宣言にも反映されたものである．

臨床試験の結果が製薬企業に有利なものばかり学術誌で報告され，薬の有効性が証明されなかった場合や副作用についての情報が公表されないという問題は，ここ半世紀の間を通して議論されているといっても過言ではない．1990年代になって，製薬企業が自らに都合のよい結果の出た臨床試験の論文を作成して研究者の名前を後から著者として載せる，などの問題が激しく議論されるとともに，抗うつ薬を服用した青少年の自殺が副作用として報告されなかった事例が裁判沙汰にもなり，2002年には国際的トップジャーナル編集者らによる医学雑誌編集者国際委員会（International Committee of Medical Journal Editors：ICMJE）が，公開された臨床試験登録ウェブサイトに開始前に登録していない臨床試験の結果報告論文は受理しない，とする声明を出した．これにより，臨床試験の実施主体となる製薬企業や研究者によって都合の悪い結果が出てもその情報が隠せないようにしたのである．

表3 各地域・国内・国際規範におけるヘルシンキ宣言への言及

規範	年	内容	ヘルシンキ宣言への言及
ICH-GCP（日米EU）	1996	日米EUで市販承認申請目的の臨床試験の基準の三極合意．各地域で国内規範化されて拘束力をもつ．	「2. ICH-GCPの原則」のうち「2.1」に，「臨床試験は，ヘルシンキ宣言に基づく倫理的原則，GCP及び適用される規制要件を遵守して行わなければならない」とある．
米国連邦行政規則21 CFR 312（米国）	1975～2008	国外で実施される臨床試験を市販承認の根拠とする場合	21 CFR 312.120において1975年以来ヘルシンキ宣言に適合すべきとされていたが（CFR最新版ではヘルシンキ宣言1986年版を引用），2008年よりICH-GCPに適合すべきと変更された．
米国連邦行政規則45 CFR 46（米国）	1991	国外で実施される臨床研究のうち連邦資金助成を得る施設の研究者が実施するもの	45 CFR 46.101の適用範囲のところに，国外研究は当該国の規則に従って行われるがその規則が米国の規則に匹敵することを確認すべきとされ，外国の規則について一例としてヘルシンキ宣言（1986年版を引用）に適合するものは国際的に認められる，と記述されている．
GCP省令（日本）	1997	日本で医薬品の製造販売承認申請を目的として実施される臨床試験に適用される．	GCP省令第1章総則の第1条に対する解説である運用通知*に，「治験は，ヘルシンキ宣言に基づく倫理的原則及び本基準を遵守して行わなければならない」とある（通知初版以来）．
臨床研究に関する倫理指針（日本）	2003	人および個人特定可能な試料・情報を対象として行われる臨床研究	前文に「この指針は，世界医師会によるヘルシンキ宣言に示された倫理規範や我が国の個人情報の保護に係る議論等を踏まえ，……研究者等が遵守すべき事項を定めたものである．」とある．

*：「医薬品の臨床試験の実施の基準に関する省令」の運用について．平成20年10月1日薬食審査発第1001001号．

こうした研究の公正性をめぐる世界的な議論を受けて，ヘルシンキ宣言のエジンバラ改訂で利益相反や研究の資金源を研究計画書に記述し，被験者に対しても説明すべきことが盛り込まれ，ソウル改訂では臨床試験の登録公開義務が盛り込まれた．

6. ヘルシンキ宣言と国内規制の関係

ヘルシンキ宣言は倫理原則であって法的規制ではないので，その遵守が確保されるための仕組みは宣言自体には設けられていない．このため臨床研究に関する法令や公的基準が未成熟な国における指標として一定の効力をもつと同時に，「ヘルシンキ宣言を遵守」（「遵守」といいきれない場合には「尊重」という表現になる）と計画書や論文に記載することで免罪符の役割を果たすという両側面をもつ．一方で，臨床研究に関する法令が整備された国では，多くの場合に法令やその解説，規範の成立過程を述べた公文書などにおいてヘルシンキ宣言が言及されるが，上述したような論争の焦点となった倫理原則の法的な義務化は回避されがちである．

日米 EU における臨床研究・臨床試験に関する主たる規範におけるヘルシンキ宣言への言及について表3にまとめた．興味深いのは米国の対応である．米国ではヘルシンキ宣言とほぼ同時進行で国内法が整備されてきたため，ヘルシンキ宣言を拘束力とする必要性が低く，ヘルシンキ宣言については，国外で行われる研究についての規定のなかで言及されている．ところが，FDA 管轄の臨床試験に関する規則でも，被験者保護局が管轄する連邦助成金を得る施設における臨床研究に関する規則でも，引用されるヘルシンキ宣言は 1986 年版以降改訂されず，FDA の規則では 2008 年に至ってヘルシンキ宣言への言及は，1996 年に日米 EU 医薬品規制調和国際会議（ICH）で合意された ICH-GCP に変更された．FDA 側は，GCP はヘルシンキ宣言と比べて被験者保護の水準を落とすものではないと主張するが，これに異論を唱える論調では，上述のプラセボ対照や研究終了後の被験者の治療アクセス権などは GCP には規定がないため，「FDA はヘルシンキ宣言を破棄（scrap）した」とする批判もあった．

日本ではこれまで，臨床研究のプロトコルに記載されるヘルシンキ宣言のバージョンが旧いことを倫理委員会で指摘される場面にしばしば遭遇することがあった．プロトコルを作成する研究者も倫理委員も，宣言がいつ改訂されたのか，どこが改訂されたのか，明確に認識していない場合も多い．ヘルシンキ宣言の改訂は必ずしも被験者保護の水準を高めるとは限らず，また高められたとしてもある共同体ではその遵守が無理，または不合理である場合もある．こうしてみると，米国のヘルシンキ宣言への向き合い方は，臨床研究に関する規則についての真剣さの表れなのかもしれない．

［栗原千絵子］

C26　CIOMS

1. 組織概要

　CIOMS は Council for International Organizations of Medical Sciences という団体名の略称で,「シオムス」と呼ばれ,「国際医学団体協議会」と訳されている. 1949 年に世界保健機関 (World Health Organization：WHO) と国連教育科学文化機関 (United Nations Educational, Scientific and Cultural Organization：UNESCO, ユネスコ) によって設立された非政府, 非営利の学術団体で, 医科学研究の倫理や保健政策, 医薬品開発にかかわる国際的なガイドラインや報告書を多数作成している.

　スイス・ジュネーブに本部をおき, メンバーとなっているのは, 世界医師会, 国際内科学会, 国際外科医師会, 世界精神科連合会, 国際薬剤疫学会, 国際生命倫理連合会などの 16 の医学学術団体, 17 のメンバー国代表としての学術団体 (表 1), 他に Associate Members として 24 の学術団体が登録されている.

表 1　CIOMS のメンバー国代表としての学術団体一覧

Belgium：Comité des Académies Royales de Médecine
Bulgaria：Union of the Scientific Medical Societies of Bulgaria
Czech Republic：Czech Medical Association J. E. Purkyne
Denmark：The Royal Danish Academy of Sciences and Letters
Germany：Association of the Scientific Medical Societies in Germany
Israel：The Israel Academy of Sciences and Humanities
Japan：Science Council of Japan
Korea：Korean Academy of Medical Sciences (KAMS)
Kuwait：Islamic Organization for Medical Sciences (IOMS)
Monaco：Centre Scientifique de Monaco
Netherlands：Royal Netherlands Academy of Arts and Sciences
Norway：The Research Council for Norway/The National Committee for Medical Research Ethics
Poland：Polish Academy of Sciences
Slovak Republic：Slovak Medical Association
South Africa：South African Medical Research Council
Sweden：The Swedish Medical Research Council
Switzerland：Swiss Academy of Medical Sciences

2. 医療政策と生物医学研究倫理に関する報告書

　CIOMS では 1970 年代末より現在に至るまで, 様々な医学領域にわたる刊行物を作成しているが, 開発途上国や社会的弱者に焦点をあてた倫理的課題との取り組み, 副作用情報の取り扱いに関するものがよく知られる. たとえば, 生物医学研究倫理 (1982, 1992, 2000), 囚人を拷問から保護するための医学倫理原則 (1984), 動物実験に関する指針 (1985, 1986), 保健政策と倫理と人間の価値 (1985, 1988), 保健に関するマンパワーの不均衡 (1987), 保健に関する技術移転 (1990), 倫理・平等・すべての人のための健康 (1997) などの医療政策や医学・医療倫理に関する報告書などがある.

　最も広く知られ引用されるのは, 人を対象とする生物医学研究に関する国際的倫理指針 (1993 年版を 2002 年改訂)[1], 疫学研究に関する倫理指針 (1991 年版[2] を 2009 年改訂[3] である. とくに前者は, 世界医師会による「ヘルシンキ宣言」や日米 EU 医薬品規制調和国際会議 (International Conference on Harmonisation of Technical Requirements for Registration of Pharmaceuticals for Human Use：ICH) による GCP (Good Clinical Practice：医薬品の臨床試験の実施に関する基準) などの臨床研究・臨床試験に関する国際標準的なガイドラインを, 開発途上国や資源の不足した国で実施される臨床研究という観点から解釈しなおし, 詳細に解説を加えたものであり, 他の研究倫理規範のなかでもしばしば引用される. 資源の不足した国で先進国が主導する臨床研究を行う際には, その国のヘルスケア・ニーズに合致するものであることが必須であるが, 研究結果を即座に現地に還元できなくても, 当該国の臨床研究を運営

する能力を開発することで倫理的正当性を保持しうることなどが解説されている．プラセボ対照試験，小児を対象とする試験などの倫理的ジレンマについても研究倫理に関する知識が浸透していない地域を想定した詳細な解説が加えられている．

他に，薬理遺伝学についての報告書（2005）[4]もある．産・官・学の関係者によるワーキンググループにより作成されたもので，薬理遺伝学の発展に伴う倫理的問題，これを応用した臨床研究の内的妥当性と外的妥当性の問題などを詳細に分析し将来にわたる医薬品開発や医療政策の指針を提示した理論書となっている．

表2 CIOMSワーキンググループ報告書とICHガイドライン，国内通知の関係（栗原・清水，2005，改変）[5]

WG	刊行	タイトル	おもな内容[*1]	ICH[*2]
I	1990	International Reporting of Adverse Drug Reactions	CIOMS Form：市販医薬品の副作用の国際的報告書式，報告基準．	E2A[6]
IA	刊行せず	(proposal for a harmonized format for electronic submissions)	(用語標準化と電子報告書式．WGのサブグループとして検討し報告書刊行しないがICHに影響．)	E2B[7]
II	1992	International Reporting of Periodic Drug-Safety Update Summaries	市販医薬品に関するPSUR（Periodic Safety Update Report：定期的安全性最新報告）[*3]の基本概念の設定，様式・報告頻度の標準化．	E2C[8]
III	1995	Guidelines for Preparing Core Clinical-Safety Information on Drugs	CCSI（Company Core Safety Information：企業中核安全性情報）[*4]，CCDS（Company Core Data Sheet：企業中核データシート）[*5]の考え方．（IIの中で提示された概念の推敲）副作用の既知，未知の判断資料となる安全性情報のまとめとして作成．	E2C[8]
III/V	1998	Guidelines for Preparing Core Clinical-Safety Information on Drugs (Second edition)	IIIの刊行物の第2版：CCSIの概念を市販前にも援用，DCSI（Development Core Safety Information）活用，試験薬概要書（investigator's brochers）に関する提案を含む．	E2C[8]
IV	1999	Benefit-Risk Balance for Marketed Drugs. Evaluating Safety Signals	リスク・ベネフィット評価と安全性シグナルの評価，意思決定・アクションの手法．	
V	2001	Current Challenges in Pharmacovigilance：Pragmatic Approaches	PUSRのハーモナイゼーションと合理化（I，II，IIIの見直し）．市販後安全性監視への新たな取り組み．	E2C[8]およびその補遺[9]
VI	2005	Managing of safety information from clinical trial	臨床試験中の安全性情報の取扱い全般．薬剤疫学的分析方法の理論的解説書ともなっている[*6]．	E2E[10]
VII	2006	Developmental safety update report	DSUR（Developmental safety update report：開発時定期的安全性最新報告）[*7]の概念と報告のあり方．	E2F

*1：CIOMSのWG報告書の内容であるが，一部ICHガイドラインの内容に言及している．
*2：CIOMSのWG報告書と対応するICHガイドラインの番号．文末の文献に対応する日本の通知を記している．
*3：ICH-E2Cガイドラインにおいて次のような目次で構成すべきとされる，市販医薬品の安全性に関する包括的な情報．緒言，世界各国における市販承認状況，安全性の理由で規制当局またはMAHがとった措置についての最新情報，安全性参照情報の変更，使用患者数，個別症例記録に関する情報の提示，調査研究，その他の情報，安全性総合評価，結論．（ICHガイドラインに基づく国内通知より引用．以下，注4，5も同じ．）
*4：医薬品市販承認取得者（Medicinal Authorization Holder：MAH）によって作成されるCCDS中に含まれ，各国の規制当局が特に修正を要求する場合を除いて，製品を販売しているすべての国において，MAHが記載することを求めているすべての関連安全性情報．これは市販製品の定期的な報告のために「記載されている（listed）」かまたは「未記載（unlisted）」かを決定するための参照情報であり，緊急報告の際の「予測できる（expected）」かまたは「予測できない（unexpected）」かを決定するための参照情報ではない．
*5：MAHによって作成される書類で，安全性情報に加えて，適応症，用法・用量，薬理学および製品に関するその他の情報が含まれている．
*6：CIOMSのWG報告書は体系的なものであるが，ICH-E2Eガイドラインに取り入れられたのはこの一部のみであり，E2Eでは臨床試験中に得られなかった情報を市販後の調査・臨床試験でいかに取得していくかの計画立案に焦点があてられている．
*7：PSURと同様の安全性情報を臨床試験実施中にとりまとめたもの．対応するICH-E2Fガイドラインは2008年に三極合意されたが，日本では国内通知案につきパブリックコメントが募集され本稿執筆時には通知の公布を待っているところである．

3. 副作用情報に関する報告書と報告様式

別の観点からよく知られているのは，副作用情報の取り扱いに関する報告書および副作用情報の報告様式である．CIOMS では医薬品安全性についてのワーキンググループ（WG）を，各国規制当局および製薬企業からの参加を得て構成し，Ⅰ，ⅠA，Ⅱ，Ⅲ，Ⅳ，Ⅴ，ⅥのWGによる報告書を刊行してきた（表2）．

CIOMS の医薬品安全性に関する活動は，規制に直接結びつくものとして公的に位置づけられてはいないものの，当局・企業の関係者が参加しているため実質的な影響力をもち，その勧告の多くは ICH ガイドラインに取り入れられ，日本では通知とされている．CIOMS の各報告書と ICH ガイドライン，国内通知の関係は表2に示した．国内通知や CIOMS 報告書に示された背景となる理論を知らなくても，副作用報告様式としての CIOMS Form だけは知っているという医療従事者も多い．

なお，CIOMS の安全性情報に関する報告書は日本では国内製薬企業が会員となって構成する「くすりの適正使用協議会」（RAD-AR 協議会）が翻訳刊行している．

［栗原千絵子］

文　献

1) 光石忠敬訳・監訳，栗原千絵子，内山雄一，齋尾武郎訳：国際医学団体協議会（CIOMS），人を対象とする生物医学研究の国際的倫理指針. 臨床評価, **34**(1): 7-74, 2007.〔原本：CIOMS（Council for International Organizations of Medical Sciences）: International Ethical Guidelines for Biomedical Research Involving Human Subjects, 2002.〕

2) 光石忠敬訳：疫学研究の倫理審査のための国際的指針. 臨床評価, **20**(3): 563-578, 1992.〔原本：CIOMS（Council for International Organizations of Medical Sciences）: International Guidelines for Ethical Review of Epidemiological Studies, 1991.〕

3) CIOMS（Council for International Organizations of Medical Sciences）: International Guidelines for Epidemiological Studies, 2009.

4) 津谷喜一郎監訳：ファーマコジェネティクス：薬物治療の改善を目指して. テクノミック 2005.〔原本：CIOMS（Council for International Organizations of Medical Sciences）: Pharmacogenetics: Towards improving treatment with medicines, 2005.〕

5) 栗原千絵子, 清水直容：医薬品リスクマネジメントをめぐる ICH, FDA, CIOMS の動向. 臨床評価, **32**(2・3): 443-456, 2005.

6) 厚生省薬務局審査課長：治験中に得られる安全性情報の取り扱いについて. 平成7年3月20日, 薬審第227号（ICH-E2A）.

7) 厚生労働省医薬局安全対策課長・厚生労働省医薬局審査管理課長：個別症例安全性報告を伝送するためのデータ項目及びメッセージ仕様について. 平成13年3月3日, 医薬安発第39号・医薬審発第334号（ICH-E2B）.

8) 厚生省薬務局安全課長：市販医薬品に関する定期的安全性最新報告（PSUR）について. 平成9年3月27日, 薬安第32号（ICH-E2C）.

9) 厚生労働省医薬局審査管理課長・厚生労働省医薬局安全対策課長：ICH E2C に対する補遺　臨床安全性データの取扱い：市販医薬品に関する定期的安全性最新報告について. 平成15年4月25日, 医薬審発第0425001号・医薬安発第0425001号.

10) 厚生労働省医薬食品局審査管理課長・厚生労働省医薬食品局安全対策課長：医薬品安全性監視の計画について. 平成17年9月16日. 薬食審査発第0916001号・薬食安発第0916001号.

C27 レギュラトリーサイエンス

1. 日本における概念の提唱

「レギュラトリーサイエンス」という用語が日本で論じられるようになった端緒は，現・国立医薬品食品衛生研究所（旧・国立衛生試験所）の第21代所長であった内山充が在職当時の1987年に所内報「衛試支部ニュース」に執筆した論説「Regulatory science」[1]でこの概念を提唱したことによる[2]．この論説では「我々の身の回りの物質や現象について，その成因や機構，量的と質的な実態，及び有効性や有害性の影響を，より的確に知るための方法を編み出す科学であり，次いでその成果を用いてそれぞれを予測し，行政を通じて国民の健康に資する科学である」と定義している[3]．内山は別の論説で「学問や技術を人間にとって望ましい内容と方向をもつように調整（レギュレート）する科学」[4]とも述べている．これ以外にも内山自身や他の人々により様々な定義がなされている．内山自身，「研究内容からいえば，『評価科学』と表現され，実践の立場からは『行政科学』といえる」とも説明しており[5]，「評価科学」の訳語を充てている講演[6]もあるが，近年では「規制科学」の訳語も定着している．「レギュラトリーサイエンス」は，内山が問題提起した医薬品・食品分野に限らず，農薬，化学物資，原子力などの分野でも議論されているが，本項ではとくに医薬分野での議論を中心に概説する．

2. 米国薬学会と日本薬学会における部会

内山によると，米国薬学会（American Association of Pharmaceutical Sciences：APPS）ではレギュラトリーサイエンス部会（Regulatory Science Section）が1998年からできているということである．現在もそのホームページに出ている同部会における定義は「規制に関わる研究と規制政策立案の複合的な統合」（筆者意訳，原文は "Regulatory Sciences is a complex integration of regulatory research and regulatory affairs"）とされ，部会が行うべき事項として以下があげられている．

- 製品の性能に関する学際的な情報の戦略的分析を，安全性，有効性，品質などの観点から提供する．
- 科学研究の最先端と規制上の要求事項のギャップを埋めるための研究を含み，薬事規制に関する事項を検討する．
- 医薬品規制当局が公共の健康と安全の要求によりよくこたえるのを支えるための科学的根拠に基づく規制を立案することを促進する．

日本では2002年に薬学会に「レギュラトリーサイエンス部会」が設立され，内山による定義が一部改訂され「我々の身の回りの物質や現象について，その成因と実態と影響とをより的確に知るための方法を編み出す科学であり，次いでその成果を使ってそれぞれの有効性（メリット）や安全性（デメリット）を予測・評価し，行政を通じて国民の健康に資する科学である」と設立趣意書に引用している．趣意書では当時の国立医薬品食品衛生研究所所長・長尾拓を代表世話人とし，専門領域を「衛生化学，分析化学，薬化学，生化学，分子生物学，物理化学，薬剤学，製剤学，薬物動態・代謝学，薬理学，医療薬学，毒性学，創薬科学，薬物情報科学」としている．設立の背景として，日本薬学会では1993年より年会に「レギュラトリーサイエンス討論会」が設置され，医薬品規制にかかわる種々の問題を議論してきたと述べている．

3. 概念の展開と研究推進

1991年版厚生白書では，「厚生科学の課題」との節の「医薬品研究開発の現状」との項目で，「健

康の保持に欠かすことのできない医薬品については，薬物の体内での吸収，分布，代謝，排泄をはじめとする薬理学的知見や，レギュラトリーサイエンス（医薬品等の有効性と安全性を評価する科学）に基づき，その有効性と安全性を確保する方策がとられている．」とされ，バイオテクノロジーなど先端技術を活用した医薬品開発研究の推進へと導かれている．

アカデミアでは，東京大学に医薬品評価科学講座が 2004 年開設されたが，これに先立ち 2003 年開催されたシンポジウム「レギュラトリーサイエンスの発展：官・学・産のフォーラムを目指して」では，内山をはじめとして医薬分野の論客が参集，医薬品評価科学の確立とその拠点の開設が謳われた．

厚生労働科学研究では，2004 年から「医薬品・医療機器等レギュラトリーサイエンス総合研究」が設定されている．日本学術会議・日本の展望委員会による 2009 年「第 4 期科学技術基本計画への日本学術会議の提言」には「社会に広がっている科学技術に対する漠然とした不安の要因を学術的手法で突き止め，これを解消する方策を実施することも，真の豊かさを保つために重要である．こうした課題に対応するため，自然科学と人文・社会科学の連携による「安全の科学（レギュラトリーサイエンス）」を構築し，これを支援するとともに，この分野の専門家を養成することが必要である．」と記された．この提言を受けて，科学技術基本法に基づく科学技術基本計画第 4 期計画の骨子案に「研究開発成果の実用化・普及を図るため，レギュラトリー・サイエンスの高度化や，標準化，規制・制度改革を推進する．」と記述された．

2008 年に，関係閣僚・内閣府特命担当大臣（科学技術政策），文部科学大臣，厚生労働大臣，経済産業大臣，に加えて有識者として総合科学技術会議議員・本庶佑により構成される「健康研究推進会議」が内閣府に設置され，2009 年にまとめられた「健康研究推進戦略」では，「レギュラトリーサイエンスの確立」として「革新的な医薬品・医療機器等の研究開発に向けて，健康研究を支える領域の強化方策として，医薬品・医療機器等に係る各種施策を実行する上で，科学的合理性と社会的正当性に関する根拠をもって必要な規制を整備するための研究であるレギュラトリーサイエンスの観点に立ち，進展する研究成果を常に取り入れながら，科学的基盤に立脚し，革新的医薬品・医療機器等の安全性・有効性等の評価手法の開発に向けて研究を推進する．」と記述されている．

2010 年には，これらの議論を統合する形で「レギュラトリーサイエンス学会」が設立された．また内閣府総合科学技術会議では 2010 年末にレギュラトリーサイエンスの定義を「科学技術の成果を人と社会に役立てることを目的に，根拠に基づく的確な予測，評価，判断を行い，科学技術の成果を人と社会との調和の上で最も望ましい姿に調整するための科学」とした．医薬品医療機器総合機構では 2011 年に上記定義を引用し，「独立行政法人医薬品医療機器総合機構におけるレギュラトリーサイエンス研究に関する基本的考え方」をとりまとめ，同機構内での研究への予算措置を明示した．

4. 世界的議論と国内科学論における言説[7]

「レギュラトリーサイエンス」は世界的には誰が最初に提唱したのか，との議論も数多くなされてきた．日本国内における科学論の言説では，1972 年に Alvin M. Weinberg が提唱した概念だとするのが定説となっており[8〜10]，薬学の分野でもこの定説がしばしば引用される．しかし多くの論説で "regulatory science" という言葉の原典とされる Weinberg の "Science and trans-science" という論文[11]には，科学では解答することができない問題を扱う分野としての "trans-science" という概念について説明してあるが，"regulatory science" という言葉は出てこない．Weinberg は 1985 年に "regulatory science" という言葉を使っている[12]．ここでは，"regulatory science" という言葉の説明として，「科学的証明の水準（norm of scientific proof）への要求が，通常科学（ordinary science）よりも少ない新しい科学分野としては定義したくない」と書いてある．さらに，日本の科学論の論説のなかで最も詳細にレギュラトリーサイエンスを論じた中島[13]が主たる典拠とするMartin & Richards論文や米国下院科学委員会報告書には"regulatory science"という言葉が出てこない．

1984年にMoghissiが環境分野についてInstitute for Regulatory Science（RSI）を設立し，1990年にはJasanoffが著書『第五の支流』の中でおそらくは世界で初めて分析的にレギュラトリーサイエンスを論じているが，その後多方面での議論がある．

2010年に入って，米国国立保健研究所（National Institute of Health：NIH）と米国食品医薬品局（Food and Drug Administration：FDA）が，トランスレーショナルリサーチとregulatory scienceの推進のためのイニシアティヴ（Collaborative Initiative to Fast-track Innovations to the Public）を結成，3年間で総額675万ドルの補助金（regulatory science initiative）を立ち上げた．このウェブサイトでは"regulatory science"を「実験的な治療方法，予防方法，診断方法を評価するための新しい知識とツールを生成するために特化した，学際的な生物医学研究分野である」としている．

2010年10月，FDAは"Advancing regulatory science for public health"と題する報告書をまとめ，その中では「レギュラトリーサイエンスとは，FDAが管理する製品の安全性，有効性，品質および性能を評価するための新たな手法，標準，方法を開発する科学である」としている．

おわりに

以上に述べたように，「レギュラトリーサイエンス」という概念は，日本の医薬分野では内山による提唱を起点に日本独自の展開を遂げてきたことから，概念が様々に定義されても日本における原点に立ち戻ることができるが，様々な科学領域を扱う科学論の言説では国際的な言説を正しく引用していないため，注意が必要である．近年の言説では，正しい学術的な定義に依拠しなくても，耳ざわりよく容易に解釈される文脈で，当該領域の研究推進を図る文書に引用されている．各方面で「レギュラトリーサイエンス」研究が推進されることは望ましいが，少なくとも，規制の意思決定に影響する科学的データは，恣意的な情報に基づくものであってはならない．

付記：本項は，文献[7]の内容を簡潔に要約したものである．

［栗原千絵子］

文　献

1) 内山　充：Regulatory science. 衛試支部ニュース（全厚生職員労働組合国立公衆衛生試験所支部），No.272；1987年10月28日付．

2) 内山　充：シンポジウムのまとめ．In：内山　充監修，津谷喜一郎編：レギュラトリーサイエンスの発展．官・産・学のフォーラムを目指して．エルゼビア・ジャパン，2004, pp. 121-124.

3) 日本薬学会レギュラトリーサイエンス部会設立趣意書（平成14年10月7日付）．available from: http://www.nihs.go.jp/doc/rs/sewaninkai/syuisyo.pdf

4) 内山　充：厚生科学の最前線4，レギュラトリーサイエンス——人生を健やかにする科学技術のコンダクター．厚生，1989年1月号，32-33.

5) 内山　充：レギュラトリーサイエンス—その役割と目的．衛生科学，41(4)：250-255, 2005.

6) 内山　充．レギュラトリーサイエンス（評価科学）—提唱の道のりと近代化社会での役割．2007年5月30日．（日本学術会議農学基礎委員会食の安全分科会，食品安全のためのレギュラトリーサイエンスの確立に関する審議，第3回ヒヤリング資料．available from: http://www.scj.go.jp/ja/member/iinkai/kiroku/shoku/2-0930i.pdf

7) 齊尾武郎，栗原千絵子：レギュラトリーサイエンス・ウォーズ：概念の混乱と科学論者の迷走．臨床評価，38(1)：177-188, 2010. available from: http://homepage3.nifty.com/cont/38_1/p177-188.pdf

8) 中島貴子：化学と環境問題—レギュラトリーサイエンスの視点から．化学史研究，28(2)：142-143, 2001.

9) 小林信一：安全な社会をデザインする．In：社会技術概論．放送大学教育振興会，東京，2007, pp. 40-53.

10) 細谷憲政：人間栄養とレギュラトリーサイエンス：食物栄養学から人間栄養学への転換を求めて．第一出版，2010.

11) Weinberg, A. M.: Science and trans-science. *Minerva*, 10：209-222, 1972. available from: http://www.student.uib.no/~dho021/fishman/file%20folder/files/Weinberg1972.pdf

12) Weinberg, A. M.: Science and its Limits: the regulator's dilemma. *Issues in Science and Technology*, 2(1)：59-72, 1985.

13) 中島貴子：論争する科学—レギュラトリーサイエンス論争を中心に．In：金森　修，中島秀人編著：科学論の現在．勁草書房，2002, pp. 183-201.

C28　オーファンドラッグ

1. オーファンドラッグの定義

オーファンドラッグとは，薬事法第77条2で指定された「希少疾病用医薬品及び希少疾病用医療機器」を指す．再生不良性貧血やエイズ等の難治性疾病を対象とする医薬品や医療機器は，医療上の必要性が高いにもかかわらず対象患者数が少ないために市場が小さく，製薬企業にとっては研究開発投資に見合う回収が見込めないといった経済的理由から開発への取り組みが消極的となり，その研究開発は十分に進んでいないのが現状である．親がいない孤児（orphan）のような存在に喩えてオーファンドラッグ（orphan drug）と呼ばれ，原因が不明あるいは治療法が未確立のいわゆる難病治療薬の多くがこれに該当する．

2. 開発振興策

オーファンドラッグの開発を促進するため，国は1979年から新薬開発事業として，大学や研究機関で行われるオーファンドラッグの研究開発に助成金の交付を始めた．その後，厚生省は1985年に「希少疾病用医薬品の製造（輸入）承認申請に添付すべき資料」を通知し，オーファンドラッグの申請における特例を定めるとともに，「特定疾病治療研究事業」を設置するなどの開発促進を図った．さらに，1993年の薬事法改正により，オーファンドラッグとしての指定基準，研究開発促進のための措置等が定められ，制度のいっそうの充実が図られた．従来，オーファンドラッグの開発振興を含めた研究振興に関する業務は，独立行政法人医薬品医療機器総合機構で実施されてきたが，2005年4月からは新たに設立された独立行政法人医薬基盤研究所にその業務が移管され，1) 助成金交付事業　2) 指導・助言事業，3) 認定事業が実施されている．

3. 開発支援制度

現行の開発支援制度は，1993年4月の改正薬事法により，同年11月に定められた「希少疾病用医薬品指定制度」に基づいている．希少疾病用医薬品・医療機器制度の優遇を受けるには，開発に際して国からその指定を受けることが必要となる．オーファンドラッグの指定を受けるための条件は，以下のとおりである．

ⅰ) 対象患者数が本邦において5万人未満であること．

ⅱ) 医療上，とくにその必要性が高いこと（代替する適切な医薬品等または治療法がない，もしくは既存の医薬品と比較して著しく高い有効性又は安全性が期待されること）．

ⅲ) 開発の可能性が高いこと（その医薬品を使用する理論的根拠があり，開発計画が妥当であると認められること）．

なお，2006年度より，オーファンドラッグ指定にかかわる対象者の規定が改正され，指定申請の時点でその用途に使用すると見込まれる患者が5万人未満であれば，以下のような新医薬品についても指定を受けることが可能となった．

① 国内では発生がまれな，または海外でのみ発生している感染症の疾病であって，その発生が流行地域への訪問者等，特定の集団に限定されているものの予防の用途に用いられるワクチン．

② 遺伝子の突然変異等により新たに発生するまたは再興する可能性が否定できない感染症の疾病であって，いったん発生すれば国民の生命，健康に重大な影響を与えるおそれがあるものの，その発生時期，流行規模が不明であり，申請時点では発生していないものの予防の用途に用いるワクチン．

4. オーファンドラッグ開発に対する優遇策

製薬企業に対して開発意欲をもたせるため，開発支援制度による以下の優遇措置が実施されている．

1）研究開発における助成金が交付される（試験研究を行うための直接経費で，助成額は開発費の1/2までが限度）．
2）開発企業に対する指導・助言の実施．
3）優先的な治験相談および優先審査の実施．
4）助成交付期間に行われた試験研究費について認定を行い，これに基づく費用総額の12%が税額控除される．
5）再審査期間の延長（オーファンドラッグとして承認された医薬品は，最長10年まで（医療機器については最長7年まで）．
6）薬価の面で「画期性加算」，「市場性加算」の対象となる．

5. 製造販売承認を受けた希少疾病用医薬品，希少疾病用医療機器

2009年6月現在，希少疾病用医薬品に指定されている品目は191品目であり，これまでに145品目が製造販売承認を取得している．一方，希少疾病用医療機器の指定品目は14品目で承認取得は5品目である（http://www.nibio.go.jp/shinko/shitei.html）．なお，約30数品目は指定条件に適合しないなどの理由から指定が取り消された．

6. 米国における希少疾病医薬品制度

米国では1983年に連邦法の改正法「オーファンドラッグ法」（Orphan Drug Act）が成立して以来，約2000種類の新薬がオーファン薬の指定を受け，今日までに300種類を超えるオーファン薬が承認されている．

この法律において「まれな病気または状態」（rare disease and condition）とは，

1）国内で20万人以下の人々が罹患している．または，
2）20万人以上の人々が罹患していて，かつ，そのような病気または状態を治療する医薬品を米国内で開発し利用に供するための経費を国内の販売によって回収できるという合理的な期待のもてない病気または状態と定義されている．

現在，米国ではこのような定義に該当する疾病は7000種類に及び，2500万人以上が罹患しているといわれている．オーファン薬開発の促進は，FDAの「オーファン製品開発部」（The Office of Orphan Products Development：OOPD）が担当しており，研究開発を奨励する目的で，①開発助成金計画，②臨床研究経費に対する税額控除，③臨床研究計画に対する支援，④承認後7年間の販売独占権の付与，⑤「処方せん薬ユーザーフィー法」（PDUFA）適応除外が実施されている．

用語解説

■ **処方せん薬ユーザーフィー法**（Prescription Drug User Fee Act：PDUFA） 米国において1992年に議会で承認された法律で，承認審査の迅速化を目的に制定された．製品の販売承認を得ることによって利益を得る使用者（企業）が，それに関連してFDAに支払う料金を意味する．販売承認申請における審査料金，その製品の製造施設に対する施設料金，最終製品に対する製品料金の3種類のフィーが徴収される．ユーザーフィーはFDAの予算に組み込まれ，審査体制の整備，安全性確保の予算として使用される．

［諏訪俊男］

C29 治験実施体制

　新たに開発される医薬品の有効性，安全性を立証し，効能・効果，用法・用量を決定するためには，ヒトを対象とした臨床試験（治験）の実施が不可欠である．治験に先行して実施される各種の非臨床試験から，ヒトでの有効性の予測や安全性確保に必要な情報など，科学的根拠として治験実施を支持できるデータが揃った開発候補化合物が治験段階に移行する．治験は，医薬品開発の成否を決める最も重要なステップであり，製薬企業（GCP上の呼称：治験依頼者），医療機関（実施医療機関），創薬ボランティア（被験者）など多くの人たちの協力を得てその目的は達成される．2004年7月の薬事法改正により，医薬品・医療機器の製造販売承認を目的とする治験実施者の範囲が拡大され，従来の企業主導の治験に加え，医師主導型治験（自ら治験を実施する者による治験）の実施が可能となった．

　治験の実施に際しては，1996年5月に日米欧医薬品規制調和国際会議（ICH）にて合意されたICH-GCPをもとに，1996年の薬事法改正を経て1997年に厚生省令として法制化された「医薬品の臨床試験の実施の基準」（Good Clinical Practice：GCP）の遵守が義務づけられる．GCPには治験に携わる組織や担当者の業務内容，役割，責任などが明確に規定されており，GCPを遵守することにより，被験者の人権，安全および福祉の保護の下に，科学的な質と試験成績の信頼性が確保される．以下に，企業主導の治験について，治験実施体制とそれぞれの組織間の関係と役割について述べる．

1. 治験実施体制

　治験の実施体制と各組織間の相互関係を図1に示す．治験実施の組織は，おもに製薬企業である

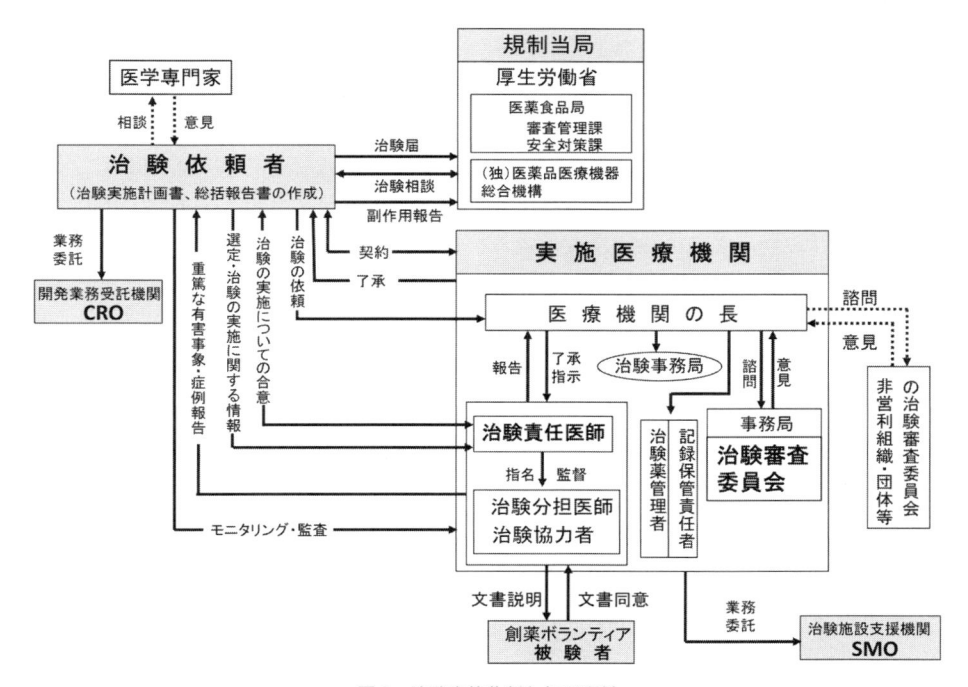

図1　治験実施体制と相互関係

治験依頼者と治験を行う実施医療機関に分けられ，さらに最近は，治験依頼者の開発業務を受託する開発業務受託機関（contract research organization：CRO），および実施医療機関の業務の一部を受託または代行する治験施設支援機関（site management organization：SMO）が効率的かつ円滑な治験を行う上で重要な位置を占めてきている．また，開発から承認審査に至る過程において，独立行政法人医薬品医療機器総合機構により，治験計画届調査，対面助言（治験相談）が行われる．

2. 治験依頼者における組織と役割

治験依頼者の責務は，GCP 第 4 条～第 15 条の「治験の依頼に関する基準」および第 16 条～第 26 条の「治験の管理に関する基準」に規定されており，治験の開始に際しては治験薬概要書，業務手順書，治験実施計画書の作成，実施医療機関・治験責任医師の選定を行うこと，治験実施中はモニタリングと監査を含めた治験全般の管理業務を遂行するとともに，試験終了後は総括報告書を作成する．これらの業務を実施するための組織として，モニタリング部門，品質管理部門，データマネージメント・統計解析部門などが設置され，さらに，治験実施部門から独立した監査部門がおかれる．

CRA（clinical research associate，モニター）：治験実施状況のモニタリングを担当する者をいう．モニタリングとは，治験が被験者の人権の保護，安全の保持および福祉の向上の下で治験実施計画書および GCP を遵守して実施されていること，ならびに治験データの信頼性が確保されていることを確認するため，直接，実施医療機関に赴いて原資料等の直接閲覧を行い，治験責任医師から報告された治験データおよび治験関連記録が正確かつ適切に記録されていることを調査することである．モニタリングの結果は，モニタリング報告書にまとめ治験依頼者に提出する．さらに通常はモニタリング部門内に品質管理担当者をおき，モニタリングが適正かつ正確に実施されているかを確認する品質管理（quality control：QC）業務を行っている．

監査担当者（GCP Auditor）：治験の品質保証（QA）活動を行う者のことであり，治験依頼者および実施医療機関において手順書，治験実施計画書および GCP を遵守して実施されているか否かを監査手順書に従って評価し，その結果に基づく監査報告書を治験依頼者に提出する．このため，監査部門はモニタリング部門とは分離・独立していなければならない．監査報告書は治験総括報告書に添付され，製造販売承認申請の際に厚生労働省に提出する．

データマネージメント担当者および生物統計解析担当者：データマネージメント（DM）担当者は，治験実施計画書の作成にかかわるとともに，治験実施計画書に対応した症例報告書の設計・作成を担当する．治験終了後は回収された症例報告書の内容を点検し，不十分なデータについては処理を行い，最終的な集計・解析を実施する．生物統計（biostatistics）解析担当者は，あらかじめ治験計画書の作成段階で定められた解析手法・手順に従ってデータの統計解析を実施し，目的とした仮説の検証ができているかどうかを検討する．

3. 実施医療機関における組織と役割

実施医療機関：医療機関における治験実施の組織・体制は，その規模や特性により異なるが，基本的には図 2 に示すように，医療機関の長の下に治験事務局（治験管理センター，試験管理部など）が設置されており，治験は各診療科の治験責任医師，治験分担医師により行われ，さらに，治験コーディネーター，臨床検査技師，治験薬管理者，医事担当者など多くのスタッフの協力の下で実施される．実施医療機関は，治験を安全かつ科学的に実施する体制，設備が備わっており，治験に関係する職員が十分に確保されていることが求められ，GCP 第 35 条には実施医療機関の要件が規定されている．

医療機関の長：医療機関の長（病院長，診療所長）は，治験に係る手順書の作成，治験事務局

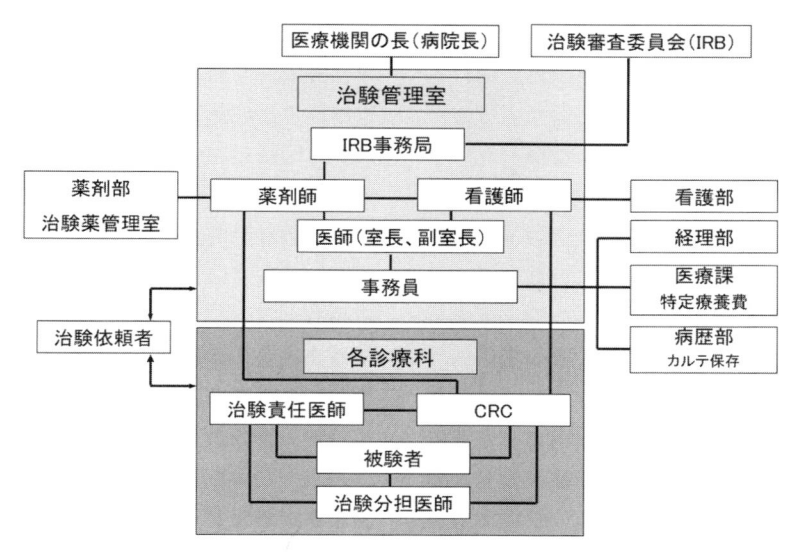

図2 医療機関における治験実施体制の例
CRCは治験事務局に所属することが多い.

の設置，治験責任医師等の指名，治験審査委員会への諮問・答申に基づく治験開始や中止の決定，治験依頼者（モニタリング・監査）への協力，治験薬の適正な管理，記録の保存など，治験にかかわる業務の責任を負う．治験の契約は，医療機関の長が治験審査委員会の意見に基づき治験の実施を了承したのち，治験依頼者と実施医療機関の間で文書により締結する．

治験事務局：治験事務局は，医療機関の長の業務を含め，治験の事務業務全体を担う組織であり，治験にかかわる申請や報告の受付，治験審査委員会の意見に基づく医療機関の長の指示・決定に関する通知文書の作成と治験責任医師，治験依頼者への伝達，記録の保存など広範囲な事務業務を行う．治験コーディネーターや治験薬管理者が治験事務局に所属している組織もある．また，実施医療機関に設置されている治験審査委員会の事務局を兼務していることが多い．

治験責任医師・治験分担医師：治験責任医師は，医療機関の長の指示・決定に従い，治験実施計画書およびGCPを遵守して治験を行う．治験責任医師の要件は，GCP第42条に規定されている．実施すべき内容は，治験薬概要書，治験実施計画書その他の資料から，治験実施の倫理的・科学的妥当性について十分に検討したのち治験の実施に合意する．ついで，治験の目的に適合した被験者を選定し，治験審査委員会で承認された説明文書を用いて治験の内容を十分に説明し，被験者の自由意思によって同意を取得したのち治験に参加させる．重篤な有害事象が発生した場合は，ただちに適切な処置を行い，報告書を治験依頼者および医療機関の長に提出する．また，治験依頼者が行うモニタリングや監査に協力し，カルテなどの原資料を直接閲覧に供する．治験業務の一部を治験分担医師や治験コーディネーターに担当させる場合は，あらかじめ実施医療機関の長にリストを提出してその指名を受ける．

治験コーディネーター：GCPの求める厳格な要求を満たしつつ治験を適正に実施するためには，治験責任医師を支援し，治験全体をコーディネートする専任スタッフの協力が不可欠であり，これを治験コーディネーター（clinical research cordinator：CRC）という．GCPでは「治験協力者」と定義されている．最近は治験以外の臨床研究へも進出していることから，本来の呼称である「臨床試験コーディネーター」と呼ばれるようにな

ってきている．CRC は治験責任医師の指導・監督の下で，専門的立場から治験責任医師の業務のうち医学的判断を伴わない治験業務に協力するスタッフであり，従来，日本には存在しなかった新しい職種である．国の治験活性化計画においても，治験はもとより広く臨床研究に携わる CRC の確保と養成は重要な取組課題となっている．

4. 治験審査委員会の構成と役割

治験を実施するためには，あらかじめ治験審査委員会（institutional review board：IRB）に実施の適否を諮らなければならない．治験審査委員会では，科学的および倫理的な面から治験の実施の妥当性が審議される．科学的妥当性はその領域の専門家によって検討されるが，倫理的妥当性には非専門家の意見が重要となり，この点を GCP は明確に規定しており，倫理面での審査をより重要視しているといえる．委員会の責務および構成委員については，GCP 第 28 条に示されている（表1）．

治験審査委員会は，治験実施計画書，治験薬概要書，同意説明文書等をもとに治験実施の適否について被験者の人権・安全・福祉を守るという観点から，また，実施医療機関が治験を適切に実施するための条件が整っているかどうかを審議することが責務である．審査結果は医療機関の長へ通知され，委員会が治験を行うことが適当でない旨を述べたときは，医療機関の長は治験の実施を承認することはできない．

なお，1997 年の省令 GCP では，原則として実施医療機関ごとに治験審査委員会を設置するとされていたが，2008 年の改定では，治験審査委員会活用の多様化の観点から，従来，特例として利用可能であった外部設置の治験委員会のほかに，医療機関をもつ国立大学法人，地方独立行政法人，学校法人および独立行政法人が設置する委員会の活用が追加された．また，審議の透明性の向上，審議の質を確保することを目的に委員名簿，会議記録の概要等をホームページなどで公表することと定められた．

表1 治験審査委員会の構成等（GCP 第 28 条）

1. 治験審査委員会は，次に掲げる要件を満たしていなければならない．
   1) 治験について倫理的及び科学的観点から十分に審議を行うことができること．
   2) 5 名以上の委員からなること．
   3) 委員のうち，医学，歯学，薬学その他の医療又は臨床試験に関する専門的知識を有する者以外の者が加えられていること．
   4) 委員のうち，実施医療機関と利害関係を有しないものが加えられていること．
   5) 委員のうち，治験審査委員会の設置者と利害関係を有しない者が加えられていること．
2. 治験審査委員会の設置者は，次に掲げる事項について記載した手順書，委員名簿並びに会議の記録およびその概要を作成し，当該手順書に従って業務を行わせなければならない．
   1) 委員長の選任方法
   2) 会議の成立要件
   3) 会議の運営に関する事項
   4) 継続審査（第 31 条第 1 項）の適否の審査の実施時期に関する事項
   5) 会議の記録に関する事項
   6) 記録の保存に関する事項
   7) その他必要な事項
3. 治験審査委員会の設置者は，前項に規定する当該治験審査委員会の手順書，委員名簿及び会議の記録の概要を公表しなければならない．
4. 治験審査委員会の設置者は，治験審査委員会の事務を行う者を選任しなければならない．

用語解説

■ **対面助言・治験相談**　対面助言は，1997 年に当時の医薬品機構により治験相談として開始された．その目的は，治験が倫理的，科学的に適正に実施され，承認申請に必要な要件を満たしているか否かを確認するとともに，治験の質的向上を目指して指導・助言することにあった．2004 年からは医薬品医療機器総合機構によって，治験段階から承認審査，市販後にわたり審査部門の同一チームが一貫して対面助言を行うこととなった．対面助言には治験相談（治験の各段階や再審査・再評価の試験計画，終了時の相談など）と簡易相談（医薬品分類ごとの相談など）がある．

［諏訪俊男］

D 薬事法規等

[編集：笠原　忠]

D1 法・倫理・責任

1. 法と倫理

大勢の人々が暮らす社会には、約束事が必要である。その約束事に強制力をもって従わせるのが法であり、個人の良心に委ねるのが倫理である。

2. 日本国憲法

憲法は、日本国の最高法規と規定されている。したがって、憲法に違反する法律は認められない。違憲かどうかは最終的には最高裁判所が決定する。

日本国憲法は前文と全103条からなる。薬学を学ぶ者にとって頭に入れておきたい条文は「個人の尊重と公共の福祉」を規定した第13条と「生存権・国民生活の社会的進歩向上に努める国の義務」を規定した第25条である。

> 第13条 すべて国民は、個人として尊重される。生命、自由及び幸福追求に対する国民の権利については、公共の福祉に反しない限り、立法その他の国政の上で、最大の尊重を必要とする。
> 第25条 すべて国民は、健康で文化的な最低限度の生活を営む権利を有する。
> 2 国は、すべての生活部面について、社会福祉、社会保障及び公衆衛生の向上及び増進に努めなければならない。

3. 法令の構成

法律は国会が制定する。ただし法律では、細かいことは別に決めるよう規定しており、これが政令、省令、告示である。

政令は内閣が定め、省令は各大臣が定め、告示は大臣等の公示である。法律は「法」、政令は「令」、省令は「規則」と略称され、これらを合わせて「法令」と呼ぶ。なお、これら法令の解釈や運用を示した文書が各省庁の担当部局などから都道府県の担当部局等に発出されることがあり、通知あるい

表1 薬事法に関連した法令

法律	薬事法
政令	薬事法施行令 薬事法関係手数料令
省令	薬事法施行規則 薬局等構造設備規則 薬局並びに店舗販売業及び配置販売業の業務を行う体制を定める省令 医薬品及び医薬部外品の製造管理及び品質管理の基準に関する省令 医薬品の臨床試験の実施の基準に関する省令
告示	厚生労働大臣が指定する生物由来製品及び特定生物由来製品 配置販売品目基準 処方せん医薬品 習慣性医薬品

表2 薬剤師綱領(昭和48年日本薬剤師会制定)

一. 薬剤師は国から付託された資格に基づき、医薬品の製造・調剤・供給において、その固有の任務を遂行することにより、医療水準の向上に資することを本領とする。
一. 薬剤師は広く薬事衛生をつかさどる専門職としてその職能を発揮し、国民の健康増進に寄与する社会的責任を担う。
一. 薬剤師はその業務が人の生命健康にかかわることに深く思いを致し、絶えず薬学・医学の成果を吸収して、人類の福祉に貢献するよう努める。

は通達と呼ばれる。薬事法に関連した法令を表1に示した。

4. 薬剤師の倫理および法的責任

日本薬剤師会では、薬剤師の心構え、あり方について、「薬剤師綱領」(表2)および「薬剤師倫理規定」(表3)を定めている。

薬剤師は仕事上、他人の秘密を知りえる立場にあるために厳しい守秘義務が課されている。刑法第134条では、薬剤師は、業務上取り扱った結果知った人の秘密を正当な理由なく漏らしたときは、6カ月以下の懲役または10万円以下の罰金に処せられることが規定されている。

また、薬剤師の仕事上のミスによる健康被害は、

表3 薬剤師倫理規定（平成9年10月，日本薬剤師会改訂）

前文	薬剤師は，国民の信託により，日本国憲法および法令に基づき，医療の担い手の一員として，人権の中でもっとも基本的な個人の生命・健康の保持促進に寄与する責務を担っている． この責務の根底には生命への畏敬に発する倫理が存在するが，さらに，調剤をはじめ，医薬品の創製から供給，適正な使用に至るまで，確固たる薬（やく）の倫理が求められる． 薬剤師が人々の信頼に応え，医療の向上及び公共の福祉の増進に貢献し，薬剤師職能を全うするために，ここに薬剤師倫理規定を制定する．
第1条 （任務）	薬剤師は，個人の尊厳の保持と生命の尊重を旨とし，調剤をはじめ，医薬品の供給，その他の薬事衛生をつかさどることによって公衆衛生の向上及び増進に寄与し，もって人々の健康な生活の確保に努める．
第2条 （良心と自律）	薬剤師は，常に自らを律し，良心と愛情をもって職能の発揮に努める．
第3条 （法令等の遵守）	薬剤師は，薬剤師法，薬事法，医療法，健康保険法，その他の関連法規に精通し，これら法令等を遵守する．
第4条 （生涯研鑽）	薬剤師は，生涯にわたり高い知識と技能の水準を維持するよう積極的に研鑽するとともに，先人の業績を顕彰し，後進の育成に努める．
第5条 （最善尽力義務）	薬剤師は，医療の担い手として，常に同僚及び他の医療関係者等と協力し，医療及び保健，福祉の向上に努め，患者の利益のため職能の最善を尽くす．
第6条 （医薬品の安全性等の確保）	薬剤師は，常に医薬品の品質，有効性及び安全性の確保に努める．また，医薬品が適正に使用されるよう，調剤及び医薬品の供給に当たり患者等に十分な説明を行う．
第7条 （地域医療への貢献）	薬剤師は，地域医療向上のための施策について，常に率先してその推進に努める．
第8条 （職能間の協調）	薬剤師は，広範にわたる薬剤師職能間の相互協調に努めるとともに，他の関係職能をもつ人々と協力して社会に貢献する．
第9条 （秘密の保持）	薬剤師は，職務上知り得た患者等の秘密を，正当な理由なく漏らさない．
第10条 （品位・信用等の維持）	薬剤師は，その職務遂行にあたって，品位と信用を損なう行為，信義にもとる行為及び医薬品の誤用を招き濫用を助長する行為をしない．

民法第415条の「債務不履行」または第709条の「不法行為」に該当し，損害賠償の対象となる．

5. 製造物責任法

民法上の損害賠償は，被害を受けた者が裁判を起こして請求する．裁判では被害を受けた側が相手に過失があったことを証明しなければならない．このような被害者側の負担を軽減する目的で制定されたのが，製造物責任法である．製造物責任法の下では，被害を受けた者は，相手に故意・過失があったことではなく，製品に欠陥があったことを証明する．具体的には，① 製造物に欠陥が存在していたこと，② 損害が発生したこと，③ 損害が製造物の欠陥により生じたことの三つの事実を明らかにすればよい．

a. 製造物と製造業者

製造物責任法では「製造物」を「製造または加工された動産」と定義している．つまり，サービスや不動産や未加工のものは含まれない．薬剤師が調剤した薬物は，ここでいうサービスの一環と解釈され，製造物責任法でいう「製造物」に該当しないとされている．

損害賠償請求の相手である「製造業者等」とは，その製造物を業として製造等した者だけではなく，消費者から見て製造業者等と間違えられても無理がないあるいは実質的な製造業者と認めることができるような氏名等の表示をその製造物に行っている者も含まれる．

b. 欠 陥

「欠陥」とは，その製造物の特性や使用形態，あるいは製造業者等が製造物を引き渡した時期などの事情を考慮して，その製造物が通常もっているはずの安全性を欠いていることをいう．具体的には，① 設計自体に問題があった場合，② 製造物が設計や仕様どおりに製造されなかった場合，③ 製造物から除くことができない危険がある場合に，その危険について適切な情報を与えなかった場合や取扱説明書の記述に不備がある場合などが該当する．たとえば，医薬品の使用上の注意に不備があり，患者に被害を与えた場合がこれにあたる．

c. 免 責

製造業者等は，製造物に欠陥があった場合でも，

製造物を引き渡した時点での科学・技術の知見では，欠陥を認識できなかった場合は免責される．これを「開発危険の抗弁」と呼ぶ．また，製造物が他の製造物の原材料等として使用された場合に，その欠陥がもっぱら他の製造業者の指示に従ったことにより生じ，かつその欠陥につき過失がなかった場合も同様であり，これは，「部品・原材料製造業者の抗弁」と呼ばれる．

d. 時効

製造物責任法に基づく損害賠償請求は，損害および損賠賠償者を知ったときから3年間，またはその製品を引き渡したときから10年間経過すると時効が成立する．ただし，体に蓄積した場合，人の健康を害することになる物質による損害や一定の潜伏期間が経過した後に症状が現れる損害については，その損害が生じたときから10年間となる．

6. 個人情報の保護に関する法律

a. 個人情報とは

法律では個人情報を，生存している人の情報でその情報に含まれる氏名，生年月日その他の記述等により特定の個人を識別することができるものと定義している．なお，その情報だけでは個人が特定できなくても他の情報と容易に照合ができ，それにより特定の個人を識別することができることとなるものも含まれる．

b. 個人情報取扱事業者

過去6カ月以内に1日でも5000件以上となった個人情報に関するデータベース等を事業に利用している者は個人情報取扱事業者と呼ばれ，特別な義務が課せられている．薬局が保持する処方せんや薬歴はこの個人情報に関する情報データベース等にあたるので，通常の薬局であれば，個人情報取扱事業者にあたる．

c. 個人情報の取扱い

個人情報取扱事業者は，本人から直接個人情報を取得する場合には利用目的を明示しなければならない．たとえば，薬局で初めての患者に対して，情報シート等への記入を求めるときには，その情報を何に使うのかを説明しなければならない．また利用目的を変更したときは，本人に通知または公表しなければならない．したがって，その利用目的を超えて個人情報を取り扱うことはあらかじめ本人の同意を得ない限り，原則禁止されている．

個人情報を不正な手段により取得することは禁止されている．個人情報取扱事業者は，利用目的の達成に必要な範囲内で個人データを正確かつ最新の内容を保つよう努めなければならない．また漏えい，滅失またはき損の防止その他の個人データの安全管理のために必要かつ適切な措置を講じる必要がある．従業者に個人データを取り扱わせる場合には，その個人データの安全管理が図られるよう，その従業者に対する必要かつ適切な監督を行わなければならない．個人データの取扱いの全部または一部を委託する場合も同様である．もし，本人から求めがあった場合は，保有している個人データの開示，訂正等，利用停止等を行わなければならない．また，個人情報の取扱いに関する苦情を適切かつ迅速に処理するよう努めなければならない．

d. 取得した個人情報の第三者への提供

本人の同意を得ないで個人情報を第三者に提供することは，以下の場合を除き禁止されている．

① 法令に基づく場合

② 人の生命，身体，財産の保護のために必要であって，本人の同意を得ることが困難な場合

③ 公衆衛生の向上，児童の健全な育成の推進のためにとくに必要であって，本人の同意を得ることが困難な場合

④ 国等の公的な事務の遂行に協力する必要があって，本人の同意を取ることによってその事務の遂行に支障を及ぼすおそれがある場合

なお，患者に生じた副作用などを製薬企業へ伝えることは，薬事法が求めていることであるので，患者の了解なしに行うことができる． ［白神　誠］

D2　医療制度

1. 医療提供体制

日本の医療提供体制は，憲法第13条および第25条を基礎とした社会保障の一つとして整備されている．医療を供給する体制（医療制度）は，医療法をはじめとする各種の医事関係法規および薬事関係法規に基づいており，医療の受ける体制（医療保険制度）は健康保険法をはじめとする各種の医療保険関係法規に基づいている．

医療法は戦後まもない1948年に制定され，戦後の医療施設の充実により医療提供を確保することが目的とされていたが，その後の時代に応じて数回改正され，第二次改正（1992年）では「薬剤師」が医療の担い手として明記され，第五次改正（2006年）では病院，診療所，介護老人保健施設に加えて「調剤を実施する薬局」が医療提供施設として明記された．現在の医療法は，患者の視点にたった安心，安全で質の高い医療が受けられる体制の構築を基本理念としている．

2. 医療提供施設・医療従事者の統計値

平成22年度の医療施設調査（厚生労働省）によると，全国の医療施設は17万6878施設であり，その内訳は，病院8739施設，一般診療所9万9824施設，歯科診療所6万8384施設である．有床診療所および病院は年々減少しているが，一般診療所数は年々増加している（図1）．

また，衛生行政報告によると平成22年度末現在の薬局数は5万3001施設であり，医薬分業の進展に伴い施設数は年々増加している．

一方，平成20年12月31日現在における医師，歯科医師および薬剤師の全国の届出数は，医師が28万6699人，歯科医師が9万9426人，薬剤師が26万7751人であり，いずれも年々増加している（医師・歯科医師・薬剤師調査）．薬剤師数は，業務・施設の種別では薬局の従事者が最も多く，平成8年以降増加し続けている（図2）．看護師および准看護師の就業者数は，平成21年末現在で総数134万9248人（看護師95万4818人，准看護師39万4430人）である（日本看護協会出版会編集，平成22年看護関係統計資料集）．

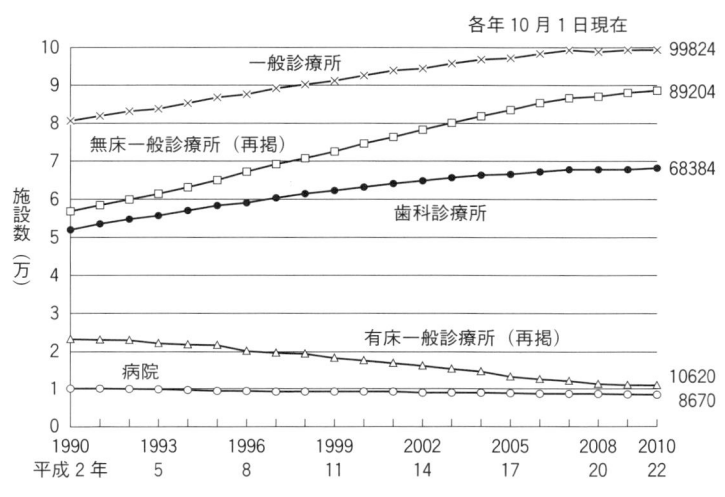

図1 医療施設数の年次推移（厚生労働省，平成22年度医療施設調査）

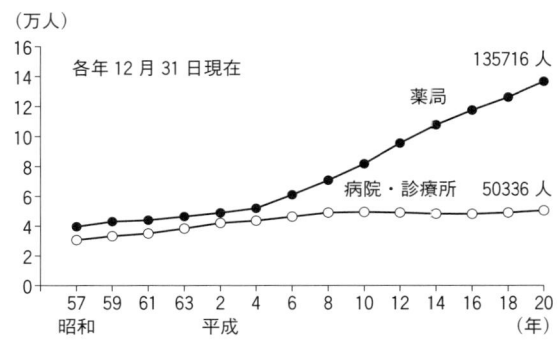

図2 薬局・医療施設に従事する薬剤師数の年次推移
（平成20年，医師・歯科医師・薬剤師調査）

3. 医療保険の仕組み

日本の医療保険制度は社会保険方式であり，健康保険法をはじめとする各種の医療保険法によって整備されている．社会保険方式とは，被保険者がそれぞれ支払った保険料を保険者が管理・運用し，医療を必要とする人に少ない自己負担額で医療を給付する仕組みである．1961年に国民皆保険制度が成立し，国民はいずれかの公的医療保険に加入することが義務づけられるようになった．医療保険制度は，被用者保険，国民健康保険（地域保険）および高齢者医療制度の三つの制度で成り立っている（表1）．被用者保険と国民健康保険における給付の範囲および自己負担率は同じである．給付は原則として現物給付で行われ，加入者は必要なときに保険医療機関および保険薬局において治療・投薬等のサービスを受け，1～3割の自己負担を保険医療機関等に支払う．保険医療機関は患者の自己負担額以外の給付を，審査支払機関を介して保険者に請求し支払いを受ける．被用者保険では社会保険診療報酬支払基金，国民健康保険では国民健康保険団体連合会が審査支払機関となっている．

4. 医薬分業制度

医薬分業とは，医師が治療上患者に投薬を必要

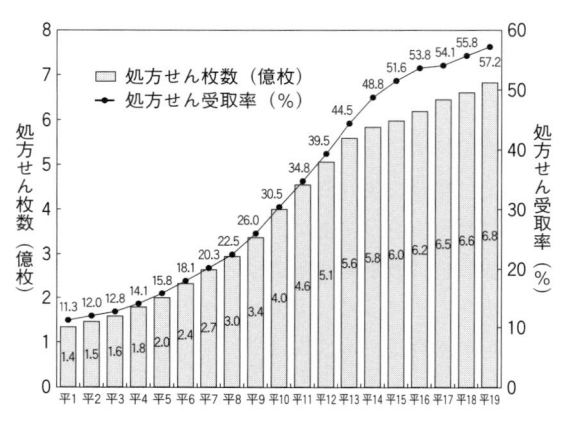

図3 処方せん受取率の年次推移（日本薬剤師会作成資料）

表1 医療保険の種類と内容

	制度名	被保険者	保険者
被用者保険	健康保険 全国健康保険協会管掌健康保険（協会けんぽ）	5人以上の従業員の事業所の従業員	全国健康保険協会
	組合管掌健康保険	700人（同種・同業の企業が集まって設立する場合は3000人）以上の従業員の事業所の従業員	健康保険組合
	日雇特例	日雇労働者	全国健康保険協会
	船員保険	船員	全国健康保険協会
	共済組合	国家公務員 地方公務員 私立学校教職員	共済組合
国民健康保険		自営業者 農業者	市町村 国民健康保険組合
後期高齢者医療制度		75歳以上の者 65歳～74歳まで寝たきり状態の者	後期高齢者医療広域連合

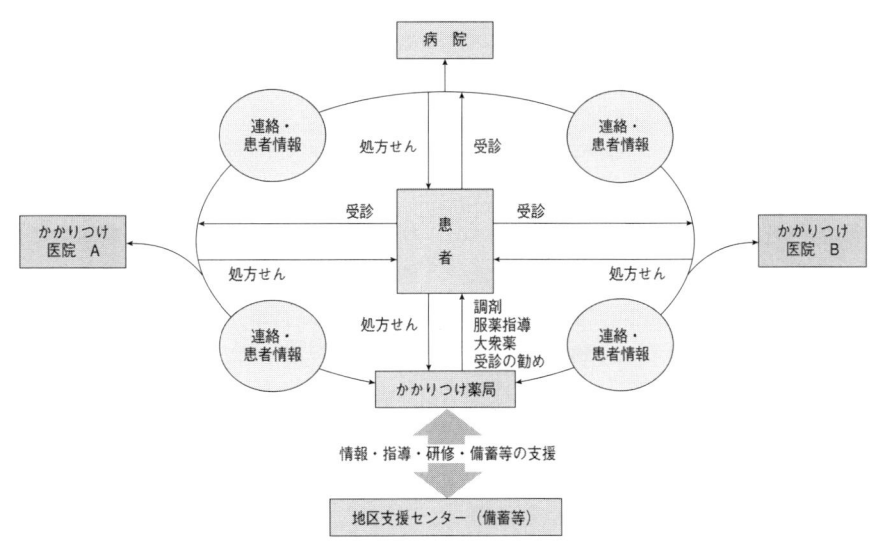

図4 医薬分業の体制（厚生労働白書，平成22年度）

とした場合に，医師は患者に処方せんを交付し，患者はその処方せんを薬局に持参し，薬局において薬剤師が処方せんに基づいて調剤し，服薬指導をして患者に薬剤を交付するシステムである．医薬分業の起源は神聖ローマ帝国の時代に医薬品の有効性と安全性を確保するためのシステムとして創出されたといわれており，薬局の薬剤師が医師の処方せんに基づく調剤，薬歴管理，服薬指導等を行うことにより，医師，薬剤師それぞれの専門分野での職能を発揮して，医療の質の向上を図ろうとするものである．

欧米では古くから普及しているが，日本では明治時代に法制化されたものの処方せんはほとんど発行されなかった．その後，昭和49年に本格化した行政主導による経済的インセンティブを重視した医薬分業推進策によって，医薬分業率（処方せん受取率）は増加し，平成21年度には60.7％にまで進展している（図3）．なお，現行の薬剤師法第19条においては，「薬剤師でない者は，販売又は授与の目的で調剤してはならない」と規定され，薬剤師による調剤権の独占を認めているが，患者や看護者がとくに医師または歯科医師からの薬剤の交付を希望している場合，その他医師法第22条および歯科医師法第21条の各号で規定された場合において，医師または歯科医師が自己の処方せんにより自ら調剤することが認められている．この例外規定により，薬剤師を置かない医療機関においても薬剤を調剤し交付することが可能とされている．

医薬分業のメリットとしては，「かかりつけ薬局」における薬歴管理により複数診療科受診による重複投薬・相互作用のチェックが可能である，使用したい医薬品を在庫していなくとも医師は自由に処方することができる，薬の待ち時間が短縮されるなどがあげられる．一方，患者側からのデメリットとして，薬局へ処方せんを持参する手間がかかる，一部負担金が高くなるなどの声があげられている（図4）．

［亀井美和子］

D3 医療と経済

1. 国民医療費

a. 国民医療費の動向

日本の医療費は，全国民が公的医療保険に加入する国民皆保険が実現した昭和36年（1961年）以降に著しく増加し，昭和29年度に2152億円であった国民医療費は，昭和40年度に1兆円を超え，昭和53年度には10兆円を超えた（10兆42億円）．その後，平成2年に20兆円，平成11年に30兆円を超え，平成21年度の国民医療費は36兆67億円となった．平成21年度の人口1人当たりの国民医療費は28万2400円，国民医療費の国民所得に対する比率は10.61%である．

平成21年度の国民医療費の各種の内訳は次のとおりである．制度区分別では，医療保険等給付分が48.1%，後期高齢者医療給付分30.6%，公費負担医療給付分6.8%，患者負担分13.9%となっている．財源別では，公費（公費負担医療制度，医療保険制度等への国と地方公共団体の負担金）37.5%，保険料48.6%，患者負担金13.9%となっている．また，年齢階級別の内訳は，65歳以上の医療費が55.4%を占め，医療費の半分は高齢者の医療に費やされていることがわかる．国民1人当たりの医療費は，65歳未満は16万3000円であるのに対し，65歳以上は68万7700円，75歳以上では85万5800円となり，年齢が高くなるほど1人当たりの医療費は増加する．

b. 国民医療費に含まれる費用

国民医療費は，医療機関等における傷病の治療に要する1年間の費用を年度ごとに推計したものである．この費用には，診療費，調剤費，入院時食事療養費，訪問看護療養費などの傷病の治療に係る費用は含まれるが，正常な妊娠や分娩等に要する費用，健康の維持・増進を目的とした健康診断・予防接種等に要する費用，固定した身体障害のために必要とする義眼や義肢等の費用は含まない．また，薬局や薬店で購入する売薬（一般用医薬品）の費用，患者が負担する入院時室料差額分，歯科差額分等の費用なども含まない．

推計は，公費負担医療給付分，医療保険等給付分，老人保健給付分について，原則として当該年度内の診療についての支払確定額（高額療養費（高額医療費）を含む）を用い，医療費の給付に伴う患者の一部負担額と医療費の全額を患者が支払う全額自費について推計し，算出したものである．また，財源別はその推計結果を各制度において負担すべき者に振り当てて推計したものである．

c. 薬局調剤医療費

平成21年度国民医療費を診療種類別にみると，一般診療医療費は26兆7425億円（74.3%），そのうち入院医療費は13兆2602億円（36.8%），入院外医療費は13兆4823億円（37.4%）となっている．また，歯科診療医療費は2兆5587億円（7.1%），薬局調剤医療費は5兆8228億円（16.2%），入院時食事・生活医療費は8161億円（2.3%）と

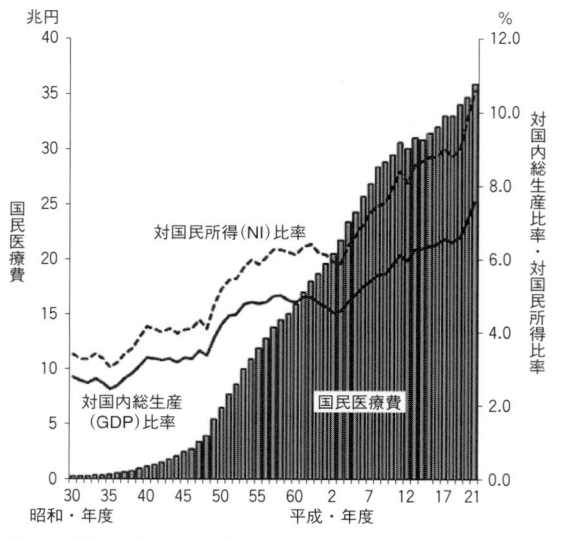

図1 国民医療費の推移（出典：厚生労働省，平成21年度国民医療費）

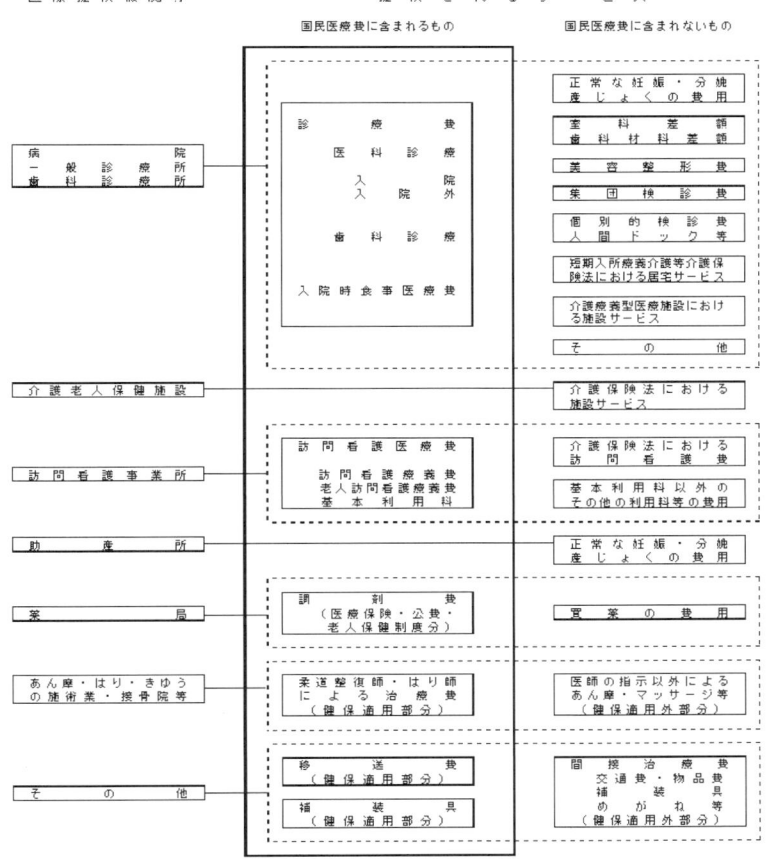

図2 国民医療費の範囲（出典：厚生労働省，平成21年度国民医療費）

なっている．対前年度（平成20年度）増減率は，一般診療医療費が3.0％の増加であったのに対し，薬局調剤医療費は7.9％の増加となっており，薬局調剤医療費は増加の幅が比較的大きくなっている．この理由としては，医薬分業が進展していることがあげられる．

2. 薬剤料の比率

厚生労働省が実施している社会医療診療行為別調査においては，薬剤の使用状況が保険点数で報告されている．この調査では，政府管掌健康保険，組合管掌健康保険および国民健康保険における医療の給付の受給者にかかる診療行為の内容，傷病の状況，調剤行為の内容および薬剤の使用状況等を明らかにし，医療保険行政に必要な基礎資料を得ることを目的として，毎年6月審査分の診療報酬明細書および調剤報酬明細書をもとに実施されている．この調査において明らかになるのは，医科診療における投薬・注射およびその他の薬剤料，歯科診療および薬局調剤における薬剤料であり，それぞれの1件当たり点数および1日当たり点数，診療行為に占めるそれぞれの薬剤料の比率である．

平成22年度調査において，医科総点数に薬局調剤分を合算して求めた薬剤料の割合は，総数33.0％，入院9.7％，入院外39.4％となっており，そのうち，「投薬」および「注射」で使用された薬剤料の割合は，それぞれ31.2％，8.7％，37.4％となっている．薬局調剤1件あたり総点数に占める薬剤料の割合は72.6％である．なお，調剤技術料の割

表 1 一般医療—後期医療—年齢階級別にみた調剤行為別1件当たり点数・受付1回当たり点数・1件当たり受付回数
（平成 22 年 6 月審査分）

<table>
<tr><th colspan="2"></th><th>調剤行為</th><th>総数</th><th>一般医療</th><th>後期医療</th><th colspan="5">年齢階級</th></tr>
<tr><th colspan="2"></th><th></th><th></th><th></th><th></th><th>0～14歳</th><th>15～39歳</th><th>40～64歳</th><th>65～74歳</th><th>75歳以上</th></tr>
<tr><td rowspan="5">1件当たり点数</td><td></td><td>総数</td><td>1013.5</td><td>885.2</td><td>1380.2</td><td>516.7</td><td>674.3</td><td>991.6</td><td>1173.8</td><td>1359.4</td></tr>
<tr><td></td><td>調剤技術料</td><td>224.4</td><td>203.3</td><td>284.7</td><td>196.4</td><td>172.3</td><td>205.6</td><td>230.6</td><td>282.9</td></tr>
<tr><td></td><td>薬学管理料</td><td>50.0</td><td>47.9</td><td>56.3</td><td>58.4</td><td>44.1</td><td>44.5</td><td>48.4</td><td>56.1</td></tr>
<tr><td></td><td>薬剤料</td><td>736.1</td><td>630.9</td><td>1037.1</td><td>261.0</td><td>457.3</td><td>734.7</td><td>892.6</td><td>1018.6</td></tr>
<tr><td></td><td>特定保険医療材料料</td><td>2.9</td><td>3.2</td><td>2.2</td><td>0.8</td><td>0.6</td><td>6.8</td><td>2.2</td><td>1.9</td></tr>
<tr><td rowspan="5">受付1回当たり点数</td><td></td><td>総数</td><td>768.8</td><td>688.6</td><td>978.0</td><td>358.1</td><td>547.7</td><td>800.5</td><td>909.8</td><td>966.9</td></tr>
<tr><td></td><td>調剤技術料</td><td>170.2</td><td>158.1</td><td>201.8</td><td>136.1</td><td>139.9</td><td>166</td><td>178.8</td><td>201.2</td></tr>
<tr><td></td><td>薬学管理料</td><td>38.0</td><td>37.2</td><td>39.9</td><td>40.5</td><td>35.8</td><td>35.9</td><td>37.5</td><td>39.9</td></tr>
<tr><td></td><td>薬剤料</td><td>558.4</td><td>490.7</td><td>734.9</td><td>180.5</td><td>371.5</td><td>593</td><td>691.9</td><td>724.5</td></tr>
<tr><td></td><td>特定保険医療材料料</td><td>2.2</td><td>2.5</td><td>1.5</td><td>0.6</td><td>0.5</td><td>5.5</td><td>1.7</td><td>1.3</td></tr>
<tr><td colspan="2">1件当たり受付回数</td><td></td><td>1.32</td><td>1.29</td><td>1.41</td><td>1.44</td><td>1.23</td><td>1.24</td><td>1.29</td><td>1.41</td></tr>
</table>

厚生労働省：平成 22 年社会医療診療行為別調査結果の概況
http://www.mhlw.go.jp/toukei/saikin/hw/sinryo/tyosa10/dl/yakkyoku.pdf

表 2 後発医薬品の使用状況（各年 6 月審査分）（単位：％）

<table>
<tr><th colspan="2"></th><th>平成 20 年（2008）</th><th>平成 21 年（2009）</th><th>平成 22 年（2010）</th></tr>
<tr><td rowspan="4">薬剤点数に占める後発医薬品の点数の割合</td><td>総数</td><td>7.2</td><td>7.5</td><td>8.8</td></tr>
<tr><td>入院</td><td>5.6</td><td>6.7</td><td>7.1</td></tr>
<tr><td>院内処方（入院外・投薬）</td><td>9.7</td><td>10.4</td><td>11.4</td></tr>
<tr><td>院外処方（薬局調剤）</td><td>6.2</td><td>6.4</td><td>7.9</td></tr>
<tr><td rowspan="4">薬剤種類数に占める後発医薬品の種類数の割合</td><td>総数</td><td>20.5</td><td>20.7</td><td>23.5</td></tr>
<tr><td>入院</td><td>17.3</td><td>19.4</td><td>20.9</td></tr>
<tr><td>院内処方（入院外・投薬）</td><td>25</td><td>26</td><td>28.2</td></tr>
<tr><td>院外処方（薬局調剤）</td><td>18.3</td><td>18.4</td><td>21.6</td></tr>
</table>

注：1）入院および院内処方は、「投薬」の出現する明細書を集計の対象としている．ただし、「処方せん料」を算定している明細書、「投薬」「注射」を包括した診療行為が出現する明細書および DPC/PDPS に係る明細書は除く．
2）院外処方は、「薬剤」の出現する明細書を集計の対象としている．
3）薬剤種類数に占める後発医薬品の種類数の割合 ＝ $\frac{1件当たり後発医薬品種類数の総計}{1件当たり薬剤種類数の総計}$ ×100

厚生労働省：平成 22 年社会医療診療行為別調査結果の概況
http://www.mhlw.go.jp/toukei/saikin/hw/sinryo/tyosa10/dl/yakkyoku.pdf

合は 22.1％，薬学管理料の割合は 4.9％である．

3. 後発医薬品の使用状況

　薬剤点数に占める後発医薬品の点数の割合をみると，入院 7.1％，院内処方 11.4％，院外処方 7.9％となっている．また，薬剤種類数に占める後発医薬品の種類数の割合をみると，入院 20.9％，院内処方 28.2％，院外処方 21.6％となっている．
　後発医薬品の薬効分類別薬剤点数の割合をみると，入院では「抗生物質製剤」が最も多く，院内

処方および院外処方では「循環器官用薬」が最も多くなっている（表2）.

4. 後期高齢者医療費（老人医療費）

老人医療費とは，老人医療制度の受給対象者である75歳以上の者（平成14年10月以降，老人医療受給対象者の年齢は70歳から75歳へ5年間で段階的に引き上げられている）と一定の障害がある65歳以上の者にかかわる医療費を集計したものである．国民医療費に占める老人医療費の割合は平成18年度は34.0%である．受給対象者の年齢を引き上げる以前の老人医療費の伸びは著しく，医療保険財政は悪化の一途をたどったことから抜本的な制度改革が必要となり，平成20年（2008年）度に75歳以上の者を受給対象とした「後期高齢者医療制度」が創設された．平成21年度の国民医療費に占める後期高齢者医療給付分は30.6%である．なお，この新制度はおもに高齢者の反発を招いたことから廃止することが決定されており，平成25年4月を目途に，新たな高齢者医療制度が施行されることになっている．

[亀井美和子]

D4　薬事法

1. 医薬品

医薬品は薬事法第二条一項で三つの分類（一〜三号）で定義され，機械器具等及び医薬部外品ではないものとし，使用対象は人または動物としている．

まず，一号において「日本薬局方に収められている物」として物自体を規定し，二号では「疾病の診断，治療又は予防に使用されることが目的とされている物」，三号では「身体の構造又は機能に影響を及ぼすことが目的とされている物」としている．これらの定義の特徴は，日本薬局方に記載されているものすべておよび使用目的に効果効能をうたうものを医薬品と定義しており，その物の効果効能の有無にかかわりのない点にある．

また，医薬品は食品衛生法第四条により厳密に食品と区分されているが，医薬品に使用される成分を含むものが医薬品であるかどうかの判断基準として，医薬品の範囲に関する基準（平成13年3月27日，厚生労働省医薬局長通知）があり，ときに応じて改正されている．

2. 医薬部外品

薬事法第二条二項で三つの分類（一〜三号）で定義されており，「人体に対する作用が緩和なもの」であり，医薬品，化粧品および器具機械等ではないものとし，使用対象は人または動物としている．

まず，一号では「吐きけその他の不快感又は口臭若しくは体臭の防止」，「あせも，ただれ等の防止」，「脱毛の防止，育毛又は除毛」など，従来からの定義である．二号および三号では平成21年6月1日に施行された改正薬事法においてそれぞれ，防除用医薬部外品，指定医薬部外品と呼ばれている．

防除用医薬部外品は，「保健のためにするねずみ，はえ，蚊，のみその他これらに類する生物の防除の目的のために使用される」ものであり，殺虫剤，殺鼠剤，虫除け剤などがある．指定医薬部外品は，医薬品の販売規制緩和の要望を受け，旧薬事法では医薬品に分類されていた健胃清涼剤，カルシウム剤，ビタミン含有保健剤，外皮消毒剤など厚生労働大臣が医薬部外品として指定するものである．

医薬部外品は一定の効果効能を期待するものではあるが，疾病の診断，治療または予防を使用目的すると医薬品と異なり，標榜できるのは防止，緩和，消毒，保護，補給などの表現に留まる．

3. 化粧品

薬事法第二条三項で，「身体を清潔にし，美化し，魅力を増し，容貌を変え，又は皮膚若しくは毛髪を健やかに保つ」目的で使用されるものであって，使用対象が人に限られており，その使用方法は「塗擦，散布その他これらに類似する方法」に限られていると定義されている．他の効果効能を期待するもの，または内服や注射などの使用方法であれば，目的により医薬品または医薬部外品に分類されることになる．

4. 医療機器

薬事法第二条四項で，「人若しくは動物の疾病の診断，治療若しくは予防に使用されること，又は人若しくは動物の身体の構造若しくは機能に影響を及ぼすことが目的とされている機械器具等であつて，政令で定めるもの」と定義されている．

医療機器のうち，不具合が人の生命および健康に影響を与えるリスクと管理の必要性により分類されており，重大な影響が予想され高度な管理が必要なものを高度管理医療機器，影響が予想され管理を必要とするものを管理医療機器，不具合に

よる影響がほとんどないものを一般医療機器と定義している．さらに，不具合が疾病の診断，治療または予防に重大な影響を与えるおそれがあり，保守管理に専門的な知識を要するものを特定保守管理医療機器としている．これらの区分は厚生労働大臣が薬事・食品衛生審議会の意見を聴いて指定する．

5. 指定薬物

薬事法第二条十四項で，「中枢神経系の興奮若しくは抑制又は幻覚の作用」があると思われるものであり，その使用により「保健衛生上の危害が発生するおそれがある物」として，「厚生労働大臣が薬事・食品衛生審議会の意見を聴いて指定するもの」と定義され，麻薬，大麻，覚せい剤など他の法律で規制されているものを除外している．

薬物に関する取締法は対象となる物を厳密に指定しているため，次々に変化していく乱用薬物への迅速な対応が困難であった．そこで，平成21年6月1の薬事法改正により，他の法律で規制できない薬物が乱用されると予測される時点で，迅速に流通等を断つなどの措置を可能とした．

6. 希少疾病用医薬品・医療機器

いわゆるオーファンドラッグとオーファンメディカルデバイスである．薬事法でいう希少疾病用医薬品・医療機器は，対象となる患者数が5万人未満であり，製造販売の承認申請時に承認が与えられるとしたならば，その用途に関し，とくにすぐれた使用価値を有することとなるものとして厚生労働大臣が指定するものをいう．ただし，これらの条件を満たさなくなった場合や指定に際して不正な行為があった場合などには指定が取り消される．

開発費用や期間は一般の医薬品と変わらないが，使用対象者が少ないため企業としては多くの利益は望めない．しかし，製薬企業の責任と使命に基づいて研究開発され市場に提供されている．そのため，国は希少疾病用医薬品・医療機器に該当するものの試験研究を促進するための資金の確保に努め，税制上の特別措置をとるものとしており，当該医薬品・医療機器の製造販売承認の申請があったときは，厚生労働大臣はその審査または調査を他のものより優先して行うことができるとして，優遇措置を設けている．

7. 生物由来製品・特定生物由来製品

生物由来製品とは，ワクチン，抗毒素，遺伝子組換えタンパク，培養細胞由来のタンパク，ヘパリン等の動物抽出成分など，植物を除く生物に由来する原料・材料から製造される医薬品，医薬部外品，化粧品または医療機器であって，保健衛生上特別の注意を要するものとして，厚生労働大臣が薬事・食品衛生審議会の意見を聴いて指定するものとしている．

特定生物由来製品は生物由来製品の中でも人または動物から得られた原料を使用する製品であって，不活化処理等の感染症に関する処理に対して限界があるもの，不特定多数の人から採取された原料を使用する製品であって，一定の病原体の不活化・除去等が行われているが，感染因子を内在するリスクがあるものであり，市場に供給した後に保健衛生上特別の注意を要するものとして，厚生労働大臣が薬事・食品衛生審議会の意見を聴いて指定するものをいう．医薬品である特定生物由来製品には輸血用血液製剤，人血漿分画製剤，人臓器抽出医薬品などがあり，医療機器にはマウス生細胞がある．

特定生物由来製品の提供および使用にあたっては，取り扱う医師その他の医療関係者（特定医療関係者，薬局を含む）に必要な事項を患者へ説明，施設の管理者による使用に関する記録の20年間保存，感染症発現時に，対象となる患者の情報を製造業者に提供を義務づけている．なお，製造販売業者に対しては譲り受け賃貸等した薬局，製造業者，販売業者等に関する記録を，特定生物由来製品は30年間，生物由来製品は10年間保存しなければならないとしている．

8. 薬局

　薬局とは，所在地の都道府県知事の開設許可を受け，薬剤師が販売または授与の目的で調剤の業務を行う場所（その開設者が医薬品の販売業を併せ行う場合には，その販売業に必要な場所を含む）であり，薬局という名称を付すことが許されている．ただし，病院，診療所または飼育動物診療施設の調剤所は長年「薬局」呼ばれていることから，例外的に薬局」の名称を使用することが認められている．許可の期限は6年であり，継続して開設する場合は更新手続きが必要である．

　薬局開設者はその薬局の経営責任者として販売の記録や設備の整備等に責任を負うものであり，とくに資格は要求されていない．一方，薬局の管理者は薬剤師（管理薬剤師）に限られており，その薬局の業務に関する責任者と位置づけられている．管理薬剤師の行うべき業務は，保健衛生上支障を生ずるおそれがないように，その薬局に勤務する薬剤師その他の従業者を監督，構造設備及び医薬品その他の物品を管理，その他その薬局の業務につき，必要な注意および開設者に対して必要な意見を述べることとされている．

　この開設者と管理薬剤師の規定は，医薬品販売業に準用されている．

9. 医薬品販売業

　薬局以外に医薬品を業として販売し，授与し，またはそれらの目的で貯蔵し，もしくは陳列する場合は許可を受けなければならない．ただし，医薬品の製造販売業者または製造業者の場合は，自らが手がける製品を製造販売業者であれば薬局開設者又は医薬品の製造販売業者，製造業者若しくは販売業者に，製造業者であれば医薬品の製造販売業者又は製造業者に販売する場合は，この限りではない．

　医薬品販売業には，一般消費者に一般用医薬品を販売する店舗販売業と配置販売業，医薬品を医療関係者に販売する卸売販売業の三つの業態があり，店舗販売業と卸売販売業は店舗での販売，配置販売業は配置による販売に限られている．それぞれ，許可の期限は6年であり，継続して開設する場合は更新手続きが必要である．また，医薬品販売業者と管理者の関係は，薬局における開設者と管理者の関係に準じている．

　取り扱うことができる医薬品は，店舗販売業では動物用医薬品を除く一般用医薬品のみ，配置販売業では一般用医薬品のうち経年変化が起こりにくいこと，その他の厚生労働大臣の定める基準に適合するもののみであり，卸売販売業についてはそれらの制限はない．一般用医薬品の分類により販売を薬剤師に限られる場合と，薬剤師または登録販売者が担当する場合がある．

10. 一般用医薬品

　一般用医薬品とは，一般消費者のセルフメディケーションに際し，薬剤師または登録販売者が適正な医薬品選択を支援すべき医薬品であり，薬事法第二十五条の条文内で，「医薬品のうち，その効能及び効果において人体に対する作用が著しくないものであつて，薬剤師その他の医薬関係者から提供された情報に基づく需要者の選択により使用されることが目的とされているもの」としている．

　この一般用医薬品は，その副作用によるリスクが高い順に，厚生労働大臣の指定により第一類，二類および三類医薬品に分類されている．第一類医薬品は，「その副作用等により日常生活に支障を来す程度の健康被害が生ずるおそれがあ」り使用にとくに注意が必要なもの及び新医薬品として承認を受けてから厚生労働省令で定める期間を経過しないものが指定されている．第二類医薬品は，「その副作用等により日常生活に支障を来す程度の健康被害が生ずるおそれがある医薬品」が指定され，第三類医薬品は「第一類医薬品及び第二類医薬品以外の一般用医薬品」としている．これらの指定は収集した情報に基づき必要に応じてこれらの指定を変更される．

　一般用医薬品の販売または授与においては，第

一類医薬品は薬剤師によるものとしており，その医薬品の情報提供は紙面で行わなければならないとし，第二および三類医薬品は薬剤師又は登録販売者により販売または授与されるものであり，第二類医薬品は情報提供を努力義務とし，第三類医薬品については情報提供に関する規定がない．

11. 医薬品等の広告

医薬品，医薬部外品，化粧品または医療機器について，「明示的であると暗示的であるとを問わず，虚偽又は誇大な記事」，「医師その他の者がこれを保証したものと誤解されるおそれがある記事」，さらに「堕胎を暗示し，又はわいせつにわたる文書又は図画を用いて」「広告し，記述し，又は流布してはならない」としている．また，医薬品および医療機器については，承認・認証を受けていないものについて，「名称，製造方法，効能，効果又は性能に関する広告をしてはならない」としている．

医薬品のみを対象とする広告制限としては，「政令で定めるがんその他の特殊疾病に使用されることが目的とされている医薬品であつて，医師又は歯科医師の指導のもとに使用されるのでなければ危害を生ずるおそれが特に大きいものについては，政令で，医薬品を指定し，」医薬関係者以外への広告を禁止している．

一般用医薬品がマスコミ媒体への広告がされているものの，医療用医薬品の一般消費者向けの広告がほとんどされていないのは，医薬品等適正広告基準（昭和55年10月9日，薬発第1339号，厚生省薬務局長通知）を遵守するとともに医療用医薬品メーカーの任意団体である日本製薬工業協会による医療従事者へのプロモーションに関して自主基準を設けていることによる．

［秋本義雄］

D5 薬事関係法規・薬剤師法

1. 薬剤師の任務

> 薬剤師法
> 第1条（薬剤師の任務）
> 　薬剤師は，調剤，医薬品の供給その他薬事衛生をつかさどることによって，公衆衛生の向上及び増進に寄与し，もって国民の健康な生活を確保するものとする．

薬剤師法第1条には「薬剤師の任務」が掲げられている．薬剤師の任務には，調剤，医薬品の供給，薬事衛生の三つがある．この任務のなかで，原則として薬剤師でなければ行うことができないものは調剤業務である（薬剤師法第19条参照）．しかし医薬品の供給もその他の薬事衛生についても国民の健康な生活を確保するためにきわめて重大なことであり，薬剤師の任務として課せられている．

薬剤師が任務を全うするためには，薬剤師免許が必要である．薬剤師の免許は，薬剤師国家試験に合格した者の申請により，厚生労働省に備えられた薬剤師名簿に登録することによって行う．ただし，申請者が薬剤師法第4条の絶対的欠格条項に当てはまった場合には免許は与えられない．薬剤師名簿の登録事項は，登録番号，氏名，生年月日だけでなく，免許の取り消し，業務の停止の処分に関する事項，さらに再教育研修を修了した旨などが含まれる．

免許をもつということは，一般の人ができないことをできる権利を得ることであり，課せられた条件を満たしたことを示す．したがって薬剤師になれたとしても，その条件を満たせなくなれば，免許は取り消される．免許の取り消し等については，薬剤師法第8条に示されている．絶対的欠格条項や相対的欠格条項のいずれかに該当した場合や，薬剤師としての品位を損するような行為のあ

> 薬剤師法
> 第8条（免許の取り消し等）
> 　薬剤師が，成年被後見人又は被保佐人になつたときは，厚生労働大臣は，その免許を取り消す．
> 2. 薬剤師が，第5条各号のいずれかに該当し，又は薬剤師としての品位を損するような行為のあつたときは，厚生労働大臣は，次に掲げる処分をすることができる．
> 一　戒告
> 二　三年以内の業務の停止
> 三　免許の取消し
>
> 第4条（絶対的欠格条項）
> 　未成年者，成年被後見人又は被保佐人には，免許を与えない．
> 第5条（相対的欠格条項）
> 　次の各号のいずれかに該当する者には，免許を与えないことがある．
> 一　心身の障害により薬剤師の業務を適正に行うことができない者として厚生労働省令で定めるもの
> 二　麻薬，大麻又はあへんの中毒者
> 三　罰金以上の刑に処せられた者
> 四　前号に該当する者を除くほか，薬事に関し犯罪又は不正の行為があつた者
>
> 3. 都道府県知事は，薬剤師について前二項の処分が行なわれる必要があると認めるときは，その旨を厚生労働大臣に具申しなければならない．
> 4. 第1項又は第2項の規定により免許を取り消された者であつても，その者がその取消しの理由となつた事項に該当しなくなつたとき，その他その後の事情により再び免許を与えるのが適当であると認められるに至つたときは，再免許を与えることができる．この場合においては，第7条の規定を準用する．
> 5. 厚生労働大臣は，第一項，第二項及び前項に規定する処分をするに当たつては，あらかじめ，医道審議会の意見を聴かなければならない．

ったときは「戒告」,「三年以内の業務の停止」,「免許の取消し」の処分が下される．これらの処分については，厚生労働大臣はあらかじめ，医道審議会の意見を聴かなければならないことになっている．しかし，たとえ免許が取り消されても，一生涯取り戻せないわけではない．取り消しの理由に該当しなくなった時点で再教育研修を受けることで再免許が与えられる．

2. 再教育研修

2009年からスタートした「薬剤師再教育制度」は，薬剤師教育が6年制になる法律改正が行われたときに，患者からの信頼が得られるよう，行政処分を厳正かつ公正に行う仕組みを検討するよう付帯決議がされ，医療に従事する者の資質の向上を目指すために実施されることになった．再教育研修とは，再免許を受けようとする者に対し，薬剤師としての倫理の保持又は薬剤師として必要な知識及び技能に関する研修として厚生労働省令で定めるものとされる．

　倫理研修：薬剤師としての倫理の保持に関する研修をいう
　技術研修：薬剤師として必要な知識及び技能に関する研修をいう
　集合研修：倫理研修又は技術研修で厚生労働大臣が行うもの
　個別研修：集合研修を除く倫理研修又は技術研修をいう

3. 薬剤師の業務

薬剤師法で詳細に規定されている業務は，調剤についてである．調剤を行うのは誰か，どこで，どのように行うのか，その記録をどうするかなどが明記されている．

薬剤師法19条は，原則として調剤ができる者を薬剤師に限っている．医師法においては，医師は原則として，処方せんを交付しなければならないことになっている．しかしこれらの条文のなかのただし書の存在により，例外が認められる．

薬剤師法
第19条（調剤）
　薬剤師でない者は，販売又は授与の目的で調剤してはならない．
　ただし，医師若しくは歯科医師が次に掲げる場合において自己の処方せんにより自ら調剤するとき，又は獣医師が自己の処方せんにより自ら調剤するときは，この限りでない．
一　患者又は現にその看護に当たっている者が特にその医師又は歯科医師から薬剤の交付を受けることを希望する旨を申し出た場合
二　医師法第22条各号の場合又は歯科医師法第21条各号の場合

医師法　第22条
　医師は，患者に対し治療上薬剤を調剤して投与する必要があると認めた場合には，患者又は現にその看護に当たっている者に対して処方せんを交付しなければならない．ただし，患者又は現にその看護に当たっている者が，処方せんの交付を必要としない旨を申しでた場合及び次の各号の1に該当する場合においては，この限りでない．
一　暗示的効果を期待する場合において，処方せんを交付することがその目的の達成を妨げるおそれがある場合
二　処方せんを交付することが診療又は疾病の予後について患者に不安を与え，その疾病の治療を困難にする恐れがある場合
三　病状の短時間ごとの変化に即応して薬剤を投与する場合
四　診断または治療方法の決定していない場合
五　治療上必要な応急の措置として薬剤を投与する場合
六　安静を要する患者以外に薬剤の交付を受けることができる者がいない場合
七　覚せい剤を投与する場合
八　薬剤師が乗り込んでいない船舶内において，薬剤を投与する場合

調剤の場所　これまで，薬剤師は薬局以外の場所で，販売または授与の目的で調剤してはならないとされていたが，2006年の改正で，医療を受ける者の居宅等でもできるようになった．これは，国が，今後，在宅医療を推進していこうとする現

れでもある．居宅等に含まれる場所とは，居宅以外に，母子生活支援施設，児童養護施設，老人福祉法の養護老人ホームや特別養護老人ホームなど他の法律に定められた施設を含んでいる．また，居宅等でできる調剤の業務は，現在のところ医師への処方せん中の疑義や情報提供に限られている．

例外として，病院や診療所などの調剤所での調剤は許されている．また，災害時に薬局が壊れるなど，薬剤師が薬局で調剤できない場合は，別の場所での調剤が許されている．

疑義照会　薬剤師は，医師，歯科医師または獣医師の処方せんによらなければ調剤してはならないことが，22条で明記されている．また，同条で医師の同意を得ない限りこれを変更して調剤してはならないとしている．ただし，保険調剤における最近のジェネリック医薬品の変更に関してはこの限りでない．また，薬剤師は，処方せん中に疑わしい点があるときは，必ずその処方医に問い合わせ，確かめなければならないことが義務づけられている（24条）．処方内容の記載が不明または紛らわしい場合でも同様である．

処方せん等への記載事項　また，調剤した処方せんに，薬剤師が記入しなくてはならない事項は，当該処方せんが調剤済みになってしまえば，調剤済みの旨を記入し，調剤の際の，医療機関への問い合わせ事項や，変更した内容を記入しておかなくてはならない．そして記名押印し，または署名し調剤した薬局等の名称と所在地を記入する必要がある．調剤済みの処方せんは3年間の保存が義務づけられている．

処方せんが調剤済みにならなかった場合は，処方せん中には今回行った調剤量を記入し，その他調剤済みの場合と同様に記入し，処方せんは，患者に返す．したがって，調剤したことの控えの帳簿を作成し，記録しておかなくてはならない．この帳簿が調剤録である．調剤録は，薬局に備え付ける義務があり，最終記入の日から3年間保存する．

処方せん記載事項　処方せんの書き方については医師法施行規則で決められている．処方せん記載事項は，1. 患者の氏名，2. 年齢，3. 薬名，4. 分量，5. 用法，6. 用量，7. 発行年月日，8. 使用期間，9. 病院，診療所の名称と所在地または医師の住所，10. 記名押印または署名となっている．処方せんに医師の署名がない場合でも記名押印があればよく，これもない場合は，不備の処方せんとみなされる．

情報提供義務

薬剤師法
第25条の2（情報の提供）
　薬剤師は，販売又は授与の目的で調剤したときは，患者又は現にその看護に当たっている者に対し，調剤した薬剤の適正な使用のために必要な情報を提供しなければならない．

第25条の2は，1996（平成8）年6月に国会で可決された条文である．薬剤師が調剤した薬剤に対し，患者やその家族に情報提供することが義務づけられ，医薬品の適正使用のために貢献しなくてはならないことが義務づけられた．

この情報提供については，2006年の薬事法改正により，「薬剤を販売する場合等における情報提供」（第9条の2）が追加された．薬局開設者の義務として薬事法の中に「……処方せんにより調剤された薬剤を購入し，又は譲り受けようとする者に対して薬剤を販売し，又は授与する場合には，その薬局において薬剤の販売又は授与に従事する薬剤師に，厚生労働省令で定める事項を記載した書面を用いて，その適正な使用のために必要な情報を提供させなければならない．」と明記された．

［福島紀子］

D6 医事関係法規

1. 病院等の定義（医療法）

医療法において「病院等」とは，病院，診療所，助産所を指し，それぞれ次のように定義されている．

病院とは，医師又は歯科医師が，公衆又は特定多数人のため医業（4．医師の任務・医業を参照）又は歯科医業を行う場所であって，20人以上の患者を入院させるための施設を有するものをいう．さらに病院は，傷病者が科学的でかつ適正な診療を受けることができる便宜を与えることを主たる目的として組織され，かつ，運営されるものでなければならないとされている．このため病院は，厚生労働省令で定めるところにより，表1に掲げる人員及び設備を有し，かつ，記録を備えておかなければならない．

また，原則として専属の薬剤師を置かなければならないことになっており，その員数の標準は，精神病床及び療養病床に係る病室の入院患者の数を150をもって除した数と，精神病床及び療養病床に係る病室以外の病室の入院患者の数を70をもって除した数と外来患者に係る取扱処方せんの数を75をもって除した数とを加えた数（端数は切り上げ）とする．なお，病院を開設しようとするときは，開設地の都道府県知事の許可を受けなければならない．

表1 病院の人員及び設備の基準等（病院の法定施設）

1. 厚生労働省令で定める員数の医師，歯科医師，看護師その他の従業者	10. 産婦人科又は産科を有する病院（分べん室及び新生児の入浴施設）
2. 各科専門の診察室	11. 療養病床を有する病院（機能訓練室）
3. 手術室	12. その他厚生労働省令で定める施設
4. 処置室	・消毒施設及び選択施設
5. 臨床検査施設	・療養病床を有する病院
6. エックス線装置	（談話室，食堂及び浴室）
7. 調剤所	
8. 給食施設	
9. 診療に関する諸記録	

病院はその機能により，「地域医療支援病院」，「特定機能病院」，そしてその他の病院に分けることができる．これらの病院はそれぞれ機能により役割を担い，かつ，連携をとっている（図1）．

診療所とは，医師又は歯科医師が公衆又は特定多数人のため医業又は歯科医業を行う場所であって，患者を入院させるための施設を有しないもの又は19人以下の患者を入院させるための施設を有するものをいう．医師が常時3人以上勤務する

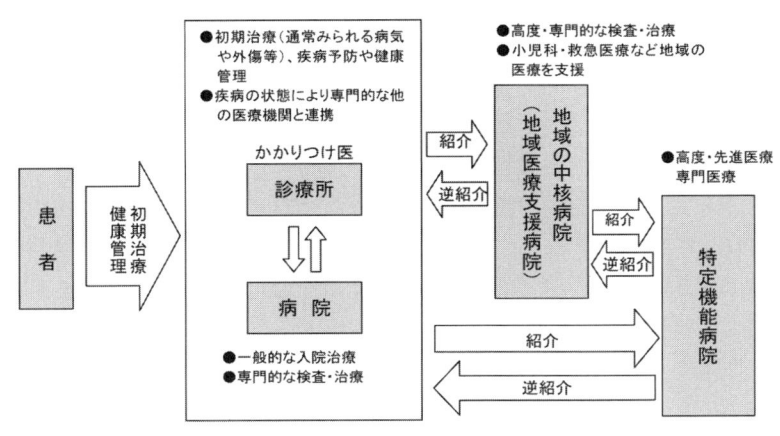

図1 病院の役割分担と連携

診療所にあっては，医師が2人以下の診療所に比べて，患者数も多く投薬の機会も多くなるため，原則として，専属の薬剤師を置いて調剤，薬剤の保管・管理，服薬指導などの業務を行わせなければならないことになっている．また，診療所を医師又は歯科医師が開設したときは，開設後10日以内に，診療所の所在地の都道府県知事に届け出なければならない．しかし，医師及び歯科医師でない者が診療所を開設しようとするときは，届出ではなく許可を受けなければならない．

　助産所とは，助産師が公衆又は特定多数人のためその業務（病院又は診療所において行うものを除く）を行う場所をいうが，妊婦，産婦又はじょく婦10人以上の入所施設を有してはならないとされている．また，助産所を助産師が開設したときは，開設後10日以内に，助産所の所在地の都道府県知事に届け出なければならない．しかし，助産師でない者が助産所を開設しようとするときは，届出ではなく許可を受けなければならない．

2. 地域医療支援病院（医療法）

　地域医療支援病院とは，二次医療圏単位で地域医療の充実を図る目的で，平成9年の第3次医療法改正により制度化された医療機関の機能別区分の一つである．地域の病院や診療所などを支援しながら連携を図り，地域医療の中核となる医療機関であり，都道府県知事によって承認される（表2）．

　なお，地域医療支援病院に置くべき薬剤師の員数は，病院の規定と同じである．また，地域医療支援病院は紹介外来制を原則としているため，患者の紹介率及び逆紹介率（地域医療支援病院の紹介率，逆紹介率→用語解説）が次のいずれかを満たしている必要がある．

　a）紹介率が80％以上（紹介率が60％以上であって，承認後2年間で当該紹介率が80％を達成することが見込まれる場合を含む）

　b）紹介率が60％以上，かつ，逆紹介率が30％以上

表2　地域医療支援病院の要件

1. 他の病院又は診療所から紹介された患者に対し医療を提供し，かつ，当該病院の建物の全部若しくは一部，設備，器械又は器具を当該病院に勤務しない医師，歯科医師，薬剤師，看護婦その他の医療従事者の診療，研究又は研修のために利用させるための体制が整備されていること
2. 救急医療を提供する能力を有すること
3. 地域の医療従事者の資質の向上を図るための研修を行わせる能力を有すること
4. 原則として，200人以上の患者を入院させるための施設を有すること
5. 病院に適用される法定施設（ただし「9」を除く．「病院等の定義」参照）のほかに，次に掲げる設備を有し，かつ記録を備えておかなければならない．
　ア）集中治療室
　イ）診療に関する諸記録
　ウ）病院の管理及び運営に関する諸記録
　エ）化学，細菌及び病理の検査施設
　オ）病理解剖室
　カ）研究室
　キ）講義室
　ク）図書室
　ケ）その他厚生省令で定める施設
　　・救急用又は患者輸送用自動車
　　・医薬品情報管理室

　c）紹介率が40％以上，かつ，逆紹介率が60％以上

3. 特定機能病院

　特定機能病院とは，平成4年の第2次医療法改正により，病院のもつ機能によって分類したもので，高度の医療の提供，高度医療技術の開発，高度の医療に関する研修を実施する能力を備えている医療機関として，厚生労働大臣の承認を受けた病院である（表3）．

　特定機能病院は高度で専門的な医療を提供する病院であるため，基本的には一般の病院・診療所からの紹介制をとっている．そのため紹介状をもたない初診患者の場合は，初診時特定療養費が加算される．特定機能病院においては，患者の紹介率が30％以上であるよう努めることが求められている．

$$紹介（患者）率 = (A+B+C)/(B+D)$$

ここで，A：紹介患者の数，B：他の病院または診療所に紹介した患者の数，C：救急用自動車によ

表3　特定機能病院の要件

1. 高度の医療を提供する能力を有すること
2. 高度の医療技術の開発及び評価を行う能力を有すること
3. 高度の医療に関する研修を行わせる能力を有すること
4. 10以上の診療科（特定機能病院の診療科→用語解説）があること
5. 400人以上の患者を入院させるための施設を有すること
6. 医師，歯科医師，薬剤師，看護婦その他の従業者の数が規定で定める要件に適合すること
7. 病院に適用される法定施設（ただし「1」「9」を除く．「病院等の定義」参照）のほかに，次に掲げる設備を有し，かつ記録を備えておかなければならない．
    ア）厚生労働省令で定める員数の医師，歯科医師，看護師その他の従業者
    イ）集中治療室
    ウ）診療に関する諸記録
    エ）病院の管理及び運営に関する諸記録
    オ）地域医療支援病院の法定施設のエ）～ク）
    カ）その他厚生労働省令で定める施設
       ・無菌状態の維持された病室
       ・医薬品情報管理室

って搬入された患者の数，D：初診の患者の数．

また，特定機能病院に置くべき薬剤師の員数は，入院患者の数が30又はその端数を増すごとに1以上とし，調剤数80又はその端数を増すごとに1を標準とするとされている．

4. 医師の任務・医業（医師法・歯科医師法）

医師の任務は，医療（歯科医師は歯科医療）及び保健指導を掌ることによって公衆衛生の向上及び増進に寄与し，もつて国民の健康な生活を確保することである．また，医業（歯科医業を含む）とは当該行為を行うに当たり，医師の医学的判断及び技術をもってするのでなければ人体に危害を及ぼし，又は危害を及ぼすおそれのある行為（医行為）を，反復継続する意思をもって行うことであると解している．

ある行為が医行為であるか否かについては，個々の行為の態様に応じ個別具体的に判断する必要がある．

以下の1）～11）は，医行為ではないと考えられているものである．

1）水銀体温計，電子体温計及び耳式電子体温計により外耳道で体温を測定すること

2）自動血圧測定器により血圧を測定すること

3）入院治療の必要がない新生児以外の者に対して，パルスオキシメータを装着し動脈血酸素飽和度を測定すること

4）軽微な切り傷，擦り傷，やけど等について，専門的な判断や技術を必要としない処置をすること（汚物で汚れたガーゼの交換を含む）

5）皮膚への軟膏の塗布（褥瘡の処置を除く），皮膚への湿布の貼付，点眼薬の点眼，一包化された内用薬の内服（舌下錠の使用も含む），肛門からの坐薬挿入又は鼻腔粘膜への薬剤噴霧を介助すること．ただし，患者が，① 入院・入所して治療する必要がなく容態が安定していること，② 副作用の危険性や投薬量の調整等のため，医師又は看護職員による連続的な容態の経過観察が必要ではないこと，③ 内用薬については誤嚥の可能性，坐薬については肛門からの出血の可能性など，当該医薬品の使用の方法そのものについて専門的な配慮が必要ではないこと，の3条件を満たしていることが必要である．

6）爪およびその周囲に異常がなく，かつ，糖尿病等の疾患に伴う専門的な管理が必要でない場合に，その爪を爪切りで切ること及び爪ヤスリでやすりがけすること

7）重度の歯周病等がない場合に歯ブラシや綿棒又は巻き綿子などを用いて，歯，口腔粘膜，舌に付着している汚れを取り除き，清潔にすること

8）耳垢を除去すること（耳垢塞栓の除去を除く）

9）ストマ装具のパウチにたまった排泄物を捨てること（肌に接着したパウチの取り替えを除く）

10）自己導尿を補助するため，カテーテルの準備，体位の保持などを行うこと

11）市販のディスポーザブルグリセリン浣腸器を用いて浣腸すること

5. 保健師・助産師・看護師の任務（保助看法）

保健師とは，厚生労働大臣の免許を受けて，保

健指導に従事することを業とする者をいう．保健師は，傷病者の療養上の指導を行うに当たって主治の医師又は歯科医師があるときは，その指示を受けなければならない．また，その業務に関して就業地を管轄する保健所の長の指示を受けたときは，これに従わなければならないが，主治の医師又は歯科医師から受けた指示を妨げることはない．

　助産師とは，厚生労働大臣の免許を受けて，助産又は妊婦，じょく婦若しくは新生児の保健指導を行うことを業とする女子をいう．助産師は，妊婦，産婦，じょく婦，胎児又は新生児に異常があると認めたときは，医師の診療を受けるようにしなければならず，自らこれらの者に対して処置をしてはならない．ただし，臨時応急の手当については，この限りでないとされている．

　看護師とは，厚生労働大臣の免許を受けて，傷病者若しくはじょく婦に対する療養上の世話又は診療の補助を行うことを業とする者をいう．

　保健師，助産師，看護師又は准看護師は，主治の医師又は歯科医師の指示があった場合を除くほか，診療機械を使用し，医薬品を授与し，医薬品について指示をし，その他医師又は歯科医師が行うのでなければ衛生上危害を生ずるおそれのある行為をしてはならない．ただし，臨時応急の手当をし，又は助産師がへその緒を切り，浣腸を施しその他助産師の業務に当然に付随する行為をする場合は，この限りでない．

用語解説

■ 地域医療支援病院の紹介率・逆紹介率

　紹介率＝［(紹介患者の数＋救急患者の数)/初診患者の数］×100

　逆紹介率＝(逆紹介患者の数/初診患者の数)×100

　紹介患者の数とは，地域医療支援病院の開設者と直接関係のない他の病院又は診療所から紹介状により紹介された者の数で，初診の患者が対象となる．また，救急患者の数とは，緊急的に入院し治療を必要とした救急患者の数で，初診の患者が対象となる．

　逆紹介患者の数とは，地域医療支援病院から他の病院又は診療所に紹介した者で，診療情報提供料を算定したものの前年度の数である．

■ 特定機能病院の診療科

　内科，心療内科，精神科，神経科（又は神経内科），呼吸器科，消化器科（又は胃腸科），循環器科，アレルギー科，リウマチ科，小児科，外科，整形外科，形成外科，美容外科，脳神経外科，呼吸器外科，心臓血管外科，小児外科，皮膚泌尿器科（皮膚科又は泌尿器科），性病科，産婦人科（産科又は婦人科），眼科，耳鼻いんこう科，気管食道科，リハビリテーション科，放射線科及び歯科などのうち10以上の診療科名を含むこと．

[早瀬幸俊]

文　献

1) 医療法（昭和23年7月30日法律第205号），医療法施行規則（昭和23年11月5日厚生省令第50号），医療法の一部を改正する法律の施行について（平成10年5月19日健政発第639号），「医療法の一部を改正する法律の施行について」等の一部改正について（通知）（平成16年7月22日医政発第722003号），「医療法の一部を改正する法律の施行について」の一部改正について（通知）（平成21年9月15日医政発第915002号）
2) 医師法（昭和23年7月30日法律第201号），医師法施行規則（昭和23年10月27日厚生省令第47号），歯科医師法（昭和23年7月30日法律第202号），医師法第17条，歯科医師法第17条及び保健師助産師看護師法第31条の解釈について（通知）（平成17年7月26日医改発第726005号）
3) 保健師助産師看護師法（昭和23年7月30日法律第203号），保健師助産師看護師法施行規則（昭和26年8月11日厚生省令第34号）

D7 医療保険関係法規

1. 医療保険制度

日本では，社会保険方式による医療保険制度が実施されている．保険方式とは「不確実な事故の発生を予想して，これに伴う各個人の損失の危険を軽減するため，あらかじめ各個人の保険料をプールして，集団的に危険負担を行うシステム」のことである．医療保険制度では，けがや病気などの不測の事故を対象とする．不測の事故に対する治療にかかる費用を，治療を受けた個人がすべて支払うとすると，その負担は個人の支払能力に比べ高額になる場合がありうる．このような各個人にかかる費用を，集団的かつ公的に負担する仕組みとして医療保険制度が設けられている．日本の医療保険制度は表1に示したように，健康保険法，国民健康保険法，船員保険法，各種共済組合に関する法律など様々な法律の下に保険制度が用意されている．国民はどの保険に加入するかは職業等によりあらかじめ決められている．各個人が支払う保険料を受け取る権利を有するものを保険者という．

健康保険法第4条に，「健康保険（日雇特例被保険者の保険を除く）の保険者は，全国健康保険協会及び健康保険組合とする」とある．また，国民健康保険法では，保険者を市町村及び特別区としている（第3条）．それぞれの法律で表1に示したように保険者が決められている．

2. 保険給付

保険給付とは，被保険者が保険に適用される事例にあった場合に，保険者があらかじめ定められた基準によって，その財源から，当該被保険者等に対して給付するもののことである．保険給付には，図1に示したように法令によって保険者が給付することが義務付けられている法定給付と，保険者が自らの裁量で，法定給付以外に加えている付加給付がある．法定給付のなかに，出産手当金のように現金で給付する現金給付と，医療に関する給付として医療給付がある．医療給付には，保険者が直接医療機関に対して被保険者の治療にかかった費用を支払う現物支給と，被保険者が直接医療機関に全額払い込み，後日，保険者から医療費の払い戻しを受ける償還払支給とがある．後者にあたるものに高額療養費があり，自己負担額が高額になった場合に，個人に及ぼす影響をなるべく軽減しようとする仕組みである．

健康保険法で規定されている保険給付の種類は，健康保険法第52条で以下のように決められて

表1 各種医療保険制度と保険者

制度名			保険者
健康保険	一般被用者	協会けんぽ	全国健康保険協会
		組合	健康保険組合
	健康保険法第3条第2項被保険者		全国健康保険協会
船員保険			全国健康保険協会
各種共済	国家公務員		共済組合
	地方公務員等		共済組合
	私学教職員		事業団
国民健康保険	農業者 自営業者等		市町村
			国保組合
	被用者保険の退職者		市町村
後期高齢者医療制度			（運営主体）後期高齢者医療広域連合

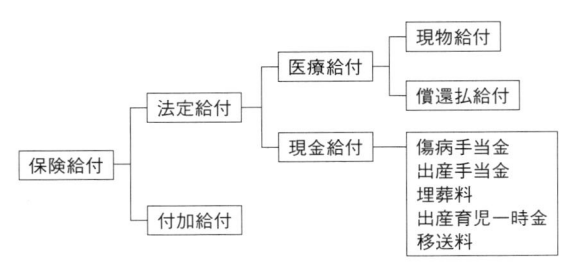

図1 健康保険制度における保険給付の種類

保険給付
- 法定給付
  - 医療給付
    - 現物給付
    - 償還払給付
  - 現金給付
    - 傷病手当金
    - 出産手当金
    - 埋葬料
    - 出産育児一時金
    - 移送料
- 付加給付

いる．

| 一　療養の給付並びに入院時食事療養費，入院時生活療養費，保険外併用療養費，療養費，訪問看護療養費及び移送費の支給
二　傷病手当金の支給
三　埋葬料の支給
四　出産育児一時金の支給
五　出産手当金の支給
六　家族療養費，家族訪問看護療養費及び家族移送費の支給
七　家族埋葬料の支給
八　家族出産育児一時金の支給
九　高額療養費及び高額介護合算療養費の支給 |

療養の給付

健康保険法で規定されている療養の給付の内容は，第63条第1項で規定されている．

| 被保険者の疾病又は負傷に関しては，次に掲げる療養の給付を行う．
一　診察
二　薬剤又は治療材料の支給
三　処置，手術その他の治療
四　居宅における療養上の管理及びその療養に伴う世話その他の看護
五　病院又は診療所への入院及びその療養に伴う世話その他の看護 |

この給付を受けようとする者は，厚生労働省令で定めるところにより，次に示した病院若しくは診療所又は薬局のうち，自己の選定するものから受けることができる．つまり，医療機関や薬局は，患者が自由に選択することができることになっている．

| 給付を受ける場所
① 厚生労働大臣の指定を受けた病院若しくは診療所で，「保険医療機関」又は「保険薬局」である．
② 特定の保険者が管掌する被保険者に対して診療又は調剤を行う病院若しくは診療所又は薬局であって，当該保険者が指定したもの
③ 健康保険組合である保険者が開設する病院若しくは診療所又は薬局 |

3. 被保険者

医療保険制度のなかで，被保険者とは，療養の給付を受ける権利があるもののことをいうが，国民健康保険法の被保険者は，第5条により，市町村又は特別区の区域内に住所を有する者は，当該市町村が行う国民健康保険の被保険者とされる．ただし第6条に適用除外が明記されており，他の保険で被保険者の資格がある者は除外される．これにより，働いていない者でも医療保険制度が受けられることになり，国民皆保険制度が成立していることになる．

| （国民健康保険における被保険者の適用除外）
第六条　前条の規定にかかわらず，次の各号のいずれかに該当する者は，市町村が行う国民健康保険の被保険者としない．
一　健康保険法（大正十一年法律第七十号）の規定による被保険者．ただし，同法第三条第二項の規定による日雇特例被保険者を除く．
二　船員保険法（昭和十四年法律第七十三号）の規定による被保険者
三　国家公務員共済組合法（昭和三十三年法律第百二十八号）又は地方公務員等共済組合法（昭和三十七年法律第百五十二号）に基づく共済組合の組合員
四　私立学校教職員共済法（昭和二十八年法律第二百四十五号）の規定による私立学校教職員共済制度の加入者
五　健康保険法の規定による被扶養者．ただし，同法第三条第二項の規定による日雇特例被保険者の同法の規定による被扶養者を除く．
六　船員保険法，国家公務員共済組合法（他の法律において準用する場合を含む．）又は地方公務員等共済組合法の規定による被扶養者．ただし，高齢者の医療の確保に関する法律（昭和五十七年法律第八十号）の規定による被保険者の被扶養者を除く．
七　健康保険法第百二十六条の規定により日雇特例被保険者手帳の交付を受け，その手帳に健康保険印紙をはり付けるべき余白がなくなるに至るまでの間にある者及び同法の規定によるその者の被扶養者．ただし，同法第三条第二項ただし書の規定に |

> よる承認を受けて同項の規定による日雇特例被保険者とならない期間内にある者及び同法第百二十六条第三項の規定により当該日雇特例被保険者手帳を返納した者並びに同法の規定によるその者の被扶養者を除く．
> 八　高齢者の医療の確保に関する法律の規定による被保険者
> 九　生活保護法（昭和二十五年法律第百四十四号）による保護を受けている世帯（その保護を停止されている世帯を除く．）に属する者
> 十　国民健康保険組合の被保険者
> 十一　その他特別の理由がある者で厚生労働省令で定めるもの

4. 高齢者の医療の確保に関する法律：前期高齢者・後期高齢者について

　高齢者の医療を担うために作られた老人保健法は，1982年に交付され，施行以来何度も改正が行われてきた．しかし，老人医療費の増加に歯止めはかからず，さらに高齢者が増加する状況を踏まえて，新たな制度の構築が検討されてきた．2008年4月に，老人保健法が改名され「高齢者の医療の確保に関する法律」となり，内容は大幅に変更されたものが施行された．この改正の主旨は，医療保険制度の将来にわたる持続的かつ安定的な運営を確保するためであり，高齢期における適切な医療の確保を図り，医療費の適正化を推進することをねらいとしている．高齢者を前期高齢者（65〜74歳）と後期高齢者（75歳以上）に区分し，前者はこれまでの医療保険制度に加入し療養の給付を受けられるが，後者については，新たに都道府県ごとに設置された広域連合が運営する後期高齢者医療制度に加入することとなった．75歳以上の高齢者は，これまで扶養されていた人たちも保険料が課せられ，年金から天引きされている．医療の給付についても，健康保険とは別途に検討された部分もあり，「世代間の不公平」が発生することとなった．

> 高齢者の医療の確保に関する法律（昭和57年8月17日法律第80号）
> 　平成18年6月21日法律83号により　老人保健法の題名改正
> 第1条（目的）
> この法律は，国民の高齢期における適切な医療の確保を図るため，医療費の適正化を推進するための計画の作成及び保険者による健康診査等の実施に関する措置を講ずるとともに，高齢者の医療について，国民の共同連帯の理念に基づき，前期高齢者に係る保険者間の費用負担の調整，後期高齢者に対する適切な医療の給付等を行うために必要な制度を設け，もつて国民保健の向上及び高齢者福祉の増進を図ることを目的とする．
> 第2条（基本理念）
> 国民は，自助と連帯の精神に基づき，自ら加齢に伴って生ずる心身の変化を自覚して常に健康の保持増進に努めるとともに，高齢者の医療に要する費用を公平に負担するものとする．
> 2. 国民は，年齢，心身の状況等に応じ，職域若しくは地域又は家庭において，高齢期における健康の保持を図るための適切な保健サービスを受ける機会を与えられるものとする．

　そのため，後期高齢者医療制度については，2010年12月に「高齢者のための新たな医療制度等について（最終とりまとめ）」が高齢者医療制度改革会議から提出され，廃止の方向性が示されている．この中で，独立型の後期高齢者医療制度を廃止し，75歳以上も現役世代と同様に国保か被用者保険に加入することとした上で，①公費・現役世代・高齢者の負担割合の明確化，②都道府県単位の財政運営といった現行制度の利点はできる限り維持し，よりよい制度を目指すこととした．」と今後の改定に向けた指針が記されている．

5. 介護専門員：介護保険と薬剤師の関わり

　介護保険法は，高齢者の保健，医療，福祉を統合し，これまでの医療保険とは別に，構築した制度である．高齢者が選択して利用できる介護サービスなどを検討したもので2000年より施行され

ている．

保険者は，市町村及び特別区であり，被保険者は40歳以上が対象となり年齢により区分される．「第一号被保険者」は65歳以上の者であり，40歳から65歳未満までの者が第二号被保険者」となる．保険給付の種類は，被保険者の要介護状態に関する「介護給付」，被保険者の要支援状態に関する「予防給付」，要介護状態又は要支援状態の軽減又は悪化の防止に資する保険給付として条例で定める「市町村特別給付」がある．

介護保険法による給付を受けるためには，被保険者が要介護者あるいは要支援者（要介護状態になるおそれがある者）であることが認定されなければならない．認定を受けるには被保険者が市町村に要介護認定等の申請を行う．申請を受けた市町村は申請者が認定に該当するかどうかの調査を行う．心身の状況の調査については，市町村職員が行うほか，居宅介護支援事業者（ケアプラン作成機関）や介護保健施設に委託することができる．これらの事業者等に配置された介護支援専門員（ケアマネージャー）が認定の調査を行う．

介護支援専門員とは保健・医療・福祉の各分野に渡る幅広い知識や技能が必要とされる専門職であるため，その受験資格は一定の資格をもち，一定期間の実務経験のある者しか受験できない．受験資格は大きく3つに分けられており，医師，薬剤師，看護師等の特定の国家資格所持者や相談援助業務に従事経験のある人，介護等の業務に従事経験のある人などがある．薬剤師の場合は，実務経験が5年以上あれば，受験資格がある．

介護保険法 第7条（定義） 第2項
「介護支援専門員」とは，要介護者又は要支援者（以下「要介護者等」という．）からの相談に応じ，及び要介護者等がその心身の状況等に応じ適切な居宅サービス，地域密着型サービス，施設サービス，介護予防サービス又は地域密着型介護予防サービスを利用できるよう市町村，居宅サービス事業を行う者，地域密着型サービス事業を行う者，介護保険施設，介護予防サービス事業を行う者，地域密着型介護予防サービス事業を行う者等との連絡調整等を行う者であって，要介護者等が自立した日常生活を営むのに必要な援助に関する専門的知識及び技術を有するものとして第69条の7第1項の介護支援専門員証の交付を受けたものをいう．

介護支援専門員は，介護を必要とする人が，つねにそのニーズにあった適切なサービスが受けられるように，介護サービスの利用に際して利用者やその家族の相談に応じ，専門的な立場で助言し，介護サービスの提供に関する計画（ケアプラン）を作成する．さらに，ケアプランにそって実際のサービスが行われているかどうかの確認や，利用者の状態の変化を把握して，ケアプランの変更なども行い，サービス利用を継続的に確保するように努めなくてはならない．

表2 介護サービス

	居宅サービス	介護予防サービス
保険医療機関（病院・診療所）	訪問看護 訪問リハビリテーション 居宅療養管理指導 通所リハビリテーション	介護予防訪問看護 介護予防訪問リハビリテーション 介護予防居宅療養管理指導 介護予防通所リハビリテーション
保険薬局	居宅療養管理指導	介護予防居宅療養管理指導

介護保険が適用される介護サービス事業を行うには，介護保険法に定める介護事業者として指定を受ける必要がある．病院・診療所及び薬局が健康保険法に基づく保険医療機関及び保険薬局の指定を受けたときは，介護保険法第71条の「見なし指定」により表2の介護サービスを行う指定事業者とみなされる．すべての保険薬局は，居宅療養管理指導，介護予防居宅療養管理指導を行う義務がある．しかし，これらのサービスを行う意思がない場合は，「指定を不要とする旨の届出（別段の申出）」を行い，「みなし指定を辞退」することができる．

［福島紀子］

D8 麻薬及び向精神薬取締法

1. 麻薬・向精神薬の各種取締法

麻薬，あへん，覚せい剤および大麻などは，強い精神的および身体的依存性や耽溺性をもつことから麻薬及び向精神薬取締法やあへん法，覚せい剤取締法ならびに大麻取締法の法律で厳しく規制し罰則を設けている．これら薬物に対する強い規制は，個人の生命に対する保護のみならず社会秩序の維持を目的としたものである．

とくに麻薬，向精神薬に関しては，世界各国に共通する深刻な社会問題ともなることから国際的な協力体制がとられ，1961年の麻薬に関する単一条約，向精神薬に関する条約，1988年には麻薬および向精神薬の不正取引の防止に関する国際連合条約が国連において採択されている．日本はすでにこれらの条約を締結している．

一方，麻薬は，医療上すぐれた鎮痛，鎮咳効果をもつ有効な医薬品でもあることから，すべてを使用禁止にすることはできない．そのため使用できる範囲を制限した上で，麻薬，向精神薬の輸出入，製造，製剤さらに譲渡，譲受，所持等について厳しく規制していくものである．また，麻薬の取り扱いに関しては，2007（平成19）年4月にがん対策基本法が施行され，在宅医療におけるがん患者の疼痛コントロールの際の医療用麻薬の扱いが緩和された．全国的にがん患者のQOLを向上させる医療の均てん化を図るために，薬局が医療用麻薬の供給拠点となって患者のニーズに応えることが求められることと深く関連している．

2. 麻薬・向精神薬の定義および免許要件

a. 麻薬の定義

麻薬とは，麻薬及び向精神薬取締法別表第1により指定される．おもな医薬品としては，あへんアルカロイド系は，アヘン末，塩酸モルヒネ，リン酸コデイン，リン酸ジヒドロコデインなどであり，コカアルカロイド系は，コカイン，合成麻薬では塩酸ペチジン，メサドン，フェンタニルなどがある．その他LSD（リゼルギン酸ジエチルアミド）は幻覚剤として知られている．

あへんとは，あへん法（昭和29年法律第71号）に規定するあへんをいい，けしがらとは，あへん法に規定するけしがらをいう．

また，麻薬原料植物とは，コカイン含有，テバイン含有，サイロシビン含有またはサイロシンを含有するものをいう．

b. 麻薬の免許

麻薬の取り扱いに関する免許は，麻薬輸入業者，麻薬輸出業者，麻薬製造業者，麻薬製剤業者，家庭麻薬製造業者，麻薬元卸売業者，麻薬卸売業者，麻薬小売業者，麻薬施用者，麻薬管理者および麻薬研究者の11業態がある．このうち麻薬輸入業者，麻薬輸出業者，麻薬製造業者，麻薬製剤業者は，厚生労働大臣が免許権者となり，家庭麻薬製造業者，麻薬元卸売業者については地方厚生（支）局長が，さらに麻薬卸売業者，麻薬小売業者，麻薬施用者，麻薬管理者および麻薬研究者は都道府県知事が免許権者となる．

c. 麻薬の免許要件

麻薬は医療用に使用することが前提とされていることから，免許要件として薬事法や薬剤師法による許可や免許を得ていることが必要とされる．表1に各麻薬取扱者の許可要件を記述する．

d. 向精神薬の定義

向精神薬は法別表，および政令で指定され，乱用の恐れ，および有害作用の高さにより，下記のとおり区分されている．

① 第一種向精神薬：メタカロン，セコバルビタール，メチルフェニデートなど

② 第二種向精神薬：ペンタゾシン，ブプレノルフィン，ペントバルビタール，アモバルビタール，

表1　各麻薬取扱者の許可要件

麻薬輸入業者：医薬品製造販売業の許可
麻薬輸出業者：医薬品製造販売業の許可及び自ら薬剤師又は薬剤師を使用している者
麻薬製造業者，麻薬製剤業者：医薬品製造販売業及び医薬品製造業の許可
家庭麻薬製造業者：医薬品の製造業の免許
麻薬元卸売業者，麻薬卸売業者：薬局開設の許可又は医薬品販売業の許可及び自ら薬剤師又は薬剤師を使用している者
麻薬小売業者：薬局開設の許可
麻薬施用者：医師，歯科医師又は薬剤師
麻薬管理者：医師，歯科医師，獣医師又は薬剤師

フルニトラゼパムなど

③ 第三種向精神薬：バルビタール，ニトラゼパム，ジアゼパム，トリアゾラム，クロルジアゼポキサイド

　麻薬向精神薬原料とは，法別表，および政令で指定され，化学変化を施すことにより麻薬あるいは向精神薬となるもの，およびその化学反応に必須な試薬（有機溶媒，酸，酸化剤など）がある．

e.　向精神薬の免許

　向精神薬の取り扱いに関する免許は，向精神薬輸入業者，向精神薬輸出業者，向精神薬製造製剤業者，向精神薬使用業者，向精神薬卸売業者，向精神薬小売業者の6業態がある．このうち向精神薬輸入業者，向精神薬輸出業者，向精神薬製造製剤業者，向精神薬使用業者については地方厚生（支）局長が，向精神薬卸売業者，向精神薬小売業者は都道府県知事が免許権者となる．

　また，薬局開設者は，向精神薬卸売業者，向精神薬小売業者の免許を受けたものとみなされる．

3.　家庭麻薬

　家庭麻薬とは，千分中十分以下のコデイン，ジヒドロコデインまたはこれらの塩類を含有するものであって，これら以外の麻薬を含有しないものをいう．家庭麻薬は麻薬および向精神薬取締法の麻薬としての規制は受けず，一般の医薬品として扱われる．

4.　麻薬小売業者・向精神薬小売業者

　薬局で麻薬処方せんを扱う場合，麻薬の管理には麻薬小売業者の免許を必要とする．麻薬小売業者とは，都道府県知事の免許を受けて，麻薬施用者の麻薬を記載した処方せん（「麻薬処方せん」）により調剤された麻薬を譲り渡すことを業とする者をいう．免許の資格要件は，薬局開設者である．

　近年，在宅医療推進に向けて麻薬小売業者間での医療用麻薬の譲受譲渡の許可に対する規制が緩和された．その趣旨は，①疼痛等の緩和を目的とする在宅医療の推進，②麻薬を適切かつ円滑に患者に提供される必要性，③在庫不足時の急な麻薬処方せんへの対応であり，「特定麻薬小売業者」として申請した場合には，調剤時麻薬が不足した場合，「特定麻薬小売業者」間での譲受譲渡を可能にして在宅の終末期医療に貢献するための法改正である．

　向精神薬小売業者とは，都道府県知事の免許を受けて，向精神薬を記載した処方せん（「向精神薬処方せん」）により調剤された向精神薬を譲り渡すことを業とする者をいう．

5.　あへん

　あへん法により，けしの栽培からあへんの買取，麻薬製造業者の売り渡しまでを規定している．国際条約に基づき，あへんの輸入，輸出，けし耕作者及び甲種研究栽培者からの一手買取ならびに麻薬製造業者及び麻薬研究施設の設置者への売渡の権能は，国に専属する．

6.　大　麻

　大麻取締法では，大麻から製造された医薬品の施用，大麻の研究ならびに栽培を規制している．近年，海外では安易に入手できるため，大麻の乱用者が増加傾向にあることが問題となっている．

　大麻（マリファナ）は，海外旅行の帰路持ち帰るケースが増え，近年では，大麻樹脂やハッシシの使用が増加している．依存はないと伝えられているが，身体的・精神的依存症や大麻精神病（統

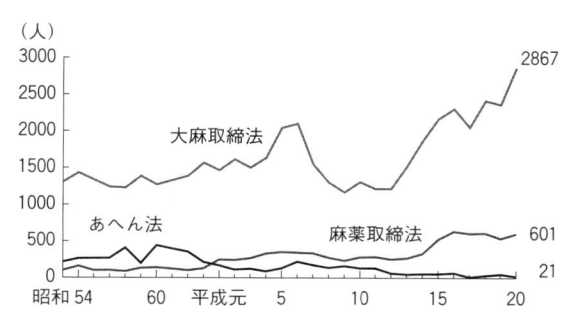

図1 大麻取締法違反等の検挙人員の推移（犯罪白書，平成21年版）
1. 内閣府の資料による．ただし，平成19年までは，厚生労働省医薬食品局，警察庁刑事局及び海上保安庁警備救難部の資料による．
2. 大麻，麻薬・向精神薬及びあへんに係る各麻薬特例法違反の検挙人員を含む．

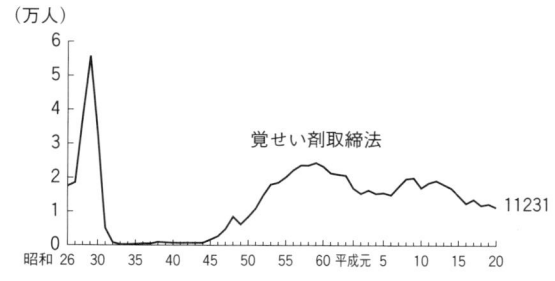

図2 覚せい剤取締法違反の検挙人員の推移（犯罪白書，平成21年版）
1. 内閣府の資料による．ただし，平成19年までは，厚生労働省医薬食品局，警察庁刑事局及び海上保安庁警備救難部の資料による．
2. 覚せい剤に係る麻薬特例法違反の検挙人員を含む．

合失調症，うつ，パラノイア），大脳皮質縮小などが現れる．

世界での大麻規制状況について一部では規制されていないとの誤った情報があるが，南米諸国やアジア地域では禁制薬物として厳罰が課せられ，米国の連邦法では少量であっても違法とされる．オランダやイギリス，ドイツにおいても合法としているわけではない．

7. 覚せい剤・覚せい剤原料

a. 覚せい剤における薬物乱用の経緯

覚せい剤は，薬物乱用の中心的存在ともいわれているが，日本で薬物乱用が社会的に問題となったのは，第2次世界大戦後の覚せい剤（ヒロポン：メタンフェタミンの塩酸塩）中毒である．戦時中にはヒロポンは薬局で一般用医薬品として販売されていた．本来，覚せい剤は，整形外科や精神科領域の特殊な医薬品として使われるべきものであったが，過度の肉体および精神活動時や徹宵，夜間作業，その他睡気除去を必要とするとき，疲労，宿酔，乗物酔，および各種憂鬱症などに使われていた．戦後，社会の混乱期に覚せい剤が大量に放出され蔓延し，薬物乱用の被害が明らかになり，1949（昭和24）年，厚生省はヒロポンなど6種類を劇薬に指定し，さらに製造業者に対して覚醒剤製造の中止を勧告し，1951（昭和26）年に覚醒剤取締法が制定され，1956〜57年には鎮静化した．

しかし，1970年頃から増加し1983年にピークを迎え（第2次乱用期），その後1995年頃から再び増加し，現在は第3次乱用期といわれている．日本の薬物乱用は，取締りが強化されると急激に減少するが，その後また再燃し増加するという構図が続いている．

b. 覚せい剤取締法

覚せい剤取締法は，覚せい剤および覚せい剤原料の取締りを行い，乱用による保健衛生上の危害を防止する目的をもつが，麻向法と異なり中毒者の治療などの目的はない．

覚せい剤の規制対象物質は，フェニルアミノプロパン，フェニルメチルアミノプロパン及び各その塩類などである．覚せい剤の医薬品としての用途は，きわめて限定的であり，精神科，神経科，外科，形成外科等で，とくに施用が必要な場合にのみ使用できる．

覚せい剤原料は，化学的操作により覚せい剤となりうるものであるが，一般的に医薬品，香料原料，試薬等として使われる．覚せい剤と覚せい剤原料に対する取締法における規制の強度は異なる．

8. 毒物・劇物・特定毒物

　毒物，劇物は，毒物及び劇物取締法により，物の性質（有毒性）で分類され，その流通，使用などを取り締まる．ただし犯罪捜査を目的としない．

　毒物，劇物の特徴としては，農薬，食品加工，家庭用品，塗料希釈剤など国民生活上，使用される範囲が広い．これらは医薬品・医薬部外品ではないので薬事法の毒薬及び劇薬と区別されなければならない．

　「毒物」，「劇物」とは，法令の別表第一，別表第二に掲げられており，抽象的表現ではなく，一般の人にも理解できるように具体的な物質名を記載している．「毒物」は，黄燐，シアン化水素，四アルキル鉛，水銀，砒素などであり，「劇物」は，塩化水素，アンモニア，水酸化ナトリウム，クロロホルム，メタノールなどである．また，特定毒物は毒物の一部であり，戦後にパラチオンなどの農薬による事故が多発したことにより定められ，四アルキル鉛，モノフルオール酢酸など，とくに危害発生の恐れが著しいものである．

　毒劇物営業者は，18歳未満の者などに毒物又は劇物を交付してはならない．

　過去に青少年のシンナーやトルエン遊びなどの乱用を防止するため規制した「興奮，幻覚，麻酔性を有する毒物・劇物」としては，トルエン，酢酸エチル，トルエンまたはメタノールを含有するシンナー等があり，みだりに摂取，吸入またはその目的で所持することを禁止している．

　また，発火性，揮発性のある劇物などで手製爆弾などを製造し使った事件があいつぎ，このような事件を防止するために規定された「引火性，爆発性又は爆発性のある毒・劇物」としては，亜塩素酸ナトリウムおよびこれを含有する製剤（亜塩素酸ナトリウム30％以上を含有するもの）および塩素酸塩類およびこれを含有する製剤（塩素酸塩類35％以上を含有するもの），ナトリウム，ピクリン酸がある．これらは正当な理由以外の所持は禁止されており，毒物劇物営業者は，その交付を受ける者の氏名および住所を確認する義務がある．

　　　　　　　　　　　　　　　　　［宮本法子］

文献

1) 三輪亮寿編著：薬事関連法規，改訂第2版．南江堂，2008. pp. 204-281.
2) 福島紀子，早瀬幸俊，宮本法子：これからの社会薬学．南江堂，2009, pp. 178-179.
3) 日本公定書協会監修：麻薬・向精神薬・覚せい剤管理ハンドブック，第8版．じほう，2007, pp. 2-23.
4) 犯罪白書，平成21年版．

D9 （独）医薬品医療機器総合機構法

1. （独）医薬品医療機器総合機構法（機構法）

（独）医薬品医療機器総合機構法（機構法）は，機構の目的や業務の範囲等を定めた法律である．機構の前身は「特別認可法人医薬品副作用被害救済基金」であり，1960〜1970年代に生じたサリドマイドやスモンなどによる薬害に対応するために健康被害の救済を目的に設立された（1979年）．その後，研究振興業務が加わり「医薬品副作用被害救済・研究振興基金」に（1987年），続いて後発品の同一性調査等の業務を開始し「医薬品副作用被害救済・研究振興調査機構（旧医薬品機構）」に改組された（1994年）．さらに，1997年には治験指導業務と申請資料の基準適合性調査業務も担当することになった．一方，医療機器の同一性調査は，1995年より財団法人医療機器センターが担当していた．また，当時，厚生省が担当していた承認審査業務については，国立医薬品食品衛生研究所に医薬品医療機器審査センター（旧審査センター，1997年）を設立し，ここで実施することとした．この時点では審査・安全対策業務は旧医薬品機構，旧審査センター，機器センターに分散していたが，一層の充実化を図るために審査や安全対策の業務を統合し，独立行政法人医薬品医療機器総合機構が設立された（2004年）．この統合により，医薬品や医療機器などの品質・有効性・安全性について，治験前から承認まで，一貫した体制で指導・審査し，さらに市販後における安全性関連情報を収集し，安全対策を講じることが可能になった．現在の機構の主な業務は，健康被害の救済と医薬品等の審査・調査関連業務，製造販売後の安全対策関連業務である（図1）．

機構法第一章総則中に機構法の目的，名称，機構の目的，用語の定義等が示され，第二章に役員・職員について，第三章に機構の業務範囲，副作用・感染救済給付，拠出金等について，以後の章で，財務会計，雑則，罰則，附則が規定されている．

2. 目的および用語の定義

a. 機構の目的

機構の目的は「医薬品の副作用または生物由来製品を介した感染等による健康被害の迅速な救済を図り，並びに医薬品等の品質，有効性及び安全性の向上に資する審査等の業務を行い，もって国民保健の向上に資すること」と機構法の条文に謳われている．この目的にある「医薬品」，「副作用」，「生物由来製品」，「生物由来製品を介した感染」とはそれぞれ何を示すのか，法律を施行するために必要な定義が機構法第4条に示されている．特筆すべき点として，これらの用語の一部は薬事法でも定義されているが，機構法では薬事法とは異な

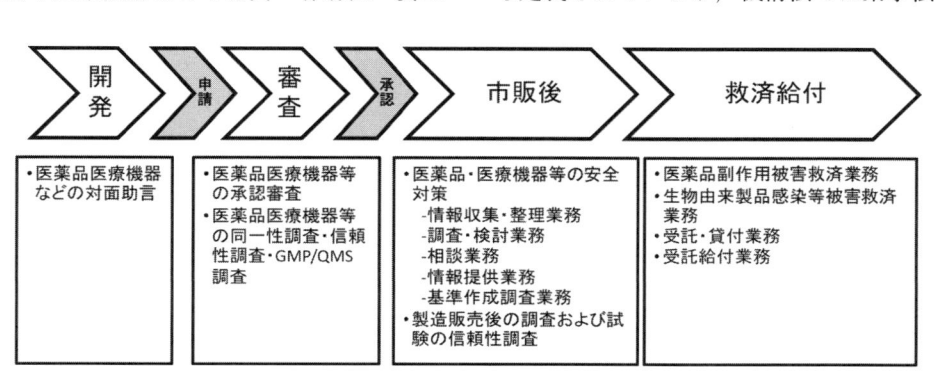

図1 医薬品等の開発段階における医薬品医療機器総合機構の業務（PMDAホームページより改変）

開発 → 申請 → 審査 → 承認 → 市販後 → 救済給付

- 医薬品医療機器などの対面助言
- 医薬品医療機器等の承認審査
- 医薬品医療機器等の同一性調査・信頼性調査・GMP/QMS調査
- 医薬品・医療機器等の安全対策
  - 情報収集・整理業務
  - 調査・検討業務
  - 相談業務
  - 情報提供業務
  - 基準作成調査業務
- 製造販売後の調査および試験の信頼性調査
- 医薬品副作用被害救済業務
- 生物由来製品感染等被害救済業務
- 受託・貸付業務
- 受託給付業務

る点がある．以下におもな用語の機構法における定義を示す．

b．「医薬品」の定義

「医薬品」の定義は薬事法第2条にも規定されているが，機構法では「薬事法に規定する医薬品であって，動物のために使用されることが目的とされているもの以外のもの」として，健康被害の救済の対象が人であるために人に使用するものに限定している．同様に「医薬部外品」，「化粧品」，「医療機器」においても「動物のために使用されることが目的とされているもの以外のもの」と人に使用するものに限定している．

機構法ではこの「医薬品」をさらに製造販売業の許可を受けて製造販売する医薬品「許可医薬品」とそうでないものに分けている．「許可医薬品」は，一部の例外を除いて薬事法に従い承認された医薬品を意味する．また，「がんその他の特殊疾病に使用されることが目的とされている医薬品であって厚生労働大臣の指定する医薬品を除く．」としている．抗がん剤などのように，延命や救命のためにやむをえず用いる医薬品では，重篤な副作用の発生があらかじめ認識されていることが多く，その副作用を救済の対象とすることは救済の趣旨に当てはまらない．

c．「副作用」の定義

「副作用」の定義として，「医薬品の副作用」とは，許可医薬品が適正な使用目的に従い適正に使用された場合においても，その許可医薬品により人に発現する有害な反応をいう．したがって，治験や医薬品の不適正な使用によるものなどは機構法での副作用には該当せず，副作用救済の対象にはならない．

d．「生物由来製品」および「許可生物由来製品」の定義

血液製剤によるHIV感染（1989年）やヒト乾燥硬膜によるクロイツフェルト・ヤコブ病（1996年）は悲惨な薬害として知られている．これらは人や動物等に由来するものを原料や材料とした製品による薬害であった．2003年の薬事法改正ではこれらの健康被害を踏まえ，人や動物等に由来するものを原料または材料として製造される医薬品，医薬部外品，化粧品，医療機器のうち保健衛生上特別の注意が必要なものは，厚生労働大臣が「生物由来製品」として指定し（薬事法第2条第9項），これらは機構法においても他の医薬品とは分けて扱っている．機構法による「生物由来製品」は薬事法に規定された「生物由来製品」とは異なり，動物のために使用されることが目的とされるものは除外して定義されている．このうち，薬事法に規定される医薬品，医薬部外品，化粧品もしくは医療機器の製造販売業の許可を受けて製造販売をされたものを「許可生物由来製品」と定義している．ただし「特殊疾病に使用されることが目的とされている生物由来製品であって，厚生労働大臣の指定するもの」は除かれる．

e．「生物由来製品を介した感染等」の定義

「生物由来製品を介した感染等」とは，許可生物由来製品が適正な使用目的に従い適正に使用された場合においても，その許可生物由来製品の原料または材料に混入し，または付着した病原体に許可生物由来製品を使用する対象者が感染することをいう（この他に厚生労働省令で定めるものも含まれる）．

3．医薬品等の審査・安全対策業務

機構が実施する医薬品等の審査および安全対策に関連するおもな業務は，第三章第15条1項5号に記載され，多くは行政庁（厚生労働省）の委託を受けて実施する業務である．これらは委託業務であるため，業務内容については厚生労働大臣に課せられる業務として薬事法に規定されている．機構へのおもな委託業務としては，製造業の許可・更新等のための調査，製造販売承認審査，再審査および再評価と関連する調査（薬事法第13条の2第1項，第14条の2第1項，14条の5第1項，14条の7第1項），使用成績調査報告の受理，基準適合性認証業務，治験計画の届出受理および調査，製造販売の届出の受理，原薬登録原簿の登

録等，指定管理医療機器等に係る認証の報告書の受理（薬事法第14条の5第2項，23条の18第2項，80条の3第1および4項，14条の10第1項，16条第1項，23条の5第2項）などがある．

機構はこれらの委託業務とは別に，治験や医薬品等の安全性に関する試験等の実施について，また，医薬品等の使用成績等の調査や承認申請資料の作成などについて指導および助言を行う．さらに，医薬品等の品質・有効性・安全性に関する情報収集，提供，これらに関する相談等の業務も行うことと規定されている．

4. 医薬品副作用被害救済制度および生物由来製品感染等被害救済制度

多くの臨床試験の結果をもとに承認された医薬品であっても，副作用を予測するには限度があり，副作用を完全に防止することは困難である．また，発生した健康被害に対し賠償責任を追及することは容易ではない．このことは生物由来製品にも当てはまる．最新の科学的な知見に基づいて安全対策を講じたとしても，感染因子の除去や不活性化には限界があり，未知の感染因子を含有する可能性もある．生物由来製品においても感染被害のおそれを完全になくすことは難しい．医薬品副作用被害救済制度および生物由来製品感染等被害救済制度は，こうした副作用や感染等による健康被害が発生したときに，その被害者を迅速に救済するためにつくられた．

医薬品副作用被害救済制度は，添付文書に従い医薬品を適正に使用したにもかかわらず発生した副作用による入院治療が必要な程度の疾病や障害，死亡などの重篤な健康被害に対して救済給付を行い，被害者の迅速な救済を図ることを目的とした公的救済制度である．当然，添付文書に記載されているような既知の副作用が発生した場合も，適正に使用されていた場合には救済の対象となる．

生物由来製品に対しては生物由来製品感染等被害救済制度が対応し，生物由来製品を適正に使用したにもかかわらず，その製品が原因で感染症にかかり発生した健康被害に対し救済給付を行う．この制度では，感染していることを知らずに配偶者や子供などに同じ感染症の被害が及んだ場合（2次感染）も救済の対象となる．

これらの救済制度において救済給付は，救済給付を受けようとする者の請求に基づき，機構法に定める区分に応じ機構が支給を決定する（副作用救済給付：機構法第16条1項，感染症救済給付：機構法第20条1項）．しかし，健康被害が副作用または感染症によるものかどうか医学的薬学的判定を要する事項については，厚生労働大臣に判定を申し出ることとしている（機構法第17条1項）．

5. 拠出金

医薬品の副作用または感染症による健康被害に対し，機構が行う救済給付等の業務に必要な費用は，それぞれ許可医薬品製造販売業者からの拠出金（副作用拠出金）または許可生物由来製品製造販売業者からの拠出金（感染拠出金）によりおもに賄われる．この業務に対する費用について機構法では，健康被害の救済を円滑に行うために，政府は必要に応じて機構に対し救済給付に要する費用の一部を補助できるとしている（機構法第34条）．

副作用拠出金は，機構法第19条1項，感染拠出金は21条1項に基づき，薬事法の規定により許可医薬品製造販売業者（感染拠出金は許可生物由来製品製造販売業者）が，機構に申告・納付する．ただし，がんやその他の特殊疾病に使用されることが目的とされていて，厚生労働大臣の指定する医薬品（感染拠出金は生物由来製品）のみを製造販売する者は除かれる．副作用拠出金の額は，当該製造販売業者が製造販売をした許可医薬品（感染拠出金は許可生物由来製品）の前年度における総出荷数量と機構が定める拠出金率により算出される（機構法第19条2項，21条2項）．副作用および感染症拠出金には一般拠出金と付加拠出金があり，すべての許可医薬品製造販売業者（感染拠

出金は許可生物由来製品製造販売業者）等は一般拠出金として一定の拠出義務を負い，さらに原因許可医薬品の許可医薬品製造販売業者（感染拠出金は原因許可生物由来製品の許可生物由来製品製造販売業者）等は一般拠出金の他に付加拠出金の拠出義務を負う（機構法第19条7項，21条7項）．

機構法に規定される拠出金には，副作用拠出金，感染症拠出金の他に安全対策業務のための安全対策等拠出金がある．

用語解説
■ **原因許可医薬品**（感染拠出金では原因生物由来製品）　機構が前年度において副作用救済給付（感染拠出金では感染救済給付）の支給を決定した者に係る疾病，障害または死亡の原因となった許可医薬品（感染拠出金では許可生物由来製品）．

■ **安全対策業務**　機構は，医薬品等の品質・有効性・安全性に関する情報を収集し，整理提供し，また，これらに関して相談に応じること．さらに，医薬品等の品質，有効性および安全性の向上に関する業務を行うこととされている（機構法第15条第1項第5号ハ）．この費用として医薬品又は医療機器の製造販売業の許可を受けている者（薬事法12条第1項）は，機構の安全対策業務のために，各年度，機構に対し，拠出金（安全対策等拠出金）を納付しなければならない（機構法第22条）．

■ **後天性免疫不全症候群の病原体による健康被害の救済業務**　機構法では，第15条に定めた機構の業務のほかに，後天性免疫不全症候群（エイズ）の病原体による健康被害に対する業務のために，特別な規定を設けている（機構法附則第17条）．この規定では，機構は当分の間，許可医薬品に混入した後天性免疫不全症候群の病原体による健康被害の迅速かつ円滑な救済を図るため，厚生労働大臣の認可を受け，必要な事業を行う者の委託を受けてその副作用救済給付に準ずる給付の事業を行うことができるとしている．特筆すべき点として，ここに定める「許可医薬品」には，本来被害救済制度の対象とならない，がんやその他の特殊疾病に使用されることが目的とされている医薬品も含まれるとし，例外的措置をとっている．

■ **抗がん剤副作用死の救済**　医薬品副作用被害救済制度において，がんや免疫抑制剤等の特殊疾病への使用が目的とされている医薬品の副作用による健康被害は，重篤な副作用が生じる可能性を理解した上で使用せざるをえないこと，また，副作用と死亡の因果関係の判定が困難である等の理由により救済対象外とされてきた．しかし，2002年以降，ゲフィチニブ製剤による重篤な副作用（間質性肺炎など）が多数発生し，抗がん剤等による健康被害の救済の必要性が高まった．2011年現在までに，抗がん剤等による健康被害の救済に関する検討会が複数回開催され，抗がん剤副作用死救済制度の必要性について議論されているが，現時点では制度化されていない．　　　　　　［千葉康司］

文　献

1)　独立行政法人医薬品医療機器総合機構（PMDA）ホームページ：http://www.pmda.go.jp/guide/outline/business.html および http://www.pmda.go.jp/guide/outline/report/file/19-1soron.pdf, 平成22年4月30日．

E

薬学教育と倫理

[編集：木津純子]

E1 生と死

1. 生命の神聖性から生命（生活）の質へ

医療は人の誕生から加齢，死にいたる様々な場面にかかわる．ヒポクラテス以来の伝統的な医学においては，「まず害するなかれ（Primum non nocere）」と生命の神聖性（sanctity of life）が基本的な倫理とされてきた．しかし，医学と医療技術が進歩したことにより，患者の利益や害とは何かという問題が医師たちを悩ませ，生命の神聖性を尊重することが患者の苦痛を増すといったジレンマを生みだした．1960～1970年代の米国では，社会運動の展開や生命倫理学の誕生を背景にして，生と死の決定に患者の権利や人格の尊重という視点が導入された．患者の利益と害だけでなく，患者の自己決定権や生命（生活）の質（quality of life）が重視されるようになった．このような変化を如実に示しているのは，医療現場におけるインフォームド・コンセントの確立である．

2. インフォームド・コンセント

インフォームド・コンセント（informed consent）は，医師が十分な情報を与えた上で患者が同意することである．「説明と同意」と訳される．インフォームド・コンセントは，米国での医療過誤訴訟を通して確立された法律上の原則（法理）であり，「医師の治療とくに肉体への侵襲行為には，患者が"説明されたうえでの承諾"を必要とする」という法理である．インフォームド・コンセントの法理は説明義務と同意を得る義務の二つの義務から構成される．最初に確立されたのは同意を得る義務である．19世紀末から20世紀の初めにかけて出された判決により，患者の同意のない侵襲的治療は身体に対する不法行為として損害賠償責任を課されることになった．1914年のシュレンドルフ事件判決において，Cardozo判事は，「成人に達し健全な精神をもつすべてのものは，自分の身体に何がなされるかを決定する権利をもっている．このため，患者の同意なく手術を行う医師は，不法行為を犯すことになり，その損害を賠償する責任を負う」と述べ，医療における同意の重要性を強調した．その後，裁判所は同意の有無だけでなく，同意が情報に基づいている点を重視するようになった．インフォームド・コンセントという言葉が初めて使用された1957年のサルゴ事件判決などの判決により，医師の説明不足は注意義務違反と考えられ責任を追及できることになった．

現在，患者の権利や自己決定権を尊重するという考えは，セカンドオピニオン（second opinion）という形でも実現されている．セカンドオピニオンは，もともと1980年代の米国において医療費の抑制という目的から生まれた制度であるが，今日では患者の権利と捉えられている．患者の権利に関するリスボン宣言においては「患者はいかなる治療段階においても，他の医師の意見を求める権利を有する」と規定されている．

3. 生命の誕生への介入と倫理的問題

世界初の体外受精児が誕生したのは1978年である．1980年代に，受精卵の凍結，卵子や受精卵の提供による妊娠に成功し，1980年代半ばには代理出産（代理母）が行われた．1990年代になり，着床前診断や顕微授精が導入された．生命の誕生に介入する技術の進歩は不妊の夫婦に恩恵をもたらす一方で倫理的問題をもたらした．一つは，夫婦以外の者（未亡人，独身女性，女性どうしのカップル）にもこの技術の利用を認めるべきかであり，もう一つは，夫婦以外の第三者からの精子・卵子・胚の提供や代理出産は倫理的に許されるかである．これらの問題への対応は国や地域により異なるが，日本では日本産科婦人科学会の会告に

より規制されている．体外受精・胚移植を利用できるのは「婚姻しており，挙児を強く希望する夫婦で，心身ともに妊娠・分娩・育児に耐え得る状態にあるもの」に限られる（2006年以降，事実婚カップルの利用も認められた）．第三者から精子の提供を受けて行えるのは人工授精だけあり，第三者から提供された精子・卵子を用いた体外受精，受精卵の提供，代理母は禁じられている（2011年10月現在）．規制の根拠として，生まれた子どもの法律上の扱いや子の福祉があげられている．

遺伝医学の進歩により病気の遺伝的原因への理解が進むにつれて，生殖医療の分野では出生前診断が普及した．胎児に異常が発見された場合，人工妊娠中絶を選択するカップルが多いため，このような中絶（選択的中絶）は倫理的に許されるかという問題が発生した．選択的中絶は生命の質を選別する優生学的行為であり，障害者の生きる権利を否定するものだという意見がある一方で，夫婦の自発的同意に基づく限り優生学ではないという意見がある．

人工妊娠中絶が倫理的に許されるかは，1970年代に米国や西欧諸国で中絶の合法化を求める女性たちが運動を展開して以来，議論されてきた．中絶は生命の神聖性に反すると考える人々（プロライフ，pro-life）と，女性の自己決定権によって正当化できると考える人々（プロチョイス，pro-choice）の間で激しい論争が展開され，「人間の生命はいつから始まるのか」が議論の焦点となった．米国では1973年のロー対ウェイド事件判決により「妊娠を継続するか否かに関する女性の決定はプライバシー権に含まれる」とされたが，この判決をめぐっては現在も論争がある．

4. 医療の進歩にともなう死の再定義

人間に対する最初の臓器移植は，1954年に一卵性双生児の間で行われた腎臓移植である．腎臓移植の成功は，拒絶反応の克服や臓器の配分という問題をもたらした．1960年代になり人工呼吸器が普及すると，集中治療室では心臓や肺が機能しているが深いこん睡状態にある患者が数多く発生した．伝統的に，死は心臓が鼓動を停止し呼吸が停止したときに起こるとされてきた．集中治療室のこのような患者に対する治療を停止したり，移植のための臓器を摘出したりするためには，死の再定義が必要になった．1967年に心臓移植が成功すると，米国では死の再定義が本格的に議論されることになった．1981年，大統領委員会は報告書『死の定義』において，①心肺機能の不可逆的停止か，②脳幹を含む全脳の全機能の不可逆的停止をきたした人は死んでいるとする法律の制定を提案した．その後，統一死亡判定法（Uniform Determination of Death Act）が制定された．日本では，1997年の臓器移植法（2010年改正）により，本人が臓器提供と脳死判定に同意する意思を表示し家族が承諾している場合に限って，脳死を人の死とした．

5. 生命の終わりへの介入と倫理的問題

病院で死を迎えることが一般化したこと，延命技術が進歩したことなどにより，がん末期の患者や回復の見込みがなく死期が迫っている患者に対しても，延命治療が行われるようになった．伝統的に，患者の命を少しでも永らえさせることが医師の義務であると考えられてきたが，単なる延命よりも生命（生活）の質を尊重すべきであるという考え方が支持されるようになると，がん末期の患者等に対する医療のありかたが注目されるようになった．ターミナルケア（terminal care）とは，予後6カ月以内と診断された患者等に対して，症状の緩和と苦痛の除去，QOLの向上を目指して行われる医療である．ターミナルケアは当初ホスピスにおいて提供されたため，ホスピスケア（hospice care）とも呼ばれた．症状の緩和と苦痛の除去の側面に焦点をあてた言葉が，緩和ケア（palliative care）である．緩和ケアとは「生命を脅かす疾患による問題に直面している患者とその家族に対して，痛みやその他の身体的問題，心理社会的問題，スピリチュアルな問題を早期に発見し，

的確なアセスメントと対処（治療・処置）を行うことによって，苦しみを予防し，和らげることで，QOL を改善するアプローチである」（WHO）．近年は，terminal care に代わって，end-of-life care という言葉が用いられる傾向にあり，終末期医療という言葉も，がん末期の患者だけでなく慢性疾患や老衰の患者，救命救急の現場の患者などに広く適用されている．

　終末期の患者に対しては，延命治療や緩和ケア以外の選択肢として，治療の差し控えや中止が考慮される場合がある．海外では，個人の自己決定権の尊重と患者の最善利益を根拠として，治療の差し控えや停止を正当化する考えも見られる．日本では，1995 年の東海大学病院安楽死事件判決のなかで，「治療行為の中止は，意味のない治療を打ち切って人間としての尊厳性を保って自然な死を迎えたいという患者の自己決定を尊重すべきであるとの患者の自己決定権の理論と，そうした意味のない治療行為までを行うことはもはや義務ではないとの医師の治療義務の限界を根拠に，一定の要件のもとに許容される」という見解が示された．その後，国や学会レベルでガイドラインが出された．2008 年の日本学術会議の報告書「終末期医療のあり方について」では，「終末期医療における医療行為の開始・不開始，医療内容の変更，医療行為の変更・中止等は，患者本人の意思表示が明確な場合には，患者の意思に従うべきである．少しでも長く生きたいと希望する患者には，十分に緩和医療を提供しながら残された生を充実して生きられるように適確な援助を行う．緩和医療が十分に提供されていても，延命医療を拒否し，その結果，死期が早まることを容認する患者には，リビング・ウィルも含めその意思に従い，延命医療を中止する」という提言が出された．

用語解説

■ **QOL**（quality of life）　生命（生活）の質．患者の状態や医療の成果をみる際の指標のひとつ．身体機能，日常生活動作の遂行，身体の痛みの有無のほか，心理・社会的要因などにより決定され，生きがい感や満足感などの主観的な評価を含める場合もある．

■ **セカンドオピニオン**（second opinion）　第二の意見．患者が診断や治療方針について主治医以外の医師（その分野の専門家）に意見を求めること．

■ **出生前診断**　広義には出生前に胎児の健康状態を診断する目的で行われる胎児診断．狭義には「絨毛，羊水，羊水細胞などを用いて胎児の遺伝学的または先天的障害の有無を知る目的で行われる染色体検査，生化学的検査，細胞学的検査など」をいう．

■ **代理母**　出産できない女性のために出産後に子を渡す約束で子を妊娠すること．第三者の女性に夫の精子を用いて人工授精し，妊娠・出産してもらうことを代理母（サロゲートマザー），妻の卵子と夫の精子を体外受精させ，その受精卵を第三者の女性の子宮に移植し出産させることを代理出産（ホストマザー）と呼んで区別することもある．

■ **臓器移植**　臓器の機能に障害がある者に対し臓器の機能の回復または付与を目的として行われる臓器の移植術．生体からの臓器移植と死体からの臓器移植がある．

■ **脳死**　脳幹を含めた脳全体の機能が不可逆的に失われた状態．植物状態は脳死と異なり，脳幹の機能は失われておらず自ら呼吸できる状態で，回復することもある．

■ **ホスピス**（hospice）　末期がんやエイズの患者と家族を対象にして，肉体的・精神的苦痛を取り除きその人らしい死を迎えられるよう援助する施設．1967 年に英国の医師 Saunders が聖クリストファー・ホスピスを創設したのが始まり．

■ **リビング・ウィル**（living will）　生前の意思．患者が将来，延命治療に関する自分の意向を表明できなくなったときのために，前もって自分の意向を文書により表明したもの．

［奈良雅俊］

文　献

1) Jonsen, A. R. : The Birth of Bioethics. Oxford University Press, 1998. 邦訳，アルバート・R・ジョンセン著，細見博志訳：生命倫理学の誕生．勁草書房，2009．
2) Encyclopedia of Bioethics, 3rd ed. Macmillan Library Reference, 2003. 邦訳，生命倫理百科事典翻訳刊行委員会編：生命倫理百科事典．丸善，2006．

E2 医療倫理

1. 医師の職業義務

現在の医療倫理のもとになっているのは医師の職業倫理の伝統である．この職業倫理は「医の倫理」とも呼ばれ，起源には二つの流れがある．一つは，古代ギリシアにおける医学の祖 Hippocrates（ヒポクラテス）に由来する流れである．Hippocrates によって病気の治療が呪術や宗教儀式ではなく，経験的な観察と合理的な推論に基づいて行われるようになると，よい医師としての振る舞いや礼儀が論じられるようになった．ヒポクラテスの誓い（Hippocratic Oath）は，致死薬を与えない，患者の秘密を守る等の義務に加えて，患者の利益になることをなせ，患者に害を与えたり不正を行ったりしてはならないという二つの義務を強調した．

もう一つの起源は，ユダヤ・キリスト教である．古代ギリシア以来，医師の美徳とされた「人間愛」の意味は，病人や貧しい人々への慈善へと発展した．神の似像としてつくられたがゆえに，すべての人間の生命は等しい価値をもち不可侵であるとする原理，すなわち生命の神聖性（sanctity of life）の原理が，医師の倫理に付け加えられた．以来，医師は患者の命を一刻でも永らえさせなければならないと考えられるようになった．

中世になり医学が大学で教えられギルドや職能団体が形成されると，業務の独占と社会的名声を得る引き換えに，社会に対して奉仕しなければならないと考えられるようになった．社会の信頼に値する者であることを示すために，倫理綱領（code of ethics）という形で医療倫理を表現するスタイルが発展した．英国人医師 Percival が 1803 年に出版した『医療倫理（Medical Ethics）』は近代的な倫理綱領のさきがけである．Percival は，やさしさ，堅実さ，謙遜，権威を医師の美徳としてあげ，医師という専門職が公共の信託を受けていることを忘れてはならないと説いた．

「まず害するなかれ（Primum non nocere）」と生命の神聖性の原理から成る医師の職業倫理は，二つの特徴をもつ．第一に，帰結主義に基づいている点である．医学的介入の良し悪しを判断する基準として利益や害が用いられている．第二は，パターナリズムである．パターナリズム（paternalism）とは，父親が子どもに対するように，患者の利益のために，患者にかわって意思決定することをいう．何が患者の利益になるかを判断するのは医師であり，患者ではない．

2. 医師の義務から患者の権利へ

1960～1970 年代になると，伝統的な医療倫理のなかに患者の権利という視点が持ち込まれた．この背景には，公民権運動や女性運動による人権意識の高まりがある．人権意識の高まりは医療現場にも波及し，患者の権利が提唱された．1973 年に全米病院協会が発表した「患者の権利章典」は患者の基本的な権利として，情報を提供される権利，治療を拒否する権利，プライバシーについて配慮を求める権利などをあげた．患者の権利章典は，医療倫理が Hippocrates 以来の伝統と決別し，患者の権利の尊重へと転換したと評される．その後，世界医師会は「患者の権利に関するリスボン宣言」を採択した．一方，女性の権利は人工妊娠中絶の合法化をめぐる運動を経て，リプロダクティブ・ヘルス／ライツ（reproductive health/rights）という形で具体化された．

もう一つの背景は生命倫理学（bioethics）の登場である．医学の進歩と医療技術の開発により治療に関する選択肢が増えたが，選択肢の拡大は医師たちを倫理的ジレンマに直面させた．血液透析器の開発，臓器移植，延命医療の進歩は，医療資源の配分，患者の利益や害とは何かなどの問題を

提起した．これらの問題の議論には医師だけでなく哲学者，法律家，神学者等が参加し，生命倫理学という学際的な学問領域が生まれた．哲学者たちは自律（autonomy）や正義（justice）といった概念を医療のなかに持ち込んだ．自律とは，個人には他人や社会からの干渉を受けずに何が自分にとって最善かを決定する自由があるという概念であり，17世紀以来の自由主義の政治哲学と18世紀のドイツの哲学者Kantの人格の尊重の思想に由来する．個人の自律の尊重という原理が医療のなかに持ち込まれた典型的な例はインフォームド・コンセント（informed consent）である．また，守秘義務など伝統的な概念も自律の原理に照らして再定義された．医師が患者の秘密を守らなければならない理由は，患者にはプライバシーや秘密を保持される権利があるからである．プライバシーは自己決定権と自己情報コントロール権からなり，自己情報コントロール権は自分自身に関する情報にだれがアクセスしてよいかを自分で決めることのできる権利をいう．

3. 研究の倫理

ナチス・ドイツの医師たちが第二次世界大戦中に残虐な人体実験を実施していたことが明らかになると，この人体実験への反省から，1947年にニュルンベルグ綱領が制定された．世界医師会は，1964年にヘルシンキ宣言を採択し，人間を対象とした研究のルールを示した．ヘルシンキ宣言は，医学の進歩には人間を対象とする研究が必要であるとしたうえで，被験者の生命と健康の保護，権利の尊重を強調した．

1966年，Beecherは著名な医学雑誌上で，米国国内でも非倫理的な臨床研究が実施されていたことを報告した．また，アラバマ州タスキーギでも黒人の梅毒患者に対して非倫理的な研究が行われていたことが報道されると，医学研究に対する社会の不信感は一気に高まった．事態を憂慮した米国政府は，人を対象とする生物医学と行動科学の研究が従わねばならない倫理原則を策定するために国家委員会を設置した．これにより，研究の新しいルールづくりの動きは加速した．委員会は1978年に報告書（ベルモントレポート）を提出し，人格の尊重，善行，正義の三つからなる研究倫理の原則を示した．

現在のヘルシンキ宣言（2008年WMAソウル総会（韓国）で修正）は，「研究被験者の生命，健康，尊厳，完全無欠性，自己決定権，プライバシーおよび個人情報の秘密を守ることは，医学研究に参加する医師の責務である」と述べている．人権保護のためには，被験者候補に「目的，方法，資金源，起こりうる利益相反，研究者の関連組織とのかかわり，研究によって期待される利益と起こりうるリスク，ならびに研究に伴いうる不快な状態，その他研究に関するすべての側面について」十分に説明し，被験者候補がその情報を理解したことを確認したうえで，自由意思によるインフォームド・コンセントを受けなければならないとしている．

4. 医療倫理の現在

医師の職業倫理（医の倫理）の伝統がもとになり，1960～1970年代に患者や社会の視点が導入され，研究倫理が付け加えられることにより，現在の医療倫理ができあがった．現在の医療倫理は，「医療が行われる際に守られるべきルール，ふさわしい行われ方」であり，医師・看護師・薬剤師を含めたすべての医療の担い手を対象としている．このようなルールや行われ方は，倫理綱領，宣言の中で具体的に示されている．医師を対象とする綱領や宣言には，リスボン宣言やヘルシンキ宣言以外にも，ジュネーブ宣言（1948年），WMA医の国際倫理綱領（1949年）などがある．医師以外の医療の担い手を対象にしたものとして，ICN看護師の倫理綱領（1953年），看護者の倫理綱領（2003年），薬剤師綱領（1973年），薬剤師倫理規定（1997年）などがある．これらの倫理綱領に共通しているのは，インフォームド・コンセント，守秘義務と個人情報の保護，患者の権利や人間の

尊厳の尊重である．これらのルールの根拠は，BeauchampとChildressが考案した四原則（four principles of biomedical ethics）によって説明することができる．四原則とは，① 自律尊重 autonomy（自律的な個人の意思決定能力を尊重しなければならない），② 無危害 nonmaleficence（他人に危害を与えることをさけなければならない），③ 善行 beneficence（ベネフィットを与えなければならない，あるいはベネフィットとリスクのバランスをとらなければならない），④ 正義 justice（ベネフィット，リスク，費用を公正に配分しなければならない）である．

現在の医療倫理においては，よりよい医療を実現するためには，倫理綱領，宣言，倫理原則を遵守するだけでは十分でなく，臨床現場で発生する倫理的問題に即座に対処しなければならないと考えられている．このような目的からJonsenらは，いわゆる「四分割法」を開発した．四分割法は，医学的適応・患者の意向・QOL・周囲の状況の四つの観点から症例を分析し問題を検討・解決するもので，臨床現場で広く用いられている．

用語解説

■ **ヒポクラテスの誓い**　Hippocratesが入門する弟子に誓わせたとされる誓詞．医師の倫理を要約していると評価され，長い間尊重されてきた．Hippocratesと弟子たちが残した文書（ヒポクラテス全集）のなかに含まれているが，成立年代は不明であり，作者もHippocratesではないという説が有力である．

■ **帰結主義**（consequentialism）　ある行為が倫理的に正しいか否かをその行為によってもたらされる結果（帰結）の良し悪しだけによって判定する考え方．

■ **倫理綱領**　医師，弁護士，聖職者等の専門職の集団が，成員の行動を規制する目的から，倫理的行動の基準や義務を簡潔に示してまとめたもの．倫理規定とも呼ばれる．

■ **守秘義務**　職務上知りえた患者等の秘密を守る義務．秘密とは，① 他人に知られることが本人の不利益になり，② 公にすることを本人が望まず，③ 少数者にしか知られていない事実をいう．守秘義務は，倫理的義務であるだけでなく法的義務でもある．刑法134条は患者の秘密を「正当な理由なく」第三者に漏らすことを禁じている．

■ **リプロダクティブ・ヘルス/ライツ**　性と生殖に関する健康/権利．子供を産む可能性をもつこと，さらに産むかどうか，産むならいつ何人産むかを決める自由をもつことを指す．1994年にカイロで開催された国際人口開発会議において合意された．

■ **リスボン宣言**　世界医師会が1983年に採択した宣言．「医師は，つねに自らの良心に従い，またつねに患者の最善の利益のために行動すべきである」と述べ，伝統的な医の倫理を強調すると同時に，「それと同等の努力を患者の自律性と正義を保証するために払わねばならない」と述べ，新しい医療倫理を示している点に特徴がある．患者の権利として，良質の医療を受ける権利，選択の自由の権利，自己決定の権利，情報に対する権利，守秘義務に対する権利，健康教育を受ける権利，尊厳に対する権利，宗教的支援に対する権利などをあげている．

［奈良雅俊］

文　献

1) 赤林　朗編：入門・医療倫理Ⅰ．勁草書房，2005.

2) Jonsen, A. R. : A Short History of Medical Ethics. Oxford University Press, 2000. 邦訳，アルバート・R・ジョンセン，藤野昭宏・前田義郎訳：医療倫理の歴史．ナカニシヤ出版，2009.

E3 コミュニケーション

1. コミュニケーションの各ステップ

一人では何もできない人間が，地球上に何十億人も生存できるのは，ひとえにコミュニケーション能力による．社会生活を送る人間は，それを円滑に行うために様々なシステムを編み出したわけだが，なかでも「教育」というシステムはすぐれて効率的なものである．教育は何も人間に限ったことではない，動物でも親は子に獲物の捕り方を教える，といわれるかもしれないが，時間的・空間的に共有していないこと＝抽象的概念を伝える，というのは人間特有の機能ではないだろうか．

以下，コミュニケーションの各ステップとそれぞれの特徴，望ましいありかたについて述べる．

a. コミュニケーションの前提：自己理解，自己肯定，自己開示

誰しも清く正しく美しい自分でありたい，他人から認められ承認される自分でありたい，他人と繋がっていたい，という欲求をもっている．しかし現実は，清くも正しくもない醜い自分の姿を容赦なく見せつけられ，他人の承認はおいそれと得られず，わずかな繋がりも一方的に切断される，といったことがしばしばある．だれもそういったリスクを背負いたくはない．しかし，このリスクを避けることは，すなわち他人とのコミュニケーションを一切断つという新たなリスクを引き受けることになる．いずれにしても進退窮まるわけだから，思い切って一歩を踏み出さないことには何も始まらない．もちろん，このような考え方をすべての人に押しつけることはできないが．

新しい一歩を踏み出すとき，背後を固めておかないと安心して前進はできないものである．コミュニケーションに関して一歩踏み出すときのバックアップは，すなわち自己理解に基づく自己肯定である．簡単にいえば，自分自身を好きでいられること．人間関係の分析モデルとして，「ジョハリの窓」という理論がUCLAのLuft, Inghamらによって提唱されたのは1950年代中頃であった(http://www.businessballs.com/johariwindowmodel.htm)．このモデルはとてもシンプルなものではあるが，自己理解から人間関係改善，グループダイナミクスやチーム形成などの様々な対人関係スキルの分析と改善に活用されている（図1）．コミュニケーションで「通じる」ためには，まず自己肯定に基づく自己開示が大切である．自らについて語らない人は，信用されにくい．自分のことしか語らない人は，これはこれでやっかいなものではあるが，沈黙や秘匿する人よりは理解されやすいだろう．

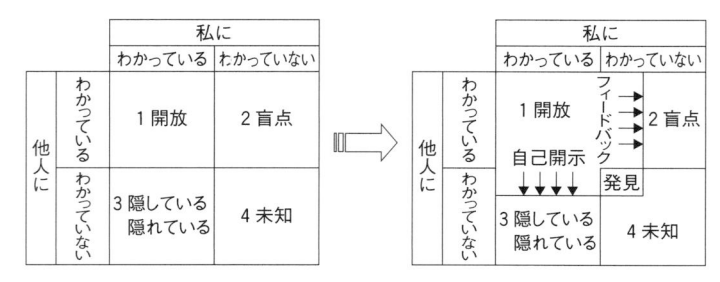

		私に	
		わかっている	わかっていない
他人に	わかっている	1 開放	2 盲点
	わかっていない	3 隠している 隠れている	4 未知

⇒

		私に	
		わかっている	わかっていない
他人に	わかっている	1 開放	フィードバック 2 盲点
	わかっていない	自己開示 ↓↓↓↓ 3 隠している 隠れている	発見 4 未知

図1 ジョハリの窓（http://www.nsspirit-cashf.com/hu-org/johari.html より）
積極的に相手を理解する姿勢だけでなく，自己開示をして「周りの人に自分をわかってもらうこと」も大変重要なことである．積極的な自己開示に加えて，新しい経験や新しい価値観との出合いが，新しい自分を発見し自身の可能性を広げることにつながる．

b. 他者との関係：他者理解，受容，承認

　周囲の人たちと快適な関係をつくるためには，まずその人たちを理解するところから始める必要がある．前項で述べたように自己理解を深めることによって，他者への理解も深まるものであり，自分のことに目を背けて他者をよく理解しようとするのは，基礎工事をせずに高層ビルを築くようなものである．他者理解の出発点は，興味と観察である．目の前にあるものに興味をもつことから注意深い観察がうまれ，対象への理解と洞察が進む．対象を理解する際には，ニュートラルな姿勢，つまり前提や思いこみをできるだけ除いて，様々な角度から観察し情報を得ることが大切である．

　他者との望ましい関係を構築するためには，対象を理解するだけでなく，一歩進めて受容・承認することが必要である．だれしも周囲に受け入れられたい，自分を否定されたくない，という基本的な欲求をもっており，自分がそう思うということは相手も同じように考えていることに気づくことが，望ましい関係構築の第一歩である．自分を認めてもらうにはまず他者を認めることが前提となる．お互い認め合ったところから，不安をもたずに次段階の関係構築に入ることができる．

　相手を理解するためのスキルとして「傾聴」がある．「聞く」と「聴く」を使い分けることは一般的になってきているが，注意深く理解しようとする姿勢を「聴く」と表現しており，受動的な「聞く」よりもより積極的な姿勢を表している．傾聴とは「聴く」をさらに深め，話し手の気持ちに焦点をあて，理解し受容しようとする姿勢をいう．聴いている間は，話し手を評価しないことや，自分の経験などと比較しないことが重要である．評価を加えると，そこで思考が停止しがちだし，過去の経験を思い出すと自分に焦点があたってしまうので，相手の話に対する集中力が低下するからである．

c. 望ましい自己表現：アサーション，あるいはアサーティブネス

　「アサーション」という言葉はカタカナでそのまま使われることが多い．無理矢理訳語をつけると「自分の主張を優しく論理的に行う」といったことになるようだが，ひと言では表現しにくい．日本人は「阿吽の呼吸」，「腹芸」といった，非言語的コミュニケーションを重んじるところがあるが，急激に変化し否応なくグローバル化する現代では，非言語コミュニケーションに頼ってばかりもいられない．そこで「交渉術」といった考え方も必要になる．アサーション assertion あるいはアサーティブネス assertiveness とは，相手も自分も大切にする対等な関係，率直かつ正直に表現する，自己責任，といった要素をふくんだ対人関係のあり方を模索する動的な状態を意味しており，交渉事や困難を克服するといった文脈で使われることが多い．たとえば並んでバスを待っている列に，割り込みがあったときにどうするか．「コラ，割り込むな！」と怒鳴るか，黙って我慢するか，「皆さん並んでいますから，後ろに並んでくださいね」というか，結果はどうなるか予想はできないが，相手の状態や気持ちにも配慮しつつ，自分の主張をはっきりというのがアサーティブな態度である．

　医療におけるアサーション/アサーティブネスは，患者対応，部署での人間関係，多職種によるチーム医療などの場面で意識される．アサーションは「あなたも OK，私も OK」という状況をつくることが目的であるから，自分自身の気持ちや伝えたいことを明確にし，自分の提案としてはっきりということ，その時に相手が乗ってきやすいように少し色を付ける，すなわち相手の気持ちに配慮して，必要ならばいくばくかの譲歩を加えることが大切である．

d. コミュニケーションの成立と満足：相互理解

　コミュニケーションがうまくいったときは，「通じた！」という快感が得られる．この一時的な快感を持続するために必要なのは，通じただけでなくお互いに理解し合うこと，相互理解に基づいた信頼関係を築くことである．そうすることにより，安心感と満足感が得られ，それが幸福感に繋がる．

コミュニケーション教育に, 模擬患者を活用する場面が増えている. 模擬患者と学習者がシナリオに基づくロールプレイを行い, 学習者は模擬患者からのフィードバックを得ることで, 講義では得ることのできない深い気づきに至ることが可能となる. 模擬患者として活動する方から伺ったことによれば, ロールプレイであったとしても何らかの「通じた」という実感があれば, そのセッションは満足できるものとなるが, 学習者のテクニックだけが先走りする場合は, 対話の内容は空虚なものとなるため不満足というか不完全燃焼感が残るのだそうである. 形だけの丁寧さは気持ちが伴わないうえに, 自己開示が欠如しているから, コミュニケーションの成立という実感にはほど遠い. 表面に表れない内面的な交流が成立したと感じたとき, 初めてコミュニケーションによる満足が得られる.

コミュニケーションが成立し, 相互理解ができると, 互いに向き合っていた状態から同じ方向を向く状態へと体勢が変化する. その結果, 共同して問題解決にあたることができるようになる.

e. 相互理解のための技法：質問と傾聴

「今日はとてもいい話をきかせてもらいました」と感謝されるとき, 感謝された方は実は相づちしかうっておらず, 大部分が聴く側にまわっていた, ということがしばしばある. 医療従事者はとくに相手が患者の場合,「相手＝患者のためになることを話さねばならない」と思いこんでいるふしが多い. いくら科学的に正しいこと, 患者にとって必要なことであっても, 患者がほしいと思う情報でなければ意味がないし, 聞きたくもないわけである. 感謝されるどころか, 相互理解からは限りなく離れてしまう. 相手がなにを欲しがっているのかは, 相手に語ってもらうしかない.

相手の気持ちに焦点をあてて聴くためには, 相手が語り出すのをじっと待っているだけではだめで, 適切な働きかけが必要である. すなわち, 上手に質問をすることで, 話し手の気持ちを引き出すことである. よく用いられるのは「開いた質問 (open-ended question)」と呼ばれる, 話し手の自由な語りを促すものである. それに対し「閉じた質問 (closed question)」は, 1問1答式のはい・いいえで対応できるものである. 双方とも一長一短なところがあり, 通常の会話では無意識的にそれが使い分けられているが, あらたまった形で患者や他の医療職種と対応するときには, どうしても「閉じた質問」になってしまいがちである. 短時間で必要な情報を効率的収集し, 評価に供する場合は,「閉じた質問」の方が聞く方も答える方もやりやすい. しかし, コミュニケーションを目的とする, 一段深いかかわりを目指す場合には, 事務的で表面的な感じを与える「閉じた質問」よりも, 話し手に自由に語らせる「開いた質問」が望ましいとされる. とはいえ, 自由に話してくださいといわれても, 何から話せばいいのやらと戸惑われることもあるだろうから, 適宜両者を組み合わせて, 会話にリズムをつくっていくことが望ましい.

コミュニケーションの成立の基盤存在するのは「聴いて」「話す」ことである. よくいわれる箴言に「耳はふたつ, 口ひとつ」, すなわち話すことの2倍よく聴きなさいということである. 聴き方のテクニックを身につけることで, 話し手に満足を感じてもらうことが, 相互理解への近道である.

2. 成果としてのファーマシューティカルコミュニケーション

a. 医療の質向上に貢献するコミュニケーションとは

薬剤師法25条の2に, 薬剤師の情報提供義務が明記されて久しい. ファーマシューティカルコミュニケーションが意識され始めた当初は上記法制の影響もあり, 服薬指導に焦点があたっていたために, どのように患者に説明をするか, その技法のみが論議されたきらいがある. 服薬指導の結果が「コンプライアンス」すなわち患者が医療従事者の指示を守ることに目標をおいていたのも, この頃の特徴である. しかし元来, 薬剤師の職務は

服薬指導だけではなく，薬事衛生を司ることで国民の健康増進に資することであるから，薬剤師が患者と向き合い，患者対応の質を向上させることがファーマシューティカルコミュニケーションである．つまり，情報の非対称性に基づく一方的な情報提供ではなく，患者の情報を積極的に収集することに視点を置く対応が望まれる．正確な患者情報を収集し，的確に評価することで，治療薬の効果を評価し，さらに不適切な医薬品使用や副作用の芽を発見してリスクを避けることができる．また医薬品適正使用面での対応だけでなく，患者の気持ちに焦点をあて，疾患や薬に対する不安，疑問や感情の動きを受け入れ，双方向的なコミュニケーションを重ねていくこともその内容である．そのようなコミュニケーションのありかたは，患者の主体的な治療への参加を促し，より優れた医療効果を生みだすであろう．以上のような背景から，患者の服薬行動評価については「コンプライアンス」から「アドヒアランス」，すなわち主体的な治療への参画，へと概念が変化した．さらに，コミュニケーションの向上により，薬剤師による疾患の早期発見・早期治療が今後の目標となるだろう．

b. 時空を超えるファーマシューティカルコミュニケーション

従来，個人あるいは集団のなかで構築された新しい情報は，学会発表や論文，さらに成書として世に問われてきたが，一般に実践され定着されるまでにはかなり時間を要した．しかし現在，インターネットの普及はすさまじく，そのなかで様々な情報交換の手段が発生しているため，新たな情報は一瞬で世界に広まる可能性がある．一人の薬剤師が試みたケアがネット上に書き込まれ，それを読んだ数多くの薬剤師（あるいは医療従事者）がそれを検証し有効と判断したとき，従来の手続きを踏まなくても新たな知見の体系化が行われる．コミュニケーションは最初に述べたように，時間・空間を共有するところから始まったが，インターネットの発達は時空を超えたコミュニケーションを生み出している．メーリングリストやツイッターといった様々な情報伝達や情報発信の手段を活用し，多くの人々とリアルタイムでつながっている新たな感覚が生まれている．最新設備の整った病院で受けるのが最善の医療である，といった認識が一般的であったが，その感覚がゆらぎ始めたのが現代ではないだろうか．病院から在宅医療へのシフトが進む現在，同一医療機関に属さなくとも，医療チームを結成することが望まれる．そのような場面でよりきめ細かいテーラーメードな医療をすすめる一助となるのが，ファーマシューティカルコミュニケーションであり，そのツールのひとつがインターネットであろう．

c. ファーマシューティカルコミュニケーションの成果として何が生まれるのか

望ましいコミュニケーションの成果としては，三つが考えられる．まず患者ケアの質の向上，次にチーム医療の推進，三つ目が後進の育成である．はじめの二つについてはすでに述べた．3番目の教育は，直接医療に反映しないと思われがちなのだが，教育することは人間の本能に組み込まれているそうである．よき後輩を育成することが，われわれ自身を守り，安心できる医療現場を実現することができる．よき仲間を増やすことが知識面でも実践面でもよい成果に繋がることは間違いない．

医療が実践される場は「もれ」があってはならない世界である．しかし臨床活動すべてを網羅して記載するマニュアルは不可能だし，かりにそういうものがあったとしても，実行するうえでは非現実的である．マニュアルのように明文化され言語化されたもの以外の認識，すなわち「暗黙知」として医療従事者が身体化している事項はきわめて多いが，それを効率的に伝達，あるいは拡大する方策が失われつつあるようだ．コミュニケーションの推進によって，暗黙知の強化を行うことがより安全で有効な医療を実践することに繋がると考える．

［平井みどり］

E4　6年制薬学教育

1. 薬学教育改革の趣旨

2006年4月から開始した新しい薬学教育改革の発端は，医療をめぐる多くの問題が起きたことによる．医療費の急騰，医療過誤，薬害問題の解決に服薬指導，薬歴管理，副作用問題など，薬剤師の役割がクローズアップされた．各種の世論調査から，薬剤師は国民から信頼されている職種の上位5位につねに入る．薬剤師の技能向上は非常に切実な問題であったが，大学薬学部を出ただけでは薬剤師としての能力はほとんど備わっていなかった．現場に出てから個々の薬剤師が必死になって自己努力で対応して，これまでの日本の薬剤師像をつくりあげてきた．

医薬分業も拡大して定着した．1989年11%，1990年12%であったが，その後急上昇して，2000年39.5%，2010年63.1%と，医薬分業率の全国平均が非常に高くなっている．2010年には処方せん枚数も約7億3060万枚である．

1996年には薬剤師国家試験の内容が変わった．以前は薬理学，衛生学，公衆衛生学，薬剤学，薬事関係法規，および日本薬局方の試験科目であった．1996年以降の薬剤師国家試験では全体で240問のうち，基礎薬学60問，医療薬学120問，衛生薬学40問，薬事関係法規および薬事関係制度20問となり，医療薬学が50%と増え，内容も非常に高度になった．

このような変化は薬系大学のカリキュラムへ影響を与えた．従来の4年間の課程では1年半の教養教育と2年半の薬学専門教育で，4年次には1年間の卒論研究が可能であった．これに対し，世の中から期待され，医師，看護師と対話することができる薬剤師を育むための医療薬学科目を実施するため，教養教育が大きく削られた．病院実習は正規の履修科目となり，多くの大学が約1カ月で必修または選択で単位を与えた．また，2週間の薬局実習も多くなった．実習と国家試験の準備教育のために，4年次の卒業研究が，半分近くに減ったというのが多くの私学の現状であった．

2. 法改正の動き

薬学教育を改訂する動きが大きくなり，2003年10月に厚生労働省の薬剤師問題検討会が中間報告を出した結果，2004年6月15日に薬剤師法が改正された．一方，文部科学省の薬学教育の改善・充実に関する調査研究協力者会議では，2004年2月12日に最終報告を出した（後述）．同時併行して中央教育審議会のワーキンググループができ，2月18日に答申も出た．5月14日に学校教育法が改正された．これらの改正は，衆議院・参議院とも全会一致で，反対は1人もいなかった．文部科学省の検討あるいは中央教育審議会の答申の特徴として，それまで6年制と4年制ということで長い間争っていたが，どちらか一方ではなく，両方をつくるということになった．一つの学部で年限の違う二つの学科があるというのは世界的にもめずらしい．

3. 最終報告書の概要

1996（平成8）年3月に文部科学省の「薬学教育の改善に関する調査研究協力者会議」から「薬学教育の改善について（最終まとめ）」が公表された．薬学教育の改善について学部段階における薬学教育の抜本的改善と大学院修士課程の拡充を図るとした．薬学教育年限のあり方については，大学院修士課程の整備の進展や大学院修士課程修了者に対する医療現場の需要動向等，現実的に解決するべき問題点の推移等を踏まえつつ，今後とも継続して検討すべき問題とした．その後，1996年より日本薬剤師会，日本病院薬剤師会，私立薬科大学協会，国公立大学薬学部長（科長・学長）会

議，文部科学省，厚生労働省の関係者からなる「薬剤師養成問題懇談会」において検討され，2002（平成 14）年 1 月に，薬剤師の質の向上のために各参加者によってそれぞれ解決すべき課題が取りまとめられた．

文部科学省は課題について検討するため，2002 年 9 月に「薬学教育の改善・充実に関する調査研究協力者会議」を発足させ，大学における薬学教育の改善・充実を図るための具体的諸方策について，会議を 17 回開催し，調査研究を行った．おもな検討事項は薬学教育におけるカリキュラム等，実務実習，および薬学に関する教育制度についてである．

最終報告として，今後の薬学教育への期待および医療の質の改善が求められるなかで，とくに医療人としての質の高い薬剤師養成が必要であることを強調した．従来の主として化学に立脚した物質を対象とする学問はもとより，「ヒト」を対象とする薬物治療に直接関連する学問の発展を求める．薬学の基礎的な能力と臨床にかかわる知識を身につける．人間理解のための幅広い教養，患者とのコミュニケーション能力，問題発見・解決型の能力，倫理観，医療事故や薬害を防ぐ危機管理能力等を育成する．

この結果，医療技術の高度化，医薬分業の進展などを背景に，薬剤師養成のための薬学教育には，トータルの期間として 6 年間が必要である．薬剤師の養成のためには 6 年間の学部教育を基本とするが，研究者などの多様な人材の養成といった薬学教育の果たす役割にも配慮しつつ，4 年間の学部教育という形も必要である．6 年制学部を基礎とする大学院については，医学・歯学・獣医学と同様，4 年間の博士課程とすることが適当である．

各大学は日本薬学会モデル・コアカリキュラムを参考としながら，基礎薬学と医療薬学とのバランスを考慮したカリキュラム編成を行う．また，実務実習の受入体制の拡充，指導体制の構築，施設の充実が必要である．なお，実務実習の長期化を含めた充実を図るため，薬剤師養成のための薬学教育として必須の内容を「実務実習モデル・コアカリキュラム」として策定した．

4. 医療の担い手を育む薬学教育モデル・コアカリキュラム

すべての薬剤師の資質を向上するためのカリキュラムは何かを議論し，国公立大学薬学部長会議と日本私立薬科大学協会がそれぞれカリキュラム案を作成した．この基礎にあたるのは，一歩進んでいた医学部の医学教育モデル・コアカリキュラムであった．2002 年 8 月に日本薬学会が仲介役となり，薬学教育モデル・コアカリキュラムにまとめた．これは日本中の薬系大学の責任者が集まり，議論し，納得してできたカリキュラムである．同じように 2003 年 12 月に文部科学省の調査研究協力者会議の中で実務実習モデル・コアカリキュラムをまとめるという気運が起き，日本全部の薬系大学と日本薬剤師会・日本病院薬剤師会の関係者全員が集まり，納得してつくった．できあがったモデル・コアカリキュラムを積み上げると最低 6 年の年限が必要で，実務実習は 6 カ月が必要であった．

薬剤師養成のためには 6 年間の学部教育が基本であり，① 教養教育，専門教育，実務実習が有機的に組み合わされた教育課程の編成，② 医療人としての知識・技能・態度が一体化した総合的な教育，③ 実務実習の長期化に対応した高い自由度の履修方法，が特徴である．一方，多様な人材の養成という薬学教育の果たす役割も考慮し，4 年間の学部教育も必要との考えから，とくに日本で必要な創薬分野，および多様化する薬学分野を担う研究者の養成，これに大学院教育を見すえて 4 年プラス 2 年という薬科学科コースも設置した．

5. 薬学科における 6 年制医療薬学教育：ヒューマニズムを学ぶ

新しい薬学教育の内容として，6 年制の医療薬学教育の背景は，医薬分業の進展と医療技術の高度化，薬局における服薬指導やサービスの向上，

病院における医療チームの一員としての期待，医療人としての資質の高い薬剤師の養成などである．この背景のもと，具体策として，実務実習の充実，医療チームの一員としての役割を果たすための教育の充実，単なるコミュニケーションだけではなくて，医療という共通の言語を身につけることで，一番大切なのは薬学の科学的な基盤の充実である．科学としての薬学を身につけた上で実務ができ，コミュニケーションができることが医療薬学教育の目的である．

薬学教育モデル・コアカリキュラムの特徴の一つは「全学年を通して，ヒューマニズムを学ぶ」である．生命にかかわる職業人となることを自覚し，それにふさわしい行動・態度をとることができるようになるために，人との共感的態度を身につけ，信頼関係を醸成し，生涯にわたって向上させる習慣を身につける．生命倫理・医療人倫理・研究倫理，さらにコミュニケーションを含み，従来の薬学教育に欠けていた，コミュニケーションと倫理について重点的に学ぶもので，6年間を通じて学び続ける．

ヒューマニズム，イントロダクション，薬学準備教育で，教養教育，語学により豊かで魅力ある人間性，コミュニケーション能力の育成，早期体験学習が入る．十分な基礎を身につけ，その上で，専門の基礎薬学から医療薬学の知識を修得し，その上に実務実習教育として，薬剤師としての基礎的な技能を修得する．病院実習ではチーム医療を学び，薬局実習では地域医療を学ぶ．ついで，卒業実習教育で卒業研究として問題発見，解決能力を育成し，論文を作成・発表する．各大学の特色を含む教育としてアドバンスト科目，およびアドバンスト実務実習などを身につけて，薬剤師として社会へ出るもの，さらに6年制学部教育の上の4年制の博士課程に進むものに分かれる．

6年制課程で拡充すべき知識は，疾病と病態を理解して治療計画と医療全般を把握する知識，臨床的な有効性・安全性の評価に関する知識，最先端の生命科学の知識である．その上に技能として，薬物治療計画への助言・管理・評価，医薬情報についての関係者とのコミュニケーション，安全情報処理とリスク管理医薬品の専門家としての問題解決能力などが，新しい薬剤師に期待される．技能も身につけ，医療の担い手としての態度と倫理観を身につけ，医療人である資質の高い薬剤師の養成を完成することが，6年制の目的である．

6. 薬科学科における4年制基礎薬学教育

4年制の基礎薬学教育の背景は，日本の薬学が世界に誇りうる多数のすぐれた研究成果をあげてきたことである．また，創薬産業の国際競争力はまさに国家的要請で，創薬科学教育の拡充と研究の高度化が必要になった．このような背景のもとに，従来の研究は医療とのかかわりが希薄であったという反省の上で，医療薬学との接点も意識した基礎薬学教育を充実するのが，新しい4年制の基礎薬学教育になる．

4年制では，教養教育・語学により，豊かで魅力ある人間性をもった上に生命倫理・研究倫理・医療人倫理を身につけ，コミュニケーション能力を育成する．これは従来の4年制の薬学部，または他の4年制の理工系学部にはない．その上に薬学専門教育として，基盤となる有機薬化学，創薬物理化学，生化学，製剤，医薬品化学などを中心とした基礎薬学を修得する．さらに実験実習教育で，問題発見と解決能力の育成と研究のための基本的な技術の修得が可能である．その最終的な成果として卒業実習，卒業研究を行い，問題発見・解決能力を活用して，卒業論文の作成と発表会がある．病院・薬局実習はなく，国家試験を受けないので，4年次では1年間をフルに使って卒業研究ができる．多くはプラス2年の修士課程へ進み，その先の博士課程に進むか社会に出るかというような形になり，4年制課程が完成する．

7. 薬学教育の新カリキュラムによる薬学人の養成

両者を比べると，薬科学科4年制で薬学基礎科

目，専門科目，卒業研究を行い，4年後に卒業して，大学院修士課程2年，それから大学院博士課程3年となる．一方，6年制の薬学科は，薬学基礎科目，医療薬学科目，実務実習事前学習を学び，共用試験を受けて，実務実習，卒業研究，アドバンスト科目を学び，薬剤師になる．さらに博士課程に進む学生もいる．4年制からは創薬研究を目指す薬学人としての博士（薬科学），6年制からは医療研究を目指す薬剤師としての博士（薬学）が出る．博士（薬科学）と博士（薬学）の両者が協力して，新しい日本の医療，新しい日本の創薬が完成する．

8. 薬学教育体制の構築

6年制薬学教育の準備期間は2年程度であったために，いろいろな問題点を走りながら解決しなければならなかった．長期実務実習の実施体制，共用試験，第三者評価，生涯学習および研修は，ほとんどゼロの状態であったが，6年間の教育の間にこれを全部つくることが国と文部科学省の要望である．国会の決議の付帯事項にも，関係者が協力してつくりあげることが謳われている．

厚生労働省，文部科学省，日本薬剤師会，日本病院薬剤師会，国公立大学薬学部長会議，日本私立薬科大学協会，この六者が集まり新薬剤師養成問題懇談会（新六者懇）をつくり，年に1，2回は集まって互いに情報交換している．

もう一つは，国公立大学薬学部長会議と日本私立薬科大学協会の学長・学部長が集まり，一つの意思決定機関をつくるために，全国薬科大学長・薬学部長会議を組織した．ここをもとに，薬学共用試験センター，薬学教育評価機構の芽が出た．薬学教育協議会は実務実習調整機構を集約し，日本薬学会は薬学教育改革大学人会議をつくり，実務実習の指導システムづくり，環境整備，共用試験支援の委員会，第三者評価支援の委員会をつくった．全国薬科大学長・薬学部長会議，日本薬学会，薬学教育協議会で諸課題を解決していくことになった．

9. 実務実習（E8項「実務実習」参照）

長期実務実習の実施体制の整備として，受け入れ病院・薬局の確保，実務実習指導薬剤師の養成，守秘義務と契約モデルの提示，健康診断および保険に関する提言，実務実習の評価に関する検討，実務実習費の検討等が課題であった．全国薬科大学長・薬学部長会議の会長，副会長，理事が，厚生労働省と文部科学省の専門官と一緒に，実務実習の受け入れについて国立病院機構，日本医師会，全日本病院協会，日本病院会，日本医療法人協会，その他医療関係の上部団体に合計延べ17回以上，説明と依頼に行った．さらに薬学教育協議会に要請し，各病院・薬局実務実習地区調整機構の委員長と地区の大学がそれぞれの団体支部に依頼する形で，全国的に進めた．

実務実習受け入れ施設は調整機構を介することを原則とした．また，病院・薬局の実務実習先施設には認定実務実習指導薬剤師がいることが原則である．実務実習地区調整機構は薬学教育協議会のもとの組織であり，北海道，東北，関東，東海，北陸，近畿，中国・四国，九州・山口の8地区に分けて，各地区の大学が都道府県病院薬剤師会および都道府県薬剤師会と連絡を密にして，長期実務実習の円滑な実施に向けて努力をしている．

10. 薬学生の行為の適法性

薬剤師資格をもっていない薬学生がどのように実務実習を行うかを厚生労働省が検討し，薬学生の行為の適法性に関する考え方としてまとめた．これは行政法，民事法，刑事法の三つの観点に基づいて，薬学生の行為が適法と解釈されるためには，患者の同意はもとより，実務実習の目的の正当性，および実務実習における薬学生の行為の相当性が確保されなければならないとした．目的の正当性は，質の高い薬剤師の養成を目指す教育上の観点から，正当な目的をもつ．行為の相当性の担保については，三つの条件がある．一つは，薬学生の資質の確認であり，そのためには事前実習の充実，薬学共用試験の適正な実施，各大学の第

三者評価の実施である．二つめは，実務実習の受け入れ施設側の薬剤師が十分な指導・監督を行うに必要な資質を有していることである．三つめは，保険・保障体制である．

11. 薬学共用試験（E7項「薬学共用試験」参照）

共用試験のCBT（Computer-Based Testing）はコンピュータを用いて，知識について試験する．コンピュータにランダムな問題が出るから，大勢の学生がコンピュータに向かって一斉に試験できる．OSCE（objective structural clinical examination, オスキー）は客観的臨床能力試験で，学生が実際に調剤や服薬指導を行い，評価者がその技能と態度を評価する．OSCEの実施項目では，患者・来客者応対，薬剤の調製（散剤と水剤など）が二つ，調剤鑑査，無菌操作の実践，情報の提供という6ステーションに分かれて，実技試験を行う．

薬学共用試験センターは，2006年に全国薬科大学長・薬学部長会議のもとにつくりあげられ，実施要項が2009年3月に発表され，本試験は12月から3月まで施行され，第1回試験が成功裏に終了した．

12. 第三者評価

分野別評価としての第三者評価については2004年12月に検討を開始し，評価基準案を全国的に説明して，2007年12月には評価基準をまとめて提示した．その後，法科大学院の評価機構にならい，2008年12月に一般社団法人薬学教育評価機構を設立した．2009年9月以降，各大学は自己点検評価を公表して，自己評価21として2010年4月に公表した．実際の評価は2012年9月以降に各大学の第三者評価を実施して公表する．各大学は7年に1回は第三者評価を受けて，大学の教育体制と内容が十分であることを認定されることになる．

13. 生涯学習・研修

大規模生涯研修は厚生労働省の予算で4年制の薬剤師を6年制の薬剤師と同じレベルまで上げるための自己研修，講義研修，実務研修が含まれる．とくに，実務研修は病院または薬局で2週間ずつ受ける．

実習を指導する認定実務実習指導薬剤師の育成は，厚生労働省で予算化した．2日間にわたるワークショップに参加して薬学の教育法を身につけ，また講習会に出て，資格を取って実習学生を指導する．日本薬剤師研修センターの調査では実務実習に必要な人数を大幅に超えている．

日本薬剤師研修センターの研修認定薬剤師は2009年には3万人を超えた．それぞれの薬剤師は自己努力で自分自身をよい薬剤師に育て上げようという気持ちが非常に強くなっている．こういう認定薬剤師制度の質を保証するため，薬剤師認定制度認証機構が設立され，薬剤師研修センターのほかに3団体，7大学が認証を受けた．

14. 薬剤師国家試験

医道審議会のなかに薬剤師分科会ができ，国家試験制度を検討している．国家試験は薬学教育モデル・コアカリキュラムと実務実習モデル・コアカリキュラムにそって作問する．物理・化学・生物，衛生，薬理，薬剤，病態・薬物治療，法規・制度・倫理，実務の7領域で出題され，必須問題と一般問題からなる．必須問題は薬剤師として不可欠な基本的資質を確認し，一般問題は薬学理論問題と薬学実践問題に分かれ，理論的および一般総合的な能力を判断する．問題数は必須問題90，薬学理論問題105問，実践問題105問の合計345問である．合否の基準は合計点で65％である．各出題区分ごとに足切り点はそれぞれ35％以上である．必須問題は合計が70％以上で，足切り点は50％以上である．国家試験の学習が負担にならないように，単に知識を問うだけではなく問題解決型の思考力を適切に確認するための出題方法を研究している．

［望月正隆］

E5 薬学教育モデル・コアカリキュラム

　薬学教育モデル・コアカリキュラムは，21世紀に活躍する薬剤師と薬学研究者を育成するために必要な新たな薬学教育の基盤として，2002（平成14）年8月に46薬系大学の教員の総意のもとに作成されたものであり，すべての薬系大学が編成するカリキュラムの参考となるよう，現時点で薬学士が履修すべき必須の基本となる教育内容のガイドラインである．モデル・コアカリキュラムはすべての薬系大学に共通する薬学専門教育科目としての内容であり，これに大学独自の教養教育，薬学導入教育，高度な薬学専門科目の内容を組み合わせることにより，特徴あるカリキュラムが編成される．記載方法は，学習者（学生）主体であり，学習目標を達成するためには，"どこまで到達すべきか" がわかり，さらに "到達度を客観的に評価できるように" 工夫されている．教育内容においては，これまでの知識偏重ではなく，技能，態度をバランスよく学習できるように配慮されている．モデル・コアカリキュラムの内容全部は平成24年度から実施される薬剤師国家試験出題基準の範囲となっている．

1. 薬学教育モデル・コアカリキュラム作成の背景と考え方

　薬学は，人体に働きその機能の調節を介して疾病の治癒，健康の増進をもたらす医薬品の創製，生産，適正な使用を目標とする総合科学である．20世紀後半から21世紀にかけて急進展した生命科学や薬学関連領域の学問の進展により，薬学の知識と技術の量は膨大となり，細分化されるとともに，新たな視点に立った学際領域も生まれつつある．また，薬学に対する社会のニーズは多様化し，医療・臨床薬学，生命科学，創薬科学，健康・衛生科学などの研究・教育に携わる人材，病院・薬局での薬物治療，地域医療，薬害防止，薬事行政等においての活躍が求められている．しかし，日本の薬学教育においては，1990年代後半まで，医薬品を患者に適正に使用するための教育，すなわち医療・臨床薬学に関する教育は必ずしも十分ではなかったことから，医療の一翼を担う薬剤師の資質向上を図る観点から，医療・臨床薬学の教育と実務実習をいっそう充実させることが急務となっていた．そこで，1993年5月に文部省「薬学教育の改善に関する調査研究協力者会議」において，薬学教育の改善が検討され，カリキュラム改革の重点項目として，医療薬学と実務実習の重視，倫理観の醸成，教育内容の精選，問題解決型学習の重視が提言されたが，モデルカリキュラムの作成には至らなかった（文部省「薬学教育の改善に関する調査研究協力者会議報告書」，1996年3月）．この頃，医学部，歯学部においても，21世紀医学・医療懇談会を中心に，医師，歯科医師養成教育カリキュラムの充実・改善が検討されて，「医学・歯学教育モデル・コアカリキュラム」（2000年3月）が公表された．このような動きに刺激されて，私立薬科大学を中心に薬学教育カリキュラムの充実・改善の気運は高まり，日本私立薬科大学協会は薬剤師養成カリキュラム検討委員会を設置し，新たな薬学教育の基盤となる「薬学教育モデルカリキュラム（案）」（2001年8月）を作成・公表した．また，国公立大学薬学部長会議においても，「薬学教育モデル・コア・カリキュラム（案）」（2001年9月）を発表した．しかし，二つのカリキュラムの構築コンセプトは大きく異なっており，また実務実習カリキュラムの検討はなされなかった．日本薬学会は，これらの事情を鑑み，21世紀の薬学のあるべき姿を見すえ，2001年3月に「薬学教育カリキュラムを検討する協議会」を発足させ，先に示された2案を基盤として，新たなコンセプトのもとに，学生に到達してほしい

教育目標を明記した「薬学教育モデル・コアカリキュラム」を 2002 年 8 月にまとめた．

2. 薬学教育モデル・コアカリキュラムの構成と学習方法

a. 基本事項

モデル・コアカリキュラムは時代と社会のニーズに合った薬剤師および薬学関連領域で活躍する薬学士を養成するための薬学専門教育のガイドラインであり，6 年間の薬剤師養成教育カリキュラムを編成するにあたっては，モデル・コアカリキュラムをおおよそ 7 割と残り 3 割相当の教養教育，薬学導入教育，大学独自科目等をバランスよく組み合わせることが推奨されている

b. 構成と表示の方法

モデル・コアカリキュラムの構成は，いくつかの項目に区分されて表示されている．この項目立ては，カリキュラムを利用しやすくするためと，学習者に学習内容の全体像を理解しやすくするためである．大項目は，A 全学年を通して：ヒューマニズムについて学ぶ，B イントロダクション，C 薬学専門教育，D 実務実習教育，E 卒業実習教育の 5 区分とされている．C 薬学専門教育は，さらに「C1-3, 物理系薬学を学ぶ」，「C4-7, 化学系薬学を学ぶ」，「C8-10, 生物系薬学を学ぶ」，「C11-12, 健康と環境」，「C13-15, 薬と疾病」「C16-17, 医薬品をつくる」，「C18, 薬学と社会」の 7 分野に分割されている．各分野は複数のユニット（講義単位）から成り，たとえば，A 分野には「(1) 生と死」，「(2) 医療の担い手としての心構え」，「(3) 信頼関係の確立を目指して」がある．各ユニットは複数のコースから成り，たとえば，「(1) 生と死」のユニットは，「生命の尊厳」，「医療の目的」，「先進医療と生命倫理」の 3 コースである．各コースは，さらに複数の到達目標（Specific Behavioral Objectives：SBOs）から成る．たとえば，「生命の尊厳」の SBOs は，「人の誕生，成長，加齢，死の意味を考察する（知識・態度）」，「誕生に関わる倫理的問題の概略と問題点を説明できる（知識）」，「死に関わる倫理的問題（安楽死，尊厳死，脳死など）の概略と問題点を説明できる（知識）」，「身近な体験を通して，生命の尊さと医療の関わりについて討議する（態度）」である．SBOs には知識，技能，態度の区分が付記されている（表 1）．各分野とユニットには一般目標（General Instructional Objective：GIO）が記載されている．

c. 学習方法

カリキュラムは目標，方略，評価の 3 要素から成る．学習はこれら 3 要素の目標（GIO, SBO），学習方略（LS）と評価のプロセスを繰り返すことである（図 1）．GIO, SBO, LS は，教育学のキーワードであり，次のように説明される．

1) 一般目標（GIO）：学習することによって得る成果．

2) 到達目標（SBO）：一般目標に到達するために，具体的にどの程度まで修得しなければならないかの指標で，その程度（深さ）は，各大学の教育理念に基づいて設定される．なお，モデル・コアカリキュラムの SBO に△印をつけたものは，4 年次末に実施される薬学共用試験の出題対象外となる．

3) 学習方略（learning strategies：LS）：学習者が目標に到達するために必要な学習方法の種類と順序を具体的に示し，必要な資源（人的，物的）を選択して準備すること．学習方法としては，① 受動的方法（講義，示説，見学，映画，ビデオ映画など），② 能動的方法（実習：基礎実習，実務実習，ロールプレイなど，グループワーク：チュートリアル，セミナー，小グループ討論など，自習：読書，宿題，ビデオ学習など）がある．

d. 実務実習モデルカリキュラムと卒業実習カリキュラム

モデル・コアカリキュラムの D 分野「実務実習」は検討不十分なため，文部科学省薬学教育の改善・充実に関する調査研究協力者会議」の「実務実習モデル・コアカリキュラムの作成に関する小委員会で作成された「実務実習モデル・コアカリキュラム」（2004 年 12 月）が用いられている．

表1 「薬学教育モデル・コアカリキュラム」目次（平成14年8月）

| A 全学年を通して：ヒューマニズムについて学ぶ
(1) 生と死1
(2) 医療の担い手としてのこころ構え
(3) 信頼関係の確立を目指して

B イントロダクション
(1) 薬学への招待
(2) 早期体験学習

C 薬学専門教育
〔物理系薬学を学ぶ〕
C1 物質の物理的性質
(1) 物質の構造
(2) 物質の状態 I
(3) 物質の状態 II
(4) 物質の変化
C2 化学物質の分析
(1) 化学平衡
(2) 化学物質の検出と定量
(3) 分析技術の臨床応用
C3 生体分子の姿・かたちをとらえる
(1) 生体分子を解析する手法
(2) 生体分子の立体構造と相互作用
〔化学系薬学を学ぶ〕
C4 化学物質の性質と反応
(1) 化学物質の基本的性質
(2) 有機化合物の骨格
(3) 官能基
(4) 化学物質の構造決定
C5 ターゲット分子の合成
(1) 官能基の導入・変換
(2) 複雑な化合物の合成 | C6 生体分子・医薬品を化学で理解する
(1) 生体分子のコアとパーツ
(2) 医薬品のコアとパーツ
C7 自然が生み出す薬物
(1) 薬になる動植鉱物
(2) 薬の宝庫としての天然物
(3) 現代医療の中の生薬・漢方薬
〔生物系薬学を学ぶ〕
C8 生命体の成り立ち
(1) ヒトの成り立ち
(2) 生命体の基本単位としての細胞
(3) 生体の機能調節
(4) 小さな生き物たち
C9 生命をミクロに理解する
(1) 細胞を構成する分子
(2) 生命情報を担う遺伝子
(3) 生命活動を担うタンパク質
(4) 生体エネルギー
(5) 生理活性分子とシグナル分子
(6) 遺伝子を操作する
C10 生体防御
(1) 身をまもる
(2) 免疫系の破綻・免疫系の応用
(3) 感染症にかかる
〔健康と環境〕
C11 健康
(1) 栄養と健康
(2) 社会・集団と健康
(3) 疾病の予防
C12 環境 33
(1) 化学物質の生体への影響
(2) 生活環境と健康 | 〔薬と疾病〕
C13 薬の効くプロセス
(1) 薬の作用と生体内運命
(2) 薬の効き方 I
(3) 薬の効き方 II
(4) 薬物の臓器への到達と消失
(5) 薬物動態の解析
C14 薬物治療
(1) 体の変化を知る
(2) 疾患と薬物治療（心臓疾患等）
(3) 疾患と薬物治療（腎臓疾患等）
(4) 疾患と薬物治療（精神疾患等）
(5) 病原微生物・悪性新生物と戦う
C15 薬物治療に役立つ情報
(1) 医薬品情報
(2) 患者情報
(3) テーラーメイド薬物治療を目指して
〔医薬品をつくる〕
C16 製剤化のサイエンス
(1) 製剤材料の性質
(2) 剤形をつくる
(3) DDS（Drug Delivery System：薬物送達システム）
C17 医薬品の開発と生産
(1) 医薬品開発と生産のながれ
(2) リード化合物の創製と最適化
(3) バイオ医薬品とゲノム情報
(4) 治験
(5) バイオスタティスティクス
〔薬学と社会〕
C18 薬学と社会
(1) 薬剤師を取巻く法律と制度
(2) 社会保障制度と薬剤経済
(3) コミュニティーファーマシー |

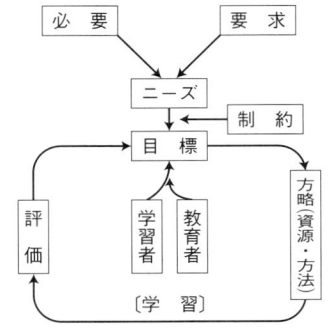

図1 学習のプロセス：学習の3要素（目標，方略，評価）

ここでは，（I）実務実習事前学習，（II）病院実習，（III）薬局実習と区分されており，GIOとSBOに加えて，LSが記載されている（表2）．実務実習事前学習は，病院実務実習・薬局実務実習に先立って，大学内で調剤および製剤，服薬指導などの薬剤師職務に必要な基本的知識，技能，態度を学習するもので，薬学共用試験のCBTとOSCEの出題対象となる（http://www.pharm.or.jp/rijikai/curriculum/m-cur.html参照）．

同様に，E分野「卒業実習教育」は，「問題解決能力の醸成」科目で，総合薬学研究と総合薬学演習の2コースから成る．前者は「研究活動に求められる態度」，「研究活動を学ぶ」と「未知との遭

表2 実務実習事前学習方略（一部）

(1) 事前学習を始めるにあたって

特に記載しない場合の学生数は200名。

LS	到達目標	学習方法	場所 教室	場所 セミナー室	場所 実習室	人的資源 教員	人的資源 補助者	人的資源 病院薬剤師	人的資源 開局薬剤師	人的資源 その他	物的資源（例示）	時間
《薬剤師業務に注目する》												
S101	◎医療における薬剤師の使命や倫理などについて概説できる。	講義	○			1					プリント・ビデオ	90×1
S102	◎医療の現状をふまえて、薬剤師の位置づけと役割、保険調剤について概説できる。	講義	○			1					プリント・ビデオ	90×1
S103	◎薬剤師が行う業務が患者本位のファーマシューティカルケアの概念にそったものであることについて討議する。	演習（10名ずつのSGD）		○		2	実務実習修了学生5	2	2		OHP	90×2
《チーム医療に注目する》												
S104	◎医療チームの構成や各構成員の役割、連携と責任体制を説明できる。	講義	○			1					プリント・ビデオ	90×1
S105	◎チーム医療における薬剤師の役割を説明できる。	講義	○			1					プリント・ビデオ	90×1
S106	◎自分の能力や責任範囲の限界と他の医療従事者との連携について討議する。（態度）	演習（10名ずつのSGD）		○		2	実務実習修了学生5	2	2	医師1・看	OHP	90×2
《医薬分業に注目する》												
S107	◎医薬分業の仕組みと意義を概説できる。	講義	○			1					プリント・ビデオ	90×1

(2) 処方せんと調剤

特に記載しない場合の学生数は200名。

LS	到達目標	学習方法	場所 教室	場所 セミナー室	場所 実習室	人的資源 教員	人的資源 補助者	人的資源 病院薬剤師	人的資源 開局薬剤師	人的資源 その他	物的資源（例示）	時間
《処方せんの基礎》												
S201	◎処方せんの法的位置づけと機能について説明できる。◎処方オーダーリングシステムを概説できる。	講義	○			1						90×1
S202	◎処方せんの種類、特徴、必要記載事項について説明できる。	講義・演習	○	○		1	実務実習修了学生5				様々な処方せん例	90×1
S203	◎調剤を法的根拠に基づいて説明できる。◎代表的な処方せん例の鑑査における注意点を説明できる。（技能）	講義・演習	○			1	実務実習修了学生5				様々な処方せん例	90×2
S204	◎不適切な処方せんの処置について説明できる。	講義・演習	○			1	実務実習修了学生5	1	1		間違いを含む処方せん例	90×2

遇」の3ユニットから成り，将来にわたって研究を自ら実施できるようになるために研究プロセスを体験する．後者は，画期的医薬品や新規医薬品の発見，開発プロセスを通して構造活性相関，薬理作用，臨床応用，体内動態，副作用，総合作用を多面的に理解する科目である．　　　　［市川　厚］

E6　参加型学習

1. 参加型学習（participatory learning）

参加型学習とは，学習者が単に受け手や聞き手となる一方向の知識を伝えるだけの学習方法ではなく，学習のプロセスにおいて積極的に参加することを目指す学習方法であると捉えられている[1]．従来の講義・講演・読書といった学習方法は知識を得るにはよい方法であり，また，技術を修得するためには実験・調査・見学などがふさわしいといえる．しかし，自ら考えて，それを習慣とする態度を身につけるための学習にはそれらの方法は適さず，学習効果は上がらない．そのような態度教育には，グループで行う参加型学習方法がふさわしいとされている．とくに，医療系学部では，コミュニケーションスキル，プレゼンテーションスキルおよび医療倫理を身につけ，習慣とすることが求められ，そのための学習方法としてグループワークが広く取り入れられている．

人はどのようにして行動を変えるのであろうか．たとえば，図1に示すように，学生が患者を診て，自分の至らなさに気付づいて，猛烈に勉強を始める．知識からでは行動に結びつかない．「人の行動は知識からではなく感動から誘発される」と浜松医科大学の植村研一氏[2]は述べている．さらに，身につく勉強方法は，「自分で体験する」，あるいは，「グループ学習」が適しており，問題解決力はグループワークで伸びるとも述べている．

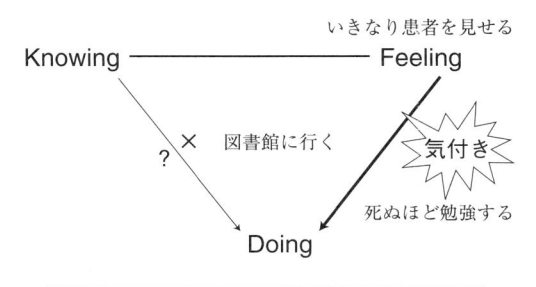

2. スモールグループディスカッション（small group discussion：SGD）

参加者自身が共同作業を通してプロダクツを作り上げる参加型学習の方法をワークショップ（後述）という．そのワークショップの基本がスモールグループディスカッションである（小グループ討議ともいう，E9項「ワークショップ」参照）．少人数（4～9人程度）で構成されるグループをいくつかつくり，そのグループ内およびグループ間で，参加者一人一人が主体となって，頭で考えるだけでなく，討論・作業をしながら参加者が相互に学びあう．これらの行動を通して，自らの「気づき」によって学ぶことができる．

グループワークを行うときにグループ内で守られるべき権利として，以下の6点があげられている．

① 選択の権利
② 他人から尊敬される権利
③ 要求をもつ権利
④ 感情をもち，それを外に出す権利
⑤ 間違いを犯す権利（そして，その間違いが許される権利）
⑥ これらの権利を他人から認めてもらう権利

図1　人間の行動の変容（植村，2000，改変）[2]

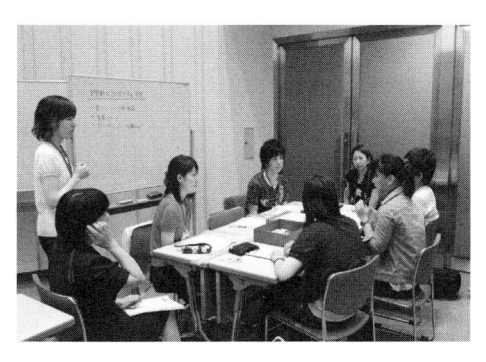

図2　スモールグループディスカッションの様子

SGDは必ずグループ内で，司会，記録，発表の三つの係を決めてから開始する．図2のように1グループ6～9名で構成する．一番手前の座っている女性はファシリテーター（この場合，教員）で，立っている人は記録係である．グループ内で作成した成果物は，他のグループを含む全グループの前で発表者が発表する[3]．SGDで大切なことは，参加者全員でSGDを「楽しむ」ことである．

3. 問題解決型学習（problem-resolved learning）

問題解決型学習は教育学者であるDeweyによって最初に提唱された学習方法である．Dewey[4～6]は，①生活を通して生活との関連において学ぶ，②経験から学ぶ，③行うことによって学ぶ，という三つの目標をあげている．すなわち，学習者自身が自分の経験から問題を発見し，解決する学習方法である．学習者の興味・関心のある課題を取り上げ，学習者が自ら判断し，課題を理解する，学習者が新しい場面に適応できる能力を育てることができる学習方法である．具体的な方法としては，「問題に基づく学習」（problem-based learning：PBL），さらにそれを発展させたテュートリアルPBLやCBL（case-based learning）があげられ，広く医療人教育に取り入れられている．

4. テュートリアルPBL（tutorial-PBL）

PBLは「問題基盤型学習」であり，実社会のなかで体験するさまざまな場面を事例（シナリオ）として「何が問題なのか」，「どうすれば解決できるか」，「そのためには何を学習すればよいのか」を学習者自身が自立して学習し，身につけるための学習方法である．PBLは，1970年にカナダのマクマスター大学医学部で考案され，日本には1990年代に紹介され，医学部の約80％が何らかの形で取り入れているといわれている．最近，薬学教育にも取り入れ始めている．

PBLの目的は，「体系的な科目別学問知識」を習得するのではなく，「現場で使える，科目間でつながりのある知識」を身につけることである．

通常6～9名程度の学習者に1名のテューター（tutor）がつくテュートリアルグループという学習グループに分かれて進められ，これをテュートリアルPBLという．以下のステップで行われる．

ステップ1：実際の臨床場面を想定した事例（シナリオ）のわからない用語を見つけ，明確にする．

ステップ2：議論すべき問題点を決める．ブレインストーミングやKJ法により問題点をたくさんあげ，議論しながら，問題点を決める．

ステップ3：問題点を論議するために情報を収集し，グループ内で共有する．

ステップ4：ステップ2，3を見直して，解決策を作成する．テューターは焦点がずれていないか，チェックする．

ステップ5：グループ内で発表し，解決策を見直す．テューターは必要に応じて，学習内容をチェックする．

ステップ6：参加者全員の前で，プレゼンテーションを行う．質疑応答の結果，成果物の修正を行う，テューターおよび参加している学習者が成果物の評価を行う．

医療系学部の場合，糖尿病やがんなどの生活習慣病をテーマにしたシナリオが多く使われる．

5. CBL（case-based learning）

CBLは，症例に基づく学習（症例基盤型学習）のことである．その学習方法は，①症例の問題点を正確に抽出する，②問題解決のために仮説を立てる，③仮説の正確度を高めるために必要な情報を集めること，④必要な情報を正確に理解するために学習すべき項目を抽出する，⑤学習項目を自己学習する，⑥その上で，グループ学習する，という過程を経て，行われる．この過程を反復することで，徐々にパターン化された思考過程を育むのに役立つと考えられる．医学生や研修医は，この過程をゆっくりと辿ることが必要な場合が多いだろう．しかし，慣れた医師は，短時間でこの過程を進んだかのように見える．それは，実際の診療を通じて上のようなパターン化された思考過程

を瞬時に辿れるようになっているからである．CBLは，動機づけを高め，生涯学習の姿勢を育むむ学習法であるといえる．

6. 専門職間連携教育（inter-professional education：IPE）

　医療や福祉サービスの従事者が利用者の視点に立ち，職種を超えて連携することを専門職連携という．英国では1980年代から専門職間連携教育の重要性が叫ばれ，1987年には，地域での民間組織も誕生した．英政府との共同事業で大学などの教育機関や医療の場から，相談を受けるとともに，指導者に対する研修も行っている．

　日本においても従来から，保健，医療，福祉3分野の連携の必要性が叫ばれてきた．介護やケアについては3分野それぞれからアプローチが試みられ，連携・協働も一部には認められる．専門職間協働（チーム医療）をIPW（inter-professional work）という．将来のIPWを目指した日本の大学におけるIPEでは，これまで地域に学生チームが出向いて，事例についてグループワークをすることが主体であった．その後，患者および障害者本人，模擬患者のビデオ，バーチャル事例などを，解決すべき課題を有する事例教材（モジュール）を採用することによって教育的利点を生み出している．IPEは「ともに学びながら，お互いについて学ぶ」ことを目的としている．専門知識を有しながら他の専門職について理解し，チームとして問題解決できる能力を涵養しない限り，多様化，深刻化している諸問題に対処していくことは困難である．QOL（quality of life）向上を目指す支援策を提案できる，将来のIPWを目指した学生を育成するための教育をIPEという．

用語解説

■ **テューター（tutor），ファシリテーター（facilitator）**
　テューターとは学習支援者で，グループワークでは通常，教員がその任にあたる．テューターはディスカッションを進行させるが，知識の提供（レクチャー）はしない．あくまでもグループのメンバーがお互いに学び合う，自分たちで学習課題を見つけ，解決策を見出す，これらをサポートする役割に徹する．状況を見ながら適切に「介入」し，学習者の体験をより大きな「気付き」へと導き，主体性を引き出すことが求められる．また，知識と体験を総合することができるような資料を提供することも求められる．しかし，グループワークが成功するか否かは，テューターの資質にかかわっているといわれている．グループワークでテューターと同じ役割をもつ人をファシリテーター（促進者）と呼ぶ．

■ **バズ・セッション（buzz-session）**　講義のなかでディスカッションを取り入れるときに使われる方法の一つ．まず，クラスをいくつかのグループに分ける（同じ机に並んでいる3～4人）．小さな課題をクラスに与え，ごく短時間（6分くらい）小さなグループで討論する．その結果をクラス全員の前で報告し，さらにディスカッションする．バズとは巣のまわりを蜂がブンブン飛び回る音をいう．クラスのなかでたくさんのスモールグループが盛んにディスカッションする様子から，バズ・セッションと呼ぶ．

■ **フィッシュ・ボウル（fish-bowl）**　大人数の講義でディスカッションを実現するための方法．授業に参加している5～10名くらいの学生を指名して，ディスカッションしてもらい，残りの学生は聞き役に回るという方法．ホットなディスカッションをしている学生を外側でほかの学生が眺めている様子から金魚鉢を連想させるためついた名前である．特徴として，議論の中身より，お互いの観察や分析を通じて，話し方や聴き方などのコミュニケーションスキルを向上させることを目的とする場合に使われる方法である．

［小林静子］

文献

1) 開発教育協会：開発教育実践ハンドブック，参加型学習で世界を感じる．開発教育協会，2003．
2) 植村研一：教育研修セミナー，効果的な情意教育の展開．じほう，2000．
3) 小林静子，江原吉博編：薬学生のためのヒューマニティ・コミュニケーション学習．南江堂，2009．
4) Dewey, J.：How We Think. Dover Publications, 1997, pp. 3-17.
5) Dewey, J.：Experience and Education. Simon & Shuster Books, 1997, pp. 2-10.
6) Dewey, J.：The School and Society & the Child and Curriculum. Dover Publications, 2001, pp. 10-13.

E7 薬学共用試験

1. 薬学生の資質の確認

6年制薬学教育課程では，5年次以降に「実務実習モデル・コアカリキュラム」に準拠した実務実習が実施される．期間は病院実習，薬局実習ともに11週間である．実務実習において知識だけでなく，技能・態度に関する目標も達成するためには，見学型ではなく参加型の実習が必要となる．一方，全国の薬科大学・薬学部の多くは附属病院・附属薬局を有さないことから，実務実習は一般の病院・保険薬局で実施される．そこで，薬剤師免許をもたない学生が参加型の実務実習を行うためには学生の質の確保が重要となる．このため，実務実習開始前に，実務実習に必要な基本的知識・技能・態度を学生が有しているかを確認するための制度が共用試験である．知識はコンピュータを用いた客観試験（computer-based testing：CBT）で，技能と態度は客観的臨床能力試験（objective structured clinical examination：OSCE）と呼ばれる実地試験で評価される．薬学生は実務実習前にCBTとOSCEを受験し，設定された一定の基準を上回ることが実習参加の必須要件とされる．一方，各大学は共用試験合格をもって学生の基礎的知識や技能・態度が基準に到達していることを保証する．

薬学共用試験は平成21年度から本実施されたが，医学部と歯学部ではすでに平成17年度から臨床実習開始前の「共用試験」としてCBTとOSCEが実施されている．

2. CBT

実務実習開始前の薬学生の知識を評価するために，多肢選択試験（multiple choice question：MCQ）形式での客観試験が実施されることとなり，出題範囲，レベル，方式は薬剤師国家試験とは別に設定された．出題レベルは，1カ月以上の特別な準備学習をしなくても正答率70～80%となるような問題を出題するとされている．試験の準備と実施にあたっては，問題作成，評価と修正，試験の実施，採点，管理運営が容易なコンピュータを用いた試験としてCBTが採用された．CBT実施のためのプログラムが新たに開発されるとともに，試験問題はすべての薬科大学・薬学部の教員が協力して作成した．CBT問題の出題範囲は，薬学教育モデル・コアカリキュラムと実務実習モデル・コアカリキュラムに準拠している（表1）．ただし，一部の到達目標（SBOs）（△印を付したもの）についてはCBTに出題しないものとされている．CBTの実施日は各大学で自由に設定できることとし，そのため受験生には共通の問題が出題されるのではなく，学生ごとに異なった問題がランダムに出題される．このように学生ごとに出題される問題は異なるが，公正を期すため，各受験生に出題される問題全体の難易度は等しくなるように調整されている．

なお，CBTの合格基準は60%以上と設定されて

表1 CBTの出題分野

出題分野	薬学教育モデル・コアカリキュラム	出題数	ゾーン
ヒューマニズム・イントロダクション	A, B	10題	3
物理系薬学	C1～C3	30題	1
化学系薬学	C4～C7, C17 (2)	40題	1
生物系薬学	C8～C10, C17 (3)	35題	1
健康と環境	C11～C12	40題	3
薬と疾病	C13 (1), (2), (3), C14 C13 (1), (4), (5), C16 C15	55題 35題 15題	2 2 2
薬学と社会	C17 (1), (4), C18	20題	3
実務実習事前学習	事前学習（実務実習モデル・コアカリキュラム）	30題	3
合計		310題	

いる.

3. OSCE

薬学生が実務実習を行うために必要な基本的技能,態度を有していることを評価する試験がOSCEである.OSCEは学習者の基本的な臨床技能および態度を客観的に評価するために開発された評価方法であり,「実地試験」,「模擬患者が参画したシミュレーションテスト」に相当する.OSCEでは「ステーション」と呼ばれるいくつかの小部屋が用意される.各ステーションでは,異なる「領域」の臨床能力を評価するための「課題」が出される(表2).受験生は各ステーションを順に回り,提示された課題を定められた時間内に実施する.評価は2人の評価者が評価表を用いて行う.評価表はチェックリスト形式で,「はい(良い)」あるいは「いいえ(良くない)」の細目評価と概略評価からなる.患者とのコミュニケーションを評価する「患者・来局者応対」や「情報の提供」の課題では,標準模擬患者(standardized patient：SP)がシナリオに従って患者役を演じて受験生と対応する.

4. OSCE評価者の養成

OSCEでは各ステーションにおいて2名の評価者が学生の基本的技能・態度を評価表に基づいて確認する.評価者は大学教員や実務薬剤師が務めるが,日常的に薬剤師業務を行っていない大学教員にとって実務に関する技能・態度の評価は難しいものである.一方,実務薬剤師は評価の水準が高くなりがちである.そこで,OSCEを適切に実施するためには評価者の養成が必要である.薬学共用試験センターが主催する「評価者養成伝達講習会」は,各大学で責任をもって評価者を養成するための教育システムである.大学からの参加者すべてが所定の課題に対して評価者を体験し,全体討論のなかで課題と評価のあり方についてコンセンサス形成ができるように工夫されている.この伝達講習会と同じ内容で各大学が開催しているのが「評価者養成講習会」であり,このシステムにより評価者の全国的な標準化が図られている.

5. 標準模擬患者の養成

模擬患者(simulated patient)は,患者の症状や気持ちをシミュレートし,患者の視点から評価とフィードバックを行う訓練を受けた人である.OSCEなどの試験では評価の信頼性を高めるために,患者役はシナリオに基づいて一定の標準化された演技を行う必要があり,とくに標準模擬患者(standardized patient)と呼ばれる.OSCEでは,異なる学生に対して繰り返し同じ患者役をシナリオに基づいて演じることが必要である.また同一ステーションでは,誰が演じても同じ患者となるように標準化されている必要がある.薬学共用試験センターや各大学は,模擬患者団体との連携も図りつつ,標準模擬患者養成のための講習会を開催して,標準模擬患者の養成と確保に努めている.

［中村明弘］

表2 OSCEの領域と課題

領域	課題
1. 患者・来局者応対	薬局での患者応対 病棟での初回面談 来局者応対
2. 薬剤の調製(1)(2)	計量調剤(散剤) 計量調剤(水剤) 計量調剤(軟膏剤) 計数調剤
3. 調剤鑑査	調剤薬鑑査
4. 無菌操作の実践	手洗いと手袋の着脱 注射剤混合
5. 情報の提供	薬局での薬剤交付 病棟での服薬指導 一般用医薬品の情報提供 疑義照会

文献

1) 特定非営利活動法人薬学共用試験センターホームページ. http://pc5.phcat-unet.ocn.ne.jp/index.html
2) 社団法人医療系大学間共用試験実施評価機構ホームページ. http://www.cato.umin.jp/index.html

E8 実務実習

1. 実務実習モデル・コアカリキュラム

　薬学教育年限が4年制から6年制に延長されるとともに，実務実習は必須科目として位置づけられ，文部科学省において実務実習モデル・コアカリキュラムが策定された．実務実習モデル・コアカリキュラムは，薬剤師養成のための薬学教育として必要な実務実習における目標と方略を明記したものである．

　薬科大学・薬学部における実務実習は，附属病院が必置とされている医学部や歯学部の臨床実習とは異なり，地区調整機構あるいは大学の依頼によって一般の病院・保険薬局において実施されるのが通例である．教育機関ではない病院や薬局において実務実習が行われるという薬科大学・薬学部特有の事情のため，施設間で教育内容の水準を担保することが困難となる．そこで，各実習施設において教育の質が担保され，充実した指導体制及び受け入れ体制が構築されるよう，実務実習モデル・コアカリキュラムにおいては到達目標とともに方略も策定された．この方略は，到達目標を実現するために必要となる学習方法，場所，人的資源，物的資源，時間数の「標準」を示したものである．この実務実習モデル・コアカリキュラムの方略に基づき，実務実習の期間は病院実習・薬局実習それぞれ11週間が標準期間として設定された．実務実習の質を担保するとともに，均一で良質な実務実習が実施されるためには，各大学と実習施設の協議によってこの方略に基づいたカリキュラム編成が行われることが望ましい．

　実務実習モデル・コアカリキュラムは，「実務実習事前学習（事前学習）」，「病院実習」および「薬局実習」の3コースから構成されている．「事前学習」においては，病院・薬局での実習に先立って，大学内で調剤および製剤，服薬指導などの薬剤師職務に必要な基本的知識，技能，態度を修得することを一般目標とし，77の到達目標を列挙している．「病院実習」においては，病院薬剤師の業務と責任を理解し，チーム医療に参画できるようになるために，調剤，製剤，服薬指導などの薬剤師業務に関する基本的知識，技能，態度を修得することを一般目標とし，108の到達目標を列挙している．「薬局実習」においては，薬局の社会的役割と責任を理解し，地域医療に参画できるようになるために，保険調剤，医薬品などの供給・管理，情報提供，健康相談，医療機関や地域とのかかわりについての基本的な知識，技能，態度を修得することを一般目標として，114の到達目標を列挙している．

　医薬分業により，入院患者は病院薬剤師，外来患者は薬局薬剤師が主として担当するようになった．したがって，学生が病院薬剤師，薬局薬剤師のいずれを目指すにせよ，「病院実習」と「薬局実習」の内容は必須である．なお，病院実習と薬局実習の到達目標に一部重複する部分があり，病院と薬局いずれかにおいて先に目標を達成できた場合，次の実習においては学習を免除することが可能とされている．

　文部科学省によって策定された実務実習モデル・コアカリキュラムでは「評価」に関する提案は行われなかった．そこで，日本薬学会薬学教育改革大学人会議において実務実習モデル・コアカリキュラム評価案が作成されている[2]．

2. 薬学教育実務実習の実施方法

　実務実習モデル・コアカリキュラムにおける学習方法は従来の見学型ではなく，参加型学習が積極的に取り入れられている．一方で，病院や薬局は患者等に対して直接的に医療を提供する場であり，病院等においては薬剤師のほか医師，看護師らの医療従事者も実務実習にかかわるため，患者，

医療従事者および薬学生らの安全が保障されなければならない．そこで，厚生労働省は実務実習中の行為がもつリスクと，有資格者である薬剤師のかかわり方に着目して，平成19年5月に「薬剤師養成のための薬学教育実務実習の実施方法について」をまとめた[3]．

まず同文書では，実務実習の実施上の条件として，「患者の同意」，「目的の正当性」，「行為の相当性」が満たされることを前提としてあげている．これらの前提がすべて満たされていると判断でき，薬剤師による包括的な指導・監督がなされている場合にあっては，薬学生の行為が患者等の身体に及ぼすおそれのある直接的・間接的リスクの程度に応じて，薬学生が行う実務実習の方法を以下の三つに区分した．

A	薬学生の行為の的確性について指導・監督する薬剤師による事後的な確認が可能なもの
B	薬学生の行為について薬剤師がその場で直接的に指導・監督しなければ的確性の確認が困難なもの
C	上記AおよびBの類型に該当しないため，薬剤師が行う行為の見学に止めるもの

同文書では，実務実習モデル・コアカリキュラムの到達目標ごとに学習方法がA，B，Cの3区分に整理されている．病院・薬局で指導・監督する薬剤師および大学関係者は，これらの区分に留意しつつ，実務実習の具体的カリキュラムを策定する必要がある．なお，区分は絶対的なものではなく，「実際に行われる実務実習においては，個々の薬学生の知識・技能・態度や受入病院・薬局における指導・監督体制などの実状を的確に判断することにより，学習方法の区分を適宜変更することが指導者側に求められることになる」と同文書に明記されている．

用語解説

■ **早期体験学習** 日本薬学会が平成14年8月にまとめた薬学教育モデル・コアカリキュラムにおいて，新入生を対象とした「イントロダクション」コースのひとつのユニット．1年生が薬学生として学習に対するモチベーションを高めるために，卒業生の活躍する現場などを体験することを一般目標としている．早期体験のために訪問する施設としては，病院，薬局，製薬企業，保健衛生や健康にかかわる行政機関，保健・福祉施設などがある．1年生ではあるが，「見学」だけでなく「体験」する機会を設けることが学習意欲の向上に有効である．

■ **認定実務実習指導薬剤師** 厚生労働省は平成17年度からの薬剤師研修事業において，平成21年度までに各実習施設に1名以上の指導薬剤師を配置するために約1万人の実務実習指導薬剤師を養成することを目標に掲げた．この実務実習指導薬剤師の養成事業は（財）日本薬剤師研修センターに委嘱され，教育理念についての理解を深めるためのワークショップ形式と，①病院，薬局それぞれにおける学生の指導方法，②薬剤師に必要な理念，③実務実習モデル・コアカリキュラム，④最新の薬剤師業務，ならびに，⑤免許取得前の学生に許される実習中の行為の範囲と違法性阻却事由等についての講習会形式からなる研修を履修した薬剤師が「実務実習指導薬剤師」として認定されることとなった．平成22年3月時点における認定者数は目標を超える13000人に達している．

■ **ポートフォリオ** 「紙バサミ」や「折り鞄，書類入れ」の意味から派生して，「情報を一元化したもの」を指す[4]．実務実習中の日誌，週報，レポートなどをファイルとして一元化したポートフォリオ（実務実習記録）は学習者の成長記録となり，評価に活用することができる．ポートフォリオとしての実務実習記録の記載項目は，日本薬学会薬学教育改革大学人会議実務実習指導システム作り委員会から例示されている[2]．

［中村明弘］

文献

1) 日本薬学会ホームページ「6年制薬学教育」．http://www.pharm.or.jp/kyoiku/kyoiku.html
2) 日本薬学会薬学教育改革大学人会議実務実習指導システム作り委員会，薬学教育実務実習指導者のための参考指針，2010年4月．http://www.pharm.or.jp/kyoiku/H2203mokuji.htm
3) 厚生労働省医薬食品局，薬剤師養成のための薬学教育実務実習の実施方法について，2007年5月．http://www.mhlw.go.jp/bunya/iyakuhin/yakuzaishi/dl/yakuzaishi-c.pdf
4) 鈴木敏江：ポートフォリオ評価とコーチング手法．医学書院，2006．

E9 ワークショップ

1. ワークショップとは

ワークショップとは一方的な知識伝達のスタイルではなく，参加者が小グループに分かれて，自ら参加・体験するとともに，共同で討議しながら学び合い，成果（プロダクト）を作る参加体験型グループ学習である．医療系領域では，大学教員や医療従事者を対象に，教育，研究，医療における様々なテーマに対してワークショップが開催されている．とくに，教育の技法とカリキュラムプランニング（カリキュラム作成のプロセス）を学ぶ「教育者のためのワークショップ（教育ワークショップ）」が，近年広く開催されるようになった．本項の後半に，この医療人教育をテーマとした教育ワークショップについて概説する．

2. ワークショップの流れ

ワークショップでは，あらかじめ目標が定められる．目標に到達するために，参加者全員が効果的な討論や作業を行い，定められた時間内にプロダクトを生み出す．参加者全員が人的資源になり，小グループ討議（small group discussion：SGD）によるグループセッションと全体討議を行う全体セッション（プレナリーセッション，prenary session：PL）を交互に繰り返して進行するのが一般的な流れである．この方法により個人での問題解決の作業とは比較できないほど有効な成果を得ることができる．

グループセッションでは，参加者が小グループに分かれて，与えられたテーマについて，グループメンバー全員で討議して（小グループ討議），プロダクトを時間内に作成する．小グループ討議はワークショップの最も重要な構成要素であり，小グループ討議の充実度がワークショップの成否につながる．

全体セッションでは，参加者全員に対してグループセッションでの作業課題が簡潔に説明され，また，グループセッションでの討議や作業の成果が模造紙あるいはスライドを用いて発表され，全員で討議を行う．

リラックスした雰囲気のなかで円滑，積極的な討議を促すために，最初にさまざまな工夫をしたアイスブレーキングのセッションを設けたり，グループメンバー個々がもつ問題意識を共有するために，KJ法や2次元展開法を取り入れることも多い．

3. ワークショップの構成メンバー

a. 参加者（グループメンバー）

全参加者は数名（7～8名のことが多い）ずつの小グループに分かれて，グループセッションを進める．各グループは，いろいろな背景（年齢，性別，活動・専門領域など）のメンバーが混在するように構成されることが多い．それにより，グループの討議が偏らず，より豊かな成果が期待できる．各グループセッションでは，小グループ討議を円滑に行うために，司会進行役，記録係（ホワイトボードに記載），発表係の3役を決め，グループセッションごとに交代する．

b. タスクフォース（ファシリテーターともいう）

全体セッションの司会・進行を行い，グループセッションでの討議，作業の導入の説明やまとめを担当する．タスクフォースは，グループセッションが活発に進む雰囲気作りに配慮し，その進行を見守り，必要に応じて情報を提供したり，討議・作業の方向を修正するが，強制的な方向付けは行わない．グループセッションの成否はタスクフォースのファシリテートの良し悪しに依存することも多い．

c. その他

ディレクター：ワークショップの責任者．コン

サルタント：ワークショップ全体を指導し，必要に応じて参加者やタスクフォースに解説したり，相談に応じる．事務局：ワークショップの準備・運営・進行を支援する．

4. 小グループ討議（small group discussion：SGD）

小グループ討議は，通常6〜8名程度のメンバーによる討議を通して，課題を達成する手法であり，ワークショップにおいて最も中心的な作業となる．メンバーどうしの討論により集団力学（グループダイナミックス）による相乗効果が期待できる（スモールグループディスカッションともいう，E6項「参加型学習」参照）．

小グループ討議の利点としては，① メンバー全員が能動的，積極的役割を果たし，責任感を持って課題に向かうことができる，② 個々のメンバーにとっては不明瞭であったものがはっきりし，何が問題かが明確になるので深い理解が得られる，③ 知識や経験を総合する能力を養うことができる，④ 新しい問題に対して知識を応用しながら，問題解決能力を育てることができる，⑤ 各メンバーがもつ能力の相乗的効果をきたすため，行動変容を起こしやすくなる，⑥ コミュニケーション能力が増す，⑦ チームメンバーとしての遂行能力が増す，などがあげられる．

一方，欠点としては，① よりよい効果を期待するには，計画と運営に多大な労力を要する，② タスクフォースの数と時間数が多く必要であり，タスクフォースの負担が多い，③ メンバーが討論に慣れていないと，討議がうまく進まない，④ 予定の時間内でテーマが探究できる保証がない，⑤ 各メンバーのニーズと能力が異なると，効果的な相互作用が生まれにくい，⑥ メンバーが多くなると一人ひとりの発言の機会が減り，討議に加わらないメンバーが出てくる，などがあげられる．

小グループ討議の効果を上げるためのポイントとしては，① 司会進行役，記録係，発表係の3役が適切な役割を果たす（とくに，司会の進め方と記録係のホワイトボードへの板書），② コミュニケーションを促進するために，最初にアイスブレーキングでメンバーがお互いを知る（仲良くなる）ことから始める，③ 課題（問題点）を明確にして，課題，討議の過程と内容をメンバーが共有する，④ 全員が討議に参加し，発言しすぎる特定のメンバーや参加しないメンバーがいない，⑤ 少数意見も公平に扱う，などがあげられる．

5. 医療系教育とワークショップ

a. 医学教育者のためのワークショップ

日本の医療人教育のための教育ワークショップは，1974年に文部省，厚生省により「医学教育者のためのワークショップ」が全国の医学部教員と研修病院医師を対象に開催されたことに始まる（富士教育研修所で開催されるため富士研ワークショップといわれ，両省と日本医学教育学会の支援のもと，現在まで継続開催されている）．この富士研ワークショップに参加した医学部教員が，所属する大学で同様な形式のワークショップを開催することで全国の医学部に広がり，このワークショップの形式が，医療人教育のファカルティデベロップメント（faculty development：FD）として有用であるという評価が定着し，歯学部，さらには薬学部でも導入されるようになった．さらに，医師臨床研修の指導医養成のためのワークショップ（臨床研修指導医講習会）や，認定実務実習指導薬剤師養成ワークショップ（後述）など，卒前・卒後の臨床実習（研修）の指導を行う医師，歯科医師，薬剤師の養成プログラムにも取り入れられるようになった．

b. 薬学教育とワークショップ

薬学部における本格的な教育ワークショップ「薬学教育者のためのワークショップ」は平成11年12月に昭和大学薬学部で最初に開催された．このワークショップのスケジュール（1泊2日）と内容（教育の技法とカリキュラムプランニングの学習）は，「医学教育者のためのワークショップ」にほぼ準じたものであった．このワークショップ

の形式が，その後の全国の薬学部教員を対象とする「薬学教育者のためのワークショップ」に，そのまま受け継がれ，薬学部教員の教育に対する理解とスキルの向上に大きく役立つとともに，全国の薬学部教員の共同作業による6年制薬学教育のモデル・コアカリキュラム作成の原動力となった．

　さらに，平成17年度からは，6年制薬学部の実務実習の指導薬剤師を養成する厚生労働省の支援事業である「認定実務実習指導薬剤師養成ワークショップ」にもほぼ同じ形式と内容で踏襲され，平成22年度の実務実習開始時までに，全国の実務薬剤師約17000人が受講し，全国での大規模な実務実習の適切で円滑な実施に大いに貢献した．

c.　教育ワークショップの内容

　上記のように日本の医療系教育者を対象とした各種の教育ワークショップは，その源流が同じであるため，スケジュールや内容はほぼ類似している．各グループに提示された仮想のユニット（科目）のカリキュラムを2日間かけて作成する．すなわち，カリキュラムの3要素である学習目標，学習方略および学習評価を，それぞれ90〜120分程度のグループセッションで小グループ討議を行いながら作成し，プロダクトである具体的な学習目標（一般目標 general instructional objective：GIO, 行動目標 specific behavioral objectives：SBOs），各SBOに対する学習方略および学習評価（形成的評価，総括的評価）を全体セッションで発表して，全員で討議を行う．こうした参加体験型グループ学習によりカリキュラムプランニングの基本的，標準的な考え方や手法を修得することを目的としている．カリキュラムの3要素のセッションの前後あるいは途中に，「現在の教育あるいは実習の問題点」をKJ法で抽出・整理し，2次元展開法と力野分析で「問題点への対応方法」を討議するセッションを設けるのが一般的である．以下に「認定実務実習指導薬剤師養成ワークショップ」における2日間の代表的なスケジュールを示す．

【第1日】
- 開会：参加者およびタスクフォース自己紹介
- オリエンテーション：ワークショップの概要説明
- グループダイナミックスの体験：コンセンサスゲーム
- 実務実習の問題点の抽出：KJ法
- 学習目標とは：提示されたユニットのGIO, SBOsの作成
- 学習方略とは：各SBOに対する学習方略の作成
- 情報交換会

【第2日】
- 教育評価とは：各SBOに対する学習評価（形成的・総括的評価）の作成
- 実務実習の問題点への対応：2次元展開法・力野分析
- 講演：「医療人教育の改革」
- 閉会：参加者の感想

　このスケジュールは初めての参加者（ビギナー）がカリキュラムプランニングの基本を学ぶためのものであるが，ビギナー向けのワークショップ経験者が参加して実際の授業や臨床実習（研修）の具体的なカリキュラムを作成するアドバンストワークショップも行われるようになってきている．

用語解説

■ **アイスブレーキング**（icebreaking）　文字通り氷のように冷たくてかたい雰囲気を和らげることをいう．ワークショップの開始時には，参加者は不安感や緊張感をもっているので，活発な討議を行うために，アイスブレーキングはワークショップの導入に欠くことができない．自己紹介，他己紹介，心に残る学習体験を絵に描いて発表，共同作業型ゲーム（コンセンサス・ゲーム）など，さまざまな手法がある．

■ **KJ法**　文化人類学者の川喜田二郎氏（1920-2009）の考案による小集団で思考をまとめる方法であり，医療人類学者の中川米造氏（1926-1997）はKJ法に3連のカード（文殊カード）を用いる方法を考案した．ワークショップでは，テーマにかかわる問題点を

抽出，整理するために，好んで用いられる．小グループのメンバーは設定されたテーマについて思いついたことを，3連の文殊カードに一つ，簡潔に，わかりやすく書き，別のメンバーにまわす．次のメンバーは3連の次の段に思いついた別のことを書く．決められた時間，あるいは意見が出つくすまでこれを繰り返す．書き終わったらカードを切り離し，全員の討議により，それらを分類する．なるべく既成の概念にとらわれないように，司会が1枚ずつカードを読み上げ，そのカードの内容に似ていると思うカード（志を同じくするカード）もまとめて「島」をつくる．まとまって「島」にタイトル「名札」を付ける．この際，いずれの「島」にも属さない「孤独なカード」の存在も重要である．それぞれの「島」を模造紙の上に相互関係も考慮しながら配置し張り付け，相互関係は「島」の間の矢印で示す．このように，KJ法は，ばらばらに出された多くの問題点を先入観なく，メンバーの討議と合意によって効率的に整理していく手法である．

■ 2次元展開法と力野分析（force-field analysis）
二次元展開法は解決すべき複数の課題があるときの優先度を決定する方法である．ワークショップではKJ法と組み合わせ，ワークショップ前半のセッションでKJ法を用いて問題点を整理・抽出し，後半のセッションで2次元展開法により問題点の優先度を決め，力野分析も行いながら対応策を検討する，というようなスケジュールを組むことが多い．

2次元展開法では，まず，カード1枚に1つずつの問題点（課題）を書く．模造紙に縦軸に重要度，横軸に緊急度とする2次元平面をつくる．それぞれのカードに記入された課題が，どの程度重要であるか，緊急であるかについて，グループメンバーで討議し，2次元平面上の適当と思われる場所に置く．課題を書いたすべてのカードについて，同様な討議を行い，2次元平面上にすべてのカードを置く．こうして置かれたカードの中で，2次元平面の一番右上のものが，最も優先度が高いことになる．ただし，取り組みやすさ（容易度）も考慮して，優先度決定を行うこともある．

力野分析は，改善を実行するときに起こる抵抗を克服する方法の一つである．抵抗に関する問題を解決して目的を達成しようとするときに，その解決を促進する「プラス因子」と，阻止しようとする「マイナス因子」を分析して，できるだけ多くをリストアップする．それぞれのプラス因子を推し進めるか，マイナス因子を減弱させるかを考え，問題点の解決を図る．一般的には，マイナス因子を減弱させることを，プラス因子を強めることよりも優先的に考えることが望ましい．プラス因子を強めることは，しばしば予想もしなかった新たな抵抗を生じる．

［木内祐二］

文　献

1) 日本医学教育学会監修，日本医学教育学会FD小委員会編集：医療プロフェッショナルワークショップガイド，篠原出版新社，2008．

E10　教育評価

1. 教育評価とは

　教育評価とは教育活動を効果的に遂行するために必要な情報を収集したのちに，それを解析し，意思決定を行う作業をいう．教育評価の原則は「学習者が学習目標（一般目標GIO，到達目標SBOs）に到達したか」を判断することである．教育評価には，情報収集（測定），測定結果の価値判断（解析），意思決定（合否・フィードバック）の三つのプロセスがある．

2. 教育評価の手順

　具体的な教育評価の手順として，目的，対象，被評価者，評価者（測定者），評価時期および，方法の設定，情報収集，評価基準，解析，結果報告，意思決定があり，それぞれを事前に明確化することが適切な評価に必要である．

a. 目　的

　なぜ（Why）評価するのかを決める．学習評価は，その目的から形成的評価と総括的評価の2種類に大別される．両者の比較を表1，図1に示す．

　形成的評価（formative evaluation）：　学習過程に対する意思決定であり，フィードバックが目的．学習の過程で，学習目標に到達しているか，どこが足りないのか，を学習者自身が気づくために行う「気づきのための評価」である．評価結果を学習者に適切にフィードバックすることで，学習意欲を高め，学習者の学習方法の改善につながるな

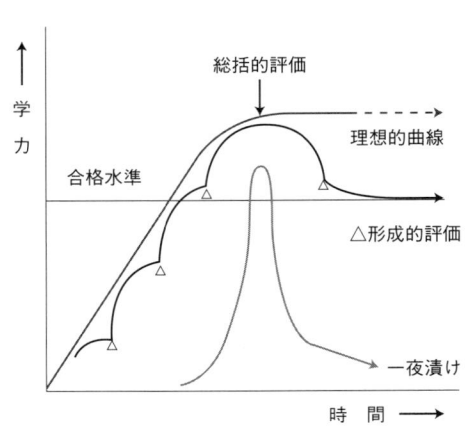

図1　学習評価の時期と学力の推移

ど，学習者の行動に影響を与え「人を創る」とされる．タイミングやフィードバックの方法も重要で，PNP（positive-negative-positive）で伝えると効果的といわれる．従来の日本の大学教育では形成的評価がほとんど行われていなかったが，細やかなフィードバックによる形成的評価を取り入れることが望ましい．

　総括的評価（summative evaluation）：　学習成果に対する意思決定で，達成された学習成果の程度を最終的に判断することが目的．コース終了時や全過程の終了した時期に，合否判定や進級，卒業判定などとして行われる．従来の大学教育で行われていた試験の大部分はこれにあたる．総括的評価を適切に行うことは大学や実習を行う医療施設が社会に対して果たすべき重要な責任である．形成的評価を行わずに総括的評価のみで学習者を評価すると，学習者はしばしば総括的評価の直前のみに勉強するという学習態度（一夜漬け）を取る．

b. 対　象

　何を（What）評価するのかを決める．学生の学習成果，すなわちカリキュラムに示した学習目標（知識，技能，態度・習慣）の到達度を評価するこ

表1　形成的評価と総括的評価の比較

	形成的評価	総括的評価
目的	学習形成過程の改善	学習成果の最終確認
時期	ユニット途中と終了時	コース終了時 進級・卒業判定時 合否判定
学習者への対処	フィードバック	
評点の記録	結果は勧告のみ	結果は正式記録の一部として保存

とが基本である．また，指導やカリキュラム（ニーズ，目標，方略，評価）自体も評価の対象となる．

c. 被評価者

誰を（Whom）評価するのかを決める．基本的には学習者が対象となるが，教員・指導薬剤師などの指導者，管理者も評価の対象となりうる．

d. 評価者（測定者）

誰が（Who）評価するのかを決める．教員・指導者が評価することが多いが，学習者（自己，同僚を含む）や，管理者，評価の専門家，市民・患者・医療スタッフなどの学習者の周囲にいる多くの人も評価者になりうる．技能，態度・習慣の領域は自己評価と他者による評価を組み合わすことにより，より有効なフィードバック（気づき）を行うことが期待できる．

e. 評価時期

いつ（When）評価するのかを決める．評価の時期は，学習前（プレテスト），学習中（中間テスト），学習後（ポストテスト）のほか，一定の期間をおいて実施するフォローアップテストもあり，これらを適切に組み合わすことが望ましい．

f. 方　法

どうやって（How）評価するのかを決める．評価方法には，論述試験，口頭試験，客観試験，シミュレーションテスト，実地試験，観察記録，レポートなどがある．それぞれの評価方法は，評価に適している領域（知識，技能，態度・習慣）があり（図2），評価の対象となるSBOごとに，そのSBOが含む領域（知識，技能，態度・習慣）とその深さに最も適切で妥当な評価方法を選択する必要がある．たとえば，知識の領域でも，浅いレベルの想起の評価には客観試験が，深いレベルの問題解決の評価は論述試験や口頭試験が適している．レポートは知識の深いレベルの問題解決の評価方法としては適しており，感想文で間接的に態度の領域も評価できるが技能は評価できない．

技能，態度・習慣の妥当性のある評価方法としては，シミュレーションテストや実地試験，観察記録があげられる．技能，態度の評価の客観性を高めるため，評定尺度またはチェックリストを用い，評価のためのマニュアルを準備（評価基準を標準化）することが望ましく，信頼性を高めるためには，複数の評価者で評価し，評価者のトレーニングを行うことが必要である．代表的な技能，態度の試験である客観的臨床能力試験（objective structured clinical examination：OSCE）では，客観性，信頼性の高い評価となるように，上記の手法をすべて取り入れている．

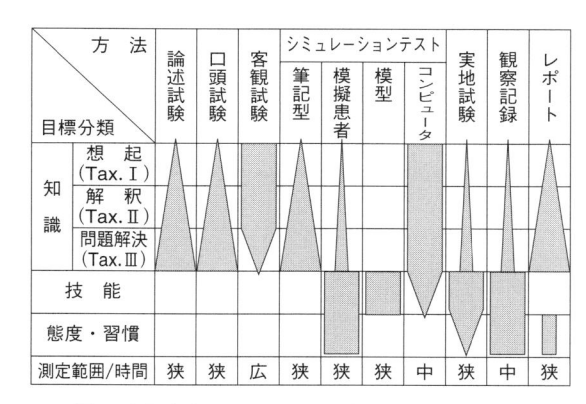

図2 評価方法と学習目標分類（taxonomy）との関係

g. 情報収集

測定を実施して情報を収集する．

h. 評価基準

許容できる成績の基準を決定する．日本の大学の試験では，合格基準として60点を用いることが多いが，この基準には必ずしも合理的根拠はなく，問題の難易度なども考慮して合理的な合格基準が設定されることが望ましい．合格基準の決定法には修正イーベル法や修正アンゴフ法などがある．米国の多くの大学ではGPA（Grade Point Average，クラス内の相対順位をもとに全科目の平均成績を0〜4などに数値化）を採用している．

i. 解　析

情報収集による測定結果を点数（採点），記号（順位・段階）に変換する．

j. 結果報告

結果をまとめて報告する．

k. 意思決定

最終的な決定として合否判定やフィードバックをする．フィードバックの際には，点数・記号の他にコメントが付記されていると効果的である．

3. 評価がもつ属性

評価方法を選択する際には，それぞれの評価方法がもつ妥当性，信頼性，客観性，効率性，特異性などの属性を考慮する．

妥当性とは，用いる評価方法が測定対象となる行動や能力を測定しうる程度をいう．領域（知識，技能，態度・習慣）に合った評価方法であれば妥当性が高い．信頼性とは，同じ集団に同じ試験を何回行っても同じ結果が得られる程度をいう．再現性のことである．客観性とは，同じ領域の専門家の間で，問題の正解に関して意見が一致している度合をいう．客観試験は最も客観性が高い試験の例である．効率性とは，試験実施の簡単さ，採点の容易さ，すなわち，時間的，経済的な実用性をいう．特異性とは，解答者がその解答を選んだ理由の程度である．あいまいな知識でも正解となる問題は特異性が低い．

用語解説

■ **論述試験，口頭試験，客観試験**　いずれも知識領域の想起，解釈（理解力），問題解決（思考力）を判断する評価方法．論述試験は，問題に対する比較的自由で広い解答を学習者自らの言葉で記述し，その思考過程に関する情報を得る試験．口頭試験は，解答を口頭で述べさせる試験．論述試験，口頭試験はいずれも深い解釈や問題解決のレベルの知識の評価に適しているが，評価できる対象範囲は狭くなる．客観試験は，○×問題，多肢選択問題（MCQ）や穴埋め問題によって判断する試験で，採点者が異なっても等しい結果が出る．客観試験は浅い想起のレベルの知識を広く評価するのに適している．

■ **シミュレーションテスト**　実際に場面をシミュレーションした状況を，文章（筆記型），模擬患者，モデル（模型），コンピュータなどの資料によって示し，その問題を解決する能力を測定する試験．

■ **実地試験と観察記録**　いずれも技能や態度・習慣を測定する評価方法．実地試験は実地の場でこれから試験を行うことを学習者にはっきりと伝えてから行う．一方，観察記録はある期間（実習期間全体を通して，など），学習者の技能，態度・習慣を観察して記録し，判定資料とする．態度・習慣の評価では，評価することを明示してから行う実地試験よりも，日々の行動を継続して観察する観察記録が適している．

■ **評定尺度とチェックリスト**　いずれも，被評価者の行動を観察し，SBOの到達度や能力・態度を評定する方法．技能，態度・習慣の領域の評価に適している．評定尺度は，数量的に，たとえば5段階（1〜5）で評価する方法．一方，チェックリストは被評価者の行動を観察し，「はい」「いいえ」の2段階で評価する方法．

［木内祐二］

文献

1) 日本医学教育学会監修, 日本医学教育学会FD小委員会編集：医療プロフェッショナルワークショップガイド, 篠原出版新社, 2008.

E11 アジアと米国の薬学教育

1. タイの薬学教育

　2009年現在, 16校ある薬科大学のうち国立大学は11校, 私立大学は5校である. 国家試験の合格率は国立大学が60〜90%, 私立大学が20〜35%である. 1957年より5年制以上の薬学教育が要求されており, 2008年時点ですでに8校に6年制カリキュラムがあった. 近年, タイ薬学教育協議会が「全大学薬学部は6年制とし, 修了生にPharm. D. を授与する. 国家試験受験資格は6年制薬学部修了者, と決定した. しかしながら, 5年制大学の一部は反対者が多く, 全大学揃って6年制, というわけにはいかなかった. 全大学が6年制になるのは2010年からになった. 薬学教育協議会が定めた6年制薬学教育の内訳であるが, 一般教育が30〜37単位, 専門教育はコア157〜190単位（うち実務実習は2000時間以上）と選択0〜22単位, 自由選択が6〜10単位の合計222〜250単位である. ちなみに日本の6年制薬学部卒業要件は186単位前後であるから, タイは同じ6年制でもかなり盛りだくさんである. 例として国立大学のコンケン大学を見てみると, 専門教育の実務実習（professional practice）は36単位（2000時間）で, その内訳は, 4年次の夏季に病院と薬局実習が各5週間ずつ, 6年次は6週間を1ユニットとして6ユニットの実習が課せられる. 卒業要件は大学により多少違いがあるが, コンケン大学の場合, 6年間の総合成績（GPA）が満点4.00に対し2.00以上, 卒業試験と称する専門薬学MCQ（マークシートによる5者択一試験）60%以上, OSPE（日本のOSCEと類似）80%以上, コンピュータによる基礎薬学試験60%以上, 専門科目および実務実習の成績（GPA）が2.00以上, となっている. 国家試験は, 以前は国立大学薬学部卒業生には国家試験がなく, そのかわりに国の医療機関に2年以上勤務することが義務づけられていたが, 2003年以降, 国立大学卒業生であろうと, タイ薬学教育協議会の出題による国家試験を受験することになった.

　さて, 就職先であるが, 国立大学卒業生の多くが企業のMedical Representatives（MR）職を希望している. 企業の製剤部門・品質管理部門等にも就職する. 企業に就職するにも法的に薬剤師免許が要求される. 一方, 研究開発部門に就職するということはほとんど聞かない. 米国, ヨーロッパのメーカーから製品を輸入しているからであろうか. MRの次に希望者が多い職種が薬局である. 病院を希望する学生は非常に少ない. その原因は給料にあるといえるだろう. ちなみにMRの給料は病院薬剤師の2〜3倍だという. 企業は外資系が多いからというのが高給の理由である.

　6年制修了者の進学については, 従来からの修士課程（2年）, それに続く博士課程（3年）に加え, 実務に焦点を当てた4年間の薬物治療コース（Board Certification in Pharmacotherapeutics: BCP）がある. このプログラムは薬物治療学会が2006年から開始した. 研究を主とするアカデミックな「博士」に匹敵する実務の資格としての「BCP」である. コンケン大学をはじめ, 4大学がこのプログラムをもっている. 1年次がレジデントとして内科系全般の研修, 2年次は専門レジデントとして研修, 3, 4年次は専門分野の研修も続けながらフェローとして研究をまとめ論文に仕上げる. 指導者は薬学部と医学部の教員である. この4年間コースのうち, 1年次だけのプログラムを取得することもでき, 修了者には修了証書（Diploma）が大学から授与される. また, コンケン大学では薬学部と医学部との共同で3カ月間の短期研修プログラムを開設している. 対象は全国の病院薬剤師であり, 研修分野は, がん, 外来ケア, 薬物治療モニタリング（TDM）のいずれかを選択でき

る．指導責任者は薬学部の教員である．薬学部教員は常時，自分の専門分野の病棟を担当し，医師と共同で患者をケアしているため，そこに学部学生や研修生を自由に連れていくことができる．

　タイの総人口は6700万人，薬剤師数は22000名余，全国薬科大学からは，2009年現在，年間約1200名が卒業していく．2008年度の入学者数は2200名．薬剤師が不足しているため入学者数が増員されている．

2. インドの薬学教育

　総人口11億9000万人のインドの薬剤師数は，80万〜100万人といわれている．一般に薬剤師と呼ばれる職種に就くためには，4年制（Bachelor of Pharmacy Program）大学薬学部か，2年制（Diploma in Pharmacy Program）薬学専門学校の教育を受ける．4年制大学薬学部の卒業生は毎年4万名を数える．企業の製剤もしくは品質管理部門に就職するのが一般的動向であるが，病院や薬局，行政，その他にも就職する．インドの製剤・医薬品はアジアをはじめ多くの開発途上国に流通しているだけに，4年制薬学部卒業生の需要が製剤部門にあるというのが特徴であろう．4年制大学薬学部は私立が大部分を占め，その数なんと600校以上だそうである．昔からある4年制大学薬学部は87校のようである．

　2008年になり，臨床薬剤師育成のための6年制（Doctor of Pharmacy：Pharm. D.）コースが31校の薬学部に設置された．年間の卒業生は約900名である．それ以前から，4年制薬学部を修了し臨床薬剤師になろうとする学生のために，2年間のPharm. D. コースが用意されていた．それらPharm. D. プログラムはオーストラリアから薬学教員・薬剤師を招聘し，インドの教員と一緒に開発したそうである．それもいまではすっかりインドのものになっているようである．卒業生は，臨床開発研究，患者教育，薬用量の個別化，医療過誤管理，治療指針の作成，薬剤疫学，薬剤経済，研究開発，教育等で活躍している．

　2年の薬学専門学校修了生には学位（Degree）ではなく修了証書（Diploma）が授与され，病院での調剤・製剤もしくは薬局の管理・医薬品の購入・在庫管理・調剤・販売に携わることができる．それら2年制専門学校はインド全国に520校もある．

　一方，大学院教育として，修士課程（2年間；修了生約6000名）および博士課程（全日制学生は3年間，パートタイム学生は4年間）がある．

3. 中国の薬学教育

　1995年，大学薬学部は60校であったが，ここ数年の間に他学部に薬学関連専攻が設置され，薬学関連教育を実施している大学は合計280校にもなっている．ただし，薬学部と称するのは，2009年現在，単科の薬科大学2校を含め77校である．薬学関連教育分野には，以下の3分野があげられる．薬学分野（薬学，伝統中国医学，薬剤学），化学工学・製剤学分野（製剤工学），薬学関連特異分野（生物工学，生物技術，国際経済・貿易，経営管理）．中国経済が安定する10年後には，臨床薬剤師の需要が起きるとの観測である．それら280校いずれの薬学関連教育を受けても，国家試験に合格すれば薬剤師の資格が得られる．毎年約2万名の薬系学部卒業生が出る．修士課程修了生は約3000名，博士課程修了生は約300名である．小売薬局の数は中国全土に16万店舗，医薬品販売企業は17万社，製薬企業といわれるのは5000社にもなるという．総人口は13億4000万人であるから，大きな市場である．

4. 台湾の薬学教育

　台湾全土に7校の薬学部があり，毎年約1000名の卒業生を輩出する．国立台湾大学で6年制薬学教育が2009年からスタートした．修了するとPharm. D. が授与される．初年度は，4年制学部修了生55名から希望者を募り15名を進学させた．今後は3年次にPharm. D. コースに進学するか，4年制コースか，選択できるようになる．6年制カ

リキュラムは米国の薬学教育協会（ACPE）の基準を参考に，36週（1520時間）の実務実習が組まれている．

台湾の総人口は2300万人で，薬剤師数は約33000名，内訳は28％が病院，28％が薬局，24％が個人診療所である．従来どおりの大学院教育も7校中5校に修士課程と博士課程がある．

5. マレーシアの薬学教育

総人口2700万人のマレーシアには13の薬学部（国立5校，私立8校）が存在する．2009年現在，5700名の薬剤師が活躍しているが，不足している．薬学部は4年制で，教育は20％が臨床薬学，10％が社会薬学，その他公衆衛生薬学，エビデンスに基づく生薬学等である．薬局実務実習が1，2，3，4年次にあるほか，企業実習が3年次，病院実習が4年次にある．1年次から4年次までの実務実習は880時間に及ぶ．さらに，卒後1年間は仮免許で働き，その後3年間，義務として国家に薬剤師として奉仕する．現在，全薬剤師の70％は薬局勤務薬剤師，15％が病院薬剤師，残りが官庁，企業，大学等に勤務している．

6. インドネシアの薬学教育

インドネシアの人口は2億2900万人．薬剤師総数は約23000名，うち約13000名が薬局薬剤師である．薬剤師が不足し，人口あたりの比は1：10000である．今後数年間の間に1：5000にする計画だという．大学薬学部は63校との報告であるが，教育内容に差がみられる．年間約3000名が卒業し，そのうち2000名が薬局もしくは病院薬剤師になる．4年制薬学部（Bachelor of Science in Pharmacy：BS Pharm）には製剤志向の薬科学・技術専攻と患者志向の薬局・臨床薬学専攻，さらに大学によって天然物薬学専攻がある．4年制薬学部の卒業要件は144単位であるが，さらに薬剤師になるためにはBS Pharm取得後，1年間の薬剤師登録前教育（36単位）コースに進む．これには企業コースと病院コースがあり，学生が選択できる．36単位の内訳は講義（必修）が24単位，薬局実習（必修）が4単位（約200時間），病院もしくは企業での実習（選択必修）が8単位（約400時間）である．その後実務に就きたい者は資格認定証が薬剤師会から授与され，国から薬剤師の免許を取得する．いくつかの大学には修士および博士課程がある．

7. オーストラリアの薬学教育

オーストラリアの総人口は約2200万人で，薬剤師数は約15000名である．薬学部4年制の最終学年では学外実習があるが，それには企業での実習，海外提携施設での実習も含まれる．臨床薬剤師になるためには，卒後2年間の修士コースに入学し勉強する．このコースは，外国人にも門戸が開かれている．研究者養成教育として別に修士課程と博士課程がある．

8. ニュージーランドの薬学教育

ニュージーランドの総人口は2009年末で約435万人．2009年6月現在の就労薬剤師数は3,076名，非就労薬剤師数は1017名である．就労薬剤師の80％が薬局，15％が病院，5％がその他（企業，官庁，出版社，教育）に勤務しているという．大学薬学部は4年制．卒後ニュージーランド薬学会の管轄下で1年間の薬剤師登録前実習が課せられる．さらに卒後職能教育としてDiploma Clinical PharmacyコースとMaster of Clinical Pharmacyコースがある．別に研究者養成教育として，短期のCertificateコース，および修士課程，博士課程がある．

9. アメリカ合衆国の薬学教育

米国の総人口は3億1000万人．薬学教育は従来より薬剤師教育であった．1950年代，それまでの調剤中心の教育から病院等の臨床現場で薬物治療を実践できる薬剤師教育をめざしてきた．2000年以降，すべての実務薬剤師が患者に"Pharmaceutical Care"を提供できるよう，教育方

針が変わっていった.

2011年7月現在,米国には124校の薬学部が存在し,2009～2010年は薬学部修了生12014人がDoctor of Pharmacy（Pharm. D）を取得した.124校中119校は薬学教育認証協会で認証されたか,その候補になっている薬学部であり,残り5校はまだ卒業生を出すところまでいっていないため,認証されていない.124校の内訳は63校が州立大学,61校が私立大学である.薬学部入学後,最初に取得する学位はPharm. D職能学位である.124校中11校には従来の薬学教育5年（BS）修了者に対するPharm. D. コースが併設されている.また,69校に大学院修士・博士課程があり,それぞれの課程の2010年度入学生は1014名と3051名であった（日本と異なり,学部卒業後すぐに博士課程に進める）.

米国の薬学部は大多数が4年制であるが,6年制一貫教育という薬学部もある.4年制といっても,高校卒業後すぐの4年制ではない.高校卒業後,入学志望薬学部が要求しているPrepharmacy教育をいずれの大学でもよいので履修することが要求されている.履修期間は少なくとも2年以上となっている.最近は4年かけて化学や生物を専攻し,それらの学位を取得するかたわら,Prepharmacy科目を取得し,卒業と同時に薬学部（4年制）を受験してくる学生が多くなっている.カリフォルニア大学薬学部は,新入生の80%以上がなんらかの学位保持者であるという.医学部受験資格が4年制大学の学位取得者となっているのだが,薬学部もそれに近くなってきているといえるだろう.その結果,薬学生は自己の強い意志で受験してくるのがほとんどであり,やる気があり,総じて成熟しているといえよう.

薬剤師試験はそれぞれの州のState Board of Pharmacy（薬事委員会）が仕切っている.昔はそれぞれの州で薬剤師資格試験問題を作成していたが,最近は50州すべてでNorth American Pharmacist Licensure Examination（NAPLEX）という共通試験を利用している.さらに,州ごとに薬事法規が異なるため,各州ごとに法規試験を作成し受験生に課している.2種類の試験に合格して初めて当該州の薬剤師資格が得られる.

薬剤師免許の更新は,各州の薬事委員会が管理している.多くの州では2年ごとに更新しなければならない.更新の条件は認証された機関（400以上）の提供する卒後教育を15単位/年,または30単位/2年,取得することである.米国の薬剤師業務で特記すべきは,チーム医療のなかでの薬剤師の活躍である.活躍分野は,数限りなくあるが,めずらしいところでは,抗凝固療法,疼痛管理,栄養管理,感染症管理等がある.薬局にあっては緊急避妊薬コンサルテーションと避妊薬の再調剤,各種予防接種等である.したがって,薬学部教育のなかにも,それらの講義と実習が組み込まれており,卒業と同時にそれらの業務をこなすことができるようになっている.

［菅家甫子］

索　引

A 型肝炎　274
AAA　250
ABC トランスポーター　114, 117
ABPM　264
ACE 阻害薬　265
ADA　143
ADCC　128, 134
2-AG　63
ALCOA の原則　376
ALOS　150
ALS　97
AMPK　89
AMS　331
APAP　79
AQP　38
AQP1　39
ARB　265
ARR　201
ASCO ガイドライン　276
ATP 結合部位　117
AUC　225, 287
Augsberger の式　230

B 型肝炎　274
Batten 病　138
BCAA　250
BCP　463
BCR-ABL 阻害薬　131
Beers Criteria　171, 235
Beers List　171
BFH　228
BMP　85
BPS　207
BR　174

C 型肝炎　220, 274
c-KIT 阻害薬　131
C_{max}　287
Ca 拮抗薬　266
CBA　346
CBER　360
CBL　450
CBT　444, 452
CCGP　207
CD 励起子キラリティ法　19
CD20　133
CD30　134
CD34　134
CDC（作用）　128, 134
CDC（米国）　171
CDER　360
CDISC　378

CDMS　376
CE-MS　77
CE-TOFMS 法　78
CEA　345
CGA　233
CID　30
CIOMS　383
CIT　257
CKD　205, 236, 250
CMC　308
CML　131
Cockcroft-Gault の式　237
COPD　190, 204
COX　275, 280
COX-1　59
COX-2　59
COX-2 選択的阻害薬　275
CQI　172
CRA　392
CRBSI　250
CRC　393
Cre-loxP　123
CRF　377
CRISPR　42
CRO　305, 392
CSII　257
CTCAE　222
CTCAE Ver. 4.0　277, 279
CTD ガイドライン　364
CU　353
CUA　346
CVC　251

DALY　346
DDS　50, 51, 145
de Novo リガンド設計法　8
DEM　222
DHMEQ　112
DIC　269
dipper　266
DLT　278
DMARD(s)　87
DMP　19
DNA 合成能　246
DNA 水溶液　146
L-DOPA　97
DPC　150, 151, 153, 154
DPD　246
DSU　195, 197
Du Bois の式　237
DXP 経路　19

EBA　157
EBM　196, 198, 317
EBN　158
ECT　28
eCTD　365
EDC　377
EGFR　134
eGFR　237
EGFR 阻害薬　132
EIS　272
EM　243
EMA　360
EMEA　361
EMR　272
EPAR　361
EPR 効果　52
ERCP　272
ES 細胞　122, 138
ESD　272
EVL　272

^{18}F-FDG　56
FBDD　10
Fc 領域　126
FD　457
FDA　305, 360, 380
FDA 再生法　341
FEE　344
Fisher の 3 原則　366
FM　32
fragment 化合物　10
FRET　28, 30
Friedewald の式　260
FTQ　191

G タンパク質共役型受容体　35, 38
GAG　65
GALT　103
GCP　303, 359, 362, 381, 383, 391
GE　174
GER　229
GERD　272
GFP　28, 56
GFR　236
GIST　132
Giusti-Hayton 法　238
GLP　308, 362
GMP　303, 308
GPA　461
GPCR　35, 38
GPMSP　357
GPSP　195, 357, 358, 362

GQP　363
GVP　195, 357, 362
GXPs　362

H. pylori 陰性消化性潰瘍　274
H. pylori 陽性消化性潰瘍　273
H_2 受容体拮抗薬　92
Hazardous Drugs　171
HDL-C　260
HER2　134
HER2 阻害薬　132
HGF　146, 275
High Alert Medication　170
HIV　220
HMG-CoA 還元酵素　20
HMG-CoA 還元酵素阻害薬　261
HPLC　25
HPN　251
HSP　93

I-cell　67
ICBDMS　226
ICC　292
ICD　153, 167
ICER　345
ICH　324, 336, 338, 364, 382, 383, 391
ICH-E5　311, 324
ICH-GCP　305, 381, 382, 391
ICH-M3　308
ICH-M3 (R2) 指針　337
ICMJE　381
ICS　268
ICT　203, 257, 292
IEC　104
IEL　104
IF　196
IFN　247
IM　243
iN 細胞　141
in silico スクリーニング　8, 11
IND　305, 353, 360
INR　270
IPE　451
IPP　19
iPS 細胞　140
IPW　451
IRB　360, 380, 394
ISI　270
ISMP　170
ITT 解析　200
IVC 法　23

J/ART　222
JANIS　292
JHFA マーク　184

Kefauver-Harris (K-H) 修正法　367
KJ 法　458

LABA　268
LBDD　11

LC-MS　25
LDL-C　260
LES　250
Lipinski's Rule of 5　10
LNA　48
LPA　62
LPL　104
LTRA　268

M 細胞　103
M-CSF　85
M/P 比　228
MAE　384
MBC　287
MCQ　452
MD　33
MD 試験　58, 331
MedDRA　378
MedDRA/J　222
MEDIAS　150
MEDLINE　197
MEP 経路　19
MIC　287
miRNA　44, 48
MPC　287
mRNA 前駆体　43
mRNA ディスプレイ法　23
MRSA　284
MS/MS 装置　25
MS/MS 法　30
MTD　278
mtDNA　81
mTOR 阻害薬　133

N 型糖鎖　64
N95 マスク　291
N 結合複合型糖鎖　129
NAPLEX　466
NAPQI　79
NCCN ガイドライン　276
ncRNA　43
NDA　360
NDAID　280
NDM-1　285
NDP 医療安全プロジェクト　170
NDP 分類　172
NERD　272
NF-κB　109, 111
NIOSH　171
NISPC　208
NK 細胞　129
NNT　201
NOE　18
non-dippere　266
NONMEM　369
NR　185
NR・サプリメントアドバイザー　185
NSAID (s)　87, 92, 270, 275
NST　202

O 型糖鎖　64

OD 錠　177
ODA　249
OOPD　390
OS　276
OSCE　444, 452, 453, 461
OSCE 評価者　453
OTC ニコチン製剤　192
OTC 薬　178, 182, 188

p 値　374
PAF　61
PAI-1　90, 246
PAM　119
PAMP　99
PBL　450
PC　189
PCA　119
PCT　203
PD　278, 287, 370
PDB　31
PDBj　31
PDCA　162
PDCA サイクル　154, 157
PDUFA　390
PECO　199
PEG　52, 146, 252
PEG-ADA　144
PEGJ　252
PET　27, 55
PET/SPECT　28
PFS　276
PG 製剤　93
PGx　278
PIVKA　269
PK　278, 287, 336, 369
PK-PD　278, 287, 369
PK-PD シミュレーション　371
PLCM　177
PM　243
PMDA　194, 196, 197, 221, 359, 364
PMS　195, 357
PNA　48
PNP　460
POMR　215, 217
POS　215, 217
POTELLIGENT®　129
PPARα　89
PPARγ　89
PPI　32, 93, 272
PPN　251
PPP　341
Pre-mRNA　43
PRR　99
PS　279
PSUR　358
PT　269
PT-INR　269
PTEN　111
PTEN 遺伝子　109

QALY　345

QOL　431, 432

RANKL　86
RaPID システム　24
RCA　162
RCT　186, 198, 200
RE　272
RET 遺伝子　108
RevMate®　227
RID　228
RNA アプタマー　44
RNA 干渉　146
RNA 工学　44
RNA サイレンシング　48
RNA スプライシング　42
RNA と疾病　43
RNA ワールド　43
RNAi　49, 50
RSI　388
RTP　250
Rule of 3　10

S1P　62
SABA　267
SBDD　11, 31
SBMP　328
SBP-DBP 差　266
scaffold 化合物　11
SCID-X1　144
secologanin　20
SELEX（法）　45, 46
SERM　86
SGA　249
SGD　449, 457
SHEL モデル　162
siRNA　48, 146
SMAC　189
SMANCS　52
SMO　392
SMON　220
SNALP　146
SNP　68, 70, 116, 241
snRNA　43
SPECT　27, 55
STAT3　109
SVM　119

TAM　287
TBM　32
TDM　224, 246
TDS　191
TERMS®　227
Th2 細胞　106
TIS　227
TK　336
TLR　99
TNF-α　90
TNF-α 阻害薬　135
TNM 分類　279
TPN　251
TQM　172

TR　307
TTS　52, 54

UGT1A1　242
UICC　279
UMIN　305

VAG　177
VAS　200
VEGF　108, 128, 135
VEGFR 阻害薬　132
VHL 遺伝子　108
VNTR　241
von Harnack の表　230

WHO 方式 3 段階除痛ラダー　280
WHO Drug　378
WMA　379

X 線結晶構造解析　18

YLD　346
YLL　346

Z' 値　12

ア

アイスブレーキング　458
アウトカム　158
アウトカムリサーチ　321
アクアポリン　38
アクシデント　162
アクティブターゲティング　52
アゴニスト　34
アサーション　437
アスコルビン酸　14
アスピリン　17
アセチルコリンエステラーゼ　95
アセトアミノフェン　79, 280
アダプティブデザイン　374
アディポサイトカイン　89
アディポネクチン　89
アデノウイルスベクター　144
アデノシンデアミナーゼ欠損症　143
アデノ随伴ウイルスベクター　143
後追いブリッジング　326
アドヒアランス　215, 439
アドレス部分　2
アナンダミド　63
アバタセプト　136
アプタマー　50, 71
アプタマー医薬　46, 49
あへん　422
アポ状態　31
アポトーシス　82
アミノアシル tRNA 合成酵素　23
アミノ酸経路　19
アミロイド仮説　97
アミロイド β　96
アムホテリシン B　240
アメリカ合衆国の薬学教育　465

2-アラキドノイルグリセロール　63
アラキドン酸　59
アルコアの原則　376
アルツハイマー病　95
アレルギー反応　221
アレル頻度　241
アロプリノール　239
アンジオテンシン II 受容体拮抗薬　265
安全性情報　321
安全性定期報告　357
安全性薬理試験　334
安全対策業務　428
安全の科学　387
アンタゴニスト　34
アンチセンス医薬　46
アンチセンス核酸　50
安定性試験　176
アンメット・メディカルニーズ　340
暗黙知　439

イ

イエローペーパー　197
医学教育者のためのワークショップ　457
医学雑誌編集者国際委員会　381
医学中央雑誌　197
育薬　194
医行為　415
医師　415
医事関係法規　413
医師主導型治験　298, 303, 317
胃食道逆流症　272
イソプレノイド経路　19
イソプレノイド則　19
イソプレン　19
痛みの教室　203
一塩基多型　70, 241
1 型糖尿病　253
一次代謝　19
一重項酸素　13
一酸化窒素　13
イットリウムイブリツモマブチウキセタン　135
一般医療機器　407
一般化可能性　372
一般拠出金　427
一般薬理試験　334
一般用医薬品　178, 182, 188, 408
イディオシンクラシー　120
遺伝暗号リプログラミング法　22
遺伝子改変動物　121
遺伝子診断　241
遺伝子多型　116, 241
遺伝子治療　143
遺伝子導入ベクター　143
遺伝子発見　36
遺伝子発現プロファイル　37
胃内 pH　229
異病同治　295
異物解毒システム　115
イマチニブ　131

医薬基盤研究所　389
医薬品　178, 406, 426
　　──の適応外使用　352
　　──のライフサイクル　320
医薬品安全管理責任者　160
医薬品安全性評価　119
医薬品安全対策情報　195, 197
医薬品医療安全管理　163
医薬品医療機器総合機構　197, 359, 389
医薬品医療機器総合機構法　425
医薬品・医療機器等安全性情報　197
医薬品・医療機器等安全性報告制度　221
医薬品インタビューフォーム　196
医薬品開発　338
医薬品管理　152
医薬品購入費　152
医薬品情報　194
医薬品適正使用　245
医薬品添付文書　196
医薬品等の広告　409
医薬品販売業　408
医薬品副作用被害救済制度　222, 427
医薬部外品　406
医薬分業　400
医療安全管理室　160
医療安全管理責任者　160
医療安全管理体制　159
医療過誤防止対策　170
医療関連感染　203, 289
医療機器　406
医療経済　151
医療施設数　399
医療人倫理　442
医療制度　399
医療と経済　402
医療の質・安全学会　172
医療法　413
医療保険関係法規　417
医療保険制度　400, 417
医療用医薬品　182, 187
『医療用医薬品品質情報集』　177
医療用漢方エキス製剤　296
医療倫理　433
陰イオン交換樹脂　261
インシデント　162
インシデント・アクシデントレポート　161
インスリンアナログ製剤　256
インスリン持続皮下注入法　257
インスリン抵抗性改善薬　254
インスリン分泌促進薬　254
インスリン療法　256
インターフェロン　247
インドネシアの薬学教育　465
インドの薬学教育　464
院内感染　203, 289
院内巡視　160
インフォームド・コンセント　430, 434
インフリキシマブ　87, 128, 135

ウ
ウイルスベクター　143
植込み型除細動器　167
運動障害　234

エ
エイコサノイド　59
エイズ　428
エイズ訴訟　220
栄養アセスメント　249
栄養機能食品　183
栄養サポートチーム　202
栄養情報担当者　185
栄養スクリーニング　249
栄養療法　249
液体クロマトグラフィー質量分析計　25
壊死性抗悪性腫瘍薬　168
エジンバラ改訂　380
エストロゲン製剤　86
エストロゲン補充療法　86
エゼチミブ　262
エタネルセプト　135
エピジェネティクス　117
エビデンス　157, 186
エフェクター機能　126
エフェドリン　17
エベロリムス　133
エリスロポイエチン　108
エルロチニブ　132
エレクトロポレーション　146
嚥下障害　234
炎症性抗悪性腫瘍薬　168
炎症反応　107
エンドポイント　200, 348, 350

オ
オキシコドン　239, 281
オスキー　444
オーストラリアの薬学教育　465
オーダーメイド医療　241
オッズ比　201
オーバービューパス　154
オピオイドローテーション　282
オーファンGPCR　35
オーファンドラッグ　389, 407
オーファンメディカルデバイス　407
オフターゲット効果　47, 49
オマリズマブ　136
オミックス　68, 72
オミックス医学(医療)　74
オミックス情報　73
オミックス創薬　75
オールインパス　154
オレンジブック　177
卸売販売業　408

カ
外因性民族差　325
介護サービス　420
介護支援専門員　420
介護専門員　419
介護保険法　419
概日リズム　245
改正薬事法　303
開発危険の抗弁　398
化学療法　276
かかりつけ薬局　401
鍵と鍵穴　31
核オーバーハウザー効果　18
核酸アナログ　46
核酸医薬(品)　46, 70, 146
核磁気共鳴　18
覚せい剤　423
覚せい剤取締法　423
拡張アンサンブル法　33
拡張型単回投与毒性試験　332
核内受容体　91, 114, 117
化合物ライブラリー　10, 18
苛酷試験　176
過酸化水素　13, 82
加速試験　176
カタラーゼ　14
活性酸素　13, 81
家庭麻薬　422
カテーテル関連血流感染症　250
過敏性　221
カリウム製剤　165
簡易懸濁法　234
がん遺伝子　108, 140
肝炎の治療　274
がん化　108
がん幹細胞　113
看護師　415
看護師数　399
幹細胞　138
肝細胞増殖因子　275
観察記録　462
患者アウトカム　158
患者基本情報　217
患者情報　217
患者適応型パス　154
患者特異的パスウェイ　76
肝性脳症　250
関節リウマチ　87
感染経路別予防策　289
感染症　284
感染症拠出金　427
完全静脈栄養法　251
感染制御　289
感染制御専門薬剤師　203
感染制御チーム　203
感染制御認定薬剤師　203, 210
感染対策委員会　292
感染対策チーム　292
感染防止対策加算　292
感染リスク　291
肝臓がん　274
がん治療　204, 276
カンナビノイド受容体　63
漢方(医学)　20, 293
漢方治療　293

漢方薬　293
がん抑制遺伝子　108, 144
管理医療機器　406
管理薬剤師　408
緩和医療　280
緩和ケア　431
緩和ケアチーム　203

キ

機械学習手法　37
規格基準型　183
規格基準型特定保健用食品　184
規格試験　175
器官形成期　228
気管支喘息の治療　267
疑義照会　412
帰結主義　435
気・血・水　294
危険な医薬品　171
危険薬誤投与防止対策　172
危険薬剤　170
機構法　425
キサンチンオキシダーゼ　14
希少疾病用医薬品・医療機器　389, 407
希少難治性疾患　341
キシロカイン　165
規制科学　386
規制当局　359
キナーゼ型受容体　34
キニーネ　17
機能性 non-coding RNA　41
機能性 RNA　41
キノホルム　220
帰無仮説　374
キメラ抗体　128
偽薬　373
逆遺伝学　121
逆流性食道炎　272
客観試験　462
客観的データアセスメント　249
客観的臨床能力試験　452, 461
吸入ステロイド薬　268
教育評価　460
教育ワークショップ　458
強オピオイド鎮痛薬　281
強化インスリン療法　257
教師付き分類　119
許可医薬品　426
許可生物由来製品　426
局在予測　36
拠出金　427
虚証　294
居宅介護支援事業者　420
筋萎縮性側索硬化症　96
禁煙外来　191
禁煙活動　190
禁煙疑似商品　193
禁煙支援　191
禁煙治療　191
禁煙プログラム　191
緊急安全性情報　195, 197

筋ジストロフィー　67

ク

空気感染予防策　289
薬と食品との相互作用　166
クラスタリング　119
グリコサミノグリカン　65
グリコシダーゼ　66
クリティカルインディケーター　154
クリニカルクエスチョン　317
クリニカルパス　154
グリーンケミストリー　4
グリーン・サステイナブル・ケミストリーネットワーク　4
グルタチオンペルオキシダーゼ　14
グループ学習　449
クロノポンプ　246
クロマトグラフィー　25
クロロキン網膜症　220

ケ

ケアプラン作成機関　420
ケアマネージャー　420
経口血糖降下薬　254
蛍光プローブ　27
経口免疫寛容　105
経細胞輸送　115
形成的評価　460
傾聴　437
経腸栄養法　252
経皮薬物送達システム　52, 54
劇物　424
ケージド化合物　7, 9
化粧品　406
ケース・コントロール研究　200
血圧日内変動　265
血圧モニタリング　264
血液脳関門　117
血管外漏出のリスク因子　169
血管障害　168
血管内皮増殖因子　108, 128
血管病　57
結合定数　18
血小板活性化因子　61
血清アルブミン　250
血清脂質　258
血中濃度　223
ゲノム　68
ゲノム医学　73
ゲノム創薬　68
ゲフィチニブ　132
ケミカルゲノミクス　6
ケミカルジェネティクス　6
ケミカルスペース　10
ケミカルバイオロジー　6
ゲムツズマブオゾガマイシン　134
ケモインフォマティク　9
原因許可医薬品　428
研究倫理　442
健康食品　182
健康日本 21　187

検査値　225
研修認定薬剤師　209
検出力　374
検証的試験　374
現物支給　417

コ

コアフコース　129
降圧治療　264
降圧薬　263
高額療養費　417
抗がん剤（薬）　276
　——のメガトライアル　316
抗がん剤副作用死の救済　428
後期高齢者　419
後期高齢者医療制度　400
後期高齢者医療費　405
抗凝固薬　163
抗凝固療法　269
抗菌薬　286
口腔内崩壊錠　177
高血圧診療ガイドライン　263
高血圧の治療　263
抗血小板薬　163
抗原提示　101
高水準消毒薬　290
合成高分子ポリエチレングリコール　52
向精神薬　168, 421
　——の免許　422
向精神薬小売業者　422
向精神薬処方せん　422
抗生物質　17
厚生労働省院内感染サーベイランス　292
構造活性相関　18
高速液体クロマトグラフィー　25
酵素触媒　4
酵素阻害物質　17
抗体依存性細胞傷害作用　128
抗体医薬　126, 131
抗体産生細胞　104
公知申請　355
抗てんかん剤　224
後天性免疫不全症候群　428
口頭試験　462
高度管理医療機器　406
高尿酸血症　115
後発医薬品　151, 174, 404
交絡　367, 372
高齢者総合的機能評価　233
高齢者の医療の確保に関する法律　419
高齢者の薬物治療　232
コキシブ系薬剤　275
国際共同治験　311
国際先天異常監視機構　226
国際 HapMap 計画　70
国民医療費　402
国民皆保険制度　148
国民健康保険　400
国立健康・栄養研究所　185
55 年通知　354

個人情報の保護　398
コーチゾール　247
骨芽細胞　85
骨基質タンパク質　85
骨吸収　85
骨形成　85
骨粗鬆症　86
骨リモデリング　85
個別化薬剤投与　76
個別化薬物治療　224
個別許可型　183
コホート研究　200
コミュニケーション　436, 442
コモン・テクニカル・ドキュメント　364
混合診療　149
コンディショナルノックアウト　123
コントローラー　268
コンパッショネート使用　352
コンビナトリアルケミストリー　9, 18
コンビナトリアル合成　7
コンピュータ支援薬物設計　8
コンプライアンス　438

サ

催奇形情報サービス　226
催奇形性　226
再教育研修　411
細菌芽胞　290
細菌細胞　286
最近接塩基対モデル　47
サイクロスポリンA　22, 24
剤型追加　322
再興感染症　284
再構成無細胞翻訳系　23
最小殺菌濃度　287
最小発育阻止濃度　287
再審査　358
再生医療　138
在宅静脈栄養法　251
サイトカイン遺伝子　144
再評価　358
細胞小器官　81
細胞動態の日周リズム　246
細胞内シグナル伝達分子　110
細胞内ターゲティング　54
サーカディアンリズム　245
酢酸—マロン酸経路　19
坐剤　231
サプリメント　182
サプリメントアドバイザー　185
サマーセットウエスト改訂　380
サリドマイド胎芽病　226
サロゲートマザー　432
三陰三陽　294
参加型学習　449
酸化ストレス　15, 84
350点業務　212
酸分泌抑制薬　93

シ

ジアゼパム　231
シアル酸アルドラーゼ　5
ジェネリック医薬品　151, 153, 174
シオムス　383
時間制御型DDS　244
時間治療学　244
時間薬剤学　244
時間薬理学　244
色素内視鏡検査　272
シキミ酸経路　19
シグナル伝達　110
シグナル分子　34
シグナルペプチド　36
シグネチュア　74
シクロオキシゲナーゼ　59, 275
ジクロフェナク　270
試験管内人工進化法　46
ジゴキシン　238
自己免疫性疾患　105
自殺遺伝子　144
脂質異常症の治療　258
脂質メディエーター　59
システム創薬　75
システムパソロジー　74
システム分子医学　74
次世代創薬　37
事前学習　454
自然免疫　98
ジソピラミド　239
疾患関連遺伝子　123
疾患修飾性抗リウマチ薬　87
疾患トランスクリプトーム　74
疾患プロテオーム　74
実験計画法　366
実施医療機関　392
実証　294
実践プロセス　199
実地試験　462
質調整生存年　345
疾病リスク低減表示特定保健用食品　184
実務実習　441, 443, 448, 454
実務実習記録　455
実務実習モデル・コアカリキュラム　441, 454
質量分析　18, 25
指定医薬部外品　406
指定薬物　407
シーディスク　378
指定第二類医薬品　179
至適濃度域/中毒域　225
シード化合物　17
シトクロムP450　229, 241, 269
市販後調査　357
市販薬　187
ジヒドロピリミジンデヒドロゲナーゼ　246
脂肪細胞　88
シミュレーションテスト　462
ジメチルスルホキシド　11
弱オピオイド鎮痛薬　281
自由エネルギー　33
自由行動下血圧測定　264
就寝前軽食摂取療法　250
充足されていない治療ニーズ　340
重篤副作用疾患回避マニュアル　221
終末期医療　432
従来インスリン療法　257
主観的包括的アセスメント　249
宿主細胞　286
手指消毒　291
樹状細胞　100, 103
主成分分析　119
出生前診断　431, 432
ジュネーブ宣言　379, 434
守秘義務　434, 435
腫瘍関連抗原　107
主要評価項目　348
腫瘍崩壊性ウイルス　144
腫瘍マーカー　67
循環器疾患治療薬のメガトライアル　315
証　294
障害調整生存年　346
消化器がん　274
消化器疾患の治療　272
消化性潰瘍　92
消化性潰瘍ガイドライン　273
償還払支給　417
『傷寒論』　294
小グループ討議　449, 457
条件付き特定保健用食品　184
消失半減期　224
症状モニタリング　225
小腸コレステロールトランスポーター阻害薬　262
消毒薬　290
小児の薬物療法　229
小児薬用量　230
承認ラグ　298, 300
上皮細胞間リンパ球　104
消費者庁　184
上皮増殖因子受容体　132
情報提供義務　412
静脈炎　168
生薬　20, 293
症例報告書　377
食後高血糖改善薬　254
食品衛生法第4条　182
食物アレルギー　105
助産師　415
助産所　414
ジョハリの窓　436
徐放性テオフィリン薬　268
処方せん　412
処方せん医薬品　181
腎機能障害者の薬物療法　236
腎機能の推定　237
ジンクフィンガーヌクレアーゼ法　125
神経再生　140

472　索引

神経変性疾患　95
新興感染脈　284
人工多能性幹細胞　140
審査報告書　360
新生児・乳児期の薬物動態　229
申請ラグ　298, 299, 324
心臓移植　431
ジーンターゲティング法　121, 124
真のエンドポイント　201, 349
新モッシャー法　19
新薬　298, 359
　　──の承認審査に関する情報　194
新薬剤師養成問題懇談会　443
新薬創出・適応外薬解消等促進加算　356
診療群分類　151
診療所　413
診療報酬　148
新六者懇　443

ス

スイッチOTC薬　181
水溶性基剤　231
スクリーニング　10, 12
スタチン　261
スタチン類　17
スタンダードプリコーション　289
ステーション　453
ステルスリポソーム　52
ステロイド薬　87
スニチニブ　132
スーパーオキシド　13
スーパーオキシドアニオンラジカル　82
スーパーオキシドディスムターゼ　82
スーパーオキシド不均化酵素　14
スフィンゴシン1-リン酸　62
スプリット・プール合成法　22
スポルディング　291
スモールグループディスカッション　449, 457
スモン　220

セ

制御性T細胞　105
生合成経路　19
製造販売後調査　357
製造物責任法　397
生体膜　34
生体リズム　244
生体レドックス　15
生物医学研究倫理　383
生物学的製剤　87, 126
生物学的同等性試験　176
生物由来製品　407, 426
生物由来製品感染等被害救済制度　427
生命(生活)の質　430
生命の神聖性　430, 433
生命倫理　442
生命倫理学　433
生理活性物質　111
生理機能の低下　232

世界医師会　379
世界同時開発　326
セカンダリーエンドポイント　348
セカンドオピニオン　430, 432
セツキシマブ　134
接触感染予防策　290
絶対配置　18
絶対リスク減少率　201
セファロスポリン　17
セリンスレオニンキナーゼ　133
セルフケア能力　234
セルフメディケーション　187
前期高齢者　419
全原子モデル　33
全人的痛み　203
全身免疫系　103
全生存期間　276
喘息教室　205
喘息治療　267
選択的エストロゲン受容体作動薬　86
選択的スプライシング　43
先天異常モニタリング　226
先天性遺伝子疾患　144
先発医薬品　174
専門職間連携教育　451
専門薬剤師　207, 292

ソ

総括的評価　460
臓器移植　431, 432
早期体験学習　455
早期探索的臨床試験　331
増分費用効果比　345
創薬　194
創薬科学教育　442
創薬シード　17
側鎖アミノ酸　250
測定法　225
粗視化モデル　33
速乾性手指消毒薬　291
ソフトなエンドポイント　350
ソラフェニブ　133
ソリブジン事件　221

タ

第一類医薬品　179, 408
第一種向精神薬　421
第1種の過誤　374
退院指導　214
退院時服薬指導　218
第三者評価　444
第三種向精神薬　422
第三類医薬品　179, 408
大衆薬　178
体性幹細胞　138
代替エンドポイント　349
体内時計　245
第二種向精神薬　421
第2種の過誤　374
第二類医薬品　179, 408
タイの薬学教育　463

大麻　422
対面助言・治験相談　394
代用のエンドポイント　201
代理出産　430, 432
対立仮説　374
代理母　430, 432
ダイレクトOTC薬　181
台湾の薬学教育　464
タウリン修飾　83
多剤耐性遺伝子　144
多剤併用　234
ダサチニブ　132
多重エンドポイント　350
タスクフォース　456
多能性幹細胞　124
タバコ　190
　　──の依存性　191
ダブル・ダミー法　373
ターミナルケア　431
単一光子放射断層撮影　55
タンデム質量分析計　25
タンパク質の立体構造　31
単盲検試験　373

チ

地域医療　442
地域医療支援病院　414, 416
チェックリスト　462
治験　195
治験協力者　393
治験コーディネーター　393
治験実施体制　391
治験審査委員会　394
治験相談　360
知識データベース　37
チーム医療　202, 442
中医学　293
中国の薬学教育　464
中毒反応　221
腸管関連リンパ組織　103
腸管粘膜免疫系　104
長期保存試験　176
超高速HPLCシステム　26
長時間作用性吸入β_2刺激薬　268
治療アクセス権　380
治療遺伝子　75
治療効果判定　234
治療の標準化　157
治療必要数　201
治療満足度　342
鎮痛補助薬　282

テ

手洗い　291
低血糖　257
ディジソーム　76
低分子RNA　41
低分子シグナル伝達阻害剤　110
テオフィリン　230
適応外使用　354
適応外の薬剤　230

適応拡大　321
テゾミブ　133
データのコード化　377
データマネージメント　376, 392
テムシロリムス　133
テューター　450, 451
テュートリアル PBL　450
テーラーメイド医療　241
テルペノイド　19
電子症例報告書　377
転写因子　111, 114
天然物　17
　　──の構造決定　18
　　──の生合成　19
天然物化学　17
店舗販売業　180, 408

ト

統一死亡判定法　431
糖化反応　65
統計的仮説検定　374
糖鎖機能　64
糖鎖合成関連遺伝子　66
糖鎖修飾　64
糖鎖制御技術　129
透析患者　238
糖タンパク質糖鎖合成障害疾患　67
糖タンパク質品質管理　65
糖転移酵素　66
糖尿病教室　205
糖尿病の治療　253
同病異治　295
登録販売者　181
トキシコキネティクス　336
トキシコゲノミクス　118
特異免疫　101
特殊疾病　409
特殊ペプチド　22
特殊ペプチド医薬・薬剤探索　24
毒性学的パスウェイ解析　120
毒性発現機序　118
毒性評価　79
ドクターレター　197
特定機能病院　414, 416
特定生物由来製品　407
特定毒物　424
特定保健用食品　183, 188
特定保守管理医療機器　407
特定薬剤治療管理料　225
毒物　424
毒物動態　336
トクホ　183, 188
トクホマーク　184
トコフェロール　14
閉じた質問　438
トシリズマブ　136
トータルペイン　203
ドッキング　32
ドッキングシミュレーション　37
ドライシロップ剤　231
トラスツズマブ　134

ドラッグデリバリーシステム　50, 51
ドラッグラグ　298, 311
トランスクリプトミクス　119
トランスジェニック動物　121
トランスポーター　114, 242
トランスレーショナルリサーチ　307
トレーサー実験　19
トロンボキサン　61

ナ

内因性民族差　325
内視鏡的胃瘻造設術　252
内視鏡的逆行性胆膵管造影　272
内視鏡的止血術　272
内視鏡的食道静脈瘤結紮術　272
内視鏡的食道静脈瘤硬化療法　272
内視鏡的粘膜下層剥離術　272
内視鏡的粘膜切除術　272
内視鏡的ポリペクトミー　272
内臓脂肪　88
内臓脂肪症候群　187
ナタリズマブ　136
ナノマテリアル　54
軟膏　231

ニ

2型糖尿病　253
2課長通知　354
ニコチン　190
ニコチン依存症管理料　191
ニコチン置換法　191
ニコチン離脱症状　193
2次元展開法　459
二次代謝　19
二重盲検試験　373
24時間血圧モニタリング　264
日本健康・栄養食品協会　184
日本薬剤師研修センター　444
日本薬局方　406
日本臨床栄養協会　185
入院調剤技術基本料　212
ニュー JHFA マーク　184
ニュージーランドの薬学教育　465
ニュルンベルク綱領　380
ニロチニフ　132
認定禁煙支援薬剤師　193
認定実務実習指導薬剤師　209, 443, 455
認定薬剤師　209, 292
妊婦・授乳婦専門薬剤師制度　228
妊婦・授乳婦の薬物治療　226

ネ

熱ショックタンパク質　93
粘液層　104
粘膜固有層　104
粘膜固有層内リンパ球　104
粘膜上皮細胞層　104
粘膜免疫　103
粘膜ワクチン　106

ノ

ノイラミニダーゼ　2
脳死　431, 432
ノックアウトマウス　122
ノンコンプライアンス　223

ハ

バイオイメージング　6
バイオ医薬品　53, 310, 328
バイオインフォマティクス　34, 36
バイオコンジュゲート　53
バイオシミラー　328
バイオスタティスティクス　366
バイオセンサー　29
バイオバンク　243
バイオマーカー　80, 118
配合変化　167
胚性幹細胞　138
配置販売業　181, 408
ハイドロダイナミクス法　146
ハイブリドーマ法　126
ハイリスク薬　170
ハイリスク薬管理　160, 214
ハインリッヒの法則　162
パーキンソン病　96
破骨細胞　85
播種性血管内凝固　269
バシリキシマブ　136
橋渡し研究　307
パスウェイ特異的個別化投薬　76
バズ・セッション　451
パターン認識レセプター　99
バーチャルスクリーニング　31
発がん作用　190
パッシブターゲッティング　52
ハードなエンドポイント　350
パニツムマブ　134
パフォーマンスステータス　279
ハプロタイプ　116
バリアンス分析　158
バンコマイシン　238
ハンチントン病　96

ヒ

ビアーズ基準　171
ヒアルロン酸　87
非ウイルスベクター　143
非壊死性抗悪性腫瘍薬　169
非オピオイド鎮痛薬　280
比較可能性　372
比較モデリング　37
非教師付分類　119
非言語的コミュニケーション　437
非ステロイド系消炎鎮痛薬　87
ビスホスホネート　86
ビタミン　183
ヒトアクアポリン1　39
ヒトアドレナリン受容体　38
ヒトインスリン　256
ヒト化抗体　128

ヒトゲノム計画　68, 70
ヒト抗体　128
ヒト抗体産生マウス　128
ヒト免疫不全ウイルス　220
ヒドロキシルラジカル　13, 82
非びらん性胃食道逆流症　272
非フコース抗体　129
ヒポクラテスの誓い　433, 435
被保険者　418
非翻訳領域　42, 45
飛沫感染予防策　290
肥満　88
肥満マウス　91
肥満ラット　91
日めくり式パス　154
非メバロン酸経路　19
非盲検試験　373
ヒューマニズム　442
病院実習　454
病院等の定義　413
病院・薬局実務実習地区調整機構　443
評価科学　386
評価指標　199
費用効果分析　345
費用効用分析　346
被験者保険　400
標準治療　278
標準模擬患者　453
標準予防策　289
標治療法　295
評定尺度　462
標的タンパク質　23
費用便益分析　346
日和見感染　284
開いた質問　438

フ

ファカルティデベロップメント　457
ファージディスプレイ法　22
ファシリテーター　450, 451, 456
ファーマコゲノミクス　119
ファーマコメトリクス　371
ファーマシューティカルケア　212
ファーマシューティカルコミュニケーション　438
ファモチジン　238
ファルマコキネティクス　336
フィッシュ・ボウル　451
フィードバック　438
フィブラート系薬剤　262
フェニルプロパノイド　20
フェンタニル　282, 304
フォーカストライブラリー　11
フォールド認識　32
フォワードケミカルジェネティクス　6
フォン・ヒッペル・リンダウ遺伝子　108
付加価値型ジェネリック医薬品製剤　177
付加給付　417
付加拠出金　427

複合エンドポイント　350
副作用（薬の）　220, 426
副作用（漢方薬の）　295
副作用・感染症報告制度　357
副作用拠出金　427
副作用情報　385
副作用被害救済制度　181
副作用マネジメント　277
副作用モニタリング　215
副次反応　221
副次評価項目　348
服薬アドヒアランス　215
服薬管理　234
服薬指導　212, 277
服薬指導（漢方薬の）　295
服薬不遵守　223
フードラッグ　378
部品・原材料製造業者の抗弁　398
普遍的予防策　289
プライオリティ・メディシン　340
プライマリーエンドポイント　348
プライマリーケア　189
フラグメントアセンブリ法　32
フラジェリン　99
プラスミド DNA　145
プラスミノーゲンアクチベーターインヒビター I　246
プラセボ　373, 380
フラミンガムスタディ　259
ブランド医薬品　174
ブリッジング試験　324
ブリッジング戦略　311, 326
フリーラジカル　13
プレアボイド　216, 222
フレキシザイム　23
フレキシブル無細胞翻訳系　23
プロスタグランジン　59
プロスタサイクリン　60
プロセス化学　3
プロチョイス　431
プロテアソーム阻害薬　133
プロテオミクス　68
プロドラッグ　2
プロトロンビン時間　269
プロトロンビン時間国際標準比　269
プロトンポンプ阻害薬（剤）　93, 272
プロブコール　262
プロライフ　431
分光分析　18
分子イメージング　27, 55
分子クラウディング　48
分子シミュレーション　31, 32
分子動力学　33
分子動力学シミュレーション　40
分子ドッキング　31
分子ネットワーク同定法　75
分子標的治療薬　131, 243, 278
分子プローブ　28, 55
分子力場　33
分泌型 IgA　104

ヘ

平均的在院日数　150
平衡速度定数　371
米国薬物安全使用協会　170
ベイジアン最小二乗法　224
ヘテロプラズミー　83
ペニシリン　17
ベバシズマブ　135
ペプチド医薬品　21
ペプチド創薬　21
ペプチドライブラリー　24
ヘリコバクター・ピロリ菌　92
ヘリックス領域予測　36
ヘルシンキ宣言　379, 383, 434
ベルモントレポート　434
変形性関節症　87

ホ

包括的呼吸リハビリテーションチーム　204
防御因子　93
防御因子増強薬　93
芳香族アミノ酸　250
防除用医薬部外品　406
法定給付　417
母系遺伝　83
保健機能食品　182
保険給付　149, 417
保健師　415
保険者　417
ポジトロン CT　29
ポジトロン断層法　55
母集団パラメータ　224
母集団薬物動態　369
ホストマザー　432
ホスピス　432
ホスピスケア　431
ホスホリパーゼ A_2　59
ホスホリパーゼ C　59
補体依存性細胞傷害作用　128, 134
ポートフォリオ　455
母乳保育　228
ポピュレーション PK　369
ホメオスタシス機構　245
ホモロジーモデリング　11, 32
ポリグルタミン病　97
ポリケチド　19
ボリノスタット　133
ポリプレックス　145
ホロ状態　31
本治療法　295

マ

マイクロ RNA　42
マイクロインジェクション法　121
マイクロドーズ臨床試験　58, 307, 331
マイクロプレート　12
膜貫通 α ヘリックス　34
マクジェン®　46, 70
膜受容体　34, 38

膜タンパク質　34
末梢静脈栄養法　251
麻薬　168, 421
　　――の免許　421
麻薬及び向精神薬取締法　421
麻薬小売業者　422
麻薬指導加算　214
麻薬処方せん　422
麻薬性鎮痛薬　281
マルチキナーゼ阻害薬　131
マレーシアの薬学教育　465
慢性骨髄性白血病　131
慢性腎臓病　236, 250
慢性腎不全指導教室　205
慢性閉塞性肺疾患　204

ミ

ミカエリス-メンテン式　114
ミサイル療法　52
未承認薬　352
　　――のコンパッショネート使用　253
見捨てられた疾患　341
ミトコンドリア　81
ミトコンドリア病　83
ミネラル　183
脈圧　266
民間薬　20

ム

無作為化比較試験　198, 200
無作為割付臨床試験　186
無承認薬　352
無増悪生存期間　276

メ

メガトライアル　315
メタアナリシス　200
メタボリックシンドローム　88, 187
メタボロミクス　77
メタボローム解析　77
メチシリン耐性黄色ブドウ球菌　284
メッセージ部分　2
メディシナルケミストリー　2
メドラ　378
メバロン酸経路　19
メラトニン　247
免疫監視　107
免疫抑制剤　17, 224

モ

盲検化　373
網羅的遺伝子発現解析　119
模擬患者　438, 453
モチーフ　36
モルヒネ　17, 239, 281
問題解決型学習　450
問題解決過程　217
問題志向型診療記録　217

ヤ

薬害　220

薬学教育　440, 454, 463
薬学教育改革　440
薬学教育カリキュラムを検討する協議会　445
薬学教育者のためのワークショップ　457
薬学教育評価機構　444
薬学教育モデル・コアカリキュラム　441, 445
薬学共用試験　444, 452
薬学的管理指導計画　216
薬剤応答性　116
薬剤管理指導業務　207, 212, 217
薬剤管理指導料　207
薬剤経済学　344
薬剤経済評価　344
薬剤貢献度　342
薬剤師　408, 413, 419
　　――の任務　410
薬剤師綱領　396
薬剤師国家試験　440, 444
薬剤師再教育制度　411
薬剤師数　399
薬剤師認定制度認証機構　444
薬剤師法　410
薬剤師免許　410
薬剤・食品相互作用　270
薬剤師倫理規定　397, 434
薬剤性腎障害　240
薬剤耐性菌　284
薬剤料比率　403
薬事関係法規　410
薬事法　182, 189, 396, 406
薬事法改正　178
薬品名類似　164
薬物間相互作用　115
薬物血中濃度測定　223
薬物相互作用　166
薬物代謝酵素　241
薬物治療モニタリング　224
薬物動態　114
薬物動態学　223
薬物動態学的アプローチ　224
薬物動態パラメータ　225
薬物トランスポーター　115
薬物の母乳移行性　228
薬物有害反応　220
薬物輸送担体　241
薬物乱用　423
薬物療法の経済評価　153
薬方の証　295
薬理遺伝学　384
薬力学　223
薬力学的試験　176
薬局　180, 408
薬局医薬品　178
薬局実習　454
薬局製造販売医薬品　181
薬局調剤医療費　402
薬効コンパートメント　370

ユ

有害物質　190
誘導適合　31
郵便等販売　180
ユーザーフィー法　390
油脂性基剤　231
輸送駆動力　114
輸送タンパク質・イオンチャネル型受容体　35
ユニバーサルプリコーション　289
ユビキチン化　115

ヨ

要介護認定　420
溶出試験　175
要薬剤師薬　179
4年制基礎薬学教育　442

ラ

ライフサイクルマネージメント　320
ラニビズマブ　136
ラパチニブ　132

リ

利益相反　381
リガンド　34
力野分析　459
リグニン　20
リスク区分　179
リスクマネジメント　170
リスクマネージャー　160
リスボン宣言　379, 430, 433, 435
リゾホスファチジルイノシトール　63
リゾホスファチジルセリン　63
リツキシマブ　133
立体構造　18, 36
リバースケミカルゲノミクス　36
リバースケミカルジェネティクス　7
リビング・ウィル　432
リプロダクティブ・ヘルス／ライツ　435
リプロファイリング　11
リポキシゲナーゼ　61
リボザイム　50
リボスイッチ　45
リボソームディスプレイ法　23
リポタンパク　258
リポプレックス　145
リボホスファチジン酸　62
リボポリプレックス　145
療養の給付　418
緑色蛍光タンパク質　28, 56
リリーバー　267
リン酸コデイン　281
臨床研究に関する倫理指針　381
臨床試験　176, 307
臨床試験デザイン　372
臨床試験登録公開　381
倫理綱領　433, 435

ル

ルシフェラーゼ 56

レ

レギュラトリーサイエンス 386
レクチン 65
レジメン 166, 276
レスキュードーズ 283
レトロウイルス 139
レトロウイルスベクター 143
レニン-アンジオテンシン系阻害薬 236
レプチン 90
レボドパ 97
レンツ警告 226

ロ

ロイコトリエン 61
ロイコトリエン受容体拮抗薬 268
老化 84
老人医療費 405
老人保健法 419
老年症候群スパイラル 232
6年制薬学教育 440, 452
六病位 294
ロールプレイ 438
論述試験 462

ワ

和漢薬 20
ワークショップ 456
ワルファリン 269

編集者略歴

笠原　忠（かさはら・ただし）
1948年　栃木県に生まれる
1974年　東京大学大学院薬学系研究科修士課程修了
現　在　慶應義塾大学薬学部教授
　　　　薬学博士

木津純子（きづ・じゅんこ）
1952年　東京都に生まれる
1974年　共立薬科大学生物学科卒業
現　在　慶應義塾大学薬学部教授
　　　　薬学博士

諏訪俊男（すわ・としお）
1947年　栃木県に生まれる
1974年　東京教育大学大学院農学研究科修士課程修了
現　在　慶應義塾大学薬学部教授
　　　　薬学博士

新しい薬学事典　　　定価はカバーに表示

2012年6月25日　初版第1刷

編集者　笠　原　　　忠
　　　　木　津　純　子
　　　　諏　訪　俊　男
発行者　朝　倉　邦　造
発行所　株式会社　朝倉書店
　　　　東京都新宿区新小川町6-29
　　　　郵便番号　162-8707
　　　　電　話　03（3260）0141
　　　　FAX　03（3260）0180
　　　　http://www.asakura.co.jp

〈検印省略〉

© 2012 〈無断複写・転載を禁ず〉　　中央印刷・渡辺製本

ISBN 978-4-254-34029-7　C 3547　　Printed in Japan

JCOPY　〈(社)出版者著作権管理機構　委託出版物〉

本書の無断複写は著作権法上での例外を除き禁じられています。複写される場合は、そのつど事前に、(社)出版者著作権管理機構（電話 03-3513-6969、FAX 03-3513-6979、e-mail: info@jcopy.or.jp）の許諾を得てください。

◆ シリーズ医療薬学 ◆
医療薬学のミニマム・エッセンスを平易に解説したテキスト

東邦大 寺田勝英・慶應 福島紀子編著 シリーズ医療薬学 1 **医 療 薬 学 総 論** 36221-3 C3347　　B5判 144頁 本体3800円	医療を提供する一員である薬剤師の役割を解説。〔内容〕医療薬学の立脚点／医療提供の理念／医療提供制度／地域開局薬局における薬剤師の役割／病院・診療所における薬剤師の役割／医薬品の開発と統計学／医薬品の開発／薬学の成り立ち
千葉大病院 北田光一・東邦大 百瀬弥寿徳編 シリーズ医療薬学 2 **薬 物 治 療 学** 36222-0 C3347　　B5判 136頁 本体4000円	薬物教育における薬物治療学を，疾患を正しく理解し，どの薬物を選択するかを主眼に解説。〔内容〕序論／中枢神経，感覚疾患／循環，呼吸器，腎疾患，消化器，内分泌疾患／アレルギー，炎症，骨関節疾患／血液および造血器疾患／癌と悪性腫瘍
東邦大 後藤佐多良編著 シリーズ医療薬学 3 **病 態 生 化 学** 36223-7 C3347　　B5判 184頁 本体4700円	疾病と生化学の係わりについて平易に解説した教科書。〔内容〕オルガネラと疾病／タンパク質と疾病／酵素と病態／中間代謝(糖代謝・脂質代謝・アミノ酸代謝・ヌクレオチド代謝)と疾病／核酸と疾病／血液系の疾患／ホルモンと疾病／免疫と疾病
林 秀徳・渡辺泰裕編著 渡辺隆史・横田千津子・厚味巌一・小佐野博史・荻原政彦・江川祥子著 **薬学で学ぶ 病態生化学**（第2版） 34020-4 C3047　　B5判 280頁 本体5000円	コアカリに対応し基本事項を分かりやすく解説した薬学部学生向けの教科書。好評の前書をバイタルサインや臨床検査値などを充実させて改訂〔内容〕I編バイタルサイン・症候と代表疾患／II編臓器関連および代謝疾患の生化学と機能検査
前明治薬大 緒方宏泰編集 **医薬品開発ツールとしての 母集団PK-PD解析** —入門からモデリング&シミュレーション— 34026-6 C3047　　B5判 208頁 本体3800円	母集団PK-PD解析の手引き書。医薬品の薬物動態学，薬力学の解析を混合効果モデルにより行う。最も汎用されているNONMEMを使用し演習課題に取り組みながら，複雑な構造を有する混合効果モデルの概念を把握し，解析できるよう構成
医学統計学研究センター 丹後俊郎・阪大 上坂浩之編 **臨 床 試 験 ハ ン ド ブ ッ ク** —デザインと統計解析— 32214-9 C3047　　A5判 772頁 本体26000円	ヒトを対象とした臨床研究としての臨床試験のあり方，生命倫理を十分考慮し，かつ，科学的に妥当なデザインと統計解析の方法論について，現在までに蓄積されてきた研究成果を事例とともに解説。〔内容〕種類／試験実施計画書／無作為割付の方法と数理／目標症例数の設計／登録と割付／被験者の登録／統計解析計画書／無作為化比較試験／典型的な治療・予防領域／臨床薬理試験／グループ逐次デザイン／非劣性・同等性試験／薬効評価／不完全データ解析／メタアナリシス／他
富山医科薬科大学和漢薬研究所編 元富山医科薬科大 難波恒雄監修 **和 漢 薬 の 事 典**（新装版） 34023-5 C3547　　B5判 432頁 本体15000円	和漢薬(生薬)は民間のみならず医療の現場でも広く用いられているにもかかわらず，副作用がない，他薬品との忌避はない，などの誤解が多い分野でもある。本書は，和漢薬を有効に，かつ安全に処方・服用してもらうために，薬剤師を中心として和漢薬に興味を有する人たちのための，薬種別の事典である。古典籍を紹介する【出典】植物学的な【基源】【産地】，構造式を交じえた化学的な【成分】，薬学的な【薬理作用】【臨床応用】【処方例】【用法・用量】などの欄を，項目ごとに設けた
日本医大 長谷川敏彦編 **医 療 安 全 管 理 事 典** 30086-4 C3547　　B5判 400頁 本体14000円	「保健医療界における安全学」をシステムとして日本の医療界に定着させることをめざす成書。総論的・理論的な概説から，体制・対応・分析技法，さらに個別具体的な事例までまじえて解説。基礎的かつ体系的な専門知識と技術のために必要な事項を，第一線の研究者・実務家がわかりやすく解説。〔内容〕組織の安全と人間理解／未然防止とエラーリカバリー／事故報告制度／安全管理院内体制／危機管理／臨床指標／RCA／院内感染／手術・麻酔／透析／誤薬予防／転倒転落／他

上記価格（税別）は 2012 年 5 月現在